Orthopädische
Technik

Orthopädische Technik

Von Dietrich Hohmann und Ralf Uhlig

Unter Mitarbeit von Lennart Mannerfelt
und Lutz Biedermann
Mit Beiträgen von Loren L. Latta
und Klaus-Dieter Stoltze

8., neu bearbeitete und erweiterte Auflage

1347 Einzeldarstellungen, 22 Tabellen

Ferdinand Enke Verlag Stuttgart 1990

Prof. Dr. Dietrich Hohmann
Vorstand des Lehrstuhles für Orthopädie
der Universität Erlangen-Nürnberg
und Direktor der Orthopädischen Abteilung
des Waldkrankenhauses St. Marien Erlangen
(Orthopädische Klinik mit Poliklinik der
Friedrich Alexander Universität
Erlangen-Nürnberg)
Rathsberger Straße 57
D-8520 Erlangen

Ralf Uhlig
Orthopädie-Ingenieur
vorm. Direktor der Bundesfachschule
für Orthopädie-Technik in Frankfurt/Main
vorm. verantwortlicher Leiter der Abteilung
für Orthopädie-Technik an der Orthopädischen
und an der Chirurgischen Universitätsklinik
Erlangen-Nürnberg
Rathsberger Straße 57
D-8520 Erlangen

Prof. Dr. med./Univ. Lund Lennart Mannerfelt
Arzt für Orthopädie
vorm. Chefarzt der Handchirurgischen Abteilung
des Goldenbühl-Krankenhauses Villingen
Salzstraße 2
D-7737 Bad Dürrheim

Lutz Biedermann
Techniker der Fachrichtung Orthopädie
Berta-Suttner-Straße 23
D-7730 VS-Schwenningen

Dr. Klaus-Dieter Stoltze
Arzt für Chirurgie und Orthopädie
Ltd. Oberarzt am Rehabilitationskrankenhaus
Karlsbad-Langensteinbach
D-7516 Karlsbad

Loren L. Latta, P. E., Ph. D.
Director of Orthotic Research
University of Miami School of Medicine
Department of Orthopaedics & Rehabilitation
P. O. Box 016960
Miami, Fl 33101 U.S.A.

CIP-Titelaufnahme der Deutschen Bibliothek

Hohmann, Dietrich:
Orthopädische Technik / von Dietrich Hohmann u. Ralf Uhlig.
Unter Mitarb. von Lennart Mannerfelt u. Lutz Biedermann. –
8., neu bearb. Aufl. –
Stuttgart : Enke, 1990
  ISBN 3-432-82508-0
NE: Uhlig, Ralf:

1. Auflage 1941
2. Auflage 1946
3. Auflage 1951
4. Auflage 1958
5. Auflage 1965
6. Auflage 1968
7. Auflage 1982

Das Werk, einschließlich aller seiner Teile, ist urheberrechtlich geschützt. Jede Verwertung außerhalb der engen Grenzen des Urheberrechtsgesetzes ist ohne Zustimmung des Verlages unzulässig und strafbar. Das gilt insbesondere für Vervielfältigungen, Übersetzungen, Mikroverfilmungen und die Einspeicherung und Verarbeitung in elektronischen Systemen.

© 1951, 1990 Ferdinand Enke Verlag, P.O. Box 101254, D-7000 Stuttgart 10 – Printed in Germany
Satz und Druck: Maisch + Queck, 7016 Gerlingen

Vorwort

„Orthopädische Technik", die Wortverbindung des Buchtitels, verkörpert für uns Autoren untrennbare berufliche Bestandteile gemeinsamer Aufgaben des orthopädischen Arztes und des orthopädischen Technikers am kranken Menschen.

Für die orthopädie-technisch versorgbaren Krankheitsbilder werden Konzepte beispielhaft aufgezeigt, mit denen wirksam behandelt werden kann. Dies gilt insbesondere, wenn operative oder medikamentöse Alternativen nicht gegeben sind bzw. der Ergänzung und Unterstützung bedürfen.

Die Autoren sind deshalb bestrebt, den aktuellen und praxisnahen Ergebnisstand in den einzelnen Sachgebieten so darzustellen, daß die orthopädie-technische Versorgung ein erfolgreich rezeptierbares, mögliches Behandlungsmittel der Wahl ist.

Fachleute sowohl der entwickelten Industrieländer als auch der Entwicklungsländer unterschiedlichen Standards sollen mit den angegebenen orthopädie-technischen Lösungen ihren landesspezifischen Behandlungs- und Sozialstrukturen gerecht werden können.

Wie Sie in der „Allgemeinen Einführung" lesen können, ist unser Buch entsprechend gestaltet und soll zur gegenseitigen Integration vielfältigen Wissens und Könnens beitragen.

Sie finden eine Fülle von internationalen Erfahrungen, Erkenntnissen, Beispielen und Schlußfolgerungen, die diesem Ziel dienen.

Wir fanden für diese Arbeit dankenswerterweise viel direkte und indirekte Unterstützung.

Die Bearbeitung des Kapitels 4 „Orthesen für die obere Extremität" haben *Lennart Mannerfelt* und *Lutz Biedermann* übernommen.

Wir sind außerordentlich dankbar, daß damit ihre große und spezielle Erfahrung in das Buch eingehen konnte!

Das begrifflich neue Kapitel 5 „Segment-Orthesen und Orthesen-Bandagen für instabile Körpersegmente" erhielt, nicht zuletzt dank der Beiträge von *Lutz Biedermann, Loren L. Latta et al.* und *Klaus-Dieter Stoltze* eine exakte Zuordnung und klare Option für zukünftige Entwicklungsaufgaben der technischen Orthopädie.

Wir freuen uns, wenn Sie das für Sie Nützliche dem Dargelegten entnehmen, es praktisch anwenden und wo es für Sie nötig ist, modifizieren.

Mögen uns Ihre kritische Aufgeschlossenheit und Ihre ergänzenden Informationen weiterhin die ständige Bearbeitung der nächsten Auflagen ermöglichen.

Erlangen, im Herbst 1989   *Dietrich Hohmann, Ralf Uhlig*

Inhaltsübersicht

(Die detaillierten Inhaltsverzeichnisse sind den jeweiligen Kapiteln vorangestellt.)

Kapitel 1
Allgemeine Einführung 1

Kapitel 2
Orthesen für die untere Extremität 45

Kapitel 3
Orthesen und Mieder für den Rumpf 263

Kapitel 4
Orthesen für die obere Extremität 455
Lennart Mannerfelt und *Lutz Biedermann*

Kapitel 5
Segment-Orthesen
und
Orthesen-Bandagen für instabile Körpersegmente 559
mit Beiträgen von *Lutz Biedermann, Loren L. Latta* et al. sowie *Klaus-Dieter Stoltze*

Kapitel 6
Funktionelle Fußhilfen 681

Literatur 743

Sachregister 757

Kapitel 1
Allgemeine Einführung

Kapitel 1
Allgemeine Einführung

Inhalt

Gedanken zur Systematik des Buches

    Einführung 5
    Orthopädietechnische Indikation 8
    Biomechanischer Aufbau 8
    Orthopädietechnische Versorgung 8

Aufgabe, Tätigkeit und Struktur orthopädietechnischer Berufe

    Einführung 8
    Schema der Teamarbeit im Gesundheitswesen 11
    Übersicht der gesamten Konstruktions- und Versorgungsaufgaben .. 12

Praktische Hinweise zur Rezeptierung

    Produktgruppen 12
    Fertigfabrikate 14
    Halbfertigfabrikate 14
    Individuelle Konstruktionen 14

Betrachtungen zur angewandten Biomechanik

    Biomechanik in Wissenschaft und Lehre 15
    Beziehungen zwischen Biologie und Physik 18
    Biomechanik, Funktion und Gleichgewicht 19

Körperpositionen in Ruhe und Bewegung

    Einführung 23
    Individuelle Körperpositionen (Sagittalebene) 26
    Wachstumsbedingte Proportionsänderungen 27
    Lage der Körperschwerpunkte 27
    Gangphasen und ihre Unterteilung 30

Körperstellungen im Sitzen, Liegen und Stand 36
Messung der Gelenkbeweglichkeit (Neutral-Null-Methode) 37

Internationale Termonologie und Symbolik

Einführung 39
Kurzbezeichnung und Symbolkennzeichen von Orthesen 40

Begriffserläuterungen zu den Orthesen 42

Kapitel 1
Allgemeine Einführung

Gedanken zur Systematik des Buches

Oft schon haben sich interessierte Leser mit dem Problem befaßt, wie ein umfangreiches Fachbuch möglichst rationell gelesen und ausgewertet werden kann.

Die Autoren wollen hier bewußt diese Fragestellung aufgreifen und Zuordnung sowie Systematik des vorliegenden Buches erläutern.

In Nachfolge von *H. Gocht* (Orthopädische Technik, 1901), *A. Schanz* (Handbuch der Orthopädischen Technik, 1907) und *G. Hohmann* (Orthopädische Technik, 1941) sind die Autoren davon ausgegangen, daß seitdem für den deutschen Sprachraum leider kein so spezielles, den klinisch-konservativen Bedürfnissen umfassend Ausdruck gebendes Fachbuch veröffentlicht wurde.

Die Neubearbeitung dieser Thematik (*D. Hohmann / R. Uhlig:* Orthopädische Technik, 1982) hatte gleichzeitig auch die internationalen Erfahrungen und konstruktiven Entwicklungen zu berücksichtigen. Diese waren besonders durch amerikanische Veröffentlichungen und Technologien geprägt.

Im Verlauf der Jahrzehnte, mit zuletzt 7 Auflagen der „Orthopädischen Technik", hat sich im In- und Ausland ein erstaunlich vielfältiger Leser- und Interessentenkreis dieses Buches bedient. Für die Autoren gilt es somit fast als zwangsläufig die Neubearbeitungen jeweils einem ganzen Spektrum von Berufen zuzuordnen. Aus diesen Gründen ist das Buch eine hoffentlich erfreuliche Mischung zwischen „Handbuch", „Lehrbuch" und „Atlas" geworden.

Mit der neubearbeiteten 8. Auflage in deutscher Sprache steht erstmalig auch ein orthopädie-technisches Fachbuch zur Verfügung, das textlich und bildlich mit der 1. Auflage in englischer Sprache von „Orthotic Engineering" (Thieme Medical Publishers [TMP], New York) übereinstimmt.

Bei der Begrenzung des Inhalts gingen wir davon aus, daß die allgemein veröffentlichten Lehrinhalte, wie beispielsweise die menschliche Biologie, die vergleichende oder systematische Anatomie, die allgemeine Pathologie, die mechanische Physik, das technische Zeichnen, die Material- bzw. Werkstoffkunde, die Geschichte der technischen Orthopädie usw. hier vorausgesetzt oder zum zusätzlichen Studium empfohlen werden können.

Worauf wir unser Buchziel ausrichteten, sind die speziellen orthopädietechnischen Indikationsbreiten, die biomechanischen Denkansätze und die konstruktiven Details für die heutigen technischen Behandlungsmöglichkeiten mit Orthesen, Bandagen und Orthesen-Bandagen der sog. „klinischen Orthopädietechnik".

In bewußter Beibehaltung der einst schon von G. *Hohmann* gewählten Beschränkungen auf diese Sachgebiete bearbeiteten wir vorwiegend die nichtoperativen oder prä- und postoperativen, technisch individuellen Patientenversorgungen an Bein, Becken, Rumpf und Arm.

Im Rahmen des somit ganz klar abgesteckten Zieles einer völligen Neubearbeitung des von G. *Hohmann* begründeten Buches haben wir zuerst eine Bestandsaufnahme zur Sicherung der heutigen und zukünftigen Arbeit gemacht. Uns nach wie vor wichtig erscheinende und grundlegend bleibende Konstruktionen sowie theoretische Abhandlungen und Zitate sind dabei erhalten geblieben.

Wesentliche Ergänzungen und Erweiterungen sowie ganz neue Indikationsbereiche waren darüber hinaus durch medizinisch-wissenschaftliche Erkenntnisse und neue Operationstechniken notwendig geworden. Auch die bisher vorwiegend empirische Gestaltung orthopädietechnischer Heil-Hilfsmittel galt es nunmehr im verständlichen Zusammenhang biomechanischer Fakten neu zu überdenken.

Das Sachgebiet der orthetischen Versorgung bei schlaffen Beinlähmungen hatte man früher wesentlich den damaligen Folgen der Kinderlähmung (Poliomyelitis) zugeordnet. Wir haben diese Versorgungsgrundsätze schematisch gegliedert, um die Versorgungen bei traumatischen, angeborenen oder erworbenen Querschnittslähmungen erweitert und die spastische Halbseitenlähmung sowie die zerebralen Bewegungsstörungen dort mit einbezogen. Methodisch wurde ein grundlegend möglicher Orthesenbau dargestellt.

Im Sachgebiet der konservativen Versorgung bei Erkrankungen, Defekten, Folgezuständen in Knochen-(Gelenk-)Bereichen des Beines führten die heutigen vielfältigen Operationsmöglichkeiten vordergründig zur Begrenzung und Systematisierung von Orthesentypen. Von uns wurden dazu die notwendigen Details der individuellen Entlastungs- oder Belastungsfunktionen sorgfältig differenziert.

Die Korsett- und Miederbehandlung von Becken und Wirbelsäule hat sich seit den damaligen Ausführungen und Überlegungen von G. *Hohmann* wesentlich gewandelt. Wir haben dieses Sachgebiet unter Berücksichtigung späterer Autoren und in Minderung der konstruktiven Vielfalt nach unseren Überlegungen und Erfahrungen neu gestaltet.

Die gültigen Grundsätze der Frakturbehandlung, der postoperativen sowie bestrahlungsabhängigen Immobilisation, der progredienzbeeinflussenden Skoliosen- und Kyphosenbehandlung usw. wurden vergleichbar erarbeitet und interessante Aspekte der Modul- und Justiertechnik in das Thema einbezogen.

Die Voraussetzungen und Grundsätze der orthopädischen Behandlung an der oberen Extremität wandelten sich in den letzten Jahren ganz entscheidend durch neue Operationstechniken. Ein wichtiges Anliegen der Autoren ist es, gegensätzlich zur bisherigen rein empirischen Darstellung, die Fundamente biomechanischen Denkens im Orthesenbau für Hand und Arm erkenntlich zu machen und auf mögliche Modulanwendungen hinzuweisen. Das vielfältig gegliederte Behandlungsschema umfaßt auch eine so bedeutsame Problematik wie die der rheumatischen Hand.

Die nichtoperative oder auch postoperative technische Behandlung von Gelenkinstabilitäten hat sowohl durch die Früherfassung kindlicher Luxationshüften, durch die Endoprothesenkomplikationen als auch durch die Bedürfnisse der Sporttraumatologie eine hohe Bedeutung steigenden Ausmaßes erlangt. Es ist das Verdienst von G. *Hohmann*, bereits zu seiner Zeit mit der Entwicklung der Hüftrotationsbandage Problemlösungen eingeleitet zu haben.

Die Indikationsbreite orthopädietechnischer Behandlungsmaßnahmen war nun Veranlassung, das Thema der Instabilitäten im Bereich von Rumpf und Extremitäten in einem eigenständigen Sachgebiet dieses Buches zusammenzufassen und zu erörtern.

Zur notwendigen informativen Vollständigkeit haben wir dann noch in diesem Buch eine gebräuchliche Behandlungsmaßnahme wie die orthopädietechnische Versorgung des Fußes mit Fußstützen schematisch dargestellt.
Die psychischen, gewohnheitsmäßigen und üblichen Einflüsse auf diese medizinische Indikationsstellung werden von uns allerdings nicht selektiv gewertet.

Die hier gedanklich einmal dargestellte Zuordnung der Themenkreise in einzelne Sachgebiete führt nun wieder zurück zur eingangs erwähnten Frage nach der Systematik innerhalb des Buches. Dazu erinnern wir nochmals an das unterschiedliche berufliche Spektrum unserer Leser.

Der Leserkreis wird vermutlich sehr differenziert an die Auswertung des Buches herangehen. Zum einen wird man vom medizinischen Gesichtspunkt her die orthopädietechnische Indikation ableiten wollen, zum anderen wird die herzustellende, bereits verordnete Konstruktion im Vordergrund stehen und damit auch die Suche nach namentlich bekannten Begriffen.

Im Inhaltsverzeichnis haben wir deshalb die einzelnen Sachgebiete sowohl nach spezifischen Krankheitsbildern als auch nach Orthesenmerkmalen und deren Eigennamen untergliedert.

Über diese Suchbegriffe kommen die Leser dennoch zum gleichen Sachthema und Aussagewert des Buches.

Das Buch besteht aus 6 Kapiteln, wovon das 1. Kapitel in die Gesamtthematik einführt. Die 5 weiteren anwendungstechnischen Kapitel sind in sich selbst zwar thematisch abgeschlossen, jedoch in ihrer Gesamtheit aufeinander abgestimmt.

Die 5 anwendungstechnischen, somit technologisch zu verstehenden Sachkapitel bestehen jeweils aus einem allgemeinen zusammenfassenden Abschnitt über die betreffende Körperregion mit ihren orthopädietechnischen Gesamtaspekten, sowie aus einem speziellen Teil mit den Krankheiten und ihren jeweiligen technischen Versorgungsmöglichkeiten.

Der „Allgemeine" Teil eines jeden Kapitels beginnt mit der Einführung und Begriffserläuterung aus „orthopädietechnischer" Sicht. Es folgen die für das Kapitel wesentlichen Krankheitsbilder in einer schematischen Kurzform und Übersicht. Dem schließen sich einige berufsspezifische Aspekte zur Anatomie und Funktion an. Mit der indikationsgerechten Zuordnung biomechanischer Eigenschaften und anderen Erwägungen wird dann das Gesamtthema der angewandten Biomechanik angesprochen.

Der Abschnitt über die Fertigungstechnik enthält technologische Hinweise zur Arbeitsvorbereitung, Gipsmodelltechnik und zur Herstellung orthopädietechnischer Heil-Hilfsmittel der jeweiligen Körperregion.

Im „Speziellen" Teil eines jeden Kapitels sind meist einleitend zu den orthopädietechnischen Versorgungsbeispielen die medizinischen Gesamtaspekte aus „fachärztlicher" Sicht dargestellt. Danach folgen die Orthesen- oder Bandagensysteme entsprechend medizinischer Schwerpunktbereiche.

Soweit erforderlich und möglich, werden anschließend grundsätzliche Hinweise zur einzelnen Indikationsgruppe gegeben. Beispielsweise bei Rumpforthesen zur Differenzierung der Skoliosen- oder Kyphosenbehandlung.

Sobald sich uns ein Kapitel als besonders umfangreich erwies, wie die Orthesenversorgungen an der unteren Extremität, ergab sich die Notwendigkeit einer gezielten medizinischen Einleitung für die einzelnen Sachgebiete.

In allen 5 anwendungstechnischen Kapiteln haben wir, unserer eigenen Meinung Ausdruck gebend, die technischen Behandlungsmaßnahmen ganz bestimmten Kriterien unterworfen, um besser zu objektivieren und, soweit nötig, neu zu ordnen.

Als Basis der Rezeptierung dient uns die gezielte
orthopädietechnische Indikation (im Text = ● vorangestellt).

Zur Wertung der Orthesenwirkung führen
biomechanischer Aufbau (Symbole u. Kennzeichnung s. Abb. 1-33, S. 41)
und
orthopädietechnische Versorgung (im Text = ■ vorangestellt).

Unsere vorerwähnt geschilderte Buchsystematik soll es dem Leser wahlweise ermöglichen, im einen Fall alle Kapitel des Buches ohne wesentliche Textwiederholungen informativ zu studieren, im anderen Falle sich mit Hilfe eines ausgesuchten Kapitels zu spezialisieren oder letztlich auch gezielt das Buch als Nachschlagewerk zu verwenden.

Industriell hergestellte Rehabilitationshilfen, Rollstühle und Halskrawatten sind im Buch nicht miterfaßt. Es handelt sich dabei weitgehend um Produkte, die mittels firmeneigener Bildkataloge und Prospektmappen mehr dem Sanitätsfachhandel in seiner Versorgungsaufgabe zugeordnet sind.

Wir wollten desweiteren auch nicht das jahrzehntelang bewährte technologische Wissen aus den Fachbüchern und industriellen Informationsblättern der allgemeinen Prothetik hier nachvollziehen. Diese Informationen über das Gebiet der Prothetik und der Orthoprothetik sind somit bewußt nicht erfaßt, zumal die hervorragenden und umfangreichen Einzelveröffentlichungen vieler in- und ausländischer Autoren abweichende Bearbeitungen z. Z. nicht als sinnvoll erscheinen lassen.

Sehr spezifische und seltene Krankheitsbilder und deren orthopädietechnische Versorgung wurden ebenfalls dann nicht berücksichtigt, wenn dieser Patientenkreis in Spezialkliniken eine adäquate Versorgung erfährt.

Aufgabe, Tätigkeit und Struktur orthopädietechnischer Berufe

Die Zahl der orthopädisch zu behandelnden Patienten bzw. Rehabilitanden ist durch die schweren Verletzungsopfer mehrerer Weltkriege, die Zahl der Verkehrs- und Unfallopfer, die der Amputierten nach Tumor- und Kreislauferkrankungen, die der Behinderten mit Geburtsschäden ständig gestiegen. Aus diesen vielfältigen Aufgaben entwickelte sich die Teamarbeit aller an der Rehabilitation Beteiligten, von der ärztlichen Behandlung, der

Pflege und Gymnastik bis hin zur Orthopädietechnik. In Gemeinschaftsarbeit werden heute die Zeit- und Verordnungspläne zur Rehabilitation, die Indikationseinzelheiten, die Behandlungsmethoden, die psychologischen und beruflichen Aspekte sowie auch die Anwendung und Anpassung technischer Heil-Hilfsmittel beraten.

In der Bedeutung der Rehabilitationsmaßnahmen steht nun für viele Patienten das Heil-Hilfsmittel im Vordergrund. Prothese, Bein- und Rumpforthese oder Rollstuhl bestimmen oft mit ihrer Qualität bzw. Ausführung lange Lebensabschnitte der Patienten.

G. Hohmann stellte dazu fest:

„... die orthopädische Werkstatt ist so wichtig wie der Operationssaal oder der Gymnastiksaal und ist das Charakteristikum einer orthopädischen Klinik. Die Art, wie die orthopädische Werkstatt geführt wird, und die Wertschätzung, welche sie im Rahmen der Klinik genießt, gibt der Klinik ihr ganz bestimmtes Gesicht..."

Eine wichtige berufliche Aufgabe innerhalb des Rehabilitationsteams gilt somit der Konstruktion und Anfertigung orthopädietechnischer Heil- bzw. Hilfsmittel. Daraus lassen sich zwei wesentliche Charakterisierungen beruflicher Arbeit ableiten, zum einen die Gruppen- (Team-)Arbeit und zum anderen die individuelle, gestaltende (Einzel-)Arbeit. Nur in Zusammenarbeit und Information durch die diagnostizierenden, evtl. operierenden, oder auch die psychologisch und pädagogisch auf die Patienten einwirkenden anderen Berufe läßt sich eine Aufgabenstellung für die Orthopädietechnik logisch und in Zusammenhänge gestellt entwickeln. Vom Orthopädietechniker werden dazu geistige Elastizität, Erkenntnis der Grenzen des eigenen Wissens und Könnens, und schließlich auch die menschliche Reife zur Einordnung verlangt, um der notwendigen echten Gruppenarbeit zu entsprechen.

Erst aus den Zusammenhängen der Gruppenaufgabe heraus resultiert wiederum die selbständige, individuelle und berufsspezifische Einzelarbeit der orthopädietechnischen Berufe am Patienten.

Form, Funktion und Kosmetik sind dabei die Gestaltungsziele orthopädiemechanisch-technischer Arbeit. Diese gestaltende Arbeit wird immer die manuell-schöpferische und handwerklich-geschickliche, berufseigene Prägung erfordern. Die darin Berufstätigen müssen sich aber gerade aus diesen Gründen (des speziellen eigenen Berufswissens und -könnens) mehr als bisher in den Grenzgebieten der Medizin und Technik (Biologie und Physik) ein Übersichtswissen, d. h. eine Arbeitsterminologie verschaffen.

Das handwerkliche individuelle Einzelprodukt für den Patienten wird heute nach den jeweils aktuellsten und modernsten Herstellungsverfahren in den orthopädischen Werkstätten rationell und preisgerecht gestaltet. Außerdem sorgt eine hochtechnisierte und vielfältige Zulieferindustrie mit einem respektablen, früher kaum für möglich gehaltenen Grad der Industrialisierung für im Fließband vorgefertigte Serienteile, die in Modulsystemen der Prothesen-, Orthesen- und Bandagenherstellung Anwendung finden.

Beim verständlichen und notwendigen Wunschdenken des Rehabilitationsteams über die orthopädietechnische Patientenversorgung darf niemals vergessen werden, daß Preisgrenzen entscheidenden Einfluß haben. Man kann die Versorgungen aus ökonomischen Gründen nicht dem jeweiligen Versuchsstand und dem Ergebnis der Forschung unmittelbar angleichen. Finanzielle Schwierigkeiten bei der Auftragserteilung von seiten der Kostenträger können also das Maß des Möglichen wesentlich beeinflussen. Besondere Berücksichtigung muß selbstverständlich immer die persönliche Situation eines Patienten finden.

Für die Anfertigung orthopädischer Heil-Hilfsmittel erstellt der Fachmann eine Zeichnung, ein Gipsmodell oder einen Farbabdruck. Diese Arbeitsunterlagen werden ergänzt durch ärztliche Rezepte, durch Röntgenaufnahmen, den Muskelstatus, Computerauswertungen sowie eine gezielte eigene Konstitutions-Zusatzdiagnostik und vieles andere mehr.

Ähnlich wie die Bildhauer müssen die Orthopädietechniker Körperform-Positive modellieren. Während aber die Arbeit des Bildhauers auf die Gestaltung unbestimmter oder spezifischer Formen hinzielt, werden für die Zwecke der technischen Orthopädie korrigierende und zweckbedingte Formen in den Vordergrund gestellt. Dabei kann auf ein möglichst großes Maß an Kosmetik keinesfalls verzichtet werden. Formarbeiten (Formgebung) erfordern vom Orthopädietechniker somit ein gutes optisches Vorstellungsvermögen, geduldige Kleinarbeit und Verständnis für Details.

Von diesen für den Erfolg des Gesamtvorhabens entscheidenden Vorarbeiten können sich die orthopädietechnischen Berufe nicht distanzieren, ebenso nicht vom Einsatz eigener körperlicher Kraft, um schwere Gipsformen heben, drehen oder kippen zu können.

Auch sind die Patienten beim Gipsabdruck vor der Anfertigung der orthopädietechnischen Heil-Hilfsmittel oftmals gebrechlich und hilfsbedürftig. Körperliche Kraft muß sinnvoll eingesetzt werden und körperliche Gewandtheit ist erforderlich, um in gebückter oder kauernder Stellung beim Gipsabdruck am menschlichen Körper die später erforderlichen Zweckformungen oder Abstützungen zu berücksichtigen. Man kann diese Arbeiten oft nicht delegieren, da es sich um die berufstypischsten und entscheidensten Arbeitsvorgänge handelt.

Nicht in allen Versorgungsfällen ist allerdings eine so umfangreiche, langfristige und schwierige Vorarbeit nötig. Insbesondere bei flexiblen, auf den Körper einwirkenden Heil-Hilfsmitteln aus elastischem Material (dazu gehören u. a. medizinische Leibbinden, Gurtbandagen, der medizinische Zweizug-Kompressionsstrumpf, die Hüftluxationsbandage, um nur einige zu nennen) können die orthopädietechnischen Berufe auch ohne Gipsmodell arbeiten. Am Körper der Patienten werden Maße genommen, nach diesen Maßen werden Schnittmuster hergestellt, die beispielsweise aus Rechteck- oder Kreisbogenabschnitten entwickelt werden.

Die orthopädietechnische Versorgung der Patienten wird also, wie oben dargestellt, von vorwiegend manuell-technisch ausgerichteten Berufen durchgeführt. Diese sind dem gestaltenden Handwerk zuzurechnen.

Zusammenfassung

Dem Arzt, Psychologen, Pädagogen, dem Bioingenieur, der Krankengymnastin, dem Beschäftigungstherapeuten stehen im Rehabilitationsteam, dem für die Wiederherstellung der Gesundheit bzw. der Arbeitsfähigkeit verantwortlichen Gremium, handwerklich und orthopädietechnisch exakt ausgebildete Fachleute zur Seite.

Orthopädietechnische Berufe gibt es schon seit Jahrhunderten und bereits 1866 wurden für den deutschen Sprachraum gesetzliche Bestimmungen über die Lieferung von technischen Heil-Hilfsmitteln erlassen, aber erst dieses Jahrhundert brachte diesen Berufen die großen Aufgaben und damit eine steigende Bedeutung.

Die vorstehend skizzierte medizinisch-technische Teamarbeit ist durch die Verflechtung ärztlicher und nichtärztlicher Fachberufe des Gesundheitswesens sowie durch die gemeinsamen Kostenprobleme gekennzeichnet (Tab. 1-1).

Tabelle 1-1 Aufgaben und Berufe im Gesundheitswesen (aus *R. Uhlig:* Blätter zur Berufskunde, Bd. 1-II F 203. Bertelsmann, Bielefeld 1973)

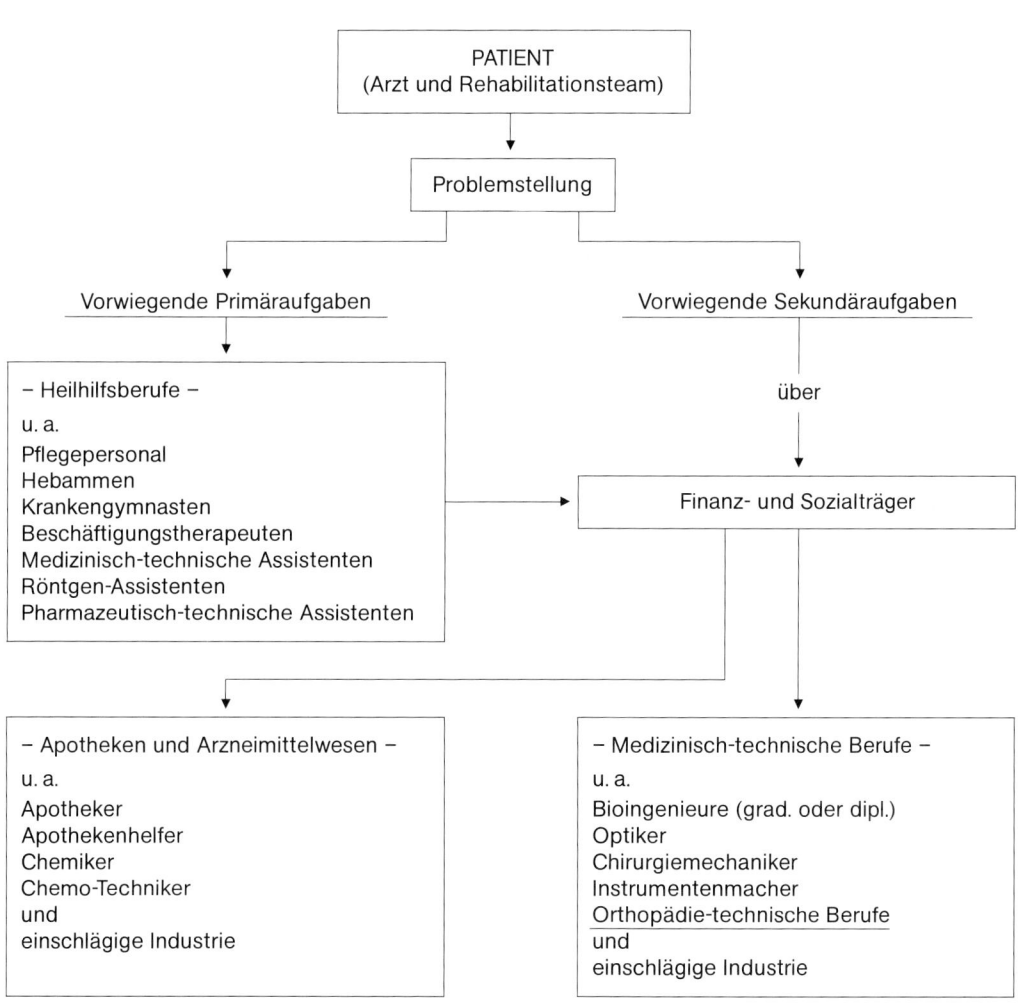

Die Gesamtübersicht der technischen Versorgungsaufgaben zeigt wiederum die individuelle Vielfalt dieser so speziellen Berufe auf (Tab. 1-2).

Tabelle 1-2 Übersicht der Konstruktions- und Versorgungsaufgaben orthopädietechnischer Berufe (DIN 58 320 Blatt 1, Juli 1972, Fachnormenausschuß Feinmechanik und Optik; wiedergegeben mit Erlaubnis des DIN Deutsches Institut für Normung e.V. Maßgebend für das Anwenden der Norm ist deren Fassung mit dem neuesten Ausgabedatum, die bei der Beuth Verlag GmbH, Burggrafenstraße 6, 1000 Berlin 30, erhältlich ist)

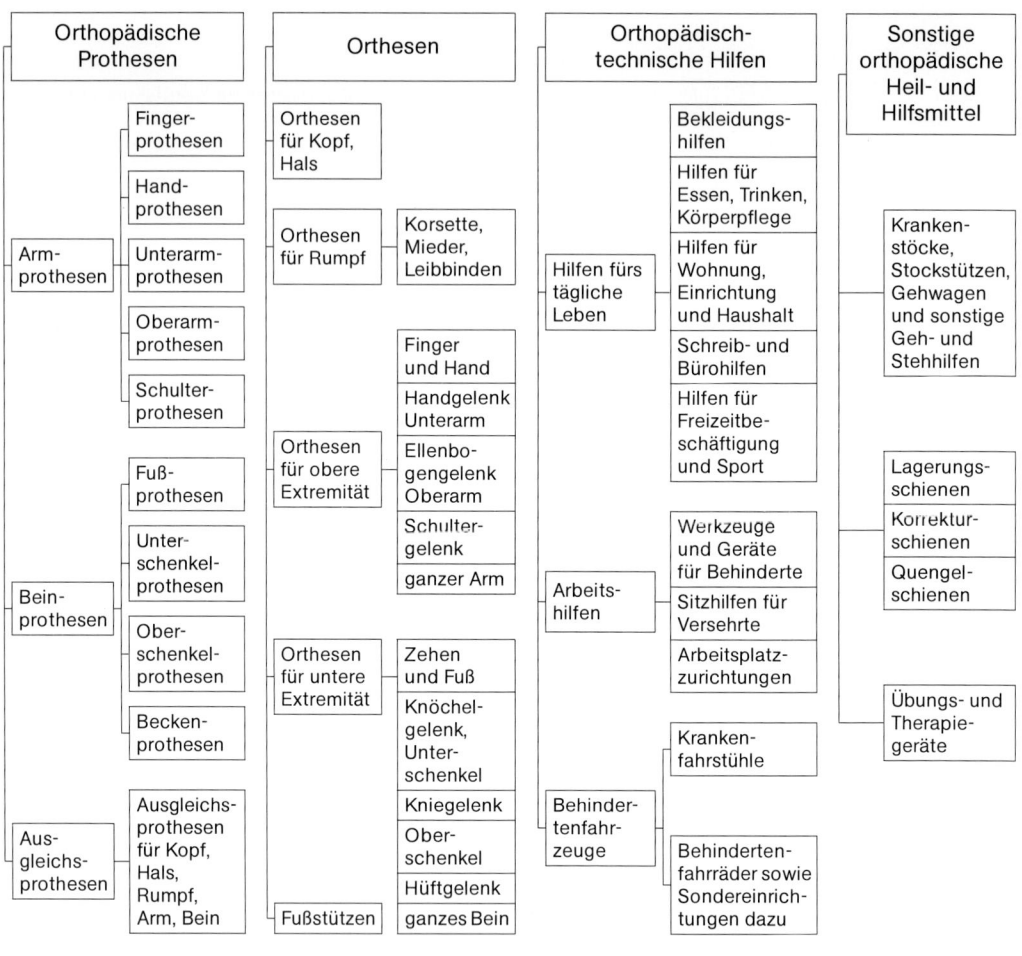

Praktische Hinweise zur Rezeptierung

Im Vordergrund der Konstruktion und Herstellung von Orthesen und Bandagen steht die generelle Frage: Welche Aufgabe soll die Orthese erfüllen und wie können die medizinischen Anforderungen mechanisch umgesetzt werden?

Zur Lösung dieser Probleme empfiehlt es sich, den wissenschaftlichen Weg einzuschlagen, den Dingen auf den Grund zu gehen, damit eine bestmögliche Abstimmung der mechanischen Orthesenelemente in ihrer Wirkungsweise auf den menschlichen Körper erfolgen

kann. Dies geschieht zweckmäßigerweise durch eine Eingrenzung des Aufgabengebietes mittels folgender Fragen:
- *welchem Zweck dient die Orthese oder Bandage?*
- *welche Gelenke werden miteinbezogen?*
- *wieviel Kraft brauchen wir?*
- *welche Hebelwirkung machen wir uns zunutze?*
- *wie lange soll die Orthese verwendet werden?*
- *auf welche Oberfläche wirken wir ein?*
- *gegen welche Reaktion arbeiten wir?*
- *gibt es krankheitsspezifische Warnsignale?*

Dieser Fragenkatalog kann als logischer Leitfaden bei der Rezeptierung und Fertigung herangezogen werden.

Fachärzte und Orthopädietechniker werden bei der heutigen Marktsituation hauptsächlich aus drei Produktgruppen auswählen:
- *individuelle Konstruktionen,*
- *Halbfertigfabrikate* (z. T. als Modulsystem ausgelegt),
- *Fertigfabrikate.*

Zum übereinstimmenden Verständnis wird hier nach *L. Biedermann* eine kurze Charakterisierung vorgenommen:

Individuelle Konstruktionen werden aus Grundmaterialien herausgearbeitet und auf ein Gipsmodell des Patienten angepaßt (Beispiel: eine *Bein-Orthese* aus Gießharz mit einem Verkürzungsausgleich).

Aus **Halbfertigfabrikaten** werden durch Justierung der einzelnen Bauelemente die Heil-Hilfsmittel (Beispiel: die *Erlanger Orthesen-Bandage* für das Hüftgelenk).
Der Orthopädietechniker benötigt hierzu eine Maßskizze, evtl. einen Gipsabdruck des Patienten. Bei dieser Fertigungsmethode sind umfangreiche Nachpaßarbeiten möglich.

Als **Fertigfabrikate** bezeichnen wir konfektionierte Hilfsmittel, welche sofort an den Patienten abgegeben werden. Anhand der anatomischen Grundmaße des Patienten und der Größentabelle des Sortiments wird das Passende ausgesucht.
Umfangreiche Maß- und Nachpaßarbeiten sind in der Regel dabei nicht möglich.

Bei objektivierter Beurteilung müssen folgende Kriterien berücksichtigt werden:
- Bei *Fertigfabrikaten* sollte die Konstruktion ausgereift sein und bio- und pathomechanische Grundlagen berücksichtigen,
  die therapeutische Wirkung sollte wissenschaftlich nachgewiesen sein,
  außerdem sollte die Größenabstufung des Sortiments ausreichend sein
  (Beispiel: die amerikanischen und die europäischen Reklinations-Mieder [Hyperextension-Brace]).
- Bei den *Halbfertigfabrikaten* gelten für die Konstruktion und für den Therapienachweis die bereits genannten Forderungen an die Fertigfabrikate.
  Zusätzlich müssen die Bauelemente stabil sein und eine exakte Justierung erlauben. Dadurch wird eine langfristige Regulierungsmöglichkeit am Patienten erreicht
  (Beispiel: das *Boston-Brace-System*).

Für beide vorerwähnte Produktgruppen sollten auch weitgehendst kosmetisch-ästhetische Mindestforderungen erfüllt sein. Nach Auffassung der Autoren sollten Produkte, welche die vorstehenden Mindesteigenschaften nicht erfüllen, bei der Versorgung nicht berücksichtigt werden.

Eine Begrenzung der Verwendung vorgefertigter Heil-Hilfsmittel erfolgt primär durch die Rezeptierung des Arztes, die auf der Diagnose und Grundindikation für das Hilfsmittel beruht.

Neff schreibt dazu sehr treffend:

„Die orthopädisch-medizinische Anwendung von Halbfertig- und Fertigfabrikaten für die orthopädietechnische Versorgung in der (ärztlichen) Praxis setzt persönliche Erfahrungen voraus. Während der Fachweiterbildung werden diese nur in begrenztem Umfang vermittelt, bedingt durch das Übergewicht der operativen Behandlung, eine stetig verkürzte Arbeitszeit und das Fehlen von Klinikwerkstätten. Berufspolitisch wird diese Tatsache relevant, wenn später in der eigenen Praxis aus mangelnder Sachkenntnis das Interesse an Hilfsmittelversorgungen verlorengeht und die Initiative mehr dem Orthopädietechniker als dem Fachorthopäden überlassen bleibt. Verordnung, Kontrolle – und Absetzen! – von Hilfsmitteln sind jedoch ärztliche Aufgaben, die auch für Fertigfabrikate kritisch wahrgenommen werden müssen."

In die Verantwortlichkeit des Orthopädietechnikers fällt die biomechanische Umsetzung der ärztlichen Indikation in die Konstruktion und technische Detaillösung. Dabei müssen die Faktoren

– *Zeit,*
– *Material* und
– *Wirtschaftlichkeit*

berücksichtigt werden.

In der Zusammenfassung bedeutet dies:

Fertigfabrikate sind prädestiniert als Kurzzeitorthesen oder Bandagen mit begrenzter Tragedauer für

– akute Versorgungen und
– häufig auftretende Krankheitsbilder, welche eine einfache Therapiewirkung erfordern (extreme anatomische Körperverhältnisse können in der Regel nicht berücksichtigt werden).

Halbfertigfabrikate sind als Langzeitorthesen geeignet für

– schnelle Versorgung kurativer Art und
– häufig auftretende Krankheitsbilder mit schwieriger Therapiewirkung (auch extreme anatomische Körperverhältnisse können durch die vielseitigen Justiermöglichkeiten berücksichtigt werden).

Die **individuelle Konstruktion** wird auch in Zukunft im Vordergrund einer optimalen Versorgung stehen. Denn in dieser Gruppe liegt unverändert der Grundstein allen fachlichen Denkens und des daraus resultierenden Fortschritts im Bereich der technischen Orthopädie.

Betrachtungen zur angewandten Biomechanik

Der Mensch ist – mechanisch gesehen – keine Einheit, sondern eine Anhäufung verschiedener Massen (der Körperteile), die mehr oder weniger starr oder elastisch-beweglich miteinander verbunden sind. Antriebsanlagen (die Muskel) liefern Kräfte, mit denen die einzelnen Körperteile gegeneinander verschoben oder das Gesamtsystem bewegt werden kann. Federungen – teilweise auch aus Muskeln bestehend – dämpfen die Bewegungen der verschiedenen Massen gegeneinander sowie des Ganzen gegenüber der Umwelt ab.

Diese biomechanische Konzeption des menschlichen Körpers ist keine besonders neue Erkenntnis. Historisch gesehen hat sich schon *Galen* 150 p. Chr. mit dem Muskelsystem (Tonus – Agonisten – Antagonisten) beschäftigt. *Leonardo da Vinci* (1500) analysierte Schwerpunktlagen und damit die Bewegungsmechanik im Stand und Gang des Menschen. Die biomechanischen Überlegungen und Wunschgedanken spannen einen Bogen über *Borelli* (1650) bis zu *Weber, Braune* und *Fischer* als den europäischen Grundlagenforschern des 19. Jahrhunderts und geistigen Vätern heutiger biomechanischer Arbeiten.

Mit modernsten Untersuchungsmethoden begann man in den letzten Jahrzehnten die wissenschaftliche Untermauerung dieses Gedankengutes und analysierte die Bewegungen des Menschen und die auf ihn einwirkenden Kräfte, um daraus Schlüsse auf mögliche Belastungen und optimale Bewegungsmuster zu ziehen. Die Aktualität entwickelte sich dabei nicht etwa vordergründig aus medizinisch-pathologischen Anforderungen, sondern erstmals in den fünfziger Jahren bei der Vorbereitung bemannter Raumfahrten. Man erkannte, daß Astronauten extremen Beschleunigungen ausgesetzt sein würden. Die amerikanischen Astronauten wurden beispielsweise bei Belastungen bis zum 12–14fachen der Erdbeschleunigung getestet.

Die nächsten Impulse für biomechanische Grundlagenforschung ergaben sich durch den Sport. In den letzten Jahren wurde die Biomechanik des Menschen v. a. für den Hochleistungs- und Professionalsport relevant. Die geforderten Leistungen führen immer mehr zu extremen Belastungen und damit auch unphysiologischer Überbeanspruchung der Gewebe.

Computerbestimmungen des Körperschwerpunktes, seiner Winkelwerte bei Bewegung, telemetrische Kontrollen der Stoßdämpfungsmechanismen, elektronische Kontroll- und Regulationsmethoden für das Gleichgewichtsverhalten des menschlichen Körpers sind unter vielen anderen Forschungsprogrammen, welche letztlich ihre Rückwirkung auch auf die Biomechanik des kranken Menschen (= Pathomechanik) haben werden.

Durch diese Betrachtungen wird hoffentlich ersichtlich, daß seitens unterschiedlicher Fachrichtungen und zahlreicher Autoren der *Begriff „Biomechanik"* auch sehr unterschiedlich definiert wird.

Für den *Bereich der technischen Orthopädie* bedienen wir uns der Auslegung von *Radcliffe* (1959) und *Uhlig* (1961):

Radcliffe: **„Biomechanik ist die Wissenschaft, die sich mit dem Verhalten von biologischen Materialien und physiologischen Systemen unter dem Einfluß von inneren und äußeren Kräften beschäftigt."**

Uhlig: **„Biomechanik in der Orthopädietechnik ist die Lehre von der Einwirkung technischer Heil-Hilfsmittel auf lebende Gewebe und den Auswirkungen auf menschliche Haltungs- und Bewegungsfunktionen."**

Als Aufgabe der technischen Orthopädie gilt es also, biomechanische Gesichtspunkte bei der Anfertigung orthopädietechnischer Heil- und Hilfsmittel zu berücksichtigen. Unter *„Heilmittel"* verstehen wir dabei alle die technischen Hilfen, die in einem relativ kurzen Zeitraum zur Beseitigung einer Erkrankung oder Krankheitsfolge beitragen. Wir sprechen dabei auch von einer sog. *„kurativen"* Versorgung (*Kurzzeitorthese*). Unter *„Hilfsmittel"* verstehen wir alle diejenigen technischen Hilfen, die langfristig, d. h. voraussichtlich für immer, angewendet werden müssen. Es wird dazu auch die Bezeichnung *„permanente"* Versorgung verwendet (*Langzeitorthese*).

Alle orthopädietechnischen Heil- und Hilfsmittel sind in ihrer Art mechanische Systeme, d. h. Gegenstände, die im Moment ihrer Herstellung aus Starr- oder Nichtstarr-, Zug- und Druckelementen zusammengesetzt werden. Die Wirkung dient fixierenden, redressierenden, extendierenden sowie reklinierenden oder ausgleichenden Aufgaben.

Zur Anfertigung benutzt man eine Zeichnung, ein Gipsmodell oder einen Farbabdruck.

Physikalisch ordnet man den menschlichen Körper somit vorwiegend dreidimensional ein und benutzt ein starr fixiertes Zustandsbild, einen formfixierten Körperabschnitt bzw. eine fixierte Bewegungsphase als Arbeitsgrundlage.

Im Sinne der Biophysik läßt sich dazu der Hinweis nicht vermeiden, daß sich die Bewegungsfunktionen des Körpers nach wie vor nicht komplex analysieren lassen. Allein schon die während des Bewegungsablaufes am gesunden Körper herrschenden Bedingungen bzw. Verhältnisse ändern sich von Augenblick zu Augenblick. Hinzu kommt noch die Multiplikation mit unphysiologischen, evtl. pathologischen Faktoren. Leider sind fast alle bisher beim Bewegungsablauf gewonnenen Ergebnisse nur mögliche Augenblicksbilder.

Solange wir somit auch bei wissenschaftlich-theoretischer Betrachtungsweise die echten biophysikalischen und damit physiologischen Voraussetzungen zu einem hohen Prozentsatz nicht kennen und damit auch nicht in Werte fassen können, solange müssen sich die Orthopädietechniker an die Bedingungen halten, die eine mechanische Vereinfachung und damit wenigstens die Bewertung einzelner bekannter Phasen des Bewegungsablaufes ermöglichen.

Selbstverständlich kann eine derartig vereinfachte Ausgangsstellung unter Berücksichtigung möglicher subjektiver Erfahrungswerte vorsichtig modifiziert werden. Aber Ausgangspunkt und Fundament technischer Maßnahmen bleibt die einfache Statik, solange bestimmte Stellungen des menschlichen Körpers bzw. der Gliedmaßen zur Bewertung der Arbeit und zur Berücksichtigung von Kraft-, Hebel- und Drehmomenten dienen, die aus der klassischen Mechanik für die Biomechanik des Bewegungsapparates ableitbar sind.

Selbstverständlich bedeutet dies keine Abwendung von der Formel, daß Statik und Dynamik gleich funktionellem Erfolg sind.

Die grundsätzliche statische Orientierung, damit der grundsätzliche statische Aufbau orthopädischer Heil- und Hilfsmittel bedeutet durchaus, daß man die vorhandenen und anwendbaren dynamischen Erkenntnisse mitverwertet und so den funktionellen Erfolg des orthopädischen Heil- und Hilfsmittels gewährleistet. Es wäre aber sicherlich zu weit gegriffen, daraus die Feststellung abzuleiten, daß orthopädische Heil- und Hilfsmittel einen fast physiologischen Gliedmaßenersatz oder eine physiologische Funktionsergänzung darstellen.

Man muß sich schon der Objektivität wegen mit dem Begriff und evtl. Erkenntnissen der „Biomechanik" befassen. Heil- und Hilfsmittel sind rein technische Systeme und sie wirken durch ihre Gestaltung auf die biologische Gesamtheit lebender Gewebe am menschlichen Körper ein. Biomechanik in der Orthopädietechnik bedeutet ein Denkschema, welches sich mit Problemen beschäftigt, die sich durch die exogene Verbindung technischer Konstruktionen mit dem menschlichen Körper ergeben. Wir wählen dazu das Beispiel eines Beinamputierten: Durch die Amputation hat er den bodengebundenen Skelettunterbau seiner unteren Extremität verloren. Außerdem wurde der teilweise mehrere anatomische Gelenke überspringende Muskel- und Bänderapparat durchschnitten. Die mit dem Skelett verbundene Zuggurtung des Muskel-Bänder-Apparates wurde also verändert. Es ist verständlich, daß ein relativ normales Zusammenspiel zwischen dem knöchernen Skelett (also dem Tragsystem) und den Muskeln bzw. Bändern (dem Gurtungssystem) somit zerstört wurde.

Mit einer Prothese wird nun distal an der unteren Extremität ein Erfolgsorgan als Ersatz geschaffen. Dieses Erfolgsorgan ist körperfremd, obwohl es rein mechanisch die Verbindung zum Boden bringt und am Boden aufsetzt, aber es schafft auch eine mehr oder weniger flexible, gelenkige Verbindung auf Amputationshöhe und weiter proximal. Unter der Voraussetzung einer sachgerechten Stumpfbettanfertigung, guter Gelenkteile usw. wird im Falle der Amputation und der Prothesenherstellung das Augenmerk dann primär auf die Schwergewichtsübertragung gelenkt. Mechanische und statische Faktoren bestimmen genauso den Bau der Prothese wie den Bau des Skeletts.

Es ist von orthopädiemedizinischer Seite aus das unbestrittene Verdienst von *Pauwels*, daß er die Zusammenhänge zwischen Schwerkraft und Muskel-Bänder-System fundamental in ihrer Beziehung zum äußeren Skelettbau sowie zur inneren Struktur des Skeletts geklärt hat.

Die physikalischen (äußeren) Kräfte wirken – dank der dagegen reagierenden Zuggurtungswirkung der Muskulatur auf das Skelett – so auf den Bau des Skeletts ein, daß sogar die Formung der Knochen sich dem unterordnet.

Damit schuf *Pauwels* die wissenschaftliche Bindung zu den technischen Autoren, die sich seit Jahrzehnten mit der grundsätzlichen Einwirkung der äußeren Kräfte auf die biologischen Gegebenheiten der menschlichen Haltung, Bewegung und Funktion befassen. Für fast alle Belange der Herstellung orthopädischer Heil- und Hilfsmittel ist deshalb auch primär die Schwerkraft bestimmend. Genauer gesagt, der Verlauf der Schwerpunktlinie beim Gehen und beim Stehen, die Größe der Unterstützungsfläche und die Kraftverteilung, Schwerkraft allein wäre ja zunächst unabhängig von der Fixierung ihres Angriffspunktes, des Schwerpunktes selbst. Erst die Analyse der Lageveränderungen des Schwerpunktes vermittelt wissenschaftliche und praktische Grundlagen zur Schaffung physiologisch angenäherter Heil- und Hilfsmittel.

Die Schwerkraftwirkung selbst kann man gut bei einer als Normalhaltung des menschlichen Körpers angenommenen aufrechten Körperstellung untersuchen. Für die untere Extremität geht z. B. der sagittale Kraftlinienverlauf – unter Berücksichtigung der an den Beingelenken auftretenden Drehmomente – durch einen Punkt gering hinter der queren Hüftachse und einem solchen gering vor der queren Knicdrehachse. Beide Gelenke werden ja beim Stehen in Streckstellung gezwungen und durch die Spannung des starken Hüftbandes (*Bertini*) sowie durch die Kniegelenksbänder passiv stabilisiert. In diesen Gelenken wirken dann Gegenmomente durch die Aufrechterhaltung der geknickten Kraftlinien mittels Momentausgleich an den Gelenken selbst.

Wenn man erkannt hat, daß ein orthopädisches Heil-Hilfsmittel ein mechanisches System ist, welches sich dem von den äußeren Kräften bestimmten Zusammenhang zwischen Skelettsystem einerseits und Muskelbändersystem andererseits anzugleichen hat, ergeben sich dann auch ganz klare Wertungen (Tab. 1-3).

Tabelle 1-3 Beziehungen zwischen Biologie und Mechanik (aus *R. Uhlig:* Vorlesungsskript)

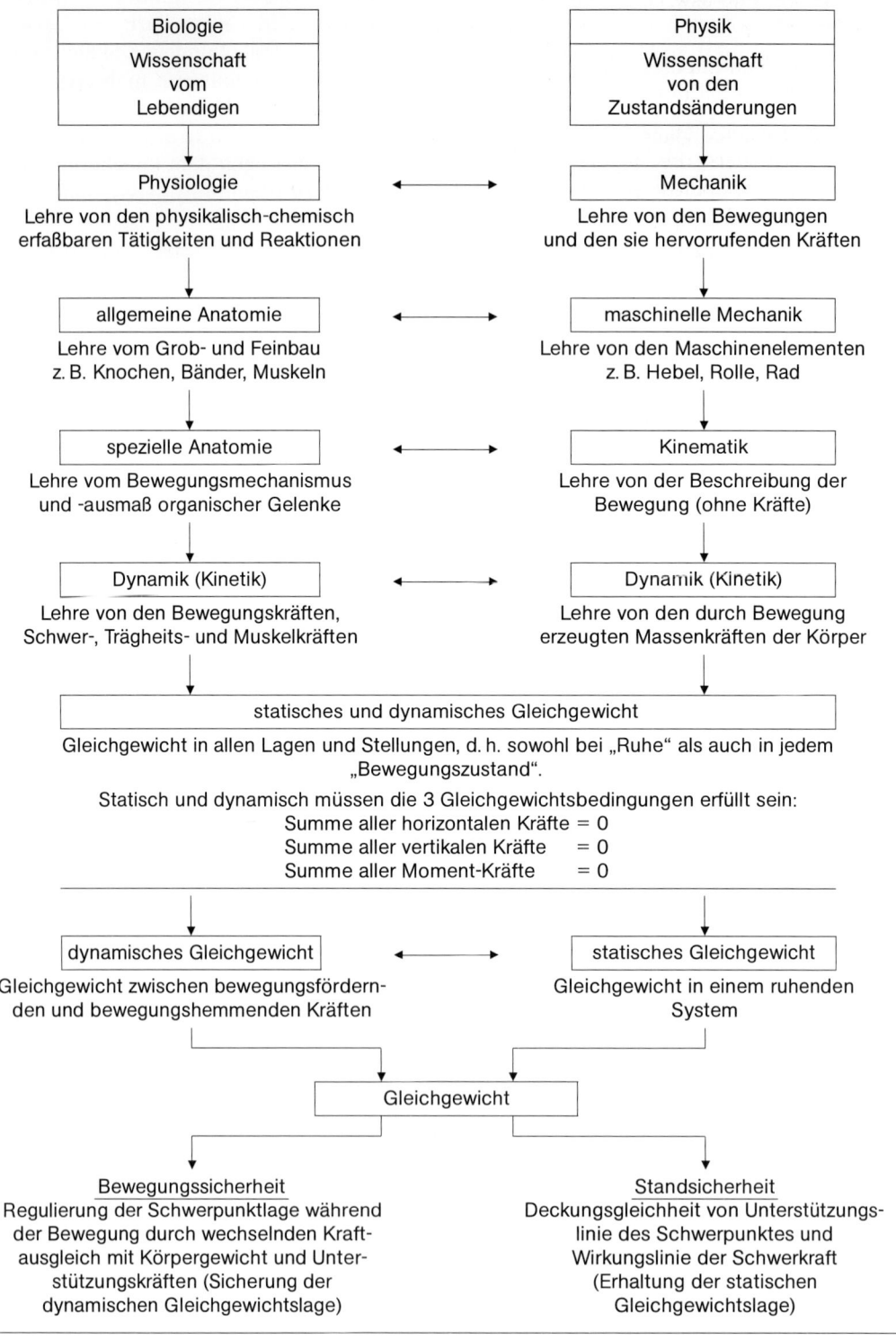

Für die Konstruktion von Einzelteilen an orthopädischen Heil- und Hilfsmitteln (z. B. Kniegelenke, Fuß usw.) sind zusätzliche Erkenntnisse aus der Anatomie und Physiologie zu gewinnen.

Dabei sollte man intensiv sein Augenmerk auf die Funktion richten, ehe man den begrüßenswerten Versuch unternimmt, die Natur auch formenmäßig kopieren zu wollen.

Von allen Einzelteilen, die zu einer Prothese oder Orthese zusammengesetzt werden, verlangen wir zuerst rein mechanische Problemlösungen, so wie sie technischen Konstruktionen vorgeschrieben sind.

Wirkungsverhältnisse der einzelnen Konstruktionsteile untereinander und ihre oft auf das vielfältigste möglichen Kombinationen sind physikalisch vorwiegend ein mechanisch-statisches und nur bedingt auch ein dynamisches Problem.

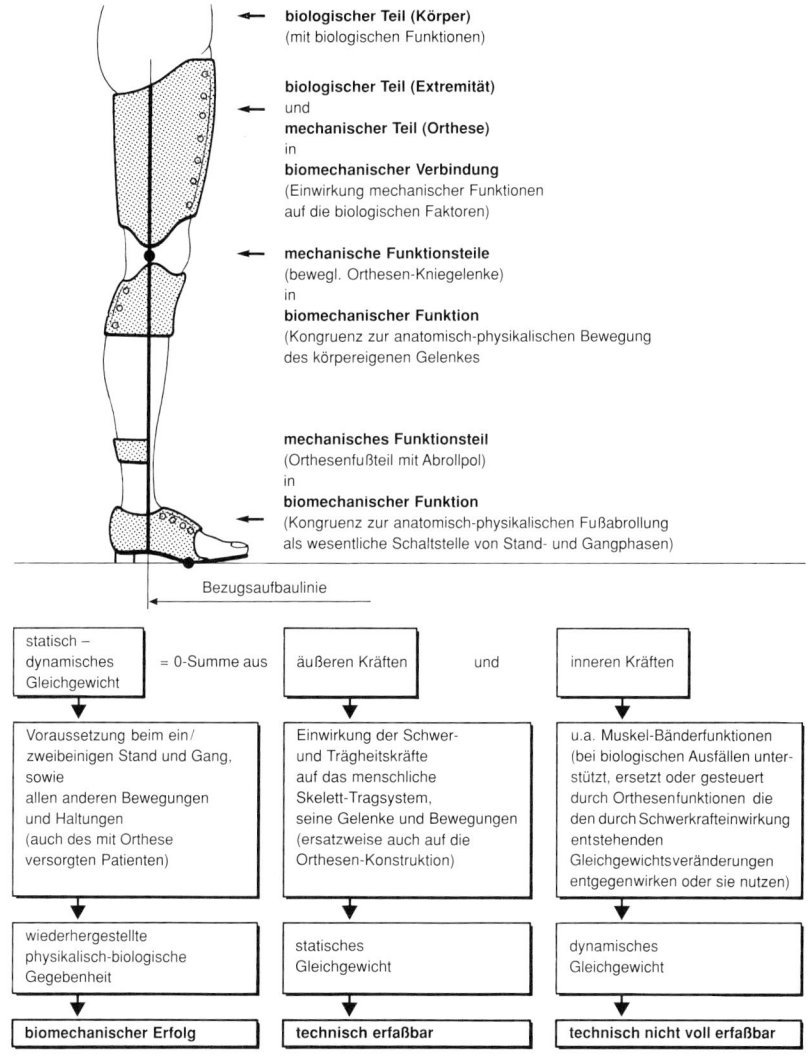

Abb. 1-1 Biomechanik, Funktion und Gleichgewicht im Beispiel vereinfacht dargestellt (aus *R. Uhlig*, Vorlesungsskript)

Erst durch die Rückwirkungen der Orthesen oder Prothesen auf den menschlichen Körper entstehen die biomechanischen Probleme. In diesem Zusammenhang erscheint es uns derzeit noch als sehr schwierig und fast unmöglich, in der bisherigen Fachliteratur dazu schon komplexe Fragen der Biomechanik im einzelnen analysiert zu erhalten.

Das Studium des Verhältnisses der Orthese zum Bein oder des Kunstbeines zum Stumpf ist voller biomechanischer Rätsel und die Klärung der Frage, wie sich die tägliche Anwendung des orthopädietechnischen Heil- oder Hilfsmittels auf das vorhandene lebende Gewebe, also die biologische Gegebenheit, auswirkt, ist unverändert eine Aufgabenstellung.

Auch in der Zukunft werden sich somit vor allem Wissenschaftler mit speziellen, noch unklaren biologischen Zusammenhängen befassen, die die Einwirkung orthopädietechnischer Heil-Hilfsmittel mit sich bringt. Die Rückwirkung dieser wissenschaftlichen Einflüsse auf die Anwendungstechnik ergibt sich immer erst zu einem weitaus späteren Zeitpunkt und dann oft mit recht bescheidenem Erfolg.

Einer manchesmal zu weitgreifenden anatomisch-physiologischen, rein medizinischen Betrachtungsweise und Erwartung sollte allerdings immer die Tendenz zur empirisch-praktischen Logik und anwendungstechnischen Vereinfachung zur Seite stehen. Schon eine einfache biomechanische Denkweise hilft dabei.

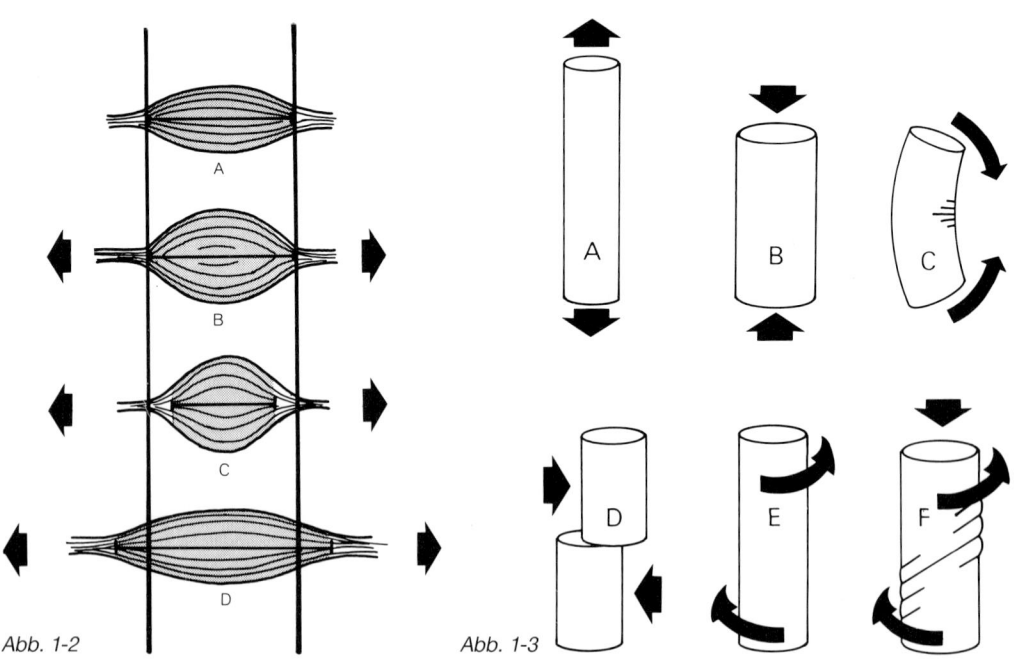

Abb. 1-2   Muskelleistung im Beispiel. **A** Muskel in Ruhespannung; **B** statische Arbeit = + Spannung / 0 Bewegung; **C** dynamisch konzentrische Arbeit = + Bewegung / − Länge; **D** dynamisch exzentrische Arbeit = + Bewegung / + Länge (aus *S. Klein-Vogelbach:* Funktionelle Bewegungslehre. Springer, Heidelberg 1977, S. 29)

Abb. 1-3   Knochenleistung im Beispiel. **A** Zug; **B** Druck; **C** Biegung; **D** Scherung; **E** Torsion; **F** Belastungskombination (aus *V. Fränkel, M. Nordin:* Basic Biomechanics of the Skeletal System. Lea & Febiger, Philadelphia 1980, S. 23)

Abb. 1-4 Schematische Darstellung eines Knochen-Gelenksystems (Hüftgelenk, Becken, Oberschenkel). Im gelenknahen Abschnitt spongiöser Knochen zur Druckaufnahme (oben: kraftflußgerechter Aufbau der Knochenstruktur). Der Schaftbereich besteht aus Kortikalis (Knochenrinde) zur Aufnahme von Biegekräften. Neben reinen statischen Aufgaben dient der Knochen auch der Muskulatur als Verankerung und als Distanz-Halte zwischen Ursprung und Ansatz eines Muskels (z. B. M. glutaeus medius). Die Durchblutung des Knochens erfolgt über besondere Gefäße. An Knochenbildung, Ernährung und Nervenversorgung beteiligt sich das Periost (Knochenhaut) (nach *Rohen*)

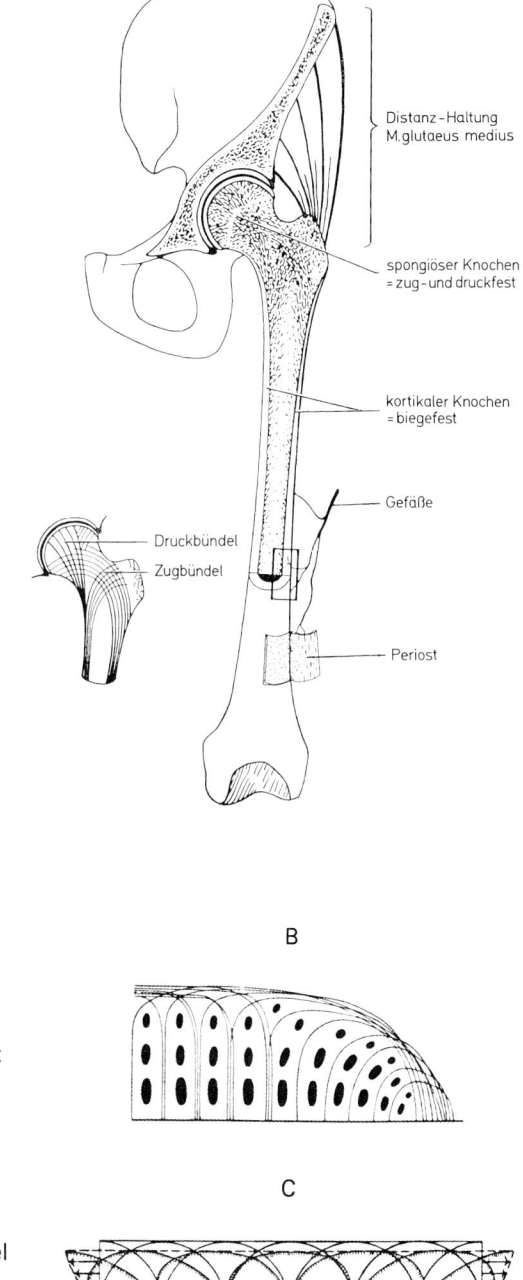

Abb. 1-5 Bauplan des Gelenkknorpels. Die Faserstruktur ermöglicht eine Gleichverteilung der Belastung über eine größere Fläche. **A** Senkrechter Schnitt durch den Gelenkknorpel des Schienbeinkopfes. Ungefärbtes Präparat. **B** Schema des Faserverlaufs im Gelenkknorpel; die schwarzen Ovale bezeichnen die Chondrone. **C** Schema von der Verformung des Gelenkknorpels bei der Belastung. Bei der Abflachung (gestrichelte Kontur) schieben sich die oberflächlichen Teile an den tiefen Teilen in Richtung der Pfeile vorbei (Tangentialschub) (aus *Benninghof*)

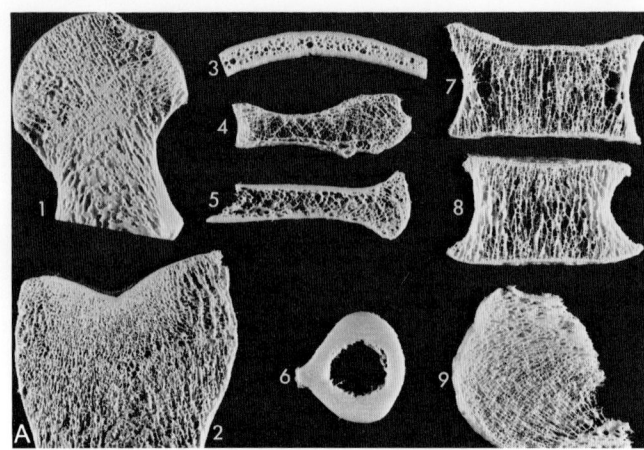

Abb. 1-6A Die unterschiedliche Struktur in verschiedenen Knochen desselben Menschen ist von der Funktion abhängig
1 Hüftkopf
2 Femurkondyle
3 Schädel
4 Brustbein
5 Beckenkamm
6 Femurschaft
7 Lendenwirbel
8 Brustwirbel
9 Fersenbein

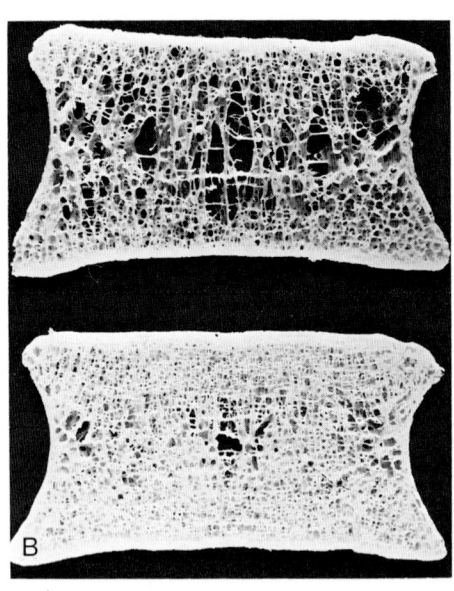

Abb. 1-6B Wirbelkörper als typische Druckkonstruktion
Unten: Dichte Knochenstruktur im jungen Alter
Oben: Abbau der Knochensubstanz bis auf die mechanisch wichtigsten Kraftträger im Alter
(Osteoporose)

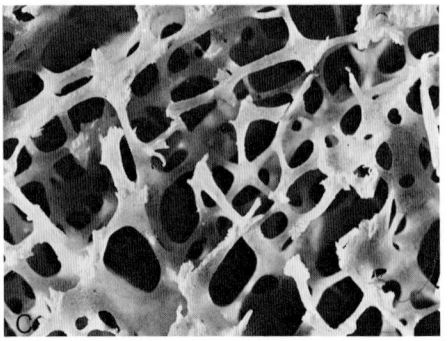

Abb. 1-6C Netzwerk des spongiösen Knochens unter starker Vergrößerung (REM). Kräftige Druckbündel sind durch feinere Streben untereinander verbunden

(Die Abb. A, B und C wurden uns von Herrn Prof. *H. J. Pesch,* Patholog. Institut, Uni Erlangen – Nürnberg, zur Verfügung gestellt)

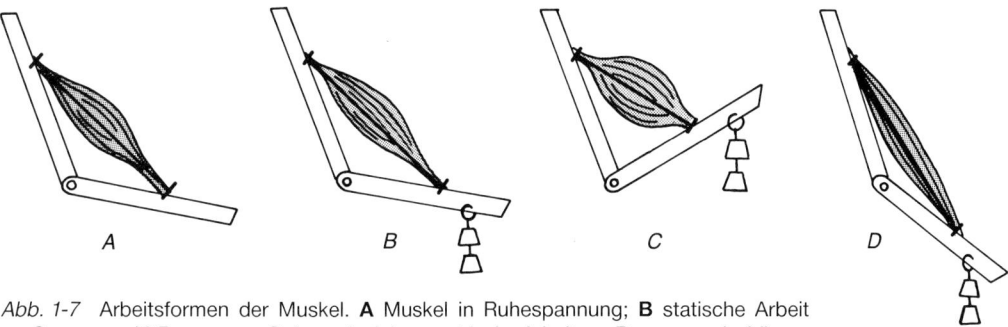

Abb. 1-7 Arbeitsformen der Muskel. **A** Muskel in Ruhespannung; **B** statische Arbeit
= + Spannung / 0 Bewegung; **C** dynamisch konzentrische Arbeit = + Bewegung / – Länge;
D dynamisch exzentrische Arbeit = + Bewegung / + Länge
(aus *S. Klein-Vogelbach,* Funktionelle Bewegungslehre. Springer, Heidelberg 1977, S. 29)

In biomechanischer Auswertung und Anwendung der in Tabelle 1-3 etwas systematisierten Begriffe sollte man – orthopädietechnisch gesehen – weniger von den Beziehungen zwischen Biologie und Physik sprechen, dagegen mehr und genauer von den Beziehungen zwischen Physiologie und Mechanik.

Knochen und Muskel haben nun einmal einen mitbestimmenden Einfluß auf die Orthesenkonstruktionen, die ihrerseits auf lebende Gewebe wie Knochen und Muskeln einwirken. Die Feinabstimmung dieser gegenseitigen Auswirkungen ist Biomechanik, wie wir sie verstehen.

Das Körperbild eines „orthopädisch" Kranken kann man deshalb nicht losgelöst vom Körperbild des Gesunden objektivieren und bewerten.

Gleiche Kriterien bilden dazu

– das *statische Gleichgewicht* (aus der Mechanik abgeleitet mehr ein Gleichgewicht ruhender Systeme) und
– das *dynamische Gleichgewicht* (aus der Physiologie abgeleitet mehr ein Gleichgewicht zwischen bewegungsfördernden und bewegungshemmenden Kräften).

Die generelle Raumeinordnung des menschlichen Körpers und damit auch des orthopädietechnischen Heil-Hilfsmittels geschieht dreidimensional in den bekannten Frontal-(Ventral-)Sagittal-(Medial-) und Horizontal-(Transversal-)Ebenen.

Das Stand- oder Bewegungsbild des Menschen findet somit im physiologischen und auch im pathologischen Ablauf seine Kriterien in räumlicher Darstellung. Unser derzeit schon mögliches biomechanisches Wissen beziehen wir aus der speziellen Anatomie (mit den Wertigkeiten des Skelett-Traggerüstes und ersatzweise auch der Orthesen) sowie aus der Kinematik (mit den Wertigkeiten der Kraftsysteme im Blick auf Bewegungsausmaße und -abläufe bzw. deren Kompensation durch eventuelle Orthesenfunktionen).

Körperpositionen in Ruhe und Bewegung

Über die „normale" Haltung finden sich in der Literatur die unterschiedlichsten, z. T. widersprüchlichsten Anschauungen. *Schede* (1919) betont den dynamischen Charakter der Haltung und faßt sie als ein Momentbild vieler Bewegungsabläufe auf. *Haglund* (1923) u. *v. Baeyer* (1925) betonen die Bedeutung der Becken-Bein-Statik im Rahmen der Gliederkette für das Haltungsbild. Zur Bewertung einer Haltung werden anatomische, physiologische, aber auch psychologische und ästhetische Gesichtspunkte herangezogen; die Haltung, schreibt *Taillard* (1961), ist das ungeklärteste Problem der Orthopädie.

Haltung wird, wie *Kendall* (1952) meint, gewöhnlich als die Lagebeziehung der Körperteile zueinander bezeichnet.

Gute Haltung ist der Gleichgewichtszustand von Kräften und Massen, in dem die Stützgewebe des Körpers vor Verletzung oder zunehmender Deformierung am besten geschützt sind. Dies unabhängig von der Position (stehend, liegend, sitzend und gehend), in der die Gewebe gerade Arbeit leisten oder ruhen. Die Muskulatur wird unter solchen Bedingungen am wirkungsvollsten eingesetzt werden können und es werden die günstigsten Stellungen für die Organe in Brust und Bauchraum geschaffen.

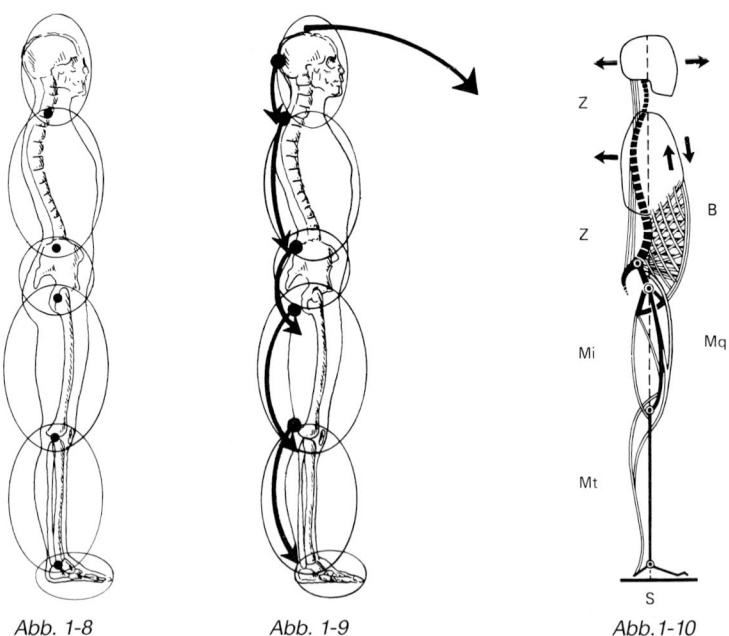

Abb. 1-8   Abb. 1-9   Abb. 1-10

Abb. 1-8 Funktionelle Körpersegmente mit ihren Drehpunkten (nach *Dempster*). Das Becken ist dabei mit zwei Drehpunkten das wichtigste Segment (aus *M. A. Rizzi:* Die Wirbelsäule in Forschung und Praxis, Bd. 85. Hippokrates, Stuttgart 1979, S. 81)

Abb. 1-9 Die segmentäre Körpereinteilung in Kettenglieder ermöglicht der Muskulatur mit einem Minimum von Energie eine dauernde Kompensation der Falltendenz nach vorne (aus *M. A. Rizzi:* Die Wirbelsäule in Forschung und Praxis, Bd. 85. Hippokrates, Stuttgart 1979, S. 81)

Abb. 1-10 Die Muskelzuggurtung der aufrechten Haltung (nach *Kummer*). S: Schwerpunktlot; Z: dorsale Zuggurtung; B: Bauchmuskel; Mi: ischiokrurale Muskeln; Mt: M. triceps surae; Mq: M. quadriceps femoris (aus *M. A. Rizzi:* Die Wirbelsäule in Forschung und Praxis, Bd. 85. Hippokrates, Stuttgart 1979, S. 16)

Schlechte Haltung ist demgegenüber eine fehlerhafte Beziehung der unterschiedlichen Körpermassen zueinander, sie ruft eine steigende Belastung der Stützgewebe hervor bei gleichzeitiger Verschlechterung des Gleichgewichtszustandes des Körpers über seiner Unterstützungsfläche.

Wir können feststellen, daß eine physiologische Haltung ein Zustand labilen Gleichgewichtes darstellt, der mit minimalen Kräften der statischen Muskulatur aufrechterhalten werden kann, ohne daß passive Halteelemente überbeansprucht werden.

Haltung stellt eine Momentaufnahme dar. Der Gleichgewichtszustand wechselt in typischen Körperschwankungen etwa alle 30 Sek. Durch den ständigen Wechsel des Muskeltonus und der Lastverteilung in den tragenden Strukturen wird eine schädigende Überlastung vermieden.

Einen wichtigen Anteil an der Ausbalancierung des labilen Körperschwerpunktes in sagittaler Richtung haben die Unterschenkelmuskeln, in frontaler Richtung die Rumpfmuskeln, Glutäen und Adduktoren (Abb. 1-8 bis 1-10).

Wiewohl *Schede* (1919) die Haltung als etwas nicht Meßbares betrachtet hat, mehren sich heute die Bestrebungen metrisch erfaßbare Parameter in die Beurteilung der Haltung einzubeziehen: Darstellung der idealen Wirbelsäule mit Angabe von Winkelwerten durch *Killus* (1976), stereophotogrammetrische Messungen von *Groeneveld* (1976) und Bestimmung des Winkelprofils der Brustwirbelsäule im Rahmen von anthropometrischen Untersuchungen von *Matzdorf* (1976). Diese Untersuchungen lassen erkennen, daß eine metrische Typisierung nicht unmöglich ist. Der Meßaufwand ist aber z. Z. für Klinik und Praxis noch unrealistisch hoch.

Nach *Hierholzer* und *Drerup* (1988) kann mit der Rasterstereophotographie bei der Ausmessung von Skoliosen im Vergleich zum Röntgenbild eine befriedigende Genauigkeit von ±7,9° (*Cobb*) erreicht werden. Diese Meßgenauigkeit verschlechtert sich allerdings mit abnehmendem Krümmungswinkel, so daß ihre Anwendbarkeit für Reihenuntersuchungen (screening) zumindest zweifelhaft ist.

Stellungsänderungen des Beckens (Vergrößerung oder Verkleinerung des Neigungswinkels) durch relative Muskelinsuffizienz von Bauch- und Glutäalmuskulatur bzw. des Musculus iliopsoas haben eine Veränderung der gesamten Wirbelsäulenstatik zur Folge. Die Verschiebung auch nur eines Winkelwertes im statischen Gefüge bewirkt eine Verlagerung des Massenschwerpunktes, der entweder durch Halterungsänderung des Rumpfes oder der Extremitäten ausbalancierend begegnet wird.

Dauerhafte Veränderungen des Beckens bzw. seiner Stellung (Frakturfolgen, Hüftluxation, Oberschenkelprothese) werden über eine konstante Vermehrung der Beckenkippung schließlich eine bleibende Haltungsänderung mit der Gefahr degenerativer Wirbelsäulenschäden herbeiführen.

Auch jede Änderung von Teilschwerpunkten der Gliedmaßen wird sich an mehr oder weniger deutlichen Abweichungen der Rumpfstatik nachweisen lassen (Beispiel: Skoliose bei Armamputierten).

Sagittale Wirbelsäulenkrümmungen sowie Stellungen des Beckens und der Beingelenke sind aus statisch-dynamischen Gründen untrennbar miteinander verbunden. Diese Abhängigkeit ist Abbild eines individuellen Kräftegleichgewichtes (Schema nach *Klein-Vogelbach*) und allenfalls noch im Wachstumsalter merklich beeinflußbar. Auswirkungen auf Funktion und Verschleißverhalten der Wirbelsäule und der Gelenke sind offenkundig.

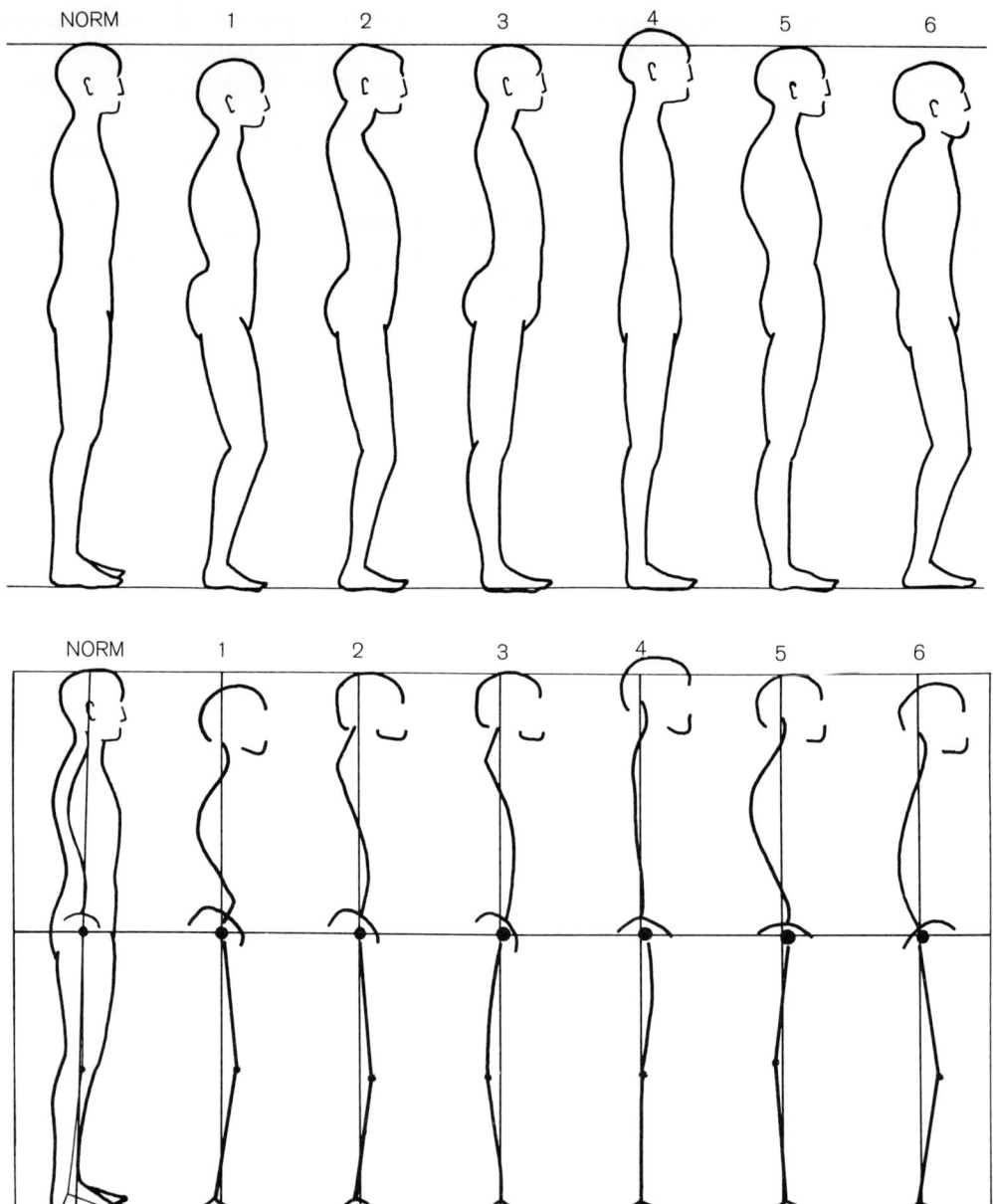

Abb. 1-11 Individuelle Körperpositionen in der Sagittal-Ebene (aus *S. Klein-Vogelbach:* Funktionelle Bewegungslehre, Springer, Heidelberg 1977, S. 111)

Daß natürlich auch jede Bewegungsfunktion des Körpers mit Verschiebungen der Schwerpunktlage und damit meist auch mit kräfteökonomischen Ausgleichsbewegungen verbunden ist, ist selbstverständlich. Der Schwerpunkt ist kein greifbarer Punkt im Körper des Menschen, er kann sogar außerhalb des Körpers liegen. Dieser Punkt ist der unruhigste Punkt des Körpers, obwohl seine Bewegung durch die Körperträgheit gebremst wird.

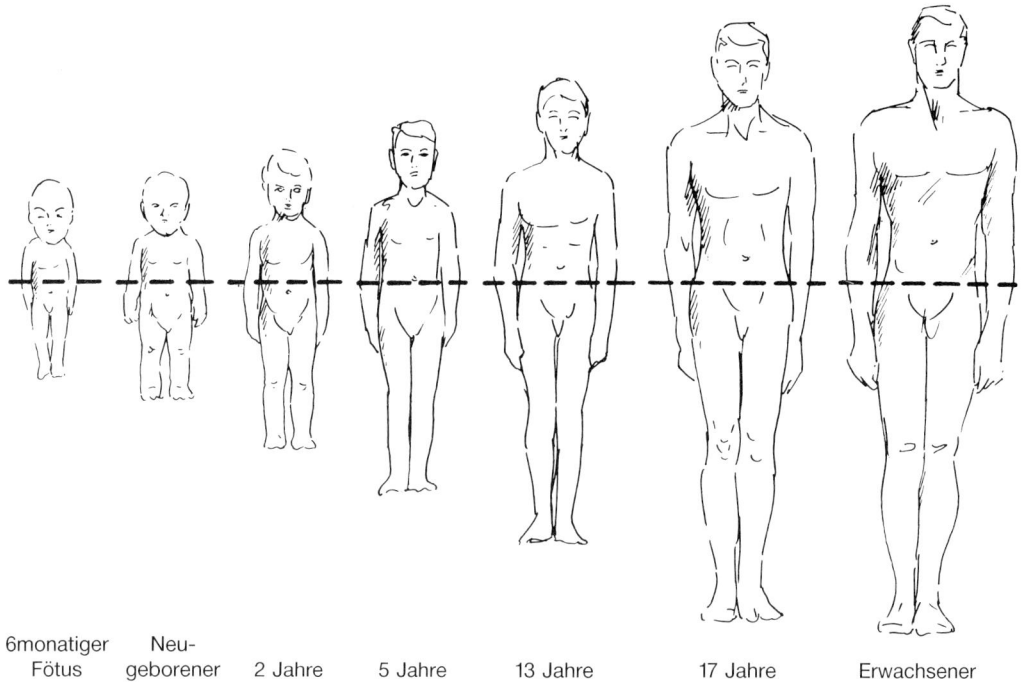

| 6monatiger Fötus | Neugeborener | 2 Jahre | 5 Jahre | 13 Jahre | 17 Jahre | Erwachsener |

Abb. 1-12 Die wachstumsbedingte Proportionsänderung führt zur Verlagerung des Körperschwerpunkts beckenwärts (nach *M. A. Rizzi:* Die Wirbelsäule in Forschung und Praxis, Bd. 85. Hippokrates, Stuttgart 1979, S. 31)

Die Lage des Körperschwerpunktes ist abhängig vom Körperbau des einzelnen Menschen. Beim Menschen mit stärker entwickelten Beinen liegt der Schwerpunkt tiefer als bei Menschen mit muskulösem Oberkörper. Bei langbeinigen Menschen ist der Schwerpunkt weiter von der Erde entfernt als bei kurzbeinigen. Bei Kindern ist der Schwerpunkt höher (Abb. 1-12), bei Frauen wegen des massiveren Hüftgürtels niedriger als bei Männern.

Teilt man den Körper in zwei symmetrische Hälften, so liegt der Schwerpunkt etwas rechts von der Mitte, da die rechte Körperhälfte des Menschen infolge asymmetrischer Verteilung der inneren Organe (Leber) und der ungleichmäßigen Entwicklung des Bewegungsapparates beim Rechtshänder um 400–500 g schwerer ist als die linke.

Die *Lokalisation des Schwerpunktes des gesamten Körpers* liegt nach *Brumström* (1972) bei der aufrechten Haltung auf *Niveau* von S 1/S 2. *Rasch* u. *Burke* (1971) schätzen hingegen, daß seine Lage bei Erwachsenen auf einem Niveau von 56–57% der Körperhöhe, von unten gerechnet, liegen sollte. Grundsätzlich ist die Höhenlokalisation des Körperschwerpunktes beim Menschen individuell verschieden, ebenso wie die sagittale Orientierung (Abb. 1-13).

Die *Schwerelinie des Körpers aus dem Gesamt-Körperschwerpunkt entspricht der Summe der verschiedenen Schwerpunkte der Körpersegmente (Kopf, Thorax, Abdomen usw.)* und fällt frontal, im Normalfall analog der Lotlinie durch die Mitte des Beckens (*Braune* u. *Fischer* 1868, *Steindler* 1953, *Williams* u. *Lissner* (1962).

Allgemein formulierte biomechanische Modelle für die aufrechte Haltung müssen sich dementsprechend auf diese Schwerelinie beziehen (*Rizzi*) (Abb. 1-14).

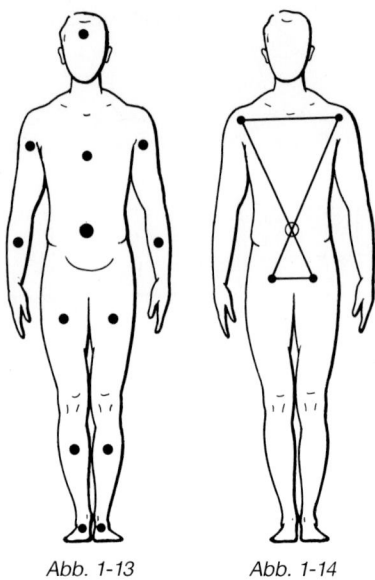

Abb. 1-13   Abb. 1-14

Abb. 1-13 Der Schnittpunkt einer diagonalen Verbindung von Schulter- und Hüftgelenken (nach *Hoffmann-Daimler*) entspricht in der Frontalebene etwa dem Gesamtkörperschwerpunkt

Abb. 1-14 Gesamtschwerpunkt des Körpers als Summe seiner Teilschwerpunkte aus den Körpersegmenten

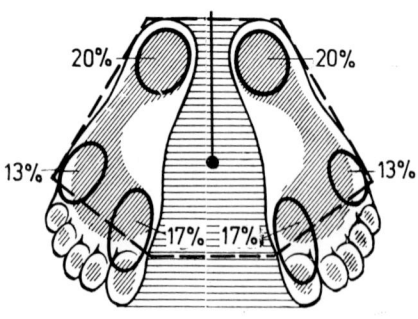

Abb. 1-15 Idealisierte symmetrische Standfläche mit dem Körperlot in der Mitte eines Sechsecks (nach *W. Marquardt:* Die theoretischen Grundlagen der Orthopädie-Schuhmacherei. Maurer, Geislingen 1965, S. 55)

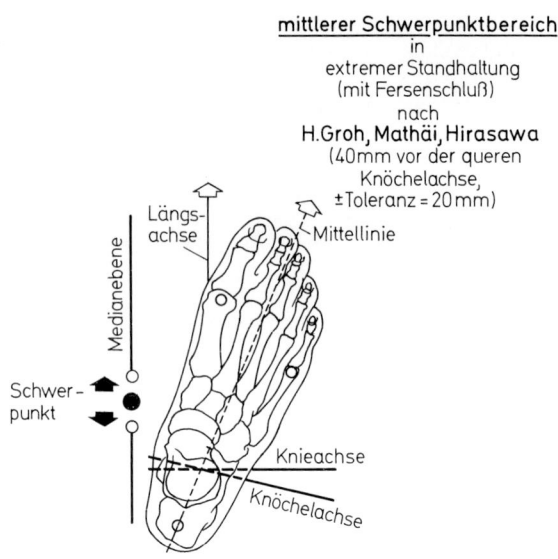

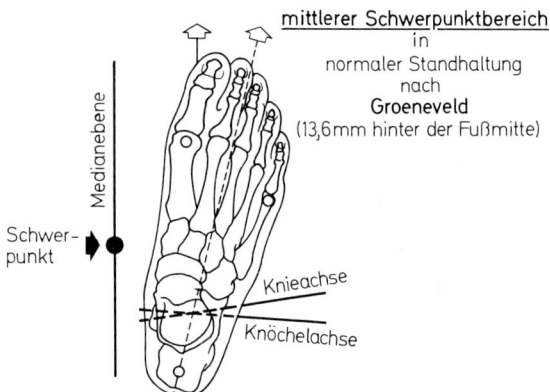

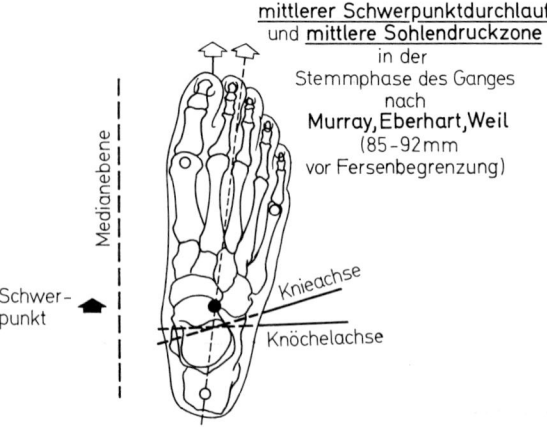

Abb. 1-16 Schnittpunkt des Schwerelots in den Auftrittsebenen unterschiedlicher Belastungssituationen (aus *R. Uhlig*, Vorlesungsskript)

Die in der Zeichnung Abb. 1-15 skizzierte Lastverteilung auf die Sohlen-Fläche des Fußes erfolgt bei gleichmäßiger Belastung beider Füße in ökonomischer Fußstellung bzw. Außendrehung. Durch Pendeln mit dem Rumpf und Becken kann die Last unterschiedlich auf einzelne Sohlenpartien verlagert werden. Die Schwerpunktlage ändert sich damit ebenso wie in den unterschiedlichen Abschnitten der Stemmphase beim Gang (Abb. 1-16).

Zur aufrechten Haltung schreibt *Hoffmann-Daimler* (1963): „... Weitgehend wird die aufrechte Haltung in Ruhe und durch die Muskelsituation der Konstitutionstypen (Leptosom, Astheniker und Phykniker nach *Kretschmar*) bestimmt. Der jeweilige Muskelstatus ergibt sich zum wesentlichen Teil aus der täglichen Beschäftigung.

Dabei nehmen folgende Gegebenheiten Einfluß:
1. Das Spannungsgleichgewicht, das Beuger und Strecker untereinander finden.
2. Das Körpergewicht, wenn die Kapazität des lastensteuernden Muskelapparates inadäquat ist und
3. die zusätzliche Stützkraft, die, besonders bei gebeugten „Typen", die Gelenkpunkte nahe der Belastungslinie zu halten hat.

Grundsätzlich kann unter Ruhehaltung eine Stellung aller Gelenke verstanden werden, die sie im Gleichgewicht zwischen dem Tonus ihrer Beuger und Strecker bei ausbalanciertem Schwergewicht finden.

Der Ruhepunkt, der sich zwischen Beugern und Streckern in ihrer Beziehung als Antagonisten einstellt, ist bei den einzelnen Typen verschieden. Unterscheidbar ist der muskulär trainierte vom untrainierten Typ.

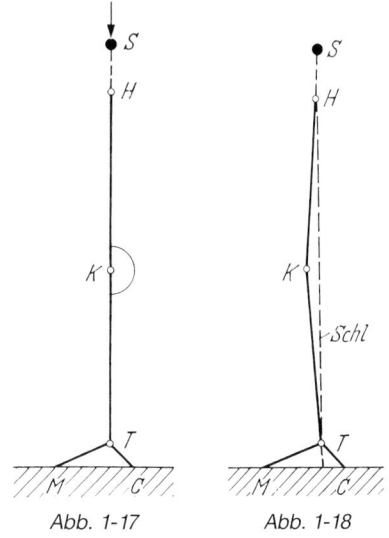

Abb. 1-17 Gleichgewichtslagen (nach *Schede*). Liegen die Drehachsen von Hüfte, Knie und Knöchel übereinander und auf der Schwerlinie, so besteht labiles Gleichgewicht (aus *S. Hoffmann-Daimler:* Ergebnisse der Chirurgie und Orthopädie, Bd. XLV. Springer, Heidelberg 1963, S. 333)

Abb. 1-18 Gleichgewichtslagen (nach *Schede*). Liegt die Drehachse (K) vor der Schwerlinie (Schl), so entsteht für den Ober- und Unterschenkel ein kniebeugendes Drehmoment (aus *S. Hoffmann-Daimler:* Ergebnisse der Chirurgie und Orthopädie. Bd. XLV. Springer, Heidelberg 1963, S. 333)

Beim muskulären Typ liegt der Ruhepunkt in einer Stellung des Kniegelenkes auf oder mindestens nahe der Belastungslinie (Abb. 1-17), beim untrainierten Typ in einer Stellung, die von der Belastungslinie nach ventral in dem Maße entfernt ist, als die „Längen" der Hüft- und Knie- sowie Fußstrecker gegenüber denen der Beuger überwiegen (Abb. 1-18). Wahrscheinlich spielt hier der stärkere Muskeltonus der Beuger, etwa i. S. einer Gewöhnungskontraktur durch überwiegend sitzende Tätigkeit, eine gewisse Rolle. Ist außerdem das Körpergewicht relativ größer als die Muskelkapazität, so müssen die Strecker zum Ausgleich dieser Masse *und* der Beugekontraktur vermehrte Stützkraftleistung aufbringen.

Der muskulär untrainierte Typ vertritt überwiegend jene Berufsgruppe, deren tägliche Beschäftigung in sitzender Stellung vor sich geht. Bei dieser Gruppe spielt das unter 2. erwähnte Körpergewicht eine Rolle, wenn durch unzureichende Bewegung die Leistungsfähigkeit der Muskeln im Verhältnis zum Körpergewicht unzureichend wird.

Die zusätzliche Muskelarbeit, die von den Streckern geleistet werden muß, um die Gelenkpunkte von Knie und Hüfte in optimaler Nähe zur Belastungslinie zu halten, ist mithin auch ein Maß für die Ermüdbarkeit besonders bei den „sitzenden oder gebeugten" Typen. Durch die sitzende Beschäftigung sind die Beuger passiv kontrahiert, die Strecker hingegen zwangsläufig gedehnt, ausgenommen die zweigelenkigen Muskeln, deren Verkürzung an einem Gelenk weitgehend am zweiten Gelenk ausgeglichen wird. Die in solcher Weise veränderten Tonus- und Längenverhältnisse zeigen sich bei aufrechter Haltung in der gebeugten Stellung von Knie und Hüfte. Besonders ausgeprägt ist dieses Phänomen bei Menschen im Greisenalter, bei denen das Sitzen überwiegt und der Muskel-, Kapsel- und Bindegewebsapparat nur noch wenig Extensionselastizität aufzuweisen hat. Die ‚aufrechte' Haltung ist hier durch starke Beugung im Hüft- und im Kniegelenk gekennzeichnet, die selten mit einer Hyperlordosierung ausgeglichen werden kann..."

Die Veränderung der vorerwähnten aufrechten Ruhehaltung zur Fortbewegung ist nicht allein eine isolierte Gangfunktion, wenn hierunter die Mechanik der unteren Extremitäten verstanden wird, sondern ein Gesamtgeschehen, in das der Stamm des Körpers, die oberen Extremitäten und alle Bewegungen einzubeziehen sind, die das Bild der normalen Gehbewegung entstehen lassen. Es kann die Gehfunktion der unteren Extremitäten nur im Zusammenhang mit den übrigen Bewegungsfunktionen gesehen und verstanden werden.

Der Klärung dieser Veränderung der Ruhefunktion ist zweckmäßig die deskriptive Standbetrachtung und das Gangbild in seinen Ausdrucksformen voranzustellen (*Hoffmann-Daimler* 1963).

Die Abb. 1-19 bis 1-21 zeigen die Bedeutung der verschiedenen Phasen des Schrittzyklus mit Rückwirkung dieser Stemm- und Schwungphasen auf die Orthesen. Diesen schemati-

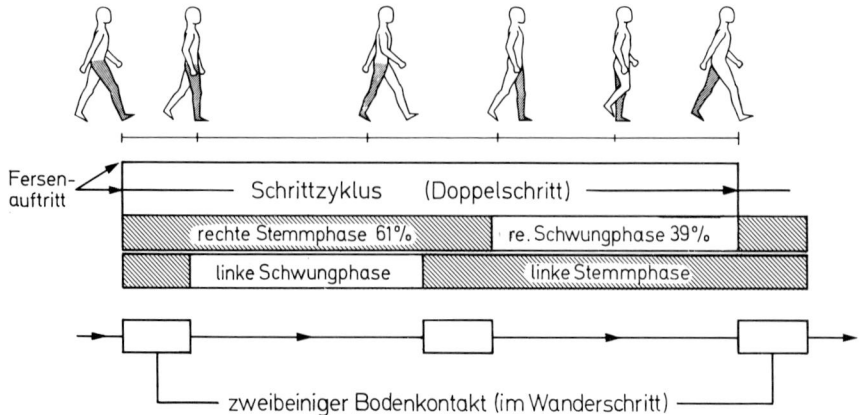

Abb. 1-19   Die Gangphasen und ihre Unterteilung (nach *Weil* 1966) (aus *R. Uhlig:* Vorlesungsskript)

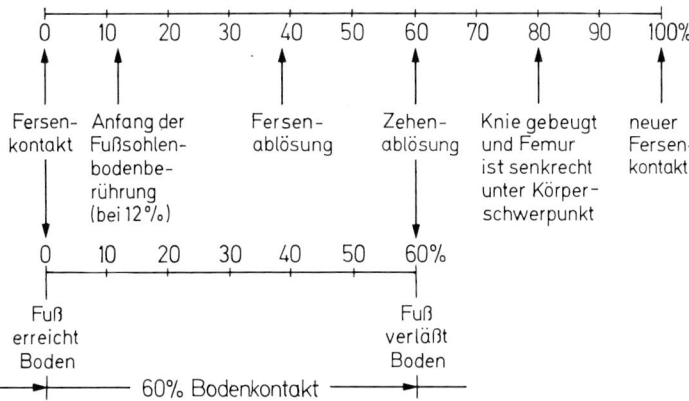

Abb. 1-20   Ein Bein im Schrittzyklus (nach *Weil* 1966) (aus *R. Uhlig:* Vorlesungsskript)

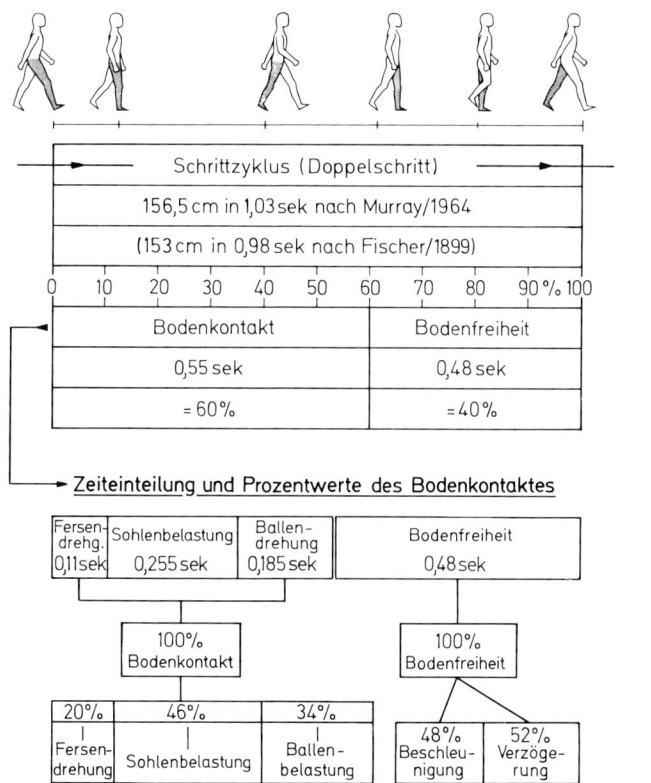

Abb. 1-21   Schrittlänge und Zeitablauf (nach *Weil* 1966) (aus *R. Uhlig:* Vorlesungsskript)

schen Darstellungen liegen Untersuchungen von *Fischer* (1899), *Scherb* (1933), *Eberhardt* (1947), *Inman* (1947), *Levens* (1948), *Saunders* (1953), *Murray* (1964), *Weil* (1966) u. a. Autoren zugrunde, wie sie von *Weil* zusammengefaßt wurden.

Nach *Junghanns* (1979) ist die häufigste Gebrauchshaltung unserer Zeit das Sitzen. Hier treten in Abhängigkeit der unterschiedlichsten Sitzpositionen variable, in jedem Fall aber höhere Belastungen der Bandscheiben als im Stehen auf.

Wie *Schanz* (1921) gezeigt hat und wie dies durch die Messungen von *Nachemson* (1965) bestätigt wurde, fällt beim Sitzen die hydraulische Bauchpresse zur Entlastung der Lendenwirbelsäule weg, womit ein bis zu 30% höherer Bandscheibeninnendruck entsteht.

Nicht abgestütztes Sitzen hat über die einsetzende Muskelermüdung eine Zunahme der Kyphosenwinkel und damit des ventral wirkenden Momentes zur Folge, was die Bandscheibenbelastung wiederum steigert. Korrekte Sitzposition, korrekte Rückenabstützung und korrekte Arbeitstischhöhe sind als Voraussetzung für eine ermüdungsarme Sitzhaltung wichtige prophylaktische Kriterien, die auch im Rahmen der Anpassung einer Orthese Berücksichtigung finden müssen.

Die objektivierte Betrachtung und Beurteilung der Haltung bezieht sich in der Literatur bisher immer im wesentlichen auf die Sagittalebene.

In der Frontalebene beobachten wir sehr wechselnde physiologische Seitenverkrümmungen bei jedem Wechsel der Spielbein-Standbein-Position. Das Absinken und die Seitverlagerung des Massenschwerpunktes des Körpers zwingen die Brust- und Lendenwirbelsäule zu unterschiedlichen und mehrfachen seitlichen Auslenkungen. Allgemeine gültige Standardwerte der Haltung auch in der Frontalebene sind deshalb äußerst erschwert.

Rizzi (1979) resümiert: „In Erwartung neuen Beweismaterials sei festgehalten, daß die Haltung durch die Morphologie allein nicht definiert ist. Die zwei Hauptgründe sind: einerseits der nicht faßbare Anteil eines ihrer beiden Substrate: des Psychischen; andererseits die mangelnden Kenntnisse über den Kräftezustand ihres somatischen (mechanischen) Anteils. *Die Haltung ist durch ihr dynamisches Equilibrium als Antwort des gesamten Organismus zu betrachten; auf keinen Fall ist sie mit Körperstellung zu verwechseln.* Das Testen dieses dynamischen Zustandes ist also das Ziel, wobei diejenigen *somatischen Systeme*, die für die *stehende Haltung* richtunggebend sind, *statisch* und *dynamisch* (funktionell) untersucht werden müssen.

Jene Systeme sind:
– das knöcherne System,
– das muskuläre als kraftausübendes System,
– das ligamentäre als bremsendes und verankerndes System."

Über die menschliche Haltung, den menschlichen Gang gibt es wie vorerwähnt zahlreiche Untersuchungen, die von Anatomen, Orthopäden und Technikern durchgeführt wurden und werden. Ein wesentliches Merkmal all dieser Arbeiten ist u. a. die notwendige Ergründung des sog. normalen Gang- und Standverhaltens, wie man es vom Stande der Physik aus für die Projizierung der Bewegungen benötigt.

Ein Vorgang also, den man in der Begriffsbestimmung mit dem Wort „Bezugssystem" beschreibt und mit Konsequenzen für die technische Orthopädie.

Wenn wir beispielsweise von einer Orientierung der frontalen und sagittalen Bezugspunkte am Skelett anhand von Frontal-, Sagittal- bzw. Transversalebenen oder -linien Gebrauch machen, sollten wir dabei von einer normalen Zweckhaltung ausgehen, in der ein menschlicher Körper kräftesparend und sicher im Gleichgewicht steht.

Für eine dementsprechende Körperlastaufnahme am Boden ergeben sich drei besondere Kontaktbereiche an jedem Fuß (Fersenbereich, Großzehenballenbereich und Kleinzehenballenbereich).

Angenommen Mittelwerte mit etwa 20% Fersen-Lastaufnahme, 13% äußerer Ballenbereich und 17% innerer Ballenbereich hat *W. Marquardt* festgestellt (s. Abb. 1-15).

Die leider zu oft bagatellisierten Absatzhöhen der Schuhe verringern nun die Lastaufnahme im stabilen Rückfußbereich und vermehren sie markant im Ballenbereich.

Bis etwa 10 mm Absatzhöhe (Sohlen-Absatz-Sprengung) kann die Gewölbekonstruktion des Fußes unseren Feststellungen und Erfahrungen nach noch die ursprünglich meßbare Höhe zwischen Bodenauftrittsfläche und oberer Sprunggelenksachse kompensieren.

Bei etwa 18 mm Absatzhöhe erhöht sich dieses Abstandsmaß aber schon um etwa 12 mm. Es kommt zu klinisch feststellbaren und erheblichen Veränderungen der Körperlastverteilung.

Absatzhöhen sind orthopädietechnisch somit unbedingt im Plus-Minus-Vergleich eines Bezugssystems als fundamental für Beinorthesen, Beinprothesen und Rumpforthesen (Beckenstellung usw.) zu berücksichtigen.

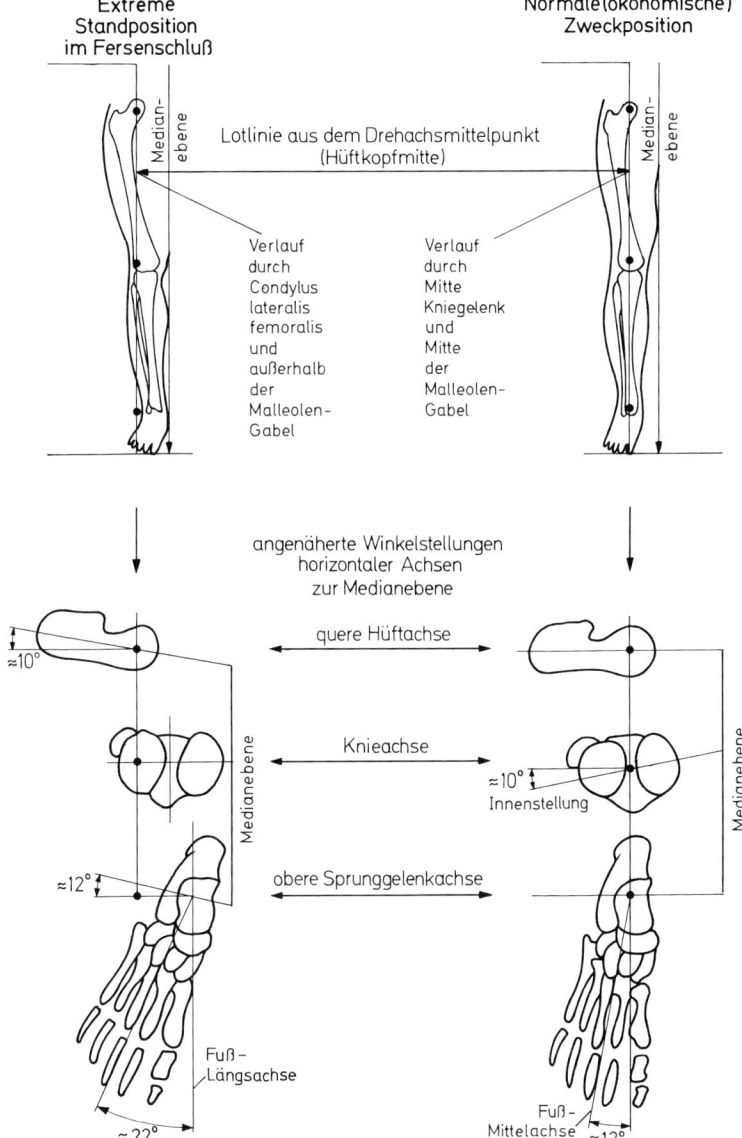

Abb. 1-22
Physiologische Körpermerkmale und Winkelstellungen des knöchernen Beinsystemes (schematische Zusammenstellung aus R. Uhlig: Vorlesungsskripte)

Bei einer „normalen" Standposition führt die ventrale Lotlinie vom Unterstützungsschnittpunkt im Mittel der vorerwähnten Druckaufnahmezonen aus durch die Mitte der Malleolengabel über die Mitte der Kniebasis zur Hüftkopfmitte. Bei dieser als ökonomisch zu bezeichnenden „normalen" Zweckhaltung ist in der Draufsicht die Fußauftrittsfläche in ihrer Sohlenmittelachse um etwa 12 Grad zur Medianebene nach außen gedreht. Die anatomische Kompromißachse im Kniebereich hat eine Innendrehung von etwa 10 Grad und die quere Hüftachse (sowie auch die Schenkelhalsachse) stehen etwa in Nullstellung rechtwinklig zur Medianebene (Abb. 1-22).

Interessant dazu sind Achsabweichungen im Winkelvergleich zur „extremen" Standposition im Fersenschluß der Füße (auch Standposition bei Röntgenuntersuchungen). Durch eine größere Außenrotation des Beines in dieser Stellung muß dabei der menschliche Körper die gleichgewichtssichernde Standfläche verändern, da sie sich sonst durch den Fersenschluß in dieser schmalen Beinposition fehlwirksam verringert.

Die Unterschiede zur „normalen" Standposition ergeben sich durch eine Fußaußenstellung von etwa 22 Grad, eine frontale Nullstellung der anatomischen Kompromißachse im Kniebereich und durch etwa 10 Grad Außendrehung der Schenkelhalsachse in Abweichung von der queren Hüftachse (Abb. 1-22).

Anhand der Auswertungen von Computertomogrammen können wir die „normale" Zweckhaltung als Bezugssystem bestätigen. Die beigefügten Tomogramme und Skelettschemen sollen dem optisch Ausdruck geben (s. Abb. 1-29 A/B).

Das vorstehend beschriebene knöcherne Beinsystem mit den durchschnittlich ermittelten Körperpositionen im normalen Stand bzw. Gang des Menschen dient dem lotgerechten Plus-Minus-Vergleich mit Bezugswerten im funktionellen Bewegungsablauf (Abb. 1-23, 1-24). Wie wir immer wieder betonen, gilt es für technische Maßnahmen, die erforderliche dreidimensionale Zuordnung in der Medianebene, in der Frontalebene sowie in der Transversalebene zu gewährleisten.

Das orthopädietechnische Heil-Hilfsmittel, insbesondere die Beinorthese oder Beinprothese, kann biomechanisch gesehen für Stand- und Gang- sowie Sitzpositionen des kranken Menschen (Abb. 1-25 bis 1-27) nur die funktionell wichtigsten konstruktiven (damit mechanischen) Kompromißlösungen beinhalten.

Wie textlich dargestellt, ist leider für den dazu notwendigen Funktionsvergleich eine „extreme" Stand-Stemmposition ebenso ungeeignet wie beispielsweise eine „formschlüssige" Schwungphasenfunktion in der Verzögerungsphase.

Es gibt eigentlich keine vernünftigen Erwägungen für eine Wertminderung von Lotlinien und Lotsystemen, die dem Augenblicksbild eines bestimmten, ganz wichtigen Normalzustandes Ausdruck geben. Wir geben deshalb, schematisch nach *Weil* (1966) abgeleitet, eine klare Darstellung des Verlaufs einer schwerpunktsichernden grundlegenden Bezugs- und Lotlinie für technische Maßnahmen (s. Abb. 1-23, 1-24).

Körperpositionen in Ruhe und Bewegung 35

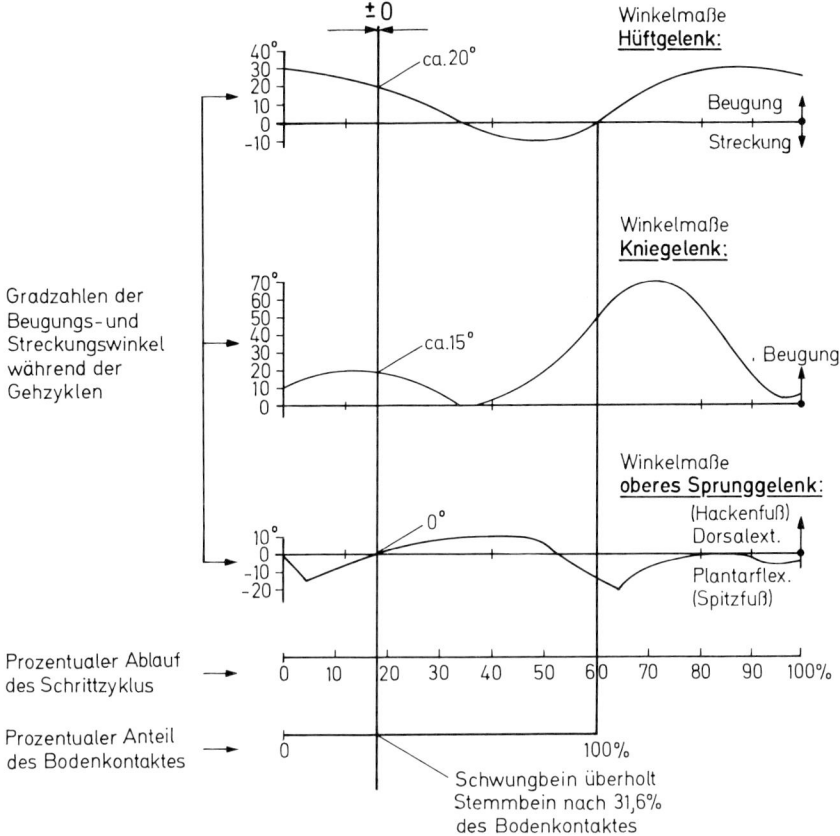

Abb. 1-23 Schwerpunktsichernde ± 0 Bezugslinie technischer Maßnahmen. Fixierter Moment der Gangphase (Belastungsphase) mit der angenommenen Schwerpunktlage über der Unterstützungsfläche bei 0° Mittelstellung oberes Sprunggelenk; 15° physiologischer Beugestellung Knie; bis 20° Beugestellung Hüftgelenk und in mittlerer Überholposition zwischen Stemmbein und Schwungbein (aus *R. Uhlig:* Vorlesungsskript)

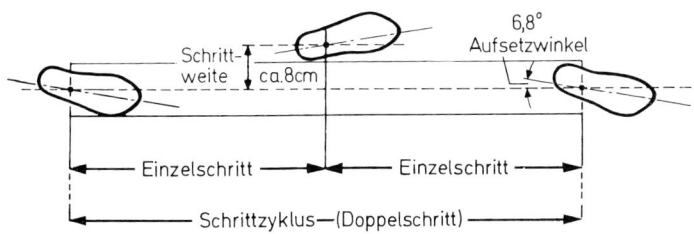

Abb. 1-24 Schrittbreite und Fußaufsetzwinkel (nach *Murray*) (aus *S. Weil, U. H. Weil:* Mechanik des Gehens. Thieme, Stuttgart 1966, S. 17)

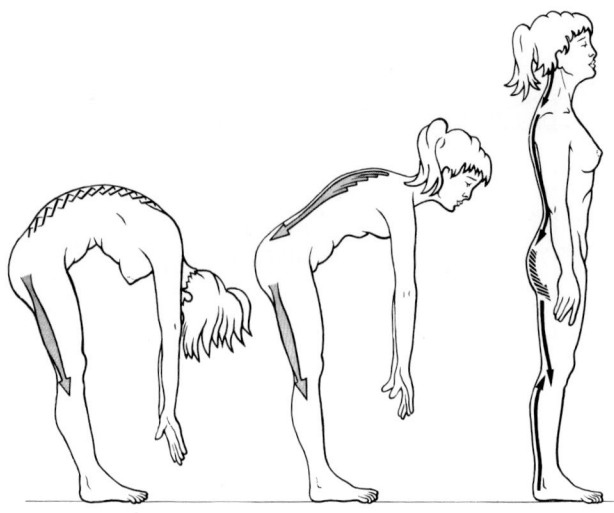

Abb. 1-25 Körperstellungen im Stand (aus *I. A. Kapandji:* Physiologie Articulaire, Fascicule III. Maloine S. A. Editeur, Paris 1975, S. 111)

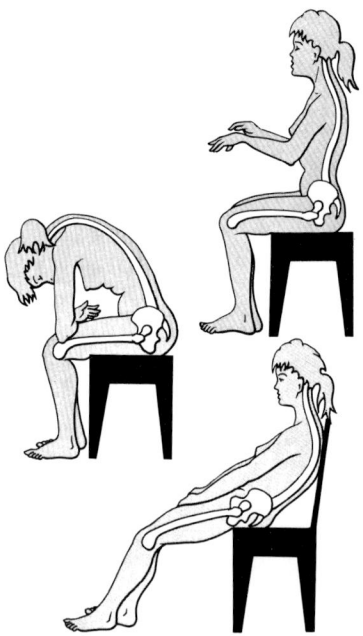

Abb. 1-26 Körperstellungen im Sitzen (aus *I. A. Kapandji:* Physiologie Articulaire, Fascicule III. Maloine S. A. Editeur, Paris 1975, S. 113)

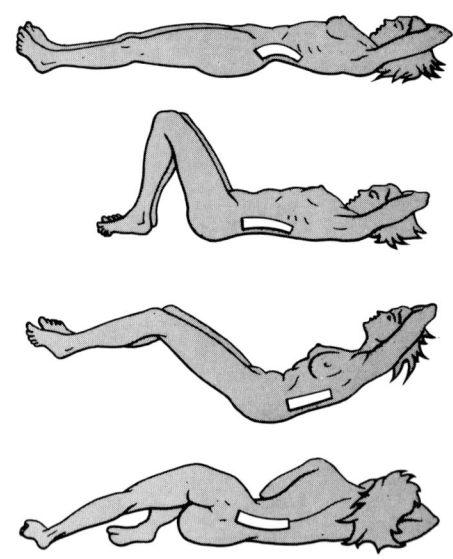

Abb. 1-27 Körperstellungen im Liegen (aus *I. A. Kapandji:* Physiologie Articulaire, Fascicule III. Maloine S. A. Editeur, Paris 1975, S. 113)

Bewegung	Rechts (krank)	Links (gesund)
Beugung - Streckung	95 – 30 – 0	130 – 0 – 15
Abduktion – Adduktion	0 – 5 – 25	50 – 0 – 40
Innenrotation – Außenrotation	0 – 10 – 30	50 – 0 – 50

Tabelle 1-4 Beispiel einer typischen Beuge-Adduktions-Außenrotations-Kontraktur des rechten Hüftgelenkes

Messung der Gelenkbeweglichkeit (Neutral-Null-Methode)

Für die möglichst genaue Messung des Bewegungsumfanges eines Gelenkes muß seine Bewegungsachse als Drehachse des Winkelmeßgerätes festgelegt und damit auch die jeweilige Bewegungsebene bestimmt sein (Abb. 1-28). Wegen der meist nur verhältnismäßig ungenauen bestimmbaren Meßpunkte am Skelett und der meist nur visuell abschätzbaren Gliedmaßenachse besteht eine systematische Ungenauigkeit, die aber durch sorgfältiges Messen zu klinisch brauchbaren Vergleichswerten führt. Finden sich keine objektivierbaren Achslagen (z. B. Wirbelsäule, Kombinationsbewegungen der Sprunggelenke), so werden Punkte gewählt, deren funktionelle Verschiebung gegeneinander gemessen wird (*Schober*) (1942).

Die Dokumentation der gefundenen Winkelwerte erfolgt nach der Neutral-Null-Methode, wobei „Null" durch die anatomische Normalstellung des mit geschlossenen Füßen und angelegten Armen aufrechtstehenden Menschen gekennzeichnet ist (*H. U. Debrunner*) (1973). Diese Position ist sinngemäß auch auf andere Körperstellungen zu übertragen. Es werden die vom Patienten aktiv durchgeführten Bewegungen gemessen. Passive Beweglichkeit muß gesondert vermerkt werden. Die Angaben erfolgen in Winkelgraden, die Genauigkeit der Angabe beträgt etwa 5 Grad.

Zur Dokumentation werden die Bewegungen jeweils in einer Ebene in ihrer Richtung aufgeschrieben und in gleicher Reihenfolge des Bewegungsablaufes die Winkelgrade des Bewegungsausschlages angegeben.

Liegt die „Null"-Position innerhalb des Bewegungsumfanges, so wird sie zwischen die jeweiligen Anschläge geschrieben, wird die „Null"-Stellung aber nicht erreicht (Kontraktur!), so steht sie entsprechend vor oder hinter den Bewegungswerten: Null-Durchgangsmethode (Tab. 1-4). Dieses Verfahren hat für Messungen am Menschen Gültigkeit. Es bezieht sich aber nicht auf Schienensysteme im Orthesenbau.

Die Ausführungen in Tabelle 1-4 bedeuten, daß die rechte Hälfte eine Einschränkung der Streckung von 45 Grad, eine Einschränkung der Beugung von 30 Grad, eine Einschränkung der Abduktion von 55 Grad und eine Einschränkung der Innenrotation von 60 Grad und der Außenrotation von 25 Grad hat.

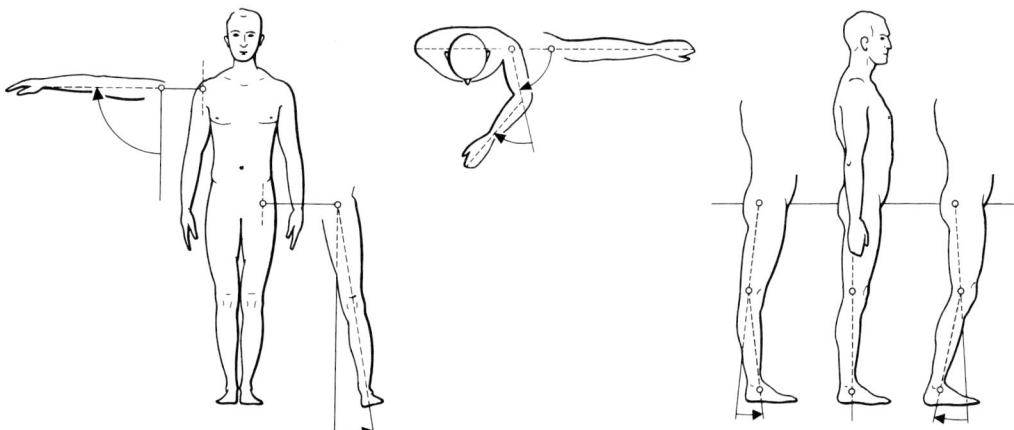

Abb. 1-28 Beispiel von klinischen Bewegungsmessungen nach der Neutral-Null-Methode. Selbsttätige Bewegungsausmaße werden dabei als „aktiv" bezeichnet, fremdtätige Bewegungsausmaße als „passiv" (aus *R. Uhlig*: Vorlesungsskript)

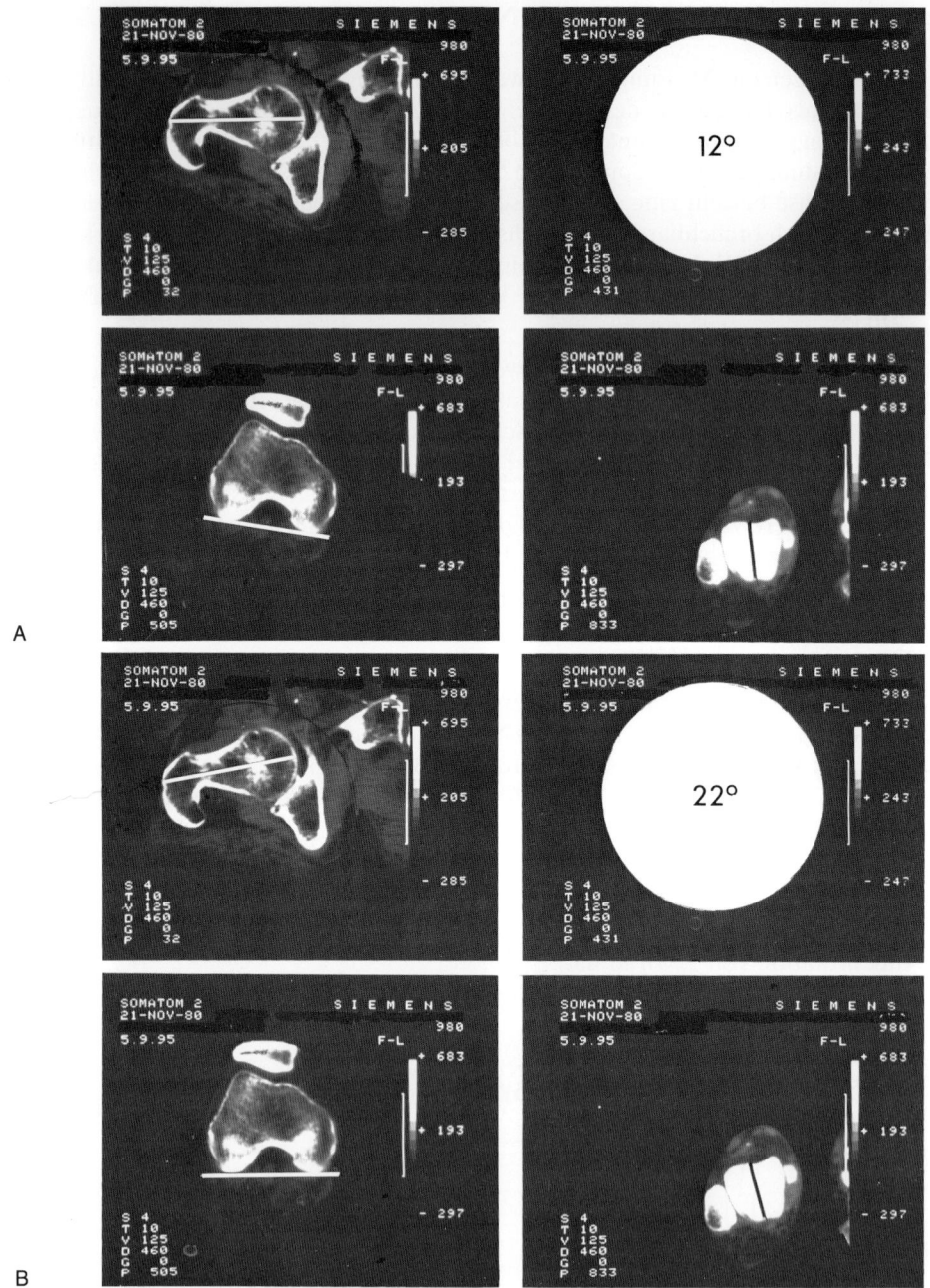

Abb. 1-29 Physiologische Körpermerkmale und Winkelstellungen des knöchernen Beinsystems: **A** Tomogramm bei 12° Fußaußenstellung, **B** Tomogramm bei 22° Fußaußenstellung (*D. Hohmann,* Original)

Internationale Terminologie und Symbolik

Bei der Versorgung der Patienten mit Orthesen ist die Verwendung einheitlicher Begriffe von großer Bedeutung für die internationale Lehre, für die Forschung (z. B. Terminologieerfassung im Rechner), für die Fort- und Weiterbildung und den Informationsaustausch.

Ein logisches Terminologiesystem muß Universitäten oder Ausbildungsstätten für Orthopädietechniker zur Verfügung stehen und sollte auch zur Ausbildung von Ärzten und Chirurgen, Ingenieuren, Therapeuten und Personen in der Klinikverwaltung, die auf dem Gebiet der Rehabilitation tätig sind, dienen.

Unserer Ansicht nach ist einer der besten Ansätze die amerikanische Arbeit „Orthotics terminology, a guide to its use for prescription and fee schedules" (Orthesenterminologie, ein Leitfaden zur Verwendung bei der Rezeptierung und Gebührenordnung).

Harris (1973) hatte eine Zusammenfassung der Arbeit des *Committee on Prothetics Orthotics Education* (Ausschuß für Ausbildung auf dem Gebiet der Prothesen und Orthesen) sowie der *National Academy of Sciences* (Amerikanische Akademie der Wissenschaften) und des *National Research Council* (Amerikanischer Forschungsrat) verfaßt, um die Terminologie bei der Behandlung mit Orthesen zu klären.

Es wurde empfohlen, dem Begriff „Orthese" den Vorzug vor anderen Begriffen wie „Brace", „Schiene", „Korsett", „Stützvorrichtung" oder „Manschette" zu geben.

Eine Orthese wird im Grundsätzlichen definiert als eine Stützvorrichtung, die außen am Körper angebracht wird, um die Bewegungsfunktionen einzuschränken oder zu verbessern oder um die Belastung einzelner Körperregionen zu regulieren.

Es wurde von den Ausschüssen weiterhin empfohlen, „Orthesen" mittels der Gelenke zu beschreiben, die sie einschließen, um so Begriffe wie „Oberschenkel-Brace" und „Unterschenkel-Apparat" sowie weitere verwirrende Eponyme zu verringern (Atlas of Orthotics, 1975).

In diesem Buch werden daher Akronyme wie z. B. „Knie-Knöchel-Fuß-Orthese (KAFO)" oder „Orthese für den Thorakal-, Lumbal- und Sakralbereich (TLSO)" verwendet und in den Abb. 1-30 bis 1-32 angegeben.

Auch werden Symbole für die physiologischen, pathologischen und funktionellen Auswirkungen verwendet, sie sind in Abb. 1-33 enthalten.

Allgemeine Einführung

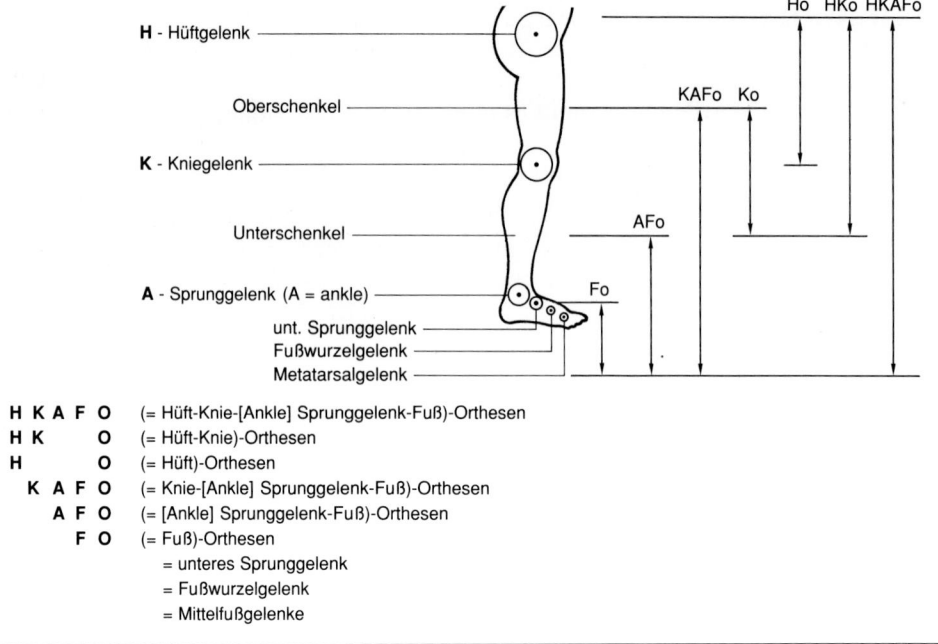

Abb. 1-30 Internationale Kurzbezeichnungen von Orthesen-Typen (hier: Orthesen für die untere Extremität)

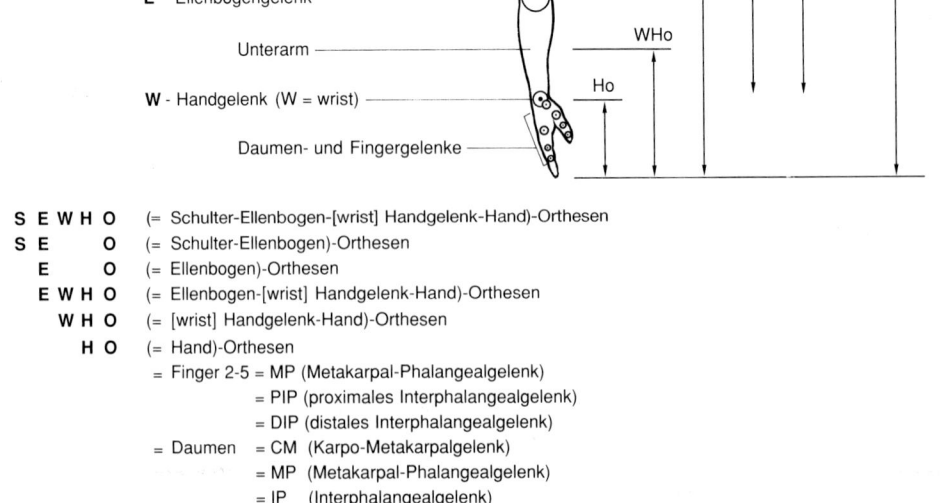

Abb. 1-31 Internationale Kurzbezeichnungen von Orthesen-Typen (hier: Orthesen für die obere Extremität)

Internationale Terminologie und Symbolik 41

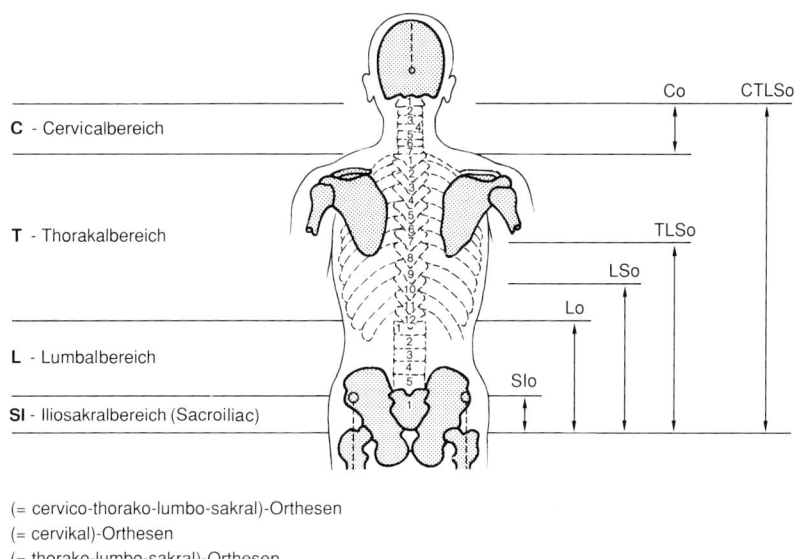

C T L S O	(= cervico-thorako-lumbo-sakral)-Orthesen
C O	(= cervikal)-Orthesen
T L S O	(= thorako-lumbo-sakral)-Orthesen
L S O	(= lumbo-sakral)-Orthesen
L O	(= lumbal)-Orthesen
SI O	(= ilio-sakral [sacroiliac])-Orthesen

Abb. 1-32 Internationale Kurzbezeichnungen von Orthesen-Typen (hier: Orthesen und Mieder für Rumpf- und Beckenbereiche)

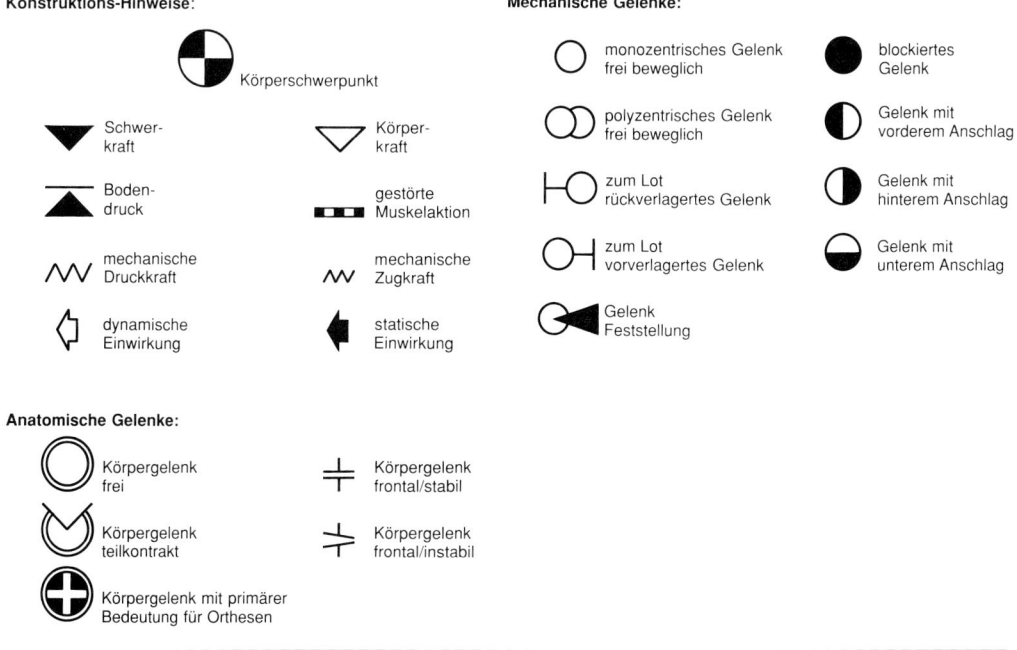

Abb. 1-33 Symbol-Kennzeichnungen (nach *Uhlig*) für physiologische/pathologische-funktionelle Einflüsse

Begriffserläuterungen zu den Orthesen

Bei der orthopädietechnischen Indikation, der speziellen Rezeptierung und auch bei der Fertigung von Orthesen wird sowohl nach funktionellen, biomechanischen Gesichtspunkten als auch nach körperlichen Regionen differenziert. Die Begriffsbestimmungen und das mögliche Gebrauchsvokabular ergeben sich durch folgende Sachgruppen:

Lähmungs-Orthesen (nach Maß oder Körperformmodell)
sind funktionsergänzende und auch funktionsunterstützende, bewegungsbeeinflussende Orthesen für mehrgelenkige Gliedmaßenbereiche.

Die erforderliche Teilfixierung wird mit statisch-starren Grundelementen der Orthese erreicht.

Entlastungs-Orthesen (nach Maß oder Körperformmodell)
sind bewegungseinschränkende, die Lastaufnahme (z. B. am Becken-Bein-Skelett) differenziert beeinflussende Orthesen für mehrgelenkige Gliedmaßenbereiche.

Die belastungsstabile Fixierung wird mit statisch-starren Grund- und Gelenkelementen der Orthese erreicht.

Segment-Orthesen (nach Maß oder Körperformmodell)
beeinflussen die Biomechanik einzelner Bewegungssegmente (Gelenke) und Körperregionen. Je nach Funktion haben sie bewegungssteuernde, belastungsregelnde, richtungsbeeinflussende und wachstumslenkende Einzelaufgaben.

In unterschiedlicher Kombination und Begrenzung haben die Grundelemente dieser Orthesen sowohl statische (stabilisierende) als auch dynamische (elastische) Merkmale.

Orthesen-Bandagen (nach Maß oder Formmodell)
sind – im deutschen Sprachraum – die *Segment-Orthesen*, welche ganz speziell auf Körpergelenke mit mehreren Bewegungsebenen Einfluß nehmen (z. B. Hüfte, Schulter oder auch Amphiarthrosen). Bewegungen werden gesteuert oder gegebenenfalls in ihren Verlaufsebenen begrenzt, Wachstumsperioden werden beeinflußt.

Besonderes Merkmal dieser Konstruktionsgruppe ist meist die technische Verbindung dynamisch-elastisch wirkender Grundelemente und kleinerer standardisierter Körperformteile.

Rumpf-Orthesen (nach Maß oder Körperformmodell)
sind grundsätzlich alle orthopädietechnischen Heil-Hilfsmittel, die im Becken- und Rumpfbereich zur Anwendung kommen.

Es werden damit Orthesen für die Wirbelsäule erfaßt, welche *mit Beckenkorb* und somit *mit Beckenkammprofilierung* oder -fassung konzipiert sind.

Sie wirken zirkulär und meist flächig auf die Becken-Rumpfregion ein und haben fixierende, reklinierende, distrahierende und soweit möglich redressierende Zielsetzungen.

Mieder (nach Maß oder Formmodell)
sind – im deutschen Sprachraum – die *Rumpf-Orthesen*, welche speziell *ohne Beckenkorb* und somit *ohne Beckenkammprofilierung* oder -fassung konzipiert sind.

Sie wirken zirkulär und oft punktuell auf die Becken-Rumpfregionen ein und können zur teilweisen Bewegungseinschränkung oder zur Teilfixierung in einigen Bewegungsebenen der lumbo-sakralen und der thorako-lumbalen Wirbelsäulenbereiche beitragen.

Leibbinden (nach Maß)
sind medizinische Heil-Hilfsmittel aus Geweben oder Elastikmaterialien. Sie umfassen flächig zirkulär vorwiegend die Becken- und Leibregionen.

Der angestrebte biomechanische Einfluß gilt primär einer Weichteilunterstützung und der Lagebeeinflussung innerer Organe.

Bewegungseinschränkungen im lumbo-sakralen Wirbelsäulenbereich sind kaum erzielbar.

Bandagen (nach Maß)
sind kleinere, körperteilumschließende oder -anliegende medizintechnische bzw. orthopädietechnische Heil-Hilfsmittel. Diese Bandagen relativ geringen Ausmaßes werden nach Körpergelenken, Muskelfunktionen, Skelett- oder Weichteilbereichen differenziert.

Die Grundelemente der Bandagen haben entweder dynamische (elastische) oder statische (starre) Merkmale.

Funktionelle Fußhilfen (nach Belastungsdiagramm oder Körperformmodell)
sind im Sammelbegriff lose Schuh-Einlagen (medizintechnische Hilfsmittel) in differenzierter Indikation.

Sie sollen funktionellen Formabweichungen des Fußes entgegenwirken, Fußdeformitäten möglichst korrigieren, Fehlformen vorbeugen oder Korrektur-Rezidive verhindern.

Sie beeinflussen die Lastverteilung (Überlastungsschäden) im Bereich der ganzen Fuß-Sohle und sie können statische sowie muskuläre Änderungen von Kraftrichtungen und -größen erzielen.

Grundsätzlich wird zwischen drei Systemen funktioneller Fußhilfen unterschieden:

Korrektur-Einlage
Mit dieser Schuh-Einlage werden sich *Korrekturen* eines Fußes meist nur im Wachstumsalter am plastisch beeinflußbaren Kinderfuß erreichen lassen.

Änderungen der Körperlastverteilung sind jedoch in allen Altersstufen möglich.

Kopie-Einlage
Mit dieser Schuh-Einlage wird die Stützung des Fußes, unter *Kopie* seiner Sohlenform in Entlastung, ausgeführt. Es handelt sich dabei weitgehend um ein Behandlungsprinzip des Erwachsenenalters.

Bettungs-Einlage
Diese Schuh-Einlage hat ausschließlich reine *Bettungsaufgaben* für kontrakte Füße. Sie bleibt ein Behandlungsprinzip, welches mehr dem höheren Lebensalter zugeordnet wird.

Kapitel 2
Orthesen für die untere Extremität

Kapitel 2
Orthesen für die untere Extremität

Inhalt

Einführung und Begriffserläuterung
Überblick 53
Begriffsbestimmung der Lähmungsorthese 55
Begriffsbestimmung der Entlastungsorthese 57
Funktionelle Differenzierung von Beinorthesen 59

Wesentliche Krankheitsbilder in schematischer Darstellung 60

Anatomie und Funktion
Einführung 70
Hüftbereich 85
Kniebereich 87
   Geometrische Form 87
   Bewegungsform 91
   Polkurvenform 93
   Orthesen-Kniegelenke 94
Fußbereich 95

Beweglichkeit der Beingelenke 101

Orientierungsbereiche und Meßpunkte am Skelett
Körpermerkmale 103
Längenmessung 107
Umfangmessung 107
Messung des Fußwinkels 108

Dokumentierbarkeit der körperlichen Untersuchung
Untersuchung und Funktionstest (Zusammenfassung) 109
Orientierung der Knie- und Fußnormalstellung anhand einiger Körpermerkmale .. 110

Biomechanik und Beinorthesen
Biomechnaik des Beines 112
Indikationsgerechte Zuordnung biomechanischer Eigenschaften 114
Grundsätzliche Einwirkung von Beinorthesen 115
Biomechanischer Einfluß auf konstruktive Details 116
Biomechanisches Beispiel 118

Prinzipielles zur Fertigungstechnik

Einführung zur Maß- und Gipsmodelltechnik (Fuß und Bein) 122
    Herstellung von Körper-Positivmodellen (Fußbereich) 123
    Herstellung von Körper-Positivmodellen (Bein- und Beckenbereich) 126
    Maßbögen für Beinorthesen 130
Technik des konstruktiven Orthesenbaues 132
    Einführung 132
    Körpermerkmale 135
    Körperumrißzeichnung 137
    Montage und Anprobe 139

Krankheitsbilder und Versorgungsbeispiele 142

    Übersicht:

Abschnitt I:	Lähmungen	142
Abschnitt Ia:	Periphere und zentrale schlaffe Lähmungen	142
Abschnitt Ib:	Querschnittslähmungen (traumatisch, erworben, angeboren)	172
Abschnitt Ic:	Zerebrale Bewegungsstörungen, spastische Halbseitenlähmung	203
Abschnitt II:	**Knochen- und Gelenkschäden (Erkrankungen, Defekte, Folgezustände)**	217
Abschnitt IIa:	Knochen- und Gelenkschäden: Fuß- und Unterschenkelbereich	219
Abschnitt IIb:	Knochen- und Gelenkschäden: Knie-/Oberschenkel-/Hüftbereich	230

Abschnitt I:

Abschnitt Ia: Periphere und zentrale schlaffe Lähmungen

Überblick 142
**Lähmungen von Unterschenkel und Fuß (Schlotterfuß und Lähmungs-
spitzklumpfuß)** 144
Lähmungen der Knie- und Hüftmuskulatur 144

**Versorgungsbeispiele mit funktionsergänzenden Fuß- und Unterschenkelorthesen
bei Lähmungsfolgen an Fuß und Unterschenkel:**

    Rückfuß-Instabilitäten (Kippfuß, u. U. auch mit Spastizität)
        Fußbettungsorthesen (AFO-Typ) 148

Fußheberlähmungen (Hängefuß, u. U. auch mit Spastizität)
Hängefußorthese zur Stabilisation (AFO-Typ) 151
alternativ:
Schuhkappen- oder Schuhsohlen-Einsteckschienen 154
Kunststoffspiralschiene (nach *Lehneis*) 154
Federdrahtbügel (System *Caroli*) 155
Fußhebeschiene (nach *Cornus* u. *Eichler*) 155
Dorsaler Fußheber (nach *G. Hohmann*) 155

Kontrakturen im Fußbereich (Knickplatt- und Spitzklumpfüße mit Fehlbelastung beim Auftritt)
Spitzfußorthese zur Retention (AFO-Typ) 156
alternativ:
Spiralschienen-Orthese nach *G. Hohmann* 158
Unterschenkel-Orthese mit Walkschuh 159

Versorgungsbeispiele mit funktionsunterstützenden Beinorthesen bei Lähmungen von Knie-, Hüft- und Beckenmuskeln:

Kniestreckerlähmungen ohne Gelenkschäden
Kniefassende Lähmungsorthese (Fuß-Unterschenkel-Orthese) (KAFO-Typ) 160

Kniestreckerlähmungen mit Gelenkschäden am Knie
Knieübergreifende Lähmungsorthese (Schellenapparat) (KAFO-Typ) 166

Knie- und Hüftstreckerlähmungen mit Gelenkschäden an Knie und Hüfte 166
Knieübergreifende Lähmungsorthese (Teilhülsenapparat) (KAFO-Typ) 167

Totaler oder subtotaler Beinmuskelausfall in Verbindung mit Mehrfachschädigungen
Knie- und hüftübergreifende Lähmungsorthesen (HKAFO-Typ) 168
Modifizierungen im Orthesendetail 170

Abschnitt Ib: Querschnittslähmungen (traumatisch, erworben, angeboren)

Überblick 172
Rückenmarksläsionen nach neurologischen Etagen 173
Segmentale Nervenwurzelläsionen 173
Wesentliche Gangarten bei Querschnittslähmung 178

Versorgungsbeispiele bei Querschnittslähmungen durch Verletzung oder Krankheit:
Überblick 179
Segmentabhängige Versorgungsmöglichkeiten 181
Aspekte der Elektrostimulation 185

Versorgungsbeispiele bei angeborenen Querschnittslähmungen (Spina bifida):
    Überblick 186
    Segmentabhängige Versorgungsmöglichkeiten 189
    Vorschulphase 190
    Schul- und Rehabilitationsphase 192
    Aspekte der Biomechanik 193
    Reziproke Orthesenversorgung 198

Abschnitt Ic: Zerebrale Bewegungsstörungen, spastische Halbseitenlähmung

Angeborene Hirnschädigungen (Little-Krankheit, infantile Zerebralparese)
    Überblick 203
    Versorgungshinweise bei zerebralen Bewegungsstörungen 205

Spastische Halbseitenlähmung
    Allgemeine Aspekte nach apoplektischem Insult 213

Abschnitt II: Knochen- und Gelenkschäden (Erkrankungen, Defekte, Folgezustände)

Überblick 217

Abschnitt IIa: Knochen- und Gelenkschäden Fuß- und Unterschenkelbereich 219

Versorgungsbeispiele mit entlastenden und bewegungsbeeinflussenden Unterschenkelorthesen mit Kniekondylenfassung:
    Be- und Entlastungsfunktionen unterschiedlicher Kondylenfassungen 221
    Transversale Lastübertragung 222
    Höhen- und Achsenverkürzung 223

Entzündliche, degenerative, posttraumatische Gelenk- und Knochenveränderungen im distalen Unterschenkelbereich 219
    Unterschenkelorthese mit Kniefassung (KAFO-Typ) 225
    alternativ:
    Unterschenkelorthese mit Kondylen-Fassung (AFO-Typ) 226
    Unterschenkelorthese (System Allgöwer, Wenzl und Röck) 227

Achsenverkürzungen in Fuß- und Unterschenkelbereichen durch Wachstumsstörungen, Kontraktureinfluß u. a. 219
    Längenausgleichsorthese (Schellenapparat) (AFO-Typ) 228
    alternativ:
    Längenausgleichsorthese (Hülsenapparat) (AFO-Typ) 228
    Längenausgleichsorthese mit PTB-Kondylenfassung (KAFO-Typ) 228

Abschnitt II b: Knochen- und Gelenkschäden Knie-/Oberschenkel-/Hüftbereich 230

Versorgungsbeispiele mit entlastenden und bewegungsbeeinflussenden Beinorthesen mit Tuberfassung:
    Überblick Tuberfassung 232
    Wirkungsschema der Muskulatur im Sitzringbereich 233
    Formung der Tuberfassung und der Hülse im Sitzringbereich 233
    Maßtechnische Grundlagen einer Sitzring-Zweckform 236
    Formvergleiche im Querschnitt von Sitzringen (nach *Uhlig*) 237
      – Querovalform 238
      – Quadrilateralform 238
      – Herzform 239
      – Perineumform 239
    Entlastungsfunktion der Tuberfassung 240

Knöcherne Instabilität in Ober- und Unterschenkelbereichen
(postoperativ bei Unterschenkelbrüchen, Pseudarthrosen, Weiterbehandlung von
Infektionen, Kniekapsel-Tbc, Störungen der Gesamtkörperstatik u. a.) 230
    Knieübergreifende Beinorthesen mit und ohne Bewegungssperre im Kniegelenk (KAFO-Typ) 243

Hüftkopfnekrosen (Perthes; posttraumatisch und anderer Ursache)
und hüftgelenksnahe Knochenverletzungen u. a. 250
    Knieübergreifende Beinorthesen mit Sitzringschaft (KAFO-Typ) (im System *Thomas-Hepp-Schnur*) 252
    alternativ:
    Knieübergreifende Beinorthesen mit PTF-Ringschaft (HKAFO-Typ) (im System *Volkert*) 252

Koxitis, Gonitis
(septische Arthritiden, Hüftkapsel-Tbc, inoperable Gelenkzerstörungen, schlaffe
instabile und auch infizierte knie- bzw. hüftgelenksnahe Pseudarthrosen u. a.) 257
    Knie- und hüftübergreifende Beinorthesen mit Becken-Korb (HKAFO-Typ) 259
    alternativ:
    Knie- und hüftübergreifende Beinorthesen mit Becken-Ringfassung (HKAFO-Typ) 259

Kapitel 2
Orthesen für die untere Extremität

Einführung und Begriffserläuterungen

Überblick

Bei der orthopädietechnischen Indikation, Rezeptierung und Fertigung von *Orthesen für die untere Extremität* unterscheiden wir sowohl nach funktionellen Gesichtspunkten als auch nach körperlichen Regionen. Es wurden Sachgruppen für die Begriffsbestimmungen und das Gebrauchsvokabular gebildet:

Lähmungs-Orthesen (nach Maß oder Körperformmodell)
sind funktionsergänzende und auch funktionsunterstützende, bewegungsbeeinflussende Orthesen für mehrgelenkige Gliedmaßenbereiche.

Die erforderliche Teilfixierung wird mit statisch-starren Grundelementen der Orthese erreicht.

Entlastungs-Orthesen (nach Maß oder Körperformmodell)
sind bewegungseinschränkende, die Lastaufnahme (z. B. am Becken-Bein-Skelett) differenziert beeinflussende Orthesen für mehrgelenkige Gliedmaßenbereiche.

Die belastungsstabile Fixierung wird mit statisch-starren Grund- und Gelenkelementen der Orthese erreicht.

Bandagen (nach Maß)
sind kleinere, körperteilumschließende oder -anliegende medizintechnische bzw. orthopädietechnische Heil-Hilfsmittel. Diese Bandagen relativ geringen Ausmaßes werden nach Körpergelenken, Muskelfunktionen, Skelett- oder Weichteilbereichen differenziert.

Die Grundelemente der Bandagen haben entweder dynamische (elastische) oder statische (starre) Merkmale.

Diese vorstehenden Sammelbegriffe sind jedoch für zahlreiche neuere orthopädietechnische Entwicklungen und Konstruktionen oft nicht mehr differenzierbar genug.

Wir haben deshalb in einem gesonderten Kapitel des Buches (Kapitel 5, Seite 559) spezielle Indikationen, z. B. Instabilitäten in Bein-Becken- und Rumpfbereichen, erfaßt und in den technischen Sachgebieten als „Segment-Orthesen" und als „Orthesen-Bandagen" aufgegliedert.

Segment-Orthesen (nach Maß oder Körperformmodell)
beeinflussen die Biomechanik einzelner Bewegungssegmente (Gelenke) und Körperregionen. Je nach Funktion haben sie bewegungssteuernde, belastungsregelnde, richtungsbeeinflussende und wachstumslenkende Einzelaufgaben.
In unterschiedlicher Kombination und Begrenzung haben die Grundelemente dieser Orthesen sowohl statische (stabilisierende) als auch dynamische (elastische) Merkmale.

Orthesen-Bandagen (nach Maß oder Formmodell)
sind – im deutschen Sprachraum – die *Segment-Orthesen,* welche ganz speziell auf Körpergelenke mit mehreren Bewegungsebenen Einfluß nehmen (z. B. Hüfte, Schulter oder auch Amphiarthrosen). Bewegungen werden gesteuert oder gegebenenfalls in ihren Verlaufsebenen begrenzt, Wachstumsperioden werden beeinflußt.
Besonderes Merkmal dieser Konstruktionsgruppe ist meist die technische Verbindung dynamisch-elastisch wirkender Grundelemente und kleinerer standardisierter Körperformteile.

Die vorstehenden Aufteilungen lassen stichwortartig schon erkennen, warum die Autoren der damit angesprochenen Problematik durch ausführliche Begriffserläuterungen entsprechen wollen.

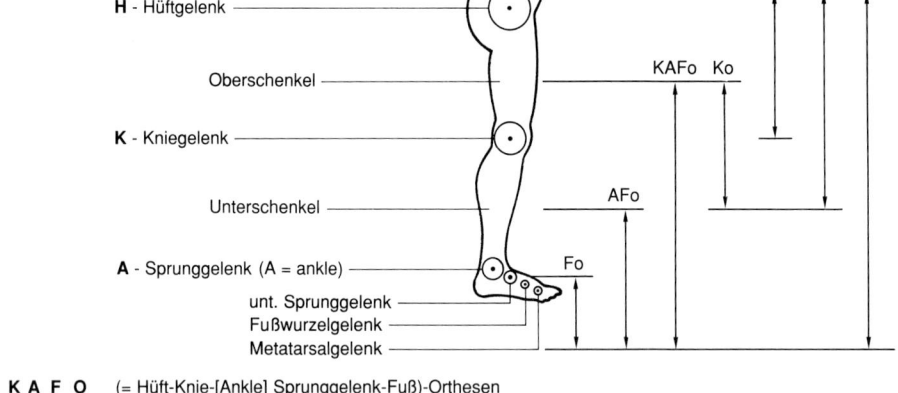

Abb. 2-1 Internationale Kurzbezeichnungen von Orthesen-Typen (hier: Orthesen für die untere Extremität)

Orthopädietechnische Versorgungs- bzw. Behandlungsaufgaben mit Orthesen an der „unteren Extremität" haben auch andere biomechanische Eingangsvoraussetzungen als beispielsweise die Prothesenversorgung nach „Amputation" oder die Orthesenversorgung am „Rumpf" oder an der „oberen Extremität".

Das vorhandene Bein, somit die skelettäre Gliederkette, oder auch dysplastische Skelettteile begrenzen von vornherein manche wesentliche Notwendigkeit in der Gestaltung von Beinorthesen. Bei der Konstruktion ist es nicht möglich, wie im Prothesenbau mit dreidimensionalen Paßteilverschiebungen im Fuß-, Knie- oder Hüftbereich zu arbeiten.

Darüber hinaus ist es nicht möglich, etwa losgelöst von der anatomischen und kosmetischen Beinform, Gelenkeinheiten zu konstruieren, die rein technisch-funktionellen Aufgaben entsprechen.

Konstruktive Ausnahmen ergeben sich selbstverständlich die Fehlbildungen mit hochgradigen Beinachsenverkürzungen. Bei diesen ist es ähnlich wie im Prothesenbau möglich, ein mechanisches Fuß- oder Knieteil in den „Leerraum" hinein zu konstruieren und dann auch mit dreidimensionalen Verschiebungen zu arbeiten. Für diese *speziellen Einzelversorgungen*, insbesondere wenn es sich um die definitiven Langzeitversorgungen handelt, ist deshalb die begriffliche Trennung von den Orthesen besser. Im innerklinischen Sprachgebrauch übernehmen wir dazu vollinhaltlich die neuere Bezeichnung *Orthoprothesen*, wie sie von *E. Marquardt* (1979) geprägt wurde.

Weitere grundsätzliche Unterschiede, durch die Schwerkraftauswirkungen bedingt, kann man im biomechanischen Vergleich der Extremitäten untereinander feststellen. Während an der „unteren Extremität" die ausgefallenen oder gestörten Funktionen oft mit Hilfe der Schwerkraft kompensatorisch unterstützt oder sogar ausgeglichen werden können, sind an der „oberen Extremität" die wesentlichen Funktionsausfälle nur gegen die Wirkung der äußeren Kräfte ausgleichbar.

In einem anderen biomechanischen Beispiel im Vergleich der „unteren Extremität" gegenüber „Rumpf bzw. Wirbelsäule", ergeben sich funktionelle Differenzierungen durch die relativ klar zu bewertenden wenigen Freiheitsgrade der unteren Extremität gegenüber den unendlich vielen Freiheitsgraden der Wirbelsäule.

Begriffsbestimmung der Lähmungsorthese

Bei Lähmungsfolgen unterscheidet sich die heute vielfältig mögliche Versorgung mit *funktionsergänzenden und -unterstützenden, bewegungsbeeinflussenden* Beinorthesen (Lähmungsapparaten) ganz wesentlich von den früheren, vorwiegend starr fixierenden Apparateversorgungen.

Bereits zu Beginn der klinischen Behandlungskonzeption wird auf sinnvolle Körper- bzw. Extremitätenlagerung geachtet, um Kontrakturen weitestgehend zu vermeiden. So früh wie möglich wird krankengymnastisch mit dem Aktionstraining verbliebener Muskelfunktionen begonnen, oder es werden auch ausgefallene Bewegungsmuster überlagert. Diese Maßnahmen werden ergänzt durch noch nicht definitive Nachtschienen und andere orthopädietechnische Heil-Hilfsmittel.

Oft erst nach Jahren wird heute ärztlicherseits entschieden, ob eine Muskelverpflanzung, eine Sehnenverlängerung, eventuelle gelenkversteifende Eingriffe oder eine endgültige **Lähmungsorthese** erforderlich sind.

Die ganz gezielt rezeptierte Beinorthese darf die Gewebe bzw. die vorhandene Muskulatur nicht mehr durch übermäßige Fixierung zur Inaktivitätsatrophie bringen oder Druckgeschwüre begünstigen. Durch sinnvolles Zusammenwirken zwischen Sicherheit und Funktion gilt es alle, auch die geringsten Bewegungsmöglichkeiten zu erhalten oder wieder zu erreichen.

Im Zusammenhang mit der Verordnung einer Lähmungsorthese ist folgendes besonders hervorzuheben:

Die Orthese wird in der Regel als *Schienenschellenapparat* (evtl. kombiniert mit einzelnen Hülsenteilen) gearbeitet und erhält normalerweise *keine Tuberanlage*. Die Tuberanlage bringt zwangsläufig ein Drehmoment (Beckenkippung) i. S. der Hyperlordosierung mit sich. Für den Patienten würden so zusätzlich statische Fehleinwirkungen entstehen und eine Beckenstabilisierung behindert.

Eine markante Beugekontraktur im Kniegelenk bildet eine der Ausnahmen, wo eine leichte Tuberanstützung zur Kniesicherung und besseren Lastverteilung notwendig ist. Dies gilt auch gleichermaßen bei hohen instabilen Beinverkürzungen.

Zur Verringerung von „Pseudarthrosen" zwischen Bein und Orthese können im Bedarfsfall *Oberschenkel-Kurzhülsen* ohne Tubersitz beitragen. Sie stellen eine sehr wichtige technische Maßnahme dar, beispielsweise bei genau einzuordnenden mehrachsigen (polyzentrischen) mechanischen Kniegelenken.

Unterschenkel-Kondylenhülsen tragen ebenfalls zur Verringerung der „Pseudarthrose" zwischen Bein und Orthese bei. Diese Kondylenhülsen ermöglichen darüber hinaus auch den Verzicht auf ein unteres Waden-Schellenband und verbessern dadurch die kosmetische Orthesengestaltung insbesondere für weibliche Patienten.

Sperrungen der Kniebewegung mittels mechanischer Feststellungen an Lähmungsorthesen sollten weitgehend vermieden werden. Sicherheit im Stand und bei der Bewegung des Patienten kann sehr oft durch eine *dosierte Rückverlagerung* des mechanischen *Kniegelenks* zum Seitenlot erreicht werden. Außerdem bleibt damit eine kleine teilaktive Trainingsmöglichkeit für geschwächte Muskeln und für Verbesserungen im funktionellen Bewegungsablauf erhalten. Die Orthopädietechniker arbeiten dazu unter Ausnutzung der Inkongruenz zwischen der Beinorthese einerseits (die meist noch mit monozentrischem Gelenk ausgerüstet ist) und dem anatomischen Kniegelenk mit seinem polyzentrischem Polkurvenverlauf andererseits.

Am Anfang einer Mobilisierungsphase mittels eines frei beweglichen mechanischen Kniegelenkes kann an der Lähmungsorthese über den Bereich des oberen Sprunggelenkes eine *bewegungsverzögernde* Inkongruenz durch bewußte *Vorverlagerung* des mechanischen Knöchelgelenks erreicht werden. Eine darüber hinausgehende technische Maßnahme zur Erhaltung der Kniesicherheit ergibt die *dorsale Anschlagsperre* bei kongruenter Knöchelgelenkslage.

Ein sog. gespreizter Fußbügel an der Lähmungsorthese im Verlauf des Seitenlots rechtwinkelig zur Bodenunterstützungsfläche angeordnet, verhindert bei schwergewichtigen Patienten mögliche Abschermomente im Augenblick des Gelenkanschlags und des Überrollvorganges.

Unabhängig davon, ob nun das mechanische Knöchelgelenk freibeweglich bleibt oder, wie vorerwähnt die Dorsalextension verzögert bzw. anschlaggesperrt ist, muß der Bewegungswinkel zwischen Fuß- und Unterschenkelteil in plantarer Richtung sehr groß sein. In der Schrittvorlage beim Aufsetzen der Orthese (mit Schuh und Absatzhöhe) muß der Bodenkontakt für die ganze Sohlenpartie bis zum Abrollpol möglich sein.

Die Sohlenplatte am Fußteil einer Beinorthese sollte im Bereich der Zehengrundgelenke (oder einer entsprechenden Rolle am Schuh) etwas über den Scheitelpunkt der Abrollung hinausreichen, damit statisch gesehen die Kniesicherheit (beim Wechsel des Standbeines in die Schrittrücklage) nicht vorzeitig endet.

Abhängig vom Krankheitsbild können Fußfehlhaltungen oder Fehlstellungen durch entsprechend korrigierte Fußbettungen im *Walkschuh* (Fußteil mit dorsalem Verschluß, s. Abb. 2-147) der Beinorthese beeinflußbar sein. In einigen Fällen genügt dazu jedoch bereits eine *Walksandale* (Fußteil ohne dorsalen Verschluß, s. Abb. 2-227) bzw. eine *schalenförmig hochgreifend gearbeitete Sohlenplatte* (s. Abb. 2-203) in Verbindung mit einem Schnürschuh.

Ohne sorgfältige Berücksichtigung der Schuhprobleme im Hinblick auf Kaufschuhe, Spezial-Konfektionsschuhe oder orthop. Maßschuhwerk sowie modische Einflüsse und Kostenfragen kann und soll eine Lähmungsorthese überhaupt nicht gebaut werden.

Eine individuelle Berücksichtigung und Abstimmung der Absatzhöhe sowie des Sprengungsverlaufes zwischen Fersen- und Ballenauflage ist unabdingbar.

Orthese und Schuh sollen bei Belastung einen Winkel von 90 Grad mit der Bodenebene bilden. Bei dorsaler Anschlagsperre können in der Tendenz einige wenige Grade Spitzfußstellung gegeben werden (92 Grad).

Bei umfangreichen Lähmungen im Bein-Becken-Bereich, bei Beugekontrakturen der Hüfte oder bei fehlwirksam tätiger Hüftmuskulatur werden zur Bein-Becken-Stabilisierung Streckhilfen oder auch Gelenksperren notwendig. Lähmungsorthesen werden dann zusätzlich mit *Kniegelenkbewegungssperren* und mit *Beckenringfassungen* ausgerüstet.

Begriffsbestimmung der Entlastungsorthese

Anders als der „Lähmungsapparat" unterscheidet sich der „Entlastungsapparat" derzeit u. a. bei Gelenkerkrankungen, Entzündungen und Pseudarthrosen als *stabilisierend entlastende* Beinorthese nicht so wesentlich von Grundsätzen der Orthesenversorgung der Vergangenheit. Namen wie „*Thomas-Splint*" und „*Hessing-Apparat*" charakterisieren durchaus auch die Grundsätze heutiger Versorgungen. Im Falle einer der vorerwähnten Erkrankungen bzw. Krankheitsfolgen werden allerdings klinische Behandlung und eventuelle operative Maßnahmen der orthopädietechnischen Versorgung meistens vorgeschaltet bleiben.

Auch prätechnisch ruhigstellende Langzeitlagerungen des Körpers bzw. der Extremitäten und Körpergelenke werden häufiger mittels Gipsverbänden durchgeführt.

Die krankengymnastischen und damit funktionellen Behandlungen sind bei diesen speziellen Indikationen anfänglich nur sehr eingeschränkt zu verwirklichen. Erst ein definitiv rezeptiertes orthopädietechnisches Heil-Hilfsmittel hat somit klar wahrnehmbare Aufgaben.

Bei Gelenkentzündungen, bei postoperativen Maßnahmen, auch evtl. bei Pseudarthrosen und ihren Spätfolgen usw. werden für bestimmbare Verlaufsphasen *bewegungseinschränkende* (dementsprechend im Rückschluß auch teilmobilisierende) und *teilentlastende Beinorthesen* eingesetzt.

Bei Hüftkopfnekrosen und Epiphysenstörungen diente die konservativ-technische Behandlung einer zeitlich eingegrenzten Entlastung der betroffenen Hüftkopfregion von den über Bodendruck und Muskulatur auf das Gelenk einwirkenden Kräften. Die stabilisierende Wirkung starrer Orthesenelemente bildete die Basis für die differenzierte Belastbarkeit des Becken-Bein-Skeletts.

Die operative Verbesserung des Containment (Kopfüberdachung) und andere Korrekturosteotomien sind heute die Behandlungen der Wahl.

Im Zusammenhang mit der Verordnung einer **Entlastungsorthese** für Unter- oder Oberschenkel ist folgendes besonders erwähnenswert:

Normalerweise wird diese Orthese als *Schienenhülsenapparat* gearbeitet und hat prinzipiell als wesentliches konstruktives Merkmal *eine Tuberanlage* an der Oberschenkelhülse bzw. im Falle der Unterschenkelorthese eine *Kondylen-Tibiakopf-Anlage*.

In der Einzelausführung werden die Orthesen mit Kurzhülsen oder Führungsschellenbändern modifiziert. Trotz der Anwendung bei unterschiedlichen Erkrankungen oder Krankheitsfolgen sind derartige Orthesen rein optisch, ohne Patient, nur allein über die Grundelemente oft kaum voneinander zu unterscheiden oder zu bewerten. Die Differenziertheit und die konstruktiven Anwendungsunterschiede prägen sich mehr durch die genau dosierte Einstellung von Bewegungswinkeln der mechanischen Gelenke, der gezielten Sperrung von Gelenkbewegungen und der genau abgestuften Teil- oder Vollentlastung über die druckaufnahmefähigen Körperzonen (auch im sinnvollen Zusatz extendierender Vorrichtungen).

Der *Behandlungsgrundsatz*, bei entzündlichen Gelenkerkrankungen möglichst immer die *beiden benachbarten Gelenkbereiche mit in die Ruhigstellung einzubeziehen*, ergibt für „Entlastungsapparate" leider manche technische Schwierigkeit.

Für den Hüftbereich gilt es somit, oberhalb des Hüftgelenkes auch auf den lumbosakralen Übergang einzuwirken, um Aktionen zweigelenkiger Muskeln zu begrenzen. Unterhalb des Hüftgelenkes ist wiederum das Kniegelenk weitestgehend in die Ruhigstellung einzubeziehen.

Bei Erkrankungen im Kniebereich ist aus den gleichen Gründen für das oberhalb gelegene Hüftgelenk sowie das unterhalb befindliche Sprunggelenk die Ruhigstellung anzustreben.

Bei Maßnahmen für den Fußbereich ist oft schon die kondylenumfassende Tibiakopf-Unterschenkel-Hülse ausreichend, um das Kniegelenk in seinem Bewegungsablauf weitgehend ruhigzustellen. Dazu muß ein sehr gut formschlüssiges Fußformteil zur statischen Belastungssicherung des Kniegelenkes einen leichten Spitzfußwinkel erhalten.

Die vorerwähnt notwendige Tuberanlage der Oberschenkel-Entlastungsorthesen bedeutet ein bewußtes Akzeptieren der dadurch entstehenden Becken-Bein-Drehmomente i. S. einer fehlwirksamen lumbalen Hyperlordosierung und damit einer Stabilitätsverringerung. Eine wenn auch unvollkommene Gegenmaßnahme besteht durch die Sperrung der Dorsalextension im mechanischen Knöchelgelenk. Der dorsale Anschlag wirkt, bei gleichzeitiger Sperrung des mechanischen Kniegelenkes, beckenstreckend.

Bei Hüftgelenksentzündungen in der Umbau- und Aufbauphase sowie ggf. auch bei Schenkelhalspseudarthrosen mit Schmerzen bei Rotation wird im Falle der Operationsunmöglichkeit die entlastende und ruhigstellende Orthese zusätzlich mit einem *Beckenteil* verbunden. Dieses Beckenteil sollte *flächig* als Beckenkorb oder zumindest als Beckenring umfassend gearbeitet sein.

In der versteifenden Bein-Becken-Schiene kann konstruktiv eine mechanische Hüftgelenkfeststellung vorgesehen sein, um beim Sitzen eine geführte Gelenkbewegung zu ermöglichen. Die Kombination einer Hüftgelenkfeststellung mit einem einfachen einseitigen Beckenband halten wir für nicht sinnvoll.

Noch ein Wort zur Verwendung von *Gehbügel-Fußteilen* anstelle anderer Fußteile: Im Normalfall sollte der Patient auch bei weitgehender Spitzfußstellung nur dann in der Schrittrücklage mit der Orthese Ballenkontakt zum Boden haben, wenn die Reaktion dieses Bodendruckes auf die untere Extremität und die Gelenke von seiten der Indikation für unschädlich erachtet wird. In Sagittalansicht des Körpers und in Fußlänge gesehen muß sich deshalb die Lage der Bodenabrollung bzw. des Abrollpoles an der Schnittlinie der Bodenhorizontalen mit dem Kreisbogen aus der queren Hüftachse orientieren.

Ein *Beinlängen-Gegenausgleich* auf der gesunden Beinseite dient dieser Bodenfreiheit in der Schrittphase und darüber hinaus dem erforderlichen Beckengeradestand. Kosmetische Gesichtspunkte haben dabei leider sekundären Einfluß.

Bei der Rezeptierung sollte der Aspekt, ob eine mögliche Kniebeugestellung auf der zu entlastenden Beinseite die Probleme der Bodenfreiheit und des Gegenausgleiches mindert, nicht vergessen werden.

Dieser speziellen Einführung und Begriffserläuterung zu den **Orthesen für die untere Extremität** fügen wir, schematisch unterteilt und tabellarisch zusammengestellt, die im folgenden wiedergegebene Übersicht bei (Tab. 2-1).

Tabelle 2-1 **Funktionelle Differenzierung von Beinorthesen**

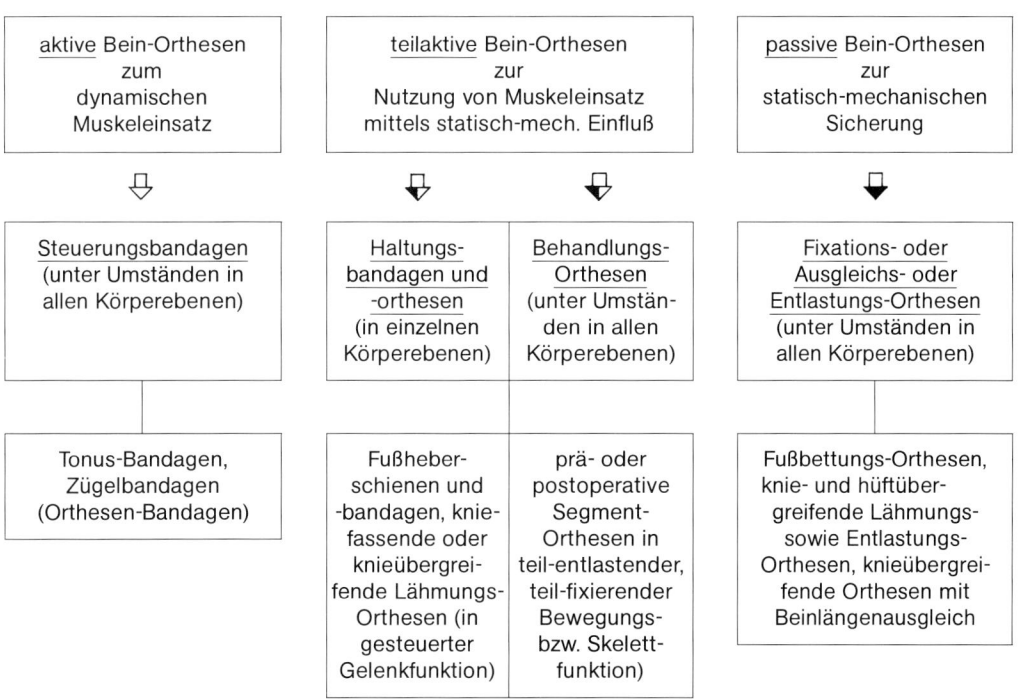

Wesentliche Krankheitsbilder in schematischer Darstellung

Wir begründen die hier vorgenommene Auswahl und Begrenzung der Krankheitsbilder mit dem Maß des für die Orthopädietechnik Notwendigen.

Der beruflichen Vielfalt des Leserkreises dient die Unterteilung der Tabelle 2-2 in

- **Diagnose,**
- **Symptome und funktionelle Störungen,**
- **Ätiologie und Besonderheiten.**

Mögliche daraus resultierende orthopädietechnische Indikationen und Versorgungen verteilen sich auf mehrere Kapitel des Buches.

Tabelle 2-2 Für die Orthopädietechnik relevante Krankheitsbilder der unteren Extremität

Diagnose	Symptome und funktionelle Störungen	Ätiologie und Besonderheiten
Arthrogrypose	Allseitige Bewegungseinschränkung der symmetrisch befallenen Gelenke Unphysiologische, wie ausgestopfte Gliedmaßenformen	Angeborene Muskelhypoplasie mit zunehmender fibröser Gelenksteife Therapie: Bewegungserhaltung, Vermeidung von Fehlstellungen, Stellungskorrekturen
Angeborenes O-Bein (Crus varum congenitum) Angeborene Unterschenkelpseudarthrose	Varus- und Anterkurvationsverbiegung im mittleren bis distalen Unterschenkeldrittel Umbauzonen führen zu Pseudarthrosen	Angeborene Ossifikationsstörung, Neurofibromatose (Morbus Recklinghausen), langwierige operative und konservative Behandlung
Tibia vara (*Blount*)	seltene, meist einseitige kniegelenksnahe Varusverbiegung des Unterschenkels zwischen 6. und 12. Lebensjahr	Sogenannte aseptische Nekrose der medialen Anteile der proximalen Tibiaepi-metaphyse (Ossifikationsstörung)
O-Bein (Genu varum, Crus varum)	O-förmige Beinachsenverbiegung mit Scheitelpunkt in Kniehöhe, Femurkondylendistanz bei Knöchelschluß, kompensatorischer Knicksenkfuß, Überdehnung des lateralen Kollateralbandes, Überlastung des medialen Kompartimentes, Varusgonarthrose, zunehmende Bandstabilität, sekundäre Rotationsfehler, zunehmende Belastungsinsuffizienz	1. Angeboren: physiologisches O-Bein des Neugeborenen 2. Erworben: Wachstumsstörung unklarer Genese (Rachitis?), Coxa vara, langer Schenkelhals Knochenerkrankungen (Osteomalazie, Morbus Paget) Epiphysenschäden Fehlstellung nach Fraktur Neurogene Arthropathie Zuggurtungsinsuffizienz

Tabelle 2-2 Für die Orthopädietechnik relevante Krankheitsbilder der unteren Extremität (Fortsetzung)

Diagnose	Symptome und funktionelle Störungen	Ätiologie und Besonderheiten
X-Bein (Genu valgum)	X-förmige Achsabweichung im Kniegelenk, Knöcheldistanz bei Kondylenschluß, Überdehnung des lateralen Bandapparates, Valgus-Gonarthrose, zunehmende Bandinstabilität, sekundäre Rotationsfehler	1. Angeboren: Bindegewebsschwäche, Dysostosen, Dysplasie 2. Erworben: Fehlwachstum bei Ungleichgewicht der Muskulatur und der Druckverteilung auf die Wachstumsfuge, z. B. bei Adduktionskontrakturen bei angeborener Hüftgelenksluxation Chronische Synovitis bei chronischer Polyarthritis, angeborene Patellaluxation
Genu recurvatum (Knieüberstreckung)	Übermäßige Überstreckbarkeit des Kniegelenkes, Kapselüberdehnung, Instabilität	1. Angeboren: Kongenitale Kniegelenkluxation 2. Erworben: Fehlwachstum und Überdehnung bei Lähmung von Musculus quadriceps und gastrocnemius, Spitzfußfolge, Fehlstellung nach Fraktur
Genu flexum (Kniebeuge-Kontraktur)	Oft führendes Symptom anderer (degenerativer) Kniegelenkserkrankungen, nicht ausgleichbare Beugehaltung des Kniegelenkes	Typisch bei Kniearthrose, Folge von Beinlängendifferenzen und Hüftbeugefehlstellungen Überlastung des Femur-Patella-Gelenkes! Verkleinerung der Kniegelenkfläche
Femur varum	Antekurvations- und Varusverbiegung des Oberschenkels, meist verbunden mit Coxa vara und Genu varum, seltener kompensiert durch Crus valgum Belastungsschmerz bei drohenden Spontanfrakturen	Meist Stoffwechselerkrankung im Kindesalter (Rachitis, renale Rachitis) Osteomalazie Osteoporose Morbus Paget Osteogenesis imperfecta Gefahren: Ermüdungsfrakturen durch Fehlbelastung Therapie: Korrekturosteotomie, Entlastung
Angeborene Patellaluxation	Dauernde Verlagerung der Kniescheibe nach lateral, Kniestreckschwäche durch Hebelarmverkürzung des Musculus quadriceps	Entwicklungsstörung des Kniegelenkes (Dysplasie) mit Genu valgum Präarthrotische Deformität

Tabelle 2-2 Für die Orthopädietechnik relevante Krankheitsbilder der unteren Extremität (Fortsetzung)

Diagnose	Symptome und funktionelle Störungen	Ätiologie und Besonderheiten
Habituelle Patellaluxation	Gewohnheitsmäßige häufige Verrenkung der Kniescheibe nach lateral, meist ohne Trauma, X-Bein-Patellahochstand, bei Luxation plötzlicher schmerzhafter Haltverlust im Knie mit Sturz	Dysplasie der Femurkondylen, Patellahochstand, Genu valgum und AR des distalen Femurendes führen zur Instabilität des Gleitweges Selten Wachstumsstörung der Femurkondylen
Osteochondrosis dissecans	Abtrennung eines konvexen Gelenkflächenanteiles meist vom medialen, Femurkondylus, Reizzustände, Einklemmungen freier Körper (Gelenkmaus), Früharthrose	Subchondrale Knochennekrose noch unklarer Genese im Jugendalter Mechanische Ursachen (Anschlag)
Femurkondylennekrose (Morbus Ahlbäk)	Ziemlich akut auftretende belastungsabhängige Knieschmerzen ohne äußeren Anlaß, Reizzustände	Ischämische Nekrose des medialen oder lateralen Femurkondylus, systemische Gefäßstörungen bei Stoffwechselerkrankungen wie Diabetes mellitus, Hyperurikämie, Hyperlipidämie etc.
Bluterknie (hämophile Arthropathie)	Bei frischer Blutung hochschmerzhafte ballonartige Gelenkschwellung, Überwärmung, Hautrötung, zunehmende Hämarthrose mit Bewegungseinschränkung, Fehlstellung, Muskelatrophie	Geschlechtsgebunden rezessiv vererbbares Leiden, meist Hämophilie A (Faktor VIII), selten Hämophilie B (Faktor IX) Gelenkhämatom führt zu Synoviitis und progressiven Knorpel- und Knochenzerstörung
Osteomyelitis, akute exogene	Eitriger Knocheninfekt nach Verletzung Fisteleiterung, Sequestration von Fragmenten	Meist posttraumatische Osteomyelitis nach offenen Frakturen oder Operationen Fixation, stabile Osteosynthese, Antibiotika zur Vermeidung der Chronifizierung Postoperative Entlastung
Osteomyelitis, akute hämatogene	Häufig im Kindesalter, selten im Erwachsenenalter Akuter Schmerz- und Fieberbeginn, schweres Krankheitsbild, lokale Schwellung und Rötung erst nach einigen Tagen, Schonhaltungen *Röntgen*: Typische Doppelkontur durch Periostabhebung und Verknöcherung, Sequester- und Fistelbildung möglich	Ausbreitung eines Infektes auf dem Blutweg, z. B. bei Angina oder Otitis, in die Metaphysen der langen Röhrenknochen Gelenkzerstörungen wegen der Epiphysenschranke meist nur am Hüftgelenk Fixation, Hüftentlastung und Antibiotikabehandlung zur Verhütung der chronischen Osteomyelitis

Tabelle 2-2 Für die Orthopädietechnik relevante Krankheitsbilder der unteren Extremität (Fortsetzung)

Diagnose	Symptome und funktionelle Störungen	Ätiologie und Besonderheiten
Coxa vara	Verkleinerung des CCD-Winkels unter altersentsprechende Werte, Trochanterhochstand mit Glutäalinsuffizienz (Trendelenburg positiv), Abspreizhemmung, evtl. Beinlängendifferenz, Beckenfehlstellung	Schenkelhalsdeformität verschiedener Ursachen: 1. Angeboren (selten): Coxa vara congenita = angeborener Femurdefekt 2. Erworben: symptomatische Coxa vara durch Fehlwachstum (Morbus Perthes, Epiphyseolyse, entzündliche oder traumatische Epiphysenschäden) Fehlform bei systemischen Skeletterkrankungen Fehlverheilte Frakturen
Coxa vara congenita	Beinverkürzung und Instabilität unterschiedlicher Schweregrade, sonst wie oben	Angeborene Mißbildung, Verknöcherungsstörung im Schenkelhals Biomechanische Entstehung von Schenkelhalspseudarthrosen Therapie: Valgisationsosteotomie
Angeborene Hüftluxation (Säuglingsalter) Dysplasia coxae congenita (Kindes- und Erwachsenenalter)	*Dysplasie*: Instabile Hüfte (Ortolani-Zeichen), Abspreizhemmung *Luxation*: Abspreizhemmung, Bewegungsarmut, Faltenasymmetrie, Beinlängendifferenz, Trochanterhochstand, Glissment *Sonographie, Röntgen*: Flachpfanne, Coxa valga et antetorta, Reifungsverzögerung Gestörte Beckenbeinstatik: Beckenkippung, Hyperlordose, X-Bein, Adduktorenkontraktur, Beinlängendifferenz, Skoliose Trendelenburgphänomen positiv	*Endogen*: Erbliche Gelenkdysplasie (Pfannendysplasie) *Exogen*: Intrauterine Lage (Steißlage!), später: Muskelzug, Wickeltechnik *Prognose*: Bei Früherkennung und funktioneller Frühbehandlung Ausheilung möglich Sonst operative Einrenkung, Pfannendachplastik, Korrekturosteotomie *Gefahr*: Früharthrose!
Morbus Perthes (Calvé-Legg-Waldenström) Osteochondropathia coxae deformans juvenilis	Oft symptomarm, Ermüdbarkeit, Hinken, Schmerz in Hüfte und Knie, später Adduktions-AR-Beuge-Kontrakturen *Röntgen*: 4 Stadien 1. Initialstadium: Verbreiterung von Gelenkspalt und Schenkelhals, leichte Kopfabplattung 2. Florides Stadium: Verdichtung und später Fragmentation der Epiphyse 3. Fragmentation und allmählicher Wiederaufbau 4. Endstadium: Mehr oder weniger starke Deformität (Coxa plana)	Aseptische Knochennekrose, Durchblutungsstörung des Hüftkopfes ungeklärter Ursache, jahrelanger Verlauf, Spontanheilung möglich, Erkrankungsalter 3–10 Jahre *Prognose*: vor dem 5. Lebensjahr günstiger als später Spätfolge: Koxarthrose

Tabelle 2-2   Für die Orthopädietechnik relevante Krankheitsbilder der unteren Extremität (Fortsetzung)

Diagnose	Symptome und funktionelle Störungen	Ätiologie und Besonderheiten
Epiphysenlösung (Epiphyseolysis capitis femoris lenta et acuta)	Ermüdung, Hüftschmerz, Ausstrahlung zum Knie, schubweise Beschwerden, Hinken, leichtere AR-Adduktions-Beugekontraktur (Drehmann-Zeichen), absolute und relative Beinverkürzung *Röntgen*: 2 Ebenen Abgleiten des Schenkelhalses nach vorne-oben-außen vom Hüftkopf	(Wahrscheinlich) hormonell bedingte Verknöcherungsstörung der Wachstumsfuge der Hüfte, Verminderung der Scherfestigkeit Erkrankung der Pubertät (10.–14. Lebensjahr), Sommer > Winter Epiphyseolysis lenta = langsames Auftreten mit Verheilung in Fehlstellung Epiphyseolysis acuta = plötzlicher Abrutsch, Gefahr der Kopfnekrose
Schenkelhalsfraktur (mediale Schenkelhalsfraktur und pertrochantäre Oberschenkelfraktur)	Akute Belastungsunfähigkeit, Bein fällt in AR, Bewegungsschmerz, Beinverkürzung	1. Trauma 2. Spontan bei Tumoren, Osteoporose Komplikationen: Schenkelhalspseudarthrose, Hüftkopfnekrose, Coxa vara
Hüftkopfnekrose (idiopathische)	Rasch auftretende Hüftschmerzen Belastungsinsuffizienz, Kontrakturen, Beinverkürzung	Durchblutungsstörung des Hüftkopfes verschiedener Ursache: 1. Trauma (medialer Schenkelhalsbruch, Luxation) 2. Stoffwechselerkrankungen: Diabetes mellitus, Gicht, usw. 3. Cortisonbehandlung 4. Entzündungen 5. Caissonkrankheit
Koxarthrose	Chronischer Hüftschmerz im mittleren und höheren Alter, Belastungsinsuffizienz, Hinken, Kontrakturen, Beinverkürzung, Becken-Beinfehlstatik, Kreuzschmerz, akute Reizzustände	Primäre Koxarthrosen: nicht weiter abklärbare Ursache (Stoffwechsel??) Sekundäre Koxarthrosen: Biomechanisch als Folge einer präarthrotischen Deformität entstanden Nach Entzündungen (bakteriell, Rheuma) Posttraumatisch: Kopfnekrose, Knorpelschaden

Tabelle 2-2 Für die Orthopädietechnik relevante Krankheitsbilder der unteren Extremität (Fortsetzung)

Diagnose	Symptome und funktionelle Störungen	Ätiologie und Besonderheiten
Chronische Polyarthritis = rheumatoide Arthritis	*Hüfte*: Chronische Synovitis führt zu Verdünnung des Pfannbodens (rheumatische Protrusio acetabuli) sogenannte Arthritis-Arthrose *Knie*: Schmerzhafte chronisch rezidivierende Gelenkschwellung auch mit Erguß Bandinstabilität, Achsabweichung: Häufiger X-Bein aber auch O-Bein. Seltener versteifende Arthritis-Arthrose Zerstörung der Rectus-Sehne oder des Ligamentum patellae	Entzündlich rheumatische Autoaggressionskrankheit unklarer Genese Knorpel-, Bänder-, Sehnen- und Knochenzerstörung durch chronische Synovitis Therapie: Synovektomie, Gelenkschutzmaßnahmen, selten Arthrodesen Gelenkersatz an Hüfte und Knie
Kniebandläsionen	Einfache und komplexe Bandinstabilitäten Mediale, laterale Aufklappbarkeit, vordere und hintere Schublade Rotationsinstabilität	Traumatische Kniebandzerreißungen (häufig Sportunfälle) Differenzierte Funktionsdiagnostik zur Therapieplanung erforderlich Operative Wiederherstellung mit Orthesenunterstützung
Knochengeschwülste (gut- und bösartig)	Skelettinstabilität, dadurch meist langsamer Schmerzbeginn, seltener akut: Spontanfraktur Zunehmende Belastungsschmerzen, Röntgen	Ursache unbekannt, häufig Metastasen von Organkrebsen (Schilddrüse, Brust, Bronchus, Prostata usw.) Echte gutartige Tumoren und sog. tumorähnliche Knochenläsionen
Endoprothesenkomplikationen	Erneut auftretende Leisten- oder Oberschenkelschmerzen, Hinken, Belastungsschmerz, Röntgen!	Septische oder aseptische Endoprothesenlockerung, Endoprothesenbrüche
Chronische Osteomyelitis	Chronisch rezidivierende Entzündungen meist eines Knochen mit Fiteleiterung, Weichteilvernarbungen, Sequestration von nekrotischen Knochenabschnitten, Achsverkürzungen, Spontanfrakturen möglich Übergreifen auf angrenzende Gelenke (Pyarthros) oder Reizzustände benachbarter Gelenke (sympathische Ergüsse); bei Epiphysenbefall Fehlwachstum	Entsteht aus akuter hämatogener oder akuter exogener Osteomyelitis Therapie: Herdausräumungen, Fixation, Entlastung, Antibiotika

Tabelle 2-2 Für die Orthopädietechnik relevante Krankheitsbilder der unteren Extremität (Fortsetzung)

Diagnose	Symptome und funktionelle Störungen	Ätiologie und Besonderheiten
Frakturen	Typische Frakturzeichen Bei Schaftfrakturen Fehlstellungen und Verkürzungen entsprechend der Frakturlokalisation (Muskelzug) Blutiger Gelenkserguß mit Fettaugen bei Gelenkbrüchen Hohe Blutverluste bei geschlossenen Becken- und Oberschenkelbrüchen	Geschlossene und offene Frakturen Trennung in echte traumatische Frakturen bei adäquatem Unfallereignis und Spontanfrakturen mit ungeeignetem Unfallereignis und bekannter Vorerkrankung (z. B. Karzinom) Beachte mittelbare Unfallfolgen wie Nervendruckschäden durch Verband, Lagerung oder schwellungsbedingte Durchblutungsstörungen (Arteria-tibialis-anterior-Syndrom)
Pseudarthrosen	Straffe oder schlaffe bindegewebige Verbindung von Knochenbruchstücken, bei ausbleibender Knochenheilung Straffe Pseudarthrosen können sehr stabil und belastbar sein	Wichtigste Ursache der Pseudarthrosenbildung ist eine mangelnde Fixation Stabile biomechanisch korrekte Osteosynthese mit fugenlosem Fragmentkontakt ist die beste Maßnahme zur Vermeidung einer Pseudarthrose Straffe-hypertrophische Pseudarthrose Schlaffe-atrophische Pseudarthrose
Beinlängendifferenz	Symptome je nach Ausgleich der Beinlängendifferenz: 1. Beckenschiefstand zu verkürzten Seite mit homologer „statischer Skoliose" 2. Kniebeugehaltung der längeren Seite, Überlastung des gebeugten Kniegelenkes 3. Spitzfuß der kürzeren Seite mit Gefahr der Kontraktur und der Vorfußüberlastung	Vielfältige Ursachen: Angeborene Hypoplasien Frühkindliche Epiphysenschäden Asymmetrische frühkindliche Lähmung (Poliomyelitis) Knochendefekte nach Trauma, Resektion, Knie- und Sprunggelenkarthrodesen, Fehlstellungen nach Frakturen Ausgleich beim jungen Erwachsenen ab etwa 3 cm operativ, (wenn möglich) Verkürzungs-, Verlängerungsosteotomie, Kombination

Tabelle 2-2 Für die Orthopädietechnik relevante Krankheitsbilder der unteren Extremität (Fortsetzung)

Diagnose	Symptome und funktionelle Störungen	Ätiologie und Besonderheiten
Neurogene Arthropathie (Charcot-Gelenk)	Weitgehend schmerzfreie grobe Gelenkinstabilität (Schlottergelenk), grobe Achsabweichungen (valgus, varus, recurvatum), groteske Gelenkdestruktionen mit Verdickung Muskelhypotonie, Ataxie	Metalues etwa 10–20 Jahre nach Luesinfektion Degeneration der Hinterstränge des Rückenmarkes Störung der Schmerzempfindung, der Tiefensensibilität und der Trophik führen zu schwersten Gelenkdestruktionen mit globaler Instabilität (vorwiegend Kniegelenk)
Myopathien (Beckengürtelformen)	Beginn bei Kindern ab 2. Lebensjahr (Typ Duchenne) Gehschwäche, Unsicherheit beim Treppensteigen, später aufsteigend Schwäche der Rumpf- und Schultergürtelmuskeln Beckenkippung, Hohlkreuz, Pseudohypertrophie der Waden (Gnomenwaden), später Fuß-, Knie- und Hüftkontrakturen Schließlich Gehunfähigkeit	Beckengürtelformen der progressiven Muskeldystrophie sind rezessiv vererblich. Genauere Ursache noch nicht bekannt Therapie: Übungs- und Lagerungsbehandlung zur Kontrakturverhütung Muskelkräftigung durch dosierte Übungsbehandlung Operative Kontrakturbeseitigung Ruhigstellung möglichst vermeiden
Schlaffe Lähmung, Periphere radikuläre (Wurzel-)Lähmung	L3 = Quadrizepsparese, Adduktorenschwäche, Knieunsicherheit L4 = Quadrizepsschwäche, Tibialis-anterior-Lähmung (Fußhebung nicht möglich) L5 = Lähmung der Zehenextensoren S1 = Lähmung der Musculi peronaei (umknicken!) Seltener: M. triceps surae: (Zehenstand nicht möglich) und Mm. glutaei medius und minimus (Hüfthinken, Trendelenburg positiv) Dermatomentsprechende Schmerzausstrahlung und Sensibilitätsstörung	Schädigung des peripheren Neurons infolge: – Druck auf Nervenwurzel durch Bandscheibenprolaps – Seltener Tumoren oder Verletzungen – Entzündungen Spontane Besserung in 80–90 % Operation bei fortschreitenden Lähmungen, Blasen-Mastdarm-Störung oder langem Krankheitsverlauf mit Therapieresistenz häufigen Rezidiven
Beinplexuslähmung: Plexus lumbalis: L1–L4 Plexus sacralis: L4–S3	 Ausfall der Hüftbeuger und Kniestrecker, der Außenrotatoren und Adduktoren Ausfall der Hüftstrecker und Kniebeuger und aller Unterschenkel- und Fußmuskeln!	 Selten wegen geschützter Lage im Becken Einmauerung durch Tumoren, Beckenbrüche, seltener Ausriß und Zerrung

Tabelle 2-2 Für die Orthopädietechnik relevante Krankheitsbilder der unteren Extremität (Fortsetzung)

Diagnose	Symptome und funktionelle Störungen	Ätiologie und Besonderheiten
Periphere Nervenlähmung:		
Nervus femoralis	Ausfall: Musculus iliopsoas (+), Musculus quadriceps, (Musculus sartorius und pectineus), Schwächung der Hüftbeugung und Ausfall der Kniestreckung	Mechanische Schädigung durch Druck, Quetschung, Zerrung und Dehnung, Durchtrennung infolge Unfalls, Lagerung (Ohnmacht, Narkose!), Verband, Operation, Schienendruck usw.
Nervus obturatorius	Ausfall der Adduktoren, Gang zirkumduziert	Entzündung: Neuritis bei Diabetes mellitus oder Infektionen
Nervus glutaeus superior	Ausfall der kleinen Glutäen, Trendelenburg-Hinken	Toxische Schädigung
Nervus glutaeus inferior	Ausfall Musculus glutaeus maximus, Ausfall der Hüftstreckung	
Nervus ischiadicus	Ausfall Musculus biceps femoris und adductor magnus, kleine Außenrotatoren und vollständiger Ausfall der Unterschenkel- und Fußmuskeln	
Nervus tibialis	Ausfall Musculus triceps surae, Zehenflexoren, Musculus fibialis posterior, kleine Fußmuskeln außer Musculi extensor hallucis und digitorum brevis Ausfall von Zehenstand, Supination und Vorfußstabilität	
Nervus peronaeus superficialis	Ausfall der Musculi peronaei longus und brevis Ausfall der Eversion des Fußes, Überwiegen der Supinatoren führt zu Varusstellung der Ferse	Frakturen des Wadenbeinköpfchens, Gips- und Lagerungsdruck Überdehnung bei X-Beinosteotomien und Verlängerungsosteotomien
Nervus peronaeus profundus	Ausfall des Musculus tibialis anterior, Musculi extensores hallucis longus und brevis sowie digitorum longus und brevis Ausfall der Dorsalextension Ausfall des Nervus peronaeus communis führt zum Lähmungsklumpfuß	Verwechslung mit dem A.-tibialis-anterior-Syndrom!!

Tabelle 2-2 Für die Orthopädietechnik relevante Krankheitsbilder der unteren Extremität (Fortsetzung)

Diagnose	Symptome und funktionelle Störungen	Ätiologie und Besonderheiten
Zentrale schlaffe Lähmung Spinale Kinderlähmung Poliomyelitis acuta anterior	Entsprechend dem unterschiedlichen Lähmungsbild sind alle Funktionsstörungen von totaler Instabilität einer Gliedmaße bis zu geringfügigen Muskelschwächen möglich Im Wachstumsalter typische Wachstumsstörungen durch Muskelimbalance, in jedem Alter typische Gelenksfehlstellungen wie Genu valgum, Genu flexum, Genu recurvatum, Schlotterknie, typische Muskel- und Knochenatrophien, trophische Störungen	Virusinfekt des Rückenmarkes Erkrankung der Vorderhornzellen mit bleibendem oder vorübergehendem Funktionsausfall der motorischen Fasern, schlaffe Lähmungen ohne Sensibilitätsstörung Präparalytisches-, Paralytisches-, Reparations- und Endstadium: Im paralytischen Stadium Verhütung von Überdehnungen und Kontrakturen Im Reparationsstadium Mobilisierung und Übungsbehandlung Im Endstadium d. h. frühestens nach etwa 2 Jahren endgültige Versorgung mit operativen Wiederherstellungsmaßnahmen (Arthrodesen, Arthrorisen, Muskelsehnenverpflanzungen)
Spastische Lähmungen Infantile Zerebralparese Zerebrale Bewegungsstörungen	Pyramidale Störungen mit spastischer Hemi-, Para- oder Tetraplegie (meist Tetraplegie mit unterschiedlichem Extremitätenbefall, Hyperreflexie, Kloni, Störung der Feinmotorik) Extrapyramidale Störung: Athetose mit unkontrolliert ausfahrenden, langsam wurmförmigen Bewegungen Gelenkstarre (Zahnradphänomen) Ataxien: Bewegungen können nicht gesteuert werden, Gleichgewichtsstörungen, Kontrakturbildung	Angeborene (Mißbildungen), pränatale (Virusembryopathie), perinatale (Sauerstoffmangel, Hirnblutung), postnatale (Blutung, Entzündung) Hirnschäden Neurologische Störung entsprechend der Ursache und Lokalisation des Schadens Funktionelle Frühbehandlung nach *Bobath* oder *Vojta* zur Bahnung normaler Bewegungsabläufe und zur Hemmung pathologischer Reflexe Später: Konservative und operative Kontrakturbehandlung Myo-Teno-Neurotomien Schienenbehandlung

Tabelle 2-2 Für die Orthopädietechnik relevante Krankheitsbilder der unteren Extremität (Fortsetzung)

Diagnose	Symptome und funktionelle Störungen	Ätiologie und Besonderheiten
Meningomyelozele	Thorakale Lähmung: Schlaffe Lähmung der unteren Extremitäten, Adduktions-Außenrotationskontraktur der Hüften, Kniebeugekontraktur, bisweilen spastische Reflexaktivität Lumbale Lähmung: Teillähmung der Beine mit Muskelimbalance (Hüftluxation) Sakrale Lähmung: Fußlähmungen mit typischen Imbalance-Fehlformen: Klump-, Knick- und Hackenfuß	Angeborene Fehlbildung des Rückenmarkes mit querschnittartigem Lähmungsbild Erstbehandlung: neurochirurgisch; orthopädisch: Kontrakturbehandlung, Osteotomien, Muskeltransplantation Kombinierte Rehabilitationsmaßnahmen Lähmungsorthesen Schuhversorgung
Hängefuß	Herabhängen des Fußes, Dorsalextension unmöglich Steppergang	Lähmung der Fußhebemuskeln (z. B. Poliomyelitis, Peronäuslähmung)
Sprunggelenkarthrose	Schmerzhafte Belastungsunfähigkeit und Bewegungseinschränkung des oberen und unteren Sprunggelenkes (auch Instabilität)	Degenerative Gelenkschädigung meist nach Frakturen und Luxationen (Knöchel- und Fersenbeinbrüche, Taus- und Navikularfrakturen)

Anatomie und Funktion

Einführung

Form und Aufbau des Beines sind im wesentlichen durch seine Funktion bestimmt. Nach *Lanz* (1938) wird der ursprünglich sich ähnelnde Bauplan von Brust- und Beckengliedmaßen für das Bein durch die überwiegende Aufgabe des Tragens und der Fortbewegung umgeprägt. Gegenüber dem vielseitig beweglichen und zierlicheren Arm werden Stütz- und Standfestigkeit des Beines durch kräftigeren Bau und Eingrenzung der Beweglichkeit konstruktiv erreicht. Die höhere funktionelle Beanspruchung hat umfangreichere Muskelmassen entstehen lassen, beide Beine stellen deshalb mehr als ⅓ der gesamten Körpermasse dar.

Die äußere Form des Beines wird durch die knöcherne Skelettachse, die Anordnung der Muskulatur und die Verteilung des Unterhautfettgewebes bestimmt.

Ein Bein ist gerade, wenn seine Traglinie (die mechanische Konstruktionsachse) *in der Frontalebene die Mittelpunkte von Hüft-, Knie- und Sprunggelenk schneidet* (Abb. 2-2 A). Ist dies der Fall, dann lassen sich auch an der äußeren Kontur Schambeinfuge, innerer Femurkondylus und Innenknöchel in eine Linie bringen (Abb. 2-2 B).

Anatomie und Funktion 71

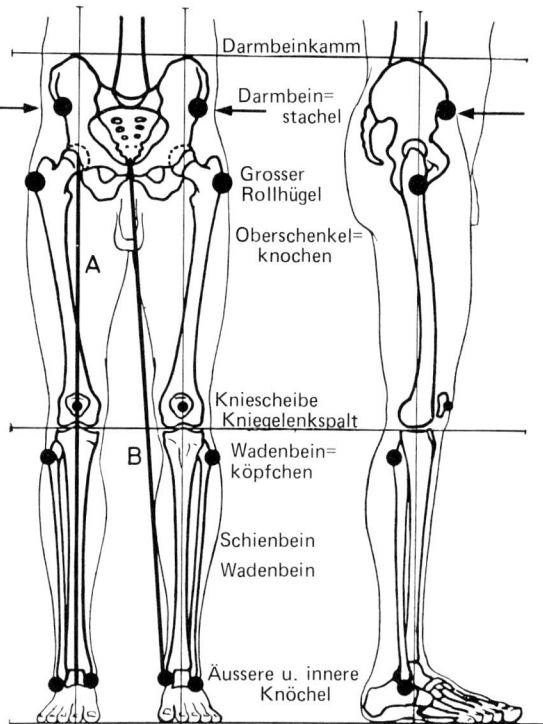

Abb. 2-2 Statischer Aufbau des Beinskeletts. *A)* Traglinie *(v. Mikulicz)* (Abweichung dieser Traglinie vom Körperlot ca. 3°); *B)* Tangente Symphyse-Knie-Innenknöchel *(v. Lanz)*. Tastbare Knochenvorsprünge markiert (Abb. modifiziert nach *W. Marquardt:* Die theoretischen Grundlagen der Orthopädie-Schuhmacherei. Maurer, Geislingen 1965, S. 27)

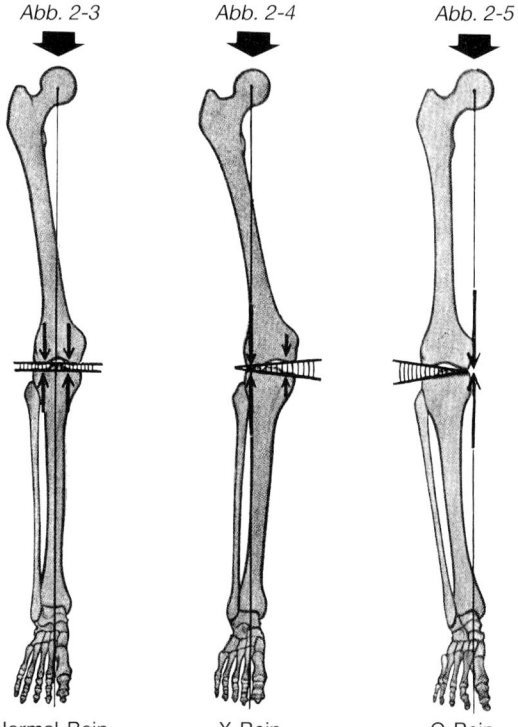

Abb. 2-3 Genu rectum, Physiologische Beinachse. Traglinie verläuft durch die Mitte von Hüfte, Knie und Sprunggelenk. Gleichmäßige Lastverteilung im Kniegelenk ohne seitliches Kippmoment (Abb. 2-3 bis 2-5 nach *T. v. Lanz, W. Wachsmuth:* Praktische Anatomie. Bein und Statik, Springer, Berlin 1938, S. 228)

Abb. 2-4 Genu valgum. Traglinie verläuft lateral der Kniemitte. Überlastung des lateralen Gelenkanteils

Abb. 2-5 Genu varum. Traglinie verläuft medial der Kniemitte. Überlastung des medialen Gelenkanteils

Die frontale Skelettachse weist wegen der seitlichen Distanz der Hüftgelenke und der in der Nähe des Schwerelotes liegenden Auftrittsfläche des Fußes eine physiologische X-Stellung von 5–7 Grad auf. Abweichungen der Kniemitte nach außen werden als O-Bein (Genu varum), Abweichungen nach innen als X-Bein (Genu valgum) bezeichnet (Abb. 2-3, 2-4, 2-5).

In der Sagittalebene finden wir eine leichte Vorwärtsbiegung der Oberschenkel (Antekurvation). Im lockeren Stand sind Hüft- und Kniegelenk etwa 15 Grad gebeugt, lediglich in der sog. aktiven Haltung werden Hüft- und Kniegelenk gestreckt.

Diese Werte sind nur als eine Grundlage des menschlichen Konstruktionsplanes zu betrachten, das ständige Ausbalancieren des hochliegenden labilen Körperschwerpunktes erfordert fortlaufende muskulär gesteuerte Veränderungen der Gelenkpositionen.

Die Rumpflast wird durch das den Bauchraum nach unten hin abschließende Becken getragen. Das zwischen die Darmbeine eingefügte *Kreuzbein ist die statische Basis der Wirbelsäule*. Wenn also das Becken teilweise dem Rumpf zuzuordnen ist, spielen dennoch seine Form, Stellung und Stabilität eine mindestens ebenso große Rolle auch für die Statik und Funktion der unteren Extremität.

Das knöcherne Becken ist eine aus Kreuzbein, Hüftbeinen und Steißbein an den Kreuzdarmbeinfugen und der Symphyse mit straffem Bandhalt zusammengefügte Ringkonstruk-

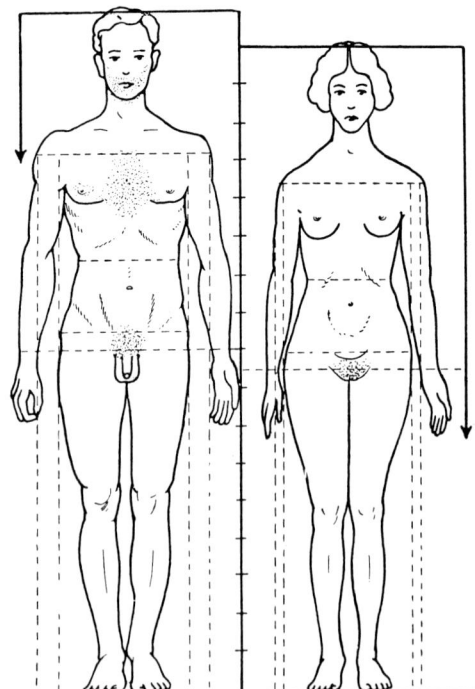

Abb. 2-6 Größe der Frau etwa 10 cm weniger, Schulterbreite geringer, Hüftbreite größer, X-Stellung der Arme und Beine (nach *Stratz*). Beachte die verschiedenen Maße, die durch die gestrichelten Linien angedeutet sind (aus *J. Nöcker*: Physiologie der Leibesübungen. Enke, Stuttgart 1976, S. 308)

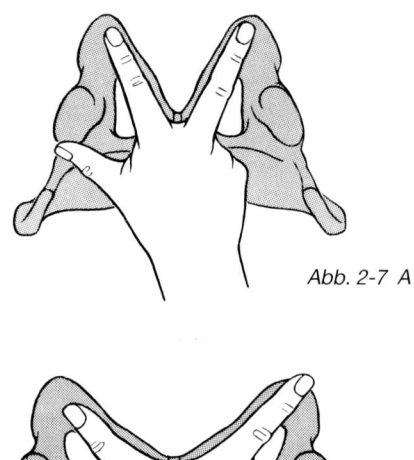

Abb. 2-7 A

Abb. 2-7 B

Abb. 2-7 A/B A) Männliches Becken mit geringerem Abstand der vorderen Darmbeinstachel und der Sitzbeinhöcker. B) Weibliches Becken mit weitem Abstand der vorderen Darmbeinstachel und der Sitzbeinhöcker aus *W. Kohle, H. Leonhardt, W. Platzer*: Taschenatlas der Anatomie, Bd. 1. Thieme, Stuttgart 1979, S. 187)

tion. Unter Lastübernahme im zweibeinigen Gang verwringen sich die Beckenelemente federnd gegeneinander. Die nur gering gegeneinander verschieblichen Beckengelenke besitzen keine Muskeln. Ein derartiges Gelenk ohne definierte Achsen und nur geringfügigen Bewegungsumfang nennt man *Amphiarthrose*.

Die Form des Beckens ist geschlechtsspezifisch. Das weibliche Becken weist entsprechend den biologischen Aufgaben der Frau breiter ausladende Darmbeinschaufeln und einen größeren Innendurchmesser auf. Der Schambeinwinkel ist größer, womit nicht nur die Sitzbeine weiter lateral stehen, sondern auch die Hüftgelenkspfannen sind weiter von der Medianebene entfernt als beim Mann. Dadurch ist die Gesamtbreite der weiblichen Beckenregion schon vom Skelettaufbau her größer.

Das schmalere männliche Becken zeigt steilere Darmbeinschaufeln, einen kleineren Schambeinwinkel und dementsprechend auch einen geringeren Abstand der Hüftgelenke und Sitzbeine (Tuberabstand) (Abb. 2-6, 2-7 A/B).

Die Stellung des Beckens in der Sagittalebene wird anatomisch nach dem Beckenneigungswinkel (Winkel zwischen Verbindung Symphyse und Promontorium und Horizontalebene) bestimmt und beträgt durchschnittlich 60 Grad. Diese Beckenneigung ist erheblichen individuellen Schwankungen unterworfen und muß immer im funktionellen Zusammenhang mit der Wirbelsäulen- und Rumpfhaltung, der Stellung und Beweglichkeit der Beingelenke und dem Zustand der Muskulatur gesehen werden.

Die ausladenden Darmbeinschaufeln stellen mit ihren markanten und gut tastbaren Randbegrenzungen (Darmbeinkamm, vorderer und hinterer Darmbeinstachel) nicht nur wichtige Orientierungshilfen für die klinische Untersuchung dar (Beckenkippung, Beckenschiefstand), ihre Kenntnis ist auch im technischen Bereich für die Konstruktion von Orthesen mit korrekter Druckverteilung bzw. -vermeidung bedeutsam.

Knöcherner Rand, Flächen und Vorsprünge dienen als Ansatzorte sehr kräftiger, für statische und dynamische Funktion gleichermaßen wichtiger Muskelgruppen. Lage, Größe und Richtung dieser Insertionsstellung sind in ihrer Bedeutung als Hebelarme für spezifische Muskelleistungen und in ihrer Beziehung zu Gelenkachsen für die Bewegungsrichtungen bestimmend.

Unterstützungspunkt des Beckens ist die Hüftpfanne, die von Os ileum, Os ischii und Os pubis gebildet, gewissermaßen im Massenmittelpunkt des Beckenskeletts steht. Die Stellung der Pfanne und die Ausprägung ihrer gelenkformenden Flächen ist aus der entwicklungsgeschichtlichen Aufrichtung vom vierbeinigen zum zweibeinigen Gang zu verstehen. Die knorpeltragende Gelenkfläche ist hufeisenförmig, was der besseren Lastverteilung, Flächenschmierung und Anpassung an die Kopfform dient und eine nach unten-vorne zeigende Öffnung, die Incisura acetabuli aufweist (Abb. 2-8).

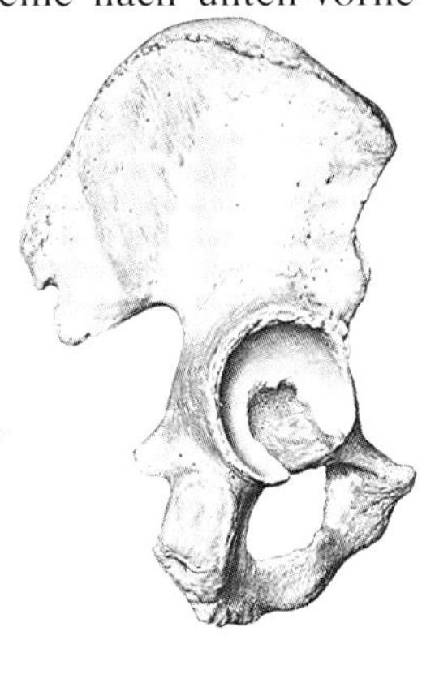

Abb. 2-8 Seitliche Ansicht des Beckens mit der Hüftpfanne. Die tragende Gelenkfläche ist hufeisenförmig (facies lunata). Die Pfanne öffnet sich nach vorne (incisura acetabuli) (aus *J. Sobotta:* Deskriptive Anatomie, 1. Teil. J. F. Lehmann, München 1937, S. 84)

Die Eingangsebene der Hüftgelenkspfanne ist beim Erwachsenen um etwa 40 Grad gegen die Senkrechte und um etwa 30–40 Grad gegen die Frontalebene geneigt. Diese Winkelstellungen sind zusammen mit der absoluten Tiefe der Pfanne für das Ausmaß der Überdachung des Hüftkopfes verantwortlich. Sie werden am Röntgenbild als Gradmesser der Gelenksicherung und der Größenordnung der Lastaufnahmefläche bestimmt (Pfannendach-, Centrum-Eckenwinkel usw.). Sie gewinnen somit für die Beurteilung von krankhaften Gelenksveränderungen (Hüftgelenksdysplasie, Hüftgelenksarthrose) große Bedeutung (Abb. 2-10).

Das Hüftgelenk selbst ist ein Nußgelenk, d. h. der nahezu kugelförmige Kopf wird zu etwa ⅔ von der knöchernen Pfanne und ihrer faserknorpeligen Erweiterung, dem Labrum articulare, umfaßt. Das stellt eine hervorragende Sicherung gegen Verrenkungen dar, die allerdings mit einer im Vergleich zum Schultergelenk erheblichen Limitierung der Beweglichkeit erkauft wird. Als Kugelgelenk besitzt die Hüfte unendlich viele Bewegungsachsen, um die eine Beuge-Streck-Bewegung von 0–130 Grad und eine Überstreckung von etwa 10 Grad, eine Spreizbewegung von je 30–40 Grad, und eine Rotation um die Femurlängsachse von je 40 Grad möglich ist.

Form, Größe und Winkelstellungen der Hüftpfanne entwickeln sich während des Wachstums unter den sich vom liegenden Säugling zum stehenden und gehenden Kleinkind ändernden Belastungseinflüssen. Große Teile der kindlichen Hüftgelenkspfanne sind knorpelig präformiert (Abb. 2-9, 2-10).

Das bedeutet vermehrte Elastizität, aber auch vermehrte Verrenkungsgefahr. Druckschäden am Pfannendach können die regelrechte Gelenkentwicklung vor und nach der Geburt so stören, daß eine verstärkte Verrenkungsneigung entsteht (Hüftdysplasie, sog. angeborene Hüftgelenksverrenkung).

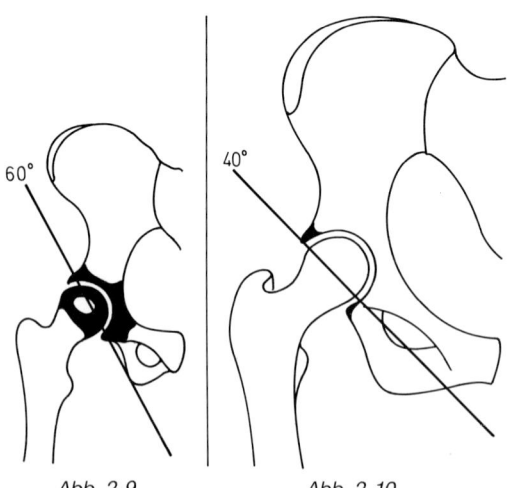

Abb. 2-9 Entwicklung der Pfanneneingangsebene vom Neugeborenen zum Erwachsenen. Wesentliche Teile des Hüftgelenks sind zunächst noch knorpelig angelegt (Abb. 2-9 und 2-10 nach *T. v. Lanz, W. Wachsmuth:* Praktische Anatomie. Bein und Statik. Springer, Berlin 1938, S. 138)

Abb. 2-10 Der Schenkelkopf wird bei Erwachsenen zu etwa ⅔ knöchern umfaßt

Mit dem Femur ist der Hüftkopf durch den Schenkelhals in Form eines Auslegers verbunden. Dieses Konstruktionsprinzip der Achsenabknickung ist in der frühen Entwicklungsgeschichte begründet. Die bei einfachen Wirbeltieren quer zur Körperachse angeordneten Gliedmaßen werden zur Funktionssteigerung in die Fortbewegungsrichtung gedreht. In dieser ist auch das Bewegungsausmaß am größten. Die gegen den Hüftkopf verjüngte

Form des Schenkelhalses verbessert den Bewegungsradius deutlich. Die Abknickung des Schenkelhalses schafft auch größere Hebelarme zur Funktionssteigerung und Kräfteökonomie. Gegen die Längsachse des Oberschenkelknochens ist der Schenkelhals in der Frontalebene um 126 Grad geneigt und in der Transversalebene um 12 Grad nach vorne gedreht (Schenkelhalswinkel, Antetorsionswinkel) (Abb. 2-11, 2-12, 2-13).

Abweichungen in allen Richtungen sind durch veränderte Krafteinflüsse während der Wachstumszeit, durch Schädigungen der Wachstumsfuge oder durch fehlverheilte Knochenbrüche möglich (steiler Winkel = Coxa valga / flacher Winkel = Coxa vara / vermehrte Antetorsion, verminderte Antetorsion = Retrotorsion, usw.) (Abb. 2-14, 2-15, 2-16).

Der große Rollhügel (Trochanter major) stellt den Ansatzort wichtiger Hüftmuskeln dar. Seine Position seitlich und hinten läßt seine Bedeutung für Abspreizung, Außenrotation und Streckung des Beines im Hüftgelenk erkennen. Form und Stellung des Schenkelhalses sind somit für die Muskelhebelarme in bezug auf die Hüftgelenksachsen von entscheidendem Einfluß.

Wenn auch das Hüftgelenk aufgrund seiner Pfannenführung luxationsgeschützt ist, verfügt es doch über eine außerordentlich feste Kapsel, die spezielle Verstärkungszüge aufweist. Form und Richtung der Kapselfasern lassen eine Verwringung erkennen, die noch Ausdruck der Stellungsänderung des Gelenkes vom vier- zum zweibeinigen Gang ist.

Die Bandführung der Kapsel ist in Beuge- (Abduktions-Außenrotations-)Stellung entspannt (Vierfüßlerstand). Im Stehen spannen sich die vorderen Bänder an und verhindern somit eine stärkere Überstreckung des Hüftgelenkes, das in dieser Position ohne zusätzliche Muskelkraft stabil belastet werden kann (Abb. 2-17).

Der *Oberschenkelknochen* selbst, der *längste Knochen des Körpers,* weist einen seiner Beanspruchung entsprechenden Bau mit großflächigen voluminösen, gelenktragenden Enden aus spongiösem Material und einen aus dicker Knochenrinde (Corticalis) bestehenden Schaft auf. Zur Herabsetzung der Beanspruchung ist er leicht nach vorne gebogen (*Kummer* 1961) (Abb. 2-18, 2-19).

Das Kniegelenk wird von den Femurkondylen, dem Schienbeinkopf und der Kniescheibe gebildet. Die Femurkondylen schwingen in typischer Weise nach hinten aus. Diese Abwinkelung vergrößert den Bewegungsausschlag des Gelenkes erheblich (Abb. 2-20).

Die hintere Ausladung der Tibiagelenkfläche schafft für starke Beugung dorsal Raumreserve und ermöglicht zugleich eine genügende Vorverlagerung des Unterschenkelschaftes mit der Tuberositas tibiae, dem wirksamen Hebelarm der Streckmuskulatur. Das Kniegelenk beschreibt keine Scharnier-, sondern infolge seiner Form und Bandführung eine Rollgleitbewegung. Das Bewegungsausmaß beträgt durchschnittlich 140–150 Grad bei geringer Überstreckbarkeit. In Beugestellung ist Innenkreiseln um 10 Grad, Außenkreiseln um etwa 40 Grad möglich.

Man unterscheidet ein mediales und ein laterales Femurotibialgelenk (mediales und laterales Kompartiment) sowie das Femuropatellargelenk. Die Kniescheibe als hebelarmvergrößernde Umlenkrolle der Kniestreckmuskulatur gleitet in einer nach distal flacher werdenden keilförmigen Rinne. Der Knorpelbelag des Femuropatellargelenkes ist wegen der hier auftretenden hohen Druckspannungen bei aktiver Kniestreckung der dickste des ganzen Körpers. Die Rückfläche der Kniescheibe ist in zwei Facetten geteilt. Größe und Neigungswinkel dieser Gelenkflächen sind stark variabel. Dies hat einen bedeutenden Einfluß auf die Lastverteilung (*Wiberg* 1941).

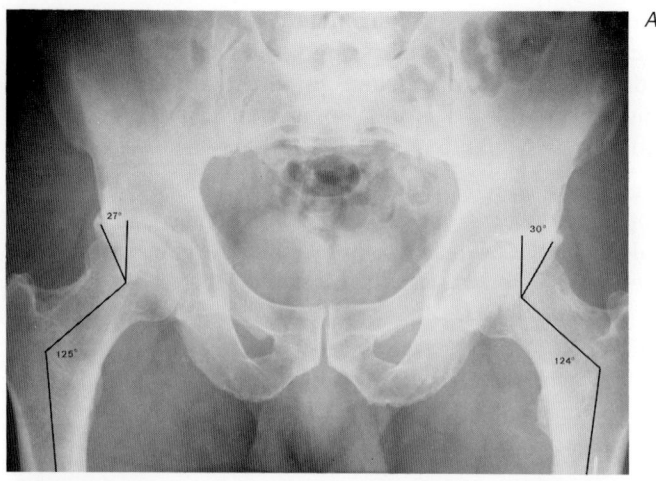

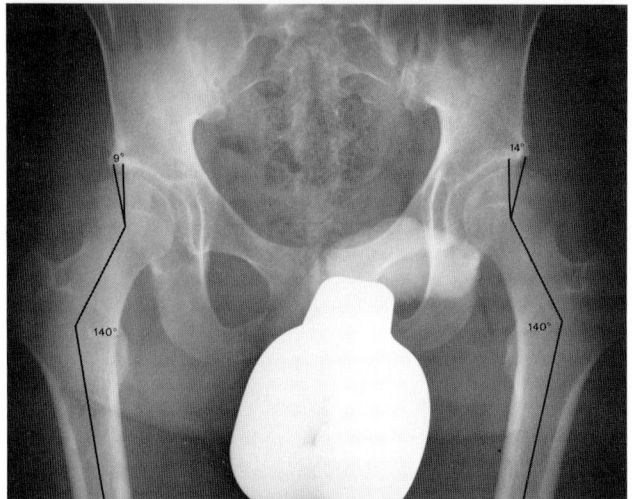

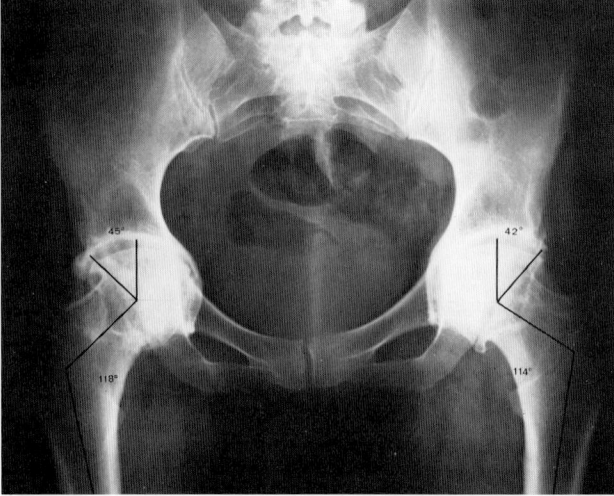

Abb. 2-11 A–C A) Normales Hüftgelenk. CE (Centrum-Ecken-)Winkel und CCD (Schenkelhals-)Winkel im Bereich der Norm. B) Hüftdysplasie. CE-Winkel stark verkleinert, CCD Winkel zu steil (Coxa valga). C) Coxa profunda (Protrusio acetabuli) zu tiefe Hüftpfannen. CE-Winkel vergrößert, CCD-Winkel verringert (Coxa vara)

Anatomie und Funktion 77

Abb. 2-12 Coxa valga (Steilhüfte), der Schenkelhalswinkel (CCD) beträgt ca. 145°

Abb. 2-13 Coxa vara (verringerter Schenkelhalswinkel), der CCD-Winkel beträgt ca. 90°. Man erkennt die Verstärkung der Knochenstruktur des Schenkelhalses [s. o.] als Folge der erhöhten Biegebeanspruchung. Vertiefung der Hüftgelenkspfanne (Protrusio acetabuli)

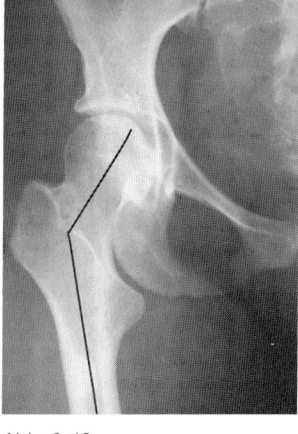
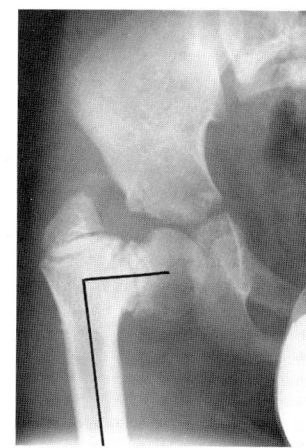

Abb. 2-12 *Abb. 2-13*

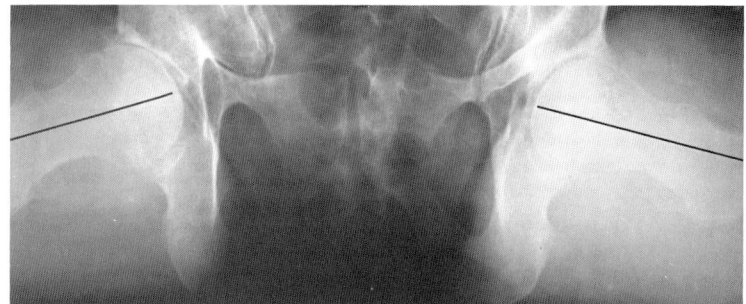

Abb. 2-14 Durchschnittlicher Antetorsions(AT)-Winkel (etwa 15°)

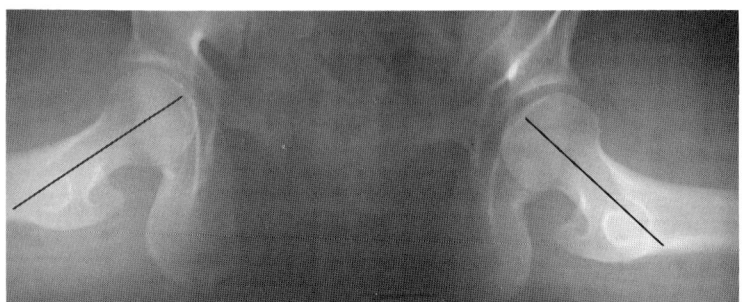

Abb. 2-15 Vermehrte Antetorsion des Schenkelhalses

Abb. 2-16 Verminderter AT-Winkel = Retrotorsion des Schenkelhalses

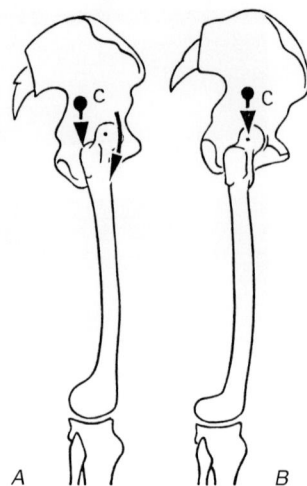

Abb. 2-17 A/B A) Kräfteökonomische Hüftstabilisierung durch Spannung des Lig. ileofemorale (IFL) in leichter Hüftüberstreckung. B) Kräftegleichgewicht zwischen Beuge- und Streckmuskulatur der Hüfte besteht, wenn das Schwerelot die Hüftachse schneidet (aus I. A. Kapandji: Physiologie articulaire, Vol. 2 Maloine, Paris 1975, p. 51)

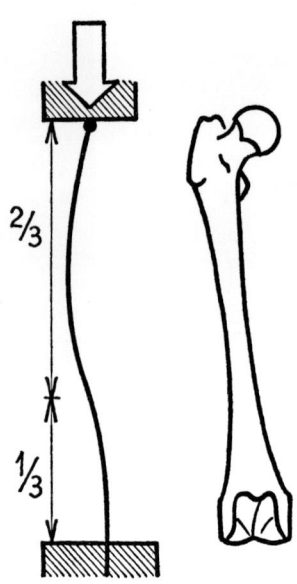

Abb. 2-18 Krümmung des Oberschenkelknochens in der Frontalebene als Ausdruck der Anpassung an die exzentrische Belastung einer Säule (Abb. 2-18 bis 2-20 aus I. A. Kapandji: Physiologie articulaire, Vol. 2. Maloine, Paris 1975, p. 81)

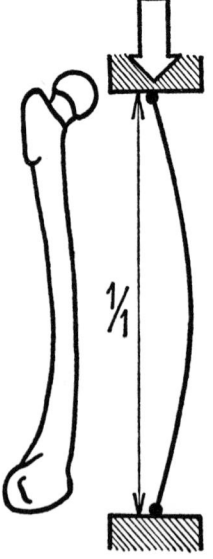

Abb. 2-19 Krümmung des Oberschenkelknochens in der Sagittalebene

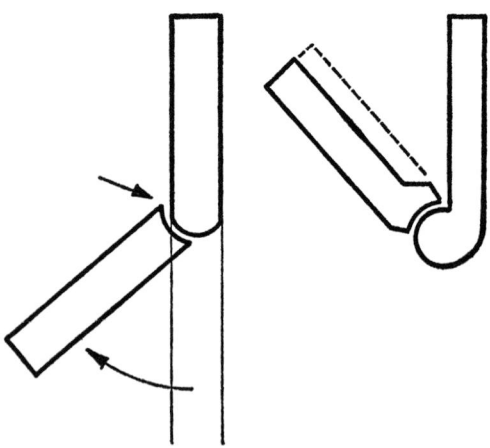

Abb. 2-20 Funktionelle Formentwicklung des Skeletts am Beispiel der Femur- und Tibiakondylen. Achsenversetzungen dienen hier der Vergrößerung des Bewegungsumfangs und der statisch sichernden Rückverlagerung der Knieachse sowie der Vergrößerung des Drehmoments der Kniestreckmuskulatur

Form und Stellung der Patella sind weitgehend für die Sicherheit der seitlichen Führung des Streckapparates verantwortlich (Patellaluxation). Die Gleitrinne der Kniescheibe geht mit leicht zunehmendem sagittalen Krümmungsradius in die femurotibiale Gelenkfläche über. Der Femurkondylus verbreitert sich von vorne nach hinten erheblich und weist im hinteren Drittel seine größte Breite mit den medialen und lateralen Epikondylen auf. Diese sind die Ansatzpunkte des tibialen und lateralen Kollateralbandes, der sog. Seitenbänder. Die seitliche Ausladung der Epikondylen, die gut tastbar sind, erlaubt eine freie Beuge-Streck-Bewegung ohne Reibung der Bänder am Gelenkrand oder tieferliegenden Kapsel-Band-Strukturen. Beide Femurrollen sind in beiden Ebenen konvex gekrümmt. Größe und Krümmungsradien sind unterschiedlich. Beide Gelenkflächen sind nach vorne gepfeilt und ihr Krümmungsradius nimmt von vorne nach hinten ab, so daß eine angedeutete Schneckenform der Gelenkflächenkrümmung entsteht.

Der Schienbeinkopf weist zwei ebenfalls in beiden Ebenen gekrümmte Gelenkflächen von größerem Radius als die Femurrollen auf. Hierbei sind beide Flächen in der Frontalebene konkav, während in der Sagittalebene die mediale Gelenkfläche nach hinten geneigt (etwa 4 Grad Retroversion) und konkav ist, weist die laterale eine flach-konvexe Krümmung auf. Zu den Oberschenkelrollen besteht also in keiner Gelenkstellung eine Kongruenz. Diese Inkongruenz, die natürlich zu einem punkt- oder linienförmigen Gelenkkontakt mit extremen Belastungsspitzen führen würde, wird durch die faserknorpeligen Menisci ausgeglichen. Während Beugung und Streckung verformen sich die Menisci bei dem Flächenausgleich der sich gegeneinander in einer Rollgleitbewegung verschiebenden Gelenkkörper, dabei kommt ihnen neben der Flächenvergrößerung auch eine wichtige Führungsrolle für einen stabilen Bewegungsablauf zu (Abb. 2-21 bis 2-24).

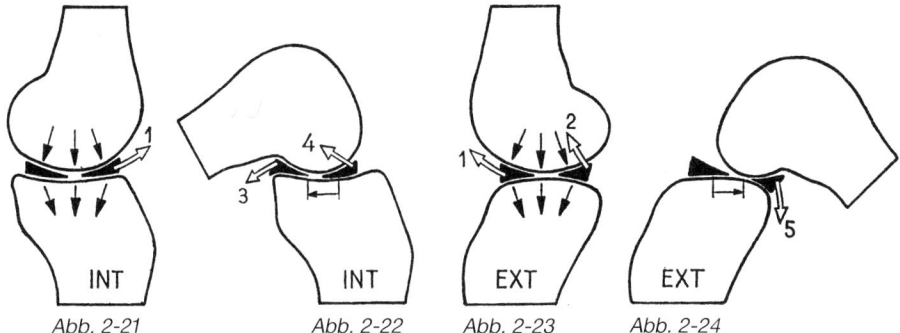

Abb. 2-21   *Abb. 2-22*   *Abb. 2-23*   *Abb. 2-24*

Abb. 2-21 Form der medialen Kniegelenksfläche im Sagittalschnitt. Die Bedeutung der Menisci für die Druckverteilung und Gelenkführung sind erkennbar (Abb. 2-21 bis 2-24 aus *I. A. Kapandji:* Physiologie articulaire, Vol. 2. Maloine, Paris 1975, p. 99)

Abb. 2-22 Verformung und Verlagerung der Menisci während der Roll-Gleit-Bewegung im medialen Gelenksbereich

Abb. 2-23 Form der lateralen Kniegelenksfläche im Sagittalschnitt. Normaler Flächenausgleich der Menisci

Abb. 2-24 Verformung und Verlagerung der Menisci während der Roll-Gleit-Bewegung im lateralen Gelenksbereich

Das Knie ist also ein sehr kompliziert gebautes Gelenk, das nicht nur Beugung und Streckung, sondern auch Rotation und in Beugung auch leichte Seitbewegungen zuläßt. In einem speziellen Abschnitt des Buches (s. S. 87) werden deshalb Gelenkart und Bewegungsablauf im „Kniebereich" noch schematisiert dargestellt.

Auch die alte stark vereinfachende Vorstellung, daß der seitliche Halt überwiegend von den beiden Seitenbändern garantiert würde, während Schubbeanspruchung in Sagittalrichtung durch die Kreuzbänder aufgefangen würden (mediale, laterale Aufklappbarkeit, vorderes und hinteres Schubladenzeichen) genügt heute nicht mehr.

Eigentliche knöcherne Führungen fehlen und die Kniestabilität ist ein Ergebnis statischer und dynamischer Elemente (Bänder und Muskeln), die in einem integrierten System zusammenwirken. Nach *Nicolas* (1973) können sie zu je einem medialen, zentralen und lateralen Komplex zusammengefaßt werden.

Medial stabilisieren das mediale Seitenband- und die dorsomediale Kapselschale passiv sowie der Musculus semimembranosus und die Pes-anserinus-Gruppe aktiv. Zentral sichern vorderes und hinteres Kreuzband und beide Menisci. Lateral stellen das laterale Seitenband und die laterale Kapsel passive, der Tractus iliotibialis, der Musculus biceps und der Musculus popliteus aktive Haltemechanismen dar. Dabei kann, wie *James* (1978) betont, keiner Struktur eine ganz spezifische Leistung zugeschrieben werden. Sie müssen also in ihrem statisch-dynamischen Zusammenwirken gesehen werden.

Viel stärker als früher werden heute die genannten Gebilde als kontrollierende Faktoren für Beanspruchung in mehreren Ebenen gesehen, wobei bei Verletzungen zwischen einfachen Instabilitäten in einer Ebene und komplexen rotatorischen Instabilitäten unterschieden wird. Diese Erkenntnisse haben die Behandlung der Kniebandverletzungen grundlegend beeinflußt und lassen die funktionelle Anatomie des Kniegelenkes in einem völlig neuen Licht erscheinen. Sie erleichtern trotz ihrer Kompliziertheit das Verständnis früher schlecht differenzierbarer Stabilitätsverluste.

Lasttragender Knochen ist allein die Tibia, die sich unterhalb des konischen Tibiakopfes rasch zu ihrer prismatischen Form verjüngt. Dabei ist fast die gesamte scharfe Vorderkante unter der Haut ungepolstert tastbar. Am distalen Ende verbreitert sich das Schienbein zu seiner Basis, die die Tragfläche des oberen Sprunggelenkes bildet. Medial bildet der Innenknöchel die innere Begrenzung der Knöchelgabel.

Das Wadenbein hat keine Tragefunktion, es dient zusammen mit der zum Schienbein ziehenden Membrana interossea zur Verspannung und zum Muskelansatz. Proximal ist das gut tastbare Wadenbeinköpfchen gelenkig mit dem Schienbein verbunden. Hier setzen laterales Seitenband und Bizepssehne an. Distal bildet es den Außenknöchel. Eine straffe Bandverbindung oberhalb des Sprunggelenkes, die tibiofibulare Syndesmose, sichert elastisch die Knöchelgabel. Die Tibia ist leicht schraubenförmig nach außen gewunden. Sie bestimmt so die Außenstellung der Knöchelachse.

Der Durchstoßpunkt der queren Achse des oberen Sprunggelenkes ist unter der Innenknöchelspitze und knapp vor und unterhalb der Außenknöchelspitze zu suchen.

Beim Erwachsenen finden wir, bezogen auf die hintere Begrenzung der Femurkondylen (Frontalebene), eine Außentorsion von durchschnittlich 23 Grad. Die Torsion der Tibia entwickelt sich während des Wachstums wohl in Abhängigkeit von der Femurtorsion. Sie beträgt beim Neugeborenen 0 Grad, beim Kleinkind 12–15 Grad und ist im Erwachsenenalter individuellen Schwankungen unterworfen. Stellung und Belastung des Fußes in Stand und Gang müssen immer im Zusammenhang mit der Unterschenkel- und Beintorsion gesehen werden.

Die Muskelmassen der unteren Extremität ergeben ein für die Beinform sehr typisches Profil, an dem die dynamischen Aufgaben der Stabilisierung und der Bewegungen in den Hauptrichtungen abzulesen sind. Die Kenntnis der wesentlichen Muskelgruppen und ihrer phasischen Kontraktion und Formänderung während der Funktion ist für Orthetik und Prothetik von hohem Wert.

Im Hüftbereich finden wir die wesentlichen Muskelmassen mehr dorsal und lateral angeordnet. Dorsal streckt der Musculus glutaeus maximus das Hüftgelenk und wirkt so auch einem nach vorne gerichteten Moment des Körperschwerpunktes entgegen. Seine Fasern spannen sich vom Becken zur Rückseite von Femur und Tractus iliotibialis und wirken so als Beckenaufrichter bei festgestelltem Bein. Zusammen mit dem vorne gelegenen Gegenspieler, dem Musculus iliopsoas, pendeln wir das Rumpfgleichgewicht so über dem Hüftgelenk aus.

Musculus glutaeus medius und minimus als Abduktoren der Hüfte stellen die wichtigsten seitlichen Stabilisatoren des Beckens im Einbeinstand dar. Beckenkamm und Trochanter major als Ursprung und Ansatz stellen ausladende Hebelarme zur Funktionsverbesserung dar. Sie werden in ihrer Funktion durch den Musculus tensor fasciae latae und den vorderen Anteil des Musculus glutaeus maximus unterstützt. Angespannt halten sie im Einbeinstand das Becken in der Waage, geschwächt sinkt die Schwungbeinseite herab, es entsteht ein Hüfthinken, ein Watschelgang.

Der Rumpf kann über dem Hüftgelenk bei Schwäche oder Ausfall der Abduktoren nur ausbalanciert werden, wenn die verbliebene Muskelkraft dem entgegengesetzten Drehmoment des Körpers im Drehpunkt des Hüftgelenkes entspricht, oder wenn dieses Drehmoment 0 wird.

Mit welchen Kompensationsmechanismen der Körper dies bewerkstelligt, hängt im wesentlichen vom Ausmaß der Schwäche ab.

Leichtere Abduktorenlähmungen werden durch Seitneigen des Rumpfes über das tragende Hüftgelenk genügend ausgeglichen, das Becken bleibt dabei weitgehend horizontal. Bei jedem Doppelschritt pendelt der Rumpf einmal über das betroffene Bein *(Duchenne-Phänomen)*.

Bei *subtotalen oder vollständigen Glutäusausfällen* kippt das Becken trotz der Schwerpunktverlagerung zur Spielbeinseite ab. Der Rumpf wird zunächst soweit über das Standbein gelegt, bis das Drehmoment in diesem Hüftgelenk 0 wird *(Trendelenburgzeichen)*.

Bei *doppelseitiger Glutäalschwäche* kommt es zum doppelseitigen *Duchenne-Hinken* (Pendelgang). Bei *doppelseitigen Glutäalausfällen* tritt ein doppelseitiges *Trendelenburg-Hinken* auf (Watschelgang).

Der hochgelegene Körperschwerpunkt kann stabil ausbalanciert werden, wenn bei Schwerpunktsverlagerung zur Standbeinseite ein nach außen gerichtetes Drehmoment durch die Spannung der Adduktoren ausgeglichen wird (s. S. 82, Abb. 2-25, 2-26).

Von Scham- und Sitzbein zieht antagonistisch die mächtige Muskelgruppe der Adduktoren zu Oberschenkel und Tibiakopf. Ihr kommt u. a. die wichtige Aufgabe der Standsicherung in der Frontalebene im beidbeinigen Stand als Gegenspieler der Glutäen zu (Abb. 2-27).

Gegenüber diesen streckenden, ab- und anspreizenden Muskelgruppen treten die Hüftbeuger an der Vorderseite in den Hintergrund. Der Iliopsoas zieht von der Lendenwirbelsäule (LWS) und dem Beckeninneren zum Trochanter minor an der Innenseite des Femur.

Als Beuger entfaltet er seine stärkste Wirkung erst in Hüftbeugestellung. Abhängig von Schenkelhalslänge und Beinstellung kann er sowohl noch als Außen- als auch Innendreher wirken.

Die Form des Oberschenkels wird vorne weitgehend durch die Masse des Musculus quadriceps femoris, des Kniestreckers bestimmt. Als zweigelenkiger Muskel wirkt sein zentra-

82 Orthesen für die untere Extremität

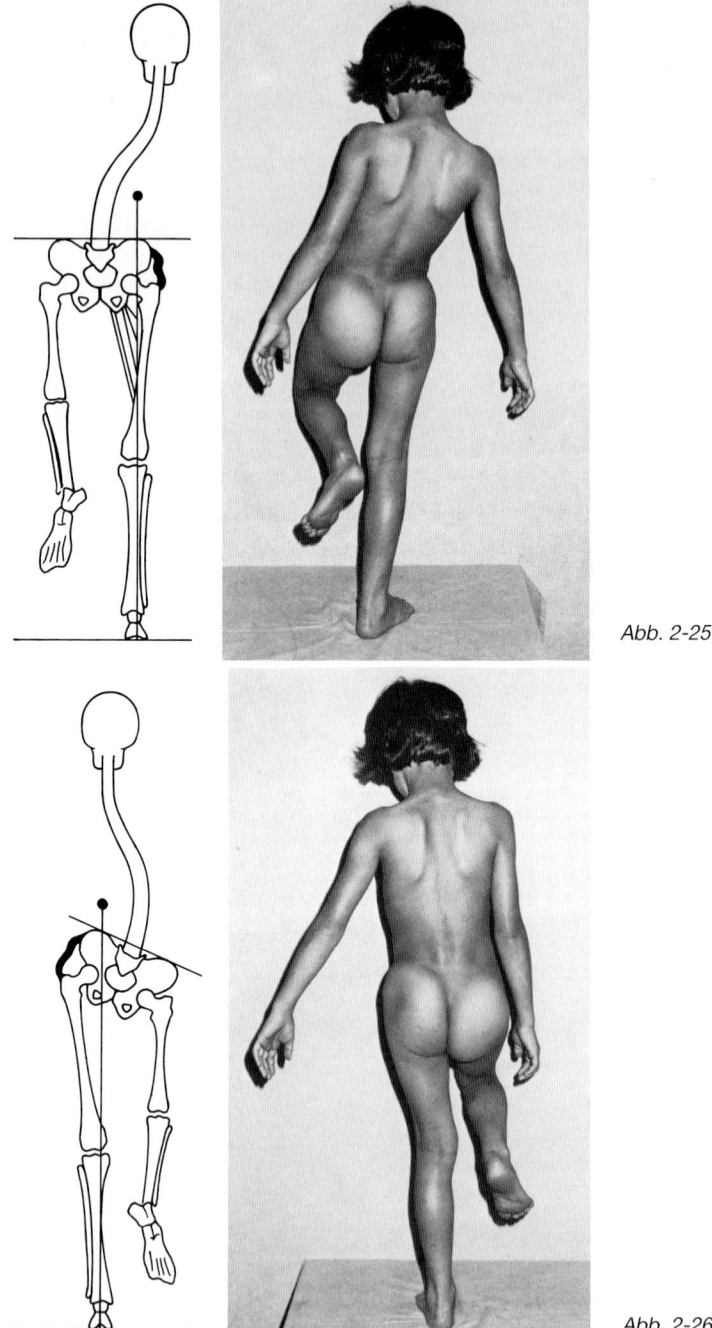

Abb. 2-25

Abb. 2-26

Abb. 2-25 *Duchennesches* Phänomen: Kompensation der Schwäche der Hüftabduktoren durch Verlagerung des Körperschwerpunkts über das Standbein, soweit bis das Drehmoment im Hüftgelenk = 0 wird (Abb. 2-25 und 2-26 *D. Hohmann*, Original)

Abb. 2-26 *Trendelenburgsches* Phänomen: Absinken des Beckens auf der Schwungbeinseite trotz Schwerpunktverlagerung bei schwerer Glutealinsuffizienz

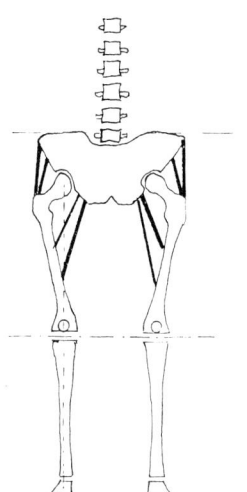

Abb. 2-27 Standsicherung in der Frontalebene durch gleichmäßige Anspannung der Hüft-Ab- und -Adduktoren im beidbeinigen Stand. Normalzustand: Traglinie zentriert durch Hüftkopf, Kniegelenk und Sprunggelenk. Hüftabduktoren und Hüftadduktoren gleichmäßig gespannt (aus *K. F. Schlegel:* Orthopädie, Enke, Stuttgart 1978, S. 218)

ler Zug, der Musculus rectus femoris, auf die Hüfte als Beuger aber auf das Knie als Strecker. In seine kräftige Sehne ist zur Umlenkung und Hebelarmverbesserung die Kniescheibe eingewebt. Seine Endsehne, das Ligamentum patellae, setzt an der Tuberositas tibiae an, der als Hebelarm am weitesten ventral vorspringenden Rauhigkeit des Schienbeines.

Die seitlichen Quadrizepsköpfe, die Vasti medialis und lateralis, strahlen über die Retinacula patellae in den gemeinsamen Streckzug ein und bilden so eine umfassende vordere Kniesicherung.

Frakturen oberhalb des Kniegelenkes (suprakondyläre Frakturen) stören die Gleit- und Verschiebefähigkeit des Streckapparates durch Verwachsungen des Musculus vastus intermedius und verursachen so eine Kniestrecksteife.

Als ischiokrurale Muskeln bezeichnet man starke, dorsal gelegene hüft- und kniegelenküberbrückende zweigelenkige Muskeln, die vom Tuber ischiadicum zum Unterschenkel ziehen. Ihnen kommen sehr komplexe Funktionen zu. Als Hüftstrecker wirken sie gleichzeitig beckenaufrichtend, synergistisch mit dem Musculus glutaeus maximus. Am Knie entfalten sie, neben der hauptsächlichen Beugung, auch eine rotationsstabilisierende Wirkung für die Gelenkführung.

Am Unterschenkel ist fast die gesamte Muskelmasse dorsal der Knochenachse gelegen. Der kräftige zweigelenkige Musculus Gastrorenemius beugt das Knie und sichert zusammen mit den ischiokruralen Muskeln das Gelenk von dorsal. Zusammen mit dem Musculus soleus verschmilzt er zum Triceps surae, setzt mit der Achillessehne am Tuber calcanei an und ist so der wichtigste Plantarbeuger des Fußes. Die langen Zehenbeuger und der Musculus tibialis posterior beugen ebenfalls das Sprunggelenk nach plantar, durch ihren Verlauf hinter dem Innenknöchel bekommen sie wie der Triceps surae ein supinierendes Moment auf die Achse des unteren Sprunggelenkes.

Die Fußheber sind in ihrem Ursprungsgebiet an der Vorderaußenseite des Unterschenkels konturbildend. Dem Musculus tibialis anterior kommt zusätzlich eine supinatorische, den Zehenextensoren eine pronatorische Wirkung zu. Musculi peronaeus longus und brevis sind die eigentlichen Stabilisatoren für Vor- und Rückfuß und entfalten nur eine geringe plantarbeugende Wirkung.

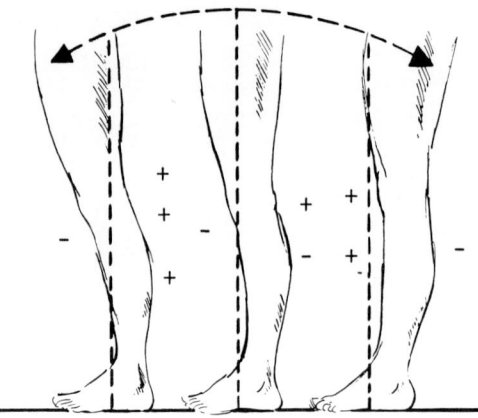

Abb. 2-28 EMG-Aktivitäten als Ausdruck der Körperschwankungen in der Frontalebene (nach *Basmajian* aus *M. A. Rizzi:* Die menschliche Haltung und die Wirbelsäule. Hippokrates, Stuttgart 1979, S. 33)

Allen Unterschenkelmuskeln zusammen kommt neben der Fortbewegungsfunktion auch eine ständige Aufgabe in der Gleichgewichtssicherung in der Sagittalebene bei aufrechtem Stand zu, wobei vor allem durch die Wadenmuskulatur Körperschwankungen aufgefangen und ausgeglichen werden (Abb. 2-28).

Der Leistung der Unterschenkelmuskulatur verdanken wir auch die Anpassung des Fußes an das Bodenrelief sowie die Aufrechterhaltung der Fußstatik durch Supination des Rückfußes bei gleichzeitiger Pronation des Vorfußes.

Das synergistische Verhalten der wichtigsten Muskelgruppen des Beines zur Aufrechterhaltung der Körperstatik bei wechselnder Schwerpunktslagen hat *Storck* (1951) am Beispiel der Kniesicherung anschaulich dargestellt (Abb. 2-29).

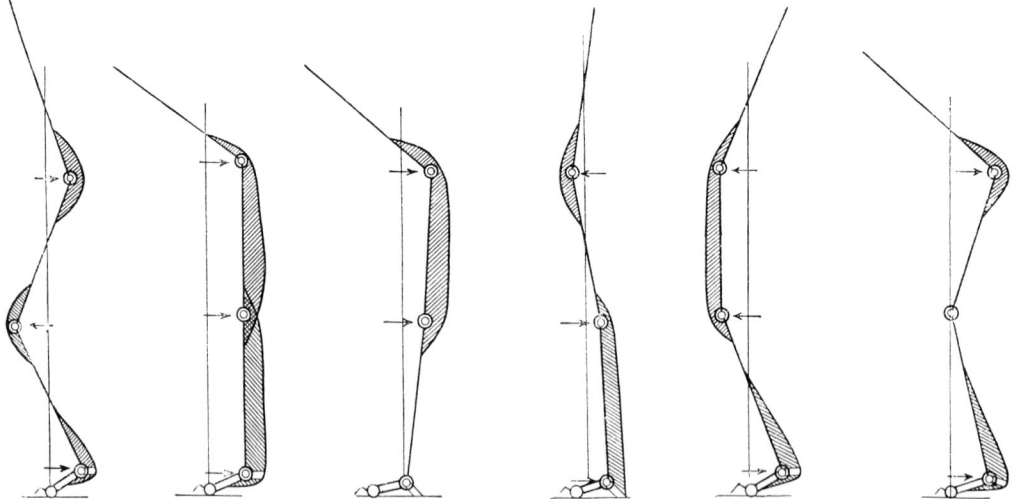

Abb. 2-29 Standsicherung bei unterschiedlicher Lage des Körperschwerpunktes und wechselnder Stellung der Beingelenke. Die synergistische Wirkung wichtiger Muskelgruppen der unteren Extremität wird deutlich (aus *H. Storck:* Die Anwendung der Statik auf den menschlichen Bewegungsapparat. Enke, Stuttgart 1951, S. 79)

Die vorstehenden Betrachtungen zur **Anatomie und Funktion** haben den normalen Bau der unteren Extremität und ihre normalen Funktionen zur Grundlage. Orthopädietechnische Heil-Hilfsmittel werden jedoch dann gebaut, wenn irgendeine Störung im System vorliegt. In spezieller Sicht auf die Gelenkbereiche am Bein erwähnen wir deshalb einige Funktionen nochmals um besonders die anatomische und technische Bedeutung der Gelenkbereiche und Achsen von Bein und Becken hervorzuheben.

Die untere Extremität wird mittels dreier Muskel aktiv gesichert, Musculus glutaeus maximus zur Hüftstreckung, Musculus quadriceps femoris zur Kniestreckung und Musculus soleus zur Sicherung der Fußstellung. Durch eine Spitzfußbewegung (Plantarflexion) mittels Tätigkeit des Soleus kann man bis zu einem gewissen Grad ebenso eine Kniesicherung erreichen wie durch volle Streckung des Hüftgelenkes.

Eine bewußte, passive und kräftesparende Sicherung der unteren Extremität wird auch funktionell durch die Außendrehung der horizontalen Gelenkachsen erzielt. Diese werden dadurch aus der Bewegungsrichtung herausgebracht und sind durch die einwirkende Körperlast nicht fehlwirksam gefährdet.

Eine biomechanisch wichtige Aufgabe im Orthesenbau betrifft daher die konstruktive Nutzung der Verlagerung von Gelenkachsen, von teilweisen oder völligen Gelenksperrungen sowie von Einjustierungen mechanischer Gelenke.

Es gilt somit, die *Gelenkarten und die Bewegungsabläufe* für den
- **Hüftbereich,**
- **Kniebereich,**
- **Fußbereich,**

besonders zu kennzeichnen.

Hüftbereich

Das mechanisch einfache Kugelgelenk hat einen klaren Drehmittelpunkt und es ergeben sich eine Vielzahl möglicher Bewegungsachsen und -ebenen. Für die Orthopädietechnik können davon drei Hauptachsen herausgestellt werden.

Beugung und Streckung:
    in der Sagittalebene um eine horizontale Achse (Abb. 2-30).

Anspreizung und Abspreizung:
    in der Frontalebene um eine horizontale Achse (Abb. 2-31).

Innen- und Außenkreiselung:
    um eine vertikale Achse in der Schnittlinie der Raumebenen (Abb. 2-32).

Die wichtigste ist die *Beuge-Streck-Achse*. Bei der Beuge-Streckbewegung eines mechanischen Apparat-Hüftgelenkes fällt die Achse des Apparates mit der queren anatomischen Hüftgelenksachse (Achse durch die Drehmittelpunkte beider Hüftgelenke) zusammen. Deshalb muß die Bodenhöhe des mechanischen Hüftgelenkes oberhalb der Höhe des Trochanter major angeordnet werden und nicht etwa der markanten Mittelkonvexität des Trochanter major entsprechen (Abb. 2-33).

Die seitliche Lage des mechanischen Gelenkes nach dorsal oder ventral muß exakt festgelegt werden, denn diese Justierung ist gleichzeitig wichtig für die richtige Einordnung eines mechanischen Kniegelenkes zum Schwerelot.

Für diese seitliche Lage können wir uns nicht nach dem Trochanter major richten, da dieser durch Außendrehung oder Innendrehung des Beines im Stand und in der Schwungphase eine bewegliche Lage einnimmt und damit als seitlicher Orientierungspunkt nicht zu gebrauchen ist (Abb. 2-34).

Die *Roser-Nelaton-Linie* (s. Abb. 2-66, 2-67) dient zur Orientierung.

86 Orthesen für die untere Extremität

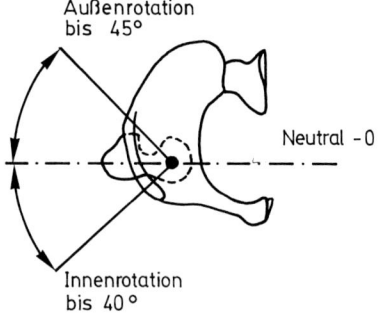

Neutral – 0

Beugung bis 120–140°

Streckung 10–15°

Abb. 2-30

Abb. 2-30 Bewegungsumfang des Hüftgelenks in der Sagittalebene (Neutral-Null) 15-0-135° (Abb. 2-30 bis 2-32 R. *Uhlig*, Original)

Abb. 2-31 Bewegungsumfang des Hüftgelenks in der Frontalebene. Abduktion-Adduktion ausgedrückt in der Neutral-Null-Methode: 45-0-30°

Abb. 2-32 Bewegungsumfang des Hüftgelenks in der Transversalebene. Außen- und Innenrotation betragen in Streckung der Hüfte 45-0-30°, in Beugung etwa 30-0-40°

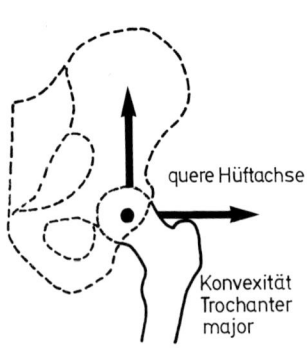

Abduktion 30–45°

Adduktion 20–30°

Abb. 2-31

Außenrotation bis 45°

Neutral – 0

Innenrotation bis 40°

Abb. 2-32

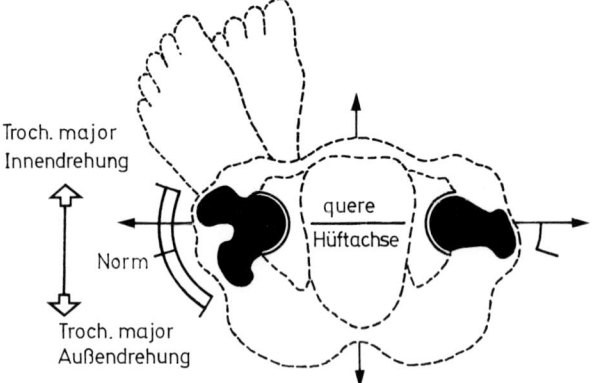

quere Hüftachse

Konvexität Trochanter major

Troch. major Innendrehung

Norm

Troch. major Außendrehung

quere Hüftachse

Abb. 2-33 In der Frontalebene zieht die quere Hüftachse durch die Spitze des Trochanter major (Abb. 2-33 und 2-34 R. *Uhlig* Original)

Abb. 2-34 Wegen der Kreiselbewegung des Hüftgelenks zwischen Stand- und Schwungphase kann der Trochanter major nicht zur Bestimmung des Durchstoßpunkts der queren Hüftachse in der Transversalebene herangezogen werden

Kniebereich

Das menschliche Kniegelenk hat keinen klar lokalisierbaren Drehmittelpunkt, wie er für technische Maßnahmen (z. B. Orthesengelenke S. 94) wünschenswert wäre.

Hier werden deshalb die drei wesentlichsten aber auch grundverschiedenen Darstellungsmöglichkeiten zur Definition herangezogen:

geometrische Form,
Bewegungsform,
Polkurvenform.

Zur anatomisch-physiologischen Skizzierung des Kniegelenkes verwenden wir u. a. Abbildungen, die wir frei nach *Hoffmann-Daimler* (1963) zitieren und ergänzen.

Geometrische Form

Bewegungsbestimmend sind, wie nachstehend dargestellt, die lateral und medial unterschiedlichen Femurkondylen (Abb. 2-35).

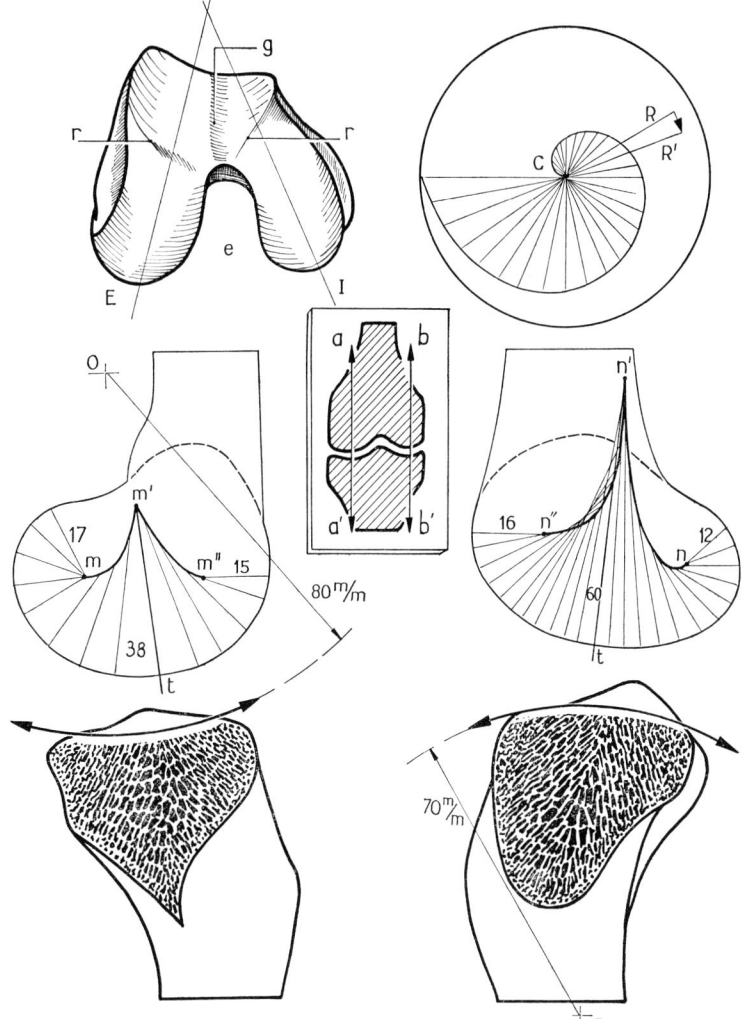

Abb. 2-35 Profile der Kondylen von Femur und Tibia. Darstellung der Geometrie der Krümmungen der medialen und lateralen Femur- und Tibiagelenkflächen. Die Asymmetrie des Gelenkaufbaus und die Gelenkflächeninkongruenz wird erkennbar (aus *I. A. Kapandji:* Physiologie articulaire, Vol. 2. Maloine, Paris 1975, p. 87)

Der gelenkflächige Anteil der Femurkondylen stellt sich in der Sagittalebene – nach *Schubjé* 1948 schematisiert – konvex-ellipsenähnlich dar (Abb. 2-36).

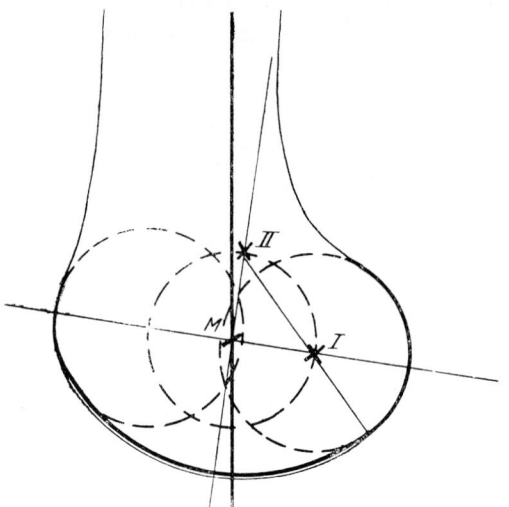

Abb. 2-36 Die ellipsenähnliche Form der Oberschenkelrolle. Die Drehpunkte I und II liegen auf einem Kreisbogen um M, d. h. in gleicher Entfernung und gegenseitig rechtwinklig zum Mittelpunkt. Die ellipsenähnliche Rolle ist um 10–15° gegenüber der Schwerlinie nach rückwärts geneigt (aus *H. Schubjé:* Über die Prinzipien der mechanischen Gliederheilkunde. Thieme, Leipzig 1948, S. 54)

Dieser Form, die von einer Gelenkrolle theoretischer Vorstellung weit entfernt ist, fehlt gerade das, was man am ehesten bei einem so stark beanspruchten Gelenk erwarten möchte – die gleichmäßige Krümmung der Gelenkfläche um einen Gelenkmittelpunkt, einer Krümmung also, der die Gelenkfläche des funktionierenden Schenkels in exakter Kongruenz angepaßt sein kann. Zweierlei wäre dadurch bewirkt, einmal genügend Führungsfläche für die Gleitbewegung des Schenkels an der Rolle und zum anderen ausreichend große Kontaktfläche für die Verteilung der Druckbelastung. (Bei gleichbleibendem Gesamtdruck durch die Körpermasse ist der Partialdruck auf die einzelnen Flächenpunkte um so größer, je kleiner die druckaufnehmende Gesamtfläche ist). Bei der ungleichmäßig konvexen Krümmung der Femurkondylen müßte also die konkave Krümmung der Tibiakondylen mindestens gleich der geringsten Krümmung der Femurkondylen sein. Diese Erwartung bestätigt sich nicht. Tatsächlich sind die Tibiakondylen wesentlich flacher, lateral sogar konvex geformt! Die Bedeutung dieses Phänomens ist rätselhaft, um so mehr, wenn unterstellt wird, daß die Funktion von der Form abhängig ist, entwicklungsgeschichtlich sich aber die Form in idealer Weise der Funktion angepaßt hat.

Der kleinflächigste praktisch mögliche Berührungspunkt zweier Körper ist der mit konvex gekrümmten Oberflächen. Hier, im Kniegelenk, zwischen Femur- und Tibiakondylen, ist es annähernd gegeben, in einem Gelenk maximaler Druckbeanspruchung.
Ein Sachverhalt, der die Leistung des Knorpels offenbar werden läßt (Abb.2-37).

Ein reines Gleiten der Tibia- längs der Femurkondylen wäre nicht denkbar, sie müßten aneinander abrollen, wenn nicht die randständigen Menisken vermöge ihrer elastischen Anschmiegsamkeit die Tibia über die ungleichmäßige Krümmung der Femurkondylen führte. Daß die Menisken durch ihre raumfüllende Substanz die Synovia an die Gelenkfläche „verdrängen", ist für das Thema von untergeordneter Bedeutung, gibt aber einen Hinweis für die Wichtigkeit der ständigen Oberflächenbenetzung zur Pflege und Schmierung der Knorpelfläche. Ein Blick auf den geometrischen Schnitt des distalen Femurendes läßt die Formprobleme im Hinblick auf die Funktion erkennen (Abb. 2-38).

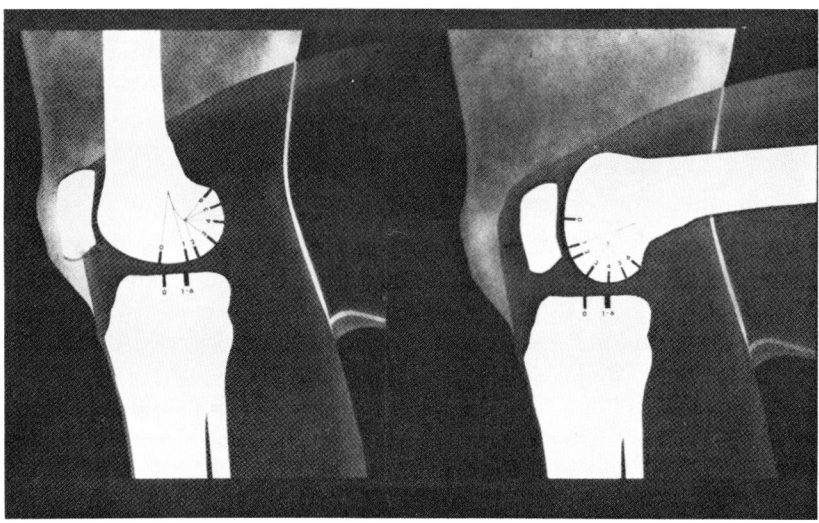

Abb. 2-37 A/B Kontaktpunkte zwischen Femur und Tibia bei Streckung (A) und Beugung (B). Die stärkste Verschiebung geschieht in den ersten 15° der Beugung aus leichter Überstreckung heraus. Bei weiterer Beugung konzentriert sich die Berührung auf die Strecke 1–6 (aus *R. E. Stewart:* Selection and Application of Knee Mechanisms. Bull. Prost. Res. 10–18, Fall 1972, p. 92)

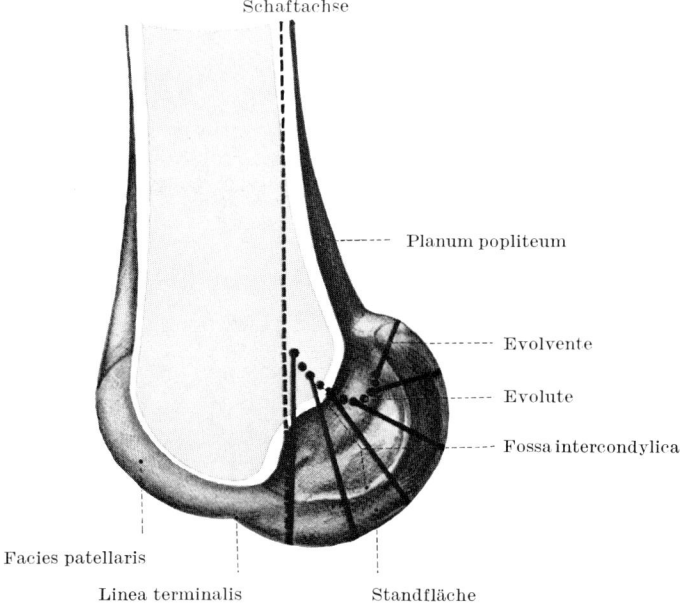

Abb. 2-38 Der Radius der Krümmung der Facies tibialis femoris nimmt nach dorsal stetig ab (Evolvente). Die Verbindung der Krümmungsmittelpunkte heißt Evolute. Durch diese Spiralform der Gelenkflächen werden die Führungsbänder des Gelenks während der Streckung gespannt und während der Beugung erschlafft (aus *T. v. Lanz, W. Wachsmuth:* Praktische Anatomie, I/4. Springer, Berlin 1938, S. 225)

Der vordere Teil der Femurkondyle, welcher in Streckstellung mit dem Schienbein in Verbindung steht, ist viel flacher als der stärker gekrümmte hintere Teil. Dieser gleicht fast einem Kreisausschnitt mit ziemlich gleichem Krümmungshalbmesser. Die flacheren vorderen Teile haben selbstverständlich einen viel größeren Halbmesser. Zeichnet man die verschiedenen Krümmungsmittelpunkte auf, dann erhält man eine hakenförmig gebogene Kurve (Abb. 2-38). Schon dies beweist, daß das Kniegelenk kein Scharniergelenk, das sich nur um eine Achse drehen müßte, sein kann. Es müssen sich die Gelenkflächen von Schienbein und Oberschenkel gegeneinander verschieben.

Als weiteres Element des Kniegelenkes fungieren die Kreuzbänder. Sie halten sowohl Tibia- als auch Femurkondylen während der Entlastungsphase mechanisch in Kontakt. (Der Kontaktdruck wird vermutlich durch den atmosphärischen Außendruck bewirkt, wie ihn die Gebrüder *Weber* (1836) für das Hüftgelenk beschrieben haben.) Die Kreuzbänder bewerkstelligen weiterhin, hauptsächlich durch das vordere Band und zusammen mit dem dorsalen Kapselanteil, die Begrenzung der Streckbewegung. Zum wichtigsten aber stabilisieren sie die Gelenkmechanik, indem sie durch ihre Anordnung bestimmte Bezugspunkte der beiden Kondylen so zueinander fixieren, daß mehr eine Gleitbewegung, weniger aber eine Abrollbewegung zwischen Femur und Tibia möglich ist (*Weber* u.*Weber* 1836) (Abb. 2-39, 2-40).

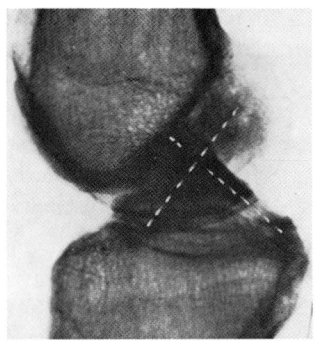

Abb. 2-39 Die von *Menschik* vorgeschlagene Deutung der Kreuzbandfunktion als Viergelenkkette, die Stabilität und in der Sagittalebene geführte Roll-Gleit-Bewegung ermöglicht (Normalstellung im Röntgenbild aus *A. Menschik:* Mechanik des Kniegelenkes, 1. Teil. Z. Orthop. 112 [1974] 482)

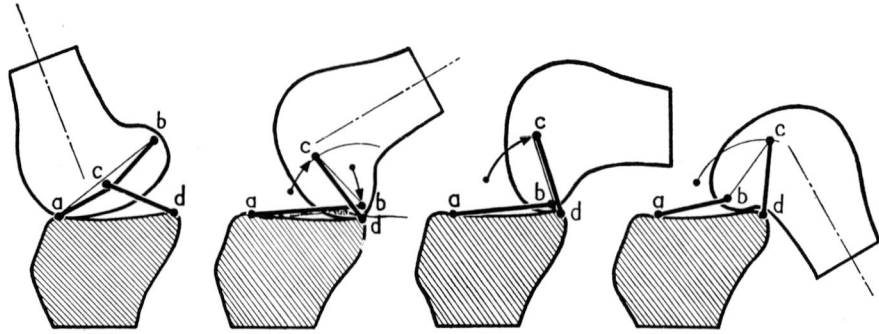

Abb. 2-40 Schematisierte Viergelenkskette in verschiedenen Bewegungsphasen (aus *I. A. Kapandji:* Physiologie articulaire, Vol. 2. Maloine, Paris 1975, p. 121)

Bewegungsform

Wie bereits gesagt, wird die Bewegung des Kniegelenks durch die ellipsoidgeformten Femurkondylen bestimmt. Die Hauptsache des Ellipsoids senkt sich von ventral nach dorsal um etwa 10 Grad (*Schubjé* 1948), ihr Mittelpunkt liegt dorsal der Femurachse (Abb. 2-41).

Die Tibia gleitet über das Kondylenellipsoid als Pendel, dessen Aufhängung in einer Schleife S zu denken ist, deren Enden in den Ellipsenbrennpunkten F_1 und F_2 befestigt sind (Abb. 2-42).

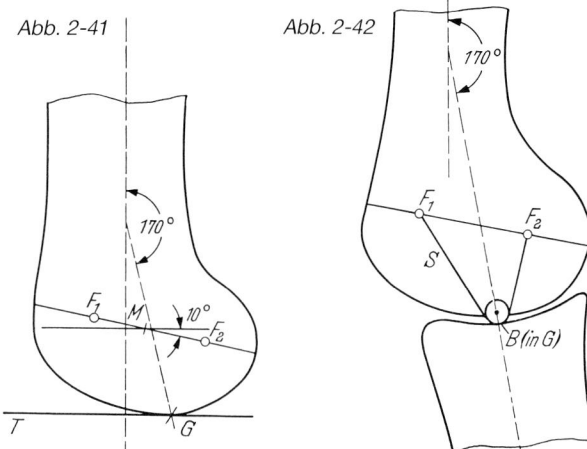

Abb. 2-41 Die Hauptachse des Ellipsoids (F_1–F_2) ist etwa 10° geneigt (Abb. 2-41 und 2-42 aus *S. Hoffmann-Daimler: Kräfte und Funktionen des Gehens und Stehens.* Sonderdruck aus Bd. XLV. Ergeb. Chir. und Orthop. Springer, Heidelberg 1963, S. 323)

Abb. 2-42 Aus Bandführung des Gelenks und Ellipsenform der Gelenkkörper kann eine Pendelbewegung (Schleife S) abgeleitet werden

Die Neigung des Ellipsoids mit dem hinter der Femurachse liegenden Punkt M seiner Hauptachse ist insofern von Bedeutung, als sie die „relative Länge" des Femurs für die Kniebeugung bestimmt. Die Strecke ist am kürzesten, wenn B am äußerst erreichbaren Punkt der ventralen Ellipsoidhälfte liegt, das Kniegelenk sich also unter maximaler Streckung in seiner „passiven Zone" (*zur Verth* 1948) befindet.

Unter passiver Zone ist ein Bewegungsraum des Kniegelenks zu verstehen, der nach dorsal durch den rückwärtigen Anteil des Kapselbandapparates sowie das vordere Kreuzband, und nach ventral durch den Punkt des labilen Gleichgewichts funktionell begrenzt wird (Abb. 2-43, 2-44).

Labiles Gleichgewicht einer Kette länglicher und asymmetrischer Formenkörper ist gegeben, wenn die Schwerpunkte der einzelnen Glieder sowie die Punkte der maximalen Längenmessung ihrer Längsachsen lotrecht übereinander stehen. Dazu sind diese Formenkörper als geometrisch unklare Raumkörper zu betrachten und durch Berechnungen in bekannte Raumkörper zu zerlegen.

Labiles Gleichgewicht bei einer Knie-Beuge-Stellung von etwa 10 Grad besteht noch, wenn die Belastungslinie sich mit der Schwerlinie deckt. Es haben alle Beugestellungen des Kniegelenks zwischen seiner äußersten Streckstellung und einer Beugung bis 10 Grad unter Schwerkraft bei Ausschaltung aller für das Kniegelenk wirksamen muskulären Kräfte ein Zurückfallen des Gelenkes mit Anschlag an der dorsalen Begrenzung durch den Bandapparat zur Folge (Berechnungen nach *Hoffmann-Daimler* 1963).

Neben der Zweckmäßigkeit dieses Effektes, nämlich der Standsicherheit, ist sonst für den physiologischen Sinn des geneigten Ellipsoids am Femur keine Begründung eruierbar, die die Bedeutung der Standsicherheit noch übertreffen könnte.

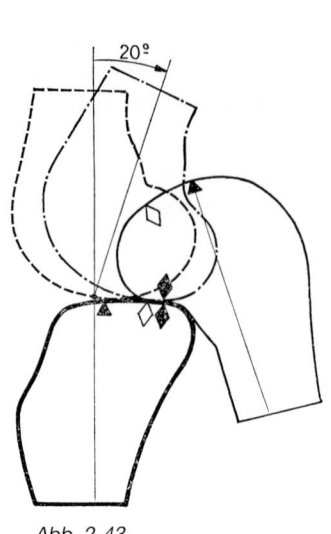 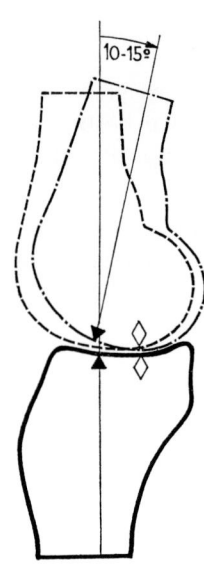

Abb. 2-43 *Abb. 2-44*

Abb. 2-43 Am lateralen Kondylus des Kniegelenks erfolgt nur während der ersten 15–20° eine gewebsschonende Rollbewegung, die dann in ein Gleiten übergeht (Abb. 2-43 und 2-44 aus *I. A. Kapandji:* Physiologie articulaire, Vol. 2. Maloine, Paris 1975, p. 89)

Abb. 2-44 Am medialen Kondylus findet sich die Rollbewegung nur während der ersten 10–15°. Diese Differenz ist eine der Ursachen der Schlußrotation.

Das funktionelle Moment der Ellipsoidneigung, die schließlich einer Lage des Kniegelenkpunktes hinter der Femurachse gleichkommt, hat natürlich auch für die Bewegung seine Rückwirkung. Unsere Überlegungen hinsichtlich der physiologisch gegebenen, funktionell für die Bodenfreiheit der durchschwingenden Fußspitze nur im ersten Drittel der Schwungphase unerwünschten relativen Verlängerung des Femurs, lenken die Aufmerksamkeit jedoch meistens biomechanisch auf die Gegebenheiten des Standes.

Die somit fast zwangsläufig meist statisch vereinfachten und weniger funktionell gesehenen Probleme des Kniegelenkes führten in den vergangenen Jahrzehnten sowohl in der technischen Orthopädie zu vorwiegend monozentrischen Orthesen-Kniegelenken als auch späterhin in der medizinischen Orthopädie zu monozentrischen Endoprothesen-Gelenken. Die wenigen polyzentrischen Modifizierungen gelten derzeit noch vorwiegend der mehrgelenkigen Scharnierbewegung in einer Sagittalebene und somit dem Bezug auf eine mechanische Kompromißachse der Beuge-Streckbewegung im Knie.

Zykloidenbahnen i. S. der Hypo- und Orthozykloiden und auch die Rotationsbewegungen um eine vertikale Achse bestimmen noch kaum die Konstruktionen.

Schede, A. Habermann 1918, *Storck* 1951, *Schubjé* 1948, *Hoffmann-Daimler* 1963, *Menschik* 1974 u. a. vermitteln biomechanische Erkenntnisse, die begreifbar machen, daß die Achse der menschlichen Kniebewegung sich nicht materialisieren läßt.

Der Bewegungsablauf des Kniegelenkes in seiner komplexen Vielfalt ist im wesentlichen von den bisher dargestellten Formen der Knochenkörper, der Längenbestimmungen, der Gelenkknorpel, der Ansatzpunkte von Kreuz- und Seitenbändern, den Schwerkrafteinwirkungen u. a. m. abhängig.

Polkurvenform

Die von *Menschik* 1974 veröffentlichte und seitdem vertretene Theorie der Hüllflächengeometrie zur Erweiterung der Kenntnisse bedeutet, daß wertvolle neue Einzelheiten das Bild von der Kniebewegung erweitert haben.

Die medial-konkav nach innen gewölbte Gelenkfläche des Unterschenkels (Tibiaplateau) hüllt im weitesten Sinne die konvex nach außen gewölbte Gelenkfläche des Oberschenkels (Femurplateau) ein. Die Getriebetechnik ergibt errechenbare Zusammenhänge des Bändersystemes zum Gleit- bzw. Rollvorgang mit seinen Polkurvenwerten. (Abb. 2-45 bis 2-47)

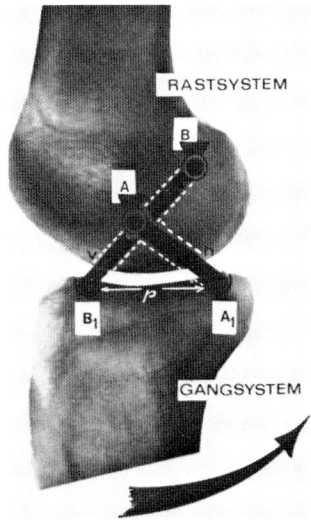

Abb. 2-45 Der Oberschenkel (Femur) wurde in dieser Abbildung als ruhendes System (Rastsystem) schematisiert, der Unterschenkel (Tibia) als bewegtes System (Gangsystem). A und B sind die Ursprungspunkte, A_1 und B_1 die Ansatzpunkte der Kreuzbänder. B_1 und A_1 sind durch p = die Koppel miteinander verbunden (Abb. 2-45 bis 2-47 aus *A. Menschik:* Mechanik des Kniegelenkes. 1. Teil. Z. Orthop. 112 [1974] 482 und 486)

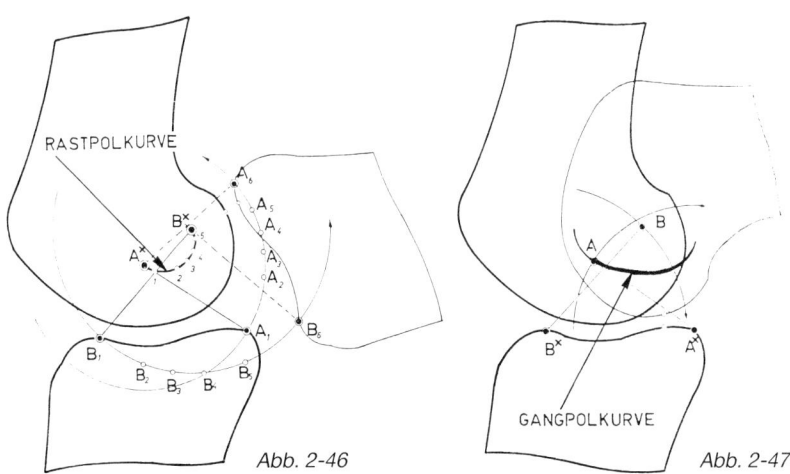

Abb. 2-46   Abb. 2-47

Abb. 2-46 Das Schema einer Rast-Pol-Kurve (Unterschenkel um Oberschenkel; A_0 = Streckung, A_6 = Beugung) gibt Aufschluß über die statisch-mechanisch besonders wichtige Lage der ersten Momentanpole beim Übergang vom Stand in die Bewegung

Abb. 2-47 Das Abrollschema einer Gang-Pol-Kurve (Bewegungsablauf von Oberschenkel und Unterschenkel)

Orthesen-Kniegelenke

Für die technische Orthopädie ergeben die derzeit im Kniebereich zur Verfügung stehenden mechanischen Orthesengelenke noch keinen direkten Bezug auf die vorerwähnten Darstellungen.

Aus Gründen der Gelenk- und Schienenstabilität, des konstruktiven Platzmangels am Bein, der notwendigen Serienproduktion und letzthin auch aus Kostenfragen heraus werden vorwiegend monozentrische mechanische Kniegelenkskonstruktionen bei Beinorthesen eingesetzt. Schematisierte Bewegungsausmaße (in Werten der Neutral-Null-Meßmethode ausgedrückt) sowie empirische Erfahrungswerte zur Lage der Kompromiß-Knieachse (ca. 2 cm oberhalb Kniespalt, ap-Distanz ⅔:⅓ Maß) bestimmen die Grundorientierung (Abb. 2-48, 2-49, 2-116, 2-118).

Nach *Nietert* (1975) lokalisiert, liegt die Kompromißachse in der Horizontalebene bei 60% ± 4% der gesamten Breite. Die vertikale Höhe über dem Gelenkspalt liegt bei 19 mm ± 0,15 mm (s. Kapitel 5 Abschnitt II).

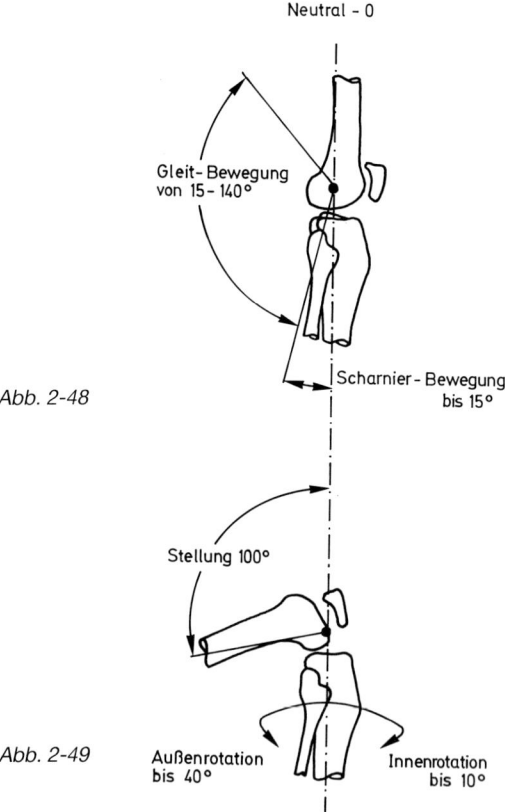

Abb. 2-48

Abb. 2-49

Abb. 2-48 Nach der Neutral-Null-Methode beträgt die Streck-Beuge-Bewegung des Kniegelenks (10)5-0-140°. Hierbei findet in den ersten 15° eine gewebsschonende Scharnierbewegung, von 15–140° eine Gleitbewegung statt (Abb. 2-48 und 2-49 *R. Uhlig*, Original)

Abb. 2-49 In Kniebeugung von 40–100° ist im Kniegelenk um einen Drehpunkt in der Eminentia intercondylica eine Außendrehung von etwa 40° und eine Innendrehung von etwa 10° möglich

Fußbereich

Die gelenkige Verbindung zwischen Unterschenkel und Fuß, das obere Sprunggelenk (Talokruralgelenk) zählt eigentlich nicht mehr zu den Fußgelenken. Die nahezu zylindrische Talusrolle, die vorne etwa 2 mm breiter ist als hinten, wird durch die ligamentär federndstraff geführte Knöchelgabel gehalten.

Die *Scharnierbewegung* umfaßt etwa 30 Grad Dorsalextension und 40 Grad Plantarflexion (Abb. 2-50). Hierbei bewirkt die leichte Keilform der Talusrolle eine federnde dorsale Anschlagsbegrenzung in der Knöchelgabel. In Plantarbeugung erlaubt das nun größere seitliche Spiel leichte Wackel-, Kant- und Drehbewegungen. Der schlechtere Gelenkschluß in dieser Stellung ist Ursache für erhöhte Verletzungsanfälligkeit.

Das *untere Sprunggelenk* wird aus der Articulatio subtalaris (hinteres unteres Sprunggelenk) und der Articulatio talo-calcaneo-navicularis (vorderes unteres Sprunggelenk) gebildet.

Die Gestalt der gewölbten Gelenkflächen des *hinteren* unteren Sprunggelenkes läßt in der Dorsalsicht der Fußlängsachse eine *Rotationsbewegung* erkennen. Die Lastübertragung erfolgt wohl hauptsächlich über die große hintere Gelenkfläche.

Das *vordere* untere Sprunggelenk besteht aus den medialen Gelenkflächen von Talus und Kalkaneus (Sustentaculum tali) sowie dem anschließenden Talonaviculargelenk mit seiner, einem *Kugelgelenk* ähnlichen Funktion.

Das sog. Kalkaneokuboidgelenk gehört zwar anatomisch nicht zum unteren Sprunggelenk, ist aber funktionell nicht völlig von ihm zu trennen.

Als *Chopart-*(Amputations-)*Linie* werden Talonavikular- und Kalkaneokuboidgelenk bezeichnet.

Alle *Intertarsalgelenke* verfügen über eine straffe Bandführung, die jedoch geringe Kipp-, Kant- und Klaffbewegungen zur Ergänzung der achsbestimmten Bewegungsausschläge zuläßt.

Die vorderen Intertarsal- und Tarsometatarsalgelenke sind straffe *Amphiarthrosen* (Verbindungen ohne definierte Achsen, aber mit geringem Bewegungsausschlag), die im wesentlichen eine mehr oder weniger federnde Kraft- bzw. Lastübertragung bewirken. Die Tarsometatarsale Gelenkreihe entspricht der Amputationslinie von *Lisfranc*.

Die *Zehengrundgelenke* zwischen den halbkugeligen Metatarsalköpfchen und den konkaven Grundgelenksbasen stellen *Kugelgelenke* dar, die in ihrer Funktion durch Kollateralbänder ähnlich wie die Fingergrund-(MP-)Gelenke eingeschränkt sind.

Die *Mittel- und Endgelenke* stellen *Scharniergelenke*, vergleichbar den PIP- und DIP-Gelenken dar.

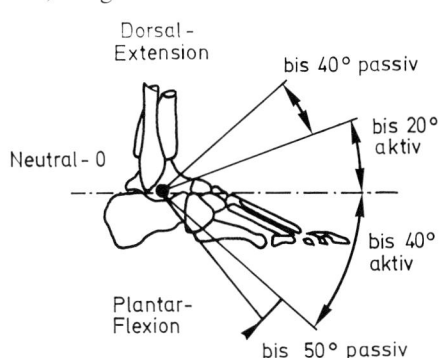

Abb. 2-50 Im Talokrural-Gelenk (oberes Sprunggelenk) ist eine Scharnierbewegung (Dorsalextension-Plantarflexion) von 20-0-40° möglich. Zu dieser Bewegung addieren sich je nach Laxität oder Straffheit des Fußes noch einige Grade der Plantarflexion des Gesamtfußes, die in den Intertarsal- und Tarso-Metatarsalgelenken zustande kommen (*R. Uhlig*, Original)

Orthesen für die untere Extremität

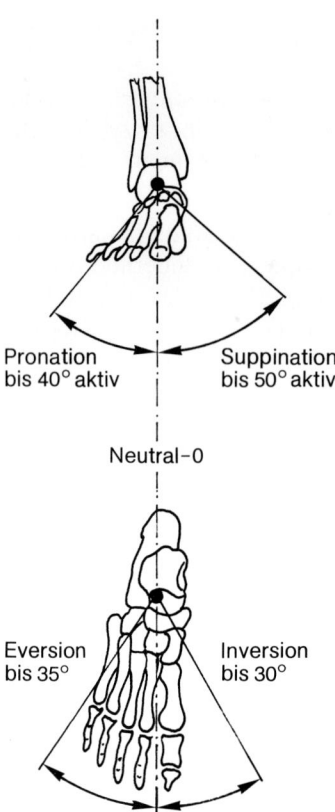

Pronation bis 40° aktiv | Suppination bis 50° aktiv

Neutral-0

Eversion bis 35° | Inversion bis 30°

Abb. 2-51 Die reinen Verwringungen von Vor- gegen Rückfuß (z. B. Vorfuß gegen fixierten Rückfuß) heißen Pro- und Supination. Auch hier ist das Ausmaß sehr variabel und von individuellen Gegebenheiten abhängig (Abb. 2-51 und 2-52 *R. Uhlig*, Original)

Abb. 2-52 Kombinationsbewegungen um eine schräg nach vorne medial oben nach hinten lateral unten verlaufende Achse des unteren Sprunggelenks (A. subtalaris und talocalcaneonavicularis) heißen Eversion oder Inversion

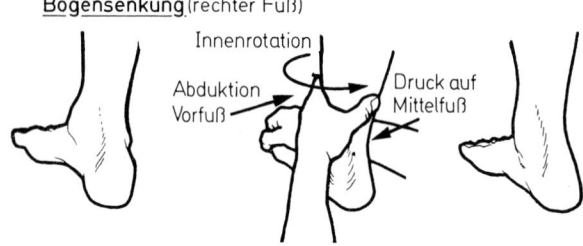

Bogensenkung (rechter Fuß) — Innenrotation, Abduktion Vorfuß, Druck auf Mittelfuß

Abb. 2-53 Prüfung der Senkung des medialen Fußbogens durch Innenrotation des Unterschenkels und relative Abduktion des Vorfußes (Abb. 2-53 und 2-54 aus *V. T. Inman, R. E. Isman:* Anthropometric Studies of the Human Foot and Ankle. Bull. Prost. Res. Spring 1969)

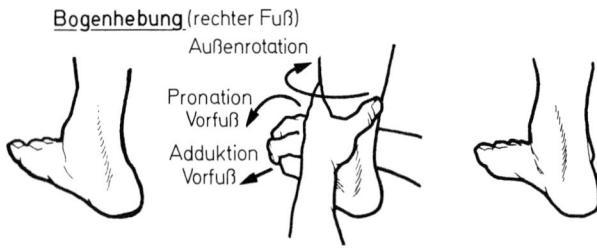

Bogenhebung (rechter Fuß) — Außenrotation, Pronation Vorfuß, Adduktion Vorfuß

Abb. 2-54 Prüfung der Hebung des medialen Fußbogens durch Außenrotation des Unterschenkels und relative Adduktion des Vorfußes

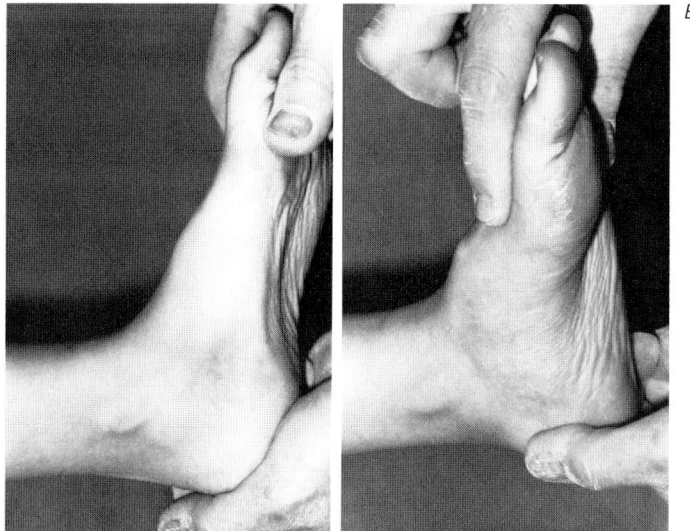

Abb. 2-55 A/B A) Die Eversion der Ferse bei supiniertem Vorfuß ergibt ligamentäre Stabilität des Fußes im Stand, flacht jedoch den Längsbogen ab. *B)* Die Inversion der Ferse bei proniertem Vorfuß schafft einen höheren Längsbogen, der jedoch muskulärer Sicherung bedarf.

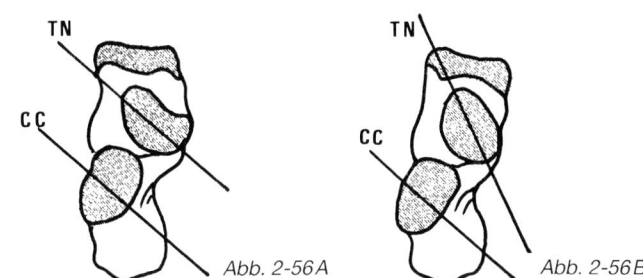

Abb. 2-56 A/B Stellung der Achsen des Talo-Navikular (TN) und des Calcaneo-Cuboid-Gelenks (CC) IN *A)* Eversion (parallel) und *B)* Inversion (divergent). Bei Parallelität der Achsen ist die Beweglichkeit, bei Divergenz die Stabilität größer (nach *Inmann:* Biomechanical Considerations. Technical Report 1969)

Für orthopädietechnische Behandlungsmaßnahmen ist es wichtig ob Kontrakturen und auch Formabweichungen dokumentiert werden.

Die *Prüfung der Fußstellung* wird deshalb durch eine *funktionelle Fußuntersuchung* ergänzt (Abb. 2-53 bis 2-56).

Zum Verständnis der Fußbewegungen des gesunden Menschen muß man, wie bereits erwähnt, eine Vielzahl von Gelenkarten und Gelenkwinkel bewerten. Auch die während des Bewegungsablaufes zeitlich gegeneinander verschobene Benutzung der unterschiedlichen Achsen gehört dazu (Abb. 2-57). Diese Problemvielfalt vereinfacht sich bei der orthopädietechnischen Versorgung an der unteren Extremität durch die zwangsläufige Einschränkung auf wenige notwendige Hauptbewegungen. Dies ist die Folge der mit einer Orthese meist verbundenen Anbringung eines Walkschuh-Fußteiles, eines Sandalen-Fußteiles oder eines „Gehbügel-Fußteiles" (s. S. 57).

Eine wichtige Fußbewegung bleibt die dorsale Streckung und plantare Beugung des Fußes um eine relativ klare *monozentrische Achse im oberen Sprunggelenk*, dem sog. Knöchelgelenk (Abb. 2-58). Dagegen verliert die untere Sprunggelenkachse als Mittelachse der Pronations- oder Supinationsbewegungen des Fußes ihre wesentliche Funktionsausübung durch die Schienenführung und die Bodenplatte einer Orthese. Es bleibt eine dann mehr im Fußinneren sich abspielenden Bodendruckangleichung an die körperformbedingte Zweckstellung im mechanischen Fußteil erhalten.

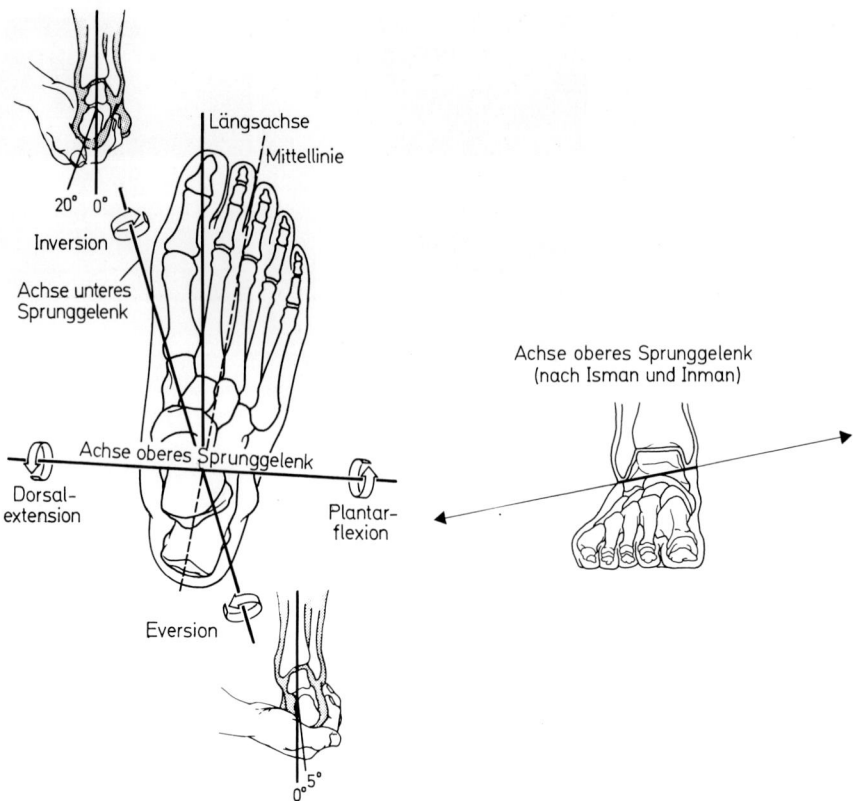

Abb. 2-57 Ein Schema von Konstruktions- und Bewegungsachsen am Fuß (modifiziert nach *R. A. Mann:* Biomechanics of the Foot. In: atlas of orthotics. C. V. Mosby, Saint Louis 1975, p. 261, und *V. T. Inman, R. E. Isman:* Anthropometric Studies of the Human Foot and Ankle. Bull. Prost. Res. Spring 1969, p. 142)

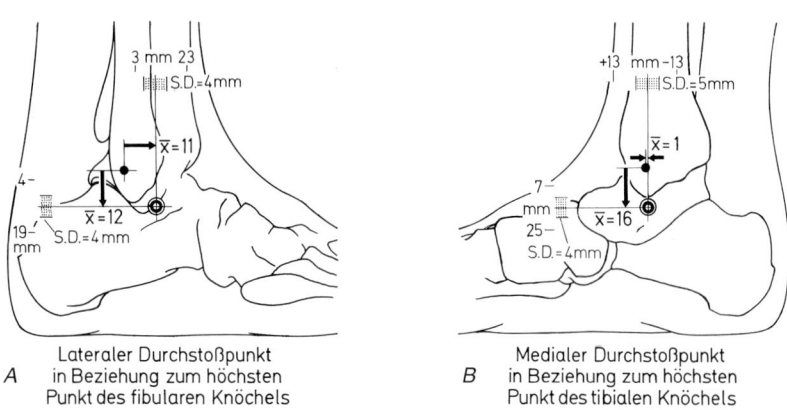

A Lateraler Durchstoßpunkt in Beziehung zum höchsten Punkt des fibularen Knöchels

B Medialer Durchstoßpunkt in Beziehung zum höchsten Punkt des tibialen Knöchels

Abb. 2-58 A/B Schwankungsbreite in der Bestimmung des Durchstoßpunkts der Achse des oberen Sprunggelenks (aus *V. T. Inman, R. E. Isman:* Anthropometric Studies of the Human Foot and Ankle. Bull. Prost. Res. Spring 1969, pp. 124, 126, 132)

Am kranken Menschen könnte die Aufrechterhaltung optisch erkennbarer seitlicher Bewegungen um diese subtalare Achse sogar fehlwirksam sein, wenn man an die zweifache, ganz unterschiedliche Aufgabe der dort beteiligten Muskulatur denkt. Zum einen bewegt und steuert sie das Gelenk, zum anderen sichert sie das Gelenk. Bei der technischen Nachahmung der subtalaren Achse würde man zwar die Bewegung begünstigen, aber andererseits auch die gelenksichernde Aufgabe der vielleicht sogar teilgelähmten Muskeln mindern. Orthopädietechnisch ist das gesicherte Ausbalancieren des Körpers über dem orthetisch versorgten Bein eindeutig wichtiger.

Auch bei der Bewertung der Bewegungen in den 5 Zehengrundgelenken (MP-Gelenken) steht eine der wichtigen Muskelfunktionen im Vordergrund. Es gilt die Funktion des Stemmvorganges durch individuelle innere Fußformung des Orthesen-Fußteiles zu erhalten. Der Versuch zur Festlegung künstlicher konstruktiver Einzelachsen würde die Doppelaufgabe der Bewegung und der Sicherung in diesen Gelenken nicht ermöglichen.

Es ist unsere Meinung, daß ein gewollter Bewegungsersatz um die Achse des unteren Sprunggelenkes oder um die Achsen der 5 Zehengelenke aufgrund der Nachteile eindeutig als zweitrangig zu betrachten ist.

Für die orthopädietechnischen Aufgaben kommt somit analog der Bewegung im oberen Sprunggelenk eine wichtige mechanische Scharnierbewegung zur Anwendung. Diese Bewegung wird durch die schematisierte Boden-Stemm-Bewegung des gesamten Fußteiles um eine Richtungsachse (Rolle) ergänzt.

Der horizontale Achsenverlauf der Scharnierbewegung und der Richtungsrolle dient primär zur Stemm- und Schwungphasenangleichung im Moment der Belastung des orthetisch versorgten Beines.

Biomechanisch nehmen wir über das *statische Mittel der Richtungsrolle* den wichtigsten Einfluß, um auf mechanischem Wege die Funktion der Fußbewegungen nachzubilden. Lage, Richtung und Winkelanordnung dieser entscheidenden Achse müssen ganz exakt festgelegt werden, um in jedem Abschnitt der Belastungsphase eine schwerpunktsichernde Bodenberührung und damit die Stemmöglichkeit zu erhalten. Untergeordnet dazu dient das mechanische Scharniergelenk (in Höhe der Achse des oberen Sprunggelenkes) zur Erzielung der richtigen Winkeleinstellung für die Schrittvorlage und für die Schrittrücklage. Außerdem kann durch individuelle Änderungen (Dorsalsperre usw.) zusätzlich Einfluß auf die Gesamtstatik des Körpers genommen werden.

Die Scharnierbewegung des Orthesengelenkes (und der Malleolengabel) darf aus den vorgenannten Gründen keinesfalls mit einem Polkurvenwert einer normalen Gesamtbewegung im Fußbereich verwechselt oder gleichgesetzt werden.

Im ähnlichen Sinne entspricht die *Richtungsrolle mit ihrer so entscheidenden Stemmphasenfunktion* keinesfalls einer kongruenten Verbindungslinie der Metatarsalgrundgelenke zwischen 1.–5. Zehe.

Für die funktionellen Bewegungen und Auswirkungen im Fußbereich bilden (technisch gesehen in der Transversalebene)

die *Fußmittellinie*, die *Fußlängsachse* und die zum Vergleich dahin *projizierten Achslagen des Knie- und Hüftbereichs* die *konstruktive Ausgangslage*. Dies ist Voraussetzung für eine genau konstruierte Richtungsrolle, die dann ihren Einfluß auf Art, Lage und Bewegungsausmaß des mechanischen Scharniergelenkes hat.

Zu Art, Lage und Bewegungsausmaß der Gelenke im Fuß-, Knie- und Hüftbereich haben wir vorstehend im Buch Stellung genommen. Das unterschiedliche Winkelverhältnis dieser horizontalen Achsen zur Medianebene ist in den hier anschließenden Darstellungen erfaßt (Abb. 2-59 bis 2-61).

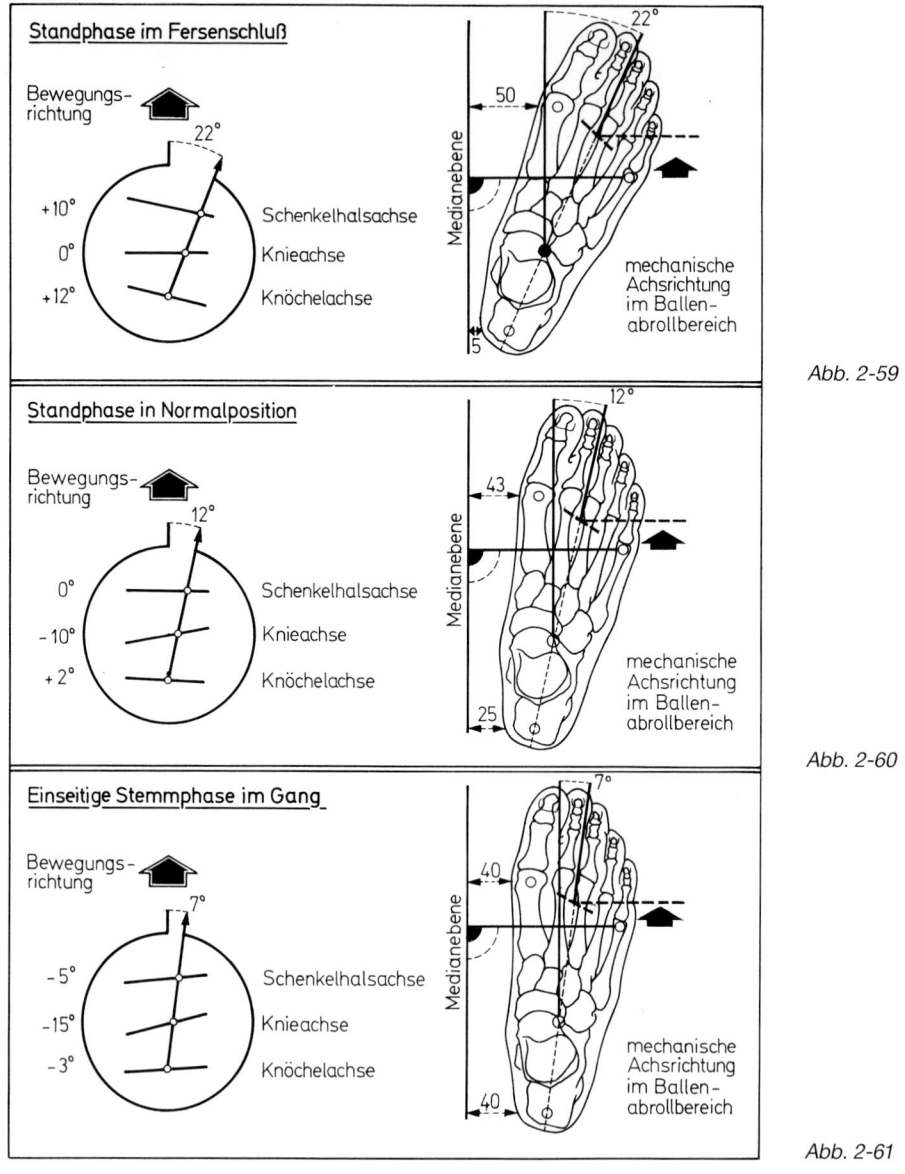

Abb. 2-59

Abb. 2-60

Abb. 2-61

Abb. 2-59 Anatomische und mechanische Fußachsen während einer Standphase im Fersenschluß (Abb. 2-59 bis 2-61 *R. Uhlig*, Original)

Abb. 2-60 Anatomische und mechanische Fußachsen während einer Standphase in Normalposition

Abb. 2-61 Anatomische und mechanische Fußachsen während einer Stemmphase im Gang

Beweglichkeit der Beingelenke

Die Bewegungsprüfung der Gelenke erfolgt im Liegen nach der Neutral-Null-Methode in der anatomischen Normalstellung.

An den **Hüftgelenken** gilt es dabei, die Mitbewegung des Beckens zu verhindern, da hierdurch Bewegungseinschränkungen bzw. Fehlstellungen verdeckt werden können. So erkennt man z. B. die Beugekontraktur eines Hüftgelenkes dadurch, daß man das gegenseitige Hüftgelenk so weit beugt, daß die Lendenlordose auf das physiologische Maß gebracht wird. Der Winkel, um den sich das Bein dabei von der Unterlage abhebt, entspricht der Einschränkung der Streckfähigkeit des Hüftgelenkes *(Thomasscher Handgriff)*. Bei dieser Untersuchung wird die Bedeutung der Lendenwirbelsäule für die kompensatorische Ergänzung der Hüftbeweglichkeit deutlich. Gelenkeinschränkungen werden hierbei metrisch beurteilbar. Rotationsbewegungen im Hüftgelenk sind in Hüftbeugung durch die Entspannung der Kapselbänder ausgiebiger. Die Messung der Hüftrotation erfolgt am besten bei rechtwinkeliger Beugung des Kniegelenkes, da dann der Winkelausschlag an dem als Zeiger wirkenden Unterschenkel abgelesen werden kann. Typisch ist hier z. B. die in Hüftbeugung oft erst offenkundige Außenrotationskontraktur durch Überkreuzung der Unterschenkel *(Drehmannsches Zeichen)*.

Die Beugestreckbewegung des Kniegelenkes ist nur auf den ersten Blick eine unkomplizierte Scharnierbewegung.

Bei näherem Zusehen aber finden wir eine durch Bandapparat und Form der Gelenkkörper bedingte Außenkreiselung des Unterschenkels um etwa 5 Grad bei voller Streckung (Schlußkreiselung). In dieser Streckstellung ist das Kniegelenk nach allen Seiten absolut bandstabil. In zunehmender Beugung sind Kippbewegungen im Valgus- und Varussinne um jeweils 10 Grad möglich. Durch Zug oder Schub am Schienbeinkopf nach vorne oder hinten bei rechtwinkeliger Kniebeugung prüfen wir die sagittale (Schubladen-)Stabilität. Der sehr komplizierte Kapsel-Band-Apparat des Kniegelenkes bedarf einer differenzierten Untersuchung im Verletzungsfalle. Die seitliche Bandstabilität (mediales und laterales Kollateralband) wird bei 20–30 Grad Kniebeugung geprüft. In voller Streckstellung kann eine ausreichende Seitenstabilität des Gelenkes durch die in dieser Stellung gegebene Spannung der hinteren Gelenkkapsel vorgetäuscht werden.

Bei den Komplexinstabilitäten des Kniegelenkes wird neben der seitlichen Aufklappbarkeit des Gelenkes vor allem die Rotationsinstabilität geprüft. Das Schubladenzeichen wird bei etwa 60 Grad Kniebeugung in Einwärts- und Auswärtsdrehung des Unterschenkels geprüft. Hierbei lassen sich deutliche Seitenunterschiede zwischen medialem und lateralem Kompartiment feststellen, sog. Rotationsschubladen. Diese sind mit einer Verlagerung des Drehpunktes des Kniegelenkes aus der Mitte (Eminentia intercondylaris) in den Bereich der medialen oder lateralen Tibiagelenkfläche verbunden (Pivot-shift).

Aus der unterschiedlichen Kombination von vorderen oder hinteren Rotationsinstabilitäten kann auf die schwierig zu beurteilenden Bandinstabilitäten des Gelenks rückgeschlossen werden. Die Beurteilung einer Kniebandinstabilität, z. B. im Hinblick auf eine Orthesenversorgung, bedarf immer einer besonders eingehenden Zusammenarbeit zwischen Arzt und Orthopädietechniker. Achsabweichungen des Kniegelenkes (X-Bein, O-Bein, Beugekontraktur, Genu recurvatum) sind in Winkelgraden festhaltbar und so einwandfrei zu dokumentieren.

Die **Motilität des Fußes** ist ein sehr komplexer, z. T. gekoppelter Bewegungsvorgang in mehreren Gelenkgruppen.

Die Beweglichkeit im oberen Sprunggelenk (Articulatio tibiotalaris) zwischen der Knöchelgabel und dem Sprungbein ist am klarsten abgrenzbar.

Hier findet im wesentlichen eine Scharnierbewegung um eine gegen die Horizontale nach außen geneigte Achse statt.

Lediglich in starker Plantarbeugung (Spitzfußstellung) wird durch die Form der Sprungbeinrolle bedingt eine geringfügige Dreh- und Seitverschiebebewegung möglich.

Die Bewegungsprüfung erfolgt am besten in rechtwinkliger Kniebeugung zur Entspannung der Achillessehne z. B. im Sitzen oder am bequemsten in Bauchlage, weil in dieser Position auch die übrigen Fußbewegungen und Fußachsen besonders gut beurteilbar und die Muskeln entspannt sind und der Patient abgelenkt ist.

Die Bewegungsprüfung im Stehen (maximale Schrittvorlage und maximale Schrittrücklage ohne Abheben von Ballen oder Ferse) ist nur bei nicht stärker behinderten, standsicheren Patienten ausführbar.

Die Prüfung der Bandstabilität wird in Kniebeugung als Schubladenbewegung (Verschiebung des Sprungbeines aus der Knöchelgabel nach vorne) oder als Kippbewegung vorgenommen (seitliche Verkantung des Sprungbeines in der Knöchelgabel).

Zur genaueren Beurteilung verwendet man sog. gehaltene Röntgenaufnahmen.

Die komplexen Bewegungen des unteren Sprunggelenkes (Talo-calcaneal-, Talo-navicular- und Calcaneo-cuboid-Gelenk) um eine schräge, von vorn-medial-oben nach hinten-lateral-unten verlaufende gemeinsame Achse nennen wir nach innen Inversion, nach außen Eversion (Maulschellenbewegung).

In den Tarsal- und Metatarsal-Gelenken ist gegen den fixierten Rückfuß eine Pro- und Supinationsbewegung prüfbar. Hierbei wird der Rückfuß mit der einen Hand umfaßt und der Vorfuß dagegen mit der anderen Hand verwrungen. Die Stabilität bzw. Mobilität der Randstrahlen des Vorfußes können wir durch eine isolierte Dorso-Plantarbewegung des I. und V. Metatarsus prüfen.

In den Zehengrundgelenken (MP) ist neben der Dorsoplantarbewegung auch eine begrenzte Ab- und Adduktion sowie eine geringe Rotation möglich, die zwar funktionell ohne Belang aber für das Zustandekommen von Fehlstellungen bedeutsam ist.

In den Interphalangealgelenken ist eine Scharnierbewegung in plantarer Richtung möglich.

Manche Fußfehlformen, z. B. der Hohlfuß, können dem Unerfahrenen einen Spitzfuß mit Einschränkung der Dorsalextension im oberen Sprunggelenk vortäuschen, wenn der tarsale Hohlfuß stärker ausgeprägt ist als die mögliche physiologische Dorsalbewegung im oberen Sprunggelenk und somit kein Fersenkontakt beim Auftreten zustande kommt.

Orientierungsbereiche und Meßpunkte am Skelett

Körpermerkmale

Die Festlegung von Gelenkachsen, Beinstellungen, Beinlängen und anderen Distanzen ist von möglichst genau tastbaren Orientierungspunkten abhängig. Je weniger diese von Weichteilen bedeckt sind, um so genauer ist selbstverständlich die Anmeßbarkeit. Hier bestehen sehr große individuelle und konstitutions- und geschlechtsspezifische Unterschiede (Abb. 2-62, 2-63).

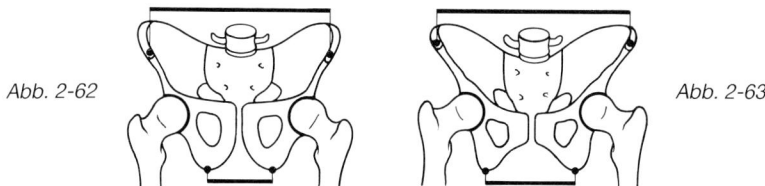

Abb. 2-62   Abb. 2-63

Abb. 2-62 Schmales, hohes männliches Becken. Im Verhältnis zur Körpergröße weniger weit ausladende Darmbeinschaufeln und geringerer Tuberabstand als beim weiblichen Becken. Das bedeutet nicht nur unterschiedliche Voraussetzungen zur Anpassung von Entlastungsorthesen, sondern stellt mit der unterschiedlichen Distanz der Hüftgelenksmittelpunkte und der Muskelhebelarme eine besondere Basis zur biostatischen Berechnung der Skelettbelastung dar

Abb. 2-63 Weibliches Becken mit relativ größerer Spina- und Tuberdistanz im Vergleich zum männlichen Becken

Im **Beckenbereich** sind Darmbeinkamm sowie vorderer und hinterer Darmbeinstachel gut tastbar. Beckengeradstand oder Beckenkippung können aus ihnen abgelesen werden. Das Tuber ossis ischii ist meistens gut tastbar, aber unterschiedlich stark weichteilüberlagert. Dies spielt nicht nur für die Meßgenauigkeit, sondern letztendlich auch für die Orthesen- oder Prothesenanpassung eine entscheidende Rolle (Ursprung der Ischiokuralmuskulatur dorsal, kaudal oder ventral am Tuber) (Abb. 2-64, 2-65).

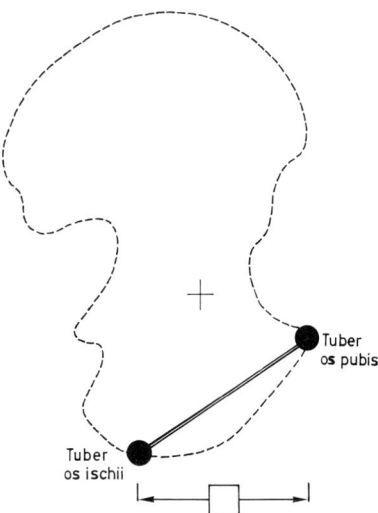

Abb. 2-64 Räumliche Distanz Tuber-Symphyse und ihre Projektion (am günstigsten in sitzender Position des Patienten gemessen)

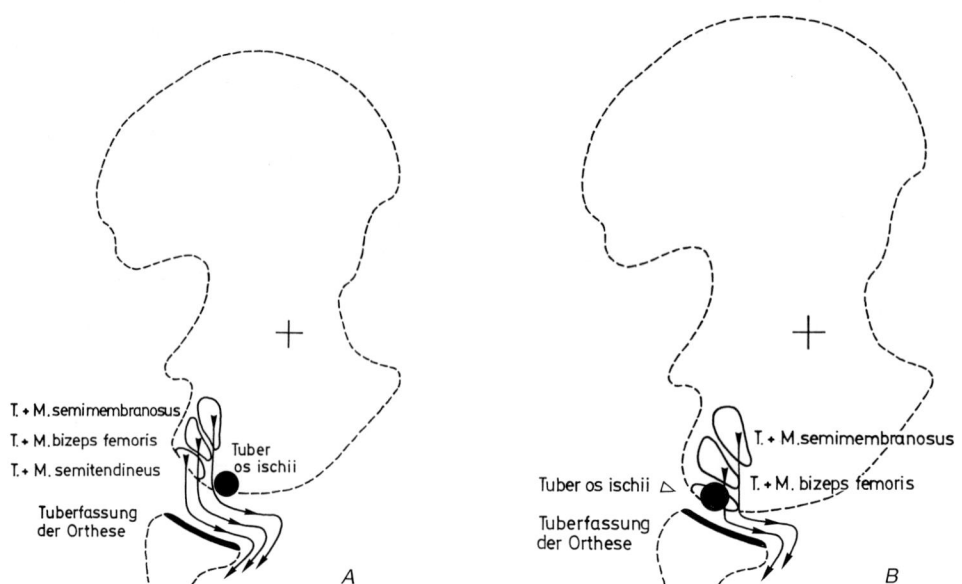

Abb. 2-65 A/B Individuelle Unterschiede der Insertion der ischiokruralen Muskeln am Tuber ischiadicum bedeuten ein differentes Relief mit flächenabhängiger Lastaufnahmemöglichkeit
A) gute Muskelpolsterung = schlechte Faßbarkeit des Tuber; B) schlechte Muskelpolsterung = gute Faßbarkeit des Tuber) (R. Uhlig, Original)

Die Verbindungslinie zwischen Tuber ossis ischii und vorderem Darmbeinstachel heißt *Roser-Nelaton-Linie*. Sie dient der Orientierung der Trochanter-major-Spitze. Die Trochanter-major-Spitze ist bei schlanken Patienten gut, bei fettleibigen oft nicht mehr tastbar. Bei Einwärts- und Auswärtsdrehung im Hüftgelenk kreuzt der Weg der Trochanterspitze die *Roser-Nelaton-Linie*. Der Kreuzungspunkt ist gleichzeitig der Durchstoßpunkt der queren Hüftgelenksachse (Abb. 2-66, 2-67).

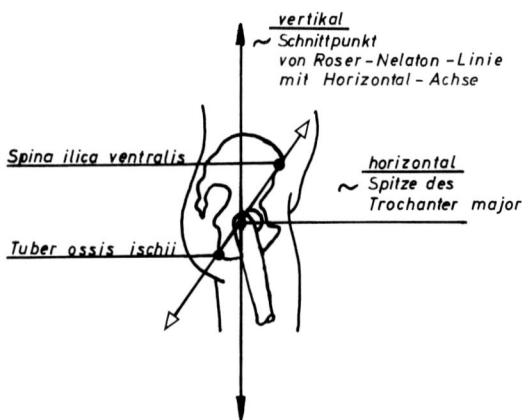

Abb. 2-66 Bestimmung der queren Hüftachse von der Seite. Etwa am Schnittpunkt der oberen Spitze des Trochanter major mit der Roser-Nelaton-Linie ist der Durchstoßpunkt zu suchen (aus R. Uhlig: Vorlesungsskripte)

Orientierungsbereiche und Meßpunkte am Skelett 105

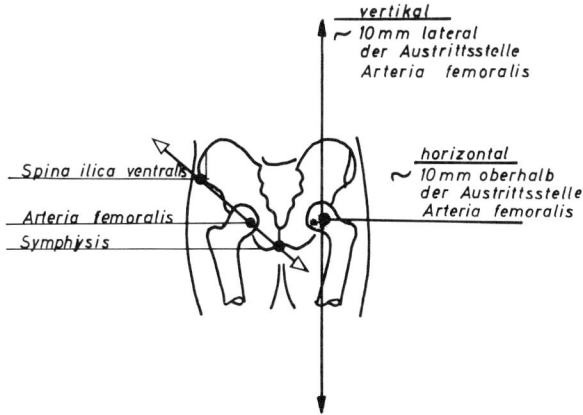

Abb. 2-67 In der Frontalebene ist der Hüftmittelpunkt 10 mm lateral und 10 mm kranial des Austritts der tastbaren A. femoralis unter dem Leistenband zu suchen (aus *R. Uhlig:* Vorlesungsskripte)

Im **Kniegelenksbereich** sind die Kniescheibe und v. a. die Epikondylen der Oberschenkelknorren tastbar. In ihrem Bereich ist die Kompromißdrehachse des Kniegelenkes zu suchen. Die Konturen des Schienbeinkopfes sind im vorderen und seitlichen Bereich gut tastbar, dorsolateral ist das Wadenbeinköpfchen, etwa 45 mm unterhalb des Kniegelenkspaltes, zu fühlen (Abb. 2-68 bis 2-70).

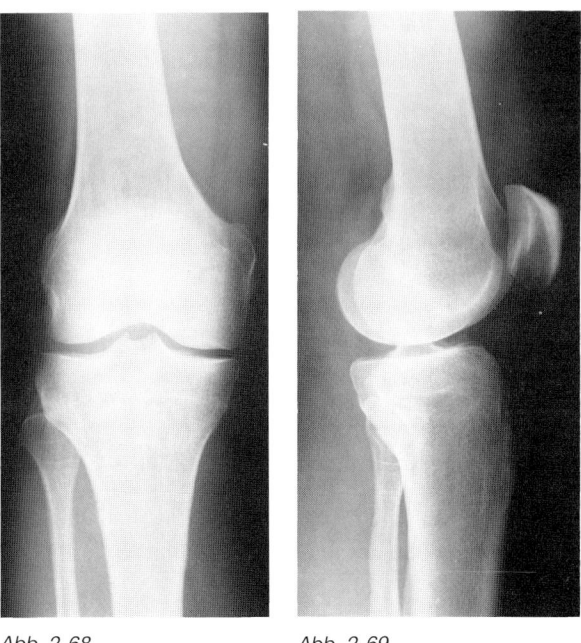

Abb. 2-68   *Abb. 2-69*

Abb. 2-68 AP-Aufnahme eines rechten Kniegelenks im Stand. Konturen und Statik sind klar bewertbar

Abb. 2-69 Seitaufnahme eines rechten Kniegelenks im Stand. Das Knie ist dabei in funktioneller Belastung nicht voll gestreckt

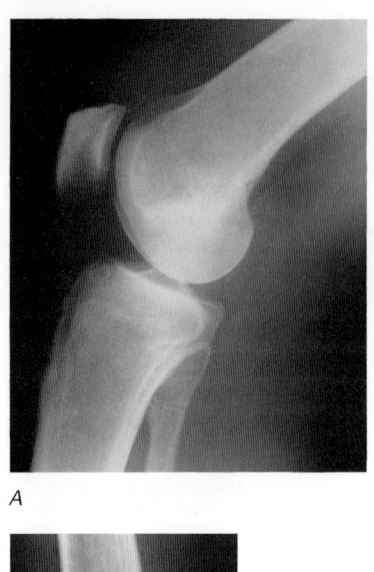

A

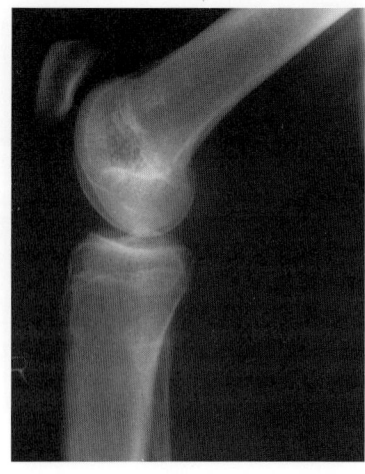

B

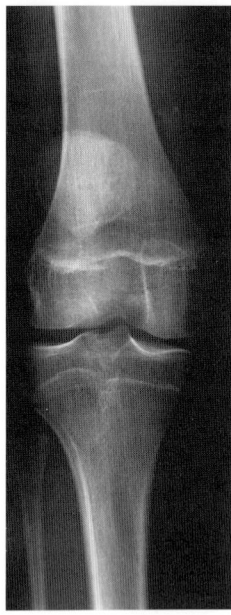

C

Abb. 2-70 A–C Bei entlastenden Beinorthesen (z. B. mit PTB-Kniefassung) wird dem Stand der Kniescheibe oft zu wenig Aufmerksamkeit eingeräumt. Man muß eine zu hoch oder zu tief stehende Kniescheibe von der Normalstellung unterscheiden können.
A) Normalstand, *B)* Hochstand (patella alta), *C)* Hochstand (AP-Aufnahme)

Im **Knöchelbereich** sind vordere und hintere Begrenzung sowie die Spitzen von Innen- und Außenknöchel gut zu tasten.

Der Durchstoßpunkt der queren Achse des oberen Sprunggelenkes liegt, wie bereits in den Abb. 2-57 und 2-58 dargestellt, knapp unterhalb der Innenknöchelspitze und knapp vor und unterhalb der Außenknöchelspitze.

Am **Fuß** werden von dorsal neben den Konturen von Innen- und Außenknöchel auch die Umrisse des Fersenbeines (Tuber calcanei) sicht- und fühlbar.

Die Taille der Achillessehne stellt gleichzeitig einen guten Anhalt für die Beurteilung der Achsenstellung des Rückfußes dar (Normalstellung, Valgusstellung, Varusstellung).

Längenmessung

Wie alle äußeren Körpermessungen ist die Längenmessung der unteren Extremität mit Fehlern behaftet. Eine genaue Längenbestimmung ist nur mit dem Röntgenbild (Orthoradiographie) möglich.

Prinzipiell unterscheidet man zwischen *absoluter Beinverkürzung* (gemessen zwischen Trochanter und Kniespalt bzw. Knöchel) und *relativer Verkürzung* (gemessen zwischen vorderem Darmbeinstachel und Gelenkspalt oder Knöchel).

Daneben müssen *funktionsbedingte Verkürzungen*, z. B. durch instabiles Wackelknie oder *scheinbare Verkürzungen* durch Hüft- oder Kniekontrakturen, berücksichtigt werden.

Für Klinik und Praxis ist die funktionelle Beinlängenbestimmung im Stehen durch Brettchenunterlage bis zum Beckengeradstand von großer Wichtigkeit, da sie für die Beurteilung der Wirbelsäulenstatik unerläßlich ist.

Beinlängendifferenzen durch *Brettchenunterlage* auszugleichen ist allerdings nur bei beweglichen Hüftgelenken möglich.

Relative Beinlängenunterschiede durch Ab-, Adduktion oder Beugekontrakturen sind nur durch einfache Unterlage nicht meßbar. Ein Beckengeradstand wird dazu erzielt, wenn beide Beine in die gleiche Stellung gebracht werden (z. B. überkreuzen oder grätschen). Das wahre Ausmaß einer Hüftgelenksfehlstellung tritt dann deutlich in Erscheinung. Ein zusätzlicher *absoluter* Beinlängenunterschied ist nun erst bestimmbar.

Beinlängenmessungen mit dem *Bandmaß* haben für die Beurteilung der Körperfunktion nachgeordnete Bedeutung.

Für die Bedürfnisse der technischen Orthopädie werden aber Distanzen, wie z. B.

Spina ilica anterior – medialer Gelenkspalt,
Tuber ossis ischii – medialer Gelenkspalt, Bodenauftritt,

oder

Trochanterspitze – äußerer Gelenkspalt – Spitze Außenknöchel

festgehalten.

Die Meßgenauigkeit ist generell begrenzt, da von verschiedenen Untersuchern bei Beinlängenbestimmungen Meßunterschiede bis zu fast 5 cm festgestellt werden konnten *(Eichler)* (1972).

Umfangsmessung

Hierbei erscheint es für die technische Orthopädie in Abweichung zur ärztlichen Vergleichsmessung besser, Umfangsmaße der Weichteile in einem mittleren Spannungszustand der Muskulatur vorzunehmen.

Umfangsmessungen am Becken werden u. a.

– unterhalb der Spina ilica anterior superior und
– oberhalb des Trochanter major vorgenommen

sowie an vorher definierten Gliedmaßenabschnitten, etwa

– in Höhe des Adduktorenursprunges in der Leiste,
– 10 bis 20 cm oberhalb des Kniegelenkspaltes,
– am größten Umfang des Kniegelenkes und der Wade sowie am
– geringsten Umfang der Fessel.

Messung des Fußwinkels

Die im Beinapparat oder der Beinprothese statisch-mechanisch fixierte Winkeleinstellung des Fußteiles zur Bewegungsebene des Körpers stellt immer einen Kompromiß dar. Diese Winkelstellung kann weder dem Winkelgrad der Außenstellung im Stand noch dem Winkelgrad der Außenstellung beim Gang des Menschen entsprechen.

Dem sehr kleinen „dynamischen" Winkel von etwa 7 Grad beim Gang steht der größere „statische" Winkel von etwa 12 Grad in der Standphase der Normalposition gegenüber. Es ist eine der subjektiven Möglichkeiten, die Winkeldifferenz zwischen Gang und Stand zu halbieren und dieses Maß dem Gangwinkel zuzurechnen. Falls eine individuelle Feststellung des Standwinkels (evtl. im Podometer) nicht möglich ist (Doppelamputierter, beiderseits Beingelähmter usw.), kann somit mit etwa 10 Grad Kompromißwinkel gearbeitet werden.

Wenn es Gesundheitszustand und individuelle Indikation erlauben, sollte man (unter Verwendung durchsichtiger Aufbauabsätze) versuchen, den Patienten mittels *Podometer* auf seine individuelle Fußaußenstellung hin zu untersuchen.

Es kann gleichzeitig die vertikale Fersenstellung von dorsal gewertet werden.

Die sichtbar werdenden Druckaufnahmezonen an der Sohlenfläche ermöglichen dabei auch die Einschätzung der Gleichgewichtslage und der Fußlänge (Abb. 2-71 bis 2-73).

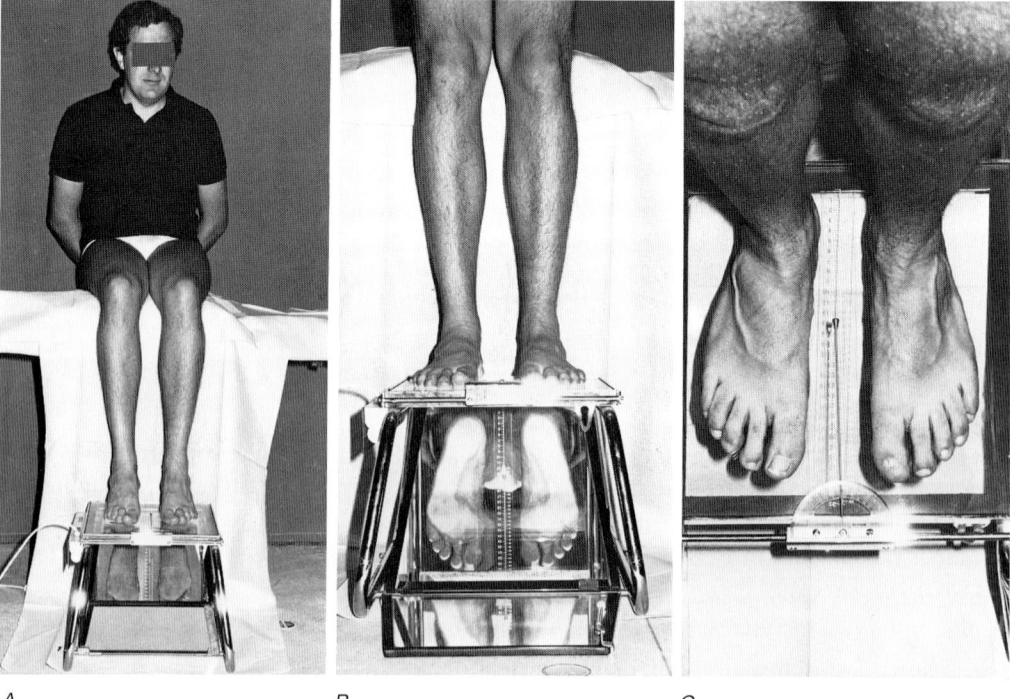

Abb. 2-71 A–C Bestimmung des Fußaußenwinkels mit dem Podometer. Bei locker hängendem Unterschenkel befindet sich die Hüfte in reproduzierbarer Drehstellung (Knieachse in Frontalebene). Ohne Änderung dieser Fußposition wird dann der Fuß auf dem Podometer belastet

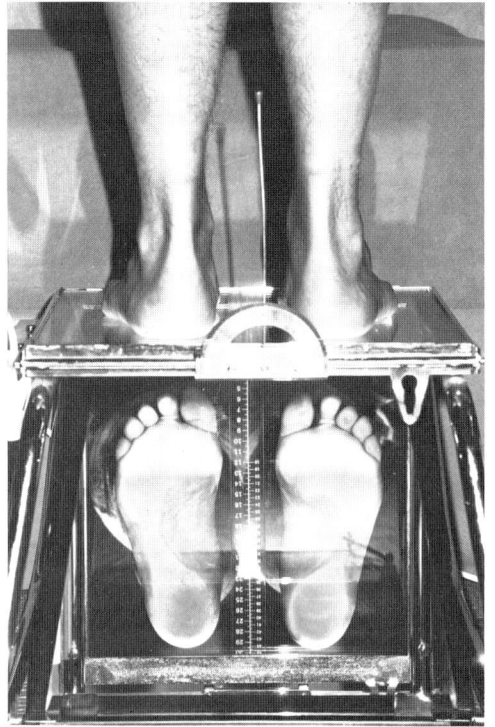
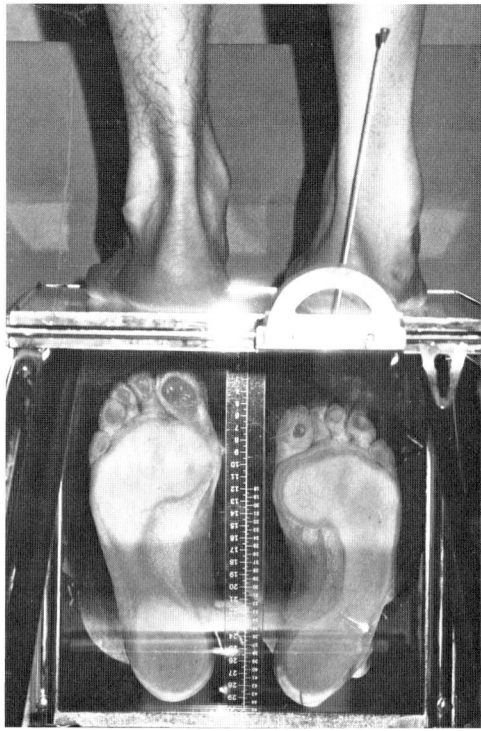

Abb. 2-72
Abb. 2-73

Abb. 2-72 Fußuntersuchung mit dem Podometer. Rückfußachse und Bild der belasteten Fußsohle sind erkennbar und auch metrisch erfaßbar. Im typischen Belastungsbild eines mäßig starken Hohl-Knickfußes sind Vorfuß- und Fersenstempel sowie die schmale, rechts unterbrochene Brücke sichtbar

Abb. 2-73 Untersuchung eines posttraumatischen Klumpfußes rechts auf dem Podometer. Die Winkelgrade der Varusabweichung der Rückfußachse sind meßbar. Die Fußverkürzung ist deutlich

Dokumentierbarkeit der körperlichen Untersuchung

Untersuchung und Funktionstest (Zusammenfassung)

Die **Untersuchung der unteren Extremitäten** seitens und für die Bedürfnisse der Orthopädietechnik unterscheidet sich grundsätzlich nicht von der allgemeinen klinischen Untersuchung.

Es werden also **Körperbautyp, Gewicht, Ernährungs- und Kräftezustand** ebenso viel Beachtung finden wie **Haltung und erkennbare Achsstellungen** der Extremitäten.

Im Vordergrund des Interesses stehen *dokumentierbare Befunde*, die sich in vergleichbaren Meßwerten der statischen und dynamischen Funktion ausdrücken lassen. Diese Werte werden in den vorstehend beschriebenen typischen Meßvorgängen gewonnen und können in standardisierter Weise festgehalten werden *(z. B. Neutral-Null-Methode)*.

Die *Untersuchung erfolgt im Stehen, im Liegen und auch im Sitzen*, um den Einfluß von Körperform und Haltung, Gelenkstellungen und Fehlformen auf eine notwendige Orthesenanpassung zu prüfen.

Im Stehen wird in bezug auf Frontal-, Sagittal- und Transversalebenen die statische Funktion, wie axiale Belastungsstabilität und Schwerpunktlage, beurteilt. Auch Beinlängenverhältnisse sowie Achsabweichungen des Beines können in ihrer besonderen Auswirkung auf die Becken-Bein-Statik nur im Stehen geprüft werden.

In der Sagittalebene beurteilen wir die Beckenstellung rein qualitativ, da eine quantitative Bewertung mit zu großen Meßfehlern behaftet ist und sich nicht durchgesetzt hat.

In der Frontalebene werden im wesentlichen Beckengerad- oder Beckenschiefstand notiert sowie seine Abhängigkeit von Beinlängendifferenzen oder Gelenkfehlstellungen festgehalten.

Die Dokumentierbarkeit für orthopädietechnische Belange betrifft somit vorrangig statische Orientierungen von Becken-, Knie- und Fußstellungen anhand optisch wahrnehmbarer Körpermerkmale.

Orientierung der Knie- und Fußnormalstellung anhand einiger Körpermerkmale

Die **frontalen Bezugspunkte** des Hüft-, Knie- und Fußgelenkes beim Stand liegen in einer Unterstützungslinie zum Drehachsmittelpunkt des Hüftgelenkes, parallel zur Schwerlinie. Das Hüftgelenk befindet sich dabei vorwiegend in jener Streckstellung, die das labile Gleichgewicht für Becken und Oberkörper schafft (etwa 20 Grad nach *Thomsen* 1952). Die Kniegelenke stehen locker gestreckt in der Stellung, in welcher die beiden Knieachsen bzw. die hinteren Wölbungen der Femurkondylen in die Frontalebene fallen (Abb. 2-74).

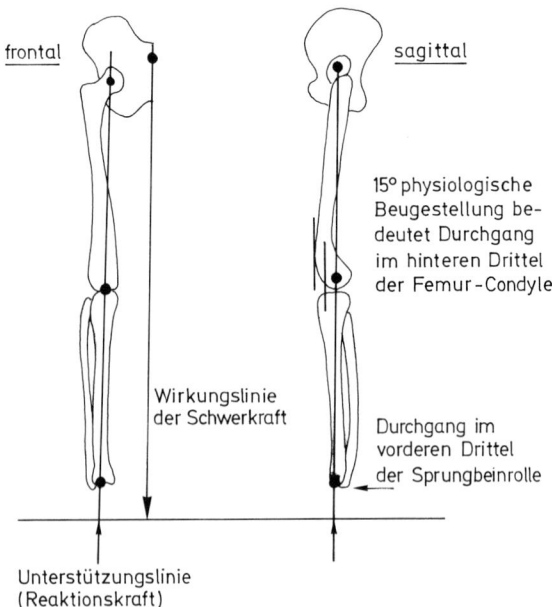

Abb. 2-74 Unterstützungs(Trag-)linie des Beins in der Frontal- und Sagittalebene in Normalstellung (aus R. Uhlig: Vorlesungsskripte)

Frontal fällt beim Stand die Schwerlinie aus dem Körperschwerpunkt in die Mitte des Abstandes der Unterstützungslinien auf beide Drehachsmittelpunkte im Hüftgelenk. Die Unterstützungslinien finden ihre Lastverteilung über die Sprungbeinrolle zu den Stützpolen der Füße. Die Lastverteilung (*W. Marquardt* 1965) kann dabei bis auf 70% (beide Fersen zusammen) ansteigen und entsprechend an den Ballen auf 30% absinken. Ebenso im gegensätzlichen Sinne (Abb. 2-75).

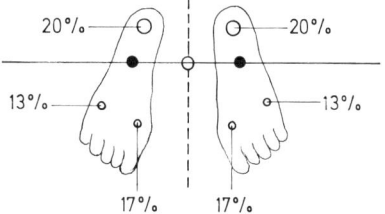

Abb. 2-75 Durchstoßpunkt der Unterstützungslinie an der Fußsohle in Normalstellung mit Angabe der prozentualen Lastverteilung (nach *W. Marquardt:* Die theoretischen Grundlagen der Orthopädie-Schuhmacherei. Maurer, Geislingen 1965, S. 55)

Die **sagittalen Bezugspunkte** beim Stand des menschlichen Körpers im Hüft-, Knie- und Fußgelenk liegen ebenfalls in einer Unterstützungslinie zum Drehachsenmittelpunkt im Hüftgelenk, parallel zur Schwerlinie.

In lockerer Normalhaltung führt diese Unterstützungslinie vom Boden über die Sprungbeinrolle zur hinteren Konvexität der Femurkondyle und weiter zur Hüftgelenkmitte. Diese lockere Normalhaltung entspricht einer physiologischen Knie- und Hüftbeugestellung von etwa 15 Grad und weicht somit von der 0-Grad Streckstellung der straffen aktiven Haltung ab (Abb. 2-76).

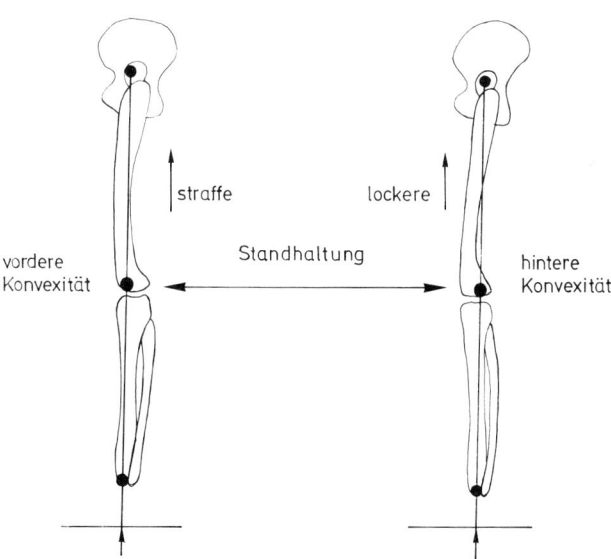

Abb. 2-76 Verlauf der Unterstützungslinie in der Sagittalebene in straffer und lockerer Standhaltung. (Der Verlauf der Schwerlinie zum Sprunggelenk hängt natürlich von der Lage des Gesamt-Schwerpunktes ab. Hier soll nur die Lage der Femurkondylen zur Schwerlinie deutlich werden)

Sagittal fällt im Stand die Schwerlinie aus dem Körperschwerpunkt in eine Ebene mit der Unterstützungslinie, die über die Sprungbeinrolle (mit ihren Stützpolen an Ferse und Ballen) abgesichert wird. Aus der Sagittalansicht einer Darstellung (*W. Marquardt* 1965) wird ersichtlich, wie bedeutsam die Absatzerhöhung oder -minderung für den Abstand zwischen Abrollpol und Unterstützungslinie und somit auch für die Lastverteilung ist (Abb. 2-77).

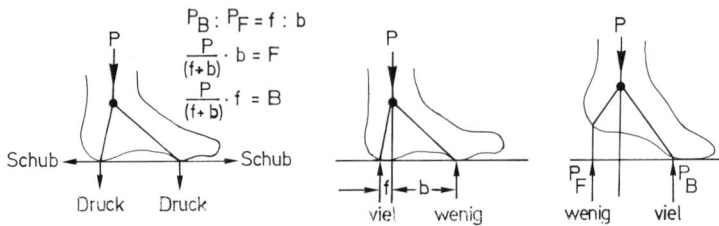

Abb. 2-77 Beispiele zur Bestimmung der Lastverteilung zwischen Ballen und Ferse in Abhängigkeit von der Absatzhöhe bzw. von der Stellung des oberen Sprunggelenks (nach *W. Marquardt:* Die theoretischen Grundlagen der Orthopädie-Schuhmacherei. Maurer, Geislingen 1965, S. 55)

Die Prüfung der Beinstellung wird durch funktionelle Untersuchungen ergänzt (s. S. 96 u. 97, Abb. 2-53 bis 2-56).

Für orthopädietechnische Behandlungsmaßnahmen ist es wichtig daß Kontrakturen und auch Formabweichungen dokumentiert werden.

Biomechanik und Beinorthesen

In unseren „Betrachtungen zur angewandten Biomechanik" (Kapitel 1) haben wir bereits versucht, die Vielschichtigkeit dieses Begriffes zu erläutern.

Spezielle biomechanische Aufgaben für Beinorthesen ergeben sich ebenso wie für die anderen Heil-Hilfsmittel.

Es gilt zu differenzieren, und wir gliedern den folgenden Abschnitt im wesentlichen auf in:
– *Biomechanik des Beines,*
– *grundsätzliche Einwirkungen von Beinorthesen,*
– *indikationsgerechte Zuordnung biomechanischer Eigenschaften,*
– *biomechanischer Einfluß auf konstruktive Details* und
– *biomechanisches Beispiel.*

Biomechanik des Beines

Für konstruktive Lösungen im Orthesenbau sind statischer Aufbau des Beines und die Bewegungsmechanik seiner Gelenke – in erster Linie im Kniebereich – von Bedeutung. In der operativen Orthopädie spielen Bauprinzipien des statischen Beinskeletts in Verbindung mit dem Muskelbandapparat auch in den Schaftabschnitten und für das Hüftgelenk eine wichtige Rolle.

Gilt es auf der einen Seite, Instabilitäten des Kniegelenkes entgegenzutreten, so stehen im operativen Bereich Fragen der Belastungs- und Beanspruchungsanalyse der Gelenkflächen im Rahmen einer Gelenkerhaltung und Fragen der Biegebeanspruchung eines Knochens, z. B. bei Osteosynthesen, im Rahmen der Frakturbehandlung im Vordergrund des Interesses. Problemlösungen werden wir nur über biomechanisch fundierte Studien näherkommen.

Einfachste Betrachtungen des Beines im Zweibeinstand in der Frontalebene lassen eine gleichmäßige Lastverteilung auf beide Hüftgelenke annehmen. Die von *v. Mikulicz* (1878) angegebene Traglinie des Beines (Zentrum Hüftgelenk, Mitte Kniegelenk und Mitte Sprunggelenk) erlaubt, den Einfluß einer Achsabweichung (Coxa valga, Coxa vara, Genu valgum, Genu varum) auf die Gelenkbelastung im lockeren Stand, aber auch unter Anspannung gegenwirkender Muskelkräfte zu illustrieren. Wichtiger sind aber die Beurteilungen der Beinstatik im Fall der Einbeinbelastung, da hier die exzentrische Schwerpunktlage zu wesentlich höheren Momenten führt. Diese Momente werden durch den Muskelbandapparat aufgefangen und im Gelenkbereich zu einer Gleichverteilung gebracht. Ist dieses System gestört (fehlerhafte Knochenachsen, mangelnde Muskelleistung, ungenügende Bandspannung u. a.), so sind auf Dauer zerstörende Wirkungen auf Knochen und Gelenke (Ermüdungsbrüche, Arthrosis deformans) zu befürchten.

Am ganzen Körper wird das Prinzip der Zuggurtung zur Herabsetzung einer Biegebeanspruchung eingesetzt. Besonders deutlich ist es an der hochbelasteten unteren Extremität zu erkennen. Die Leichtbauweise des Skeletts wäre ohne die Übernahme hoher Zugspannungen durch die Muskulatur bzw. durch muskelgespannte Bänderzüge nicht denkbar.

Die Biegebeanspruchung des Schenkelhalses wird durch die Arbeit der Glutäalmuskulatur und die Spannung der Fascia lata reduziert. Von Einfluß auf die Biegebeanspruchung des Schenkelhalses und die Muskelleistung der Hüftabspreizer ist natürlich auch der Schenkelhalswinkel, der, verkleinert als Coxa vara, bisweilen zum Ermüdungsbruch führt. Auf der anderen Seite bedeutet aber ein steiler Schenkelhalswinkel (Coxa valga) eine Verkürzung des wirksamen Hebelarmes der Hüftabspreizer, was über eine notwendige verstärkte Anspannung auch zur unerwünschten Erhöhung des Gelenkdruckes führt.

Noch wesentlicher als die Größe der Muskelhebelarme ist aber für die Beanspruchung der Gelenkflächen die Gleichverteilung des Belastungsdruckes. Hierfür spielen Größe und Form der Gelenkflächen sowie ihre Kongruenz die entscheidende Rolle. Zu kleine kongruente oder große inkongruente Gelenkflächen verursachen Belastungsspitzen, die weit über der Beanspruchbarkeit des Gelenkknorpels liegen. Diese Zusammenhänge einer mechanischen Arthroseentstehung hat *Pauwels* (1965, 1973) erkannt und zur Grundlage einer kausal wirksamen, biomechanisch begründeten, gelenkerhaltenden Behandlung gemacht.

Nicht nur eine flache dysplastische Pfanne erhöht die spezifische Knorpelbeanspruchung, auch ein fixierter Beckenschiefstand (nicht ausgeglichene Beinlängendifferenz, Hüftkontraktur, oberer Beckenschiefstand) führt auf der zu langen bzw. adduzierten Seite zu einer funktionell bedingten Verkleinerung der Belastungsfläche des Hüftgelenkes und damit zur Arthrose. Bei allen Behandlungsmaßnahmen sind deshalb diese Zusammenhänge zu berücksichtigen. So darf z. B. die Abspreizstellung eines Hüftgelenkes nicht zum funktionellen Beinlängenausgleich benützt werden, wie das früher bei der Behandlung versteifender bakterieller Hüftgelenksentzündungen geschah (*Baacke* 1970).

Bei der Betrachtung der Hebelarmfunktion des Trochanter major darf die Stellung dieses Muskelansatzes in verschiedenen Drehstellungen des Hüftgelenkes und bei unterschiedlichem AT-Winkel nicht außer acht gelassen werden. Starke Außenrotation bzw. starke Antetorsion des Schenkelhalses verkleinert den wirksamen Hebelarm, Innenrotation vergrößert ihn. Bei vermehrter Antetorsion wird deshalb in ausgeprägter Innenrotation (Kniebohrergang, Einwärtsgehen) eine erhöhte Hüftstabilität bei verbesserter Kräfteökonomie erreicht. Eine Korrektur mit Bandagen oder Schuhzurichtungen ist in solchen Fällen als fehlerhaft anzusehen.

Der Oberschenkelschaft ist ebenfalls durch eine eindrucksvolle laterale, aktiv-passive, wantenähnliche Verspannung (Glutäen, Fascia lata, Musculus tensor fasciae latae) vor übermäßiger Biegebeanspruchung geschützt.

Im Kniegelenk erfolgt eine gleichmäßige Verteilung der Körperlast ebenfalls nur durch die starke laterale Zuggurtungskonstruktion. Das Schwerelot des Körpers geht beim Einbeinstand deutlich medial vom Kniegelenk vorbei. Das dadurch entstehende (varisierende) Moment wird ebenfalls durch die Spannung des tractus iliotibialis abgefangen. Verbiegungen des Schenkelhalses im Alter lassen die Spannung des Traktus absinken, womit eine Schwächung der Zuggurtung entsteht. Die Folge ist eine Zunahme der O-Beinbelastung mit Entstehung von O-Beinarthrosen vor allem bei älteren Frauen.

Generell gesehen sind also biomechanische Erklärungen der Bauprinzipien, der Bewegungsmechanik sowie der Lastaufnahme nicht ohne die Kenntnis des Krafteinflusses der Muskelaktionen denkbar. Willkürliche oder unwillkürliche Arbeit bzw. Leistung der Muskulatur bedeutet wiederum die Abhängigkeit zu Nerven- und Hirnfunktionen. Ein biologischer Regelkreis des Gesamtkörpers wird dadurch angesprochen.

Indikationsgerechte Zuordnung biomechanischer Eigenschaften

Aufgrund der Indikationsbreite soll eine Beinorthese im einzelnen oder auch in Kombination etwa folgenden *funktionellen Aufgaben* entsprechen können:

– *Lagerungsbehandlungen (auch prä- oder postoperativ) ermöglichen,*
– *funktionelle Übungsbehandlungen sichern,*
– *pathologische Bewegungsmuster (Stand und Gang) regeln und steuern,*
– *Wirbelsäulenhaltungen über die Bein-Becken-Stellung stabilisieren,*
– *gelähmte oder geschwächte Muskeln unterstützen oder ergänzen,*
– *Knochenskelett bei verminderter Tragfähigkeit differenziert be- oder entlasten,*
– *fehlerhafte Beinachsen in physiologischer Richtung beeinflussen,*
– *Verbildungen richtungs- und wachstumslenkend beeinflussen,*
– *vertikale und horizontale Längendifferenzen ausgleichen,*
– *Gelenksfunktionen (Freiheitsgrade) beeinflussen oder eingrenzen,*
– *einzelne Bein-Becken-Gelenke und -abschnitte voll belastet fixieren,*
– *einzelne Bein-Becken-Gelenke und -abschnitte ruhigstellen und teilentlasten (oder teilbelasten),*
– *einzelne Bein-Becken-Gelenke und -abschnitte ruhigstellen, entlasten und vertikal extendieren,*
– *haltlose Gliedmaße nach Gelenkentfernung in vertikaler Belastung abbremsen und steuern.*

Verständlicherweise ergeben sich bei der konstruktiven Entwicklung einer Beinorthese nicht nur aus funktionellen, sondern auch aus technischen Gründen einige Überschneidungen zwischen den Grundelementen der Orthese und diesen Grundaufgaben der Behandlung.

Grundsätzliche Einwirkungen von Beinorthesen (Abb. 2-78)

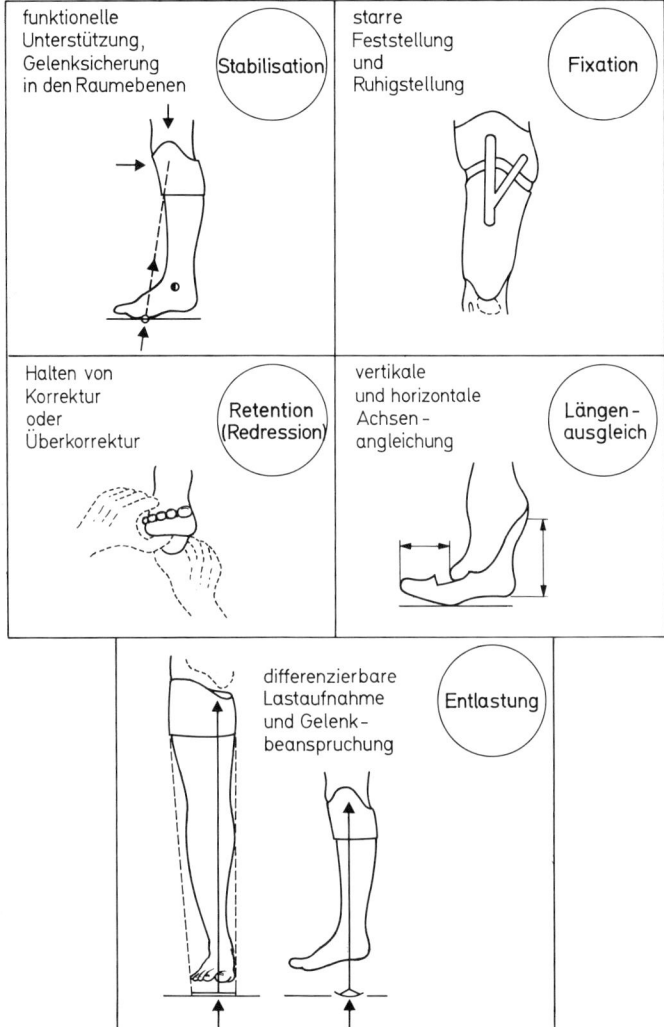

Abb. 2-78 Schematische Darstellung der grundsätzlichen Einwirkung von Beinorthesen (*R. Uhlig*, Original)

Die *biomechanischen Übereinstimmungen* oder auch Unterschiede lassen sich anhand vergleichbarer Kriterien von Diagnose und Indikation schematisch erkennen.

Erworbene oder angeborene Lähmungen und Bewegungsstörungen wie Kinderlähmung, traumatische Querschnittslähmung, angeborene Querschnittslähmung (Spina bifida), angeborene oder erworbene zerebrale bzw. neurogene Bewegungsstörungen u. a.

Diese Lähmungen und Bewegungsstörungen erfordern Beinorthesen eines unterschiedlichen Schwierigkeitsgrades (Orthesen mit schwieriger Indikationsstellung, schwieriger Anpassung und unterschiedlicher Konstruktion) die durch ihre starren Grundelemente zwar *teilfixierend* konzipiert sind, aber dennoch mehr einer vielfältig *funktionsunterstützenden* und *bewegungsbeeinflussenden* Aufgabe dienen. Bei eventueller wachstumsbedingter Skelettinstabilität kann durchaus auch eine konstruktive Übereinstimmung mit anderen Typen von Beinorthesen notwendig werden.

Bei entzündlichen Gelenk- und Skeletterkrankungen, destruierenden Knochen- und Gelenkprozessen wie Nekrosen, Geschwülste u. a., sowie **degenerativen Erkrankungen wie Arthrosen usw.** und ihren Folgezuständen kann man orthopädietechnisch übereinstimmend feststellen daß primär in den Grundelementen *teilfixierende* und damit *bewegungseinschränkende* Beinorthesen indiziert sind.

Zusätzlich sind *teilentlastende* Vorrichtungen möglich, ebenso Beinlängenausgleiche und eventuell Pelotten zur Druckaufnahme.

Erworbene oder angeborene Erkrankungen wie Gelenkfrakturen, infizierte oder nichtinfizierte Pseudarthrosen, Dysmelien, Knochenstoffwechselerkrankungen, schwere lokale Osteoporosen verschiedener Ursache, Endoprothesen-Komplikationen oder -Entfernungen mit vorwiegend herabgesetzter Belastbarkeit des Beinskeletts machen Beinorthesen erforderlich, die in ihren Grundelementen *fixierende* und *entlastende* und *bewegungssperrende* Wirkung haben.

Zusätzlich werden oft weitere technische Details notwendig, um die Körperform bzw. Beinlänge *auszugleichen*.

Erworbene oder angeborene Erkrankungen wie wachstumsbedingte Fehlbildungen, angeborene Gelenkserkrankungen wie Dysplasie, Subluxation, Luxation sowie ihre Spätfolgen, primäre und sekundäre Arthrosen, Knie- oder Hüftendoprothesen-Lockerung oder Hüftendoprothesen-Entfernung, Kapsel-Band-Instabilitäten der Beingelenke u. a. sind lokalisierbare körperliche Beeinträchtigungen und erfordern meist *stabilisierende, richtungs- und bewegungsbeeinflussende*, evtl. auch nur *steuernde* technische Orthesenelemente oder Orthesen-Bandagen.

Ein biomechanischer Erfolg der o. g. Versorgungsprinzipien läßt sich durchaus objektivieren, d. h. anhand physiologischer oder unphysiologischer Auswirkungen feststellen. Kontrollen z. B. durch Muskelaktionsstrom-Messungen und Berücksichtigung von Herz-, Lungen- und Kreislaufkapazitäten sind kostenintensiver und berühren daher die Frage nach der Verhältnismäßigkeit der Mittel.

Biomechanischer Einfluß auf konstruktive Details

Gelenksperrungen. Die wesentlichen drei anatomischen Beingelenke – *oberes Sprunggelenk, Kniegelenk, Hüftgelenk* – sollten durch eine Beinorthese *nicht gleichzeitig* mechanisch *gesperrt* werden. Ist dies unbedingt notwendig, muß ein viertes „mechanisches" Hilfsgelenk wirksam werden können.

Beispiel: a) mechanische Abrollung im Ballenbereich (s. S. 710, Abb. 6-23),
         b) Gehbügelrolle am Boden (mit Schuherhöhung auf der Gegenseite) (s. S. 254, Abb. 2-242 A).

Vorverlagerung der Abrollachse. Ein bis zur physiologischen Fußabrollung *vorverlagertes* mechanisches Abrollgelenk am Fußteil der Orthese bewirkt in Verbindung mit einem Dorsalanschlag im oberen Sprunggelenk eine Verzögerung der Kniebewegung. Damit ergibt sich *Kniesicherheit* und eine *größere Schrittlänge* (s. S. 223, Abb. 2-200).

Rückverlagerung der Abrollachse. Ein zur physiologischen Fußabrollung *rückverlagertes mechanisches Abrollgelenk am Fußteil der Orthese erwirkt in Verbindung mit einem Dor-*

salanschlag im oberen Sprunggelenk eine nur geringe Verzögerung der Kniebewegung. Damit ergibt sich *Kniesicherheit* und eine *kleinere Schrittlänge* (s. S. 223, Abb. 2-200).

Vorverlagerung des Knöchelgelenks. Ein *vorverlagertes* mechanisches Knöchelgelenk wirkt durch seine inkongruente Lage. Es *verzögert* die *Bewegungsmöglichkeit* im oberen Sprunggelenk. Damit kann auch Sicherung und Stabilisierung im Knie erreicht werden (s. S. 162, Abb. 2-151).

Dorsale Anschlagsperre im Knöchelgelenk. Die *Sperrung* der *Dorsalextension* im Knöchelgelenk hat eine *streckende Wirkung* auf das *Kniegelenk* (s. S. 162, Abb. 2-151).

Sperren an Knöchel- und Kniegelenk. Die *Sperrung* der *Dorsalextension* im Knöchelgelenk in Verbindung mit einer *Kniegelenksperre* wirkt auch *streckend* auf das *Hüftgelenk* ein.

Rückverlagerung des Kniegelenks. Ein dorsal gesperrtes mechanisches Sprunggelenk und ein rückverlagertes (freibewegliches) mechanisches Kniegelenk *(inkongruente Achslage)* wirken *sichernd* auf das anatomische Kniegelenk (s. S. 139, Abb. 2-118).

Sperre am Hüftgelenk. Ein voll gesperrtes mechanisches Hüftgelenk *verhindert Beugung* und *Streckung* des Beckens zum Oberschenkel (s. S. 196, Abb. 2-188H).

Vorverlagerung des Hüftgelenks. Ein *vorverlagertes* (freibewegliches) mechanisches Hüftgelenk wirkt durch seine *inkongruente Achslage* sichernd und *beckenstreckend* auf die Beckenstellung (Aufrichtung) und begrenzt bzw. verzögert die Beckenbeugung (s. S. 196, Abb. 2-188E).

Verschiebbare Gurtsperre am Hüftgelenk. Eine *dorsale Gurtsperre* am mechanischen Hüftgelenk *verhindert* eine *Beckenkippung* (Beugung) bei Gelenkbelastung, ermöglicht aber die Beckenbeugung zum Sitzen.

Rückverlagerung des Hüftgelenks. Ein *rückverlagertes* (freibewegliches) mechanisches Hüftgelenk wirkt durch seine *inkongruente Achslage* fördernd auf die Beckenkippung (Beugung) ein, begrenzt die Beckenstreckmöglichkeit und *verzögert* die *Beckenaufrichtung*.

Vorderer Anschlag am Hüftgelenk. Ein mechanischer *Anschlag* im *ventralen* Gelenkbereich (in unterschiedlich gewollter Beckenstreckstellung) *sperrt* zwar einerseits die *Beckenbeugung*, gibt aber andererseits auch die Möglichkeit zur Balance-Einpendelung bis in die volle physiologische Endstreckung des Beckens.

Hinterer Anschlag am Hüftgelenk. Ein mechanischer *Anschlag* im *dorsalen* Gelenkbereich *sperrt* die *Beckenstreckung* oder kann einer Regulierung der Beckenbeugung dienen.

Fußstütze als Längenausgleich. Bei beiderseits gleich langen Beinen führt eine Beinorthese zu einer Beinverlängerung mit eventueller Fehlbelastung des Kniegelenks und Beckenfehlstellung auf der Apparatseite. Ein Längenausgleich oder zumindest eine Fußstütze müssen an der gesunden Beinseite Beachtung finden.

Tuberaufsitz. Die Beinorthese mit *Tuberaufsitz* (aber bei *vollem Bodenkontakt* der Fußauftrittsfläche) hat die Aufgabe, einen Teil der Körperschwere vom Skelett-Traggerüst der kranken Seite wegzunehmen. Dies geschieht auch über das Becken und die bodenbundene vertikale Schienenführung der Orthese. Es besteht dadurch eine *Teilentlastung der kranken Seite* (s. S. 244, Abb. 2-225).

Tuberaufsitz und Fersenentlastung. Die Beinorthese mit *Tuberaufsitz* bei *freischwebender Ferse* (aber bei bodengebundenem Ballenkontakt) hat die Aufgabe, einen großen Teil der

Körperschwere in seiner belastenden Wirkung von der Gelenkkette der kranken Seite wegzunehmen. Dies geschieht auch über das Becken und die bodengebundene vertikale Schienenführung der Orthese. Es wird eine fast völlige *Entlastung im Stand sowie in der Schrittvorlage* erreicht.
Eine *Teilbelastung* ist aber in der *Schrittrücklage* wieder vorhanden (s. S. 249, Abb. 2-234).

Tuberaufsitz und Sohlenentlastung. Die Beinorthese *mit Tuberaufsitz* (bei völlig *freischwebender Fußauftrittsfläche* = System *„Thomas-Schiene"*) hat die Aufgabe, die gesamte Körperschwere in ihrer belastenden Wirkung auf das Skelett-Traggerüst und die Gelenkkette der kranken Seite zu mindern.
Durch extreme *Höhenverlängerung* der *gesunden* Seite muß dabei das völlige Freischweben des Fußes der kranken Seite – sowohl im Stand und in der Schrittvorlage, als auch in der Schrittrücklage – erreicht werden. Erst damit entsteht die Möglichkeit einer *völligen Entlastung* für die kranke Seite (s. S. 254, Abb. 2-242 A/B).

Tuberaufsitz, Sohlenentlastung und Extensionszüge. Die Beinorthese *mit Tuberaufsitz* und *Extensionsvorrichtung* hat die Aufgabe – zusätzlich zur Wegnahme von Körperschwere –, noch eine Streckung in den Gelenken zu erreichen.
Damit soll der bänder- und muskelbedingte Binnendruck der Gelenke verringert werden. Eine lediglich freischwebende Ferse mit Knöchelextension (bei bodengebundenem Ballenkontakt) ermöglicht diese individuelle Maßnahme zumindest bei der Schrittrücklage nicht. Die extendierenden Maßnahmen könnten nur echt zur Wirkung kommen, wenn gleichzeitig eine völlige Entlastung der kranken Seite damit verbunden ist (s. S. 256, Abb. 2-244 C).

Tibiakondylen-Anstützung. Die Beinorthese mit *Tibiakondylenanlage* des Unterschenkelschaftes hat die Aufgabe im „Blumentopfsystem" die Körperschwere für den darunterliegenden Skelett- bzw. Gelenkabschnitt zu mindern. Dies geschieht durch ein flächiges Formteil und mit einem Teil des muskulären sowie elastischen Seitendruckes. Die Lastübertragung erfolgt über das bodengebundene vertikale Schienensystem. Es entsteht eine *differenzierbare Teilbelastung* der kranken Seite: Im Bereich der Tibiakondylen somit verstärkte Belastung, unterhalb der Tibiakondylen verringerte Belastung (s. S. 162, Abb. 2-153).

Femur-Anstützung. Die Beinorthese mit *lateraler Anlage* im Bereich oberhalb der Femurkondylen hat die Aufgabe, die Körperschwere für den darunterliegenden Skelett- bzw. Gelenkabschnitt zu lenken und das Becken zu stabilisieren. Mit einem Formteil für muskulären sowie elastischen Seitendruck wird deshalb schräg angestützt und die Last auf das bodengebundene vertikale Schienensystem übertragen werden.
Es entsteht eine *differenzierbare Teilbelastung* der kranken Seite: Im proximalen lateralen Anteil des Beines somit verstärkte Belastung, ab distalem Anteil des Beines verringerte Belastung (s. S. 259, Abb. 2-248).

Biomechanisches Beispiel

Zum einfachen und damit klaren Verständnis der in diesem Buchabschnitt abgehandelten Grundsätze biomechanischen Denkens wählen wir ein sinnvolles Beispiel angewandter Biomechanik aus dem orthopädietechnischen Alltag.

Für die untere Extremität dient uns dazu der 1975 von *Coenen* und *L. Biedermann* zur Weiterbehandlung des operativ korrigierten veralteten Klumpfußes entwickelte *Dynamische Klumpfuß-Gehapparat*.

Wir zitieren dazu im Detail aufgegliedert:
- *orthopädietechnische Indikation,*
- *pathomechanische Analyse,*
- *biomechanische Gestaltung,*
- *orthopädietechnische Versorgung.*

Orthopädietechnische Indikation

„Der primär unzureichend korrigierte, sogenannte veraltete Klumpfuß bei Kindern in gehfähigem Alter muß in den meisten Fällen einer operativen Behandlung zugeführt werden. Um das Operationsergebnis zu bewahren, sind in der postoperativen Weiterbehandlung funktionelle Maßnahmen erforderlich, die den pathokinetischen Besonderheiten des Klumpfußes gerecht werden. Dies gilt in gleicher Weise für den konservativ unzureichend behandelten Klumpfuß, bei dem eine Funktionseinbuße besteht, eine operative Behandlung jedoch nicht durchgeführt werden kann oder noch nicht angezeigt ist. Neben der unentbehrlichen krankengymnastischen Übungstherapie ist in der großen Mehrzahl der Fälle eine orthetische Versorgung erforderlich.

Mit dem dynamischen Klumpfuß-Gehapparat soll die korrektive, bzw. retinierende Wirkung einer Orthese der physiologischen Gangdynamik angepaßt werden.

Ursprünglich zur Weiterbehandlung operierter, veralteter Klumpfüße geplant, hat sich die Schiene nach *Coenen/Biedermann* inzwischen auch bei der Behandlung konservativ unzureichend korrigierter Klumpfüße bei Kindern im Gehalter bewährt. In vielen dieser Fälle konnte durch den Einsatz dieser Orthese eine Progredienz der Deformität aufgehalten bzw. eine Verbesserung der Funktion erreicht werden.

Die Indikationsbreite umfaßt derzeit:
1. Postoperative Weiterbehandlung veralteter Klumpfüße
2. Konservativ vorbehandelte Klumpfüße mit unzureichender Funktion, bei denen noch keine Operations-Indikation besteht."

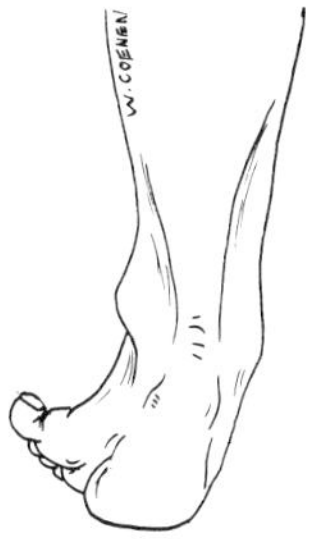

Abb. 2-79 Fehlhaltung und -stellung des veralteten Klumpfußes dargestellt von *W. Coenen*

Pathomechanische Analyse

„Pathologische anatomische Merkmale des veralteten Klumpfußes sind die persistierende Varus- und Spitzfußstellung des Rückfußes sowie die Vorfußadduktion (2-79). In den meisten Fällen besteht neben der medialen Abweichung des Talushalses eine Abplattung und Verschmälerung der Talusrolle, eine Hypoplasie des Tuber calcanei und eine Außentorsionsfehlstellung der Knöchelgabel (dies im Gegensatz zum Klumpfuß des Neugeborenen). Die häufig zu findende Überlänge des lateralen Fußrandes ist ebenfalls mitverantwortlich für die Varusfehlstellung.

Da auch nach operativer Korrektur aufgrund der knöchernen Veränderung die Tendenz zur Deformität weiterbesteht, ergibt sich bei den sogenannten rebellischen Klumpfüßen folgende pathokinetische Situation:

Der Fuß wird zu Beginn der Gangphase nicht mit dem tiefsten Punkt der Ferse aufgesetzt, sondern mit der Fußsohle bzw. dem äußeren Fußrand. Dabei wird eine Supination des Fußes beobachtet, die bei persistierender Vorfußadduktion besonders ausgeprägt ist. Die Supination bewirkt eine Inversion des Fußes gegenüber der queren Knieachse, da die longitudinale Belastungsachse von Talus und Calcaneus verläuft.

Abweichend vom passiven Wirkungsprinzip herkömmlicher Klumpfußschienen und -Einlagen müßte bei einer Orthese das Körpergewicht des Patienten sowie die Dynamik des Gehvorganges zur Korrektur der Klumpfußdeformität genutzt werden."

Biomechanische Gestaltung

„Der dynamische Gehapparat nach *Coenen/Biedermann* ist nach dem Grundsatz entwickelt worden die Bewegung des Fußes in Richtung Korrektur zu unterstützen bzw. zu fördern, die Bewegungstendenz in Richtung Deformität hingegen zu blockieren.

Das bedeutet für das Wirkungsprinzip der Orthese (Abb. 2-80 bis 2-82):

– Der Fuß muß am Ende der Schwungphase in leichter Dorsal-Extension stehen.
– Der Tuber calcanei muß beim Aufsetzen des Fußes den tiefsten Punkt darstellen.
– Das Fersenbein darf bei plantigradem Auftritt nicht in die Varusstellung abgleiten.
– Beim Abrollen des Fußes in der Belastungsphase muß der Vorfuß ständig proniert und auch abduziert bleiben."

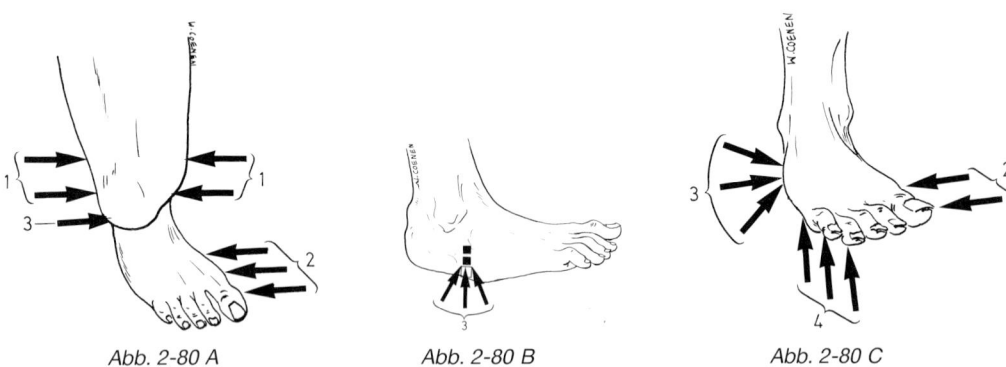

Abb. 2-80 A   Abb. 2-80 B   Abb. 2-80 C

Abb. 2-80   A–C Biomechanische Wirkungsprinzipien am Klumpfuß dargestellt von W. Coenen (Erläuterungen siehe Abb. 2-81)

Die vorstehend schematisch dargestellten Kriterien bestimmten die funktionelle biomechanische Gestaltung der Orthese.

Orthopädietechnische Versorgung

„Das *Fußteil* besteht aus einer lateral und distal offenen *Schale*, die über seitliche *Metallschienen* mit einer *Kondylenfassung* verbunden ist, um eine *Inversion des Fußes gegenüber der bicondylären Knieachse* zu verhindern.

Bei der *Retention des Rückfußes* werden die von *Bösch, Reimann, Kite, Henkel* und anderen beschriebenen Redressionshandgriffe zur *Korrektur der Varus- und Spitzfußkomponente* imitiert.

Das heißt, der *Calcaneus* wird beim Auftritt am Processus anterior durch eine *tangentiale laterale Leiste* angestützt, während das *Tuber calcanei* keinen plantaren Kontakt hat und durch ein laterales *Polster medialwärts* gehalten wird.

Mit dieser Anordnung wird *sowohl einer Verkleinerung des talo-calcanearen Öffnungswinkels als auch des Calcaneus-Bodenwinkels entgegen gewirkt.*

Der *Vorfuß* ist auf der *Medialseite korrektiv u-förmig gefaßt*, auf der Lateralseite offen. Der Vorfußteil ist flexibel gestaltet und mit einem sogenannten „*Pronationsschnitt*" versehen, so daß die Belastung beim Abrollen auf das 1. Metatarsalköpfchen übertragen wird und der Vorfuß in Pronationsstellung kommt.

Fußteil und seitliche Schienen sind in Höhe des oberen Sprunggelenkes durch Scharniere miteinander verbunden.

Spannfedern bewirken in Ruhestellung und gegen Ende der Schwungphase eine leichte passive Dorsalextension des Fußteils."

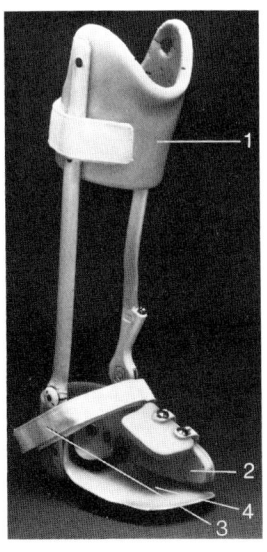

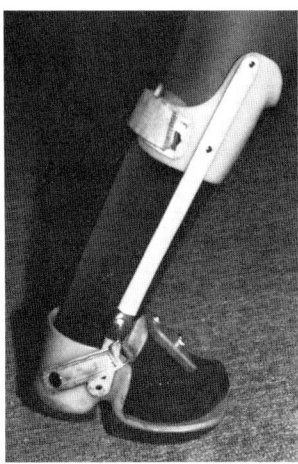

Abb. 2-82 Versorgungsbeispiel mit dem dynamischen Klumpfuß-Gehapparat (*L. Biedermann*, Original)

Abb. 2-81 Biomechanische Wirkungselemente in ihrer Bedeutung für mehrere Ebenen: 1 = seitliche Kondylenfassung als Basiselement, 2 = Vorfußabduktionskomponente, 3 = Gegenlager am Kuboid in Form der tangential-lateralen Anstützung zur Retention des Rückfußes, 4 = Pronationskomponente für den Vorfuß (*L. Biedermann*, Original)

Prinzipielles zur Fertigungstechnik

Einführung zur Maß- und Gipsmodelltechnik (Fuß und Bein)

Für den Bau von Beinprothesen prägt die Art der gewählten Gipstechnik weitgehend den Fertigungsablauf sowie den Umfang späterer Justierarbeiten bei Anprobe und Abgabe am Patienten. Gipsmodellarbeiten an „Bein" und „Becken" führen erst über die Beinorthese zur Annäherung an physiologische Werte auch der Bein-Becken-Statik und damit zur Bewertung eventueller Störeinflüsse, die im Moment des Gipsabdruckes leider nur subjektiv einschätzbar sind.

Im möglichen Gegenbeispiel sind bei Gipsmodellarbeiten am „Rumpf" bereits die definierten Boden-Becken-Verhältnisse und damit das primäre Kräftegleichgewicht vorhanden und können objektivierbar zur Zweckmodellierung beitragen.

Wir beschreiben die Gipsmodelltechnik für Beinorthesen auf der Grundlage zweier unterschiedlicher Verfahren, die wir wie folgt charakterisieren.

Orthesenbau nach Körper-Positivmodell. Dieser erfolgt durch Auswertung eines an der kranken Gliedmaße abgenommenen Gipsnegativs und am daraus gewonnenen Positiv. In Zusammenhang mit dieser Aufbautechnik erfolgt die Orientierung vorwiegend nach Körpermerkmalen, die am Modell selbst erkennbar sind. Dabei bleibt es bei schwierigeren Versorgungsfällen mit mehreren pathologischen Komponenten weitestgehend dem subjektiven Ermessen des Orthopädietechnikers überlassen, ob er z. B. die eventuelle Korrektur einer Fehlstellung als ausreichend erachtet oder, durch Nachmodellierung der Grundform nach eigener Erfahrung, die Korrektur vergrößert.
Bei Beachtung der Grundforderung, die an einen zweckmäßigen Orthesenbau zu richten sind, müßte ein derartiges Körper-Positivmodell oft zerschnitten und in einzelne Teile zerlegt werden, die man dann wieder miteinander verbindet. Auf größere Fehlstellungen sollte aber schon vor der Anprobe Einfluß genommen werden.
Diese Aufbautechnik ist vorwiegend dann erforderlich, wenn im Rahmen notwendiger Indikationen die Anfertigung großflächiger Hülsen aus Gießharz, Kunststoff oder Leder vorgenommen werden muß.

Konstruktiver Orthesenbau (im Baukastensystem) erfolgt durch technisch-zeichnerische Auswertung von Röntgenbildern, Körpermerkmalen, Körperformen sowie Körpermaßtabellen aus der Proportionslehre.
Im Zusammenhang mit dieser Aufbautechnik erfolgt die Verwendung von Körper-Positivmodellen nur insoweit, als einzelne Bauteile (Elemente) darüber geformt werden müssen (Sitzringbereich, Fuß-Knöchel-Bereich, evtl. Kniebereich).
Eine Fehlstellung oder Fehlgestalt hat immer eine Fehlfunktion zur Folge. Darum ist es notwendig, durch Betrachtung und Zerlegung des Gesamtbildes nach dem Grundfehler zu suchen, da jede Fehlstellung aus mehreren Komponenten besteht, die erst das Gesamtbild ergeben.
Durch die konstruktive Orthesengestaltung können die Abweichungen (Fehlstellungen) der Gliedmaßen in einem Vergleich zur anatomisch-physiologischen Normalhaltung bzw. Normalform gebracht werden. Es wird dadurch möglich, im Laufe eines langen Behandlungszeitraumes (mit mehreren Versorgungen, die aufeinander abgestimmt sind) z. B. eine Fehlstellung nach und nach auszugleichen.

Herstellung von Körper-Positivmodellen (Fußbereich)
(Abb. 2-83 bis Abb. 2-97 nach R. *Uhlig*)

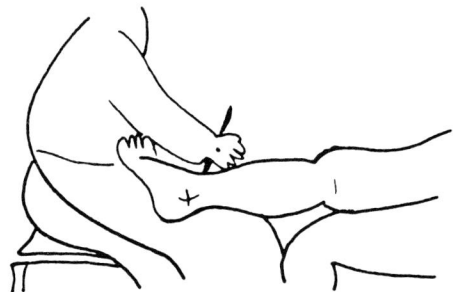

Abb. 2-83 Herstellung von körperpositivmodellen im Fußbereich. In Streckstellung Körpermerkmale mit Farbstift anzeichnen (Sprunggelenkachse, Metatarsalachse, Unterstützungs- und Entlastungszonen etc.)

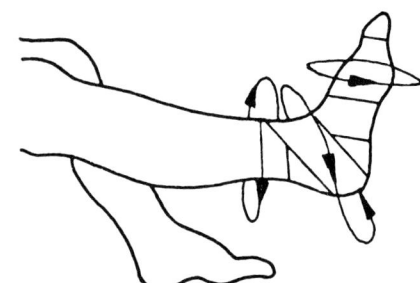

Abb. 2-84 Haut mit Öl oder Creme isolieren. Führungsband zum Aufschneiden des Negativs auf den Fußrücken legen. In Kniebeugung (zur Fußentspannung!) zirkuläre Gipstouren, oberhalb des Knöchels beginnend bis zur Fußspitze

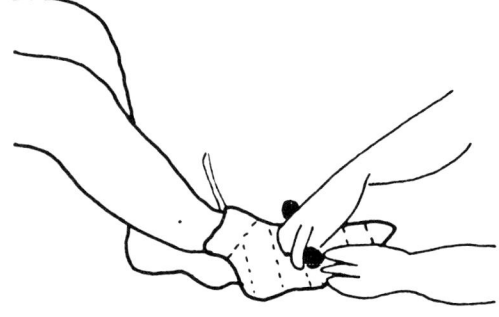

Abb. 2-85 Gipsbinden locker anmodellieren, um Einschnürungen und Fehlformen sowie eine ovale Kompression des Vorfußes zu vermeiden! Am Vorfuß bei jeder Tour etwa 1 cm im Umfang zugeben, damit genügend Platz zur Korrektur bleibt und eine einwandfreie Fußstellung erzielt werden kann

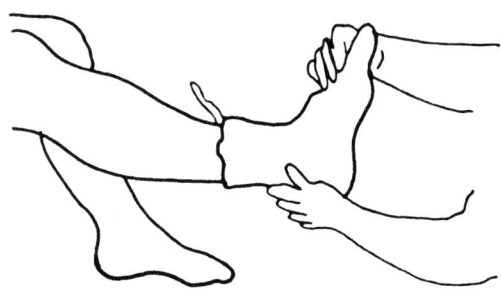

Abb. 2-86 Vor Aushärtung des Gipses wird der Fuß in die individuell erforderliche Zweckstellung gebracht. Dabei wird auf Stellung des Fußes zur Beinachse und zur Auftrittsebene geachtet. Falls es nicht möglich ist, das Gipsmodell in Kniebeugestellung zu arbeiten, sollte ein in den Sprunggelenken freibeweglicher Fuß bei normaler Beinlänge nicht willkürlich in Spitzfußneigung gebracht werden. Beim Gipsabdruck am Fuß führt meistens der unwillkürliche Muskelwiderstand sowieso zu einer für die Absatzhöhe ausreichenden plantaren Flexion. Dies gilt selbst dann, wenn man bewußt in Richtung einer Hackenfußneigung drückt. Entscheidend wichtig sind vor allem die Pronation, die Supination und die Außendrehung

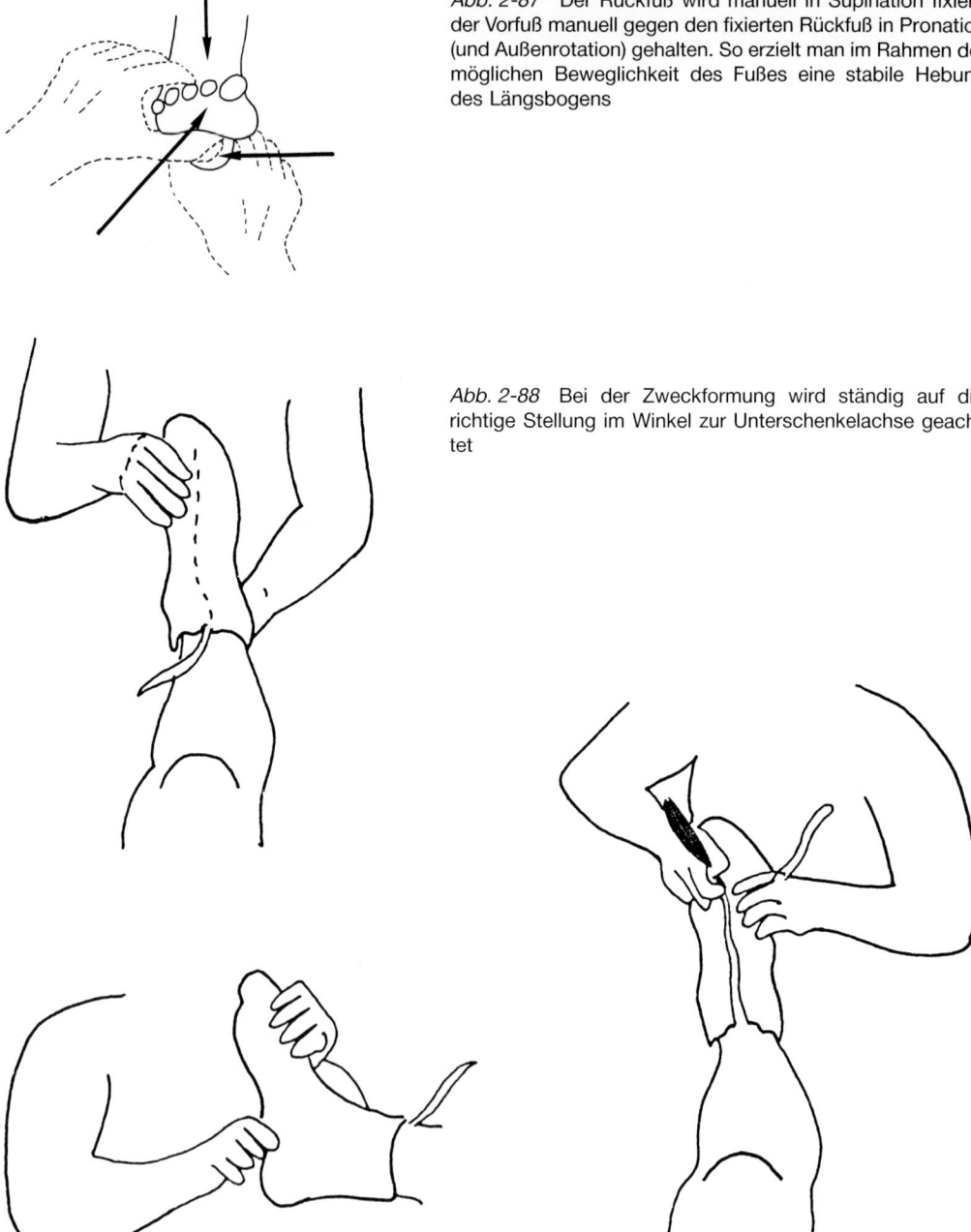

Abb. 2-87 Der Rückfuß wird manuell in Supination fixiert, der Vorfuß manuell gegen den fixierten Rückfuß in Pronation (und Außenrotation) gehalten. So erzielt man im Rahmen der möglichen Beweglichkeit des Fußes eine stabile Hebung des Längsbogens

Abb. 2-88 Bei der Zweckformung wird ständig auf die richtige Stellung im Winkel zur Unterschenkelachse geachtet

Abb. 2-89

Abb. 2-90

Abb. 2-89 Während des Aushärtens muß die Fersenlage (auch im Bereich des Sustentaculum tali) sowie die Fußsprengung (Berücksichtigung der vorgesehenen Absatzhöhe) gut vormodelliert werden

Abb. 2-90 Das Gipsnegativ wird über dem Fußrücken entlang des eingelegten Führungsbandes vorsichtig aufgeschnitten. Danach wird es vom Fuß abgezogen. Anschließend wird das Negativ an der Schnittstelle wieder zusammengefügt und ein Positiv dazu hergestellt. Die Hilfslinien und Markierungen werden mit dem Farbstift nachgezogen bzw. angezeichnet, damit sie sich auf das Positiv übertragen

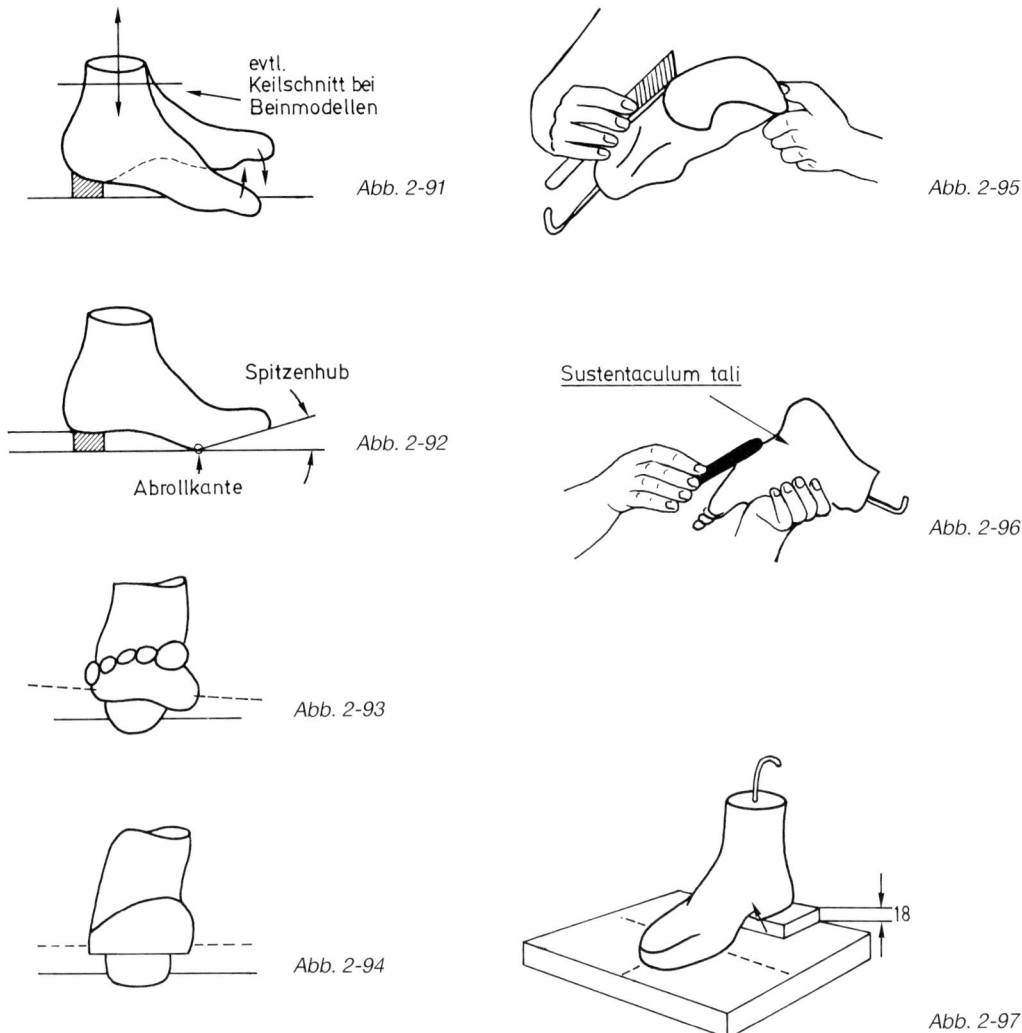

Abb. 2-91

Abb. 2-95

Abb. 2-92

Abb. 2-96

Abb. 2-93

Abb. 2-94

Abb. 2-97

Abb. 2-91 Unter Beachtung des vertikalen Unterschenkelverlaufs sowie der Absatzhöhe wäre ein etwas in Spitz- oder Hackenfußstellung befindliches Gipspositiv auf Bodenkontakt umzumodellieren

Abb. 2-92 Ballenabrollung in der Gangphase erfordert Modellierung der Abrollkante (Richtungsrolle) im Sinne der Torsionseinlage und Anarbeitung eines Spitzenhubes der Vorfußfläche

Abb. 2-93 Fersenauftrittsfläche und Ballenabrollung werden parallel, horizontal modelliert

Abb. 2-94 Die Fersenrundung wird ein wenig abgeflacht, und beiderseits des Fersenbeins wird Gips etwas eckig aufgetragen. Der Vorfuß wird unter Korrektur einer eventuellen Fehlstellung durch Gips blockförmig verstärkt

Abb. 2-95 Das Gipspositiv wird mit der Raspel bearbeitet. Ballenabwicklung und Fersenauftrittsfläche müssen horizontal verlaufen. Im Bereich des Großzehenballens wird die Konvexität seitlich vermindert. Ebenso wird eine eventuell zu starke Konvexität der Ferse gemindert (abgeflacht)

Abb. 2-96 Die innere Sprengung zwischen Ferse und der Ballenabwicklung wird nach Übertragung des erforderlichen Fuß-Außenstellungswinkels durch Modellierung hergestellt

Abb. 2-97 Die Fersenauftrittsfläche sowie die Fläche der Ballenabwicklung (Vorfußbereich) wird durch Auftragen von Gips blockartig gestaltet. Die Absatzhöhe ist dabei unbedingt zu beachten

Herstellung von Körper-Positivmodellen (Bein- und Beckenbereich)

Die Gipsmodelltechnik am ganzen Bein und am Becken beschreibt *G. Hohmann* folgendermaßen:

„... Wir stellen also zunächst ein Negativ des Körperteils her. Das Wasser für die Gipsbinden soll höchstens lauwarm sein, da beim Binden des Gipses Wärme frei wird, die für die Haut lästig ist. Einen Zusatz von Alaun zum Gipswasser, den man früher allgemein verwandte, vermeidet man besser, da der Gips wohl schneller erstarrt, aber bröckelig wird. Wir zeichnen sodann bestimmte Knochenstellen wie Knöchel und vor allem Gelenkspalte wie den des Kniegelenks mit Tintenstift an, um sie auf das Negativ als Merkpunkte zu übertragen. Nach Einölen umwickeln wir Bein oder Becken mit gut durchzogenen Gipsbinden. Diese soll man nicht eher aus dem Wasser nehmen, bis keine Luftblasen mehr aufsteigen. Man drückt sie dann nicht in der Mitte, sondern an den beiden Enden etwas zusammen, daß kein Gips herausfällt und wickelt sie gleichmäßig leicht, ohne Schnürfurchen zu machen, um den Körperteil. Die Gipsbinde soll nicht zu schmal genommen werden. Sie soll breit auf der Haut rollen und nicht frei in der Hand um das Glied herumgeführt werden. Anstelle von Einfetten der Extremität kann man auch dieselbe vorher mit einer Papierbinde umwickeln. Zum späteren Aufschneiden des Modellverbandes kann man vorher eine Schnur einlegen. Man streicht die Gipslagen mit der Hand, damit sie sich besser aneinanderlegen, und modelliert die vortretenden Knochenpunkte (Darmbeinkamm, Kondylen, Knöchel, Sitzknorren usw.) gut in dem Gips heraus. Da die Haltung des Gliedabschnittes sehr wesentlich für den Apparat ist, muß je nach Fall das Bein entsprechend gehalten werden.

Für einen *Becken-Bein-Apparat* nehmen wir das Modell, wenn möglich, im Stehen und in der erforderlichen Mittellage, d. h. Streckstellung im Hüft- und Kniegelenk, leichte Abduktion und mittlere Rollstellung im Hüftgelenk, Rechtwinkelstellung des Fußgelenks. Ist der Abdruck wegen zu starker Schmerzen oder Schwäche des Kranken im Stehen, wo sich der Kranke an den Seitenstangen des Gipsrahmens anhalten oder wo er evtl. mit einer Glissonschlinge unterstützt werden kann, nicht möglich, so nehmen wir ihn im Liegen, z. B. auf dem *Lange*-Rahmentisch, wo der Kranke auf einem Quergurt bequem gelagert ist. Dieser stört das Gipsmodell am wenigsten. Die Umwicklung mit Gipsbinden muß gleichmäßig und so dick sein, daß das Modell beim Abnehmen fest ist und nicht zusammenknickt. Nach dem Festwerden schneidet man den Verband mit einem Gipsmesser auf der vorher eingelegten Schnur auf, indem man deren oberes, aus dem Verband herausschauendes Ende faßt und anzieht. Dadurch hebt sich hier der Gipsverband etwas vom

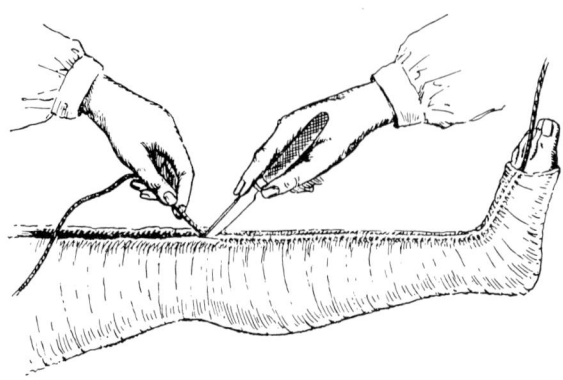

Abb. 2-98 Aufschneiden eines Gipsmodellverbandes auf vorher untergelegter Schnur (historische Abbildung nach *Gocht* [1901] aus *G. Hohmann:* Orthopädische Technik. Enke, Stuttgart 1941, S. 7)

Körper ab und man schneidet auf die Schnur ein. Kommt man weiter nach unten, so muß man umgekehrt das untere Ende der Schnur fassen und anziehen und auf ihr nach oben zu aufschneiden. Man erweitert dann mit den Fingern den Verband etwas an den Rändern, drängt sie auseinander und zieht das Bein heraus. Die Ränder werden glattgedrückt und die Hülse wieder geschlossen, mit einer Gips- oder Stärkegazebinde umwickelt, und ein Modellverband, das Negativ, ist fertig (Abb. 2-98).

Eine andere wichtige Aufgabe erwächst uns bei der Herausarbeitung des *Tubersitzes für Entlastungsapparate des Beins*.

Bei Entzündungen des Knie- und Hüftgelenks müssen wir die Last des Körpers, die auf dem Beine ruht, abfangen, indem wir das Becken mit dem Sitzknorren auf den sog. Tubersitz des Apparates setzen.

Die häufig falsch gearbeiteten Tubersitze der Apparate, welche Druck verursachen oder so gebaut sind, daß das Tuber ischiadicum, der Sitzknorren, nicht auf dem Sitz ruht, sondern von ihm nach außen abrutscht, so daß der Kranke mit seinem Damm auf dem Apparat reitet, kommen von mangelhafter anatomischer Kenntnis dieses Knochens und mangelhafter Modellierung dieser Stelle im Gipsabguß.

Man muß beachten, daß der Sitzbeinhöcker nicht in der Sagittalebene liegt und auch nicht in der Frontalebene, sondern schräg von hinten außen nach vorn innen, und man muß weiter beachten, daß wir nur diesen breiten Knochenwulst zur Abstützung benutzen können, und daß der Teil des Sitzknochens, der weiter nach vorn läuft, wegen schmaler und scharfer Form dazu ganz ungeeignet ist. Gleichwohl sieht man häufig Apparate mit fehlerhaft gebautem Sitz.

Die beste Methode des Gipsabdruckes dieser Stelle ist von *Gocht* (1901) angegeben, insbesondere für Kunstbeine, aber ebenso für Entlastungsapparate geltend. *Gocht* beginnt an dem stehenden Kranken mit dem Umlegen der Gipsbinden rings um das Becken und die proximale Oberschenkelstumpfhüftgegend derart, daß die Touren hinten in der Kreuzbeingegend beginnen, über die Glutäen und die Trochantergegend seitlich nach vorn laufen, dann zwischen den Beinen zurück das Tuber ischiadicum überbrücken, hinten um den Oberschenkel wieder zur Trochantergegend ansteigen, die Hüftgegend decken, den Bauch umkreisen und wieder zum Kreuzbein zurückkehren usw. Besonders genau modellieren wir schon jetzt das Tuber ischiadicum und die hintere und vordere Umgrenzung des Trochanter major durch Anziehen und Anschmiegen der Gipsbinden heraus. Ist dieser obere Becken-Hüft-Tuber-Teil dick genug, so schreiten wir mit der Einwicklung am Oberschenkel bis zum Stumpfende nach abwärts. Ist dieses geschehen, so setzen wir uns etwas mehr seitlich zum Bein. Handelt es sich um ein rechtes Bein, so legt sich nunmehr die linke Hand mit den Fingern, speziell dem Zeigefinger, gleichmäßig fest drückend horizontal unter das Tuber ischiadicum; der linke Daumen und der Daumenballen kommen dabei hinter dem Trochanter major zu liegen; die rechte Hand umgreift in diesem Falle vorn und hinten den Trochanter major, so daß sich dieser gut im Gipsbindennegativ markiert (Abb. 2-99, 2-100).

Hat die Gipsnegativform allseitig festen Halt, so wird sie über die Schnur von oben nach unten aufgeschnitten und ohne jede Schwierigkeit nach der Dorsalseite und nach unten hin abgezogen. Brauchen wir kein Beckenteil, so wird es vorn und hinten sogleich mit der Schere abgeschnitten; brauchen wir es dagegen zwecks Herstellung eines Beckenteils (z. B. bei ganz kurzen kontrakten Oberschenkelstümpfen oder bei Hüfterkrankungen), so bleibt es erhalten. Es ist dann so angelegt, daß das ganze Becken samt den Darmbeinkämmen von den Gipsbinden umgriffen und gut ausgearbeitet ist.

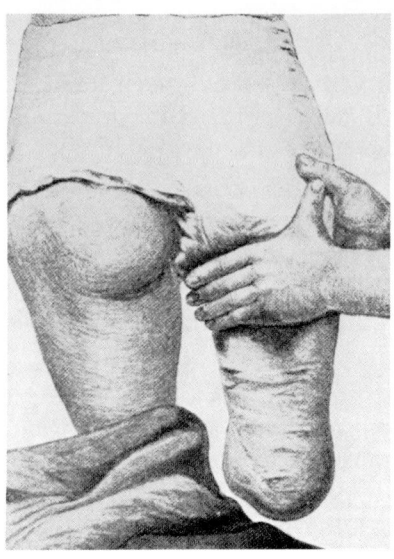 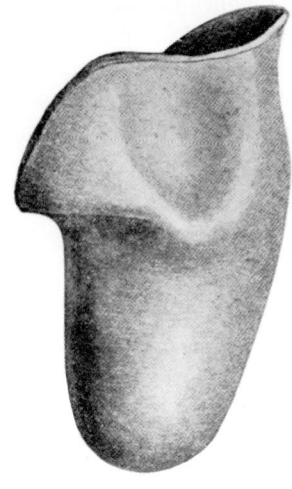

Abb. 2-99 *Abb. 2-100*

Abb. 2-99 Anmodellieren Tuber ischiadicum für eine rechte Oberschenkelfassung (historische Abbildung nach *Gocht*, 1901)

Abb. 2-100 Gipsnegativ für rechte Oberschenkelfassung. Tuber und Trochanter sind ausmodelliert (historische Abbildung nach *Gocht*, 1901)

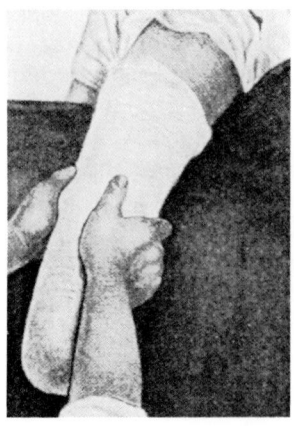 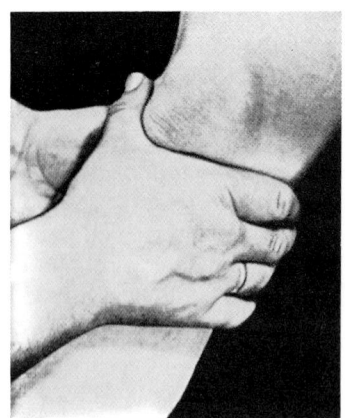 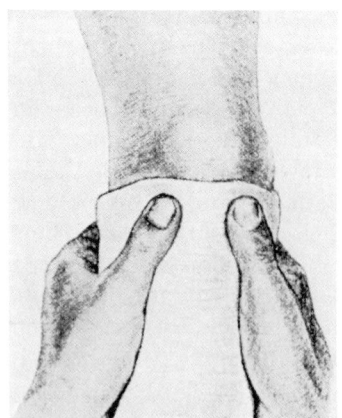

Abb. 2-101 *Abb. 2-102* *Abb. 2-103*

Abb. 2-101 Anmodellieren des Gipsnegativs für Fußgelenks-Entlastungsapparat bzw. Unterschenkelprothese (historische Abbildung nach *Gocht*, 1901)

Abb. 2-102 Ausmodellieren der Konturen unterhalb des Kniegelenks

Abb. 2-103 Punktuelle Zweckformung im Kniescheibenbereich (historische Abbildung nach *Gocht*, 1901)

Eine ebenso wichtige Aufgabe ist es auch, für eine Unterschenkelorthese einen guten Gipsabguß herzustellen.

Ein *Unterschenkelentlastungsapparat* muß sich anstemmen an den medialen Knorren des Schienbeins, an die Tuberositas tibiae und den unteren Rand der Kniescheibe. Auch hier hat *Gocht* (1901) Vorschriften für den Gipsabguß gegeben.

Nach Einwickeln der Kniegegend mit gut angestrichenen Gipsbinden haben wir die vordere und seitliche Knieplastik sorgfältig herauszumodellieren. Die Handflächen werden flach seitlich gegen den Schienbeinknorren und gegen das Wadenbeinköpfchen angelegt und angedrückt, während die beiden Daumen rechts und links vom unteren Kniescheibenrand gegen die untere Umrandung der Kniescheibe drücken und die übrigen Finger die hinteren Weichteile leicht nach vorn drängen. Wir pflegen diesen Gipsabdruck auch so zu machen, daß wir in leichter Beugestellung des Kniegelenks die rechte Hand kräftig gegen die Kniescheibe und den medialen Tibiaknorren anpressen, während die linke Hand von hinten, von der Kniekehle her, fest gegenhält (Abb. 2-101 bis 2-103).

Das Modell wird über einer eingelegten Schnur hinten in der Längsrichtung etwas aufgeschnitten und dann abgestreift. Der Gipsmodellverband wird sorgfältig an der aufgeschnittenen Stelle wieder zusammengelegt und mit einer Gips- oder Stärkegazebinde umwickelt, so daß der Verband wieder geschlossen ist.

Eine Hülsenform wird alsdann mit Gipsbrei ausgegossen. Man steckt einen Holz- oder Eisenstab in die Hülse hinein, um dem Modell Halt zu geben, und gießt mit dünnflüssigem Brei aus gewöhnlichem Gips das Modell voll. Bei Rumpfmodellen legt man das Negativ mit Holzwolle, die in Gipsbrei getaucht ist, allseitig aus und läßt in der Mitte einen Hohlraum, um Gips zu sparen. Man kann auch wie *Gocht* in die Mitte eine Blech- oder Papphülse stellen, um welche der Brei gegossen wird. Nach dem Erhärten löst man die Gipsbindenhülle ab und bearbeitet dann den Kern, das Positiv, mit Gipsmesser oder Schabeisen, um es zu glätten, durch Hautwülste oder Einschnürungen hervorgerufene Unebenheiten zu beseitigen, evtl. Vertiefungen mit aufgetragenem Gipsbrei auszufüllen. Vorher markieren wir die angemerkten Knochenpunkte oder Gelenkachsen mit Farbstift noch einmal. Dann trocknen wir das Modell an der Luft oder im Winter in der Nähe eines Ofens..."

Maßbögen für Beinorthesen
(Abb. 2-104, 2-105 von *R. Uhlig*)

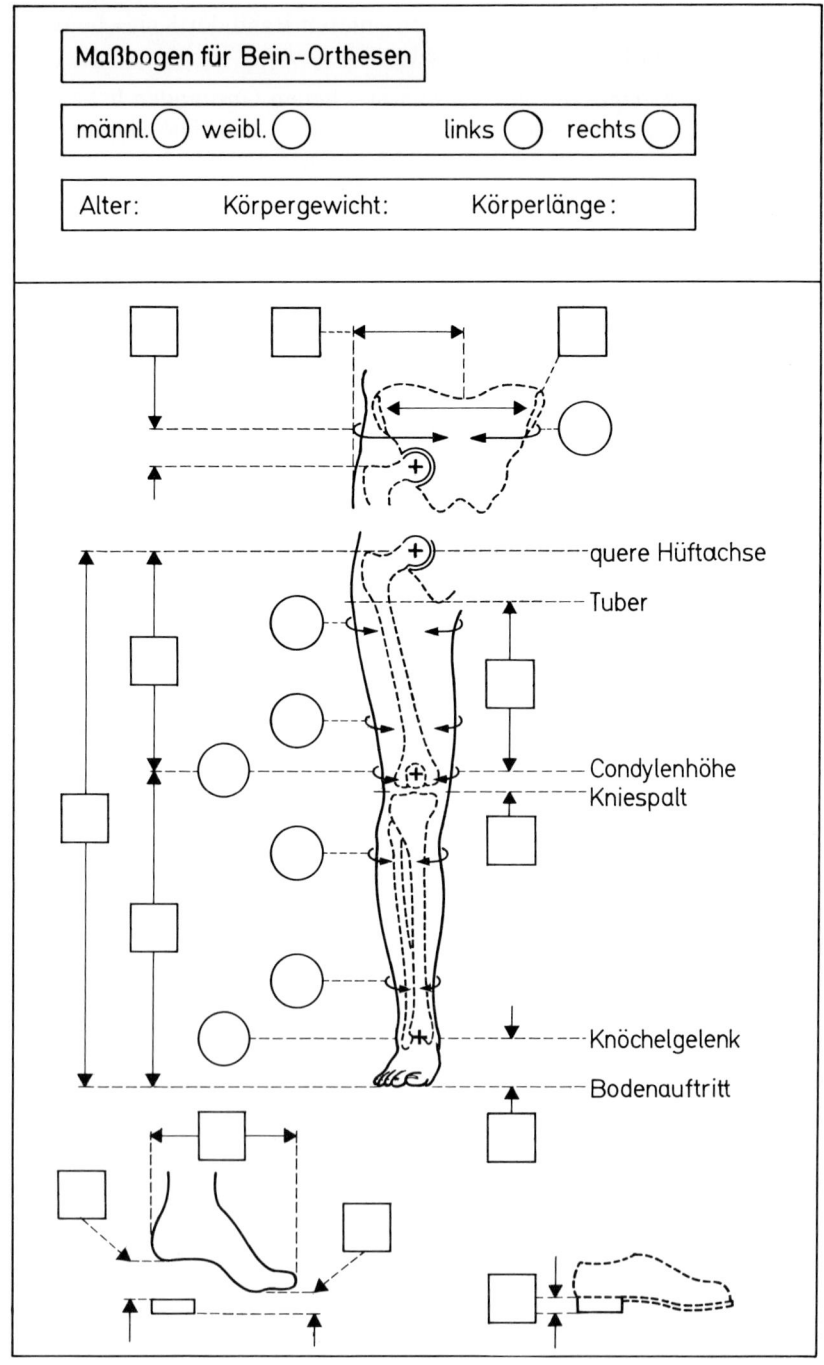

Abb. 2-104 Beispiel eines Maß-Bogens für Orthesen der unteren Extremität. Angabe von Skelettpunkten, Gelenkachsen, Umfangmaßen, Absatzsprengung usw. ○ = Umfangmaße, □ = Längen- und Abstandsmaße

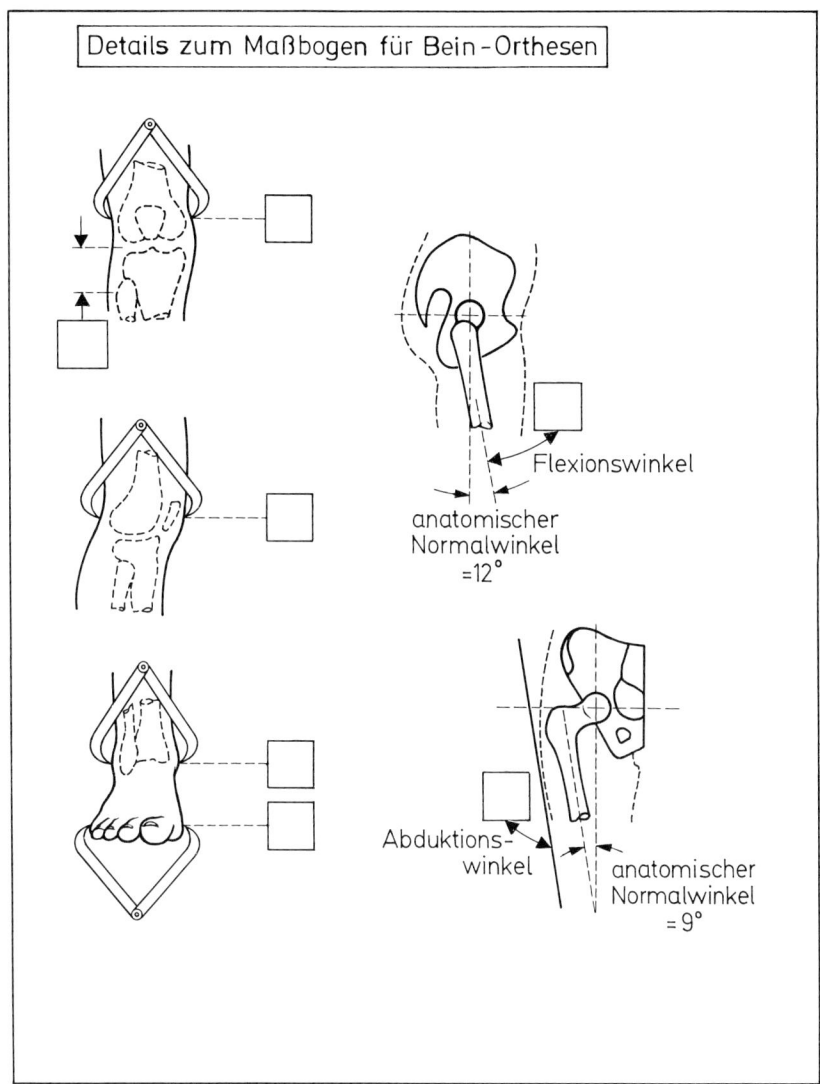

Abb. 2-105 Details zum Maßbogen für Beinorthesen (mit besonderer Festlegung einer Flexions- oder Abduktions-Winkeleinstellung von Orthesen)

Technik des konstruktiven Orthesenbaues

Einführung

Dieses Verfahren wurde in Deutschland 1952/53 von *Uhlig* auf der Grundlage bereits früher vorhandener deutscher Erfahrungen entwickelt. Der konstruktive Orthesenbau erfolgt in technisch-zeichnerischer Auswertung von vorhandenen Röntgenbildern sowie Körpermerkmalen, Körperformen und Körpermaßtabellen der Proportionslehre. In zahlreichen Versorgungsfällen kann dadurch die manchesmal schwer kontrollierbare Herstel-

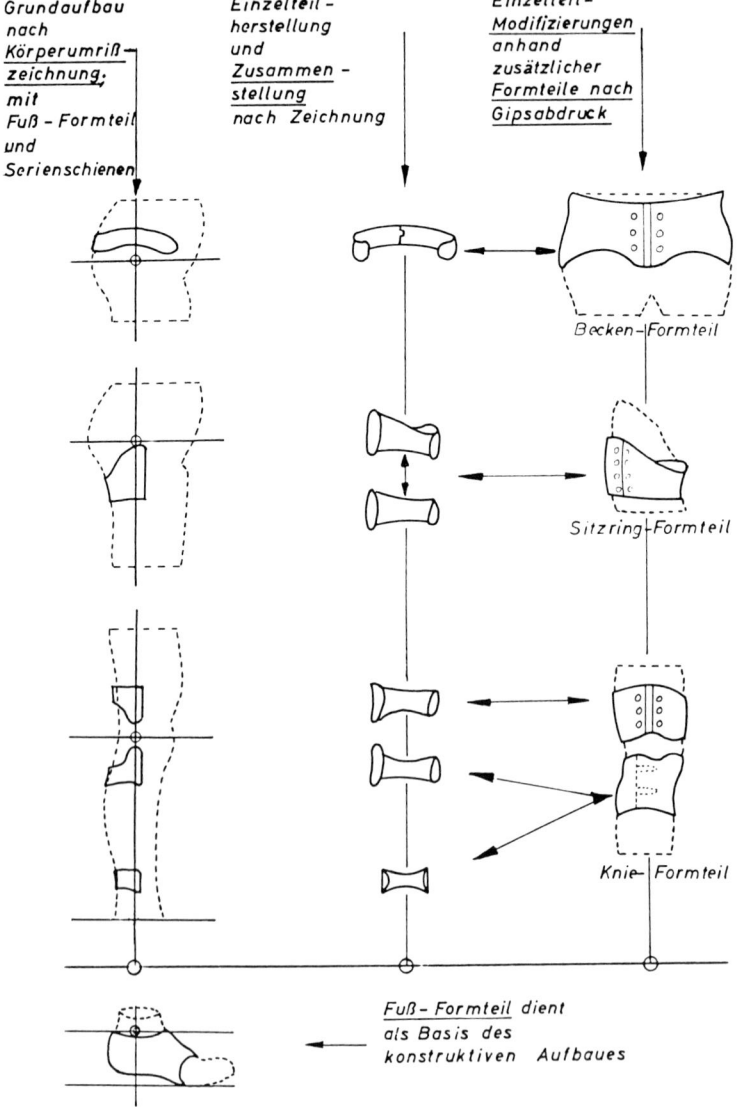

Abb. 2-106 Schematische Darstellung der Konstruktiven Aufbautechnik für Beinorthesen (nach Körperumrißzeichnung). Baukastensystem mit Serienschienen und einzelnen Formteilen nach Gipsabdruck (Abb. 2-106 bis 2-124 aus *R. Uhlig:* Modell- und Aufbautechnik für Beinapparate mittels des „Konstruktiven Orthesenbaues". Heft 9/1970, OT-Wiesbaden S. 225)

lung eines durchgehenden Gipsmodellpositives des ganzen Beines entfallen; dies gilt insbesonders bei Lähmungen und Gelenkschädigungen (Abb. 2-106).

Eine Fehlstellung oder Fehlgestalt hat immer eine Fehlfunktion zur Folge. Darum ist es notwendig, durch Betrachtung und Zerlegung des Gesamtbildes nach dem Grundfehler zu suchen, da jede Fehlstellung aus mehreren Komponenten besteht, die erst das Gesamtbild ergeben.

Durch die konstruktive Orthesengestaltung können die Abweichungen (Fehlstellungen) der Gliedmaßen in einen Vergleich zur anatomisch-physiologischen Normalhaltung bzw. Normalform gebracht werden. Es wird dadurch u. a. auch möglich, im Laufe eines längeren Behandlungszeitraumes (und mit mehreren Versorgungen, die aufeinander abgestimmt sind) eine wirklich korrigierbare Fehlstellung nach und nach auszugleichen.

Die konstruktive Aufbautechnik für Beinorthesen ist ein Verfahren im sog. Baukastensystem unter Verwendung von Serienschienen, Modulteilen und einzelnen Formteilen nach Maß oder Gipsabdruck.

Im Zusammenhang mit dieser Aufbautechnik erfolgt die Verwendung von Körper-Positivmodellen einzelner Gliedmaßenabschnitte nur insoweit, als Bauteile von Materialgründen unbedingt darüber geformt werden müssen.

Bei unphysiologischen Formen, bei Deformitäten und anatomisch-pathologischen Besonderheiten sowie aufgrund spezieller Indikationen (z. B. Entlastung, Korrektur usw.) werden zusätzliche, modifizierte kurze Gipsformteile besonders im Knie- und Sitzringbereich hergestellt (Abb. 2-107).

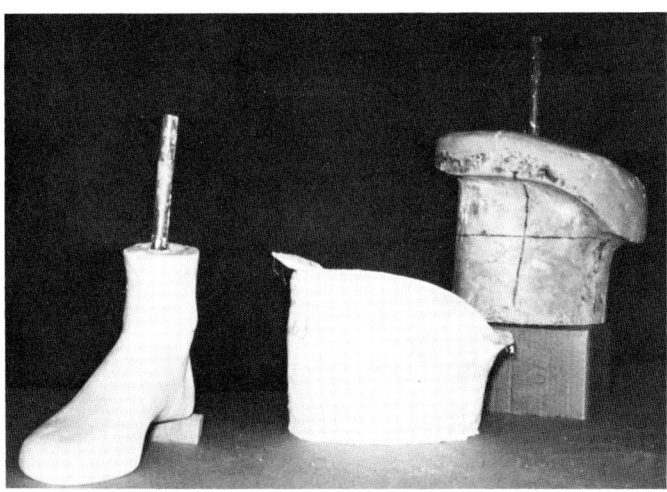

Abb. 2-107 Individuelle Gipsformteile zur Konstruktiven Orthesentechnik

Die Herstellung eines funktionell gestalteten Gipsabdruckes im Sitzringbereich (d. h. die manuelle Formung des Gipsnegatives am Körper – Abb. 2-99) ist für die Fertigung von Beinorthesen noch schwieriger als im Prothesenbau. Der Arbeitsvorgang ist z. B. oft in Liegeposition eines geschwächten Patienten vorzunehmen oder auch am Bein eines unkonzentrierten Kindes. Der wünschenswerte Aussagewert, die Mitarbeit des Patienten, ist vielfach nicht gegeben. Die grundsätzlichen muskulären und knöchernen Belastungsprobleme (z. B. Sitzbein, Schambein, Rollhügelbereich), die vorgegebenen (meßbaren) Skelettwerte und die krankheitsbedingt ganz unterschiedlichen pathologischen Auswirkungen erfordern dazu vorwiegend das Wissen und Können des Orthopädietechnikers unabhängig von seiner Handbreite, seiner Fingerlänge und seiner eigenen Muskelkraft.

Uhlig (1968) verwendet deswegen einen von ihm standardisierten Anprobe-Set rechts- und linksseitiger Probiersitzringe. Dieser Anprobe-Set dient gleicherweise dem Prothesenbau (Abb. 2-108).

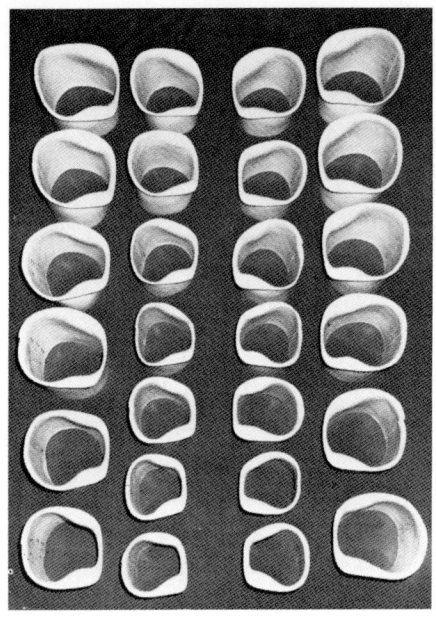

Abb. 2-108 Anprobe- und Formset im Sitzringbereich

Uhlig schreibt: „... Bei Beachtung aller bekannten Orthesenbausysteme und der dafür oder dagegen sprechenden Fakten, die durchaus meist aus wissenschaftlichen Erkenntnissen empirisch ableitbar sind, ergibt sich für mich die Zweckmäßigkeit, wenn irgend möglich, nach der Methode des konstruktiven Orthesenbaues zu arbeiten. Aufbau- und Gelenkwerte sollen schließlich nicht zu sehr dem Gefühl des Patienten oder einem Maßnahmegerät überlassen bleiben, sondern müssen konstruktiv ermittelt werden. Deshalb meine Bezeichnung „Konstruktiver Orthesenbau".

Die zeichnerisch-technische und modellmäßige Arbeitsvorbereitung erlaubt am gleichen Werkstück den Einsatz von Mitarbeitern verschiedener Qualifikationsstufen mit einem von vornherein in der Arbeitsvorbereitung vorbestimmten Arbeitsergebnis. Die Austauschbarkeit der einzelnen Bauelemente, die gleichen Anschlußwerte, die transport- und werkstattmäßig günstige Bearbeitung kleinerer Bauabschnitte, all dies trägt zur Rationalisierung, als der vernunftgemäßen Gestaltung des Arbeitsprozesses bei.

Mittels der konstruktiven Aufbautechnik läßt sich jede Beinorthese statisch-mechanisch überprüfen. Diese Überprüfung muß eine hundertprozentige Übereinstimmung mit den Angaben der Arbeitsvorbereitung ergeben. Sollten Unstimmigkeiten feststellbar sein, so werden diese keinesfalls etwa im Gedanken an die spätere Anprobe vorläufig einmal im Apparat belassen. Die Beinorthese muß bei diesen Unstimmigkeiten, die evtl. schon vor der Anprobe erkennbar sind, auf jeden Fall zur Änderung in die Montage zurück, ohne daß etwa zwischendurch der Patient als Versuchsperson dient.

Die fixierende, korrigierende oder extendierende Aufgabe einer Beinorthese ist und bleibt abhängig vom exakten Aufbau derselben. Der Aufbau muß die individuellen mechanischen Einwirkungen auf die skelettbedingten Voraussetzungen (dem knöchernen Traggerüst) sowie die muskel- und bändermäßigen Wirkungen (die straffe, elastische, weiche Zuggurtung) gewährleisten. Die Anwendung und der richtige Einbau mechanischer Gelenke an der Beinorthese haben dabei, gerade im Vergleich zu den anatomischen Beingelenken, eine hohe Bedeutung. Wenn letztlich dennoch patientenunabhängig Fehler bei der Anprobe festgestellt werden, kann somit die Ursache nur in der Arbeitsvorbereitung selbst gesucht werden. Damit ist die Verantwortlichkeit klarer abgegrenzt als bei anderen Systemen..."

Körpermerkmale

Als *Orientierungsmerkmale* dienen die Rekonstruktion der angenommenen queren Hüftachse, die Lage der Tubera sowie Merkpunkte im Knie- und Sprunggelenkbereich. Weitere Merkmale sind die Umfänge (U), die Höhen (H) und die Breiten (A) in den verschiedenen Beinbereichen (Abb. 2-109).

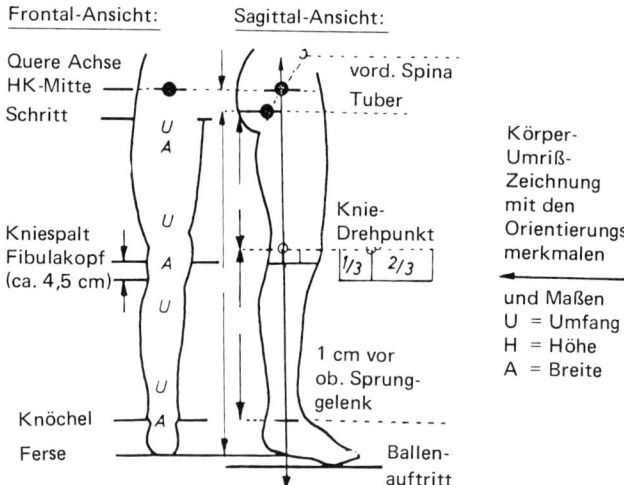

Abb. 2-109 Orientierungs- und Körpermeßpunkte zur lotgerechten Festlegung von Gelenkachsen und Drehpunkten

Die *Bezugslinie für die Plus-Minus-Abweichungen* führt aus der Mitte des Hüftgelenkes sagittal über den erforderlichen mechanischen Kniedrehpunkt zu einer Position etwa 1 cm vor die Mitte der Sprunggelenkskonvexität, sowie frontal durch die Kniebasis zur Mitte der Malleolengabel.

Dies geschieht unter Berücksichtigung der echten *physiologischen Kniebeugestellung* (Minderung der äußeren Streckhaltung um etwa 15 Grad auf eine lockere Normalhaltung – definiert nach *Braune u. Fischer* [Abb. 2-110]).

Diese individuelle physiologische Kniebeugestellung ergibt auch den Vergleich zur angenommenen Bezugsstellung des Skeletts bei der Anfertigung der Körperumrißzeichnungen.

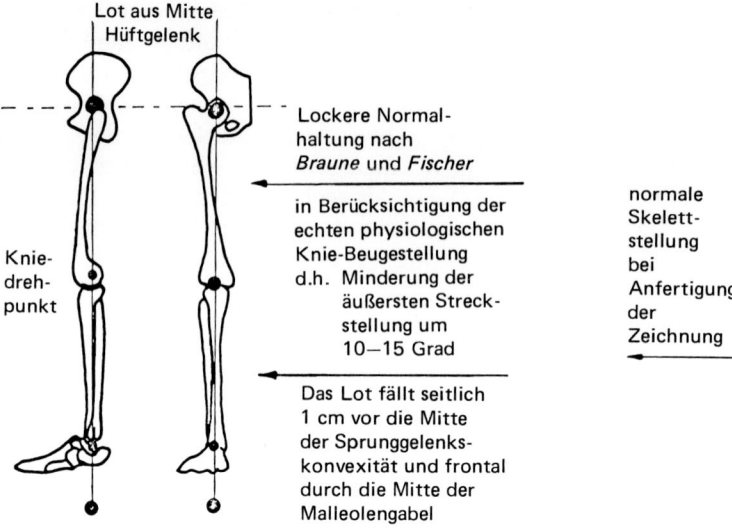

Abb. 2-110 Körperlot als Bezugslinie in der Sagittal- und Frontalebene beim lockeren Stand (modifiziert nach *Braune* und *Fischer*)

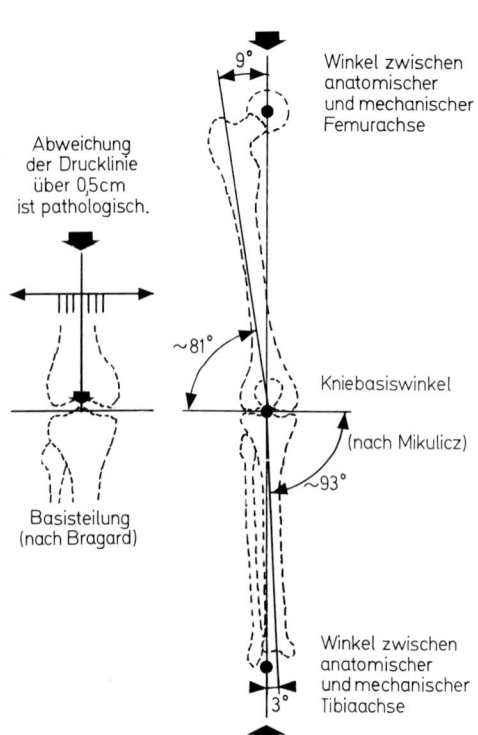

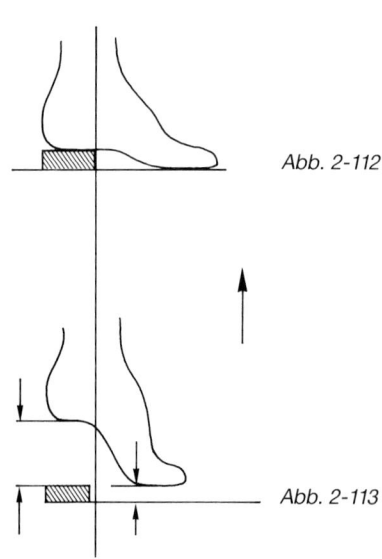

Abb. 2-112 Funktionelle Beinlängenmessung = Gesundes Bein: Länge ohne Schuh messen, Absatzhöhe um Sohlenstärke vermindern (Darmbeinkämme und Darmbeinstachel müssen dabei genau horizontal ausgerichtet sein)

Abb. 2-113 Funktionelle Beinlängenmessung = Verkürztes Bein: Länge ohne Schuh messen, Differenz zwischen Fersenauftrittsfläche und Absatzhöhe (um Sohlenstärke vermindert) ergibt das Ausmaß der Verkürzung. Bei größeren Längendifferenzen besteht die Notwendigkeit, auch das Maß zwischen Bodenhorizontale und Vorfuß in optimal möglicher Spitzfußstellung genau festzulegen)

Abb. 2-111 Mechanische und anatomische Achsen des Beinskeletts und ihre Beziehung zum Kniegelenk (modifiziert nach *Bragard* und *Mikulicz*)

Aufgrund der physiologischen Kniebeugestellung ergibt sich für die Kniegelenkstellung der Beinorthese, daß eine anatomische Kniebeugestellung von etwa 15 Grad auch die normale mechanische Kniestreckstellung bedeutet.

Kniebasis und Normalwerte im mechanischen sowie anatomischen Beinlängsachsenverlauf dienen zur Feststellung des jeweiligen Kniewinkels bzw. dienen dessen Errechnung (Abb. 2-111).

Zur Berücksichtigung einer *korrigierten Fußstellung* für Absatzhöhe, Rückfußauflage, Vorfußauflage und Richtungsrolle muß jeder Fuß vor den Körperumrißzeichnungen bzw. vor der Gipsnegativherstellung sehr sorgfältig auf Pronation, Supination, Abduktion, Adduktion und Rotationsstellung bzw. deren Abweichungen untersucht werden. Bei beidseitig gleichen Beinlängen ist auch unbedingt eine Fußstütze für die gesunde Seite anzufertigen.

Unterschiedliche Beinlängen am Patienten erfordern genaue Feststellung der Beinlängendifferenz (Abb. 2-112, 2-113).

Körperumrißzeichnung

Auf einem horizontalen Maßtisch wird mit Körperumrißzeichnungen ein Körperumriß in frontaler, sagittaler und horizontaler Ansicht des Beines gefertigt. In diese Ansichtszeichnungen werden die anatomischen Merkpunkte sowie Einzelmaße, Umfangmaße und Stellungswinkel eingetragen. Bereits bei diesen Arbeiten wird die spätere Absatzhöhe und die Ballenauftrittsfläche sorgfältig vorbestimmt.

Bei der Anfertigung einer Körperumrißzeichnung in horizontaler Körperposition ist darauf zu achten, daß nicht (durch zu atrophierte oder fettig degenerierte Weichteile) Skelettfehlstellungen, z. B. im Sinne von Genu recurvatum oder Genu flexum, überdeckt werden oder entstehen. Es gehört sicherlich ein klares Wissen um diese Dinge dazu, damit durch Abstützung im Bereich der Kniekehle und evtl. oberhalb des Fersenbeins eine geeignete Position erreicht wird (Abb. 2-114).

Anschließend wird in der Arbeitsvorbereitung diese Körperumrißzeichnung in eine technische Zeichnung umgewandelt (s. S. 138, Abb. 2-115).

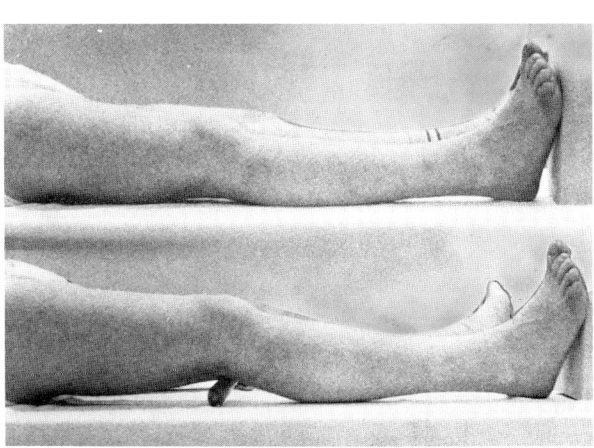

Abb. 2-114 Zur Körperumrißzeichnung muß das Bein auf harter Unterlage mit Knieunterstützung (bis zur physiologischen Beugestellung) und unter Berücksichtigung der Absatzhöhe (bei rechtwinkeligem Fußanschlag) gelagert werden. Die frontale Umrißzeichnung entsteht in Rücken-, die sagittale in Seitlage

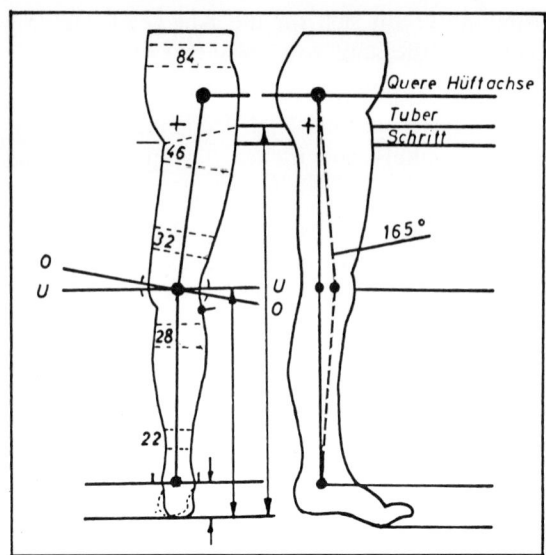

Abb. 2-115 Aufbau- und Werkstattzeichnung mit allen wesentlichen Angaben

Alle wesentlichen technischen Angaben zur Arbeitsvorbereitung müssen in der Werkstattzeichnung enthalten sein und werden deshalb in die Körperumrißzeichnung wie folgt eingezeichnet:

- äußere korrigierte Umrisse zum Anrichten der Schienen,
- Kniespalt (genaue Position),
- Fibulaköpfchen (Mitte),
- Lage der Drehpunkte (Kompromißachsen),
- Abstände zwischen Boden- und Gelenkachsen (mit Absatzhöhenmaß),
- Winkelstellungen in verschiedenen Projektionen,
- eventuelle Winkelkorrekturangaben nach ärztlichem Rat,
- Abstand Boden – Schritt,
- Abstand Boden – Tuber,
- Tuberposition (sagittal und frontal eintragen),
- Umfangmaße im Bereich von Bändern oder Hülsen,
- Breitenmaße (Querdurchmesser im Bereich der Schellenbänder).

Eventuell weiter erforderliche Angaben können oft in der Arbeitsvorbereitung auch über die Proportionslehre und Körpermaßtabellen ermittelt werden.

Falls keine Gelenkkontrakturen oder ähnliche Behinderungen vorhanden sind, können z. B. lockere Skelett-Fehlstellungen bzw. pathologische Abweichungen (ap-Ansicht) eine therapeutische Feineinstellung durch mechanische Achswinkel erfahren (Abb. 2-116). Wesentliche Angaben über die in einem Orthesenfußteil unterschiedlich zu korrigierende Stellung der meist deformierten Füße sind der Draufsicht einer individuell angefertigten Aufbauzeichnung zu entnehmen (Abb. 2-117).
Sehr wichtig erscheint in diesem Zusammenhang die Betonung der Kongruenz in Achsenparallelität und Achsenhöhe der meist als Rotationsgelenke ausgebildeten mechanischen Orthesengelenke (s. S. 140, Abb. 2-121).
Der Verlauf der Längsachse des Fußformteiles ist immer parallel zur Medianebene. Der Verlauf der Abrollachse (Richtungsrolle) am Fußformteil soll rechtwinkelig zur Medianebene bzw. Längsachse angeordnet sein.

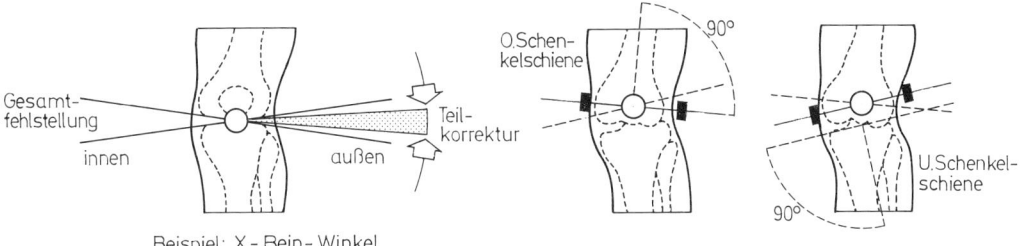

Abb. 2-116 Fraktionierte Korrektur einer mobilen Fehlstellung in der Frontalebene durch Apparatsegmente (*R. Uhlig*, Original)

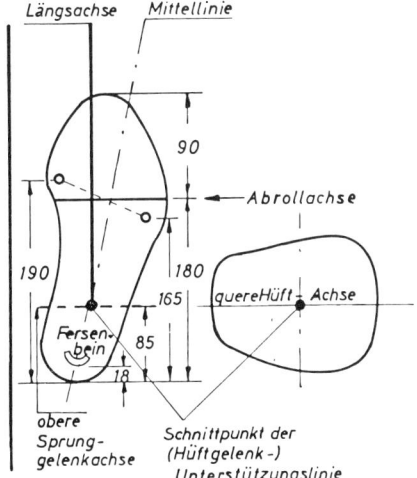

Abb. 2-117 Individuelle Aufbauzeichnung mit Angaben über die Korrekturstellung des Orthesen-Fußteils. Hüft- und Sprunggelenksachse sowie die Abroll-Linie verlaufen parallel (schematisch hier bei 27 cm Fußlänge dargestellt) (*R. Uhlig*, Original)

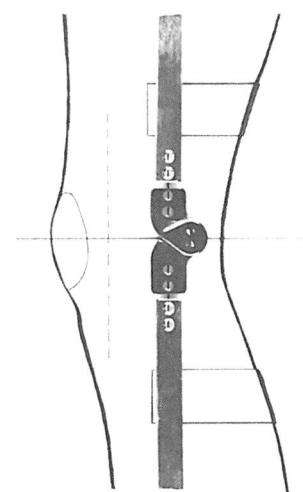

Abb. 2-118 Aufbauschema zum Verständnis einer objektiven Gelenk-Rückverlagerung. Schienenmitte (nicht Gelenkmitte!) schneidet den Kompromißdrehpunkt der Kniebewegung

Montage und Anprobe

Im Zuge der Arbeitsvorbereitung durch den orthopädie-technischen Fachmann werden Zeichnungen, Serienschienen und Formteile für die Montage bereitgestellt. Besondere Aufmerksamkeit verdient immer wieder die richtige Wahl von Gelenkteilen im Bereich des Kniegelenks. Man darf sich durch die vielfältig mögliche kosmetische Formung bzw. Angleichung von Serienschienen nicht über die wirkliche Gelenklage oder Rückverlagerung im funktionellen Sinne täuschen lassen (Abb. 2-118).

Die Montage aller Einzelteile erfolgt unter Verwendung einfacher Distanzgeräte im Knie- und Knöchelbereich sowie mittels Schränkhaken zur Herstellung der äußeren Schienenformen. Alle Bauteile werden dazu mit kleinen Flügelmutter-Schräubchen provisorisch verbunden und erst später nach der Anprobe mit festen Verbindungen versehen (s. S. 140, Abb. 2-119, 2-120)

Sobald die Beinorthese aus der Montage kommt, wird sie vom orthopädie-technischen Fachmann eingehend auf ihre Übereinstimmung mit allen Angaben des konstruktiven Orthesenbaues überprüft (s. S. 140, Abb. 2-122).

140 Orthesen für die untere Extremität

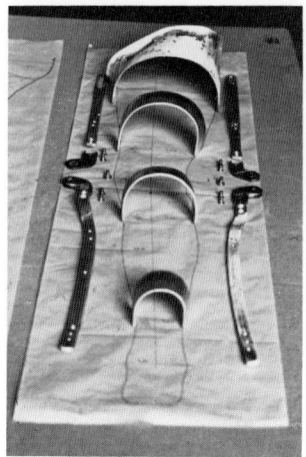

Abb. 2-119

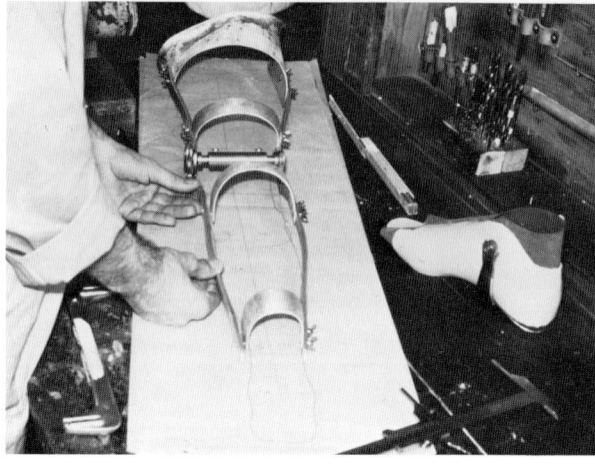

Abb. 2-120

Abb. 2-119 Einzelteile des Schienensystems nach der individuellen Formgebung (durch Formen, Treiben, Richten vor der Endmontage)

Abb. 2-120 Montage der Orthesen-Einzelteile mittels der Werkstattzeichnung (provisorische Schraubenfixation zur Anprobe)

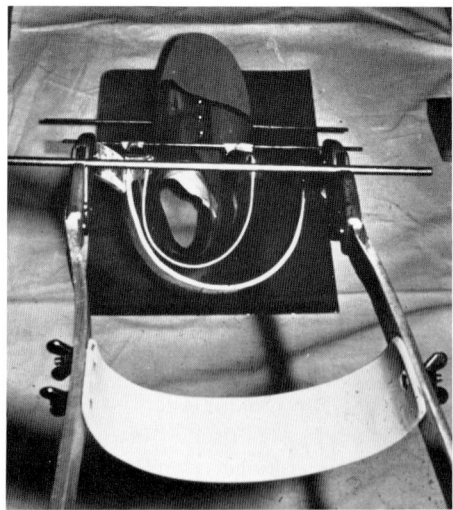

Abb. 2-121

Abb. 2-121 Die Orthesenachsen – Knieachse, Knöchelachse und Richtungsrolle (Abrollachse) – verlaufen, wenn irgend möglich, parallel

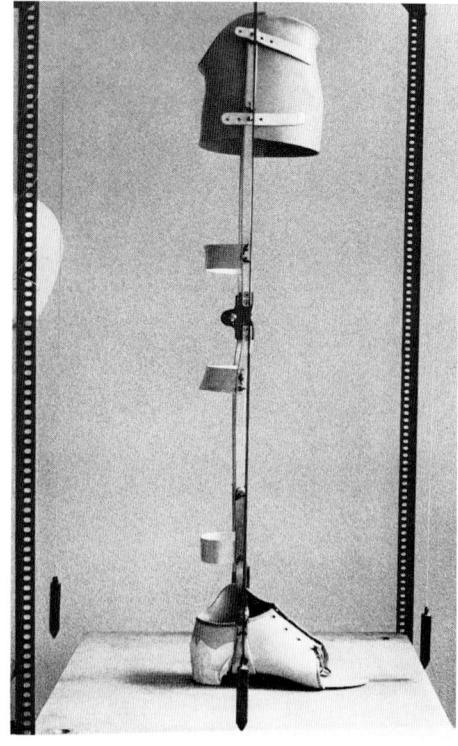

Abb. 2-122 Aufbaukontrolle der Orthese im Lotgerät (unter Berücksichtigung der Absatzhöhe des Schuhes)

Abb. 2-122

Die Anprobe am Patienten dient normalerweise nur noch der Feinjustierung und Abstimmung von Gelenkinkongruenzen und räumt somit dem Gelenkaustausch breiten Raum ein (Abb. 2-123). Bei funktionellen Belastungsversuchen ist schließlich noch darauf zu achten, daß kein Schritt oder Belastungsversuch ohne die genau festgelegte Absatzhöhe vorgenommen wird (Abb. 2-124). Wenn man die entscheidende Bedeutung von Form und Stellung des Fußteiles einer Beinorthese unterschätzt, so sind alle weiteren Maßnahmen oberhalb des Fußformteiles utopische Experimente. Es wäre dann sinnlos, von millimetergenauen Rückverlagerungen im Kniebereich oder von individuellen Gelenkbeeinflussungen im Bereich des Fuß- oder Hüftgelenkes zu sprechen.

Man sollte auch in der Anprobe subjektive Einschätzungen soweit wie möglich zurückstellen, und zuerst den technisch erkennbaren Gesetzmäßigkeiten folgen. Es bleibt dennoch genug Spielraum, um individuellen Anforderungen gerecht zu werden.

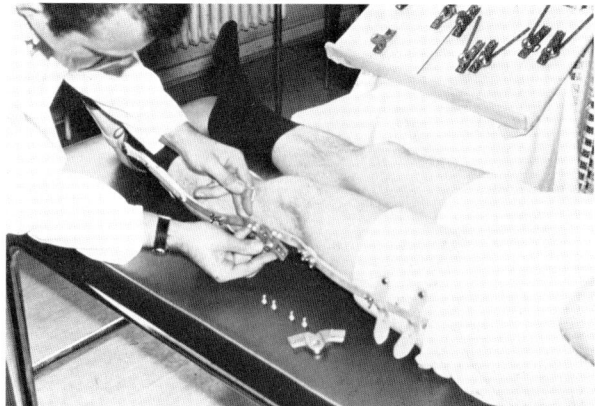

Abb. 2-123 Anprobe der Orthese am Patienten zur Feinorientierung und Bestimmung von Gelenkkongruenzen

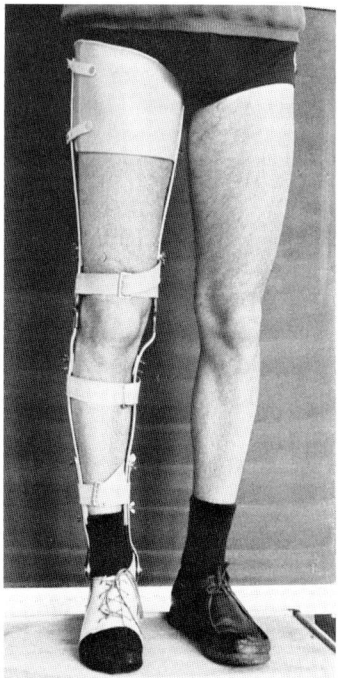

Abb. 2-124 Funktioneller Belastungsversuch im Rahmen der Endanprobe, unter Verwendung der festgelegten Absatzhöhe

Krankheitsbilder und Versorgungsbeispiele

Die Kurzdarstellung und Unterteilung von Krankheitsbildern (n. Tab. 2-2) bildet die Basis unserer Auswahl spezieller Krankheitsbilder für orthopädietechnische Versorgungsbeispiele an der unteren Extremität.

Thematisch in zwei Sachgruppen gegliedert, stellen wir jeweils eine allgemeine Einführung an den Anfang dieser speziellen Krankheitsbilder.

Übersicht:

Abschnitt I: **Lähmungen**

    Ia Periphere und zentrale schlaffe Lähmungen (S. 142)
    Ib Traumatische, erworbene oder angeborene Querschnittslähmungen (S. 172)
    Ic Zerebrale Bewegungsstörungen, spastische Halbseitenlähmung (S. 203)

Abschnitt II: **Knochen- und Gelenkschäden**
(Erkrankungen, Defekte, Folgezustände)

    IIa Knochen- u. Gelenkschäden im Fuß- u. Unterschenkelbereich (S. 219)
    IIb Knochen- u. Gelenkschäden im Knie-, Oberschenkel- u. Hüftbereich (S. 230)

Abschnitt I:
Lähmungen

Abschnitt Ia:
Periphere und zentrale schlaffe Lähmungen

Überblick

G. Hohmann schreibt dazu: „... Der Bau eines Lähmungsapparates erfordert in allen Fällen die Beherrschung der mechanischen, statischen und der dynamischen Grundlagen, eine reiche Erfahrung und die liebevolle Erfassung des Einzelfalles, zumal jeder Fall anders liegt. Gerade hier ist die Zusammenarbeit des Arztes und des Mechanikers von besonderer Notwendigkeit. Einer muß den anderen beraten.

Soll ein Stütz- oder Gehapparat für einen Gelähmten gebaut werden, kommt es zunächst einmal darauf an, ob es sich um eine sog. *schlaffe* oder eine *spastische (Krampf-)Lähmung* handelt. Die Muskelverhältnisse sind bei beiden Lähmungsformen ganz verschieden.

Wichtige Aufgaben haben orthopädische Apparate bei den schlaffen Lähmungen zu erfüllen, wie sie vor allem durch die sog. Kinderlähmung hervorgerufen werden.

Durch den Ausfall der Muskeln, welche die Streckung des Hüft- und Kniegelenks bewirken und diese Gelenke in Streckstellung halten, ist der Mensch nicht mehr imstande, sich mit Sicherheit beim Gehen und Stehen aufrecht zu halten. Der Lähmungsapparat soll sicheren Stand und sicheren, bestmöglichen Gang vermitteln.

Durch das vielseitige Bild der Lähmung mit Ausfall bald dieser, bald jener Muskeln stellt jeder einzelne Fall ein Problem für sich dar. Hier kann nur die Versorgung einiger der häufigsten Typen besprochen werden.

Die ärztliche Untersuchung stellt den genauen Muskelbefund fest und ferner, in welchem Zustand sich die Gelenke an dem gelähmten Bein befinden, d. h. ob sie frei beweglich sind oder ob sie eine Fehlstellung, eine Kontraktur aufweisen. Diese Feststellungen bestimmen zunächst die Konstruktion des Apparates, der durch Sperren, Teilsperren und mit Hilfe federnder Kräfte die mangelhafte Stabilität des Beines verbessern kann. Die Gesetze der Statik müssen dabei in vollem Umfange erfüllt werden. Auf grundlegende Arbeiten von (*v. Baeyer* [1937], *Schede* [1919], *Schrader* [1930], *zur Verth* [1940] und *Mommsen* [1932]) sei hier hingewiesen.

Tritt eine Lähmung bei einem Erwachsenen auf, so sind Form der Beine und Gelenke endgültig ausgestaltet. Nur Kontrakturen können zu gewissen Deformitäten führen. Bei einem Kinde aber können durch die jeweilige Eigenart der Lähmung mit Beeinflussung der Wachstumszonen über die trophischen Zentren diese Zonen für die Dauer mehr oder weniger verändert werden, wodurch dann die bekannten rückfallfreudigen Deformitäten wie X-Bein, Klumpfüße, Plattfüße usw. entstehen. Ist z. B. der große Gesäßmuskel (Musculus glutaeus maximus) gelähmt, so kann das Hüftgelenk nicht mehr selbständig gestreckt oder gehalten werden, der Körper knickt bei Belastung im Stehen und Gehen ein, wenn der Schwerpunkt des über dem Hüftgelenk liegenden Körpers etwas nach vorn verlagert wird. Ist der Kniestreckmuskel ausgefallen, so knickt das Knie ebenfalls zusammen, sobald der Schwerpunkt etwas nach rückwärts verschoben wird. Sind beide Muskeln, Hüft- und Kniestreckmuskel, zugleich gelähmt, ist das für den Betroffenen erheblich schlimmer; besonders in der ersten Zeit nach einer solchen Lähmung ist der Mensch durch diesen schweren Ausfall meist völlig gehunfähig, er knickt in beiden Gelenken wie ein Taschenmesser zusammen. Mit der Zeit lernt er allerdings, sich auch ohne Muskeln in gewissem Ausmaß aufrecht zu halten, indem er durch instinktive Verlagerung der Schwerpunkte des Körpers das Gleichgewicht herzustellen versucht. Allerdings wird dies nur dadurch möglich, daß einzelne Gelenke, wie vor allem das Kniegelenk, durch diese ständigen Versuche der Schwerpunktverlegung in ihren Gelenkkapseln und ihrem Bandhalteapparat ausgeweitet und gelockert werden, so daß anomale Gelenkstellungen möglich werden…"

Die Erfahrungen aus der Behandlung schwerer Kinderlähmungsfolgen an den unteren Extremitäten können, nachdem die Poliomyelitis dank einer wirksamen Schutzimpfung heute weitgehend verschwunden ist, vergleichsweise bei anderen Lähmungsbildern, wie den Querschnittslähmungen, Anwendung finden.

Die wichtigsten Lähmungsformen teilen wir wie folgt ein:

Tetraplegie: Befall von Armen, Beinen, Kopf, Hals, Rumpf.
Diplegie: Angedeuteter Befall der Arme, überwiegender Befall der Beine.
Paraplegie: Fast ausschließlicher Befall der Beine.
Hemiplegie: Halbseitenlähmung. Arm stärker als Bein betroffen.
Diese einzelnen Lähmungsformen können motorisch unterschiedliche Schweregrade bedeuten, wie
Paralyse: Vollständige motorische (Bewegungs-)Lähmung.
Parese: Unvollständige motorische (Teil-)Lähmung.

Lähmungen von Unterschenkel und Fuß
(Schlotterfuß und Lähmungsspitzklumpfuß)

G. Hohmann schreibt: „... Bei Lähmung der das Knöchelgelenk und den Fuß bewegenden Unterschenkelmuskeln entsteht beim Ausfall der Heber der Fußspitze ein Spitzfuß, bei Ausfall der Auswärtskanter (Pronatoren) ein Klumpfuß, der Einwärtskanter (Supinatoren) ein Knick- oder sogar ein Knickplattfuß, des Wadenmuskels ein Hackenfuß und bei Lähmung sämtlicher Unterschenkelmuskeln ein Hänge- und Schlotterfuß, der nach allen Seiten haltlos umschlägt.

Am meisten wird das Gehen behindert durch eine Peronäuslähmung, wobei die Fußspitze hängt und der Kranke über dieselbe stolpert. Zur Anhebung des Vorfußes und Hemmung der Plantarflexion bei dieser Fehlform wendet man allgemein eine am Schuh angebrachte hintere federnde Schiene an, die den Unterschenkel etwa an der unteren Drittelgrenze mit einem queren Bande umfaßt. Wir belassen im allgemeinen dabei dieses obere Querband in einem senkrechten Schlitz der hinteren Feder nach oben und unten etwas verschiebbar für Dorsal- und Plantarflexion des Fußes, um eine Kantung des Querbandes bei diesen Bewegungen zu vermeiden.

In manchen Fällen wird eine solche hinten angebrachte Schiene nicht vertragen, weil beim Abwickeln des Fußes vom Boden ein störender Druck auf den unteren, z. T. sehnigen Teil des Wadenmuskels durch das obere Ende der Schiene und das Querband eintritt. In solchen Fällen benutzen wir lieber federnde Seitenschienen, die an einem gewalkten Schuh angebracht sind. Die Fußspitze wird mit gekreuzten Gummizügen zum oberen Querband, das wir höher hinauf verlegen, gezogen.

Ist mit dem Hängefuß aber noch eine stärkere Abweichung des Fußes im Varus- oder Valgusstellung verbunden, so daß der Fuß nach dieser Seite umknickt, kommen wir mit den federnden Schienen nicht aus. Hier hat sich uns die stabilere Spiralschiene bewährt. Sie faßt den Fuß fest, hebelt ihn aus der Varus- oder Valgusstellung herüber in die Mittelstellung und hält ihn so fest. Das Knöchelgelenk muß meist gegen Plantarflexion gesperrt werden. Die hängende Fußspitze wird durch einen von der Innen- bzw. Außenseite am Vorfußteil angebrachten Gummizug, der schräg nach oben zum Querband der Schiene zieht, gehalten.

Umgekehrt muß beim Lähmungshackenfuß zum Ersatz des ausgefallenen Wadenmuskels der Gummizug an der Rückseite der Spiralschiene angebracht und das Knöchelgelenk gegen Dorsalflexion gesperrt sein..."

Lähmungen der Knie- und Hüftmuskulatur

G. Hohmann schreibt: „... Schwierig können Aufgaben sein, wenn es sich um Lähmungen des Kniestreckmuskels oder der Hüft- bzw. Gesäßmuskeln, der Musculi glutaei, oder gar um eine gleichzeitige Lähmung dieser beiden Muskelgruppen handelt. Die Versorgung mit einem Apparat erfordert sorgfältige Erwägungen und große Erfahrung. Man muß sich die dabei gestellte Aufgabe nach Untersuchung der gegebenen Verhältnisse genau so klarlegen wie einen Operationsplan. Denn ob wir ein Gelenk operativ oder mechanisch feststellen, ob wir einen Spitzfuß mittels gesperrtem mechanischen Knöchelgelenk auf das Kniegelenk wirken lassen, um es zu strecken, oder ob wir diesen Spitzfuß operativ aus einem Hackenfuß herstellen, entspringt im Grunde aus derselben mechanischen Betrachtungsweise. Zum einen muß die physiologische Bewegungseinheit, die zwischen den einzelnen Teilen einer Gliedmaße und darüber hinaus zwischen der Gliedmaße und dem Rumpf besteht, studiert und im Auge behalten werden, ehe mit der Arbeit begonnen wird. Ferner ist zunächst festzustellen, ob *Kontrakturen* oder *Fehlstellungen* in den großen Gelenken, Hüft- und Kniegelenk, vorhanden sind. Mit einer Beugekontraktur im Kniegelenk können wir nur unter Fixierung eine Aufrichtung bewirken, und noch viel ungünstiger wirkt sich die typische Sitzkontraktur des Gelähmten, die Hüftbeugekontraktur, aus, die stets bei Lähmung des großen Gesäßmuskels durch die Sitzhaltung eintritt, falls sie nicht durch Lagerung und Verbände von Anfang an verhütet wird. Diese Kontrakturen sollte der Arzt zuerst beseitigen.

Viel komplizierter wird die Aufgabe, wenn außer der Beinlähmung noch eine Hüftmuskellähmung, vor allem eine Lähmung des großen Gesäßmuskels, des Musculus glutaeus maximus, besteht. Sind die Hüftbeuger, der Musculus iliopsoas und der Musculus tensor fasciae latae, funktionsfähig, kann das Bein aktiv vorwärtsgebracht, das heißt im Hüftgelenk gebeugt werden, was schon sehr viel wert ist. Denn wenn die Hüftbeuger ausgefallen sind, muß der Kranke das gelähmte Bein samt Becken mit Hilfe der Stammuskeln vom Boden abheben, im Bogen nach außen herumführen und vorwärts schwingen, was mühsamer ist.

Der wichtigste Muskel für die Standfestigkeit ist unzweifelhaft der große Gesäßmuskel, der Musculus glutaeus maximus. Fällt er aus, knickt man im Hüftgelenk zusammen, besonders wenn gleichzeitig der Kniestreckmuskel, der Musculus quadriceps femoris gelähmt ist. In diesem Falle ist die Standsicherheit des Beines bzw. des Körpers empfindlich gefährdet. Den Ausfall des Musculus quadriceps femoris sucht der Mensch im Stehen und Gehen dadurch auszugleichen, daß er den Oberkörper stark nach vorne neigt, um die Knieachse hinter die Schwerlinie des Körpers zu bringen. Dabei aber muß sich der große Gesäßmuskel aktiv anspannen, um den nach vorne geneigten Oberkörper vor dem Nachvorne-Überfallen festzuhalten. Fällt nun aber dieser Muskel aus, fehlt jede Standsicherheit, in Knie- und Hüftgelenk knickt der Gelähmte zusammen.

Von einfachen Gurtbandagen ohne feste Schienenführung machen wir mitunter Gebrauch, besonders bei Fällen mit nur geschwächten oder halbgelähmten Muskeln, wo es lediglich auf eine Unterstützung dieser Muskeln ankommt.

Ferner sieht man öfters im Verlauf einer Lähmungsbehandlung Fälle, die trotz schwerster Lähmung der verschiedensten Beinmuskelgruppen sich allmählich von Apparaten freimachen konnten. Sie verstehen es infolge Lockerung des Bandapparates in Hüft- und Kniegelenken die Schwerpunkte des Körpers durch Überstreckung in diesen Gelenken so übereinander zu lagern, daß sie einigermaßen eine Standsicherheit erlangen und gestützt auf Stöcke gehen können.

In solchen einzelnen Fällen kann man Gurtbandagen zur Unterstützung versuchen, ähnlich den von *Renesse* (1935) angegebenen.

Sie bestehen aus einer Art hoher Leibbinde, von welcher hinten ein kräftiger Riemenzug ausgeht, der sich oberhalb der Kniekehle in zwei Züge teilt. Diese laufen nach der Vorderseite des Unterschenkels, wo sie unmittelbar unterhalb des Kniegelenks an einer Ledermanschette enden. Von dieser Rückseite der Ledermanschette gehen zwei sich überkreuzende Riemen mit Gummieinsatz aus, die nach vorne zum Vorfuß laufen, wo sie an einer queren Manschette befestigt sind. Durch die Anordnung der Züge wird auch hier Hüftstreckung mit Kniestreckung verknüpft. Die Züge zum Vorfuß sollen die hängende Fußspitze etwas anheben, ohne jedoch den Fuß in Hackenfußstellung zu ziehen. Im allgemeinen machen wir von solchen Gurtbandagen nur in selteneren ausgewählten Fällen Gebrauch, so auch bei gewissen Fällen mit Muskelspasmus, wie etwa bei der Multiplen Sklerose.

Haben wir es mit einer Teillähmung des Kniestreckmuskels, des Musculus quadriceps femoris zu tun, werden wir zunächst beachten, einen etwaigen Spitzfuß zu erhalten und als willkommene statisch-mechanische Fixierungsbeihilfe für das Kniegelenk zu verwenden, da derselbe durch die Bremsung des Knöchelgelenks gegen Dorsalflexion das Knie vor dem Einknicken schützt.

Ist kein Spitzfuß vorhanden, müssen wir unter allen Umständen das Knöchelgelenk des Apparates gegen Dorsalflexion sperren. Es gibt Fälle, in denen diese Sicherungsmaßnahme genügt und eine zusätzliche besondere Sperre des Kniegelenks nicht nötig ist. Wie viele Lähmungsapparate sieht man aber, die diese wichtige Maßnahme am Knöchelgelenk vermissen lassen! Der Fuß kippt nach dorsal auf und das Knie hat keinen Halt, es besitzt keine Standsicherheit.

Was das Kniegelenk beim Apparat für Unter- und Oberschenkellähmungen betrifft, so geben wir zunächst ein gegen Bewegung geschlossenes Gelenk, das man später öffnen kann, wenn der Patient mit dem Apparat sicher gehen gelernt hat.

Wenn keine Kniemuskeln, weder Strecker noch Beuger, vorhanden sind, und keine funktionelle Sicherung erreichbar ist, wird man wohl dazu am besten eine Kniefeststellung, wie z. B. eine „Schweizer Sperre", geben.

Mitunter kann man sogar bei gleichzeitiger kompletter Lähmung des großen Gesäßmuskels und des Kniestreckmuskels das Apparat-Kniegelenk freigeben, d. h. man braucht es nicht festzustellen, besonders wenn das Knie an sich passiv völlig streckbar ist. Die geringste Beugekontraktur desselben verlangt aber eine statisch-mechanische Feststellung. In dazu geeigneten Fällen, d. h. solchen, bei denen z. B. die Kniemuskeln, wenn auch nur zum Teil, erhalten sind, bauen wir den Apparat unter Ausnutzung des mechanischen Zusammenhanges „Hüftstreckung erleichtert Kniestreckung". Mit einem Beckenring umfassen wir das Becken und verbinden diesen mittels des hinteren Streckriemenzuges mit dem Beinapparat.

Um ein nach vorn gekipptes Becken bei Lähmung des großen Gesäßmuskels im aufrichtenden Sinne zu beeinflussen, ist es notwendig, den oberen Rand des Beinapparates nicht mit einem Tuberwulst zu versehen. Häufig sieht man diese Vorrichtung an Apparaten offenbar in der Vorstellung angebracht, dem schwachen Bein hier eine Stütze zu geben. Allein dieser Tuberwulst hindert die Aufrichtung des Beckens. Wir wenden ihn deshalb fast nie an, ausgenommen in solchen Fällen, bei denen im Laufe der Zeit ein nicht mehr zu beseitigender kontrakter Beckenschiefstand durch erhebliche Verkürzung des Beines oder paralytische Luxation des Hüftgelenks entstanden ist. Im Gefolge dieser Veränderung hat sich dann meist auch eine erhebliche Skoliose der Lendenwirbelsäule mit Konvexität nach der fixierten und nicht mehr rückgängig zu machenden Seite entwickelt. Um das weitere Absinken des Beckens nach der Seite aufzuhalten oder dem Bein bei Luxation des Hüftgelenks Halt zu geben, ist diese Abstützung am Tuber geboten.

Ein Apparat, der das Stehen und Gehen ermöglichen soll, muß auch helfen, das bei Ausfall des großen Gesäßmuskels vorwärtsgekippte Becken aufzurichten. Denn häufig kommt als weiteres erschwerendes Moment noch ein Ausfall der Bauchmuskeln hinzu, wodurch das Becken noch mehr nach vorne kippt. Beim Versuch, das Becken aufzurichten, ist oft ein umfassender Beckenkorb notwendig. Den Bauch umfaßt dabei ein gut angepaßtes Leibteil. Das auf diese Weise festgefaßte Becken wird nun mit dem Oberschenkelteil des Beinapparates in Verbindung gesetzt und mit Hilfe eines hinten am Beckenkorb angebrachten, sehr festen breiten Lederriemenzuges gehalten. Dieser hintere Lederriemenzug, der als Ersatz des gelähmten großen Gesäßmuskels dienen soll, ist für das Sitzen ausschaltbar..."

Die beschriebenen Ausfälle der Kniebeuger vermindern also bei gleichzeitiger Quadrizepsparese die dorsale Gelenksicherung. Stabiler Stand erfolgt zunächst in geringerer, schließlich aber zunehmender Kniegelenksüberstreckung (Genu recurvatum), die lange Zeit ein apparatfreies Stehen erlaubt. Die bisweilen kneifzangenartige Pressung der vorderen Kniegelenksabschnitte erzeugt lokale Meniskus- und Knorpelschäden, die eine zunächst sichere Standposition schmerzhaft werden lassen. Operative Korrekturen mit einer Genurecurvatum-Osteotomie bessern zwar Beinform und Körperstatik, entlasten aber die unter Anschlagdruck stehenden vorderen Gelenkteile doch nicht genügend. Dorsale Kapselraffungen zeigen ebenfalls ein unsicheres Dauerergebnis. Überstreckungsbegrenzende Beinorthesen sind hier überlegen.

Neben mangelhafter Gelenksicherung führen hauptsächlich im Kindesalter symmetrische und asymmetrische Hüft- und Beinmuskelausfälle zu jeweils typischen Wachstumsdeformitäten. Diese können für sich allein schon die Fehlfunktion verschlimmern, indem sie das Erreichen von Gleichgewichtslagen erschweren.

Im Hüftbereich verursacht die Störung des Gleichgewichtes zwischen Muskelkraft, Körperlast und Wachstumsdruck z. B. eine Lähmungs- oder Entlastungs-Coxa-valga.

Gleichzeitiger Beckenschiefstand zur Gegenseite (durch Adduktionskontraktur oder oberen Beckenschiefstand bei Skoliose bedingt) läßt in schweren Fällen eine paralytische Hüftluxation entstehen, deren zusätzliche Belastungsinstabilität und Fehlstatik größte Versorgungsprobleme aufwirft. Die Adduktionsstellung des Oberschenkels drängt das Knie in X-Bein-Stellung. Die asymmetrische Belastung dehnt zunächst den medialen Seitenbandhalt und verursacht eine zunehmende komplexe Knieinstabilität. Die ungleichmäßige Gelenkbelastung stellt gleichzeitig eine präarthrotische Deformität mit der drohenden Gefahr einer typischen X-Bein-Gonarthrose in späteren Jahren dar. Die dann schmerzhafte Belastungsinsuffizienz zwingt zu umfassenden stabilisierenden Apparatmaßnahmen mit Kniefeststellung und einer teilentlastenden Sitzschelle, falls Seitkräfte durch flächige Druckaufnahme im Kniebereich nicht mehr aufgefangen werden können.

Problemlösungen werden aber heute wohl in der Kombination operativer und technischer Maßnahmen zu sehen sein. Die Lähmungsskoliose und der durch sie entstandene obere Beckenschiefstand sind operativ zumindest teilweise korrigierbar. Damit läßt sich die drohende Hüftluxation vermeiden. Operative Korrektur der Adduktionsfehlstellung verringert die Valgusbelastung des Kniegelenkes, dessen eventuelle knöcherne Fehlform durch kniegelenksnahe Osteotomien anzugehen ist.

Im Laufe des Lebens wird sich infolge der überwiegend eingehaltenen Sitzposition, der mangelnden Kontrakturverhütung, des zunehmenden Körpergewichtes und einer Haltungsänderung der Wirbelsäule die bis dahin eingespielte Gleichgewichtslage u. U. dekompensieren. Die technische Versorgung erweist sich dann erneut als umfangreich.

Markante Hüft- und Kniebeugekontrakturen bei Ausfall der Hüft- und Kniestrecker (oder auch der Kniestrecker allein) erschweren eine akzeptable Behandlung ungemein. Im Therapieplan muß in jedem Lebensalter die Priorität in einer konservativ-physikalischen oder, wenn nicht möglich, operativen Kontrakturbeseitigung gesehen werden. Verkürzte Spinamuskeln und Kniebeuger müssen abgelöst oder verlängert werden, arthrogene Kontrakturen durch Kapselspaltungen oder korrigierende Osteotomien, ggf. mit entsprechender entspannender Streckenverkürzung, ausgeglichen werden. Der Patient wird durch diese prätechnischen Maßnahmen in der Regel mit einer wesentlich einfacheren orthopädietechnischen Versorgung auskommen.

Versorgungsbeispiele mit funktionsergänzenden Fuß- und Unterschenkelorthesen bei Lähmungsfolgen an Fuß und Unterschenkel

- Rückfuß-Instabilitäten (S. 148),
- Fußheberlähmung (S. 151),
- Kontrakturen im Fußbereich (S. 156).

Rückfuß-Instabilitäten
(Kippfuß, u. U. auch mit Spastizität)

Fußbettungsorthesen *(AFO-Typ)*

● **Fußfehlstellungen.** Bei Fußfehlstellungen mäßigen Grades, wie sie durch asymmetrische Lähmungen der Pronatoren und Supinatoren entstehen, wird der Rückfuß entweder in Pro- oder Supination umknicken und instabil sein oder in einer dieser Richtungen teilkontrakt werden.

Diese Fehlbeanspruchung kann zusätzlich zur Überdehnung, oder bei häufigem Umknicken zu einer Verletzung des Bandapparates führen. Schmerzhafte Sprunggelenksarthrosen können als Folgeschaden hinzutreten. Es besteht dann nicht nur eine Gang- und Standinstabilität, sondern auch eine schmerzhafte Belastungsinsuffizienz.

● **Spastische Fußfehlstellungen.** Beim spastisch Gelähmten kann die Korrektur einer Fußfehlstellung zum Erreichen einer genügenden Auftrittsstabilität und damit zur statischen Körperaufrichtung nötig sein.

Bei einer spastischen Fehlhaltung *ohne* gröbere Kontrakturen, wie Spitzfuß, Klumpfuß, Knick-Senkfuß und Hackenfuß, lassen sich nicht nur Stellungsverbesserungen erreichen und damit Kontrakturen vermeiden. Es kann auch über eine verbesserte, somit korrekte Fußfehlstellung in gewissem Maße ein pathologisches Reflexgeschehen gedämpft und damit die Körperaufrichtung gefördert werden.

Die Stabilisierung des oberen Sprunggelenkes in Rechtwinkelstellung zwischen 80 und 90 Grad hilft bei der Kniestreckung. Der Hinweis auf das dazu notwendige Verständnis für Absatzhöhen unterschiedlicher Art an modischem Schuhwerk begründet eine in jedem Fall individuelle Winkelangleichung.

Grosch (1975) nimmt bei zerebralen Bewegungsstörungen an, daß die Rezeptoren für eine Kniestabilisierung auch durch Orthesenabstützung etwa Mitte der Wade besonders beeinflußt werden können. Eine weitere wertvolle Modifikation bei spastischen Tetraplegien stellt bedarfsweise die Schuherhöhung auf der weniger betroffenen Seite bei beidseitig unterschiedlich spastischen Störungen dar.

Im allgemeinen erlauben die notwendigen *Walk-Innenschuh-Orthesen* den Gebrauch von ausgesuchtem Konfektionsschuhwerk.

Die *Indikationsbreite* umfaßt derzeit u. a.:
- die Korrektur von Fußfehlstellungen (Abb. 2-125, 2-126)
- und auch die Hemmung pathologischer Reflexe (Abb. 2-127).

Lähmungsfolgen an Fuß und Unterschenkel 149

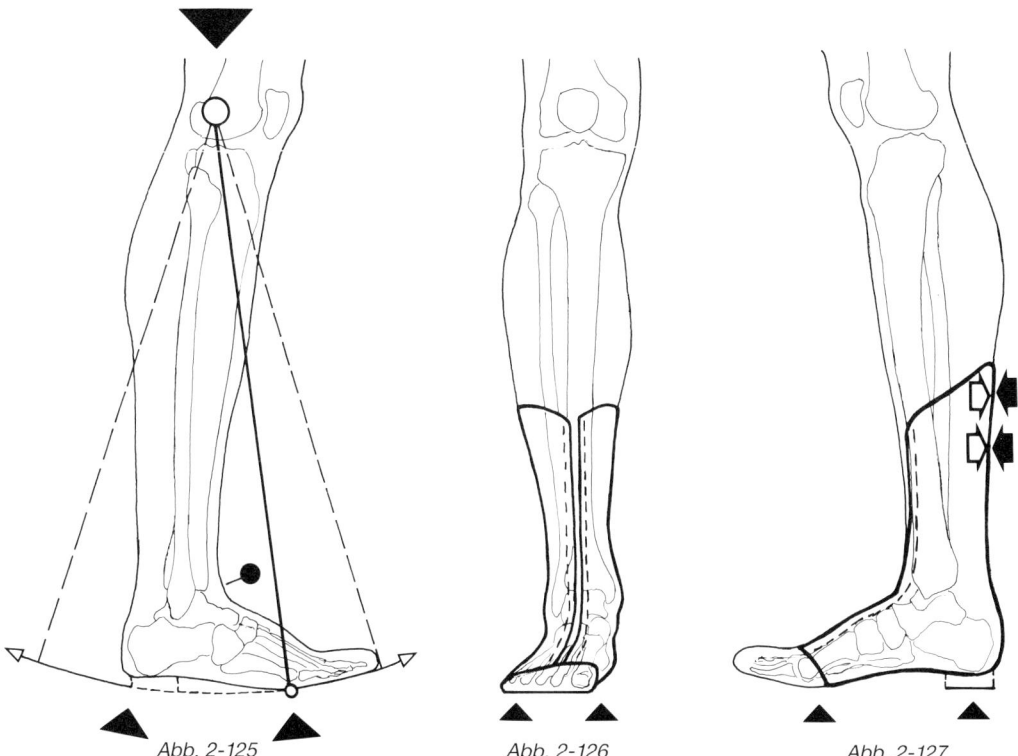

Abb. 2-125 Stand- und Gangphasenverbesserung bei Fußfehlstellungen (gezielte Orthesen-Konstruktion u. a. im Sohlen- und Abrollbereich aus *R. Uhlig:* Vorlesungsskripte)

Abb. 2-126 Bodendruckangleichung und funktionelle Stabilisierung durch Verhinderung mechanischer Gelenkbewegungen in den Sprunggelenken (aus *R. Uhlig:* Vorlesungsskripte)

Abb. 2-127 Beeinflussung pathologischer Reflexbewegungen über Druckrezeptoren im Wadenbereich (modifiziert nach *Grosch*) (Vortragsnotiz)

■ Durch individuelle Formgebung und straffe flächige Fassung von Unterschenkel und Fuß soll mittels der **Walk-Innenschuh-Orthese** (Abb. 2-128, 2-129) sowohl die *Stand-* als auch die *Gangphase verbessert* werden. Zu diesem Zweck wird das obere Sprunggelenk in der Sagittalebene gegen Bewegungen gesperrt. Die gleiche Maßnahme gilt der transversalen Bewegung des unteren Sprunggelenkes.

Durch gezielte Angleichung der Orthese im Sohlen- und Abrollbereich an die Bodenunterstützungsfläche wird in Ausnutzung des Belastungsdruckes (Schwerkraft) der Bodengegendruck zur Korrektur von Fehlstellungen und zur Körperaufrichtung verwendet.

Bei muskelkontraktionsbedingten spastischen Fehlstellungen wird über die Mobilisierung körpereigener Druckrezeptoren in den Gelenken, Faszien und Knochen versucht, durch Umleitung bzw. Erregung von Muskeltätigkeit den Körper gegen die Schwerkraft aufzurichten. Eine eventuelle innenrotatorische Komponente kann nur vorsichtig und in geringem Ausmaß beeinflußt werden.

Die Anbringung von hüft- und knieübergreifenden Derotationshilfen ist im Bedarfsfall möglich.

150 Orthesen für die untere Extremität

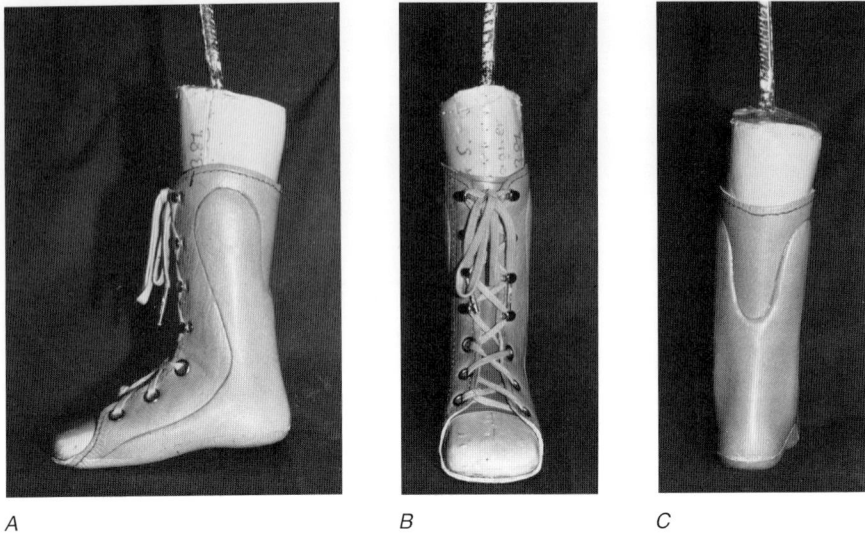

A B C

Abb. 2-128 A–C Fußbettungsorthese in Knöchelführung (*R. Uhlig,* Archiv)

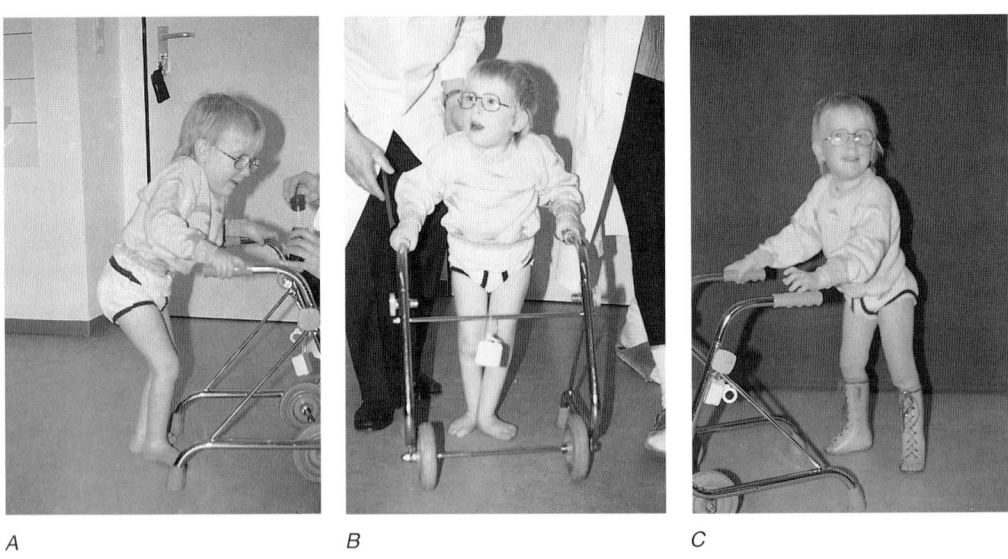

A B C

Abb. 2-129 A–C Fußbettungsorthese in Wadenführung (J. Hagedorn, Archiv)

Fußheberlähmung
(Hängefuß, u. U. auch mit Spastizität)

Hängefußorthese zur Stabilisation (AFO-Typ)
Alternativ:
Schuhkappen- oder Schuhsohlen-Einsteckschienen
Federdrahtbügel *(System Caroli)*
Fußhebeschiene (nach *Cornus* u. *Eichler*)
Kunststoffspiralschiene (nach *Lehneis*)
dorsaler Fußheber (nach *G. Hohmann*)

● **Hängefuß ohne nennenswerte Kontrakturen.** Schlaffe Lähmungen der Fußheber (z. B. Poliomyelitis, Fibularislähmung) führen zunächst zu einem lockeren Hängefuß, dessen schleifende Fußspitze Unsicherheit und Unfallgefahr für den Patienten bedeutet. Das Hängenbleiben des Fußes wird durch vermehrtes Heben des Beines vermieden („Steppergang"), beim Fersenauftritt klappt der Vorfuß deutlich auf den Boden. Wird ein Hängefuß auf Dauer nicht behandelt, so kann sich durch Überwiegen der Wadenmuskulatur eine Spitzfußkontraktur entwickeln. Die Versorgung mit einem orthopädischen Maßschuh mit versteifter hochgezogener dorsaler Kappe ist in der Regel entbehrlich, wegen der mangelnden Elastizität sogar besser zu vermeiden.

Spezielle Indikationen: Leichte, wenig auffällige Hängefußorthesen lassen Steppergang und Kontrakturentwicklung vermeiden. Sie genügen in der Regel auch zur seitlichen Stabilisierung, wenn sich noch keine Fehlstellung entwickelt hat.

● **Hängefuß mit leichter Spastizität ohne nennenswerte Kontrakturen.** Tritt zum Hängefußbild einer Fußheberlähmung im Rahmen einer zentralen halb- oder doppelseitigen Paraparese eine leichte Spastizität hinzu, so kann dadurch das Gangbild zusätzlich erschwert werden. Der Fuß, der in unbelastetem Zustande weitgehend locker wirkt und der auch teilweise plantigrad aufgesetzt werden kann, kann unter funktioneller Beanspruchung durch den ausgelösten Spasmus der Wadenmuskulatur in Spitz-Klumpfuß-Stellung gezogen und am plantigraden Auftreten behindert werden. Durch die asymmetrische Lähmung bzw. die überwiegende Spannung der Supinatoren und Plantarflektoren wird der Fuß zumeist in Supination umknicken und plantarwärts gebeugt werden. Mit relativ geringer Hilfe läßt sich meist der Spasmus lösen und die Stellung korrigieren, eine Kontraktur fehlt also. Es muß bei einer Ortheseindikation berücksichtigt werden, daß somit ein von vielen inneren und äußeren Umständen abhängiger wechselhafter Funktionszustand vorliegt und daß sich die Versorgung an der im täglichen Leben überwiegenden Situation orientieren sollte.

Im Einzelfall ist darüber hinaus zu prüfen, ob das Ausmaß der Spastizität eine Orthesenversorgung zuläßt, da stärkere Spasmen weder mit orthopädischen Maßschuhen noch mit Orthesen überwunden werden können.

Spezielle Indikation: Leichte und polyzentrisch wirkende Hängefußorthesen sollen Steppergang und Kontrakturentwicklung beeinflussen. Zusätzlich muß aber vor allem der Fuß im Konfektionsschuh oder im Orthesenfußteil fixiert werden, um damit die seitliche Führung zur Vermeidung einer Klumpfußhaltung zu verstärken. Die Erstversorgung mit einem einfachen Hilfsmittel zu versuchen ist immer besser als eine Überversorgung mit zu starren Orthesen.

■ Bei Ausfällen der Fußhebermuskulatur werden *Entlastungs- und Belastungsphasen im Stand und Gang* des Patienten gestört. Vor allem in der Pendel-(Entlastungs-)Phase des betroffenen Beines fehlt die Muskelkontraktion zum Anheben des Vorfußes. **Hängefußorthesen** haben somit *funktionsergänzende Aufgaben* in der Sagittalebene zur Fußbewegung um das obere Sprunggelenk. Federschienen bzw. Druck- oder Zugelemente genügen dieser Aufgabenstellung, da im antagonistischen Muskelspiel die Fußhebermuskeln für die sog. Stand-(Belastungs-)Phase kaum eine Rolle spielen.

Eine zusätzlich fehlwirksame Muskelspastizität verändert den vorerwähnten biomechanischen Aufbau ganz wesentlich. Fußsohlenkontakt und damit Bodendruck ändern sich. Die Wadenmuskulatur und die plantare Fußverspannung (Bänder und Muskeln) werden in ihrer Funktion, der Unterstützung der Körperschwere in der Belastungsphase, eingeschränkt.

Hängefußorthesen haben dann in diesen Fällen die zusätzliche Aufgabe der Funktionswiederherstellung in der Bodenhorizontalen. Durch flächige Einbeziehung des Fußes in die Orthesenform kommt es zu einer gelenkten Fußführung und die Bodendruckverhältnisse normalisieren sich (Abb. 2-130 bis 2-142).

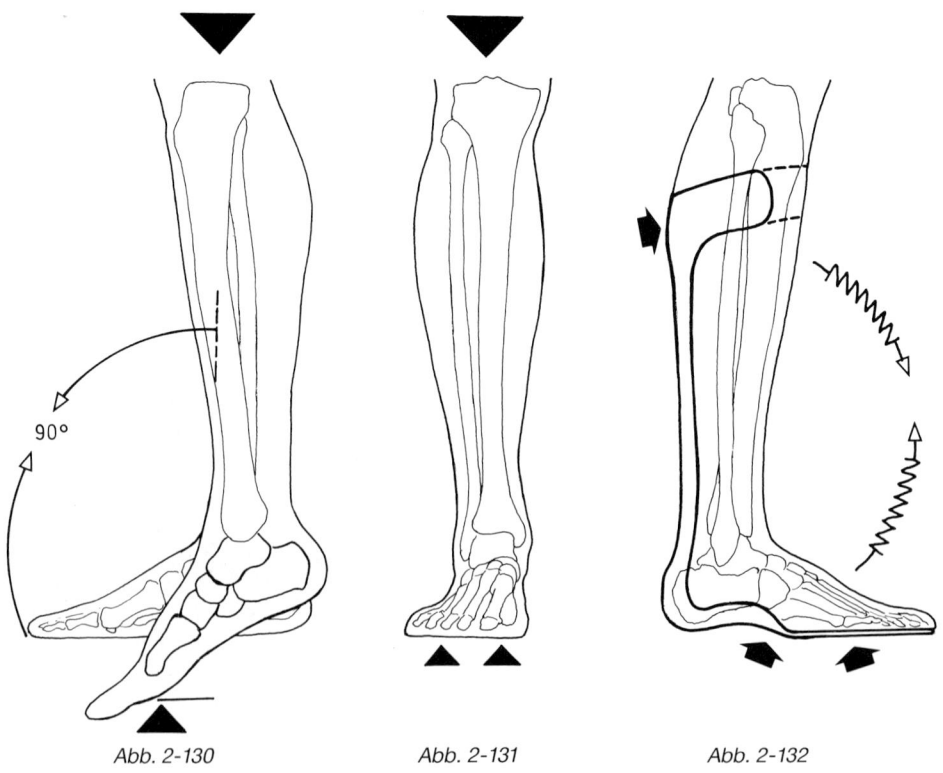

Abb. 2-130   Abb. 2-131   Abb. 2-132

Abb. 2-130 Stand- und Gangphasenverbesserung durch Anhebung des Hängefußes in eine gelenkte Funktionsstellung (Abb. 2-130 bis 2-132 aus *R. Uhlig:* Vorlesungsskripte)

Abb. 2-131 Elastische Bodendruckangleichung, möglichst in individueller Belastungssteuerung und abgestufter Rückstellkraft

Abb. 2-132 Polyzentrische Bewegungsanpassung des Hängefußes durch zug- und druckelastisch wirkende Kunststoffformteile ohne definierte mechanische Sprunggelenksachsen

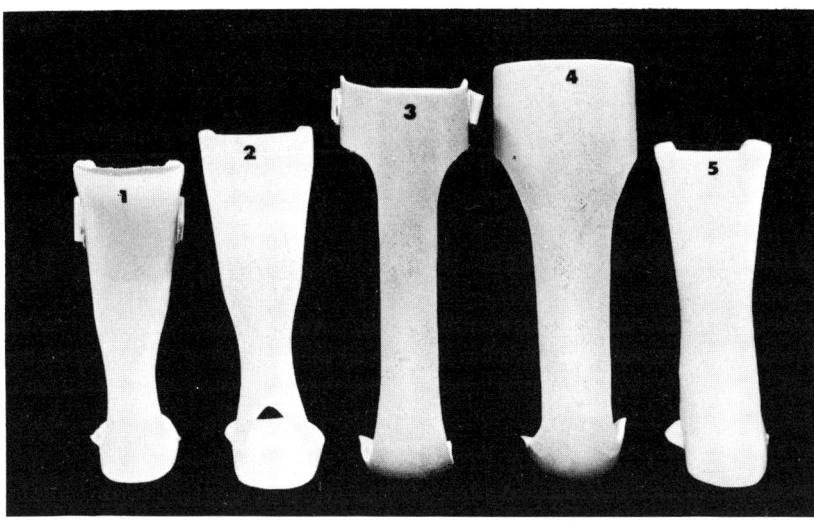

Abb. 2-133 Fußhebermodule verschiedener Art in Rückansicht: 1 = Polypropylenmodul, 2 = Polypropylenmodul (dorsal gefenstert), 3 = Polyäthylenmodul (schmale Form), 4 = Polyäthylenmodul (breite Form), 5 = Polypropylenmodul (Malleolenfassung) (aus *G. Rubin, M. Dixon:* The Modern Ankle-Foot Orthoses [AFO's]. Bull. Prost. Res. 10–19, Spring 1973, p. 31)

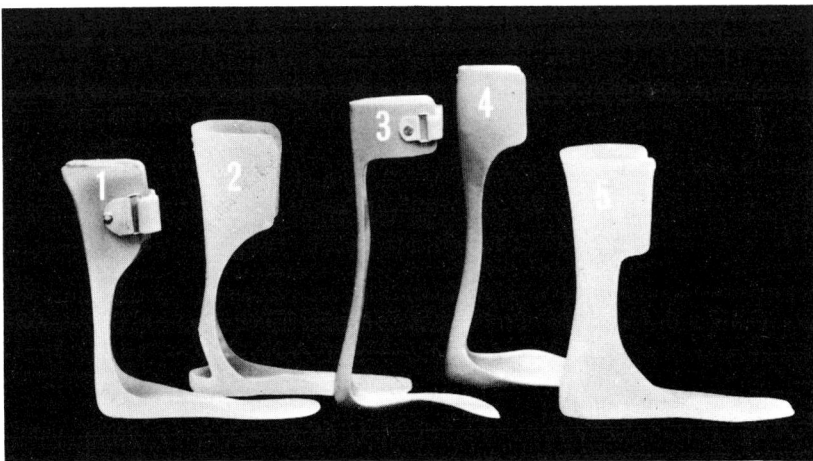

Abb. 2-134 Fußhebermodule verschiedener Art in Seitenansicht (Numerierung stimmt mit Abb. 2-133 überein)

154 Orthesen für die untere Extremität

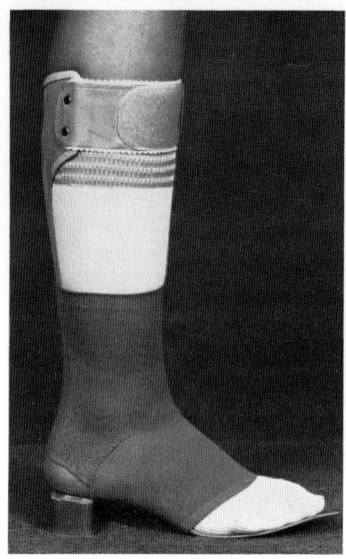 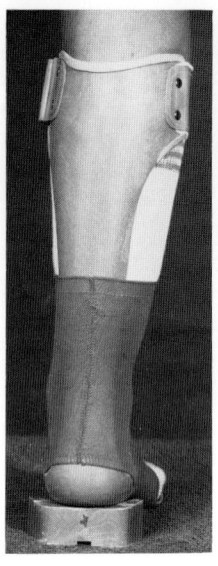 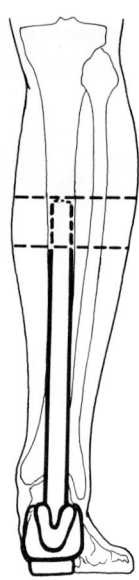

Abb. 2-135   Abb. 2-136   Abb. 2-137

Abb. 2-135   Hängefußorthese zur Stabilisation (Seitenansicht) im Anwendungsbeispiel eines elastisch federnden Fußhebermoduls. Die Verwendung eines Konfektionsschuhes ist meistens möglich (*R. Uhlig,* Archiv)

Abb. 2-136   Hängefußorthese zur Stabilisation (Rückansicht), im Anwendungsbeispiel mit einer gummielastischen Knöchelsocke für den pseudoarthrosearmen Formschluß zwischen Bein und Orthese (*R. Uhlig,* Archiv)

Abb. 2-137   Bewegungsunterstützung im Fußbereich u. a. durch einfache, begrenzte Hebefunktion mit einer dorsalen Unterschenkel-Einsteckschiene am Normalschuh mit stabiler Fersenkappe (nach Greenbaum, VAPC)

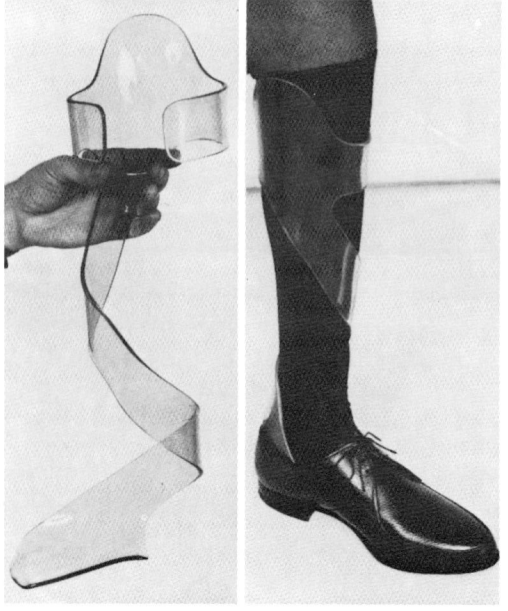

Abb. 2-138   Spiralförmige Fußschiene nach *Lehneis* (IRM) zur Bewegungssteuerung des Fußes in derotierter Korrekturhaltung. Dieser im Design gefällige Fußheber erfordert eine individuelle Anpassung im Bereich der Schuhsprengung (einwandfreier Absatz-Sohlen-Unterbau) und eine stabile Fersenkappe im Konfektionsschuh (aus *H. R. Lehneis:* Ein spiralförmiger Unterschenkelapparat aus Kunststoff. In: *R. Baumgartner:* Die orthopädietechnische Versorgung des Fußes. Thieme, Stuttgart 1972, S. 83)

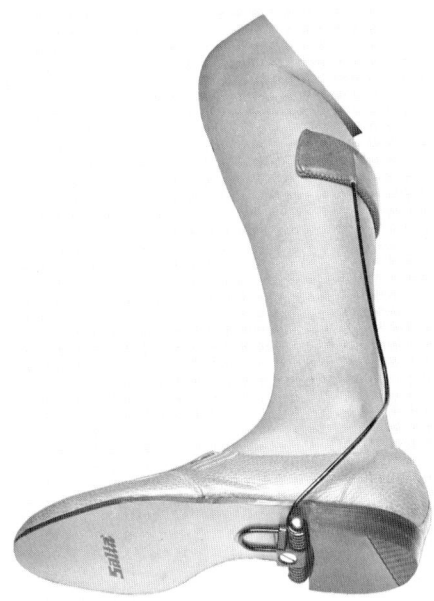
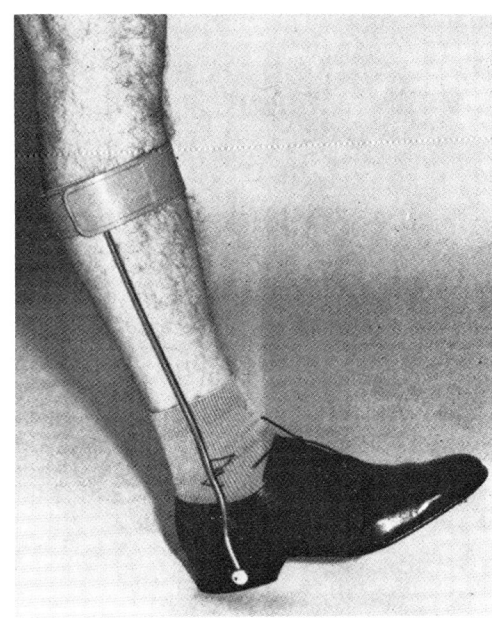

Abb. 2-139 *Abb. 2-140*

Abb. 2-139 Bewegungsunterstützung im Fußbereich u. a. durch begrenzte Hebefunktion mit polyzentrisch wirkenden Federdrahtschienen am Konfektionsschuh. Der Federdraht verläuft bügelförmig an der Außen- und an der Innenseite des Unterschenkels zu einem Wadenband. Die Art der Befestigung erfordert eine stabile Absatz-Sohlensprengung (*Caroli KG,* Archiv)

Abb. 2-140 Fußhebeschiene nach *Cornus* und *Eichler* zur Bewegungsunterstützung im Fußbereich mittels Anheben oder Senken des Fußes über ein Drehfedersystem im Schuhabsatz eines Konfektionsschuhs (Caroli KG Archiv)

Abb. 2-141 Die in unterschiedlicher Härte einsetzbare Spiralfeder der Fußhebeschiene wirkt über einen äußeren oder inneren Rundstahlstab mit seitlichem Neigungsgelenk und einem Wadenband (*J. Eichler, H. Cornus, Caroli KG*-Archiv)

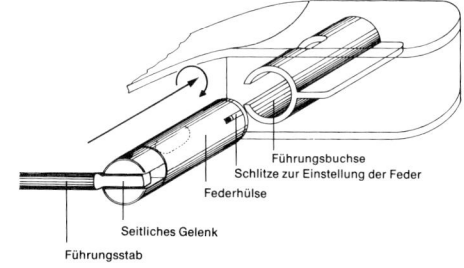

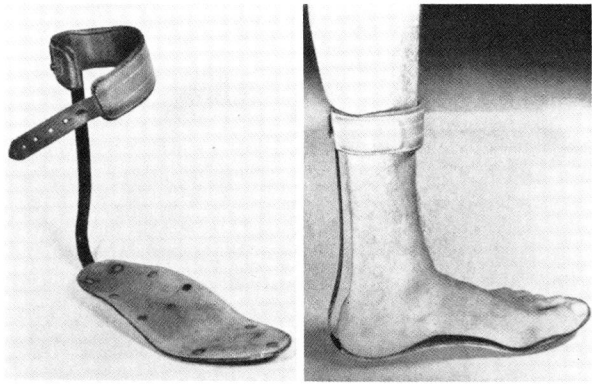

Abb. 2-142 Dorsaler Fußheber mit Sohlenplatte im Schuh, die der Befestigung einer Stahlfeder dient. Beeinflussung des Hängefußes und Kippverhinderung des Fußes im Varus- oder Valgussinn. Konfektionsschuhe können oft verwendet werden (aus *G. Hohmann:* Orthopädische Technik. Enke, Stuttgart 1965[5], S. 210)

Kontrakturen im Fußbereich
(Knickplatt- und Spitzklumpfüße mit Fehlbelastung beim Auftritt)

Spitzfußorthese zur Retention (AFO-Typ)
Alternativ:
Spiralschienen-Orthese nach *G. Hohmann*
Unterschenkel-Orthese mit Walkschuh

● **Lähmungsbedingte Fußfehlstellungen mit Kontrakturen, auch bei Spastizität.** Länger bestehende, nicht ausreichend behandelte *muskuläre Ungleichgewichtszustände* (bei schlaffen und spastischen Lähmungen sowie Muskelerkrankungen) führen meist über Verkürzungen der erhaltenen Muskelgruppen schließlich auch zu Kapsel-Band-Schrumpfungen. Es kommt damit beim Erwachsenen zu passiv nicht mehr voll ausgleichbaren typischen Fehlstellungen, den *Weichteilkontrakturen*.

Bei gleichen Einwirkungen während des Wachstums auf das kindliche Skelett entsteht Imbalance-Fehlwachstum der Sprunggelenke und der Fußwurzel und damit eine dann auch *knöchern fixierte Formabweichung*.

Leichtere *Fehlstellungen* bringen zunächst Fehlbelastungen der Gelenke mit Bänderdehnungen, Reizzuständen und Arthrosegefährdung im Sprunggelenksbereich mit sich. Im Laufe der Jahre zieht dies eine zunehmende arthrogene Fixierung nach sich. Plantigrades Auftreten kann bei schwereren Kontrakturen ganz unmöglich werden. Fernwirkungen derartiger Kontrakturen auf Knie und Wirbelsäule müssen berücksichtigt werden.

Spitzfuß- und *Spitzklumpfuß*-Kontrakturen können auch bei ungestörtem Beinlängenwachstum zur *geometrischen Verlängerung* des betroffenen Beines führen. Somit entsteht ein Beckenschiefstand zur Gegenseite mit statischer Skoliose oder eine kompensatorische Beugehaltung des gleichseitigen Kniegelenkes mit chronischer Überlastung des Kniescheiben-Gleitlagers. Bei ungenügender Kniesicherung kann wiederum die rückhebelnde Wirkung eines Spitzfußes die Ausbildung eines überstreckten Knies begünstigen.

Lähmungsbedingte Knickplattfüße führen durch das seitliche Wegkippen des Fersenbeines, neben den Belastungsproblemen der deformierten Sohle, zur *Beinverkürzung*, die bei Einseitigkeit oft des Ausgleiches bedarf.

Die mit der *Subluxation im Chopart-Gelenk* verbundene Abduktion des Vorfußes zwingt des weiteren das Bein in der belasteten Gang- und Standphase in Außenrotation und damit das Kniegelenk in vermehrte X-Bein-Belastung.

Das Behandlungsprinzip wird in Abhängigkeit vom Kontrakturausmaß oft in der Kombination operativer und apparativer Maßnahmen liegen.

Spezielle Indikation: Kontrakturen leichteren Ausmaßes und vorredressierte Kontrakturen schwerer Art sind mehr mit stabilisierenden als korrigierenden Unterschenkelorthesen versorgbar.

Das Prinzip darf nicht ein gewaltsames Redressement sein. Kleine Kräfte müssen gegen die Richtung der Kontrakturentstehung angewandt werden. Diese Kräfte können z. B. durch Rückstelleigenschaften des Orthesenmaterials, durch entsprechende Schienenführungen, durch zusätzliche flächige Bettungen bzw. Fassungen wirksam werden (Abb. 2-143).

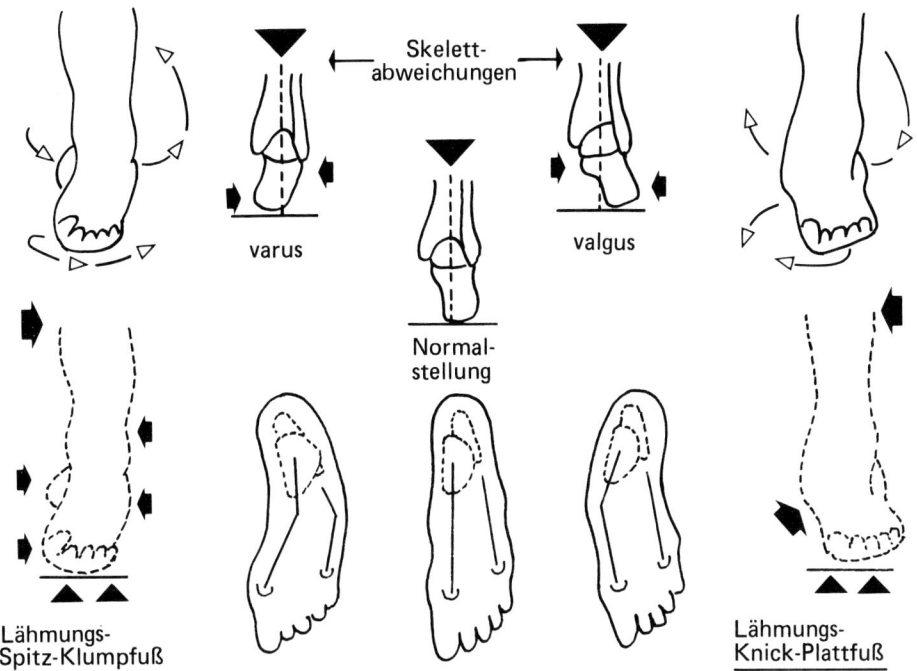

Abb. 2-143 Pathologische Fußstellungen und Korrekturrichtungen, die mittels kleiner Kräfte vielseitig beeinflußbar sind. Funktionell haben entsprechende Retentionsorthesen auch den plantigraden Auftritt zu gewährleisten (aus R. Uhlig: Vorlesungsskripte)

■ Auch ein lähmungs- bzw. wachstumsbedingter fehlwirksamer Einfluß der Schwerkraft kann am belasteten Fuß unphysiologische Druckkräfte hervorrufen, deren Größe zu Fehlstellungen, Kontrakturausbildungen und Spasmuserhöhungen beiträgt.

Bei orthopädietechnischen Maßnahmen gilt es somit mit einer **Spitzfußorthese zur Retention** (Abb. 2-144 bis 2-148) nicht nur die *im entlasteten Zustand erreichte Momentanform* von Fuß und Unterschenkel zu *fixieren*, sondern es gilt, eine *für die Belastung* notwendige und entsprechend zweckkorrigierte Fußhaltung zu *stabilisieren*.

Vorrangig ist also das Bestreben, mit einer Unterschenkel-Fußorthese zumindest auch einen äußeren plantigraden Auftritt individuell zu konstruieren, um die Bodendruckverhältnisse, d. h. den Schwerkrafteinfluß auf den Vorfuß (Lastarm) und den Rückfuß (Kraftarm) den physiologischen Gegebenheiten anzunähern.

Muskel und Bänder, die den Fuß unter sich und mit dem Unterschenkel verbinden (insbesondere die plantare Fußverspannung und die Wadenmuskulatur) haben mit ihren Spannungskräften weiteren wesentlichen Einfluß auf Knochenwachstum, Fehlwachstum oder Kontrakturen.

Im belasteten Beinzustand sind diese Muskeln auch maßgebend für die Unterstützung der über ihnen pendelnden Körpermasse und damit für die physiologische oder unphysiologische Schwerpunktlage. Die differenziert notwendigen Orthesen sollten möglichst über verteilte kleine Korrekturkräfte und indirekte polyzentrische Bewegungsabläufe ihre Einwirkungen finden.

Eine gute biomechanische Konstruktion beschreibt *G. Hohmann* wie folgt: „... Ich gehe davon aus, daß der Fuß auf seinem Wege zur Fehlform, sei es im Sinne des Knickplattfußes, sei es in dem des Hohl- oder Klumpfußes, eine spiralige Drehung vollzieht und nicht etwa nur rein seitlich ausweicht. Die Korrektur suche ich mit meiner Spiralschiene zu erreichen. Eine Duraluminiumsohle mit lateralem Außenrand an Ferse und Vorfuß bei Knickplattfußbildung (mit Innenrand am 1. Mittelfußköpfchen und Ferse bei Klumpfuß-Hohlfuß-Bildung) ist an einem gewalkten geschnürten Lederschuh befestigt.

Um einen Knickplattfuß zu korrigieren, steigt von der Sohlenplatte aus an der *Innenseite* eine Schiene senkrecht auf, die ein Gelenk etwas unterhalb des Knöchelgelenkes hat. Oberhalb dieses Gelenkes wendet sich die Schiene nach der Vorderseite des Unterschenkels, um sich vor der Tibiakante weiter nach der lateralen Seite hinaufzuziehen.

Über der Tibiakante muß sie hohl gearbeitet werden, da nicht nur der geringste Druck an der empfindlichen Knochenhaut vertragen wird. Weicht nun der Fuß mehr im Varussinn aus wie bei Hohlfuß oder Klumpfuß, so muß die Schiene gegensätzlich von der *Außenseite* der Sohlenplatte aus aufsteigen..." (Abb. 2-146).

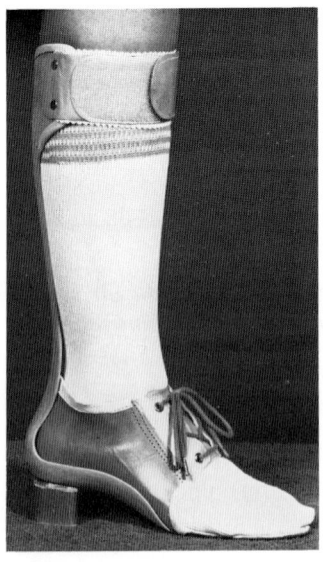
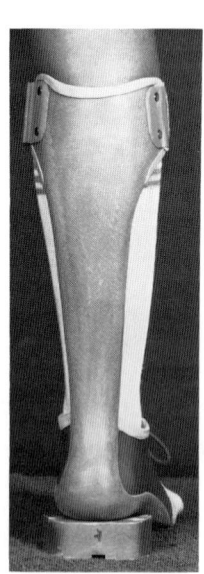
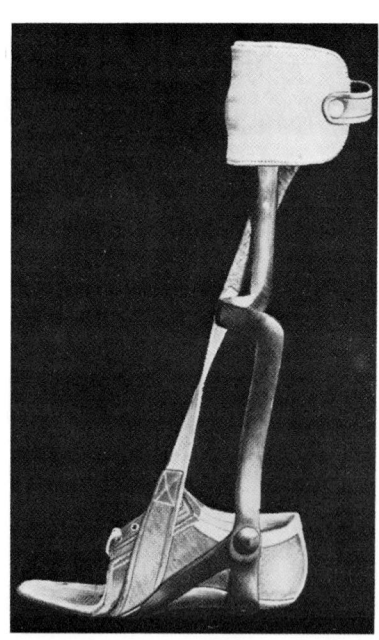

Abb. 2-144   *Abb. 2-145*   *Abb. 2-146*

Abb. 2-144 Spitzfußorthese zur Retention (Seitenansicht) im Anwendungsbeispiel eines elastisch federnden Fußheber-Moduls mit formstabilem Walkschuh zur flächigen Korrekturhaltung des Fußes (Abb. 2-144 und 2-145 *R. Uhlig,* Archiv)

Abb. 2-145 Spitzfußorthese zur Retention (Rückansicht)

Abb. 2-146 Fußorthese mit Spiralschiene (nach *G. Hohmann*), zum einen auf der Beininnenseite gearbeitet bei Knickplattfuß-Komponente, zum anderen auf der Beinaußenseite bei Klump(hohl)fuß-Komponente (historische Abbildung aus *G. Hohmann:* Orthopädische Technik. Enke, Stuttgart 1965[5], S. 209)

Abb. 2-147 A/B Unterschenkel-Orthese in konventioneller Ausführung mit formstabilem Walkschuh und im Doppelschienensystem; bei gewichts- oder fehlstellungsbedingt sehr markanten Kraftwirkungen indiziert (Abb. 2-147 und 2-148 *R. Uhlig* Archiv)

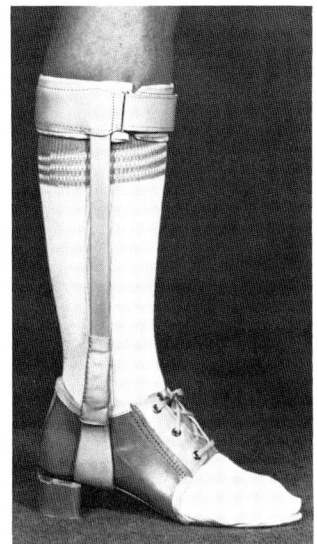
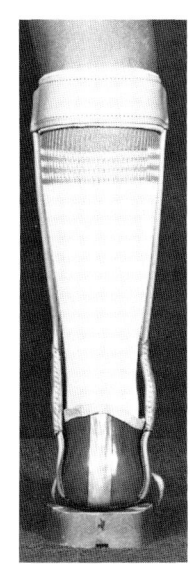

A B

Abb. 2-148 A/B Eine medialseitige Anstützzone im Bereich der Sprunggelenksachsen beeinflußt Fehlhaltungen (z. B. des Lähmungs-Knick-Plattfußes). Filzkeile unterschiedlicher Druckstärke, zwischen Schiene und Walkschuh eingeschoben, ersetzen dabei die Zugwirkung Y-förmiger Knöchellaschen

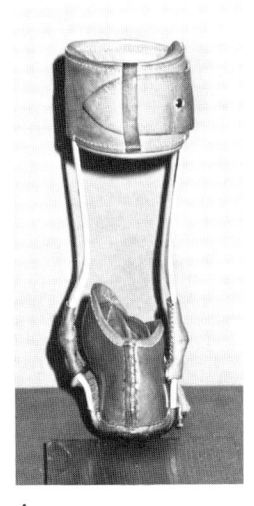
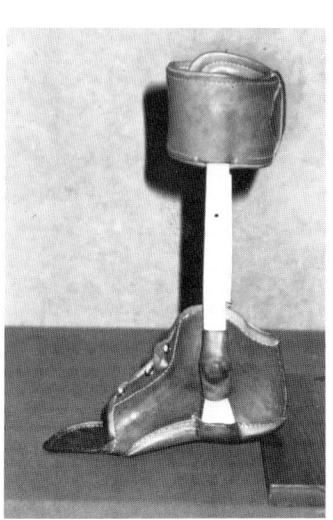

A B

Versorgungsbeispiele mit funktionsunterstützenden Beinorthesen bei Lähmungen von Knie-, Hüft- und Beckenmuskeln

- Kniestreckerlähmung ohne Gelenkschäden (S. 160),
- Kniestreckerlähmungen mit Gelenkschäden am Knie (S. 163),
- Knie- und Hüftstreckerlähmungen mit Gelenkschäden an Knie und Hüfte (S. 166),
- Totaler o. subtotaler Muskelausfall in Verbindung m. Mehrfachschädigungen (S. 168)

Kniestreckerlähmungen ohne Gelenkschäden

Kniefassende Lähmungsorthese (Fuß-Unterschenkel-Orthese) (KAFO-Typ)

● Der **totale oder subtotale Ausfall des musculus quadriceps femoris** (Schädigung des Nervus femoralis, Wurzelkompression L 4, Neuritis, Poliomyelitis, usw.) führt zum *Verlust der aktiven Kniestreckung*. Die Standsicherheit kann jedoch oft durch kompensatorische Anspannung des nicht geschwächten Musculus glutaeus maximus, des musculus triceps surae und der Zehenbeuger unter Vorverlagerung des Körperschwerpunktes gewährleistet werden. Zusätzliche Faktoren (Alter, Gewicht, degenerative oder traumatische Gelenkschäden) führen allerdings zur Dekompensation dieser ausgleichenden Körperleistung. Eine Indikation zur technischen Versorgung kann entstehen. Vorher sollten verständlicherweise die Möglichkeiten statisch beeinflussender Schuhzurichtungen (s. Kapitel 6) ausprobiert werden.

Grundsätzlich erschwerende und häufige *Zusatzschäden* stellen die wachstumsbedingten *Beinverkürzungen* bei gleichzeitiger Schwäche des Musculus triceps surae dar (s. a. Abb. 2-200, 2-201). Die Wirksamkeit des Musculus triceps surae als Kraftarm wird dabei mit zunehmender funktioneller Spitzfußhaltung geringer, und die relative (horizontale) Verkürzung des Vorfußes verkleinert den rückhebelnden Effekt dieses Lastarmes auf das Knie.

■ Der Teilausfall des Musculus quadriceps femoris kann somit insbesondere bei beidseitiger Parese die Gesamtstatik nachhaltig stören. Dies gilt im verstärkten Maße bei belastungsschmerzhaften Gelenken und bei adipösen älteren Patienten. Die *Gliederkette* muß *gegen unbeabsichtigte Bewegung* in der Sagittalebene *gesichert* sein. Das fußgelenkübergreifende Schienensystem einer **Unterschenkel-Orthese** mit Sandalen- oder Walkschuhfußteil, **u. U. mit Knie-Hülsenfassung**, sowie mit einer Sperrung des mechanischen Knöchelgelenkes gegen Dorsalextension stellt die statische Sicherheit wieder her (Abb. 2-197, 2-198, 2-207 bis 2-209).

Bei markantem Ausfall der dorsalwärts streckenden Muskeln (Musculus triceps surae), verbunden mit einer *wachstumsbedingten* horizontalen und vertikalen *Verkürzung* der Fuß- bzw. Beinachsen, kann individuell sehr viel erreicht werden.

3,5–5 cm Beinverkürzung haben dabei unterschiedliche Bedeutung, die im Schulkindalter entsprechend der Körperlänge wesentlicher ist als im Erwachsenenalter.

5–8 cm Beinverkürzung können, im gleichen Sinne bewertet, bei Kindern sogar eine hochgradige Verkürzung bedeuten. Technisch *maßgebend ist der Winkelgrad der Spitzfußstellung* in der Orthese. Eine noch etwas mögliche Plantarflexion bei ausgeglichener Länge führt zum Einbau eines mechanischen Knöchelgelenkes (mit Dorsalsperre). Eine voll notwendige Spitzfußstellung unter maximaler Ausnutzung des plantaren Flexionswinkels erübrigt den Einbau eines mechanischen Knöchelgelenkes.

Bei hochgradigen Verkürzungen sollte ein künstliches Fußteil (Prothesenfuß) das Mittel der Wahl sein.

Bei der vorerwähnt notwendigen Differenzierung biomechanischer Einwirkungen des Unterschenkelapparates werden im wesentlichen zwei konstruktive Wege erkenntlich:

Das fußgelenkübergreifende *Schienensystem mit mechanischem Knöchelgelenk* stabilisiert bei geringgradigen Achsenverkürzungen und ermöglicht die genaue Justierung des dorsalen Anschlagwinkels zur Kniesicherung. Fußhebende Zug- oder Druckunterstützungen können für eine begrenzte Gelenkbeweglichkeit wirksam und kosmetisch gut montiert werden. Das mechanische Knöchelgelenk kann, infolge der im Walkschuh einzuarbeitenden Spitzfußstellung, der auftrittsdämpfenden Federung beim Fersenauftritt in der Schrittvorlage dienen.

Das fußgelenkübergreifende *Schienensystem ohne mechanisches Knöchelgelenk* ist bei erheblichen Achsenverkürzungen und wahrnehmbaren größeren Funktionsausfällen konstruktiv anzuwenden. Der Fuß wird in maximaler Plantarflexionsstellung in einem Walkschuh gefaßt und mit einem Abrollteil am Boden versehen. Auftrittsdämpfung und gleichgewichtssichernde Flexibilität beim Abrollvorgang können nur über einen eingearbeiteten elastischen Fersenkeil erzielt werden. Der notwendige Aufbau der Orthese zur Steuerung der Beinbewegung aus einer kräftesparenden Bereitschaftsstellung heraus bringt einen verkürzten horizontalen Sicherheitsbereich für die Kniebewegung mit sich.

An dieser Unterschenkel-Orthese ist somit zur Knieführung unbedingt eine *Kondylenhülse anstelle des Schellenbandes* anzubringen, um formschlüssig die maximalen Aufnahmezonen für den Bodendruck zu erhalten und zur Kniesicherung einzusetzen. Die Hülse hat in diesem Falle keine primäre Entlastungsfunktion.

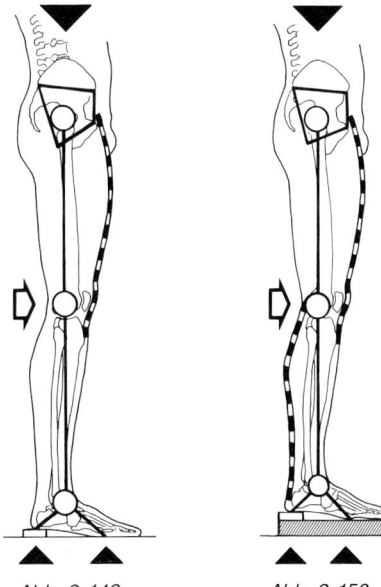

Abb. 2-149 Mit Verlagerung des Körperschwerpunkts seitens des Patienten sowie der technischen Nutzung des Bodendruckkes wird im Normalfall die Standsicherheit bei Kniestreckerausfall positiv beeinflußt (Abb. 2-149 und 2-150 *D. Hohmann* und *R. Uhlig*, Original)

Abb. 2-150 Lastarm (Fuß) und Kraftarm (M. triceps) verlieren bei Beinverkürzungen und bei Triceps-Schwäche (bzw. -Ausfall) den kniesichernden Einfluß, der normalerweise einen Kniestreckerausfall überbrückt

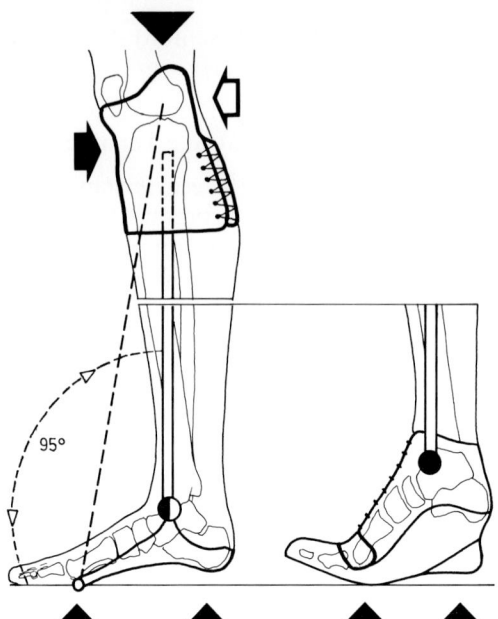

Abb. 2-151 Die Sperrung der Dorsalflexion im Knöchelgelenk führt zur gezielten Rückwirkung des Bodendrucks auf das Kniegelenk und verhindert somit unbeabsichtigte Beugebewegungen. Dies gilt auch bei voller Gelenksperrung in Verbindung mit elastischer Druckaufnahme im Fersenbereich (aus *R. Uhlig:* Vorlesungsskripte)

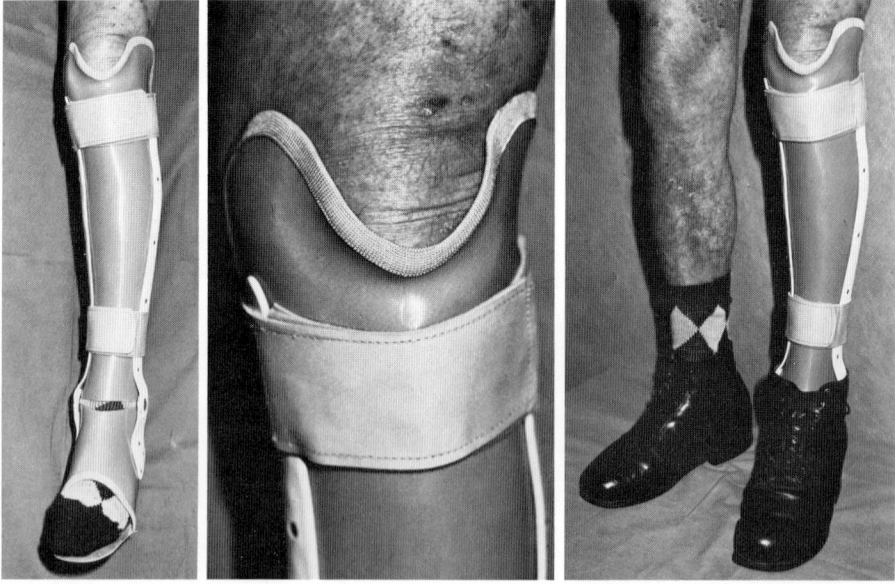

Abb. 2-152   *Abb. 2-153*   *Abb. 2-154*

Abb. 2-152   Eine knieumfassende Lähmungsorthese kann als Unterschenkel-Schellenapparat oder auch als Hülsenapparat gearbeitet und die Knöchelgelenkbewegung teilweise oder ganz gesperrt werden (Abb. 2-152 bis 2-154 *R. Uhlig,* Archiv)

Abb. 2-153   Durch die Knie-Kondylenfassung wird dem Patienten bei der Kniebewegung eine bessere Steuerung möglich. Gleichzeitig kann dadurch auch ein für die Dorsalsperre individuell einzustellender Winkelgrad genauer wirksam sein. Die Knie-Kondylenfassung hat (hier im Beispiel) keine entlastende Funktion

Abb. 2-154   Die Unterschenkel-Lähmungsorthese ist im Anwendungsbeispiel mit einem Verkürzungsausgleich kombiniert. Durch die kniefassende Hülsenform wurden Belastungs- und Bewegungsschmerzen im oberen Sprunggelenk vermindert, weil die Aufnahmezonen für den Bodendruck individuell gestaltet werden konnten.

Kniestreckerlähmungen mit Gelenkschäden am Knie

Knieübergreifende Lähmungsorthese (Schellenapparat) (KAFO-Typ)

● Eine körpereigene passiv statische Kniesicherung im Streckanschlag der Bänder kann, bei kompensatorischem Ersatz des Musculus quadriceps femoris durch Musculus glutaeus maximus und Musculus triceps surae, im Kindesalter ein **Genu recurvatum** hervorrufen. Im Erwachsenenalter wird diese dorsale Kniesicherung (Bänderzuggurtung) im Laufe der Jahre in der Regel in Abhängigkeit von Körpergewicht überdehnt.

Die Kapsel-Band-Schädigung wird durch die sich allmählich vergrößernden fehlwirksamen Hebelarme progredient und führt zu relativen, zunehmenden Beinverkürzungen. Die Fehlbelastung des Gelenkes erzeugt schließlich eine markante Instabilität und führt zu belastungsschmerzhaften Arthrosen.

Gegensätzlich zum vorerwähnten Genu recurvatum machen **Beugekontrakturen** des Kniegelenkes bei gleichzeitigen Quadrizeps-Lähmungen eine muskuläre Kniestabilisierung mittels des erhaltenen Musculus glutaeus maximus und Musculus triceps surae unmöglich. Der Drehpunkt des Kniegelenkes liegt vor dem absichernden Schwerelot des Körpers. Nur mit einer Zweckhaltung in Rumpfvorbeuge und in bewußter Hyperlordosierung der Lendenwirbelsäule kann u. U. ein Gleichgewichtszustand erreicht werden. Eine durch den Beugewinkel entstehende relative Beinverkürzung wird meist von seiten des Patienten durch Spitzfußhaltung ausgeglichen. Diese Spitzfußhaltung verschlechtert allerdings die rückhebelnde Trizepsfunktion.

Eine dauernde Kniebeugestellung führt desweiteren auch zur Überlastungsarthrose des Kniegelenkes.

■ Bei Ausfall von Quadrizepsfunktionen hat die **knieübergreifende Lähmungsorthese** eine *funktionsunterstützende Aufgabe in der Sagittalebene* mit Sicherung der Kniestreck- oder Kniebeugewinkel zur Verhinderung größerer Imbalancen der Gesamtkörperstatik. Bei progredienten Instabilitäten hat die Orthese über diese Winkelsicherung hinaus *kniestabilisierende Aufgaben in allen Bewegungs- und Belastungsebenen*.

Bei funktionsfähiger Waden- und Schienbeinmuskulatur sowie intakter Hüftstreckmuskulatur ist allerdings die orthetische Versorgung nur dann wahrscheinlich, wenn eine primäre Kniebeugekontraktur im Winkel über 25 Grad beträgt. In Kombination mit Bänderschwächen und Arthrosen ergibt sich die Instabilität der Körperstatik.

Eine seit der Kindheit bereits funktionsgestörte Waden- und Schienbeinmuskulatur bedeutet meistens auch ein vermindertes Längenwachstum und führt zu Beinverkürzungen. Durch das krankheitsbedingt typische Genu recurvatum entsteht dazu noch zusätzlich ein Distanzdefizit zum Boden. Weitere Instabilitäten ergeben sich durch die zunehmenden Bänderschwächen und die bei Belastung schmerzhaft werdenden Arthrosen.

Im Verordnungsfall wird die Beinorthese knieübergreifend und mit *Walkschuh*- oder *Sandalenfußteil* gearbeitet. Eine flächige **Knie-Kondylen-Fassung** und die beiden unterschiedlich breiten Oberschenkel-Schellenbänder ermöglichen die verläßliche Stabilisierung und Beinführung.

Bewegungsfunktionen des Patienten bleiben bei *freibeweglich rückverlagerten mechanischen Kniegelenken* und einer darauf exakt abgestimmten Ballenabrollung weitgehend physiologisch erhalten. Im Einzelfall kann sich ein Überstreckanschlag im mechanischen

Kniegelenk als nützlich erweisen. Damit wird individuell und anschlagbegrenzt der pathologische Kniewinkel zur Sicherung der Gesamtkörperstatik eingesetzt (Abb. 2-155 bis 2-161).

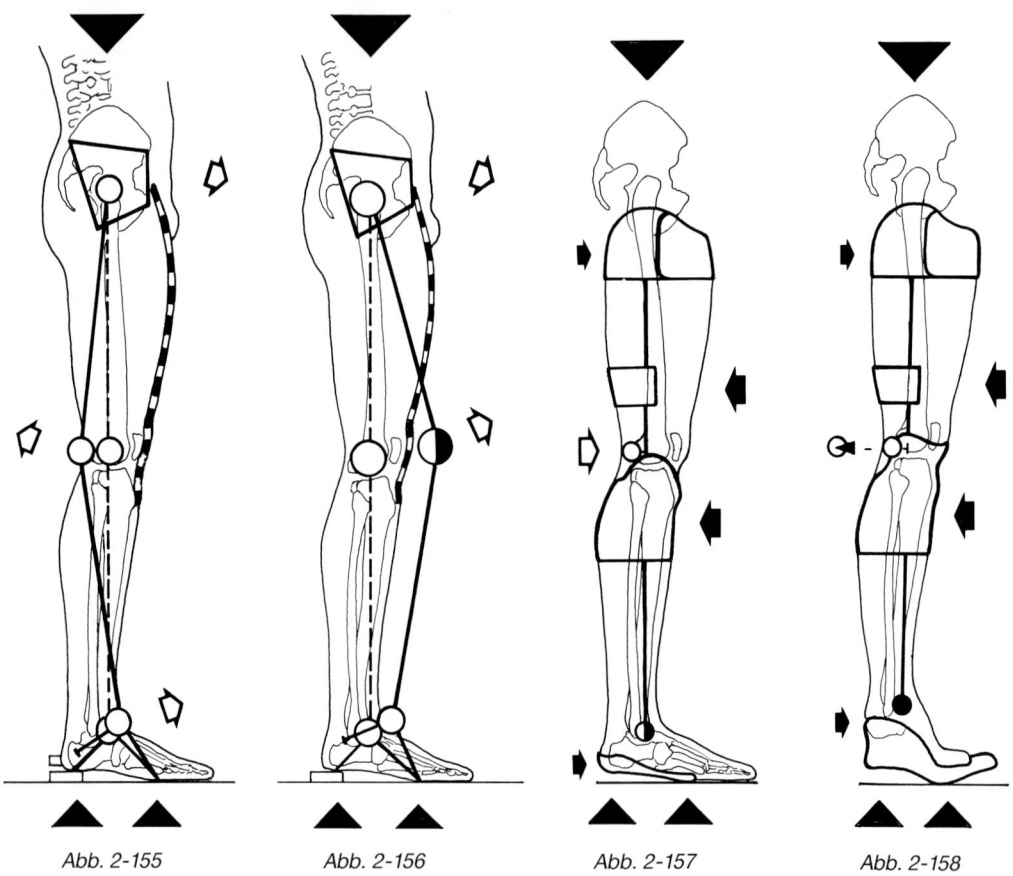

Abb. 2-155   Abb. 2-156   Abb. 2-157   Abb. 2-158

Abb. 2-155 Eine passiv statische Stabilität durch Streckanschlag im Kapsel-Bandapparat ist bei Kniestreckerlähmung nur soweit begrenzt möglich, wie Genu recurvatum, relative Beinverkürzung und Beckenkippung tolerierbar sind (Abb. 2-155 und 2-156 *D. Hohmann* und *R. Uhlig,* Original)

Abb. 2-156 Eine kontrakte Drehpunktlage wesentlich vor dem Schwerelot ermöglicht dem Patienten keine passiv statische Stabilität

Abb. 2-157 Die Beeinflussung der gesamten Körperstatik im Stand wird durch geführte und gesicherte Kniebewegungen in den Belastungsphasen erreicht. Ein freibewegliches Orthesen-Kniegelenk erfordert dazu eine verläßliche Kongruenz zwischen Knie und Orthese. Der klassische 4-Bänder-Apparat (Schellenapparat) wird deshalb oft, unter Wegfall der unteren Schellenbänder, mit einer knieführenden Hülse in Kondylenfassung gearbeitet (Abb. 2-157 und 2-158 *R. Uhlig,* Originalschema)

Abb. 2-158 Beugekontrakturen im Kniegelenk erfordern den Einsatz mechanischer Gelenksperrungen. Die Verzögerung fehlwirksamer Bewegungen bzw. Belastungen durch ein inkongruent zum Lot zurückverlagertes Orthesengelenk ist bei markantem Beuge(Kontraktur)winkel nicht immer ausreichend

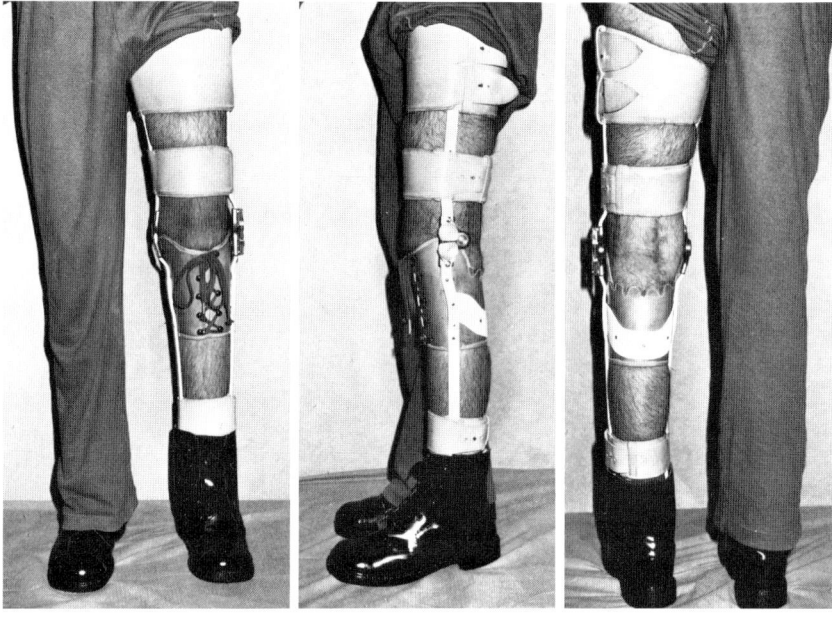

Abb. 2-159   Abb. 2-160   Abb. 2-161

Abb. 2-159 Beispiel einer knieübergreifenden Beinorthese mit kniestabilisierender Kondylenfassung und mit Walkschuh-Fußteil (Abb. 2-159 bis 2-161 *R. Uhlig*, Archiv)

Abb. 2-160 Knieübergreifende Beinorthese im Beispiel mit freibeweglich rückverlagertem mechanischen Kniegelenk und mit einer Streckhilfe

Abb. 2-161 Knieübergreifende Beinorthese mit Dorsalsicht auf die Bänder- und Teilhülsenfassung des Beines

Die **Gestaltung des Fußteiles** hat bei Lähmung der Kniestrecker besondere Beachtung zu finden. Bei noch nicht feststellbarer oder relativ *geringer Beinverkürzung* ist über ein *Sandalenfußteil* mit dorsal gebremster Sprunggelenksbewegung durchaus eine ausreichende Kniesicherung möglich. Bei notwendigen Beinlängenausgleichen findet die passiv mögliche Spitzfußstellung in einem *Walkschuhfußteil* dann Berücksichtigung, wenn in der Schwungphase beim Fersenauftritt mit dem Apparat noch einige Grade Plantarbeweglichkeit ausgenutzt werden können und die Rückstoßwirkung auf das Knie damit vermieden wird. Bei *hohen Beinverkürzungen* mit Bettung des Fußes in maximaler Spitzfußstellung, jedoch ohne verwendbare plantare Beweglichkeit, muß ein *Abrollfußteil im Walkschuhsystem* gefertigt werden. Es sollte durch einen weichen Fersenkeil stoßelastisch gestaltet sein, um die Kniesicherheit während des Bewegungsablaufes nicht aufzuheben.

Bei der manchesmal möglichen Verwendung eines vorgefertigten Kunstfuß-Paßteiles kann die Stoßelastizität einer Hydraulik dann nutzbar eingesetzt werden, wenn Schwungmasse und Dimensionen es erlauben.

Knie- und Hüftstreckerlähmungen mit Gelenkschäden an Knie und Hüfte

Knieübergreifende Lähmungsorthese (Teilhülsenapparat) (KAFO-Typ)

● Lähmungsbilder mit gleichzeitigem **totalem oder subtotalem Ausfall aller drei kniestabilisierenden Muskelgruppen** (Quadrizeps – Glutäus – Trizeps) zwingen zu Stabilisationsversuchen durch Verlagerung des Körperschwerpunktes und durch Belastung des Beines in Außenrotationsstellung. Die Verwringung der Becken-Bein-Verbindung begünstigt aber Wirbelsäulenfehlstellungen und allmählich tritt eine Hüftbeugekontraktur hinzu. Dazu gesellen sich dann Achsenfehlstellungen des Kniegelenkes in Beugung und im X-Sinne. Zunehmende Kapselbandlockerungen bis hin zum Lähmungsschlottergelenk oder belastungsschmerzhafte Kniearthrosen verschlechtern die Funktion endgültig. Knickplattfußkomponenten begünstigen diese Entwicklung, die über die vorerwähnten Achsabweichungen zur relativen Beinverkürzung mit ihren Rückwirkungen auf die Wirbelsäulenstatik beiträgt.

Als recht problematisch stellt sich die orthopädietechnische Versorgung dann dar, wenn der Ausfall der Quadrizepsgruppe in Verbindung mit den vorerwähnten markanten Hüftbeugekontrakturen oder entsprechenden Fehlhaltungen bei Teilausfall der Glutäengruppe steht.

■ Normalerweise wickeln sich sehr *wesentliche wiederherzustellende statische Haltungs- und Bewegungsfunktionen* in den Sagittalebenen des Körpers ab. Arthrosen im Knie-, Hüft- und Wirbelsäulenbereich beeinträchtigen aber korrigierende und aufrichtende Maßnahmen statisch-mechanischer Art.

Das pathomechanische Bild des Patienten wird des weiteren durch die Rotationsschwankungen negativ erweitert, die er zwangsläufig zum statisch-mechanischen Ausgleich verwendet.

Eine **Hülsen- oder Teilhülsenorthese** kann die Situation etwas verbessern, wenn er gezielt rezeptiert wird und einer von vornherein begrenzten Indikation dient.

Die Orthese soll vordergründig im Sinne der Bein-Becken-Achsen das ganze *Bein einigermaßen statisch teilfixieren*. Die notwendige *Führungsaufgabe zur Beinsteuerung* und zur *Rotationsminderung* wird durch einen umfassend komprimierenden und gelenknahen Anlagedruck über die Weichteile verbessert. Die Feststellung des mechanischen Kniegelenkes ist durch die Beugewinkel der Gelenke unabdingbar.

In Nutzung eines besonders genau dosierten Lotaufbaues der Orthese braucht man nicht immer ein Walkschuhfußteil, zumal bei der Unterschiedlichkeit des Funktionszustandes dieser Diagnose eine hüftstreckende Wirkung der Orthese (über einen Dorsalanschlag im Knöchelgelenk) oft nicht erreichbar ist. Es kann durchaus ein Sandalenfußteil indiziert sein oder auch ein Polyäthylenformteil mit seiner indirekt polyzentrischen Gelenkwirkung im Fußbereich (Abb. 2-162 bis 2-164).

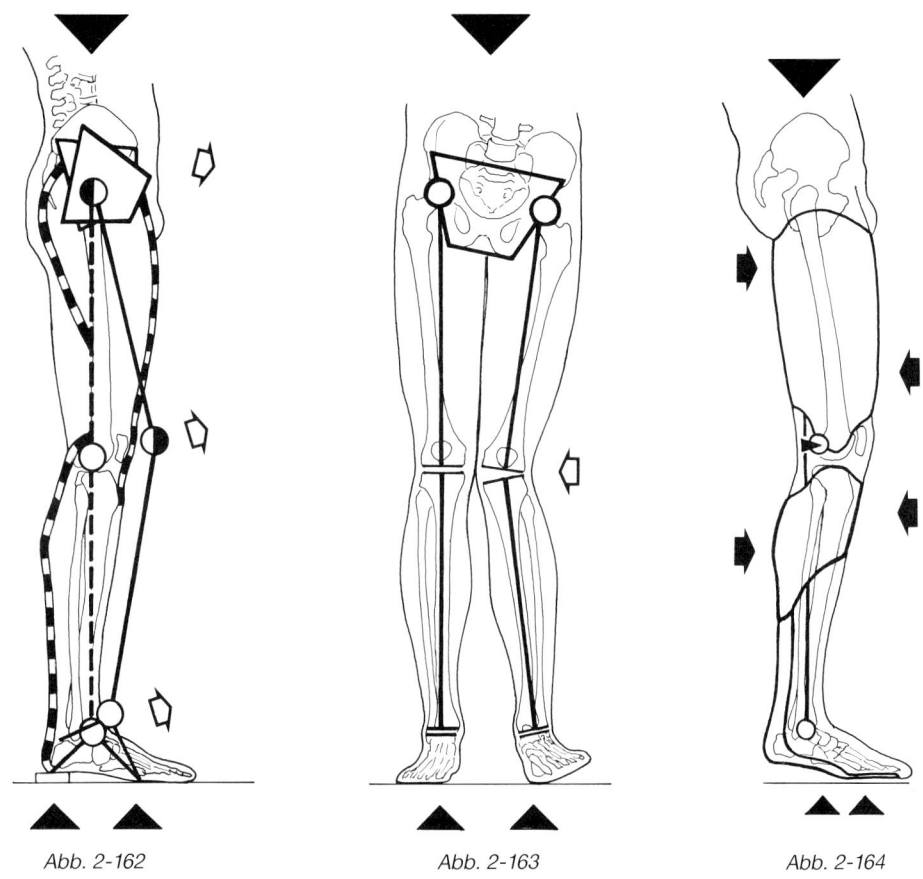

Abb. 2-162 *Abb. 2-163* *Abb. 2-164*

Abb. 2-162 Instabilitätsfolgen pathologischer Muskelzustände prägen sich sehr unterschiedlich aus und sind für jeden Einzelfall differenziert zu werten (Abb. 2-162 und 2-163 *D. Hohmann* und *R. Uhlig*, Original)

Abb. 2-163 Achsen-Fehlstellungen bei pathologischem Muskelzustand haben Auswirkungen über das einzelne Segment hinaus und beeinträchtigen alle Bewegungsabläufe

Abb. 2-164 Bei umfangreichen Lähmungszuständen mit Gelenkschädigungen bleiben korrigierende Maßnahmen statisch-mechanischer Art meist erfolglos. Immerhin führt aber eine vom Winkelgrad im Kniebereich abhängige Belastungsstabilität der Gliederkette zur Verbesserung des Gleichgewichtszustands. Dazu sollte die Sperrung der Orthesenbewegung im Kniebereich nach Möglichkeit mit einem polyzentrischen Bewegungsausgleich im Fußbereich kombiniert werden (*R. Uhlig*, Original)

Totaler oder subtotaler Beinmuskelausfall in Verbindung mit Mehrfachschädigungen

Knie- und hüftübergreifende Lähmungsorthesen (HKAFO-Typ)
Alternativ:
Modifizierungen im Orthesendetail

● **Folgezustände schwerer Poliomyelitiden** mit Ausfall des Hüft- und Kniestreckapparates führen in Kombination mit paralytischen Hüftluxationen, sekundären Kniebandschäden und auch mit davon unabhängigen Unfallfolgen, wie beispielsweise Pseudarthrosen, zu einer *schwer beherrschbaren vertikalen Belastungsinstabilität* bei wechselnden Beinlängendifferenzen (Abb. 2-165).

Die bestehenden Ausfälle (s. S. 169) verursachen eine individuell veränderte Umorientierung der Körperstatik, die zwar statisch notwendig ist, auf die Dauer aber doch über eine chronische Fehlbelastung zum Zusammenbruch des Systems führt. Derartige Problemfälle sind heute durch operative Maßnahmen apparatgerecht zu korrigieren.

Absolute Inoperabilität oder Operationsunwilligkeit zwingen jedoch zu umfangreichen technischen Versorgungen. Die Modifizierungsmöglichkeiten (Abb. 2-166 bis 2-172) sind sehr vielfältig.

Folgezustände nach angeborenen oder erworbenen Querschnittslähmungen und auch nach zerebralen Bewegungsstörungen sind indikationsbedingt im Blick auf Kurzzeit- oder Langzeitversorgungen nicht immer klar einzuschätzen und orthopädietechnisch zu typisieren.

Wir haben dafür in eigenen Sachabschnitten den orthopädietechnischen Versorgungsteil erweitert, um Modifizierungen darzustellen, die über reine Poliomyelitis-Versorgungen hinausreichen.

In Auswertung der in speziellen Buchabschnitten von uns zusammengestellten Indikationsgrundlagen für die Querschnittslähmungen (s. S. 179 und 196) und die zerebrale Bewegungsstörung (s. S. 205) soll es möglich sein, auf Grundsätze und Modifizierungen der hier dargestellten Lähmungs-Orthesen zurückzugreifen.

■ Wie schon in anderen Texten zum Ausdruck kam, erfordern **knie- und hüftübergreifende Lähmungsorthesen** im Grundsatz keine Beckenabstützung über eine Tuberfassung. In Einzelfällen ist dennoch diese Maßnahme im Zusammenhang mit Lähmungen nötig. Die *Beckenabstützung* an einer Lähmungsorthese ist dann als Becken-Bodenmaßnahme der *Distanzwahrung* zu verstehen und nicht im Sinne von Extension oder Totalentlastung.

Zu diesem Zwecke wird das proximale Oberschenkelband oder die Teilhülse an der knieübergreifenden teilfixierenden Beinorthese mit einer *Tuberfassung* gearbeitet (s. S. 170, Abb. 2-168, 2-169).

Die Lastaufnahme kann dann durch Höhenverstellung nachjustiert und somit abgestuft werden.

Die begründete Indikation dazu gilt u. a. bei

– *Amputation auf der Beingegenseite,*
– *geminderter Lastaufnahmefähigkeit des Beines,*
– *extrem großen und kontrakten Knie- bzw. Hüftbeugewinkeln* und
– *doppelseitiger Beinlähmung mit Instabilität.*

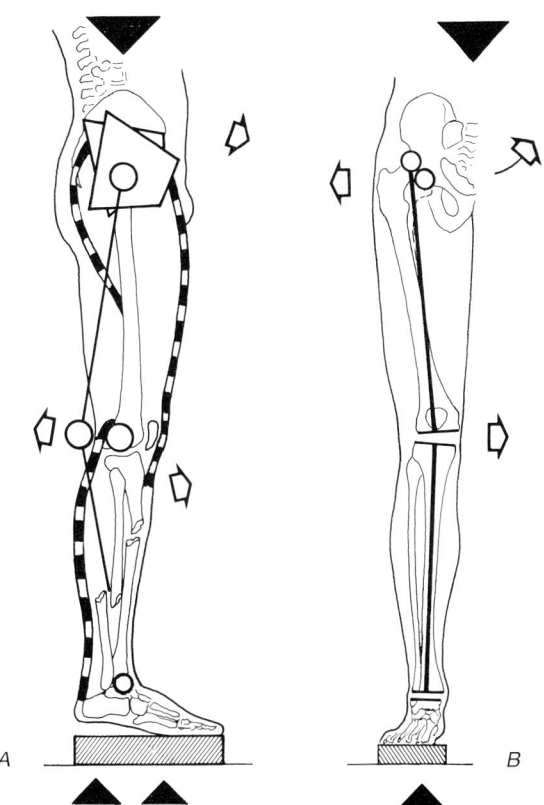

Abb. 2-165 A/B Schwer beherrschbare Belastungsinstabilitäten sind Folge totaler Muskelausfälle in Verbindung mit anderen markanten Mehrfachschädigungen bzw. Funktionsstörungen. Die Einschränkung der vertikalen Lastaufnahme über die Gliederkette hat entscheidende Bedeutung bei eventuellen Kombinationen von Lähmungen mit Hüftschäden (*D. Hohmann* und *R. Uhlig*, Original)

Das mechanische Kniegelenk des Schienensystems wird normalerweise mit einer passiv zu betätigenden Kniefeststellung versehen. Die Freigabe der Kniegelenksbeweglichkeit durch den Patienten erfolgt nur für Sitz- oder Arbeitsstellungen.

Flächige Zonen an einer *Knie-Kondylenhülse* dienen einer pseudarthrosearmen Beinführung und stabilisieren gelenknah das Schienensystem bei Belastung. Der Wegfall des distalen Unterschenkelbandes ist möglich (s. S. 170, Abb. 2-167, 2-169).

Für das mechanische Knöchelgelenk an einem *Walkschuh-* oder *Sandalenfußteil* sollte frei plantare und dorsale Beweglichkeit angestrebt werden, maßgebend ist aber die jeweilige Indikation.

Ein elastischer Beckengurt bewährt sich bei extremeren Rotationsschwankungen, oft als Hilfe zur Gangregulierung in der Schwungphase (Abb. 2-166).

Für knie- und hüftübergreifende Lähmungsorthesen stellt sich die Frage der unterschiedlichen biomechanischen Auswirkung

- einer *Beckenringfassung* (Abb. 2-167),
- eines *Beckenkorbes* (Abb. 2-168),
- oder auch eines *Rumpfteiles* (Abb. 2-169).

Dazu nehmen wir beim jeweiligen Krankheitsbild Stellung.

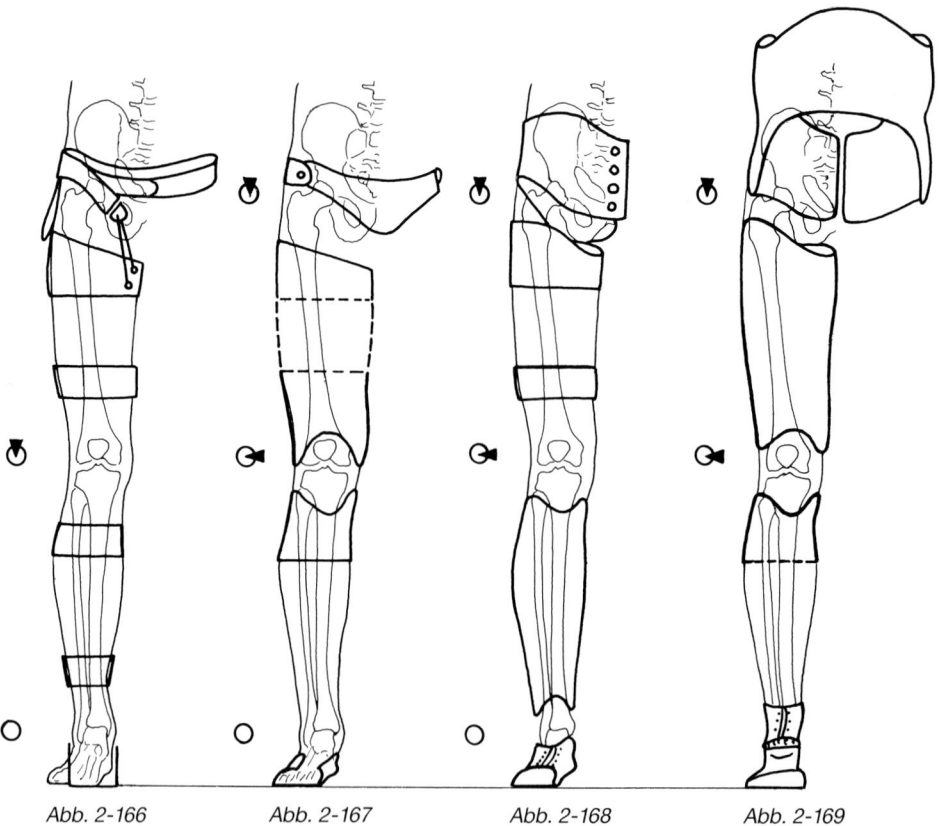

Abb. 2-166   Abb. 2-167   Abb. 2-168   Abb. 2-169

Abb. 2-166 Schema einer Lähmungs-Orthese mit Schuhbügel am Konfektionsschuh sowie einer flexiblen Rotationsgurtung am Becken (zur Verbesserung der Schwung- bzw. Belastungssteuerung) (Abb. 2-166 bis 2-169 *R. Uhlig*, Original)

Abb. 2-167 Schema einer Lähmungs-Orthese mit Teilhülsen (ohne Tuberfassung), Sandalen-Fußteil sowie Beckenring mit markanter Fassung im Kreuzbeinbereich (zur Verbesserung der Körperstatik)

Abb. 2-168 Schema einer Lähmungs-Orthese mit Teilhülsen, Walkschuh-Fußteil sowie mit Tuberfassung und flächig druckaufnehmendem Beckenkorb (zur Bremsung progredienter Fehlbelastungen und zur Stabilisierung der Körperstatik)

Abb. 2-169 Schema einer Lähmungs-Orthese mit Teilhülsen, Walkschuh-Fußteil bzw. Verkürzungsausgleich (Kunstfuß), Tuberfassung, abdominal gefenstertem Rumpfteil mit speziellen dorsalen Anstützzonen im Beckenbereich sowie in frontaler Brustkorbanlage (zur notwendigen statischen Umorientierung bei schwer beherrschbaren Belastungsinstabilitäten)

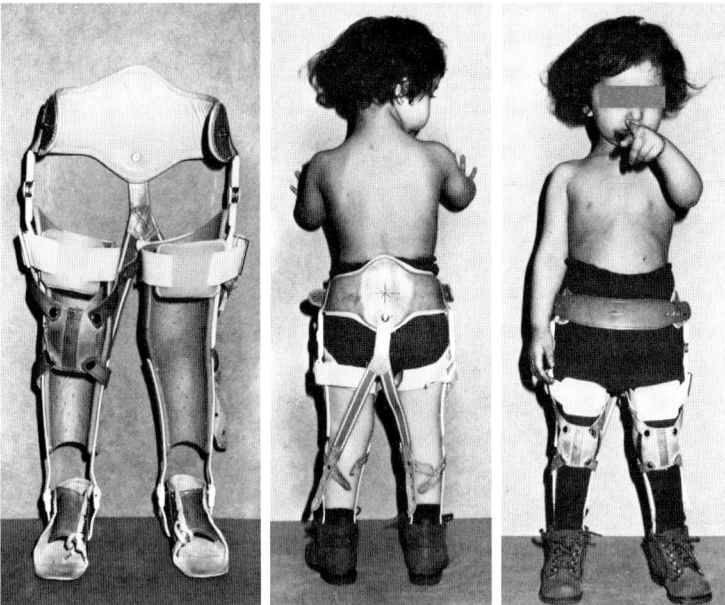

Abb. 2-170   *Abb. 2-171*   *Abb. 2-172*

Abb. 2-170 Knie- und hüftübergreifende Lähmungs-Orthesen der postoperativen Kinderversorgung. Im Beispiel ermöglichen gewichtsleichte Polyäthylenhülsen ohne Tuberfassung den Wegfall der medialseitigen mechanischen Kniegelenke und begünstigen die Anspreizstellung in den Hüftgelenken (Abb. 2-170 bis 2-172 R. Uhlig, Archiv)

Abb. 2-171 Knie- und hüftübergreifende Lähmungs-Orthesen im Patientenbeispiel nach einer operativen Kontrakturbehandlung wegen unbehandelter frühkindlicher Poliomyelitis

Abb. 2-172 Die flächige Anstützung des Beckenteiles im unteren LWS- und Kreuzbeinbereich verringerte im Anwendungsbeispiel die vorhandene Gleichgewichts-Instabilität, die Gummizüge waren Streckhilfe für mechanisch freibewegliche Hüftgelenke

Abschnitt Ib
Querschnittslähmungen (traumatisch, erworben, angeboren)

Überblick

Paraplegien sind die häufigsten Folge- bzw. Endzustände funktioneller Ausfälle, die durch angeborene oder erworbene Rückenmarksschädigung verursacht werden.
Es wird dabei unterschieden zwischen:

Kompletter Querschnittslähmung: Vollständige Lähmung motorischer, sensibler und vegetativer Natur mit *typischen* Ausfallkomplexen.
Durch das frühzeitig erkennbare Ausmaß lähmungsbedingter Funktionsausfälle kann grundsätzlich auch orthopädietechnisch einigermaßen versorgt werden. Die Versorgung erfolgt im Durchschnitt nach einer vorhergehenden Behandlungszeit von etwa 12 Wochen.

Inkompletter Querschnittslähmung: Partielle Lähmungen motorischer, sensibler und vegetativer Natur mit *atypischen* Ausfällen.
Die große Variationsbreite der lähmungsbedingten Funktionsausfälle sowie mögliche Wandlungen im Verlauf der ersten Monate können orthopädietechnisch nicht schematisch angegangen werden. In jedem Einzelfalle bedarf es einer individuellen Orthesenzuordnung (nach mehrmonatiger prätechnischer Behandlungszeit).

Schlaffer und spastischer Querschnittslähmung: Läsionen mit völliger Denervierung in den Bereichen des Hals-, Brust-, Lenden- oder Sakralmarks können *komplette oder inkomplette schlaffe Querschnittslähmungen* verursachen.
Schädigungen im Bereich des Brustmarks mit thorakalen Lähmungsfolgen können bei erhaltenem spinalen Reflexbogen ungesteuerte unwillkürliche Muskelaktivitäten hervorrufen, die zu *kompletten oder inkompletten spastischen Querschnittslähmungen* führen.
Die eventuelle orthopädietechnische Versorgung bei *spastischen* Querschnittslähmungen kann u. U. durch die bevorzugte Reflexaktivität der Adduktoren, der Musculi peronaei und der Zehenbeuger recht problematisch werden.
(*Spastizität als Folgezustand einer Querschnittslähmung ist nicht mit der spastischen Schädigung bei zerebralen Bewegungsstörungen gleichzusetzen.*)

Die *Ursachen* einer Querschnittslähmung sind vielfältiger Art; unterteilt in:

Traumatische Querschnittslähmung: unfallbedingte Verursachung mit akutem, plötzlichem Beginn, häufige und praktisch wichtigste Form der Querschnittslähmung.

Erworbene Querschnittslähmung: krankheitsbedingte Verursachung, u. a. bei Tumormetastasen, Spondylitis, Wirbelsäulenoperationen, Durchblutungsstörungen, schwerste Skoliosen usw.

Angeborene Querschnittslähmung: verursacht durch Hemmungsmißbildungen des Rückenmarks mit neurologisch-segmental abgrenzbaren Lähmungsbildern und rudimentären Fehlformen (aufgrund von *Myelodysplasien*) sowie anderen Funktionsstörungen.

Orthopädietechnisch wesentliche *Funktionsausfälle* durch Querschnittslähmung lassen sich anhand von Beispielen nach **Rückenmarksläsion** und nach **Nervenwurzelläsion** darstellen (Abb. 2-173 bis 2-180):

Rückenmarksläsionen nach neurologischen Etagen

Bei kompletten Lähmungen unterhalb von C 5 oder C 6 sind einige Funktionen an der oberen Extremität ausgefallen oder noch erhalten und von höchster Bedeutung für die Patienten. Gerade diese Funktionen können das ganze orthopädietechnische Versorgungskonzept sowie die Rezeptierung von Rollstühlen beeinflussen (Abb. 2-173 und 2-174).

Aus diesen Abbildungen können ebenfalls typische segmentale **Nervenwurzel-Ausfälle** von C 5 bis Th 1 abgelesen werden.

Segmentale Nervenwurzelläsionen

Sie zeigen typische Ausfallmuster, die sich aber nicht mit dem Versorgungsgebiet (Ausfallmuster) peripherer Nerven decken (Abb. 2-175 bis 2-180 aus *S. Hoppenfeld*: Orthopädische Neurologie. Enke, Stuttgart 1980, S. 86).

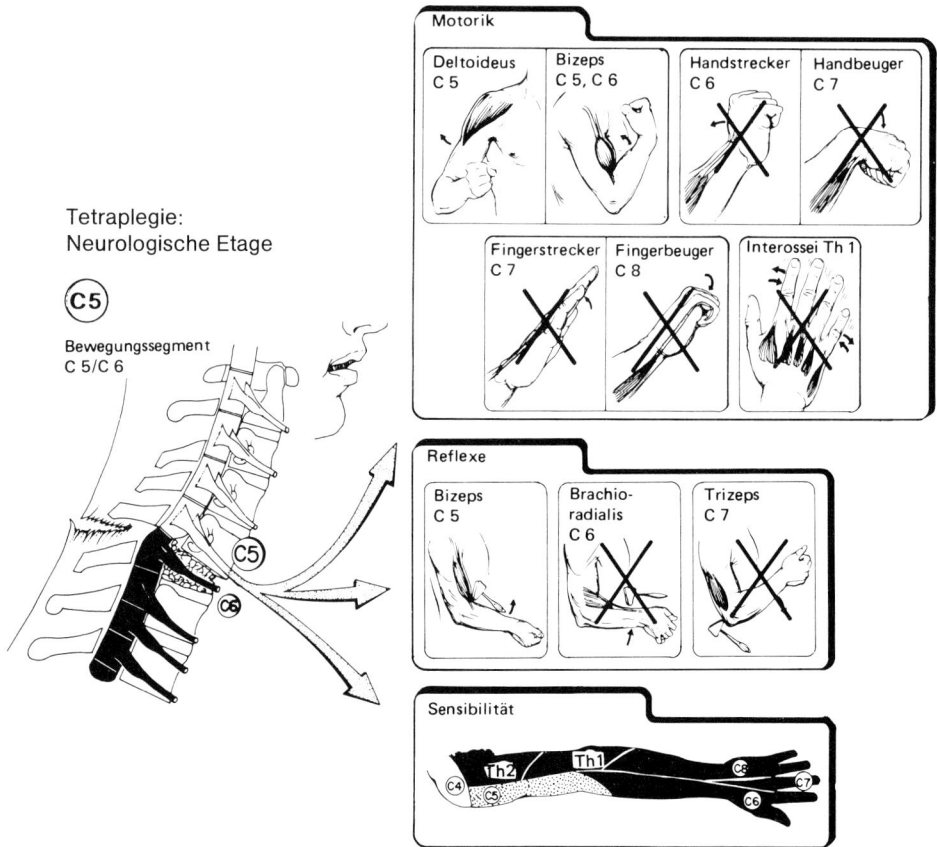

Abb. 2-173 Ausfall der Hand- und Fingerfunktionen
(aus *S. Hoppenfeld:* Orthopädische Neurologie. Enke, Stuttgart 1980, S. 86)

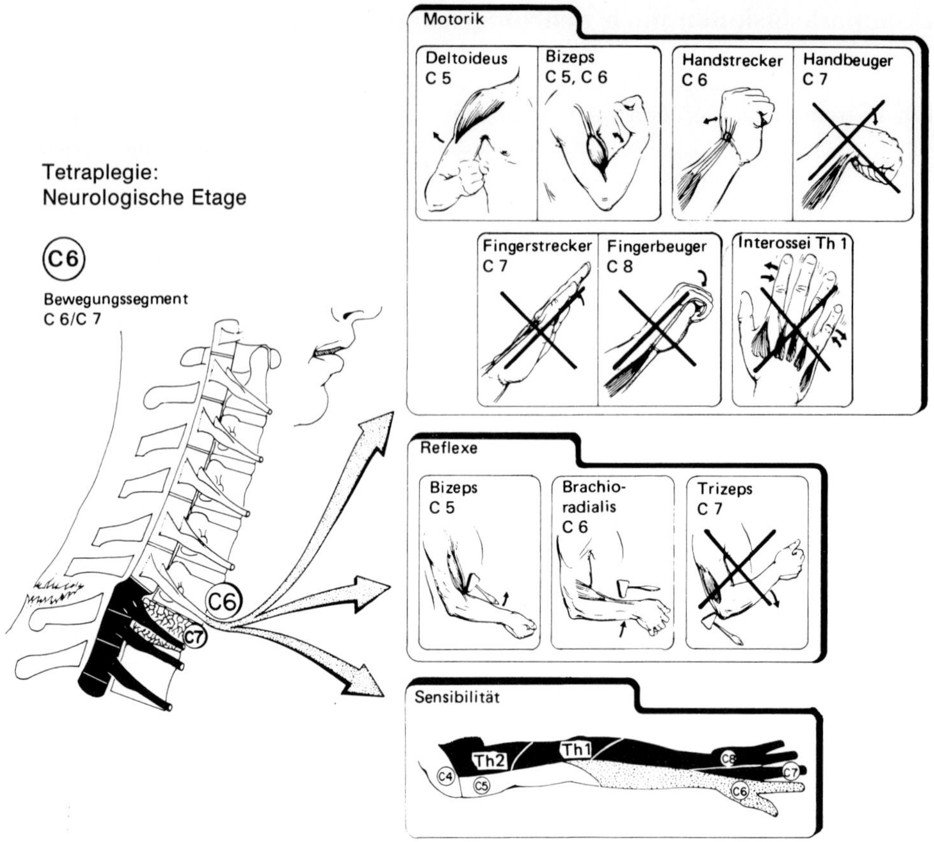

174 Orthesen für die untere Extremität

Tetraplegie:
Neurologische Etage

Abb. 2-174 Ausfall von Handbeuge- und Fingerfunktionen
(aus *S. Hoppenfeld:* Orthopädische Neurologie. Enke, Stuttgart 1980, S. 86)

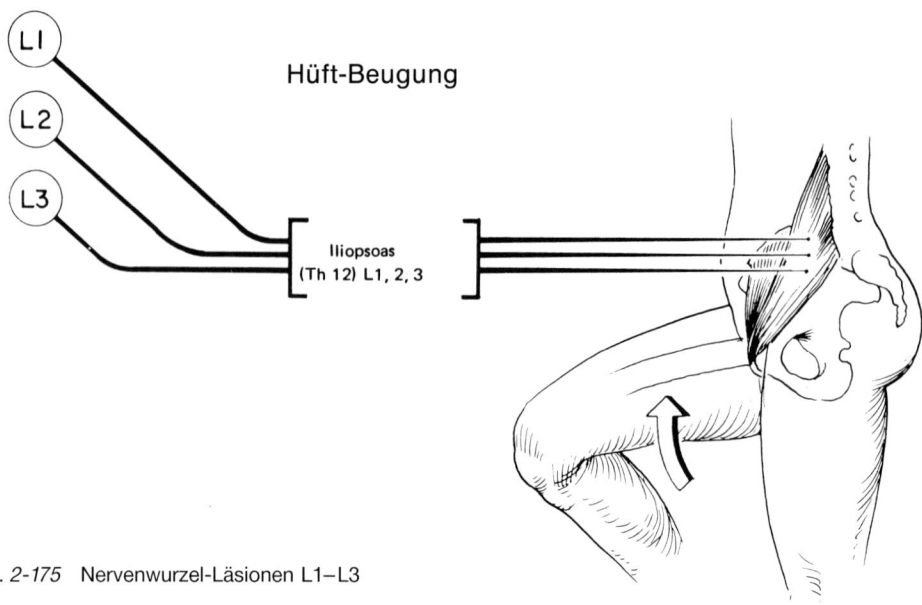

Abb. 2-175 Nervenwurzel-Läsionen L1–L3

Überblick: Querschnittslähmungen 175

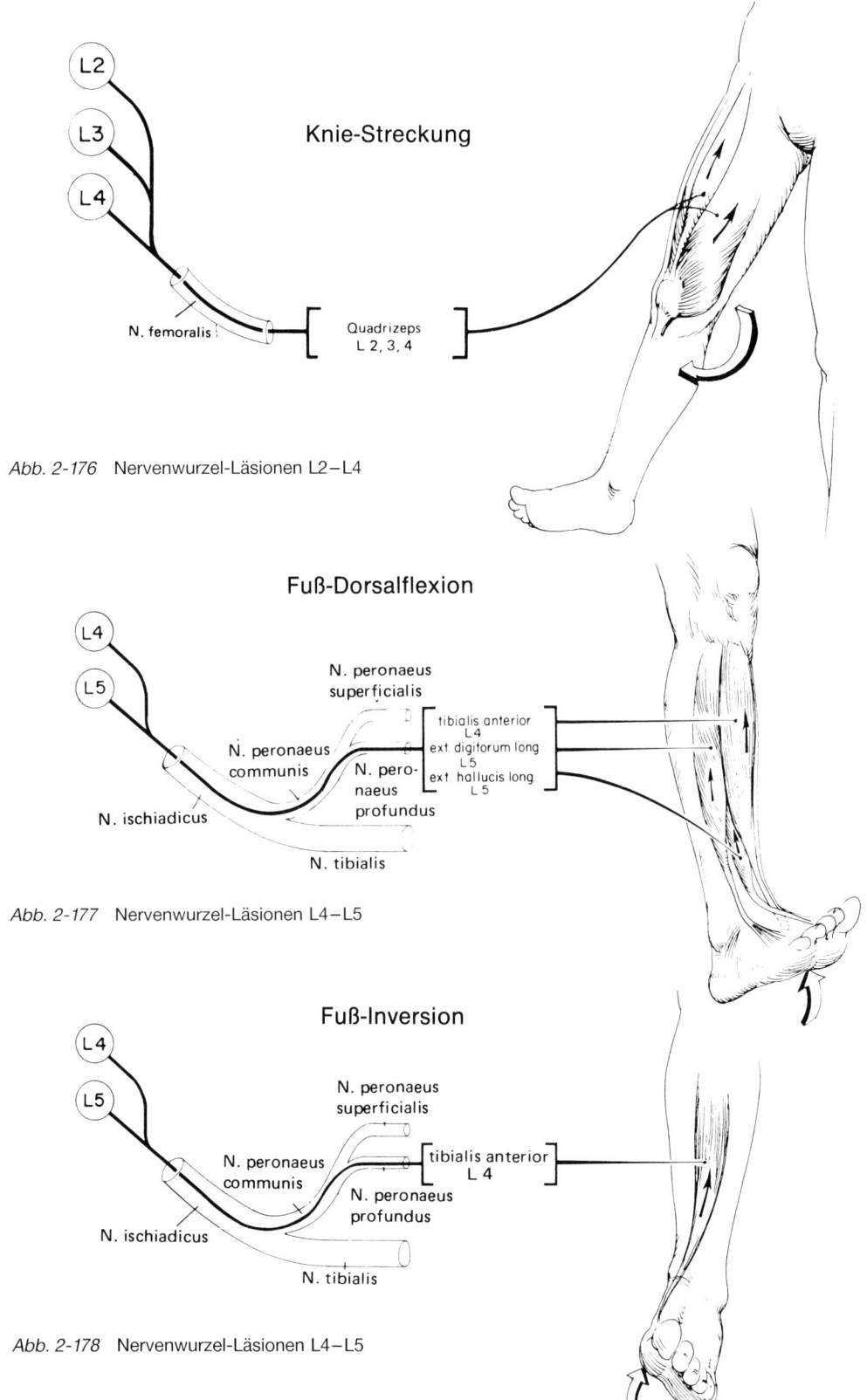

Abb. 2-176 Nervenwurzel-Läsionen L2–L4

Abb. 2-177 Nervenwurzel-Läsionen L4–L5

Abb. 2-178 Nervenwurzel-Läsionen L4–L5

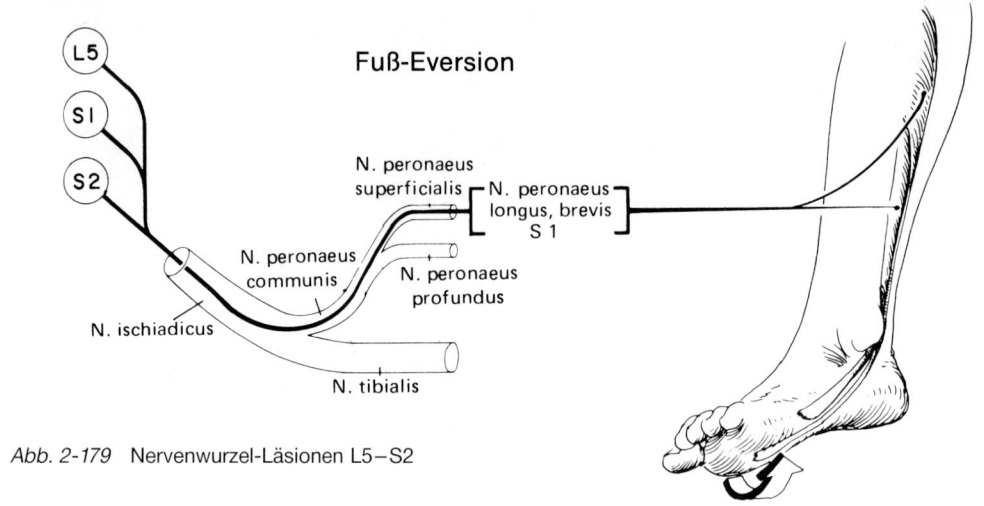

Abb. 2-179 Nervenwurzel-Läsionen L5–S2

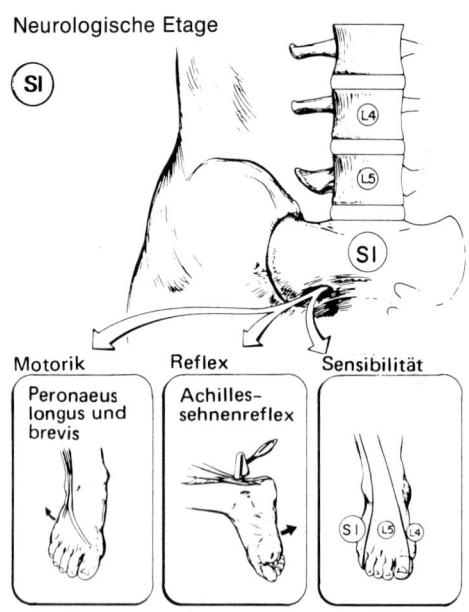

Abb. 2-180 Neurologische Etage S1

Im **Überblick** und damit auch in **Wertung orthopädietechnischer Versorgungsprinzipien** ergibt sich heutzutage bei *schlaffen und bei spastischen Querschnittslähmungen* eine differenziertere Aussage als noch vor wenigen Jahren.

Im Überbegriff prägte bisher die „Kinderlähmung" die Prinzipien und Versorgungstechniken auch bei anderen Lähmungszuständen. Die orthopädietechnischen Versorgungskriterien der „Querschnittslähmung" wurden im Allgemeinbegriff „Lähmung" einfach der Poliomyelitis zugeordnet und damit eine eigenständige Problematik nicht voll berücksichtigt. Auch wurde zwischen der Versorgung des „erwachsenen" und des „kindlichen" Patienten biomechanisch kaum unterschieden, es wurden oft lediglich die Schienen- und Gelenksysteme miniaturisiert.

Der Zustand bei **erworbener (krankheitsbedingter) Querschnittslähmung** sowie der Zustand bei **traumatischer (unfallbedingter) Querschnittslähmung** kann im Falle orthopädietechnischer Indikationen auch derzeit noch primär die Versorgung Erwachsener bedeuten und bleibt damit konstruktiv in vielen Erfordernissen der Poliomyelitis angenähert.

Der Zustand bei **angeborener Querschnittslähmung** erfordert in wesentlichen Versorgungsstadien vorwiegend die Betreuung der kindlichen Patienten in medizinischen und allgemeinen Rehabilitationsphasen und ist konstruktiv der Poliomyelitis weniger vergleichbar.

Übereinstimmungen in den orthopädietechnischen Versorgungsmerkmalen ergeben sich dafür häufig im biomechanischen Vergleich mit zerebralen Bewegungsstörungen.

Im Rahmen des eigenständigen Sachgebietes der Querschnittslähmungen ergeben sich weitere markante Differenzierungen einerseits durch den Folgezustand mit *symmetrischen Lähmungsbildern ohne* wesentliche anatomisch bedingte Fehlstatik sowie anderseits den *asymmetrischen Lähmungsbildern mit* ausgeprägter Fehlstatik.

Auswirkungen der möglichen *Spastizität (Krampflähmung)* bei den erworbenen oder traumatischen Querschnittslähmungen sind biomechanisch und konstruktiv ebenfalls zu trennen bzw. zu unterscheiden von den *spastischen Schädigungsformen* bei den angeborenen Querschnittslähmungen und den zerebralen Bewegungsstörungen.

Die somit notwendige Unterscheidung von Behandlungsmaßnahmen ist u. a. auch altersabhängig sowie nonoperativ, prä- und postoperativ bedingt und betrifft ganz besonders die Phasen der **medizinischen Rehabilitation**.

Im weiteren Behandlungsverlauf ergeben sich in den Phasen **allgemeiner Rehabilitation** einige funktionell übereinstimmende Versorgungskriterien für einen selektiven Teil der Patienten mit neuromuskulären und neurologischen Krankheitsbildern oder anderweitigen Rückenmarkläsionen. Die schnelle und großräumig mögliche Fortbewegung dieser Körperbehinderten mittels eines Rollstuhles (elektrisch oder durch Eigenkraft angetrieben) soll funktionelle Ergänzungen für das Stehen und Gehen erhalten.

Ein reziprokes Gangsystem der Abteilung für Orthopädie und Neurologie der *Louisiana State University* gilt Patienten mit Spina bifida, Paraplegie, zerebralen Bewegungsstörungen und Muskeldystrophie (ohne spastischen Folgezustand).

In Anbetracht der Bedeutung für die angeborene Querschnittslähmung haben wir Versorgungsdetails dem entsprechenden Buchabschnitt angegliedert (Seiten 198–202).

Erfolg oder Mißerfolg orthopädietechnischer Behandlungsmaßnahmen sind mitentscheidend abhängig von den Übungs-, Trainings- und Schulungsmaßnahmen der Krankengymnastik und der Beschäftigungstherapie.

Die Patientenschulung in Stand- und Bewegungsfunktionen mit Orthesenhilfe bedeutet eine besonders enge, unmittelbare Zusammenarbeit auch mit dem Orthopädie-Techniker. Wir haben deshalb zur gemeinsamen Sprachregelung und Übereinstimmung in Tabelle 2-3 die wesentlichen Gangarten bei Querschnittslähmungen skizziert.

Die internationale Vielfalt in der Möglichkeit zur Rezeptierung orthopädietechnischer Behandlungsmaßnahmen kommt anschließend in speziellen Buchabschnitten und damit in den Tabellen 2-4 (S. 181) 2-5 (S. 189) und 2-6 (S. 208) zum Ausdruck.

Tabelle 2-3   Wesentliche Gangarten bei Querschnittslähmung

A = 3-Punkte-Gang (Schleifgang):

Nachschleifen der unteren Extremitäten zwischen den Phasen der wechselweisen Vorwärtsbewegung einer Stützpyramide (durch Schwerpunktverlagerung). Die Füße verlassen dabei nicht die Boden-Unterstützungsfläche. (Seltene Gangart bei älteren, unsicheren Patienten oder in der Anfangsphase einer angestrebten physischen und psychischen Rehabilitation bei schwersten Verletzungsfolgen.)

B = 2-Punkte-Gang (Durchschwunggang-„Swing to gait"):

Vorwärtsbewegung einer unbelasteten Extremität in zwei Bewegungsabläufen auf einer sagittalen (medianen) Unterstützungslinie. Die parallel stehenden Füße verlassen dabei die Boden-Unterstützungsfläche.

1. Bewegungsablauf:
Parallelstand der Füße und in Gangrichtung davor die Parallelabstützung der Arme bzw. Gehstützen.

2. Bewegungsablauf:
Schwung-Gangfolge durch abwechselnden Bodenkontakt der weitgehend gleichzeitig aufgesetzten Füße bzw. Armstützen. (Schnellste und damit häufigste Gangart im fortgeschrittenen Rehabilitationsstadium sicherer Patienten bzw. bei Paraplegie.)

C = 2-Punkte-Gang (Pendel-Rotationsgang):

Gangfolge geringen Ausmaßes durch eine horizontale Rotations-Schleuderbewegung der durch Bein-Becken-Orthesen stabilisierten unteren Extremität.

Durch Rumpf-Becken-Seitneigung in der Frontalebene wird der Schwerpunkt pendelartig verlagert und mittels Rumpf-Becken-Schwingung die Schleuder-Drehbewegung über die jeweilige Standbeinseite erzielt.

(Eine Fortbewegungsart die ganz besonders Kinder im Vorschulalter bzw. in der medizinischen Rehabilitationsphase betrifft.)

D = 4-Punkte-Gang (Schlendergang – physiologisch angenäherter Gang):

Gehen in vier Bewegungsabläufen mit wechselnden Unterstützungspunkten. Die Schrittfolge der unteren Extremität wird dadurch erzielt, daß die Arme bzw. Stützen synchron auf der angehobenen Beinseite bewegt bzw. nacheinander aufgesetzt werden. Ein Unterstützungspunkt verändert sich jeweils, während drei Punkte immer auf der Boden-Unterstützungsfläche bleiben.

Versorgungsbeispiele bei Querschnittslähmungen durch Verletzung oder Krankheit

Überblick

● **Schädigungen des Rückenmarkes** durch Verletzung, Tumoren oder Entzündungen können eine vollständige (komplette) oder teilweise (inkomplette) Querschnittslähmung zur Folge haben. Nach anfänglich schlaffer Lähmung (spinaler Schock) kommt es nach Tagen bis Wochen zu mehr oder weniger ausgeprägt spastischen Lähmungen meist vom Typ der Tetra- oder Paraplegie (Tab. 2–4) (s. a. S. 143 und 172).

Die Spasmen sind unvermeidbare Unfallfolgen einer Querschnittslähmung, insbesondere bei Lähmungen im Bereich der mittleren Brustwirbelsäule. Bei diesen Patienten kommt es auch häufig zu Beuge- und Adduktionskontrakturen in den Hüftgelenken. Aufgabe der Behandlung ist, nach Beherrschung der anfangs lebensbedrohlichen Situation, die Rehabilitierung des Patienten.

Zrubecky (1971) schreibt darüber: „... Ein querschnittsgelähmter Mensch ist nur dann medizinisch, beruflich und sozial rehabilitiert, wenn er einer Arbeit nachgeht. Nur wenn er durch eine *geregelte Arbeitszeit* gezwungen ist, auch einen geordneten Tagesablauf bzw. -rhythmus einzuhalten, wird er lernen, mit den Folgen seiner schweren Verletzung fertig zu werden..."

Die Abgrenzung realisierbarer Rehabilitations-Möglichkeiten bedeutet:

Läsionshöhe C 5 und C 6 (Halsmark): Querschnittsgelähmte, die ständiger fremder Hilfe in allen Lebensbereichen bedürfen.

Läsionshöhe C 7 und C 8 (Halsmark): Querschnittsgelähmte, die im Rollstuhl weitgehend selbständig sind, aber fremder Hilfe bedürfen, um in den bzw. aus dem Elektrofahrstuhl zu gelangen.

Läsionshöhe Th 2 bis L 1 (Brustmark-Lendenmark): Querschnittsgelähmte, die in einer für sie adaptierten Umgebung (Wohnung, betrieblicher Arbeitsplatz u. a.) mit Elektrofahrstuhl oder auch Handrad-Rollstuhl vollkommen selbständig sind.

Läsionshöhe L 2 und weiter distal (Lendenmark): Querschnittsgelähmte, die in jeder normalen Umgebung vollkommen selbständig sind und auch ihren Arbeitsplatz ohne fremde Hilfe erreichen.

Nach orthopädietechnischen Grundsätzen wird die Mobilität des sitzfähig querschnittgelähmten Patienten nicht durch Orthesenversorgungen umfangreicher Art, sondern eindeutig mittels Elektrofahrstühlen bzw. Handrad-Fahrstühlen erreicht.

Die Bedeutung der Orthesenversorgung besteht dagegen für den Patienten im Steh- und Gehtraining (Tab. 2–3) zur Kreislaufstabilisierung und Eingrenzung sitzbedingter Dekubitalgeschwüre. Darüber hinaus dienen einfache Lagerungsorthesen der Verhütung oder postoperativen Behandlung von Gelenkkontrakturen (Orthesendruck kann Spasmen auslösen). Orthesen müssen gewichtsleicht sein, der Querschnittsgelähmte sollte sie (im Rahmen der vorgegebenen Rehabilitationsmöglichkeiten) selbsttätig anlegen können, durch sorgfältige Druckverteilung in besonderer Berücksichtigung bestehender Gefühlslähmungen müssen Dekubitalgeschwüre durch Orthesendruck vermieden werden.

Die Differenzierung der Indikation von Beinorthesen ist abhängig von der unterschiedlichen Stärke der Spasmen sowie vom Aktivitätsumfang der oberen Extremität und betrifft vorwiegend:

Läsionshöhen im Bereich der Brustwirbelsäule Th 2–L 1 (erfahrungsgemäß zeigen Verletzte mit Lähmungen im Bereich der *mittleren Brustwirbelsäule* starke Spasmen. Bei solchen Verletzten kommt es häufig zu Beuge- und Adduktionskontrakturen der Hüftgelenke, und als Folge dieser zu sekundären Skoliosen. Das Training des Stehens steht im Vordergrund der Maßnahmen. Es sind Querschnittsgelähmte, die kaum in der Lage sind, wenige Schritte ohne fremde Hilfe zu gehen und daher zur Fortbewegung ausschließlich auf den Rollstuhl angewiesen sind. Die Benutzung des Rollstuhles können solche Versehrte ohne jede fremde Hilfe ausführen *[Zrubecky]*).

Querschnittslähmungen im Bereich der *unteren Brustwirbelsäule* zeichnen sich durch eine mehr oder weniger komplette Beinlähmung von unterschiedlicher Spastizität aus. Es sind auch Teile der abdominalen Rumpfmuskulatur für die Erreichung der Sitzfähigkeit und der teilweisen Beckenkontrolle erhalten.

Zur *Indikation*:

– *Läsionshöhen ab Th 2 distal:* Beinorthesen mit Korsett und Gelenksperre (evtl. Schleifgang, vorwiegend Standaufgaben).
– *Läsionshöhen ab Th 6 distal:* Beinorthesen mit Beckenteil, Kniesperre (Hebe-Schwunggang, vorwiegend Standaufgaben).
– *Läsionshöhen ab Th 12 distal:* Beinorthesen mit Kniesperre und Fußheber (4-Punktgang, evtl. Durchschwunggang, Stand- und Gangaufgaben).

Läsionshöhen im Bereich der Lendenwirbelsäule L 2 bis S 1. (Bei Versehrten mit vollständiger Lähmung *nach Brüchen der Lendenwirbelsäule* sind die gelähmten Gliedabschnitte meistens schlaff, fehlen Kontrakturen und sind Spasmen wesentlich seltener. Solche Verletzte können die oberen Gliedmaßen aktiv voll einsetzen, sie können „aktiv" sitzen und können auch ihre schlaffgelähmten unteren Extremitäten ohne besondere Kraftanstrengung passiv in jede gewünschte Stellung bringen *[Zrubecky]*).

Im Gegensatz zu den *rollstuhlpflichtigen Brustmarkläsionen* kann bei Ausfällen ab L 2 die Gehfähigkeit der Patienten mit Beinorthesen zumindest für kürzere Wegstrecken erreicht werden. Hüft- bzw. beckenübergreifende Versorgungen sind wegen der Behinderung des Durchschwunganges zu vermeiden.

Zur *Indikation*:

– *Läsionshöhen ab L 2 distal:* Beinorthesen ohne Kniesperre (4-Punktgang, evtl. Durchschwunggang, Stand- und Gangaufgaben).

Segmentabhängige Versorgungsmöglichkeiten

■ Die *Beinorthese bei traumatischer oder krankheitsbedingter Querschnittslähmung* bedeutet meistens die Versorgung des erwachsenen Patienten. Eine derartige Orthese sollte nicht generell zur vollen Druckaufnahme als Hülsenapparat gearbeitet werden, andererseits dürfen die Bänderführungen eines Schellenapparates nicht zu schmal und damit weichteileinschnürend gefertigt sein. Es empfiehlt sich eine weiche Schellenpolsterung wegen Dekubitusgefahr infolge der erloschenen Sensibilität und der gestörten Hauttrophik.

Tabelle 2-4 Rückenmarks- oder Nervenwurzelläsionen und ihre segmentabhängigen technischen Versorgungsmöglichkeiten bei traumatisch- oder krankheitsbedingten Querschnittslähmungen (*R. Uhlig*, Original)

Tetraplegie	Paraplegie I	Paraplegie II	Paraplegie III
Muskelausfall: Atem, Schulter-Arm Rumpf, Becken-Bein	Muskelausfall: Rumpf (totale Instabilität), Becken-Bein (auch spastisch)	Muskelausfall: Lenden-Bauch (partielle Instabilität), Becken-Bein (auch spastisch)	Muskelteilausfall: Hüft- und Bein- Muskulatur

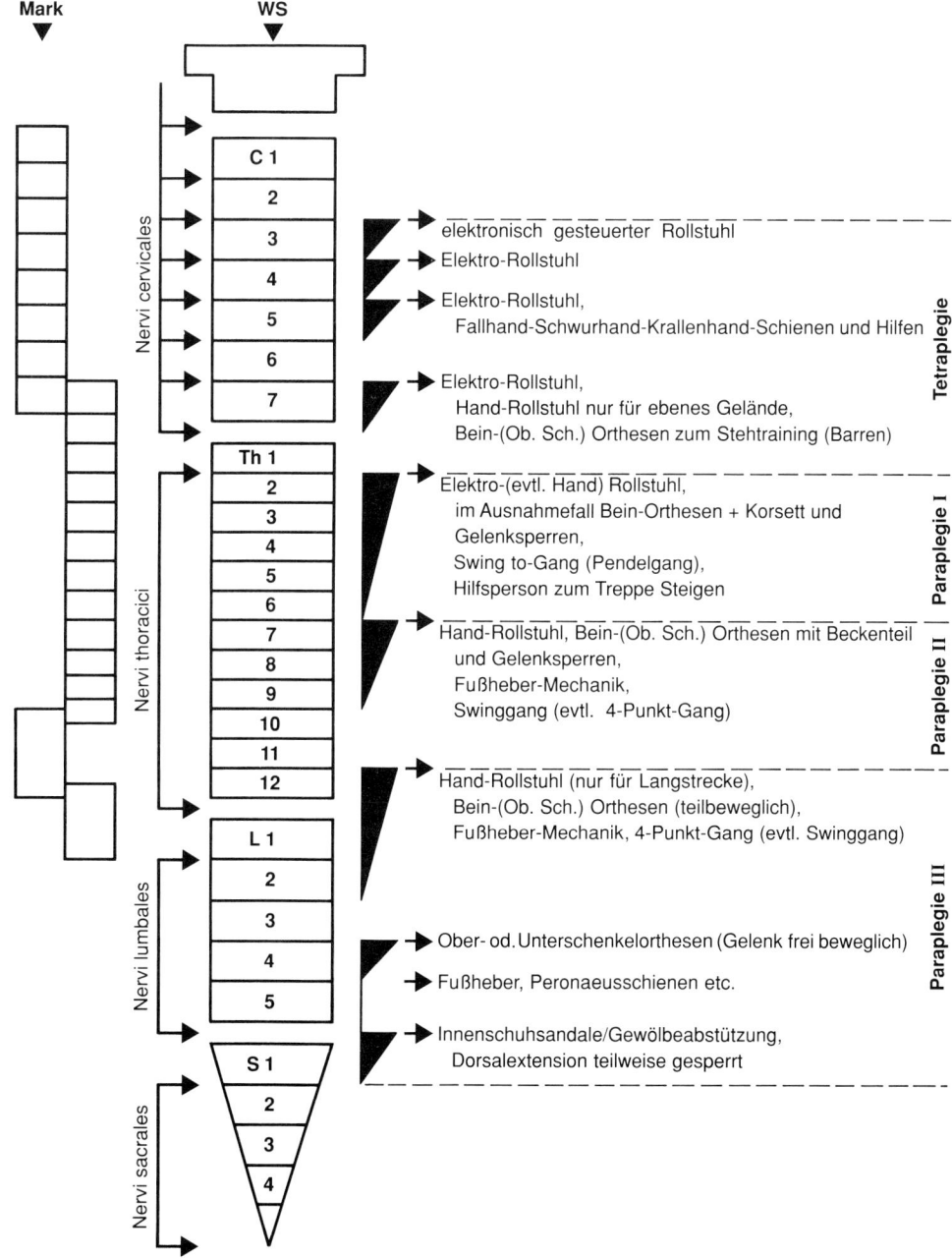

Der *Schellenapparat* sollte nicht immer an Kauf- und damit Normalschuhen mittels eines Schuhbügel- oder eines Bodensteckgelenkes befestigt werden.

Das Bodensteckgelenk – mit hydraulisch-pneumatischen Modifizierungen – wird zwar in der Fachliteratur oft als ausreichend bezeichnet, da die Schrittlängen der Patienten infolge mangelnder Schwerpunkt- bzw. Beckenanhebung immerhin sehr kurz sind. Es kommt auch im *Zyklus des Vierpunkteganges* (Abb. 2-182) nicht zu einer wesentlichen dorsalen und plantaren Fußabwicklung im Sinne echter Beinvorlagen und Beinrücklagen.

Beim Bodensteckgelenk überwiegen unserer Auffassung nach aber doch die Nachteile der Bewegungsinkongruenz, die sich zwischen dem Bein einerseits und dem Apparat andererseits ergeben. Damit wirken sich die Druckzonen der Schellenband- und Teilhülsenführungen auf die Dauer ungünstig aus.

Falls sich der Querschnittsgelähmte im *Zyklus des Durchschwung(Swing-to)Ganges* bewegt, braucht er sogar einen sehr extremen dorsalen und plantaren Bewegungsausschlag mit noch ungünstigeren Bewegungsinkongruenzen bei Anwendung eines Bodensteckgelenkes.

Boden- oder Schuhbügelsteckgelenke sind allerdings eindeutig bequem für die pflegerische Handhabung der Beinapparate und haben durchaus ihre Indikationsbreite.

Ein Schuhbügeleinsteckgelenk in normaler Höhe der oberen Sprunggelenksachse braucht ebenso wie das Bodensteckgelenk einen exakt und verstärkt gearbeiteten Schuhboden, da es sonst durch die Sohlenverwringung zur Fehlwirkung im Sinne einer Instabilisierung des Körperschwerpunktes kommen kann.

Das Abkippen der Beinorthese beim Aufsetzen und beim Abrollen während des Schrittzyklus ist bei Konfektionsschuhwerk heutiger Fabrikation häufig zu beobachten.

Bei Querschnittslähmungen, die wirklich einer umfassenden orthopädietechnischen Versorgung bedürfen, sollte eine walkschuhähnliche exakte Apparatführung im Fußbereich, zumindest für die Dauer von Instabilitätsschwierigkeiten, unbedingt Anwendung finden.

In Abhängigkeit zum jeweiligen Stand der Rehabilitationsmaßnahmen stellen sich auch die weiteren biomechanischen Einflüsse und Erfordernisse dar, wobei wir in diesem Sachzusammenhang hier speziell die Bein(Oberschenkel)Orthesenversorgung sowie eventuelle Ergänzungen mit Becken- oder Rumpfteilen ansprechen.

Bei der vorerwähnten Versorgung mit Schellenapparaten muß beachtet werden, daß *im Normalfall kein sog. Tubersitz* angebracht wird und auch das obere Schenkelband *keinen Sitzbeinkontakt* haben sollte, um von vornherein einen Dekubitus und eine mögliche Sitzbein-Osteomyelitis auszuschalten.

Gleichermaßen gilt es, Druck über vorspringenden Knochenpunkten wie an der Auftrittsfläche der Sohle, am lateralen Rand der Füße, der Fersenrückfläche, der Malleolengabel und am Fibulaköpfchen zu vermeiden, um nicht unnötig Druckgeschwüre zu begünstigen.

Bei der Perforation eventueller einzelner Hülsenteile (zwecks Luftzirkulation) muß man auch auf die Vermeidung von Fensterödemen achten.

Der von uns in Tabelle 2–4 dargestellten orthopädietechnischen Indikationsbreite entsprechen im wesentlichen *zwei Grundausführungen von Oberschenkel-Lähmungsorthesen:*

Bei *Paraplegikern (etwa ab Th 11/12 distalwärts)* können **knieübergreifende Schellenapparate ohne Tubersitz** zur Stabilitätssicherung und eventuellen Kontrakturbeeinflussung im Stand und Gang beitragen.

Mechanische Feststellungen der Kniegelenksbeweglichkeit und ventrale Kniekappen sichern zusätzlich die Streckstellung der Beine. Bei gekräftigter bzw. verbliebener Schulter-Arm-Rumpfmuskulatur wird in Verbindung mit Unterarmstützen die wichtige Hüftstreckstellung zum Durchschwunggang (Swing-to-Gang) erreicht. Die dazu nötige anatomische Streckfähigkeit der Hüfte kann nur dann erzielt werden, wenn das plantar freibewegliche Knöchelgelenk auch dorsal freibeweglich (evtl. in elastischer Widerstandsangleichung) bleibt.

In Fällen möglicher Verwendung von Konfektionsschuhen würde, inkongruent gelagert, ein Schuhsohlen-Einsteckgelenk zur indirekt gebremsten Dorsalbeweglichkeit beitragen.

Bei *Paraplegikern (etwa ab Th 2 distalwärts)* verursachen Spasmen auch bei der Versorgung mit **knie- und hüftübergreifenden Beinorthesen** unkontrollierbare Instabilitätsphasen für den Hüftgelenksbereich. Hinzukommen würde bei mechanisch schematischer Kniestreckung auch eine Häufung der Spasmen im Kniegelenkbereich.

Im Falle der Verordnung von Lähmungsorthesen kann deshalb neben der mechanischen Hüftgelenkfeststellung auch eine im Winkelgrad justierbare mechanische Kniegelenkfeststellung berücksichtigt werden. Die gelenknahen Orthesenteile sollten dabei nur mit unbedingt nötigen flächigen Druckaufnahmezonen versehen sein. Kurze Teilhülsen am Schellenapparat genügen dazu. Diese insbesondere bei Spasmen zusätzlichen Maßnahmen könnten nur dann die volle erwünschte rehabilitative Auswirkung erbringen, wenn ein Walkschuhfußteil zur Einhaltung einer exakten, möglichst kongruenten und rechtwinkligen Fußstellung in der Orthese beiträgt.

Speziell notwendige **Becken- oder Rumpfteile** können auch über ein sperrbares (Fallschloß) Hüftgelenk mit der Orthese verbunden werden und ihre Wirkung erreichen. Verständlicherweise beeinträchtigen hochgreifende Beckenkörbe oder Rumpfkorsette eine Fortbewegung im Pendelgang. Die Beckenringfassung hat diesen Nachteil nicht.

Die indikationsabhängige Zuordnung eines *Korsettes* würde bei einem markanten Ausfall des Musculus glutaeus maximus in Verbindung mit instabilen Becken-Rumpf-Verhältnissen (Fallneigung nach hinten) und einer Tendenz zur Hüftbeugekontraktur sicher nicht zu umgehen sein.

Die Zuordnung einer *Beckenringfassung* dürfte dann ausreichen, wenn der vorwiegende Ausfall des Musculus glutaeus medius zu einer Außenrotationsfehlstellung des Lähmungsapparates führt. Das gleiche gilt beim Ausfall der Innenrotatoren.

In beiden Fällen ist eine Rotationssteuerung für die Erreichung der passiven Stabilisierung im Gang und Stand des Paraplegikers erreichbar.

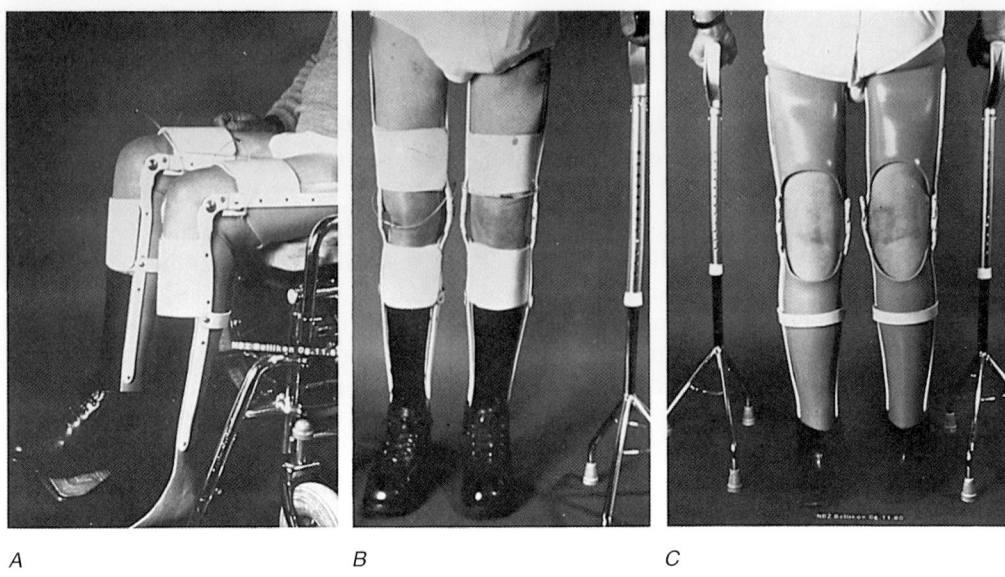

Abb. 2-181 A–C Orthesenversorgung nach traumatisch bedingter Querschnittslähmung (spezielles Anwendungsbeispiel bei einem rehabilitierten Paraplegiker mit vollständiger motorischer Paraplegie und sensibler Paraparese th 6). Die Drei-Punkt-Konstruktion (dorso-laterale Femurfassung ohne Tuberanlage – stabilisierende Kniefassung – dorsale Waden/Fußfassung) mit flächiger Druckaufnahme und Kniefeststellung ermöglichte den Verzicht auf weitere ventrale Verschlußgurte usw. Ebene Bodenverhältnisse veranlaßten zu Schalen-(Sandalen)-Fußteilen im Abrollsystem mit Konfektionsschuhen (*NBZ Bellikon,* Archiv)

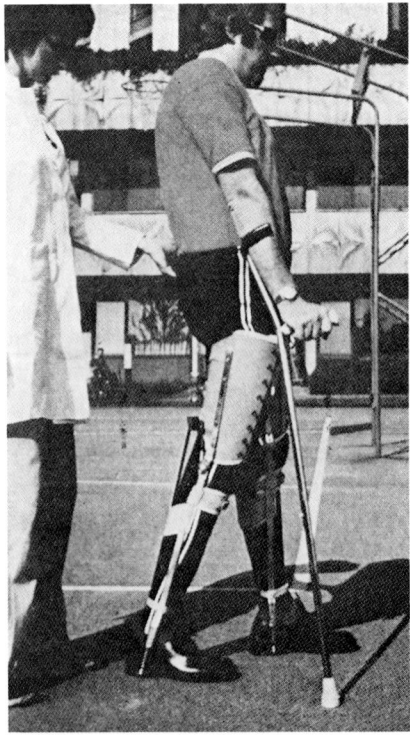

Abb. 2-182 Vierpunktegang mit Gehapparaten bei kompletter Paraplegie unterhalb D12 (aus *H. J. Gerner:* Orthesen-Versorgung des Paraplegikers. MOT 4 [1977] 110)

Abb. 2-183 Funktionelle Elektrostimulation (FES) (im Anwendungsbeispiel zur Unterstützung von Bewegungsfunktionen der unteren Extremität wie Stand/Gang/Treppensteigen) (*H. Nagl*, Archiv)

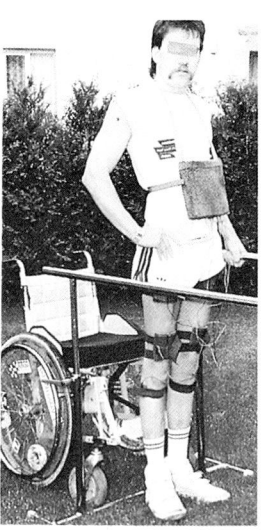

Aspekte der Elektrostimulation

Den praktisch einsetzbaren Möglichkeiten der FES (Abb. 2-183) sind zur Zeit deutliche Grenzen gesetzt. Nach *Vossius* (1987) sind u. a. folgende Gründe dafür maßgebend:

- Eine schnell wechselnde und dabei fein abgestufte Stimulation, wie sie für die Aufrechterhaltung des Gleichgewichtes beim Stehen und Gehen notwendig ist, kann bislang noch nicht erzielt werden.
- Die Dauerbelastung der gereizten Muskulatur ist nur eingeschränkt möglich, da die Reize immer dieselben Bezirke erfassen und der natürliche Wechsel der Innervation fehlt. Für das Gehen wird deshalb eine Kombination von Orthese und FES notwendig sein.
- Der praktische Nutzen für die Fortbewegung ist fraglich, da ein Behinderter eine größere Wegstrecke schneller und einfacher im Rollstuhl zurücklegt und es außerdem mühsam und aufwendig ist beide Systeme (Orthese und FES) anlegen und immer handhaben zu müssen.
- Mit Aussicht auf Erfolg begrenzt sich im Einzelfall die Versorgung auf zentrale, spastische Querschnittslähmungen. Es gelingt hierbei durch Reizung bestimmter Muskelgruppen eines Beines, die der Paraplegiker jeweils alternativ selbst auslöst, eine Schrittbewegung hervorzurufen. Das Gleichgewicht und die Vorwärtskomponente der Bewegung wird von den Armen mit dem Oberkörper durch den Einsatz von Armstützen bewirkt. Ein langsamer und mühsamer Gang gibt den Paraplegikern einen Bewegungsradius von etwa 1 km und ermöglicht die Überwindung geeigneter Stufen. Die Anwendung der FES ist somit dort von Vorteil wo man mit dem Rollstuhl nicht weiterkommt oder wo man, auch aus Trainingsgründen, aufrecht zu stehen wünscht.

Bei der FES wird der Stimulator vom Behinderten getragen oder am Rollstuhl mitgeführt und hat eine Batterie zur Stromversorgung.

Die funktionelle Elektrostimulation steht sicher erst am Anfang ihrer Entwicklung und erbringt immerhin auch einige günstige allgemeinere Wirkungen wie

- Verbesserung der Hautsituationen mit geringerer Anfälligkeit für Druckstellen,
- Verbesserung der Kreislauffunktion durch das Training,
- günstige Beeinflussung der Blasen- und Darmfunktion,
- Vermehrung der Muskelmasse mit besserer Polsterung und Gelenkstellung.

Versorgungsbeispiele bei angeborenen Querschnittslähmungen (Spina bifida)

Überblick

● Die **Querschnittslähmungen nach angeborenen Hemmungsmißbildungen des Rückenmarks** haben derzeit eine zunehmende soziale Bedeutung gewonnen.

Bei der *Spina bifida occulta*, der einfachsten und häufigsten Veränderung, sind die Wirbelbögen infolge fehlgebildeter Wirbel nicht zusammengewachsen (Spaltwirbel), allerdings ohne Rückenmarksdefekte, Orthopädietechnische Maßnahmen sind, wenn man von neurogenen Fußdeformitäten absieht, nicht erforderlich.

Die *Spina bifida aperta und cystica* umschreibt sehr ausgedehnte Defekte an der Wirbelsäule mit Beteiligung der Rückenmarkshäute und auch des Rückenmarks selbst.

Die frühzeitig in den ersten Lebenswochen möglichen und dann auch günstigen Operationsergebnisse haben bei schweren Defektbildungen sowohl die Überlebenschancen als auch die späteren Lebensformen der Kinder wesentlich verbessert.

Die Defektformen der Spina bifida aperta und cystica sind in Abb. 2-184 dargestellt.

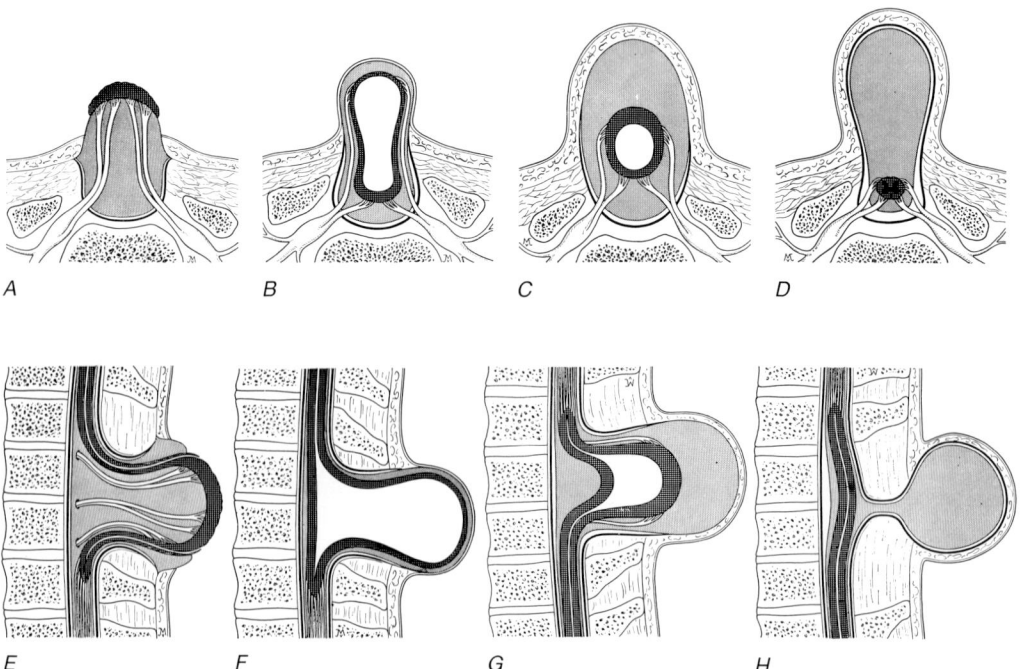

Abb. 2-184 Formen der Spina bifida aperta und cystica (aus *J. Gerlach, H.-P. Jensen:* Pädiatrische Neurochirurgie. Thieme, Stuttgart 1967, S. 266 f.)
A, B) Myelozele (Spina bifida aperta mit Area medullovasculosa, zona epithelioserosa und zona dermatica), *C, D)* Myelozystozele, *E, F)* Myelocastomeningozele dorsoventralis, *G, H)* Meningozele

Orthopädietechnische Maßnahmen ergeben sich insbesondere bei:

- *Myelomeningozele* = (Meningomyelozele),
  dem gedeckten Austritt von fehlgebildetem Mark oder Cauda equina im Hüllgewebe (häufig mit Hydrozephalus und mit Hirnschädigungen verbunden);
- *Myelozele*,
  dem offenen Austritt von fehlgebildeten Mark oder Cauda equina;
- *Meningozele*,
  einer zystischen Vorwölbung der Rückenmarkshäute.

Bei **Meningomyelozelen** sehen wir einen hüftübergreifenden Muskelausfall mit z. T. asymmetrischen Lähmungsbildern und einer ausgeprägten Fehlstatik.

Thorakale und thorakolumbale Spaltbildungen führen zu kompletten oder inkompletten Lähmungen, die schlaff sein können, aber auch eine Reflexaktivität besitzen.

Im *lumbalen Bereich unterhalb L 3/L 4* finden sich ausschließlich schlaffe Lähmungen. Deformitäten und Kontrakturen aufgrund von *Myelodysplasien* sind teilweise durch Lagerung, oft aber nur durch Frühoperation zu verhindern und in Grenzen zu halten.

Spezielle medizinische und technische Aufgaben der Orthopädie gelten der Behandlung von Folgen am Haltungs- und Bewegungsapparat der Kinder, um das Steh- und Gehvermögen soweit als möglich herzustellen.

Da das Lähmungsausmaß an Beinen und Rumpf sehr differenziert ist, sind auch die aus dem Krankheitsbild abgeleiteten Maßnahmen und das dadurch letzthin Erreichbare von sehr unterschiedlichem Ausmaß. Es ist wohl kaum von vornherein zu sagen, in welchem Umfang Dauerschäden verbleiben und mit welchen speziellen Behinderungen der Patient schließlich leben muß.

Für unsere orthopädische Therapie sind folgende, segmental bedingte, typische Ausfallmuster bestimmend:

Thorakale und thorakolumbale Meningomyelozelen mit kompletter schlaffer Querschnittslähmung (bei Geburt zuerst ohne Deformitäten), später mit „Froschhaltung" durch:

- Beuge- und Außenrotationsfehlhaltung (Kontraktur) im Hüftbereich,
- Abduktionsfehlhaltung (Kontraktur) im Hüftbereich,
- Beugefehlhaltung (Kontraktur) im Kniegelenk und
- Spitzfuß.

Lumbale Meningomyelozelen mit inkompletter schlaffer Querschnittslähmung sind gekennzeichnet durch:

- Hüftanspreizkontraktur (Ausfall Reflexaktivität oder Abduktoren),
- Hüftbeugekontraktur durch Ausfall der Hüftstrecker,
- Kniestreckkontraktur durch Ausfall der Kniebeuger,
- Fußdeformitäten wie Klumpfuß, Hackenfuß usw.

Für die prä- oder postoperativen krankengymnastischen Maßnahmen zur Förderung der Muskelfunktionen und für den unterstützenden Einsatz von Lagerungsschienen bzw. postoperativ umfangreicheren Orthesen sind auch die Wirbelsäulenverkrümmungen und die Hüftgelenkschädigungen von besonderer Bedeutung.

Schwere Kyphosen im Bereich der großen Wirbelsäulendefekte sind orthopädietechnisch nur nach sehr umfangreichen operativen Maßnahmen versorgbar. Die Fehlstatik begrenzt schließlich bis zu diesem Zeitpunkt auch die Übungsbehandlung.

Skoliosen im thorakalen Bereich veranlassen, gegensätzlich zu den Kyphosen, zur sehr frühzeitigen Anwendung kombinierter Bein-Rumpf-Orthesen im Kleinkindalter. Mittels langer Stehperioden soll über das Thoraxteil der Orthesen die Skoliose beeinflußt werden.
Lordosen treten in der Regel als Kompensationshaltungen oberhalb und unterhalb ausgeprägter Mißbildungskyphosen auf. Sie sind in aller Regel nur durch die operative Behandlung des kyphotischen Knickes zu beeinflussen.

Luxationen und Subluxationen (auch unbehandelt) bilden zumindest keine Kontraindikation für Orthesenversorgungen. Orthesen mit Tuberfassung und Längenausgleich dienen dann der Distanzwahrung zwischen Bodenfläche und dem menschlichen Becken.

Die operativen Maßnahmen sind in der heutigen Zeit gekennzeichnet durch den frühzeitigen Verschluß der Rückenmarkdefekte, die Ableitung von Rückenmarksflüssigkeit, um Schädigungen der Hirn- und Rückenmarkssubstanz zu vermeiden (Hydrozephalus), und eine umfangreiche orthopädische Hüftgelenkschirurgie (Tenotomien, Korrekturosteotomien, Iliopsoasverpflanzungen, usw.)

Patienten mit Querschnittslähmungen aufgrund von Meningo(myelo)zelen werden nach komplexer frühzeitiger Behandlung regelmäßig mit orthopädietechnischen Hilfsmitteln steh- und gehfähig. Im späteren Leben werden die schwierigen Probleme, welche die Alltagsaktivitäten für den Gebrauch der Füße aufwerfen, wichtig und vorrangig, umfangreiche orthopädietechnische Versorgungen entfallen fast gänzlich.

■ Wir unterscheiden bei der angeborenen Querschnittslähmung die orthopädietechnischen Indikationen sowohl nach prä- oder postoperativen Kategorien als auch nach einem funktionellen und alterabhängigen Status mit:

– **Orthesen zur Lagerung** (Vermeidung und Minderung von Extremitätenfehlstellungen und Gelenkkontrakturen, Beeinflussung von Wirbelsäulenverkrümmungen, Buch (7. A.) S. 182, insbesondere bei Kleinstkindern).

– **Orthesen für Stand und Gang** (Unterstützung und Schulung der aufrechten Körperhaltung, Bewegungssteuerung während des Ganges).

Die Aufgabe von Orthesen orientiert sich sehr stark an den komplexen rehabilitativen Maßnahmen und besteht vorwiegend in der Schaffung und Sicherung statisch-dynamischer Bedingungen zum Krabbeln, Sitzen, Stehen und Gehen des heranwachsenden Kindes.

Die funktionellen Erfordernisse in der *Vorschulphase der Kinder (medizinische Rehabilitation)* sowie in dem anschließenden *Zeitraum schulischer und häuslicher Eingliederung (allgemeine Rehabilitation)* sind unterschiedlich.

Wir haben deshalb auch den nachfolgenden orthopädietechnischen Versorgungsabschnitt dementsprechend aufgegliedert.

Aus der vorgegebenen Gesamtproblematik heraus ergibt sich vorwiegend für die Phase der **medizinischen Rehabilitation** die schematische Übersicht biomechanisch begründbarer Rezeptierungsmöglichkeiten in Tabelle 2-5.

Im Blick auf die **allgemeine Rehabilitations-Phase** verweisen wir der Ähnlichkeit halber auf vergleichbare Rezeptierungsmöglichkeiten aus dem Bereich der zerebralen Bewegungsstörungen in Tabelle 2-6 auf Seite 208.

Tabelle 2-5 Rückenmarksläsionen und segmentabhängige technische Versorgungsmöglichkeiten bei angeborener Querschnittslähmung

L 1–2 = Hand-Rollstuhl und Sitz-Orthese (ab der Schulphase); dazu differenziert möglich: Bein-Oberschenkel-Orthesen mit hüftübergreifendem hohem Becken-Rumpfteil, mechanische Hüft- und Kniegelenke sperrbar, Hüftabduktionsgelenk sperrbar, mechanisches Knöchelgelenk dorsal/plantar: begrenzt frei beweglich

(Fuß-Unterschenkel-Teil in Winkelstellung ca. 0–10° Dorsalextension, Knie- und Hüftgelenksbereich Flexionsstellung ca. 15–20°)

„Swing to gait"-Gang

L 3 = Hand-Rollstuhl (in der Schulphase und für Langstrecken);
Oberschenkel-Orthesen mit hüftübergreifendem Becken-Rumpfteil, mechanische Knie- und Hüftgelenke sperrbar, Hüftabduktionsgelenk sperrbar, mechanisches Knöchelgelenk begrenzt frei beweglich

(Fuß-Unterschenkel-Teil in Winkelstellung ca. 0–10° Dorsalextension, Knie- und Hüftgelenksbereich Flexionsstellung ca. 15°, Hüftgelenk aus Beugeanschlag pendelelastisch streckbar)

„Swing to gait"-Gang (evtl. Pendelgang)

L 4 = Hand-Rollstuhl (in der Schulphase und für Langstrecken);
Oberschenkel-Orthesen mit hüftübergreifendem Beckenteil, mechanische Knie- und Hüftgelenke evtl. sperrbar, Hüft-Adduktions-/Abduktionsgelenk begrenzt beweglich, evtl. Fußheber-Mechanik bei begrenzt frei beweglichem mechanischem Knöchelgelenk

(Fuß-Unterschenkel-Teil in Winkelstellung ca. 0–10° Dorsalextension, Knie- und Hüftgelenksbereich Flexionsstellung ca. 10–15°, Hüftgelenk pendelelastisch gesperrt)

Pendelgang (evtl. 4-Punkt-Gang)

L 5 = Hand-Rollstuhl (in der Schulphase und für Langstrecken);
Oberschenkel-Orthesen mit hüftübergreifendem Beckenteil, mechanische Knie- und Hüftgelenke evtl. sperrbar, Hüft-Adduktions-/Abduktionsgelenk begrenzt beweglich, evtl. Fußheber-Mechanik bei mechanischem Knöchelgelenk

(Fuß-Unterschenkel-Teil in Winkelstellung ca. 0–10° Dorsalextension, Knie- und Hüftgelenksbereich Flexionsstellung ca. 10–15° belastungsgesperrt)

Pendelgang (evtl. 4-Punkt-Gang)

S 1 = evtl. Hand-Rollstuhl für Langstrecken;
Oberschenkel-Orthesen mit knöchelübergreifender Fuß-Waden-Bettung, evtl. Fußheber-Mechanik bei mechanischem Knöchelgelenk, Teilhülse im Oberschenkelbereich

(Fuß-Unterschenkel-Teil in Winkelstellung ca. 0–10° Dorsalextension, mechanischer Kniegelenkanschlag in 10–15° Flexion belastungsgesperrt)

4-Punkt-Gang (evtl. Pendelgang)

S 2 = Fußheber- bzw. Peronaeus-Orthesen; evtl. auch Unterschenkel-Orthesen – unter Umständen mit mechanischem Knöchelgelenk –

(Fußbettung, vertikale Achsenbeeinflussung, Fuß-Unterschenkel in Winkelstellung 0–5° Dorsalextensions-Anschlag und Plantarflexion 0–5° flexibel gesperrt)

S 3 = Innenschuh-Orthesen knöchelgelenkübergreifend, evtl. auch funktionelle Fußeinlagen im Fabrik-Schuh

(Fußgewölbeabstützung, Fersenbeinstabilisierung, Dorsalextension sowie Plantarflexion eingeschränkt)

Vorschulphase

■ Meistens gilt es in der Kleinkinder- bzw. *Vorschulphase* die untere Extremität unter Einschluß des Hüft-Lenden-Bereiches prä- und postoperativ zu stabilisieren bzw. zu lagern oder auf Orthesenversorgungen vorzubereiten. Dazu sind die einzelnen Körpergelenke in ihren Achsen statisch zu sichern.

Das **System einer vielseitigen Übungs-Orthese** verdient in diesem Zusammenhang besondere Aufmerksamkeit. Es handelt sich um das auf der Grundlage des „Standing brace" und des „Orthopodium" von *Matlock* und *McLaurin* (1971) entwickelte „Parapodium". Mit diesem Stand-Apparat im Modul-System ist eine begrenzte Rotations-Fortbewegung auf flachem Boden möglich.

Baumgärtner beschrieb 1973 das Parapodium wie es Abb. 2-185 zeigt.

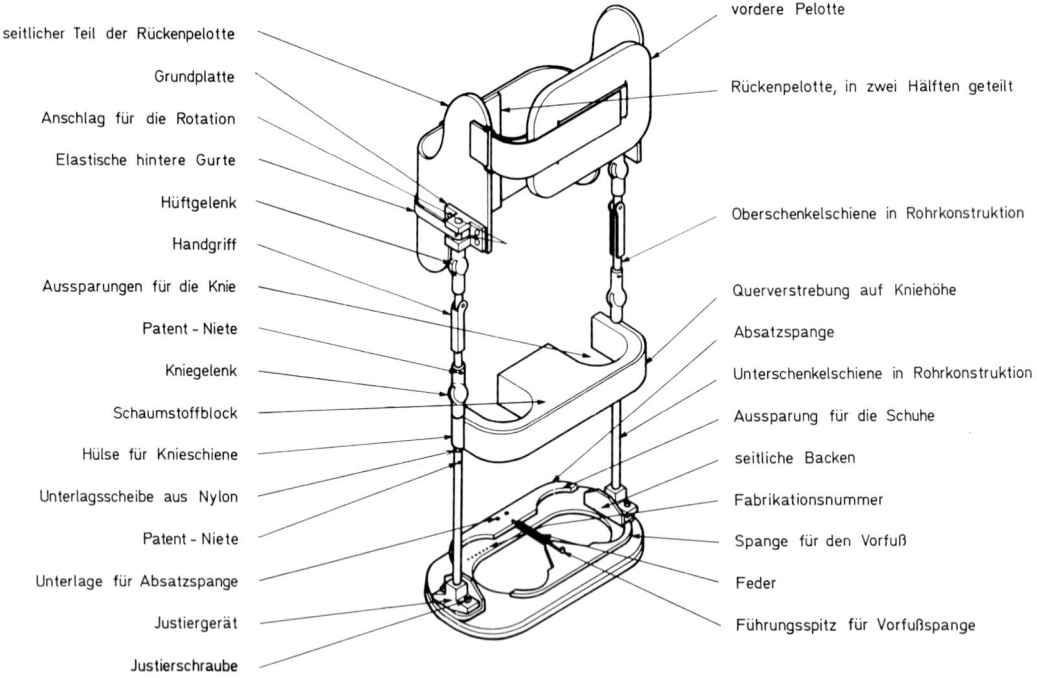

Abb. 2-185 Übungs- und Stehapparate für Spina bifida-Kinder im Modulsystem(nach *W. Motloch:* A New Item for the Spina Bifida Program. ICIP Vol IX/10, July 1970; aus *R. Baumgartner:* Die Apparateversorgung. Medizinal-Markt 5 [1973] 158)

Kuhn und *Poets* stellten dazu 1974 und 1978 eine Konstruktionsvariante vor, sie nannten dieses Übungs-Gerät „Paraplegicum" (Abb. 2-186, 2-187) und beschreiben die Funktion wie folgt:

„Das Paraplegicum ist für die Übungsbehandlung von Kindern mit Lähmungen am Rumpf und an den unteren Extremitäten, insbesondere Querschnittslähmungen wenn die Hüftstreckmuskulatur mitbetroffen ist. Es kann ohne großen orthopädischen Aufwand individuell angepaßt werden. Das Kind steht darin in korrigierter Haltung freihändig und sicher. Eine begrenzte Fortbewegung ohne Zuhilfenahme von Stützen ist auf ebenem Boden durch seitlichen Schwung im Beckendrehgang (Pendel-Rotationsgang) möglich. Das Paraplegicum besitzt eine ovale Grundplatte aus Leichtmetall mit einer untergenieteten Kunststoffplatte als Rutschbelag. Auf der Grundplatte sind Befestigungsvorrichtungen für die Schuhe (evtl. mit darunterliegendem Verkürzungsausgleich) angebracht.

An den beiden Seitenstangen aus Präzisionsstahlrohr sind in der Höhe und in je einem Kugelgelenk unterschiedlich verstellbare Kniehalterungen sowie Handgriffe, eine Kreuzbeinpelotte und Halterungen für einen Brustgurt angebracht. Ein oberer Verbindungsbügel gibt dem Gerät die notwendige Versteifung und dient zum Tragen und Manipulieren des Paraplegicums.

Das Gerät hat weder Hüft- noch Kniegelenke, denn es hat sich gezeigt, daß von der Möglichkeit des Sitzens doch wenig Gebrauch gemacht wird und der Gelenkaufwand auch aus diesem Grund nicht lohnend ist.

Bei Kleinkindern kann das Gerät zunächst auf einem Rollenbrett mit Lenker zum Balance-Training und zur Förderung der Freude am Stehen und an der Bewegung eingesetzt werden.

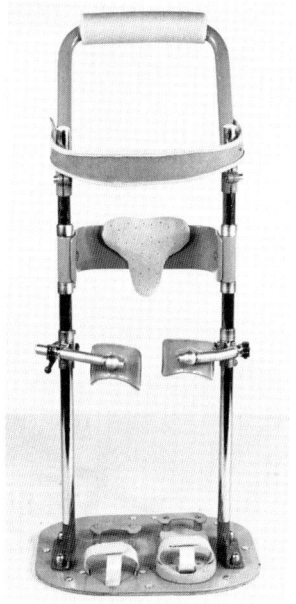 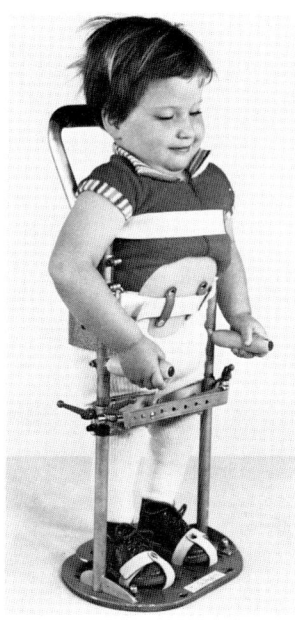 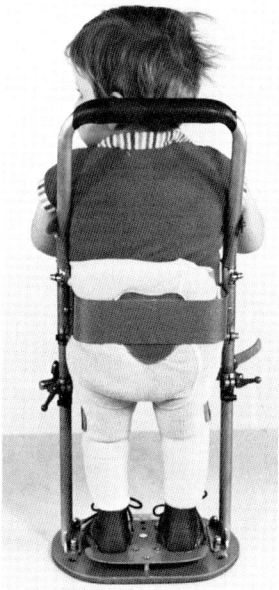

Abb. 2-186 *Abb. 2-187 A* *Abb. 2-187 B*

Abb. 2-186   Das Paraplegicum. Ein einfaches, leicht justierbares orthopädietechnisches Hilfsmittel für Steh- und Gehübungen von Kindern mit Rumpf- und Beinlähmungen (Querschnittslähmungen) (Abb. 2-186 und 2-187 *G. G. Kuhn* und *R. Poets*, Archiv Orthop. Münster)

Abb. 2-187   A/B Patient im Paraplegicum, A) Vorderansicht mit unterschiedlich einstellbaren Kniehalterungen sowie Handgriffen, B) Rückansicht mit Kreuzbeinpelotte

In der Kontrakturbehandlung dient das Paraplegicum als Fixationsgerät und Widerlager für Quengelpelotten.

Bei Wirbelsäulen-Deformitäten oder -Instabilität können an dem Paraplegicum in mehreren Ebenen verstellbare Korrekturpelotten, Bauchgurt, Kopfstützen u. a. angebracht werden."

In dieser Vorschul-Phase (medizinische Rehabilitation) können, auch funktionell bedingt, umfangreichere Orthesenversorgungen indiziert sein.

Als modifizierte Geh-Hilfe ist oft auch stundenweise das *Schede*-Rad (1929) einsetzbar um mit Orthesen noch weitere Muskelarbeit anzuregen und verbliebene Bewegungsmöglichkeiten zu erlernen.

Die krankengymnastischen Steh- und Geh-Übungen beginnen meist mit Beinorthesen und Beckenteil, wobei die Versorgung im Laufe der Zeit je nach Funktion und Kraft der Muskulatur reduziert werden sollte. Das Beckenteil dient solange der Unterstützung der Becken-Bein-Rumpf-Stabilität, bei postoperativer Ruhigstellung nach 3–4 Wochen auch noch zur Entlastung des verpflanzten Musculus iliopsoas.

Bei älteren Kindern, die schon die Funktion der Hüftstreckung gut beherrschen oder auch dann, wenn der Musculus iliopsoas die Beckenbalance im Stand und Gang sicherstellt, kann auf ein Beckenteil verzichtet werden.

Schul- und Rehabilitationsphase

■ *Der Zeitraum einer Vorschulphase ist mehr oder weniger ohne Rollstuhl, der Zeitraum nach der Einschulung dagegen mit Rollstuhl zu bewerten.*

Sollte, nach längeren Übungsphasen in der Vorschulzeit, kein nennenswerter Zuwachs an motorischen Fähigkeiten erfolgen, dann muß verstärkt *nach der Einschulung* die Anwendung eines **Spezial-Rollstuhles für den schulischen, beruflichen und häuslichen Bereich** in Erwägung gezogen werden. Umfangreiche Orthesen-Versorgungen sind zu vermindern (zumindest um Korsett- oder Beckenteile) oder bis auf Unterschenkel- bzw. Fußschienen zu vereinfachen.
Nacht-Lagerungs-Orthesen bleiben in diesen Fällen obligatorisch.

Der Einsatz von Beinorthesen und das Training damit wird also weitgehend auf die Zuordnung des Fahrstuhles abgestellt.

Die Vorrangigkeit der Sitzhaltung sollte den Wegfall von Korsett oder Beckenkorb bedeuten, denn nur mit einem Beckenring sind entsprechende Erleichterungen für die Arbeitshaltung zu erzielen.

Im stufenweisen Verlauf von Übungsphasen kann selbstverständlich ein Beckenteil zuerst einmal dorsal flexibel geteilt werden, um statisch-dynamisch eine individuellere Beweglichkeit zu erreichen und dadurch den schulisch-häuslich bedingten Übergang zum Beckenring oder dessen Wegfall zu erleichtern.

Die konstruktive Vereinfachung bringt dann auch in Verbindung mit vorwiegendem Fahrstuhleinsatz die Änderung der Gangart zum 4-Punktgang (Tab. 2-3).

Bei voll streckbarem Kniegelenk (auf Verschlechterung des Genu recurvatum achten!) kann eine Sperrung der Dorsalflexion des Fußes zur mechanischen Kniestreckung einer **freibeweglichen Oberschenkelorthese** sichernd beitragen.

Bei funktionierendem Musculus quadriceps femoris kann die Versorgung mit einer **Unterschenkelorthese** genügen.

Individuell weiter abgestufte orthopädietechnische Hilfsmittel werden bei Patienten mit partiell denervierten Füßen zur Stabilisierung und auch zum Belastungsausgleich eingesetzt.

Nachtschienen erhalten die Korrektur einer operativ korrigierten Fußfehlform ebenso wie bei einer angeborenen Fußdeformität, bei der bereits durch manuelle Redression eine Korrektur erzielbar ist.

Die Anforderungen im Hinblick auf eine biomechanisch möglichst einwandfreie Einwirkung von Orthesen sind bei der Spina bifida besonders vielfältiger Natur (Abb. 2-188, 2-189).

Diese biomechanischen Erfordernisse sind verbunden mit der Rücksichtnahme auf gestörte Sensibilität, Hautempfindlichkeit, verminderte Hautdurchblutung, Gefahr von Druckgeschwüren, Demineralisationsgefahr für die Knochen, Kontrakturneigung, Neigung zum Übergewicht, statisch-dynamisch fehlende Bewegungsmuster u. a. m.

Konstruktiv wünschenswert ist genügend Platz für Windelmaterial, die Perforation von Formteilen für die Hautatmungsaktivität, die Berücksichtigung des Kindesalters durch möglichst gewichtsleichte Orthesenausführung, die Vermeidung von Toilettengang-Beschränkungen durch Beckenteile und Korsette, die wachstumsbedingte Verwendung von Serienschuhen u. a.

Konstruktive Einschränkungen sind allerdings von vornherein mit der Kontrakturbeeinflussung und der dazu nötigen Druckverteilung verbunden. Da die Hautverhältnisse einen physiologisch vertretbaren Druck dafür nicht zulassen, ist eine redressierende Kontrakturbeeinflussung durch Orthesen kaum möglich, und auch dynamische Quengelsysteme mit ihren fast punktuellen Belastungszonen sind deshalb ausgeschlossen.

Selbst die Kontrakturprophylaxe und die statischen Notwendigkeiten erfordern schon eine sehr sorgfältige und großflächige körperkongruente Druckverteilung. Die exakte Formung entsprechender Druckflächen ergibt zwangsläufig für den Fußbereich Walkschuhe, für den Unterschenkelbereich meist dorsale Schalen und für den Oberschenkelbereich geschlossene Hülsen. Die bei Luxationen unabdingbar notwendige Tuberanstützzone an der Oberschenkelhülse ist auch nicht als unproblematisch anzusehen.

Die indikationsbedingte Entscheidung über Art und Umfang eines anzubringenden Beckenteiles (Beckenkorb oder Beckenring) ist primär nicht vom Muskelstatus abhängig, sondern von der Frage, ob eine aufrechte Standhaltung und damit die Fortbewegung mit Apparaten ohne Beckenteil möglich ist. Die Frage, ob eine Rumpforthese anstelle des Beckenteiles treten muß, kann sich nur präoperativ (bei verspäteter Patientenerfassung) oder bedingt durch eine fixierte hohe Lordose stellen.

Auch eine Lähmungsskoliose könnte sehr frühzeitig, noch etwas vor dem eigentlichen Steh- und Laufalter mit Orthesen, zur Anbringung eines wachstumssteuernden Thoraxteiles an Beinorthesen führen.

Zu starre orthopädietechnische Versorgungen der Wirbelsäule (in einigen Fällen allerdings, wie vorerwähnt, doch indikationsnotwendig) beeinträchtigen nachteilig das Ausbalancieren der Haltung mit dem Rumpf bei den Spina-bifida-Kindern. Vergleichbare Bewegungs- oder Erfahrungsmuster sind außerdem bei diesen Kindern auch nicht vorhanden.

In den wenigen notwendigen Fällen bewähren sich in der Maß- und Gipstechnik nach *Hörenz* (1979) zwei Verfahren zur Herstellung der hochgreifenden Becken-Rumpf-Orthesen: „... Die eine Maßtechnik besteht darin, den Rumpf des Patienten in sitzender Haltung bei leichter Extension am Kopf zu modellieren. Man erhält in dieser Sitzposition ein funktionelles Modell für die Orthese. Die notwendigen Schenkelausschnitte lassen sich gut modellieren. Nacharbeiten an der anprobefertigen Orthese entfallen dadurch. Mit diesem Rumpfmodell wird der Patient waagerecht gelagert. Ein Bein wird in fester Verbindung zum Rumpf und das andere Bein getrennt vom Rumpf modelliert. Die Lage des getrennt modellierten Beines zum Rumpf ist durch Maßpunkte zu kennzeichnen.

Die zweite Maßtechnik eignet sich besonders für Patienten mit Luxationshüften oder extremen Fehlbildungen der Extremitäten. Ihr geht die Anfertigung einer Gipshose voraus. Mit ihrer Hilfe wird der Patient in eine senkrechte Stellung gebracht und während der ganzen Maßnahmezeit in dieser Position gehalten. Die Modelle lassen sich dabei ausloten, und die künftige Orthese kann leicht auf dem Gipsnegativ aufgezeichnet werden..."

Um der besonderen *biomechanischen Problematik* der „angeborenen Querschnittslähmungen" zu entsprechen, geben wir hier noch spezielle anwendungstechnische Hinweise, denn wie wir in der vorausgehenden orthopädietechnischen Indikation erwähnten, ist die Sicherung bzw. Schaffung statisch-dynamischer Orthesenfunktionen die wesentliche Voraussetzung zum Sitzen, Stehen und Gehen mit diesen **Lähmungsorthesen**.

In dreidimensionaler Wertung haben somit die sagittale Lage der mechanischen Gelenkachsen und auch die Gelenkarten eine konstruktiv entscheidende Bedeutung.

Allgemeine Drehpunktlagen: Drehpunkte und Polkurven müssen im Vergleich ihrer physiologischen und mechanischen Funktion möglichst kongruent angeordnet sein, um keine Verschiebungen oder Verkantungen der Orthesenhüllen bei den Bewegungen zu erhalten. Unphysiologische Druckzonen führen unweigerlich zu Druckgeschwüren.

Beinformteile: Hülsen und Teilhülsen verhindern bei Kindern sog. Fensterödeme, die bei Beinorthesen dieser niedrigen Bauhöhe leicht entstehen können. Die Fertigung dieser Formteile aus Kunststoff ermöglicht eine gute Kosmetik, eine Gewichtseinsparung und die Durchführung einer günstigen Perforation dieser Hülsen für die Hautatmung. Die schon erwähnte Anbringung eines Tubersitzes an den Oberschenkelhülsen geschieht nur in Ausnahmefällen zur Wahrung der Beinlängenkonstanz bei Hüftluxation oder Luxationsgefahr.

Becken-Rumpf-Formteile: Beckenkörbe in herkömmlicher Form, mit ventralseitiger Öffnung und Schnürverschluß, ergeben kaum Gegenhalte, insbesondere bei fixierten hohen Lordosen oder bei einer Kyphose im Bereich der großen Wirbelsäulendefekte. Hinzu kommt beim Orthesenbau, daß, mit Rücksicht auf die Standhaltung des Streckdefizites (im Hüft- und Lendenwirbelsäulenbereich), auf die kompensatorische Lordose nicht verzichtet werden kann und auch die kindlichen Größenverhältnisse den Versuch einer Haltungsbeeinflussung gar nicht zulassen.

Ein Becken-Rumpf-Teil mit dorsalseitiger Fensterung und ventral großflächiger Abstützung zwischen Sternum und abdominaler Begrenzung (in Reklinationshaltung ähnlich wie bei Wirbelkompression im lumbalen Bereich) läßt dem Becken eine Aufrichtmöglichkeit beim Sitzen und verringert die Gefahr, daß sich die Fehlhaltung durch mehrstündiges Sitzen verstärkt.

Mechanisches Beckenhüftgelenk: Hüftschienen mit mechanischen Doppelgelenken (Beugung und Streckung in der Sagittalebene, sperrbar, sowie Abduktion und Adduktion je 10 Grad in der Frontalebene) sind belastungsstabil zu gestalten, da trotz einer möglichen pendelelastischen Rotationsfreigabe die Torsionsbeanspruchung infolge der optisch so geringen Bauhöhen bei Kindern oft unterschätzt wird.

Ein in der Sagittalebene mechanisch sperrbares Hüftgelenk wird bei Ausfall der Hüftstrecker in leichter Überstreckstellung eingepaßt bzw. eingestellt (justierbare Gelenkeinheit), um den Balanceausgleich für die Kinder zu erleichtern. Beckenkorb oder Rumpforthese sind dazu obligatorisch notwendig.

Ein freibewegliches mechanisches Hüftgelenk wird dagegen in Verbindung mit einem Beckenring eingesetzt.

Das Hüftgelenk sollte einen Beugungswinkel über 90 Grad hinaus erhalten, um kindlichen Sitzflächen und Höhen zu entsprechen.

Mechanisches Kniegelenk. Bei lähmungsbedingtem Ausfall der Kniestreckmuskulatur wird ein sperrbares mechanisches Kniegelenk angebracht.

Bei leichterer Lähmung, mit einem Teilausfall der Streckmuskulatur, kann (nach anfänglich prä- und postoperativer Sperrung) ein freibewegliches Kniegelenk in Verbindung mit einem gegen Dorsalextension gesperrtem Knöchelgelenk zur statischen Sicherung genügen. Um Verkantungen (Inkongruenzen) von Beinhülsen bei den Beugebewegungen zu vermeiden, empfiehlt sich der Einsatz zweiachsiger Kniegelenke, im System ähnlich den Zahnsegmentschienen, oder auch polyzentrisch wirkende Formteile.

Bei kontrakten Gelenkfehlstellungen und auch bei Anwendung von Einschienenapparaten sind individuell nachstellbare Gelenkeinheiten zu empfehlen (Abb. 2-188 E–H).

Das Kniegelenk sollte auch einen Beugungswinkel über 90 Grad hinaus erhalten, um den kindlichen Sitz- und Spielhaltungen zu entsprechen.

Mechanisches Knöchelgelenk. Bei Kindern im Vorschulalter und in der *Phase medizinischer Rehabilitation* ist die Fußstabilität besonders wichtig und dementsprechend im Walkschuhsystem zu berücksichtigen. Das Steckgelenk und damit Kaufschuhe genügen dazu oft nicht. Die Stand- und Gehschulung erfordert im Einzelfall zur Berücksichtigung des Ganges dosierte Sperrungen im Gelenkanschlag, evtl. auch Fußheber-Mechanismen. Bei Kindern in der *Phase der häuslichen und schulischen Rehabilitation* erfolgt weitgehend schon der stufenweise Abbau der Versorgung bis hin zum Unterschenkelapparat oder Walkinnenschuh und anderen orthopädietechnischen Hilfen.

Die Fußverhältnisse gewinnen somit an Bedeutung.

Thorakolumbale Spaltbildungen mit den Folgen in Form von Lähmungsklumpfüßen erfordern plantar gesperrte Gelenke, lumbosakrale Spaltbildungen mit Lähmungshackenfüßen dorsal gesperrte Gelenke.

Bei sehr schweren Fußdeformitäten ist eine hochgreifende flächige Fassung vorrangig, und auf eine Sprunggelenkbewegung wird deshalb verzichtet.

Abb. 2-188 A–H Spina-bifida-Kind (Meningomyelozele) mit inkompletter Lähmung, Teilparese beider Beine, Hüftgelenksluxation beidseits, Hüft-, Knie- und Fußkontrakturen ebenfalls rechts- und linksseitig

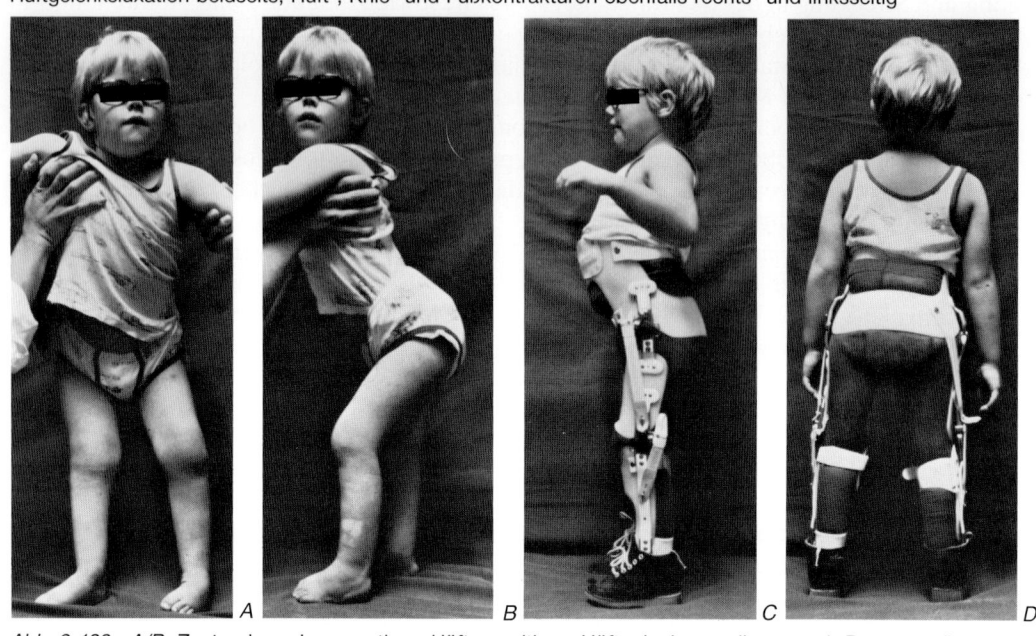

Abb. 2-188 A/B Zustand nach operativer Hüftreposition; Hüftgelenkumstellung und Psoasverpflanzung rechts, (linke Seite noch nicht operiert)

Abb. 2-188 C/D Orthesenversorgung in der Seit- und Rückansicht lassen die miteinander kombinierten Drei-Punkt-Kraftwirkungen an der unteren Extremität sowie am Becken-Rumpfbereich erkennen, die freie Sitzauflage der Oberschenkel ist sichtbar (*R. Uhlig,* Original)

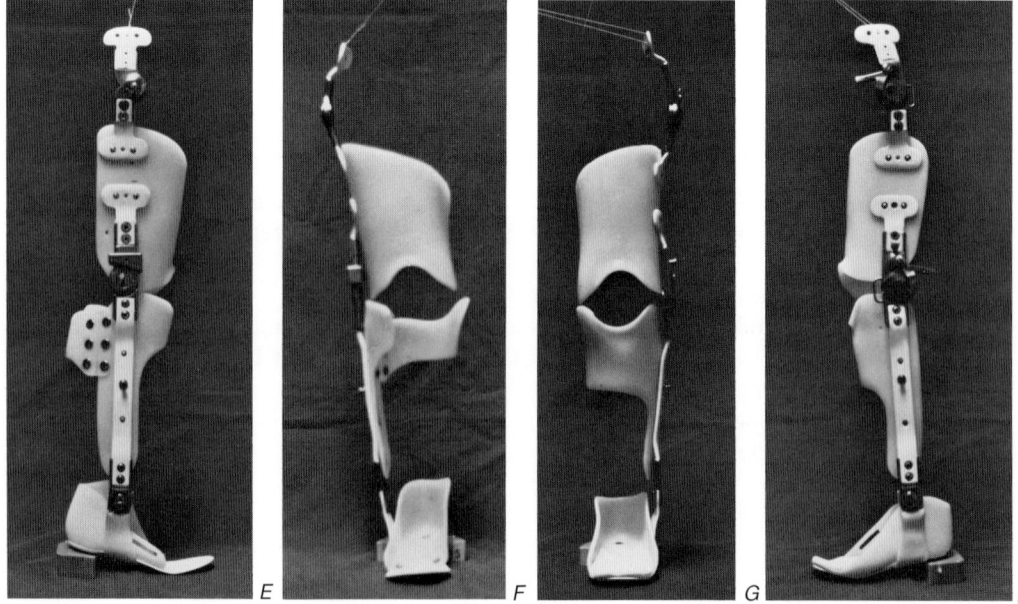

Abb. 2-188 E–H Orthesendetails: Hülsenapparate im Einschienensystem ergeben über Kunststoff-Teilhülsen eine gelenklose Rotations- und Adduktionsflexibilität; justierbare Gelenkeinheiten für Knie- und Hüfte wurden auf der noch zu operierenden Seite eingesetzt; konventionelle Gelenkfeststellungen wurden vorübergehend auf der bereits operierten Seite montiert (*R. Uhlig,* Original)

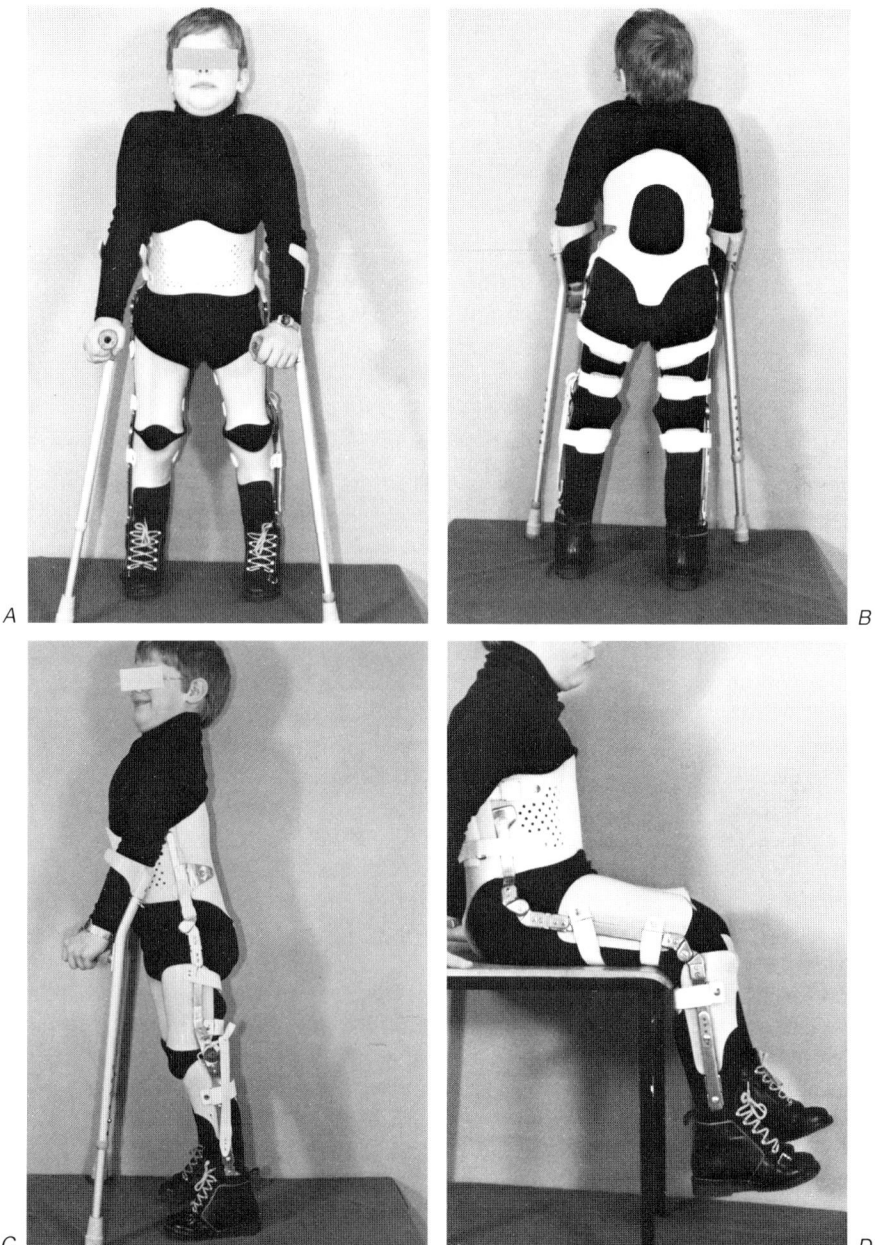

Abb. 2-189 A–D Orthesenversorgung in der Schulphase (Zustand nach Meningomyelozele): Rück- und Seitansicht lassen die etwas veränderten Drei-Punkt-Kraftwirkungen an der unteren Extremität sowie am Becken-Rumpfbereich erkennen, die freie Sitzauflage der Oberschenkel ist weiterhin erhalten (*R. Uhlig,* Original)

■ Zur **Mobilisierung von Querschnittsgelähmten** (Spina bifida) mit fehlender muskulärer Hüftgelenk- und Beinkontrolle kann durch die Anwendung *reziproker Gehorthesen* eine relativ natürliche und effiziente Fortbewegung erzielt werden.

Die Kupplung der linken mit der rechten Beinorthese über eine Becken-Rumpforthese ermöglicht durch die Beugung des einen Hüftgelenkes jeweils die Streckung des gegenseitigen Hüftgelenkes. Die sich daraus ergebende koordinierte statisch-mechanische Bewegung beider Beinseiten ergibt den „reziproken" Gangablauf.

Nach langjähriger Entwicklungsarbeit und vielfältiger Erprobung wurden System und Einzelheiten der **„LSU Reciprocation-Gait Orthosis"** publiziert (*Douglas* et al. 1983). Auf der Grundlage vorhergehender Arbeiten des Ontario Crippled Children's Center in Toronto wurde, in Kooperation des Departments of Orthopedic Surgery and Neurology der **L**ouisiana **S**tate **U**niversity in New Orleans mit der Durr-Fillauer Medical INC. in Chattanooga Tennessee, 1983 ein Manual veröffentlicht (Pictorial Description and Application Manual).

Indikation, Kontraindikation und Versorgungsziel im Rahmen der bekannten funktionalen Ausfallerscheinungen bei Spina bifida, zerebraler Bewegungsstörung oder auch bei Paraplegie wurden von *R. Douglas, C. Fillauer, P. F. Larson* ausführlich dargestellt. Wir zitieren folgende Details (aus Fillauer-Camp-Manual 1983):

... **Zur Indikation:**

– Die Füße sollten im Stand plantigrad, d. h. in Neutral-Null-Stellung, auf dem Boden aufgesetzt werden können; geringfügige Fehlhaltungen können durch Schuhzurichtungen korrigiert werden.
– Die Kniegelenke dürfen keine nennenswerten Kontrakturen (unter 5–10°) aufweisen.
– Die Hüftgelenke sollten beweglich und frei von Kontrakturen, Einsteifungen und Spastizität sein.
  Auch Kinder mit einseitiger Hüftluxation und Beinverkürzung können versorgt werden. In solchen Fällen werden die Hüftgelenke der Orthese nach dem gesunden Hüftgelenk ausgerichtet und das verkürzte Bein mit einer Schuherhöhung ausgeglichen.
– Gute Muskelkraft der oberen Gliedmaßen.
– Richtige Motivation.
– Unterstützung und Mithilfe durch die Familie.
– Realistische Ziele und Erwartungen, da ganz sicher keine Orthese für einen derart schwerbehinderten Patienten völlige „Normalität" wiederherstellen kann. Die Benutzung von Gehhilfen ist auch weiterhin erforderlich. Das reziproke Gehen mit der Orthese ist mit geringer bis mittelmäßiger Geschwindigkeit und mit wenig Kraftaufwand möglich. Im Durchschwunggang kann auch schneller gegangen werden.
– Wenn die vorerwähnten Voraussetzungen nicht gegeben sind, müssen eventuell operative Korrektureingriffe und eine physikalisch-krankengymnastische Behandlung vor der Orthesenversorgung in Erwägung gezogen werden.

... Zur Kontraindikation:

- Schwere, nicht korrigierbare Kontrakturen, die einen regelrechten Aufbau der Orthese unmöglich machen.
- Spastizität oder andere unwillkürliche Muskelaktivitäten, die einen freien und koordinierten Bewegungsablauf verhindern.
- Übergewicht.
- Muskelschwäche der oberen Extremitäten.

... Behandlungsziel:

Wenn die o. a. Voraussetzungen gegeben sind, kann der Patient voraussichtlich mit der Orthese aufrecht stehen und bei regelmäßiger täglicher Benutzung das Entstehen von Kontrakturen verhindern. Erwachsene werden außerhalb ihres Wohnbereichs trotz der Orthesenversorgung auch weiterhin auf die Benutzung eines Rollstuhls angewiesen sein. Der Patient muß diese Zusammenhänge verstehen, um die Möglichkeiten und Grenzen der Orthese – gemessen an seinen speziellen Bedürfnissen – einschätzen zu können.

Unter den gleichen Bedingungen wie bei Spina bifida wurden diese Orthesen auch für Kinder mit „nicht-progressiver spinaler Muskelatrophie" verwendet.
Bei ‚Duchenne'scher Muskeldystrophie' wird jedoch wegen der Verschlimmerungstendenzen von einer Versorgung mit der reziproken Gehorthese abgeraten.

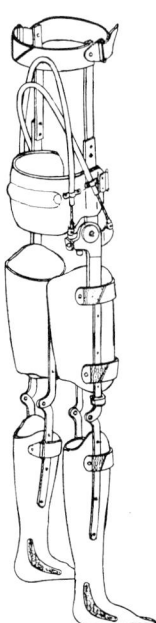

Abb. 2-190 Schema des reziproken Orthesensystem LSU (aus *Durr-Fillauer* Medical Inc. Manual, (1983), S. 14. Archiv Camp)

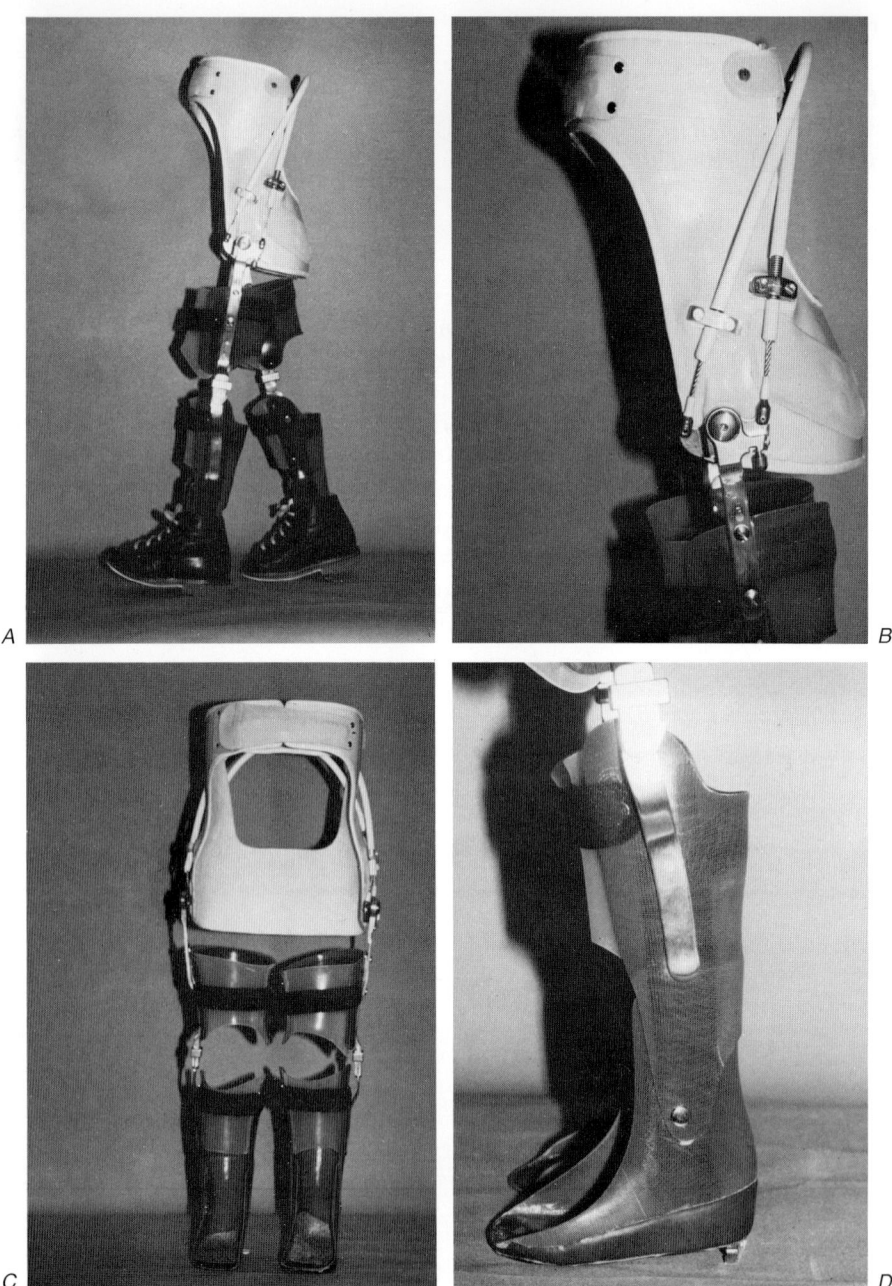

Abb. 2-191 A–D Biomechanische Details einer reziproken Gehorthese:
A) Seitenansicht zur Darstellung der möglichen Schrittbewegung, die Schuh-Zurichtung erfolgt im Abrollsystem;
B) die Rumpf-Becken-Orthese ist gesäßübergreifend gearbeitet, um flächig eine Inkontinenzversorgung zu berücksichtigen;
C) individuelle Bettung der Füße in möglicher Funktionsstellung;
D) das Fuß-Unterschenkelteil ist zweiteilig, als Bewegungssegment nach *Ferrari* (1985), gearbeitet; die Bodenangleichung der Fußteile ist plantigrad
(Archiv Hagedorn, 1988, Erlangen)

Die *reziproke Gehorthese im System LSU* ergibt sich aus:

1. einer Leichtgewichts-Kunststoffkonstruktion;
   die Oberschenkel- und Unterschenkel/Fußhülsen sind aus Polypropylen nach Gipsabdruck des Patienten geformt;
   Verstärkungen aus Carbonfasereinlagen in der Sprunggelenkregion erlauben die Verwendung dünner Polypropylenplatten – ein entscheidender Vorteil für einen guten Sitz zwischen Schuh und Orthese bei ausreichender Steifigkeit im Knöchelbereich als Voraussetzung für ein kontrolliertes Stehen und Gehen;

2. einem individuell geformten Beckenführungsteil aus Kunststoff unter Einschluß des Kreuzbeins und des Gesäßes zum Ausgleich einer Lendenlordose;
   Diese Kunststoff-Beckenführung hat eine gewisse Elastizität, die für die Standbein-Schwungbein-Phasen als vorteilhaft angesehen wird;

3. der Verwendung von Aluminium-Schienen mit rückverlagerten Kniegelenken, die mit Fallschloß-Sperre und Kugel-Feder-Rückhaltung versehen sind;
   bei geringer Beanspruchung, z. B. für kindliche Patienten ohne wesentliche Achsfehlstellungen der unteren Extremität, kann oft auf die innen liegenden Knieschienen verzichtet werden;

4. der mechanischen Kupplung beider Hüftgelenke durch Kabelzüge, die eine beidseits gleichzeitige Beugung oder Streckung der Hüftgelenke beim Gehen verhindern. Mit der Beugung des einen Hüftgelenkes wird gleichzeitig das andere Hüftgelenk gestreckt und es erfolgt eine reziproke Gang- und Standfolge. Die Bowdenzüge übertragen dabei die funktionell entstehenden Kräfte von der einen Orthesenseite auf die andere.
   Erst eine Gelenkentsperrung beider mechanischer Hüftgelenke führt zur gleichzeitigen Hüftbeugung und damit zur Sitzposition.
   Die Erfahrungen haben zwar gezeigt, daß eine einzige Kabelführung für Patienten mit gering bis mäßig gut aktivierbaren Hüftbeugemuskeln ausreicht, jedoch Patienten mit total gelähmten Hüftbeugern besser mit Doppelkabelsystem versorgt werden, um sowohl die Beugung als auch die Streckung zu steuern. Dies um so mehr, da die Hyperextensionsneigung es erfordert.
   Generell gesehen erlaubt auch ein Doppelkabelsystem geschmeidigere und leistungsfähigere Bewegungsabläufe.

Dr. Kewalramani und seine Mitarbeiter im LSU Rehabilitation Center haben auch eine begrenzte Gruppe erwachsener Paraplegiker mit dieser Orthese versorgt.
Neben den genannten allgemeinen Kriterien wurde bei diesen Patienten die Kraft der oberen Extremitäten und die Motivation eingehend untersucht. Die ausgewählten Patienten mußten in der Lage sein, sich aus dem Sitz für 60 Sekunden mit den Armen hochzustemmen, ohne zu zittern. Gezielt mußten sich diese Patienten einem intensiven allgemeinen Konditionstraining – besonders für die obere Extremität – und einer Gehschulung mit Übungs-Orthesen an mehreren Tagen pro Woche über einen Zeitraum von drei bis vier Wochen unterziehen, bevor die LSU reziproke Gehorthese verschrieben wurde. Mit diesem Vorgehen können sich Patienten tatsächlich selbst testen: Diejenigen, die dieses Training als nicht vereinbar mit ihren üblichen Aktivitäten und als ungerechtfertigt oder unannehmbar empfinden, geben auf oder versäumen Übungsteile. Nur mit vollständig absolviertem Kurs wird aber die Motivation als ausreichend eingeschätzt, um die reziproke Gehorthese erfolgreich benutzen zu können..."

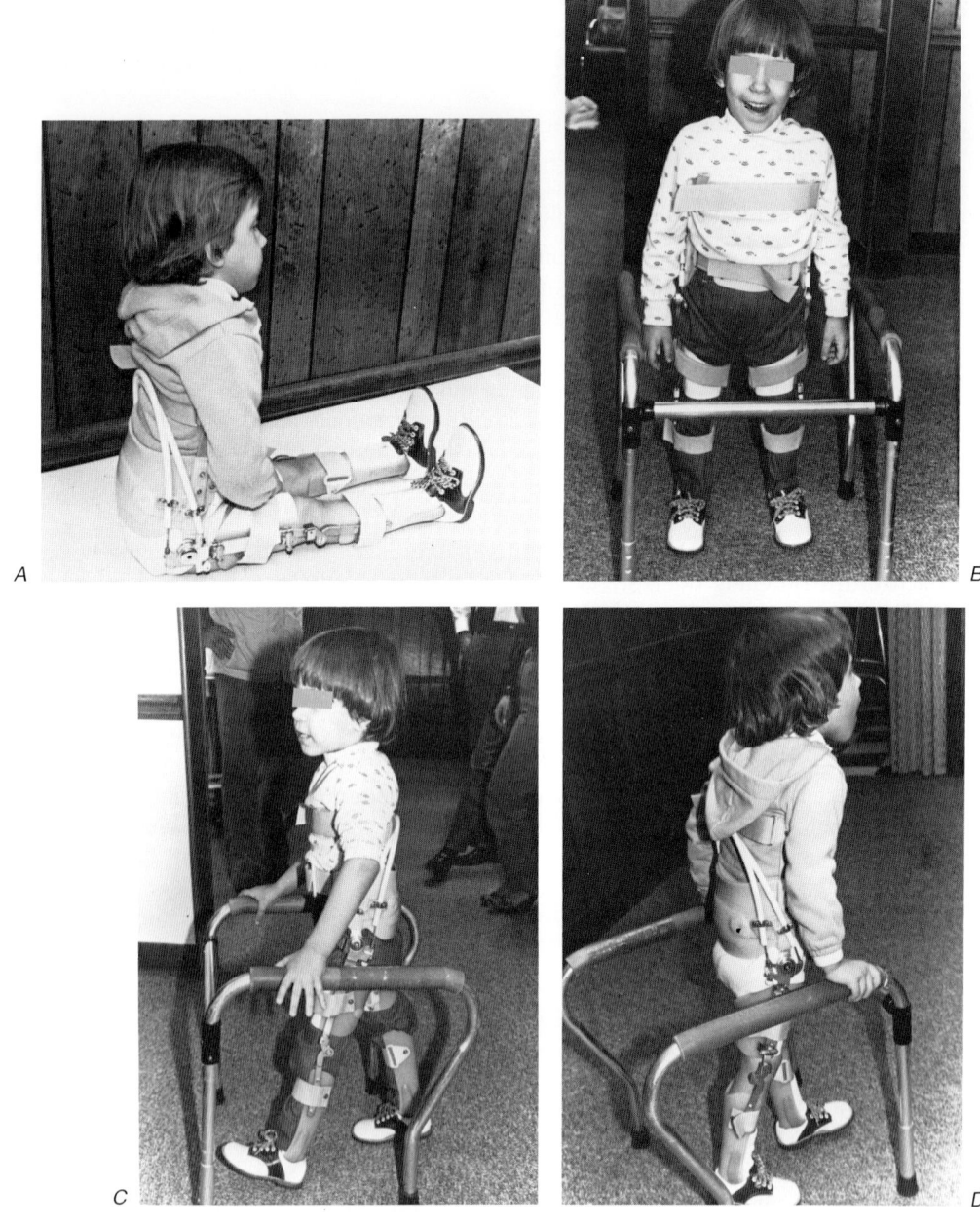

Abb. 2-192 A–D Beispiel einer Patientenversorgung im LSU-System:
A) Überprüfung der Sitzposition; evtl. Nachjustierung der mechanischen Hüftgelenkanordnung;
B) Überprüfung der Standphase; evtl. Nachjustierung der mechanischen Kniegelenksanordnung;
C, D) Überprüfung der Schrittfolge im Vier-Punkte-Gang; evtl. Nachjustierung mit Schuh-Zurichtungen an plantigraden Fußteilen in den Phasen des Fersen-Boden-Kontaktes und des Sohlen-Bodenkontaktes
(aus Durr-Fillauer-Medical. Inc. Manual, 1983, Seiten 36/37 – Archiv Camp)

Abschnitt Ic
Zerebrale Bewegungsstörungen, spastische Halbseitenlähmung

Angeborene Hirnschädigungen
(Little-Krankheit, infantile Zerebralparese)

Überblick

Bei den *zerebralen Bewegungsstörungen* und *Lähmungen* handelt es sich *nicht* um Lähmungen im klassischen Sinne mit *Kraftlosigkeit* und fehlender aktiver Beweglichkeit der Gliedmaßen *(schlaffe Lähmungen)* und auch *nicht* um solche mit *Spastizität* wie nach Rückenmarksläsionen bei erhaltenem spinalen Reflexbogen *(Krampflähmungen)*.

Mit dem Begriff der „zerebralen Bewegungsstörung" werden speziell **angeborene Hirnschädigungen** erfaßt, die primär durch im Umfang unterschiedliche *Störungen neuromotorischer Kontrollfunktionen zwischen Gehirn und Rückenmark* verursacht werden.

Leider handelt es sich meistens um kombinierte Störungen sowohl motorischer als auch psychischer Natur, die oft noch mit sensorischen Störungen, wie Seh-, Hör- und Tastsinnschäden sowie Störungen der Sprache, der Reaktion und der Gefühle verbunden sind. Kinder mit „zerebralen Bewegungsstörungen" sind also fast immer mehrfach behindert, jedoch in der Neugeborenen- und Säuglingsperiode noch ohne Deformierungen im Skelett- und Muskel-Bänder-System.

Die zerebral gestörten Kinder mit ihren ganz differenzierten Bedürfnissen (entsprechend leicht-, mittel- oder schwergradiger Schäden) darf man nicht als miniaturisierte Form des erwachsenen Versehrten mit einer Spastizität betrachten, ihm zuordnen und etwas an dessen evtl. konservativ-technischer Behandlung messen:

Bei zerebralen Störungen können bereits im Baby- und Kleinkinderalter orthopädietechnische Rehabilitationshilfen und Bandagen bzw. Orthesen sehr unterschiedlicher Art schon dann indiziert sein, wenn auch nur allerkleinste Selbständigkeiten erreicht, unterstützt oder notwendig werden können (s. S. 208, Tab. 2-6).

Die Kinder dürfen nicht unbehandelt im Verlaufe der frühen Lebensjahre durch progrediente strukturelle Deformierungen zu dann wirklich orthopädietechnischen „Fällen" werden. Deswegen können auch operative Eingriffe am Ende des Vorschulalters und in den späteren Wachstumsperioden eine funktionelle Behandlung wesentlich beeinflussen.

Mit dem Begriff „zerebrale Bewegungsstörungen" sind sehr verschiedene Krankheitsbilder mit unterschiedlich leichten oder schweren Folgen umfaßt, die aber alle durch Schädigungen des kindlichen Gehirns vor, während und nach der Geburt entstehen. Als schwierig erweist sich dabei die Einzelabgrenzung der differenzierten Schädigungstypen zwischen *Spastik, Dyskinesie* (als Oberbegriff für *Athetose, Tremor, Atonie, Rigor*) und *Ataxie*.

Die Ausdrucksformen der Schäden können im Wechsel auftreten und sind durch gegenseitige Überlagerungen oft kaum einzeln lokalisierbar. Eine zu spontane Bewertung der vordergründig leichten Ausprägung einer Schädigung kann das Erkennen begleitender

Schäden erschweren. Beispielsweise leidet nur ein gewisser Prozentsatz der geschädigten Kinder unter primärer Ataxie, andererseits kann aber als sicher angenommen werden, daß mit allen vorgenannten Bewegungsstörungen auch mehr oder weniger ausgeprägte Gleichgewichtsstörungen einhergehen und wesentlich zu Deformierungen beitragen. Selbst die Ataxie als wesentliche Einzelschädigung wird in den ersten Lebensjahren nicht selten noch als kindliche Ungeschicklichkeit eingeschätzt.

Grundsätzlich muß die körperliche Entwicklung ununterbrochen und unter lebensbegleitender Anleitung gefördert und motorische Erfahrungen ermöglicht werden. Es gilt den koordinierten Kräfteeinsatz, den Gleichgewichtssinn und das Reaktionsvermögen zu schulen um nicht noch psychische Schäden zu begünstigen.

Im gedanklichen Umkehrschluß hat ein auch psychisch zurückgebliebenes Kind kein Interesse an aktiver Bewegung, Spiel und eventueller Arbeit, die wiederum unabdingbar der körperlichen Entwicklung dienen.

Oft kann das Behandlungsteam schon am Gesichtsausdruck der besonders schwer geschädigten Kinder zu Beginn der Behandlung die Angst vor der Bewegung ablesen, sowie nach primärer Kompensation vor allem der Gleichgewichtsstörungen registrieren, wie sehr sich diese Angst des Behinderten vermindert hat.

Im unbehandelten Extremfall kann diese Angst vor der Bewegung sogar jede kleine Denkfähigkeit überlagern und unmöglich machen.

Die einzelnen Schädigungsformen sind sowohl in ihren Kombinationen, in ihren Übergängen als auch in den Auswirkungen differenzierbar. Patienten mit diesen Störungen können heute keinesfalls mehr wie früher nur allgemein als „*Spastiker*" bezeichnet werden.

Der Unterscheidung dienen uns vor allem drei Bewertungsbegriffe:

Spastik:
= Schädigung der Pyramidenbahn mit Bildung von Dehnungswiderständen im Muskelapparat.
= Auswirkungen in Form von Verspannungen der Gesamtmuskulatur oder auch nur der Muskulatur des Ober- oder Unterkörpers.

In Unterteilung im wesentlichen:
= *spastische Tetraplegie,*
= *spastische Diplegie,*
= *spastische Hemiplegie.*

Dyskinesie:
= Fehlfunktion.
= Extrapyramidale Schädigungen mit Regulierungsstörungen des Muskeltonus und der unwillkürlichen Bewegungsmotorik.
= Auswirkungen in Form einer unwillkürlichen impulsartigen Motorik, die sich optisch u. a. in schleudernden, ruckartigen, auch zitternden Bewegungsabläufen darstellt oder ganz gegensätzlich durch Tonusherabsetzung bis zur Schlaffheit.

in Unterscheidungen:
– *Athetose*
   unwillkürliche langanhaltende Bewegungen, im Ausdruck ähnlich den Schreck- und Reflexbewegungen bei Gefahr, nicht nur auf Extremitäten- oder Körpermuskel bezogen, sondern auch auf Augen-, Ohr- und Sprachmuskel.
– *Tremor*
   rhythmische Zitterbewegungen von Agonisten und Antagonisten,

- *Rigor*
  Tonusvermehrung der Muskeln bis zur Starrheit (insbesonders bei passiver Bewegung) mit frühzeitiger Gelenkversteifung, welche als Bewegungsarmut zum Ausdruck kommt,
- *Atonie*
  Tonusverringerung der Muskeln bis zur Schlaffheit, welche als Zusammenfall des Körpers zum Ausdruck kommt.

Ataxie:
= Schädigung des Kleinhirns.
= Auswirkungen unterschiedlichen Schweregrades mit Störungen der Bewegungskoordination sowie allgemeine Störungen durch Schädigung von Gleichgewichtsverhalten bzw. -sinn.

In Abgrenzung zum „*zerebral Bewegungsgestörten*" sollte man heute nur noch dann vom „*Spastiker*" sprechen, wenn die Schädigungsphänomene der Muskelverspannungen die Beuge- und Streckmuskeln der einzelnen Bewegungsabschnitte gleichzeitig betreffen und zusätzliche Störungen wie Ataxie oder Dyskinesie nicht im Vordergrund stehen.

Versorgungshinweise bei zerebralen Bewegungsstörungen

● Bei den *zerebralen Bewegungsstörungen* hat sich u. E. die Wertigkeit orthopädietechnischer Behandlungsmaßnahmen nur an wenigen, aber wesentlichen Gesichtspunkten zu orientieren.
Der körperliche Ausfall der Steuerung bewegungsfördernder oder bewegungshemmender Kräfte, das Fehlen von körpereigenen Vergleichsmustern zur Haltung und Bewegung, die Begrenzung von Denkstrukturen u.a.m. engen meistens das Rehabilitationsziel weitgehend ein.
Orthopädietechnische Überversorgungen müssen deshalb vermieden werden!

Durch **Ausfall der Leitungsbahnen (Pyramidenbahnen)** zwischen Großhirnrinde und Rückenmark kommt es zur krankheitsbedingten Beeinträchtigung der willkürlichen Bewegungsimpulse und damit zur Störung agonistisch und antagonistisch ausgeglichener Muskel- und Bewegungsfunktionen, weil ein bewußt regulierbarer Muskeltonus nicht mehr möglich ist. Die Nervenbahnen zwischen Rückenmark und Muskulatur sind jedoch noch intakt, es stehen somit Muskeln unter Spannung, ohne daß diese Spannung gelöst werden kann.
Orthopädietechnische Versorgungen sind nur dann sinnvoll, wenn sie die Gefahr einschränken, daß sich der Muskeltonus erhöht und sich etwa die pathologische Reflexaktivität steigert.
Spastische Kontrakturen aufgrund der maximalen Muskelverkürzungen und daraus resultierende Wachstumsdeformitäten des Knochens sind orthopädietechnisch zwar beeinflußbar, aber nicht zu beseitigen. Korrigierende Dehnungsversuche oder Druckanwendungen am Körper und an den Extremitäten führen zu einem Regelkreis erneuter Spannungssteigerungen.
Durch äußere Umstände wie Druck, Dehnung, Zwangsbewegung, Temperaturschwankungen usw. entsteht sehr leicht eine unwillkürliche, somit ungesteuerte Muskelreflextätigkeit.
Orthopädietechnische Heil-Hilfsmittel in starrer Ausführung, insbesonders i. S. der vorerwähnten mechanischen Redression, können diese pathologische Spannung von Muskeln noch verstärken.

Die Vielgestalt der Symptome erschwert die spezielle Systematik orthopädietechnischer Rehabilitationshilfen und Orthesen. Sie dienen, im Allgemeinbegriff erläutert, funktionell sehr unterschiedlichen Aufgaben.

Es gilt u. a. das *Stehen zu ermöglichen*, die *Fortbewegung zu unterstützen*, die *günstigste Sitzhaltung im Gleichgewicht* zu erzielen und *funktionelle Schlafstellungen zu sichern*. In paralleler Förderung der vorerwähnten motorischen und psychischen Entwicklung ist die *rehabilitative Eingliederung in Umgebung und Familie* zu erleichtern.

Die *Indikations-Breite* orthopädietechnischer Heil-Hilfsmittel (unter Ausschluß bei spastischer Tetraplegie schweren Grades) ergibt sich durch Einzelaufgaben:

– Unterstützung krankengymnastischer Behandlungen,
– Bewegungs-Steuerung zur Überlagerung pathologischer Muster,
– Kontraktur-Vorbeugung,
– Beeinflussung von Haltungs-Asymmetrien,
– Beeinflussung von ein- oder beidseitigen Hüftgelenkschäden,
– Stabilisierung und Verbesserung des Gleichgewichts,
– postoperative Erhaltung von Behandlungsergebnissen.

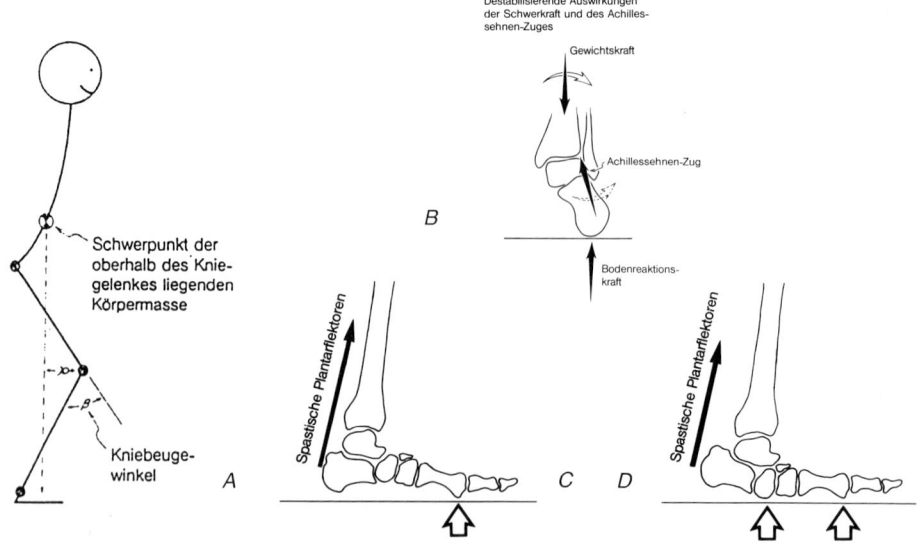

Abb. 2-193 A–D Schematische Skizzierung einiger orthopädietechnisch relevanter Fehlhaltungen durch Muskelfunktionsstörungen der unteren Extremität.
Fuß-Fersenbereich: Fehlhaltung bei Entlastung = plantarflektierter Spitzfuß;
Fehlhaltung bei Belastung = Klumpfuß, Schaukelfuß;
Fehlhaltung des gehenden Kindes auch durch das bewegungsgebremste obere und das bewegungsbeeinflußte untere Sprunggelenk.
Hüftbereich: Beugestellung, Innenrotationsstellung, Adduktionsstellung.
Kniebereich: Beugestellung.
A) Haltungsapparat eines Kindes mit zerebraler Lähmung.
B) Funktionsabweichung des Fersenbeines und Störung der Gelenkfunktionen in den Sprunggelenken; eine Folge fehlender effizienter Innenrotation des Fußes;
C, D) Veränderungen innerhalb der Fußarchitektur durch spastische Überfunktion der Plantarflektoren und Kippung des Fersenbeines
(aus J. M. Carlson: Biomechanik und orthetische Versorgung der unteren Extremitäten bei Kindern mit zerebraler Lähmung. Orth. Technik 38/H. 9 1987, 497)

Es gilt somit im Indikationsfall mit orthopädietechnischen Hilfen, Bandagen und Orthesen ein individuell ausgleichendes, aber auch wechselndes Gegengewicht zur jeweiligen körperlichen Überfunktion oder Unterfunktion zu schaffen.

Alle Möglichkeiten sind vorbehaltlos zu nutzen um die Überlagerung geschädigter Hirnzellen durch noch gesunde Zellen so früh wie möglich zu erreichen und damit zur besseren Konzentration und Aufnahmefähigkeit der zerebral Geschädigten beizutragen.

Bei leicht- und mittelgradig behinderten Kindern genügen dazu oft kleinere Funktionsschienen, Bandagen oder Bodenangleichungen über Orthese bzw. Schuh- oder Fußeinlage.

Der Zeitraum orthopädietechnischer Anwendungen kann dabei durchaus kurativen Charakter haben oder auch stundenweise oder tageszeitlich begrenzt sein um eine koordinierte, sinnvolle Übungsbehandlung für normale Bewegungsmuster zu unterstützen.

■ Im Hinblick auf die zunehmende soziale Bedeutung der „zerebralen Bewegungsstörungen" geben wir in Tabelle 2-6 in Anlehnung an *Danielcik* und *Feldcamp* eine schematische Übersicht biomechanisch begründeter Indikationsmöglichkeiten.

Tabelle 2-6 Biomechanisch begründete Maßnahmen und ihrer Rezeptierungsmöglichkeiten bei zerebralen Bewegungsstörungen

Maßnahmen	Rezeptierung
Fixierung und Erhaltung operativer Eingriffe wie Sehnenverlängerung u. a.	Segment-Lagerungs-Orthesen (statisch) und Orthesen individueller Art – (oft als Kurzzeit-Orthesen zur Rezidivverhinderung konzipiert) –
Vorbeugende Kontrakturbehandlung	Segment-Lagerungs-Orthesen (dynamisch) – (vorwiegend während der Wachstumsphase) –
Sicherung der Gelenke gegen Deformierungen	Orthesen individueller Art – (vorwiegend während der Wachstumsphase) –
Führung von Gliedmaßen und Umleitung unwillkürlicher Bewegungen	Segment-Orthesen individueller Art – (nicht immer in seitengleicher Ausführung) –
Verbesserung und Unterstützung von Haltung und Bewegung zur gleichmäßigen Kraftentfaltung Muskelkontraktion	Spezielle Liege- und Stehbretter (in der Vorschulphase); Stabilisationsorthesen, Einlagen, Spezialschuhe (in der Reha-Schulphase)
Einfluß auf Säuglings- und Kleinkinder-Haltungsasymmetrien im Rumpf- und Hüftbereich	Gurtbandagen: (Rumpf: u. a. nach *G. Hohmann*, ggf. *Kallabis*), (Hüfte: Spreizlagerung; Pavlik- oder Hoffmann-Daimler-Bandagen; Abspreiz-Orthesen in der Nacht)
Übungsunterstützung zur Überlagerung pathologischer Bewegungsmuster	Temporäre (Nacht-)Schienen für die Extremitäten, Bandagen zur Abduktion, Handfunktionsschienen, Schrägstehständer
Unterstützung krankengymnastischer Behandlung zur Bewegungssteuerung und Haltungsübung	Dreiräder, Therapieräder, Gehgestelle, Rollbretter, Stehständer, Hilfen diverser Art
Eingliederung in den häuslichen bzw. familiären Lebenskreis	Körper-Sitzschalen mit Zimmer- und Straßengestell, Spezialrollstühle (soweit nötig mit individuellen Körperbettungen)

■ *Die biomechanische Gestaltung der orthopädietechnischen Bandagen und Orthesen für CP-Kinder hat zum Ziel, den vorerwähnten Gleichgewichtssinn, den koordinierten Kräfteeinsatz und das Reaktionsvermögen zu fördern.*

Bei Babys, Kleinkindern und den Schwerstbehinderten muß eine Verletzungsgefahr ausgeschlossen sein und deswegen werden Oberflächen möglichst glatt gestaltet.

Alle Heil-Hilfsmittel müssen auch möglichst flächig hautnah gearbeitet werden um punktuelle Druckzonen und tonussteigernde Schnürbeeinträchtigungen zu vermeiden.

Aus Gründen der unwillkürlichen Bewegungsaktivität müssen sogenannte Gelenk-Anschläge möglichst federnd-weich die Bewegung sperren.

Perforierungen von Orthesen- bzw. Hülsenflächen erweisen sich als vorteilhaft weil keine Temperaturschwankung (Wärmestau) eintritt und auch die Schweißbildung nicht unnötig angeregt wird.

In vielen technischen Details sind Vergleiche zur Versorgung von „Spina bifida-Kindern" möglich, ebenso in der Zuordnung zu einer Vorschulphase (medizinische Rehabilitation) und einer Schulphase (allgemeine Rehabilitation).

Spezielle biomechanische Erfahrungswerte bei „zerebralen Bewegungsstörungen" (*Baumann* 1975, *Bausenwein, Bernau* 1980, *Brechenmacher* 1964, *Carstensen* 1974, *Danielcik* 1976, *Feldcamp* 1976, *Göb, Hörenz* 1971, *Lobert, Phelps* 1981, *Rosenberg* 1956, *Stotz* u. a.) und eigene technische Versorgungs-Erfahrungen ergeben aber an der unteren Extremität bestimmte Einschränkungen.

Erfolgversprechend sind Orthesen-Indikationen vorwiegend bei spastischen Hemiplegien und Diplegien, wenn es sich um *distale Gliedmaßenabschnitte* handelt (dies gilt übrigens vergleichsweise auch im Hand- und Armbereich).

In distalen Abschnitten ist durch eine orthopädietechnische Versorgung die Verhütung von Deformierungen fast über alle wesentlichen Lebenszeiträume hinweg möglich.

Dagegen sollten von *distal nach proximal ausgedehnte und umfangreiche Versorgungen vorwiegend nur dem Vorschul- und Schulalter* gelten um bei mittel- und schwergradigen Bewegungsstörungen zumindest eine begrenzte Gehfähigkeit und rhythmische Skelettbelastung anzustreben.

Die *biomechanischen Funktions-Wünsche* kann man verständlicherweise im Grundsätzlichen nur andeuten und einigen Einzelindikationen zugliedern.

Am Anfang der Rezeptierungsüberlegungen sollten die weniger umfangreichen Rehabilitationshilfen Beachtung finden; u. a. orthopädische *Fußstützen (Einlagen)*, orthopädische *Schuhzurichtungen* oder orthopädisches *Maßschuhwerk*:

Fußfehlhaltungen (ohne Deformierungen), auch Muskelschwäche-Symptome, können u. U. **einlagentechnisch** beeinflußt werden.
Dies gilt besonders bei spastischem Knickfuß und bei spastischem Klumpfuß. Wir zitieren dazu *Feldkamp* (1987):
„... Der spastische Knickfuß ist die häufigste Fehlform des zerebralparetischen Kindes. So weich er sich in Ruhe zu zeigen pflegt, so sehr erstarrt er unter den spastischen Innervationen in Stand und Gang. Das Fußgewölbe sinkt also nicht durch, wie beim hirngesunden Kind, sondern es drückt sich spastisch durch. Aus diesem Grund kommt es besonders leicht zu Druckstellen wenn zu rigide Einlagen gewählt werden. Wir raten deshalb zu Kork-Leder-Ausführungen und warnen vor allzu energischen Korrekturversu-

chen. Nur ein ausnahmsweise besonders muskelschlaffes Kind kann auch mit Metall-Einlagen versorgt werden.
Der spastische Klumpfuß wird vergleichsweise früh rigide und bedarf einer invasiven Therapie. Nur noch bei bestehender Redressierbarkeit oder in der Nachbehandlungsphase ist die Einlage diskutabel. Wir haben allerdings häufig gesehen, daß auch das Körpergewicht zu der erwünschten Absenkung des Längsgewölbes führt und die Drei-Punkt-Einlage dieser Situation nicht überlegen ist ..."

Bei leichtgradigen, nicht spastischen Bewegungsstörungen kann u. U. eine statische Funktionsunterstützung in Stand- und Gangphasen durch orthopädische **Schuhzurichtungen** erzielt werden.
Mit Schuhzurichtungen kann auch ein Spezial-Konfektionsschuh versehen werden falls er begleitend in eine Orthesenversorgung einbezogen wird.
Wir zitieren dazu *Feldkamp* (1987):
„... Meistens knicken die Kinder nach innen ein, weshalb eine Sohlenverbreiterung und eine Sohlenerhöhung nach medial sehr zu empfehlen ist. Die Erhöhung sollte drei bis fünf Millimeter nicht überschreiten. Abrollsohlen kommen gelegentlich, vor allen Dingen bei Hemiplegikern in Betracht. Wir warnen jedoch vor beidseitigem Anbringen von Rollen, da bei Diplegikern die Standsicherheit dadurch gefährdet werden könnte. Die Rollen sollten nur wenig vor der Fußmitte sitzen. Bei Kindern, die nur mühsam an Stützen gehen, ist es besser die Schuhunterflächen möglichst plan und breit zu gestalten ..."

In einigen Versorgungsfällen verkörpert der orthopädische **Maßschuh** das Rehabilitationsmittel der Wahl, insbesondere bei funktionellem spastischen Spitzfuß oder bei kontrakten Fußfehlhaltungen leichterer Art sobald eine sehr individuelle Bettung des Fuß- und Knöchelbereiches erforderlich ist und Orthesen zur Überversorgung führen würden.
Wir zitieren dazu *Feldkamp* (1987):
„... Zu überlegen ist stets, ob nicht anstelle von Schiene oder Innenschuh ein orthopädischer Maßschuh den Zwecken angepaßt ist. Dabei ist es zwar schwieriger, Feinheiten in der Fußkorrektur zu beachten und eventuelle Druckstellen ursächlich zu beheben, andererseits ist es in der Pflege der behinderten Kinder besonders handlich, nur eine Fußbekleidung anziehen zu müssen ..."

Einschränkend dazu meinen wir jedoch, daß orthopädische Maß-Schuhe sowohl die Eltern als auch die Betreuer (Kindergärten etc.) dieser damit versorgten Kinder vor das ständige Problem straßenbenutzter Schuhe im Wohnbereich stellt.
Eine *Innenschuh-Orthese mit Spezial-Konfektionsschuhen* ist, zumindest in der Vorschulphase, oft vorteilhafter.

Flächige, umfassende **Walk-Innenschuh-Orthesen** in dorsal hochgreifender Führung (gelenkübergreifend im Knöchelbereich und medial/lateral als Fersenbeinfassung, mit individueller Standflächenvergrößerung – statisch verbreiterte Konfektionsschuhe – bzw. ganzsohlige Bodenangleichung für die Stand- und Gangphasen) werden etwa vom 10. Lebensmonat bis zum Schulalter oder auch länger rezeptiert
- zur muskulären Stabilisierung der Füße – z. B. bei Spitz- oder Knickplattfußhaltung – (Hemmung pathologischer Reflexe durch Kompensation der Über- oder Unterfunktion),
- zur Unterstützung bzw. Verbesserung allgemeiner Gleichgewichtsprobleme,
- zur prophylaktischen Einwirkung gegen Fußdeformierungen,
- zur gezielten Fußführung in korrigierter Stellung.

Diese **Walk-Innenschuh-Orthesen** bei zerebralen Bewegungsstörungen können keiner Kontraktur-Beseitigung und keiner Versorgung kontrakter Spitzfüße dienen. Sie sollten auch stets beidseitig angewendet werden.

Zur Spezifizierung von Problemlösungen der bereits auf den Seiten 148–150 und mit Abb. 2-125 bis 2-129 dargestellter **Walk-Innenschuh-Orthesen** tragen Versorgungsdetails bei, die von *Stumpf* (1985) wie folgt zusammengefaßt wurden:

„... 1. die Füße müssen sich im entspannten Zustand etwa auf Null-Grad bringen lassen, d. h. eine rechtwinklige Stellung von Fuß und Unterschenkel ermöglichen;
2. eine Abstützung hat unter dem Sustentaculum tali zu erfolgen;
3. lateraler Druck gegen das Fersenbein;
4. laterale seitliche Führung bis über die 5. Zehe;
5. medial halbelastischer Druck gegen das Naviculare und den inneren Knöchel;
6. Verstärkung des Bodendruckes unter Ballen und Großzehe durch eine Stützleiste;
7. Versteifung der Sohle bis über die Zehengrundgelenke hinaus, zur Fixierung der rechtwinkligen Stellung und zur Ausschaltung des Fußgreifreflexes;
8. eventuell Anbringung einer Korrektur-Führungsschlaufe für die 1. Zehe;
9. Polsterfenster für druckgefährdete Zonen;
10. die Schafthöhe sollte mindestens bis zur halben Wade, möglichst jedoch bis an das Wadenbeinköpfchen hoch reichen, dies dient der Vermeidung von Schnürfurchen, zu großer Rekurvation im Kniebereich und zur Stabilitätserhöhung;
11. bei Spitz-Klumpfuß-Stellungen sollte nach dem bekannten 3-Punkt-System eingewirkt werden ..."

Zweiteilige, sehr gewichtsleichte **Fuß-Unterschenkel-Kunststoffschalen** *(Hülsen)* (zur Lagerung und als Hilfe für die Standphase, mit oder ohne Bodenangleichung) dienen

– zur funktionellen Korrektur, eventuellen postoperativen Sicherung,
– zur Erholungsstellung für verspannte Muskulatur,
– zur besonderen Einwirkung gegen die Ausbildung von Spitzfüßen (in Verbindung mit einer funktionellen Hüftbandage eventuell auch kombiniert einsetzbar bei Hüftschädigungen).

Bei starker Beuge-Verspannung im Kniebereich erwähnt *Stumpf* (1985) folgende Versorgungsdetails:

Eine Zweischalen-Unterschenkel-Orthese besteht aus einer dorsal-ventralen (fußrückenschienbeinseitigen) Schale mit zehenumgreifender starrer Sohle (ähnlich der Chopart-Einschub-Orthese). Eine äußere auch die Wade umfassende Schale wird über die vordere Schale geschoben und mittels Schnürung die Orthese fixiert.

Der Bodendruck wird durch den einarmigen Hebel von der Fußspitze auf den Unterschenkel in Verbindung mit einer rückhebelnden Zehenrolle übertragen und die Kniestreckung begünstigt.

Dynamisch stabilisierende **Spitzfuß-Orthesen** oder teilfixierende **Unterschenkel-Orthesen** dienen beim gehenden Kind (Vorschulphase) der differenzierten orthopädietechnischen Versorgung stark ausgeprägter funktioneller Fehlhaltungen teilkontrakter Fehlformen sowie bei pathologisch bedingten Gelenk- und Achsabweichungen:

– zur individuellen Spitzfuß-Beeinflussung und Gangregulierung bei ausgeprägtem funktionellem und noch nicht kontraktem Spitzfuß ohne Operationsindikation;
– im speziellen Fall evtl. zur Kombination mit Rotations-Drehstäben, die bis zu einem Beckengurt reichen, um die Bewegungskreiselung der Beine zu steuern;

- zur Vermeidung von Schwerpunktabweichungen und Zehenschleifgang;
- zur stabilisierenden Bettung in Normalposition der weichen und manuell leicht redressierbaren Klumpfüße.

(Konstruktive Details: dorso-plantare flexibel rückstellende Schiene bzw. Schuheinsteckschiene mit dorsalem Gelenk oder Walkschuhfassung mit lateraler evtl. doppelter Schienenführung, breites Führungsband unterhalb des Kniebereiches, polyzentrische oder teilbewegliche mechanische Gelenkfunktion im oberen Sprunggelenksbereich mit Sperrung der Plantarflexion oder gradueller Freigabe der Dorsalextension)

Gedankengänge zur Versorgung formulierte *Volkert* (1988) u. a. wie folgt:

„... Mit den großzügigen Korrektur- und Einbettungsflächen eines Walkschuhes ist eine gleichmäßige Druckverteilung zu erreichen, so daß eine reflektorische, spastische Anspannung der Muskulatur nicht ausgelöst wird. Der Vorteil dieses orthopädietechnischen Versorgungsdetails ist darin zu sehen, daß der Patient alle Bewegungen durchführen kann, welche im Sinne der eigenständigen Korrektur zu sehen sind. Die Orthese als ganzes verhindert jedoch wiederum Bewegungen, die in das pathologische Muster führen. Bei funktioneller Spitzfußstellung mit einer besonderen Supinationskomponente kann der Fuß auch mit einer dorsalen Winkelschwenkschiene mit lateral vorgezogenem Sohlenanteil zum gradflächigen Fuß-Bodenkontakt gebracht werden. Mit dem Wegschwenken des dorsalen Schienenanteils kann der Schuh bei einer relativen Spitzfußhaltung besser angezogen, der Fuß unter manueller Redression korrigiert und dann von der zurückgeschwenkten Schiene gehalten werden.

Die Schiene verhindert mit ihrem Gelenkanschlag die Supinations- und Spitzfußstellung, beläßt andererseits genügend Freiheiten damit der Patient sich selbständig gut ausbalancieren kann ..."

Die Versorgung mit **knieübergreifenden Bein-Orthesen** geschieht selten, da damit der relativ geringe funktionelle Aktionsradius zerebral bewegungsgestörter Kinder auch nachteilig beeinträchtigt werden kann. Immerhin sollte das Knie noch passiv gestreckt werden können und die Stand- bzw. Gangfunktionen des Patienten sollten durch die Orthesenversorgung wahrnehmbar verbessert sein.

Im Falle postoperativer Lagerung oder bei Inoperabilität kann sich eine Oberschenkel-Orthese als Nachtlagerungsschiene als zweckmäßig erweisen:

- Zur Regulierung von langanhaltenden, mehr spastischen Überfunktionen der Hüftadduktoren, der langen Kniebeuger und der Plantar-Flexoren;
- zur Progredienzbremsung bei Kontrakturen und Verformungen der Bewegungsorgane als zwangsläufige Folge gestörter Koordination der Muskelarbeit und der dadurch mangelhaften Gleichgewichts- bzw. Gelenk-Stellreaktionen (besonders als Nachtorthese);
- Erhaltung eines operativ verbesserten Ausmaßes der Knieextension.

(Konstruktive Details: mit regulierbarer Einstellung, eventuell [hinterer] Sperrung von mechanischen Hüft-, Knie- sowie Knöchelgelenk-Winkel, mit flächigem Fußteil, mit Unterschenkelführungsband, mit hülsenförmigem Oberschenkelteil, mit breitflächig weichem Kniekappenteil, möglichst Einschienen-System s. a. S. 190 bis 197)

Zur Versorgung zitieren wir *Volkert* (Orthop. Technik 2 [1988] 71–73):

„... Mit einseitiger lateraler Schienenführung am gesamten Bein, mit einem Rastenkniegelenk das entsprechend dem Beugungsgrad der Extremität einjustiert werden kann, sind funktionelle Ergebnisse zu erzielen. Die Orthese wird dabei nicht in maximal möglicher

Streckung angelegt, sondern es wird durch Reduzierung des Streckanschlages eine Freigabe zur aktiven Streckmöglichkeit gegeben. Durch diese Justierung verhindert man eine Zunahme der Beugekontraktur, gibt dem Patienten aber Raum zur Streckung und vermeidet das Gefühl in einer absoluten Zwangslage mit der Orthese gehalten zu werden. Zumindest soll der Patient das weiterhin besser beherrschen, was er vor der Versorgung an funktionellen Leistungen erbringen konnte ..."

Individuelle **Körperbettungen für Rumpf-Becken-Oberschenkelbereich** (für gleichgewichtsunterstützende Sitz- und Arbeitshaltungen und damit für eine umweltorientierte psychische Entwicklung) sind u. U. rezeptierbar:

– zum Ausgleich und Ersatz funktioneller Ausfälle wie u. a. Stehen und Gehen, bei Behinderten mit schwergradigen zerebralen Bewegungsstörungen und ihren Mehrfach- bzw. Kombinations-Schäden,
– zur physiologischen Annäherung besonders schlaffer Kopfhaltungen und zur Retraktions-Hilfe im Schulter- und Kopfbereich,
– zur progredienzbremsenden Bettung bei skoliotischen und kyphotischen Fehlhaltungen (ohne daß jedoch die Beckenrotation um vertikale Achsen verhindert werden kann).

Kombinierte Versorgungen mit Oberschenkel-Beinorthesen und einer Rumpf-Orthese sollten allerdings wegen zu krasser Bewegungseinschränkung und auch wegen der Tonuserhöhung sowie der dadurch gesteigerten Reflexaktivität vermieden werden.

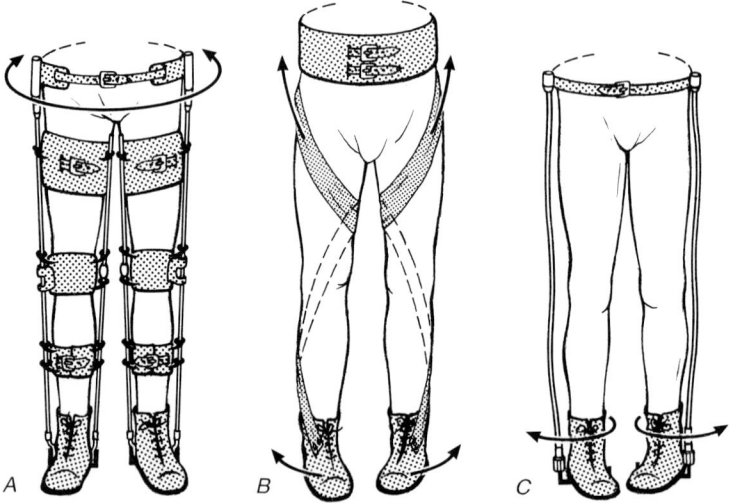

Abb. 2-194 Am Anfang der aktiv beginnenden Steh- und Laufphase bei zerebral bewegungsgestörten Kleinkindern kann u. U. eine einfache orthopädietechnische Maßnahme hilfreich sein.
Eine Bandage kann der Rotations-Steuerung dienen, falls ein geringfügiger Ausfall bzw. ein Übergewicht effizienter Innen- oder Außenrotatoren vorhanden ist. Die Bandagenführung sollte bei vorhandener Hüft- oder Kniebeugestellung nicht zur Anwendung kommen (nach *Molnar, G.:* Orthotic Management of Children. Orthotics etcetera, 1980, 346).
A) Schienengeführte Steuerung-Orthese mit Beckenband, sperrbarem Kniegelenk, freibeweglichem Hüftgelenk, freibeweglichem Knöchelgelenk als Schuhbügel-Einsteckgelenk;
B) Gurtgeführte Steuerungs-Bandage; am Schuh befestigtes und um die Beine gedreht zum Becken geführtes Gurtband, breite Beckenmanschette aus Stoff;
C) Rotations-Kabel-Bandage; Einsteckgelenk am Schuh, Beckenband mit Hüftgelenk auf Spannung drehbares Kabel

Spastische Halbseitenlähmung

Allgemeine Aspekte der Hemiplegie nach apoplektischem Insult

● Typische **spastische Halbseitenlähmungen** treten meist im Alter bei umschriebenen Durchblutungsstörungen des Gehirns auf.
Bluthochdruck oder Gefäßerkrankungen (Embolie; Thrombose) sowie Tumore oder auch Traumen führen zu apoplektischen Insulten mit akuten oder schubweisen, vorübergehenden oder auch bleibenden Lähmungsbildern.
In der akuten Phase sind die Lähmungserscheinungen schlaffer Art und wandeln sich erst nach einigen Tagen bzw. Wochen zu spastischen halbseitigen Lähmungen. In sehr wenigen Fällen bleibt es bei schlaffen Lähmungen.

Die Spastizität ist unterschiedlich stark ausgeprägt.
Die Hand ist und bleibt in der Regel stärker funktionsgestört als das Bein. Fehlhaltungen sowie Flexionskontrakturen führen zu bleibenden Funktionsausfällen auch des Armes und der Schulter.
Am Bein sind es vor allem Spasmen der Fuß- und Zehenbeuger und Schwächen der Fußheber und Auswärtskanter die einen Spitz- oder Klumpfuß entstehen lassen. Durch diese Funktionsstörungen kann der in seinem Gleichgewichtssinn meist beeinträchtigte und auch ängstliche ältere Patient vollends gehunfähig werden.

Klinisch gesehen wird die Spastizität des Hemiplegikers zwar als lokales muskuläres Phänomen angesehen aber sie ist nicht auf einzelne, isolierte Muskel eingrenzbar. In der **Langzeitbehandlung** zielen die heutigen Therapieprinzipien darauf hin, neben den medikamentösen und den physikalischen Maßnahmen nicht mehr orthopädietechnische Hilfsmittel zu rezeptieren als unbedingt nötig.

Zu statische und manches Mal auch reflexhemmende Orthesen bzw. Bandagen haben in der Vergangenheit über körpernahe Druckzonen oft auch spastische Muskelspannungen (Streckerreaktionen) ausgelöst oder Druckstellen verursacht. Im Einzelfall und in der *Kurzzeitbehandlung* können orthopädietechnische Indikationen jedoch dann noch relevant sein wenn sie, zeitlich eingegrenzt, moderne physikalische Behandlungstechniken ermöglichen, erleichtern oder ergänzen (als Funktionsbeispiele dienen die *Lagerung*, die *Gangsteuerung* oder die *Schulter/Armführung*).

Im allgemeinen gesehen haben sich aber die orthopädietechnischen Rezeptierungen in den letzten Jahren in dem gleichen Ausmaß verringert wie die intensive Therapie bzw. Rehabilitation für die Hemiplegiker zugenommen hat. Der Schädel-Hirnverletzte (und der Apoplektiger) erfahren heutzutage eine ganz spezielle Betreuung in neuropsychologischen und neurologischen Zentren. Dies zeigt die grundsätzliche Änderung des Therapie-Konzeptes auf: Ablösung einer resignierten Grundhaltung durch frühzeitige aktive Behandlungsschritte.

Nach *B. und K. Bobath* (1965) werden die angewandten Behandlungstechniken und Rehabilitationsmethoden in drei Stadien eingeteilt:

1. schlaffes Stadium,
2. spastisches Stadium,
3. Stadium relativer Erholung.

Berta Bobath schreibt in ihrem Buch „Die Hemiplegie Erwachsener" (1985 Thieme-Verlag Stuttgart):

„... Die Wiederherstellung des einzelnen Patienten kann in jedem dieser Stadien zum Stillstand kommen. Kann nicht sofort beim Entstehen einer Hemiplegie mit der Behandlung begonnen werden, so muß sie bei dem Wiederherstellungsstadium einsetzen, das der Patient erreicht hat.

Man sollte daran denken, daß sich die drei Stadien überschneiden und nicht genau getrennt werden können. Ein gewisses Maß an Spastik kann bereits im schlaffen Stadium gefunden werden, oder der Patient kann einige ziemlich unabhängige Bewegungen der Extremität während der spastischen Phase haben. Darüber hinaus kann Spastik immer noch, sogar während der dritten Periode relativer Wiederherstellung, selektive Bewegungen stören, nämlich wenn sich der Patient für eine schwierige Aufgabe anstrengen muß..."

„... Die Spastizität entwickelt sich langsam; besonders betroffen sind (wie schon vorstehend erwähnt) die Beugemuskel der oberen Extremität und die Streckmuskeln der unteren Extremität.

Mit zunehmender Aktivität des Patienten und bei vermehrter Anstrengung nimmt die Spastizität während der ersten 18 Monate zu. Einige Patienten entwickeln schon sehr bald eine starke Spastizität, d. h. in einigen Tagen.

Folgende Muskelgruppen sind hauptsächlich betroffen:

die Depressoren von Schultergürtel und Arm, die Fixatoren und Retraktoren des Schulterblattes, die Seitbeuger des Rumpfes, die Adduktoren und Innenrotatoren des Armes, die Beuger und Adduktoren der Finger.

Beim Bein ist die Spastik der Strecker von Hüfte, Knie und Sprunggelenk und der Supinatoren des Fußes am hervorstechendsten. Die Zehen werden dorsal, der Fuß plantar flektiert. Wird der Fuß jedoch passiv dorsal flektiert, dann flektieren die Zehen plantar und geben der dorsalen Flexion Widerstand.

Das Umschalten der Spastik kann auch bei der Hand beobachtet werden. Einige Patienten zeigen eine starke Beugespastik im Ellbogen und Handgelenk; die Finger sind mehr oder weniger gestreckt. Beim passiven Strecken des Ellbogens und des Handgelenkes beugen sich jedoch die Finger und bieten der Streckung Widerstand..."

Bei der Einschätzung der Bewegungsfähigkeiten der Patienten im Blick auf die evtl. *Adaption einer Orthese oder Bandage* ist es nicht ausreichend die Spastizität einzelner Muskeln rein schematisch, Gelenk um Gelenk einer Extremität, zu prüfen. Die Position aller proximalen Gelenke, die unterschiedliche Drehung des Kopfes, das fehlwirksame Zusammenspiel der oberen und unteren Extremität ist ebenfalls in Betracht zu ziehen. Die Behandlung der spastischen Halbseitenlähmung ist somit in allen Phasen eine interdisziplinäre Aufgabe, zumal wenn es um die Bewertung der Leistungsreserven des Patienten oder um Komplikationen und Begleitläsionen geht.

■ ***Orthesen bzw. Bandagen*** werden von *Bobath* in zwei wesentlichen Situationen sinnvoll eingesetzt:

„... In den frühen Behandlungsstadien, ehe der Patient die aktive Streckung einsetzen kann (das Heben und Halten des Armes gegen die Schwerkraft), soll dem Schultergürtel eine zeitweilige Unterstützung gegeben werden, um ein längeres Dehnen des oberen Kapselanteils und des Supraspinatus-Muskel zu vermeiden. Der Patient braucht diese Unterstützung in aufrechter Körperposition solange, bis er den Supraspinatus und den Delta wieder einsetzen kann, um den Humeruskopf in der Gelenkpfanne zu halten. Diese

Unterstützung kann mittels einer **Oberarm-Manschette und einer Bandagenführung in Achtertour** erzielt werden.
Diese Unterstützung des Oberarms läßt ihn bewegungsmobil und den Ellbogen frei für Streckung.

Um die Streckung des Handgelenks und der Finger zu erhalten, kann man einen sogenannten **Fingerspreizer aus Schaumstoff** benutzen, um die Finger und den Daumen zu abduzieren. Diese Abduktion erleichtert nicht nur die Streckung der Finger, sondern reduziert auch die Beugespastik im ganzen Arm. Ödemmöglichkeiten werden reduziert..."

„... Wie schon erwähnt stört die Extensorenspastizität am Bein auch die Dorsalflexion des Fußes und der Zehen. Bei den meisten Patienten finden wir beim Stehen und beim Gehen eine Plantarflexion der Zehen. Bei einigen krallen sich die Zehen sogar unter den Fuß und werden sehr schmerzhaft. Ein **Zehenspreizer aus Schaumstoff** hilft die Zehen auseinander zu halten. Die Zehenabduktion wirkt gegen die Plantarflexion und reduziert die Extensorenspastizität des ganzen Fußes, ja oft sogar des ganzen Beines. Die Plantarflexion führt auch bei Belastung zu einem starken Bodenreaktionsdruck, der das Knie versteift und die Dorsalflexion des Fußes und der Zehen verhindert. Das ist für die Schwungphase des Beines beim Gehen ein großes Hindernis, denn so kann der Patient das Knie und den Fuß nicht lösen um einen Schritt nach vorn zu machen.
Leider wird deshalb zu vielen Patienten eine *korrigierende Orthese* verordnet. Sie würden diese gar nicht brauchen, wenn in der Behandlung früh genug die Dorsalflexion des Fußes und der Zehen im Stand und die Gewichtsverlagerung über dem betroffenen Fuß geübt würde, d. h. geübt, ehe der Patient laufen darf.

Eine **stabilisierende Orthese** kann bei Patienten mit großem sensorischen Defizit nötig sein, denn diese fühlen nicht, wenn sie mit dem Fuß falsch auftreten.

Bei einigen Fällen besteht auch keine Gefahr des Umknickens und wenig Spastizität im Bein, aber eine aktive Dorsalflexion des Fußes ist unmöglich, der Fuß hängt eher als daß er nach unten stößt. Um den Fuß in Dorsalflexion zu halten, ist eine einfache, **führende Orthese** (der Wade angepaßt und am Schuh befestigt) einer umfangreicheren Unterschenkel-Orthesenversorgung vorzuziehen.

Obwohl sich ein Patient eventuell mit einer Orthesenversorgung sicherer fühlt und sie auch für längere Gang- und Standfunktionen braucht, sind doch einige Beeinträchtigungen einzukalkulieren:

– Ein Patient, der eher schlaff als spastisch ist, zeigt in der Hüfte und im Knie mehr Beuge- und Streckspastik, obwohl er den Fuß aktiv dorsal flektieren kann. Die Orthese verhindert, da sie den Fuß in Dorsalflexion hält, die Extensorenaktivität im Knie und in der Hüfte. Die Hüfte bleibt somit leicht gebeugt und ist instabil. Um das Knie zu stabilisieren blockiert es der Patient in Überstreckung.
– Im Fuß kann sich kein Gleichgewicht entwickeln, da die Aktivität und das Empfinden im Fuß eingeschränkt sind und dadurch eine Muskelatrophie auftreten kann.
– Eine Fuß-Reflexverstärkung (Klonus) kann durch den Streckreflex bei Patienten mit mäßiger oder leichter Spastizität hervorgerufen werden..."

Bei der Behandlung von Funktionsstörungen nach apoplektischem Insult sind somit einerseits Lähmungsgrad und andererseits Spastizitätsgrad wichtige Voraussetzungen einer eventuellen Orthesen-Indikation. Das Interferieren von beiden Faktoren bestimmen dann die Wahl der zu verordnenden Orthesen oder Bandagen.

Zur **gesamten Indikations-Breite für Orthesen und Bandagen** zitierten wir *Baumgartner* aus der Schrift „Die orthopädietechnische Versorgung des Hemiplegikers" (1978 Gentner Verlag, MOT H. 3, S. 95):

„... Eine orthopädietechnische Versorgung beim Hemiplegiker ist dann gegeben, wenn das Hilfsmittel einen oder mehreren der folgenden Beiträge leisten kann:

– Kontrakturen und Fehlstellungen vermeiden (Bsp.: Hand, Fuß, Knie),
– der Luxationstendenz entgegenwirken (Bsp.: Schultergelenk),
– ein Gelenk stabilisieren (Bsp.: Knie, Schulter),
– druckgefährdete Stellen entlasten (Bsp.: äußerer Fußrand, Zehen),
– Spastizität vermindern durch Lagerung in geeigneter Stellung (Bsp.: Hand, Fuß),
– die Sicherheit erhöhen und damit die Gefahr von Frakturen vermindern (Bsp.: Knöchelgelenk, Schenkelhals, Oberarm, Handgelenk, Wirbelsäule),
– die Funktion der Extremität verbessern und damit den Energieaufwand herabsetzen (Bsp.: Untere Extremität),
– die hygienischen Verhältnisse verbessern (Bsp.: Fingernägel, Interdigitalräume),
– Ödeme reduzieren und Durchblutung verbessern (Bsp.: durch äußere, von distal nach proximal abnehmende Kompression an unterer und oberer Extremität).

Die Notwendigkeit solcher Maßnahmen ist, besonders im Anfangsstadium regelmäßig zu prüfen. *Viele der orthopädietechnischen Hilfsmittel sind daher von Anfang an als Provisorium gedacht und entsprechend einfach zu gestalten. Die wenigsten unter ihnen sind ständig zu tragen, sondern nur stundenweise.* Dies ist vom behandelnden Arzt in Zusammenarbeit mit dem Therapeuten genau festzulegen (*Malick* 1976).

Im Zweifelsfalle gibt auch ein Versuch mit einem Provisorium bald Auskunft ob das Hilfsmittel wirklich seiner Aufgabe gerecht wird.

Die zu erwartenden Veränderungen der Form und Funktion der Extremitäten sind schon bei der ersten Abgabe zu berücksichtigen..."

Abschnitt II
Knochen- und Gelenkschäden
(Erkrankungen, Defekte, Folgezustände)

IIa: Fuß- und Unterschenkelbereich (S. 219)
IIb: Knie-/Oberschenkel- und Hüftbereich (S. 230)

Überblick

Unsere erweiterten Kenntnisse über gegenseitige Abhängigkeit von Wachstum, Gelenkstoffwechsel, Knochenbelastung und Gelenkbewegung sowie aktuelle operative und medikamentöse Behandlungsmethoden haben teilweise zu wesentlichen Änderungen von überkommenen therapeutischen Prinzipien geführt.

In früheren Jahren war die möglichst exakte und langdauernde Ruhigstellung einer Gliedmaße für **entzündliche Gelenkserkrankungen** oberstes Gesetz. Heute sind wir bestrebt, derartige Bewegungseinschränkungen auf möglichst kurze Zeit zu reduzieren und dabei nicht betroffene Gelenke möglichst in ihrer Funktion zu erhalten. Medikamentöse Behandlung (Antibiotika, Chemotherapie, Antiphlogistika) hilft uns,
bakterielle (Tbc, unspezifische Erreger) und
nicht bakterielle Entzündungen
schnell niederzukämpfen.

Eine dosierte Bewegungsbehandlung kann schon frühzeitig unter sorgfältiger Kontrolle begonnen werden. Unter Vermeidung erneuter Entzündungsreize kann sich der krankhaft gestörte Gelenkstoffwechsel und damit die Ernährung des Gelenkknorpels normalisieren. Schädliche Folgen einer Dauerfixation wie Knorpelschwund, Knochenentkalkung (Inaktivitätsosteoporose) und Störungen der Wachstumsfugen lassen sich so weitgehend vermeiden.

In der Regel besteht nach ernsthaften Entzündungen über längere Zeit (Wochen bis Monate) eine verminderte Beanspruchbarkeit des Gelenkknorpels. Diese macht als wichtige Behandlungsmaßnahme zwar eine *differenzierte Gelenksentlastung*, aber nicht immer eine Ruhigstellung erforderlich.

Ähnliche Behandlungsprinzipien wie bei *entzündlichen Gelenkserkrankungen* gelten auch für

Frakturen der Gelenkflächen,
bei denen neben der Erhaltung des Wiederherstellungsergebnisses die vorübergehende Störung des Knorpelstoffwechsels entlastende Maßnahmen rechtfertigt.

Knochennekrosen im Kindes- und Erwachsenenalter gehen mit einer Stabilitätsminderung der Gelenkflächen einher und können ebenso Entlastungsorthesen notwendig machen. Die zeitlich begrenzte (Teil-)Entlastung eines Gelenkes stellt also häufig einen wichtigen Teil funktioneller Behandlung dar.

Dagegen ist die *Ruhigstellung und Teilentlastung* mittels Orthese auf die Fälle mit **hochgradiger Gelenkszerstörung** beschränkt, bei denen ein Wiedergewinn der Bewegungsfunktion nicht zu erwarten und eine Defektheilung mit teilweiser oder völliger Gelenkversteifung vorauszusehen ist.

Die entlastend-fixierenden Orthesen haben desweiteren ihre Bedeutung in der alternativen Behandlung von **Defektpseudoarthrosen** im Gefolge einer Osteomyelitis oder eines infizierten Knochenbruches.

Entlastung ist auch ein wichtiges Prinzip in der Nachbehandlung **bewegungsstabil versorgter Knochenbrüche.**
Osteosyntheseplatten können in der Regel eine stärkere Biegebelastung nicht aufnehmen, so daß dort, wo eine Platte keine ausschließliche Zuggurtungsfunktion hat, die Körperlast mittels einer Orthese auf körpernähere Skelettabschnitte übertragen werden muß.

Ein überwiegendes Behandlungsprinzip kann die Entlastung in der Beinorthese auch bei **krankhaft verminderter Knochenfestigkeit**
vorübergehender oder dauernder Art sein (Knochenstoffwechselerkrankungen, gut- und bösartige Knochengeschwülste). Hier kann die krankheits- und lebensalterabhängige technische Versorgung auch einmal die einzige therapeutische Möglichkeit darstellen, ebenso dann, wenn operative Maßnahmen zumindest zeitweilig nicht möglich sind oder von einem durch zahllose Eingriffe enttäuschten Patienten nicht gewünscht werden.

Abschnitt IIa
Knochen- und Gelenkschäden im Fuß- und Unterschenkelbereich

Versorgungsbeispiele mit entlastenden und bewegungsbeeinflussenden Unterschenkelorthesen mit Kniekondylenfassung

Entzündliche, degenerative, posttraumatische Gelenk- und Knochenveränderungen im distalen Unterschenkelbereich

    Unterschenkelorthese mit Kniefassung (KAFO-Typ)
    Alternativ:
    Unterschenkelorthese mit Kondylen-Fassung (AFO-Typ)
    Unterschenkelorthese *(System Allgöwer, Wenzl und Röck)*

und

Achsenverkürzungen in Fuß- und Unterschenkelbereichen durch Wachstumsstörungen, Kontraktureinfluß u. a.

    Längenausgleichsorthese (Schellenapparat) (AFO-Typ)
    Alternativ:
    Längenausgleichsorthese (Hülsenapparat) (AFO-Typ)
    Längenausgleichsorthese mit PTB-Kondylenfassung (KAFO-Typ)

● Fixation auch in Verbindung mit differenzierbarer Entlastung, kann bei **Erkrankungen und Verletzungen der Sprunggelenke und des körperfernen Unterschenkelendes** geboten sein.

Drohende *Taluskopfnekrosen nach Frakturen*, operativ fixierte freie Gelenkkörper bei *Osteochondrosis dissecans* der Talusrolle erfordern langzeitige Entlastung und gleichzeitige Ruhigstellung zum Ausschluß von Scherkräften.

Bei bakteriell *entzündlichen Erkrankungen der Sprunggelenke* (beispielsweise Tbc) wird wiederum die primär notwendige Ruhigstellung erst durch die Entlastung realisiert.

Gut- oder bösartige Knochengeschwülste können postoperativ nach Herdausräumung und Spongiosafüllung auch eine temporäre Entlastung erfordern.

Weiterhin bedürfen die distalen *Tibiadefektpseudarthrosen* (mit und ohne Infekt) der entlastenden Fixation, um dadurch Achsabweichungen zu verhüten, bis evtl. eine operative Sanierung möglich ist (Abb. 2-195).

Geänderte Indikationen zur Entlastung des Unterschenkels sind durch die Einführung *bewegungsstabiler Osteosynthesen* (Plattenverschraubungen) entstanden.

Während ein kräftiger zentraler Kraftträger wie beispielsweise der Küntscher-Marknagel bei geeigneter Bruchform und Operationstechnik durchaus Belastungsstabilität erreicht, darf ein plattenverschraubter Unterschenkelschaft oder Tibiabasisbruch längere Zeit nicht voll belastet werden. Biege- und Scherbeanspruchungen können von Platten und Schrauben nicht ausreichend aufgefangen werden. Wiederhergestellte Gelenkflächen sind viele Monate nicht belastbar. Um den Vorteil der übungsstabilen Osteosynthesen, die volle Beweglichkeit der benachbarten Gelenke, auszunutzen und gleichzeitig einen stockfreien

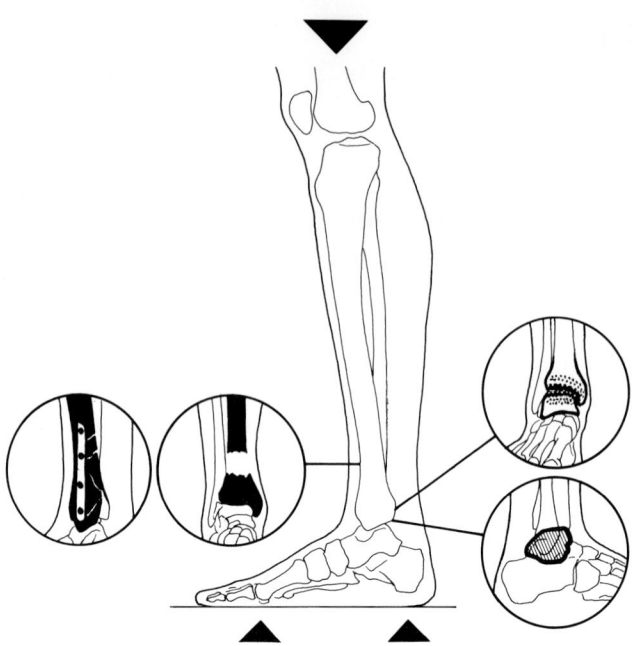

Abb. 2-195 Fehlwirksame Belastungskräfte in den Stand- und Bewegungsphasen entstehen bei distalen Gelenk- und Knochenveränderungen. Die ungünstige Hebelarmlänge ist besonders kritisch zu werten (aus *R. Uhlig:* Vorlesungsskripte)

Gang zu ermöglichen, wird in diesen Fällen im proximalen Tibiabereich die Körperlast zum Boden umgeleitet und der Ballenauftritt weitgehend ausgeschaltet.

Der Längenausgleich *trophisch bedingter Beinverkürzungen* über 3 cm als Folge frühkindlicher Lähmungen, im späteren Wachstumsverlauf über 5 cm, machen oft die Orthesenversorgung unverzichtbar, da die orthopädische Schuhversorgung meist zu instabil ist. Generell gilt aber auch hier, daß das Ausmaß der Versorgung von den individuellen Bedürfnissen und den körperlichen Gegebenheiten abhängig ist, damit nicht unnötigerweise ein flüssiger Abrollvorgang einem übertriebenen Stabilitätsdenken geopfert wird (Längenausgleich: s. a. S. 160 u. 223).

In Abhängigkeit von Geh- und Arbeitsleistung sowie der labilen Kippneigung des Rückfußes auf unebenem Gelände ist bei *Achsenverkürzung im Unterschenkelbereich, durch Wachstumsstörungen oder Kontraktureinfluß,* eine Unterschenkelorthese erforderlich.

Diese **Längenausgleichsorthese** kann neben der Korrektur vertikaler Achsenverkürzungen auch die gestörte Fußabrollung neu orientieren.

Die kosmetisch oft mögliche und sinnvolle Einbettung des Spitzfußes zum funktionellen Höhenausgleich führt verständlicherweise zu einer zusätzlichen horizontalen Sohlenverkürzung der mit einem Längenausgleich begegnet werden muß.
(Abb. 2-196, 2-197)

■ Zur *vertikalen Entlastung* von Unterschenkel und Fuß empfiehlt sich u. a. die Anwendung einer **Unterschenkelorthese mit Kniekondylenfassung** und mit Anstütz- und Belastungszonen vorwiegend medial und lateral an den Tibiakondylen sowie ventral im Bereich der Patellasehne. Eine Technik stammt aus dem Prothesenbau mit der Bezeichnung *PTB (= Patella-Tendon-Bearing)* (*Radcliffe* 1959).

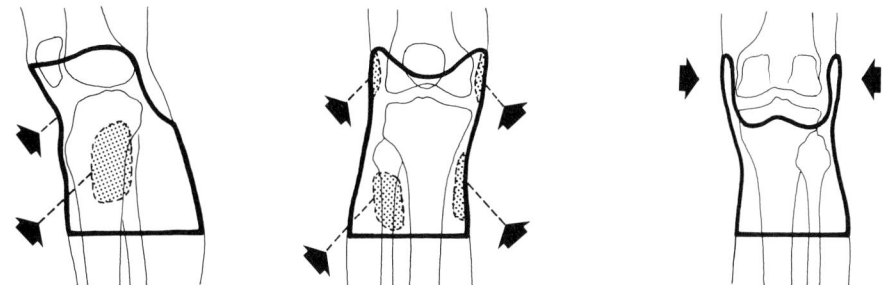

Abb. 2-196 Modellierbereiche und Belastungszonen der Knie-Kondylenfassung im PTB-System
(aus R. Uhlig: Vorlesungsskripte)

Die polyzentrisch-physiologische Beweglichkeit des Kniegelenkes bleibt bei derartigen Techniken erhalten. Die Lastverteilung oder Immobilisation für Unterschenkel- und Fußbereich kann bis zur völligen Entlastung und Fixation individuell dosiert werden (siehe Abb. 2-196, 2-197 und Versorgungsbeispiele ab Seite 225).

Be- und Entlastungsfunktionen unterschiedlicher Kondylenfassungen

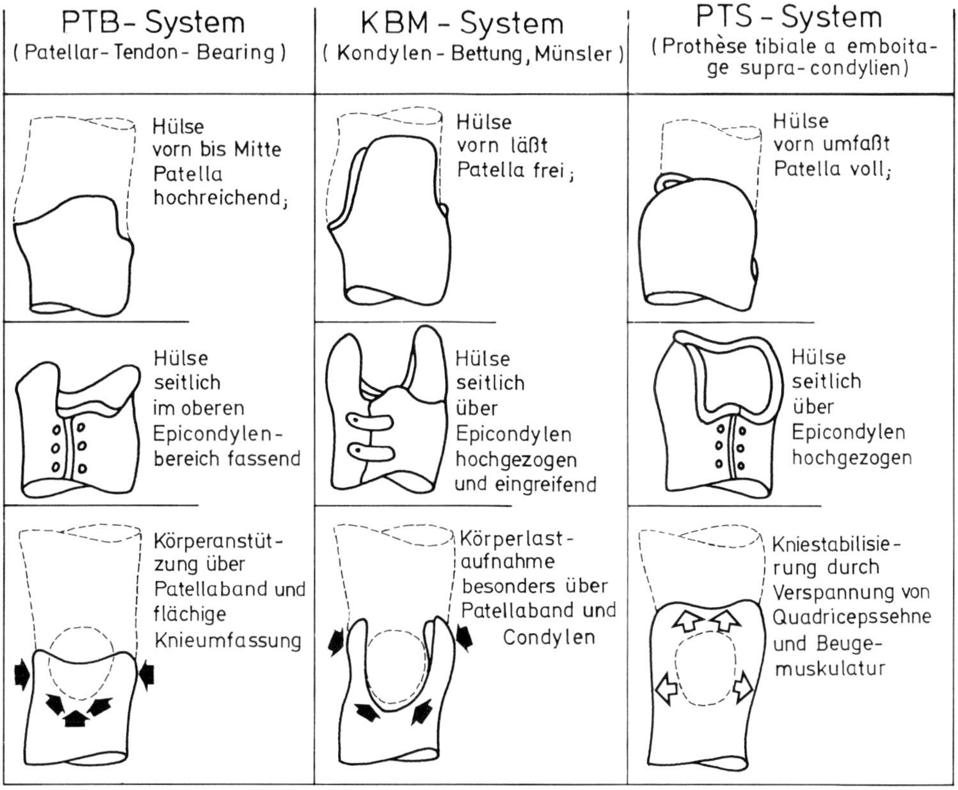

PTB- System (Patellar-Tendon-Bearing)	KBM - System (Kondylen-Bettung, Münster)	PTS - System (Prothèse tibiale a emboitage supra-condylien)
Hülse vorn bis Mitte Patella hochreichend;	Hülse vorn läßt Patella frei;	Hülse vorn umfaßt Patella voll;
Hülse seitlich im oberen Epicondylen-bereich fassend	Hülse seitlich über Epicondylen hochgezogen und eingreifend	Hülse seitlich über Epicondylen hochgezogen
Körperanstützung über Patellaband und flächige Knieumfassung	Körperlastaufnahme besonders über Patellaband und Condylen	Kniestabilisierung durch Verspannung von Quadricepssehne und Beugemuskulatur

Abb. 2-197 Be- und Entlastungszonen verschiedener Knie-Kondylenfassungen:
1. Entlastungsapparate = PTB-Fassung in ca. 10–15° physiologischer Kniebeugestellung;
2. Lähmungsapparate = KBM-Fassung in ca. 10–20° Kniebeugestellung;
3. Apparate bei spastischer CP = PTS-Fassung mit ca. 15–25° Kniebeugewinkel
(aus R. Uhlig: Vorlesungsskripte)

Transversale Lastübertragung

Zur *Körperlastumleitung* verwendet man das Schienensystem der Unterschenkelorthesen.

Die *transversale Lastaufnahme* erfolgt indikationsabhängig entweder über eine

– *Orthese mit formschlüssigem Fußteil* (evtl. schwebende Fersenentlastung und teilentlasteter Ballenauftritt)

oder über eine

– *Orthese mit Abrollbügel (Poliklinik-Fußteil)* (gelenkübergreifende Distraktionsbügel zur völligen Fußentlastung).

(Abb. 2-198, 2-199).

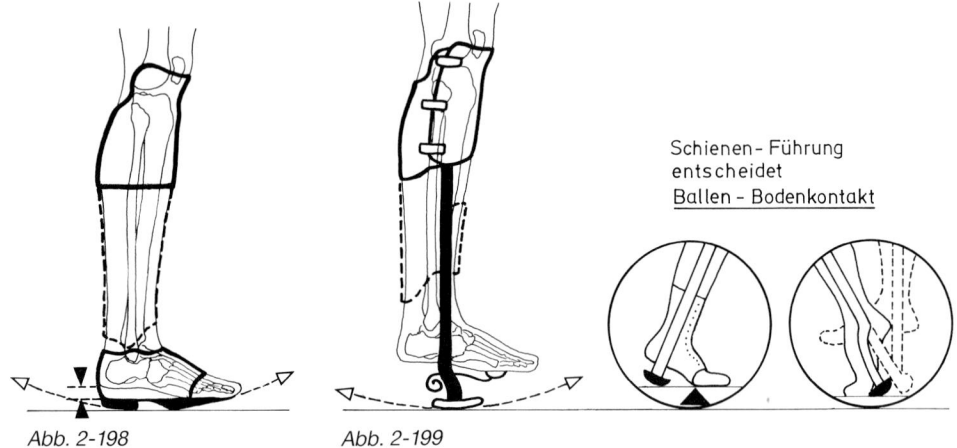

Abb. 2-198   Abb. 2-199

Abb. 2-198 Belastungsschmerzhafte Stand- oder Abrollphasen erfordern in Verbindung mit der Orthesenversorgung auch gezielte Schuhzurichtungen (Absatzrolle, Richtungsrolle etc.)

Abb. 2-199 Entlastungsmaßnahmen am Unterschenkel (für Gelenke, Knochen und Muskel) erfordern einen Abroll-Gehbügel mit besonderer Schienenführung zum Boden. In Schrittrücklage, Schrittvorlage und Standphase muß die Entlastung gleichwertig möglich sein (Abb. 2-198 und 2-199 aus *R. Uhlig:* Vorlesungsskripte)

Die im einzelnen funktionell unterschiedlichen Notwendigkeiten und Wertungen von *Entlastung, Ruhigstellung, Stabilisation, Fixation* usw. vermischen sich beim Unterschenkelapparat insbesonders durch die kurzen Hebelarmverhältnisse derart, daß deswegen die Details große Aufmerksamkeit erfordern.

Generell sind Rotationsbewegungen beim Auftritt (Rückstoßeffekt) und Vertikalbewegungen beim Gang (rhythmischer Pumpvorgang) weitgehendst einzugrenzen. Eine „Pseudarthrose" zwischen Apparat und Bein erzeugt Druckstellen, ergibt falsche Biege- und Schermomente, verringert die Ruhigstellung, verursacht fehlwirksamen Muskeleinsatz und führt zu Haut-, Knochen- und Weichteilreibungen.

Die sog. „Extensionsgamaschen" – im Knöchelbereich evtl. zu straff angelegt – befestigen den Apparat am Bein und verringern optisch die „pseudarthrotischen Bewegungen". Das eigentliche Ziel einer dosierten Distraktion wäre dabei aber gefährdet. Gegensätzlich dazu kann die elastische oder federnde „Zügelung" im Bereich des Ballenauftrittes – bei zu straffer Einstellung – die Kniehülse des Apparates am Bein lockern. Zu beachten ist somit immer wieder, daß der direkte oder indirekte Ballenauftritt (besonders als Bodenkontakt in der Schrittrücklage) oft die nötige Ruhe, z. B. im Verletzungsbereich nicht sicherstellt.

Die entlastende **Unterschenkelorthese mit Fußformteil** erfordert Schuhzurichtungen, evtl. mit Absatz- und auch mit Ballenrolle und des weiteren auch meistens eine Fußstütze zum Längenausgleich auf der gesunden Beinseite (Abb. 2-198).

Die entlastende **Unterschenkelorthese mit Abrollgehbügel** erfordert eine markante Schuhangleichung aus der gesunden Beinseite etwa in Höhe von 5–6 cm. Dieser Gegenausgleich ist ein zu beachtender Nachteil, da er v. a. auch bei älteren Patienten zur Gangunsicherheit beiträgt (Abb. 2-199).

Eine *proximale Kurzhülse* mit ihrer eventuellen Knie-Fassung muß selbstverständlich in ihrer Ausdehnung nach distal ganz individuell den Krankheitsbildern entsprechen. Bei spezifischen Erkrankungen im Sprunggelenksbereich und bei eindeutig klarer Bewegungssperre in dorsaler und plantarer Richtung kann auch mit Langhülse oder mit zwei Hülsen gearbeitet werden. Zur Kniehülse kommt dann noch eine getrennte, im Apparat beweglich angeordnete Fußhülse (Arthrodesenhülse).

Höhen- und Achsenverkürzungen

Die *Höhen- und Längenverkürzungen*, insbesondere der Unterschenkel- und Fußachsen kann man biomechanisch nicht generell gleich behandeln.

Unterschiedliche konstruktive Wertungen, auch unter Berücksichtigung des Skelett-Alters haben wie schon auf Seite 160 erwähnt

- *Achs-Verkürzungen* etwa ab 3,5 cm bis 5 cm,
- *Achs-Verkürzungen* etwa ab 5 cm bis 8 cm, sowie
- Achs-Verkürzungen hochgradiger Art.

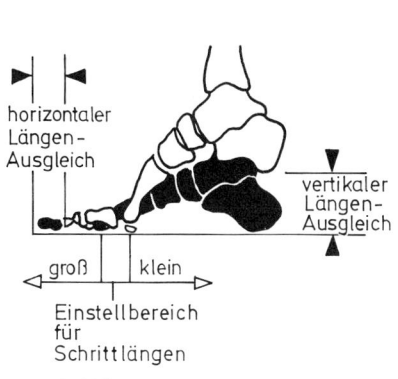

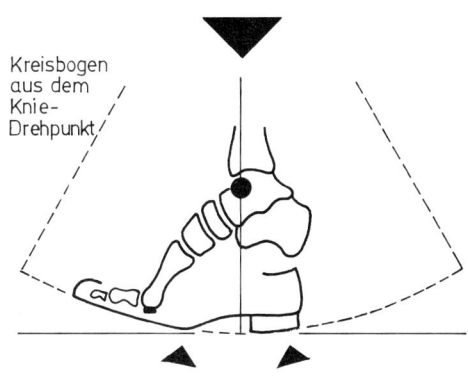

Abb. 2-200

Abb. 2-201

Abb. 2-200 Skelettverkürzungen in den Längsachsen können nur im Zusammenhang mit Alter, Körpergröße, Gewicht, Beruf, Allgemeinzustand etc. gewertet werden und nicht ausschließlich nach Zentimetern (Abb. 2-200 und 2-201 aus *R. Uhlig*: Vorlesungsskripte)

Abb. 2-201 Belastungsphasen sind gleichzeitig Abrollphasen im Stand bzw. Gang und dienen der Schwerpunktunterstützung. Sohlen- und Absatzform haben dadurch primär konstruktive Bedeutung, die durch kosmetische Wünsche nicht beeinträchtigt werden sollte

Zusätzliche funktionelle Bewertungen ergeben sich durch den Umfang von Muskelausfällen, eventuellen Kontrakturen und krankheitsbedingten Einflüssen anderer Art.

Neben den angeborenen und erworbenen, sogenannten „echten" Beinlängenunterschieden gibt es Längenabweichungen u. a. durch Gelenkfehlstellungen, Beugestellungen von Knie- und Hüftgelenken, sowie bei Spitz- oder Spitzklumpfußstellungen.

Hier an dieser Stelle kann nur auf einige Details bei **Fuß- und Unterschenkel-Orthesen mit Längenausgleich** eingegangen werden (Abb. 2-202 bis 2-211).

Bei den *weniger bedeutenden Achsverkürzungen* kann beispielsweise in indirekter Wirkung über den dorsal gesperrten Gelenkanschlag eines mechanischen Knöchelgelenkes ein kniesichernder Einfluß ausgeübt werden.
Es ist aber schon ausreichend, wenn die Abrollung der Orthese so gestaltet ist, daß sie in allen Abrollphasen einen zeitgerechten Bodenkontakt hat. Der *Abstand des Abrollpoles* (Richtungsrolle) zur Schwerlinie im Stand ist *funktionell* für die statische Sicherheit *sehr wichtig*, ist deshalb in jedem Einzelfall individuell zu bestimmen und kann manche Überversorgung erübrigen.

Bei funktionell nicht besonders fehlwirksamen *Muskelschwächen* können Skelett-Achsenverkürzungen von etwa 3,5–5 cm oft auch mit Fuß-Bettungsorthesen (ähnlich Abb. 2-128) versorgt werden. Eine Voraussetzung dazu ist sicher die formgerechtere Gestaltungsmöglichkeit der Orthese um Konfektions-Schuhwerk darüber tragen zu können. Der eventuell plantar-dorsal noch völlig freie Bewegungswinkel im Sprunggelenkbereich wird allerdings durch diese Art der Orthesenkonstruktion beeinträchtigt, andererseits kann, durch die erforderliche Spitzfußstellung in der Orthese, die Wadenmuskulatur nicht mehr wirksam eingesetzt werden. Ein dorsal anschlaggesperrtes mechanisches Knöchelgelenk und ein elastischer Fersenkeil bedeuten in dieser Situation Auftritts- und Abrollhilfen.

Bei *Gliedmaßenfehlbildung* ermöglicht darüber hinaus die heutige Schalenbauweise oft eine gewichtsleichte und unauffällige Fuß- bzw. Unterschenkeleinbettung.
Den kosmetischen Wünschen weiblicher Patienten, im Bezug auf den Wadenausgleich bei atrophierter Wadenmuskulatur, kann, mit der einer Unterschenkel-Badeprothese ähnlichen Orthesenfertigung, entsprochen werden.
Mit einer Knie-Kondylenfassung läßt sich bei diesen meist *mittelgradigen Beinverkürzungen* (ohne wesentliche Kontrakturen) eine gute Formkosmetik erreichen. Das Anziehen der Orthese wird durch eine als Klappe gearbeitete dorsale oder ventrale Halbschale ermöglicht.

Bei der technischen Versorgung *hochgradiger Achsverkürzungen*, oder auch bei mittlerer Achsverkürzung in Verbindung mit erheblichen Muskelausfällen können Erkenntnisse des Oberschenkel-Prothesenbaues gut angewendet werden.
Durch eine leichte Spitzfußeinstellung und einen sehr weich eingestellten Fersenauftritt am Fußteil der Orthese wird der Auftritt an einem kritischen Bodenpunkt in der Verlängerung der betroffenen Unterschenkellängsachse (damit die Tendenz zur Beugung eines nicht mehr muskelbeherrschten Kniegelenkes) vermieden. Im Vergleich mit der Bereitschaftsstellung beim Kunstbeinbau kann sogar das Kniegelenk damit bewußt gestreckt werden, um auch dann noch Gangsicherheit zu erzielen, wenn die Resultierende aus Schwer- und Trägheitskräften hinter den wandernden Kniedrehpol fällt.

In der ambulanten Unfall-Nachbehandlung vermindert die dosierte Entlastung mit einer einfachen Orthese in Modultechnik die Folgen der Gips- oder Kunststoffverbände wie

Gelenksteifen, Durchblutungsstörungen und eventuelle Ekzeme durch ungenügende Hautpflege.

Bei Abwägung von Vor- und Nachteilen der Modultechnik mit ihren komplett normierten Teilen sollte man nicht zögern, auch einmal die proximal entlastenden Kondylenschalen individuell anzufertigen. Die anatomische Vielfalt der Wadenformen erlaubt nicht immer eine Nachbesserung genormter Kondylenschalen (Abb. 2-202).

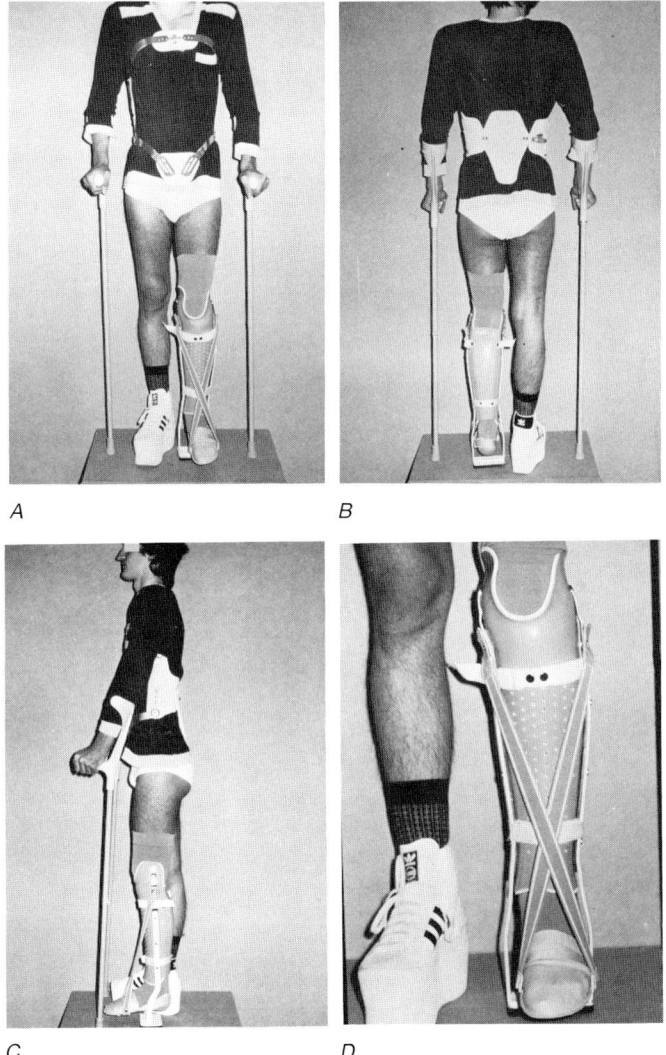

Abb. 2-202 A–D Individuelle Kurzzeitversorgung nach Verplattung einer Fraktur des Unterschenkels (außerdem inkomplette Querschnittslähmung nach Luxationsfraktur L 1 und offene Luxation linkes Sprunggelenk). Die Unterschenkelorthese wurde im Zweischalen-System hergestellt. Eine modifizierte KBM-Kniefassung sowie eine Tibiakopf-Belastungszone sind in der Abbildung erkennbar.
Aus Leder wurde eine Führungsbandage für den Fuß gearbeitet. Die Fußheberzügelung ist distal daran befestigt.
Zur Verhinderung der postoperativen Schwellneigung nach Abnahme des Gipsverbandes wurde ein Kompressions-Strumpf der Länge AF verordnet (*R. Uhlig,* Archiv)

Abb. 2-203 A–C Unterschenkelorthese mit ventraler Kniefassung im Anwendungsbeispiel bei nicht konsolidierter Arthrodese (OSG). Ruhigstellende Fixierung des Sprunggelenkbereichs in vorgegebener Winkelstellung. Befestigung der Orthese im Fußbereich mittels Konfektionsschuh (*NBZ Bellikon*, Archiv)

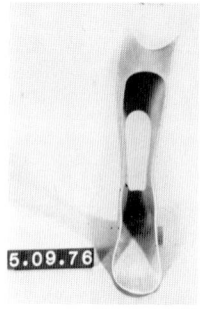
A

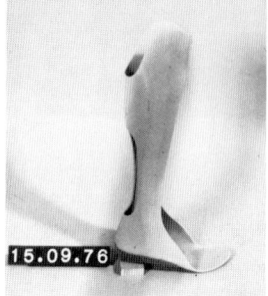
B

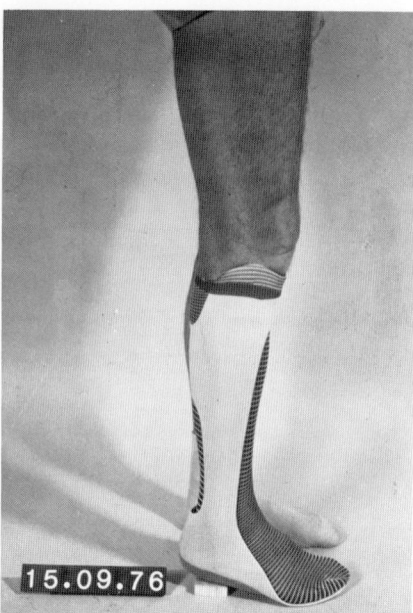
C

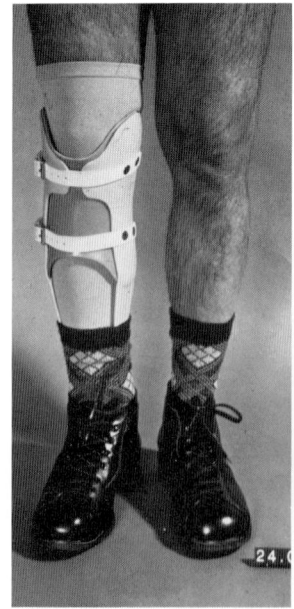
A

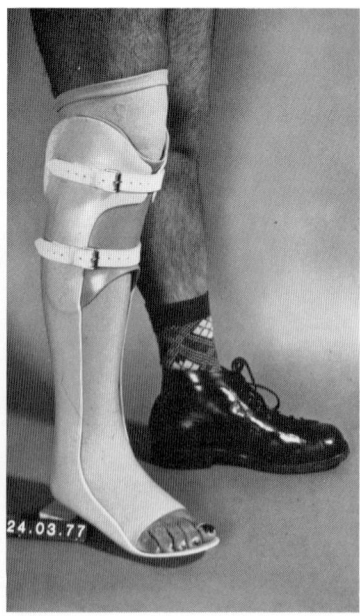
B

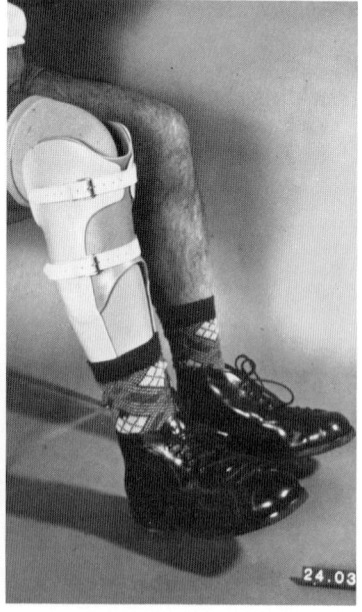
C

Abb. 2-204 A–C Unterschenkelorthese mit Kondylenfassung im Anwendungsbeispiel bei noch nicht konsolidierter Calcaneusfraktur. Ruhigstellende Fixierung im proximalen Unterschenkel- und im Sprunggelenkbereich, nachstellbare Kondylenfassung, Befestigung der Orthese im Fußbereich mittels Konfektionsschuh (*NBZ Bellikon*, Archiv)

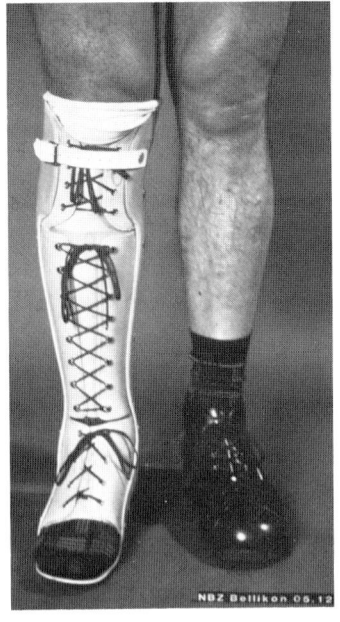 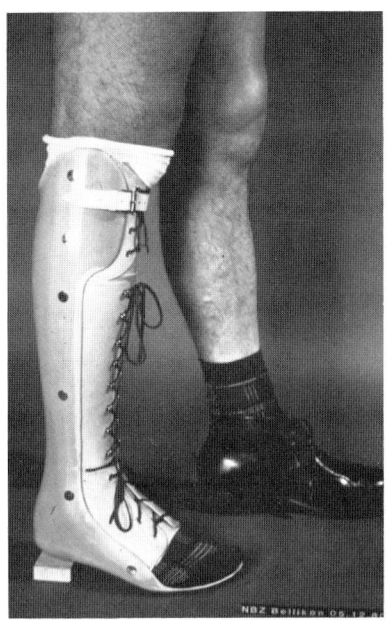

Abb. 2-205 A/B Unterschenkel-Hülsenapparat mit Kondylenfassung im Anwendungsbeispiel bei schmerzhafter Unterschenkel-Pseudarthrose. Ruhigstellende Fixierung des gesamten Unterschenkel-Fußbereichs. Befestigung der Orthese mittels Walkschuh-Fußteil und Doppelschnürung im Unterschenkelbereich (*NBZ Bellikon*, Archiv)

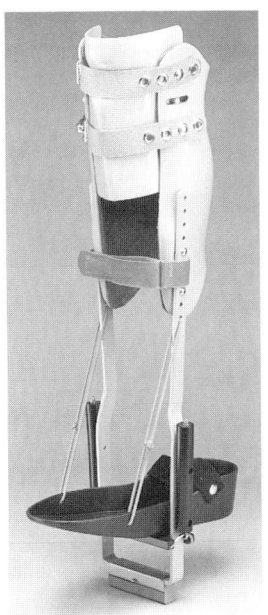 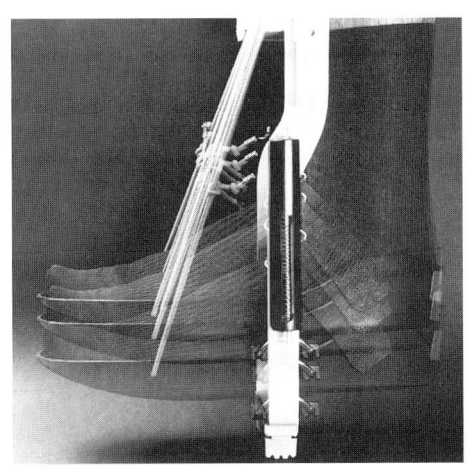

Abb. 2-206 A/B Unterschenkelorthese nach *Allgöwer* im Modulsystem zur Akutversorgung mit dynamischer Teilbelastungsvorrichtung nach *Wenzl* und *Röck*. Der kontrollierbaren Teilbelastung dienen auswechselbare Druckfedern mit unterschiedlichem Bewegungswiderstand zwischen 10 bis 35 kp (*H. Röck*, Original, Kirchheim)

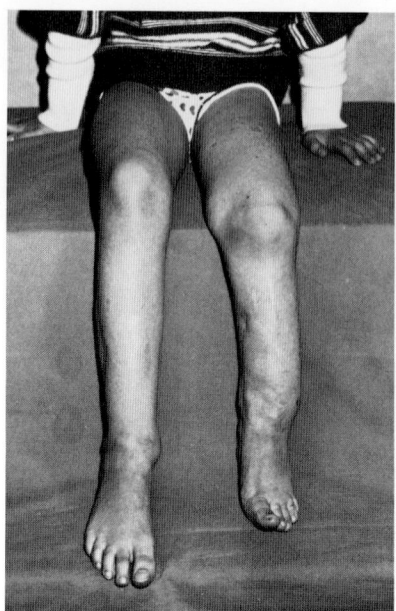 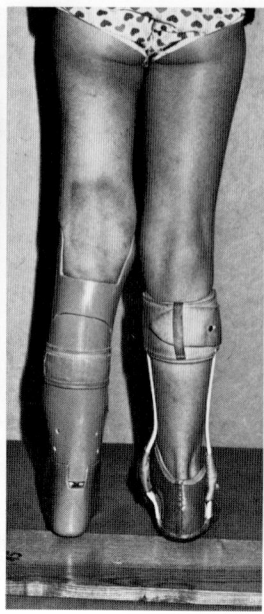 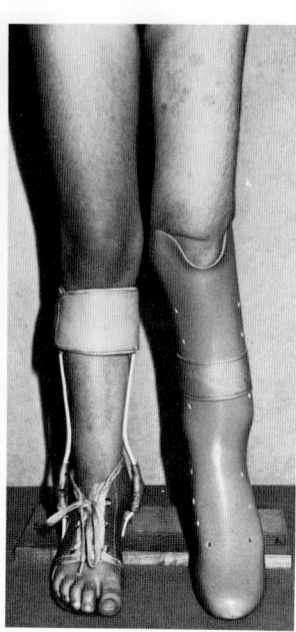

Abb. 2-207 *Abb. 2-208* *Abb. 2-209*

Abb. 2-207 Bei einer kongenitalen Unterschenkel-Pseudarthrose sind wesentliche Achsabweichungen erkennbar (Varus, Antekurvation, Verkürzung). Darüber hinaus sind die Voraussetzungen zum Gang auch noch durch die Instabilität beeinträchtigt (Abb. 2-204 bis 2-205 *R. Uhlig*, Archiv)

Abb. 2-208 Eine Längsausgleichsorthese kann als Unterschenkel-Schellenapparat gearbeitet werden. Im abgebildeten Anwendungsbeispiel (rechts) wurde wegen Kontraktureinfluß eine erhöhende Fußbettung und seitliche Knöchelanstützung im Walkschuh erforderlich

Abb. 2-209 Eine Längsausgleichsorthese in Schalenbauweise kann vielfältig modifiziert werden. Im Anwendungsbeispiel (links) sind eine Knie-Kondylenfassung und ein dorsalseitiger Klappenverschluß ersichtlich

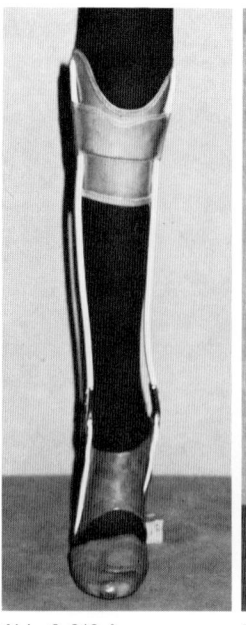 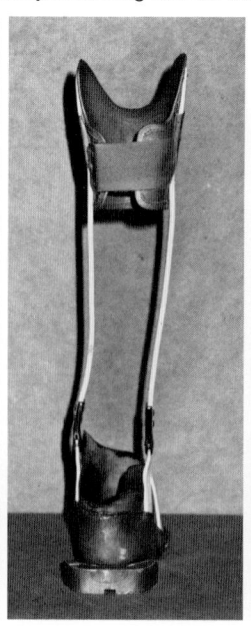 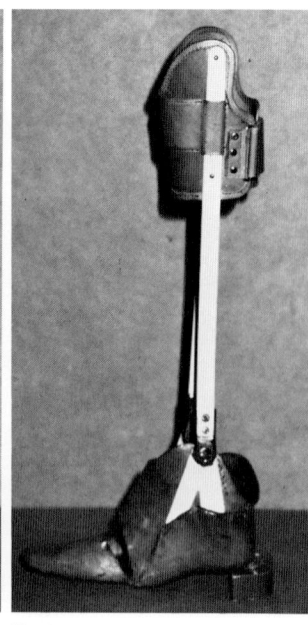

Abb. 2-210 A   B   C

Abb. 2-211 A–D Längenausgleichsorthese im Anwendungsbeispiel eines Gießharz-Teilhülsenapparats bei Ankylose der Hüfte in Beugestellung und Oberschenkelverkürzung nach Coxitis in der Kindheit (ca. 15 cm). Anfertigung in der Technik des Doppelfußsystems mit dem Vorteil der Verwendung von Konfektionsschuhen (*NBZ Bellikon*, Archiv)

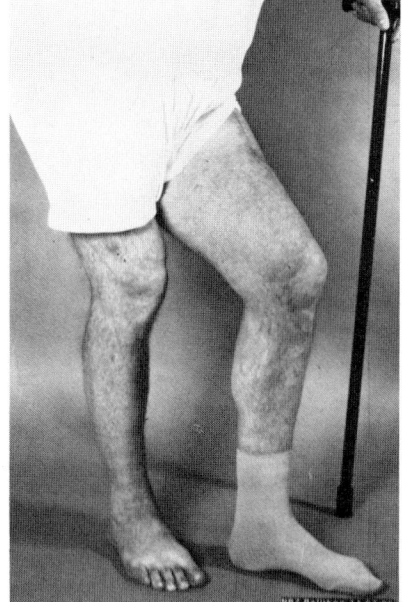
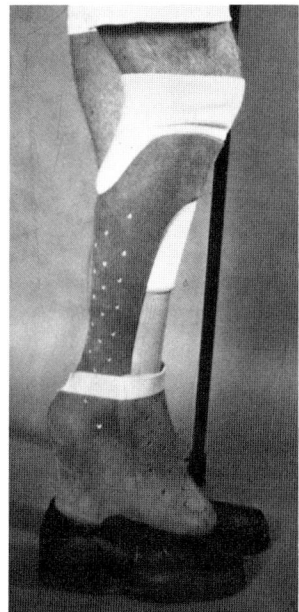

Abb. 2-211 A, B

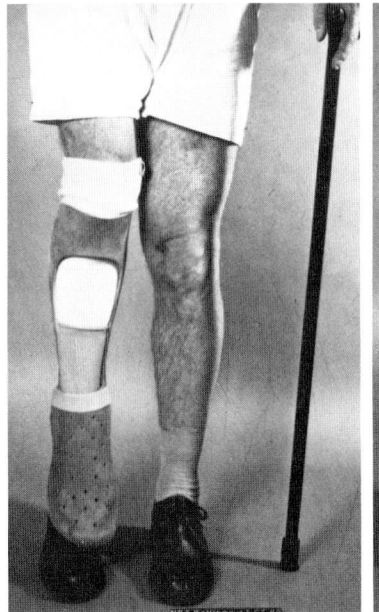
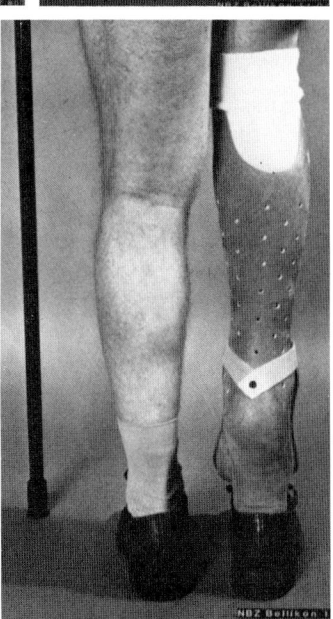

Abb. 2-211 C, D

◄ *Abb. 2-210 A–C* Längenausgleichsorthese im Versorgungsbeispiel mit einer Kniekondylenfassung im PTB-System gearbeitet (*N. Fritsch*, Archiv Fürth)

Abschnitt IIb
Knochen- und Gelenkschäden im Knie-, Oberschenkel- und Hüftbereich

Versorgungsbeispiele mit entlastenden und bewegungsbeeinflussenden Beinorthesen mit Tuberfassung

- Knöcherne Instabilitäten (S. 230)
- Hüftkopfnekrosen (Perthes; posttraumatisch und andere Ursachen) (S. 250)
- Koxitis, Gonitis, Pseudoarthrosen u. a. (S. 257)

Knöcherne Instabilität in Ober- und Unterschenkelbereichen

(postoperativ bei Unterschenkelbrüchen, Pseudarthrosen, Weiterbehandlung von Infektionen, Kniekapsel-Tbc, Störungen der Gesamtkörperstatik, u. a.)

Knieübergreifende Beinorthesen mit und ohne Bewegungssperre im Kniegelenk (KAFO-Typ)

● **Knöcherne Instabilität im Ober- und Unterschenkelbereich:** Längere oder kürzere Entlastungszeiten mittels Beinorthesen setzen bei älteren Patienten in der Regel gute Gangbeherrschung, möglichst unter Verwendung von Konfektionsschuhen, voraus. Gehbügel bereiten oft Gleichgewichtsschwierigkeiten.

● **Schienbeinkopf-Trümmerbrüche** sind bei älteren Frauen nicht selten und erfordern zur einwandfreien Wiederherstellung der Gelenkfläche die operative Unterfütterung mit spongiösem Knochen. Die Stabilität der Gelenkfläche ist danach noch für etwa 3–5 Monate herabgesetzt. In dieser Zeit ist Bewegung zur Wiedergewinnung der Funktion notwendig, aber eine zu frühe Belastung schädlich. Der längere Gebrauch von Gehstützen zur Entlastung ist nicht immer zumutbar.

● **Proximale infizierte Tibiapseudarthrosen** sind bei nichtoperativer Behandlung zu fixieren und zur Vermeidung einer progressiven Achsenabweichung zumindest teilweise zu entlasten. In Abhängigkeit von der Aktivität der Entzündung kann jedoch in diesen Fällen auch eine mechanische Sperrung der Kniegelenksbeweglichkeit notwendig sein.

● Bei **posttraumatischen und idiopathischen** teilweisen **Hüftkopfnekrosen** kann durch eine Umstellungsosteotomie eine bessere Ausheilungschance erzielt und damit ein Kunstgelenk u. U. noch umgangen werden. Zur postoperativen Regeneration des Hüftkopfes ist in diesen Fällen zusätzlich eine apparative Entlastung bisweilen wünschenswert. Eine Kniefixation ist meist überflüssig und wegen der Muskelatrophie eher schädlich. Im Einzelfall ist aber ein sperrbares mechanisches Kniegelenk nicht immer zu umgehen.

● Die **Belastungsfähigkeit des Knochens herabsetzende Krankheitsprozesse** führen z. B. beim *Morbus Paget* zu allmählichen O-förmigen Knochenverbiegungen an Schenkelhals und Ober- bzw. Unterschenkel (Coxa vara, Femur varum, Genu varum, Crus varum). Infolge der damit verbundenen zunehmenden Biegebeanspruchung drohen Ermüdungsbrüche. Schmerzhafter Gelenkverschleiß im Knie- und Fußbereich kommt hinzu. Die operative Stellungskorrektur ist die Methode der Wahl, kann sie nicht vorgenommen werden, verringert eine Orthese die Fehlbelastung. In gleicher Weise kann eine Beinorthese bei Schwächung der Knochenstruktur durch Knochengeschwülste, vor und nach Operationen oder Strahlenbehandlung, angezeigt sein.

■ Bei den vorerwähnten Belastungsinstabilitäten von Knochen oder Gelenkanteilen distal vom Hüftgelenk kann mit einer *stabilisierenden*, **knieübergreifenden** und selbstverständlich *mit einzelnen Hülsenbauteilen modifizierbaren* **Beinorthese** die *Körperlastabnahme am Becken* differenziert werden (Versorgungsbeispiele siehe ab S. 243).

Die mit der *Entlastungsfunktion* untrennbar verbundene apparative Führung und Stabilisierung des ganzen Beines soll, soweit irgend möglich, bei fast voller sagittaler Gelenkbeweglichkeit erreicht werden. Das Schienensystem ist deshalb im Kniebereich mit einem mechanischen Gelenk auszurüsten (s. Abb. 2-118 bis 2-120).

Das *mechanische Kniegelenk* wird im Lageverhältnis zur seitlichen Lotlinie rückverlagert, damit eine gezielte Bewegungsinkongruenz zwischen Bein und Apparat Kniesicherheit bei Belastung und in der Schrittrücklage ergibt.

Das *mechanische Knöchelgelenk* am Sandalenfußteil des Apparates wird dorsal im Anschlag gesperrt und in seiner Winkelbegrenzung auf etwa 95–100 Grad eingestellt, um ebenfalls kniesichernd auf die Gesamtkörperstatik einzuwirken. Es muß dabei berücksichtigt werden, daß zwangsläufig die Beckenbewegung über die Tuberfassung den Bewegungsablauf der unteren Extremität beeinträchtigt. Die Glieder-Gelenk-Kette darf nicht zu zeitig entriegelt oder beschleunigt sein (s. Abb. 2-151 bis 2-154).

Desweiteren müssen bei *markanten Schädigungen des Kniegelenkes die zweigelenkig wirkenden Muskeln besondere Beachtung* finden. Bei den sich nahen Körpergelenken (Hüfte und Knie) ergeben sich relativ kurze Gelenkhebel aufgrund der zweigelenkig konzipierten Muskelansätze. Störungen der Gesamtkörperstatik, beispielsweise durch Balanceunsicherheit, Beckenkippung u. a. stellen sich nicht nur auf ein Gelenk lokalisiert dar. Die achsengerecht erforderliche Lastverteilung erfordert hier die ständige Sperrung des mechanischen Kniegelenkes mit Ausnahme der unbedingt notwendigen Sitzposition (manuelle Kniefeststellung). Die dorsale Anschlagsperre im mechanischen Knöchelgelenk dient dadurch im übertragenen Sinne der Beckenstreckung und vermindert eine quengelnde (zweigelenkige) Muskeleinwirkung.

Etwas abweichend von den vorerwähnten grundsätzlichen Konstruktionsmerkmalen der entlastenden und stabilisierenden Beinorthese stellt sich *speziell die Versorgung bei proximalen Tibiapseudarthrosen* dar. Hier hat die *Stabilisierung* Vorrang. Ähnlich ist auch die Problematik in bestimmten Behandlungsphasen der *Kniekapsel-Tbc*.

Gelenknahe und flächige Oberschenkel-Hülsen unterschiedlicher Länge können anstelle von Schellenbändern eingesetzt werden.

Die indikationsabhängige Wertung und Differenzierung der Ent- bzw. Belastung erfolgt unter Berücksichtigung des Abstandes der freischwebenden Ferse vom Boden und in Abhängigkeit zu evtl. angebrachten Distraktionsvorrichtungen (s. Abb. 2-201).

Die *Tuberfassung* eines kurzen Sitzringschaftes ermöglicht die Verteilung der Körperlast sowohl über das Hüftgelenk auf das Skelett-Traggerüst als auch über die Beckenabstützung auf das vertikale Schienensystem (s. Abb. 2-122).

Aus der Gesamtproblematik einer guten Sitzringformung müssen besonders wichtige Sachpunkte herausgegriffen und im einzelnen dargestellt werden:

Überblick Tuberfassung

In der *Frontalebene* wirkt die Aktionskraft *(Verteilung der Körperlast)* über drei Stützpunkte innerhalb der *Bodenunterstützungsfläche*. Eine leichte Lagebeeinträchtigung des Gesamtkörperschwerpunktes ist wahrscheinlich.

Indikationsbedingt kann diese Lastverteilung durchaus differenziert werden und ist um so besser, je mehr sich die Unterstützungslinien unter dem Hüftgelenk und dem Tuber annähern. Entlastungsfunktionen sind somit über ein weibliches Becken günstiger erreichbar.

In der *Sagittalebene* wirkt dagegen die *Tuberfassung* durch ihre eindeutige Lage, hinter und unter der queren Hüftachse, leider beckenkippend und führt zu unphysiologischen Muskelkontraktionen. Die *entlastende Funktion* der Tuberfassung kann aber dann gewährleistet bleiben, wenn ein *konstanter vorderer Gegenhalt* an der Oberschenkelhülse konstruktiv vor und oberhalb der queren Hüftachse angebracht wird (Abb. 2-212, 2-213).

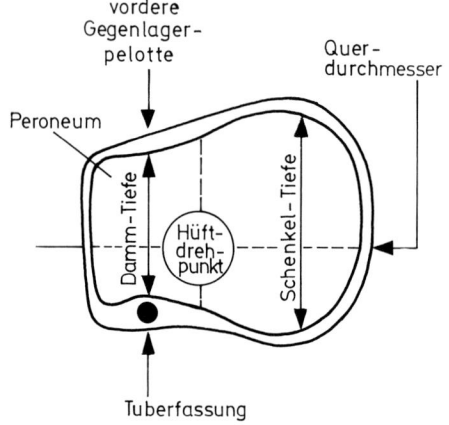

Abb. 2-212 Ein horizontaler Querschnitt im Sitzring-(Tuber-)bereich zeigt schematisch auf, daß die Dammtiefe (begrenzt von vorderem Gegenlager und Tuberaufsitz) sowie der Querdurchmesser (begrenzt von Schambein und Trochantermassiv) relativ wenig Veränderungen erfahren kann. Die Schenkeltiefe ist dagegen maßtechnisch unterschiedlich, weil sich u. a. der Muskeldurchmesser von M. rectus femoris und M. glutaeus maximus stark verändern kann (Abb. 2-212 und 2-213 aus *R. Uhlig,* Vorlesungsskripte)

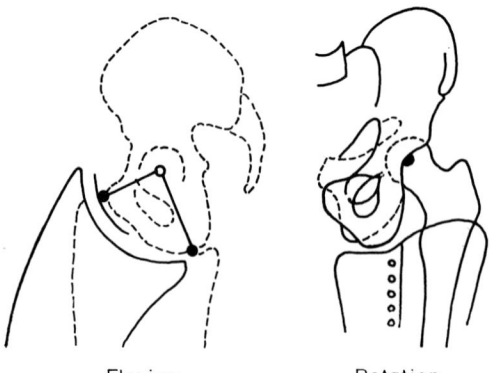

Abb. 2-213 Ein Querschnitt des Beckens in der Sagittalebene zeigt die Probleme der medialseitigen Orthesen-Randgestaltung auf. Die unterschiedlichen Entfernungen vom vorderen Symphysenrand und vom Tuber ossis ischii zum Hüftdrehpunkt können Beugung und Streckung mit der Orthese ungünstig beeinflussen. Der bogenförmig schräge Verlauf des Schambeinastes hat gleichermaßen Einfluß auf die Rotationsbewegungen

Zusammenfassend kann man feststellen, daß erst durch die *Form der Hülse und der Tuberfasssung im Sitzringbereich* eine echte biomechanisch vertretbare Einwirkung der entlastenden Orthesen entsteht. Diese Formung muß desweiteren auch weitgehendst unabhängig von der Handbreite oder Fingerlänge des Orthopädietechnikers bleiben, der den Gipsabdruck durchführt.

Wirkungsschema der Muskulatur im Sitzringbereich (Abb. 2-214)
Formung der Tuberfassung und Hülse im Sitzringbereich (Abb. 2-215, 2-216)
maßtechnische Grundlagen einer Sitzring-Zweckform (s. S. 236, Abb. 2-217)
Formvergleiche im Querschnitt von Sitzringen (s. S. 237, Abb. 2-218 bis 2-222)
Entlastungsfunktion der Tuberfassung (s. S. 240)

Wirkungsschema der Muskulatur im Sitzringbereich

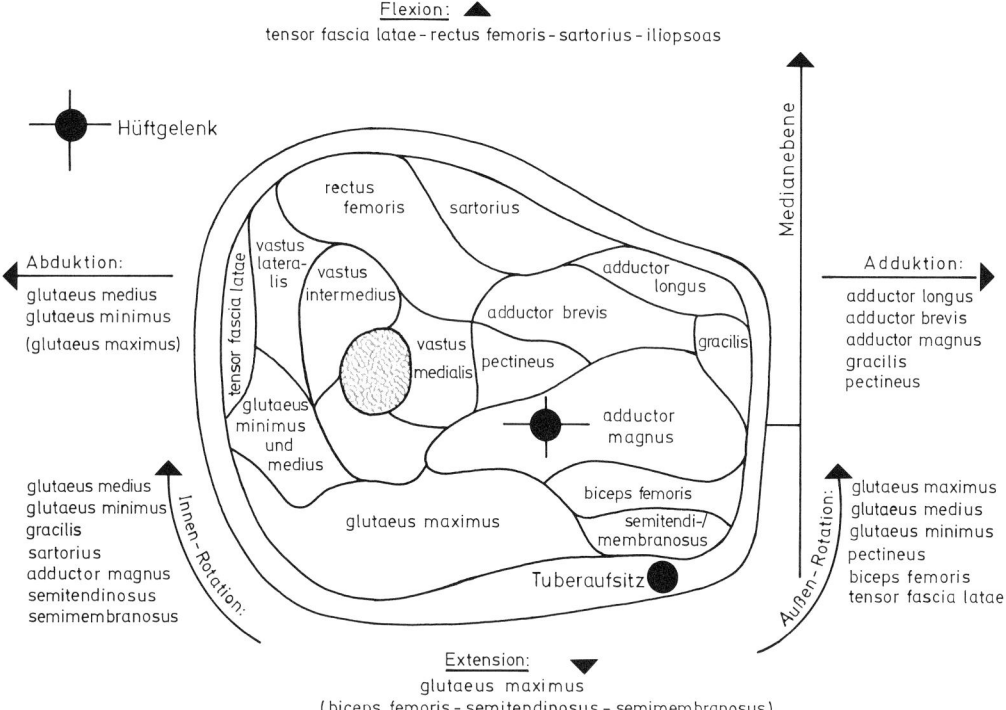

Abb. 2-214 Das Wirkungsschema der Muskulatur, im Querschnitt des Oberschenkel-Sitzring-Bereichs optisch dargestellt, kann eine wertvolle Hilfe für die notwendige Modifizierung der Orthesenhülse aus einer Grundform heraus sein (aus *R. Uhlig:* Vorlesungsskripte)

Formung der Tuberfassung und der Hülse im Sitzringbereich

Das Tuber ossis ischii bietet sich aus anatomischen Gründen ganz von selbst als knöcherne Anstützzone bei entlastenden Maßnahmen an. Die Tuberfassung durch eine Orthese ist dagegen ein besonders strittiger Punkt im Orthesenbau, denn es handelt sich nicht um ein wirkliches Aufsitzen sondern mehr um ein tangentiales Anstützen da die Knochenfläche des Tubers bogenförmig ausgebildet ist.

Die knöchernen und muskulären Verhältnisse am Tuber ossis ischii sind wie vorerwähnt außerordentlich variabel.

Am Tuber setzen die Beugersehnen an (M. Biceps femoris, Semitendineus Semimembranosus). Auch der M. Glutaeus maximus zieht mit seinem unteren Rand schräg über den

Tuberhöcker hinweg. Bei erschlaffter Muskulatur und auch im Stand des Patienten kann man zwar den Orthesenrand gut anmodellieren, jedoch bei kräftiger Muskulatur, bei Anspannung und beim Gang wird der Orthesenrand vom Tuber weg nach dorsal verschoben (s. Abb. 2-65 A/B).

Aus dorsaler Sicht sollte die Tuberfassung horizontal nicht nach außen oder innen ansteigend modelliert sein.

In der Draufsicht gesehen dürfen die Sehnen der Beuger nicht „abgeklemmt" werden und für den M. Glutaeus maximus ist genügend Kontraktionsraum vorzusehen. Ein Verlauf der Sitzbeinfassung, etwa der Gesäßfalte folgend, kann somit dazu beitragen, daß das Becken nicht über die Orthese nach medial abgleitet, ein gutes Muskelrelief im Sitzringquerschnitt trägt dazu bei, daß ein Bein über den lateralen Schaftanteil in diesen hineingleiten kann und damit eine verbesserte Be- bzw. Entlastung begünstigt wird.

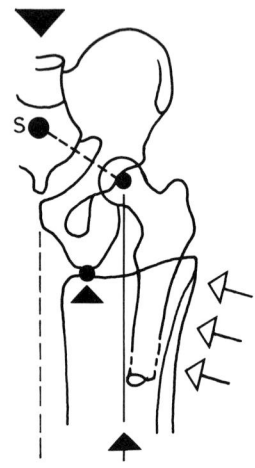

Abb. 2-215 Die Darstellung des dorsalen Orthesenrands bzw. der Sitzringfassung im Verlauf der Gesäßfalte lenkt das Augenmerk besonders auf günstige Drehmomente. Zur Tuberfassung gehört – selbstverständlich indikationsabhängig – eine laterale Flächenunterstützung, ähnlich wie im Prothesenbau

Ein besonders wichtiger der vorerwähnten Faktoren bei der Herstellung entlastender Beinorthesen mit Tuberfassung ist also die **spezielle Form des Sitzringbereiches** am kurzen oder langen Oberschaft (Hülse). Diese Sitzringform mit ihren Be- und Entlastungszonen muß den unterschiedlichen Indikationsstellungen entsprechen und auch die unterschiedlichen anatomischen Voraussetzungen am Patienten berücksichtigen.

Wesentliche Formdifferenzierungen für die orthopädietechnische Einzelindikation ergeben sich zwischen der horizontalen

Querovalform = *Dreieckform mit der Spitze nach medial*
Quadrilateralform = *Rechteckform*
Herzform = *Dreieckform mit der Spitze nach dorsal*
Perineumform = *Dreieckform mit der Spitze nach lateral*

Durch teilentlastende, entlastende oder teilbelastende Abstützung des Körpers am Tuber ossis ischii soll eine Einwirkung auf die Schwerkraftverhältnisse im Stand und Gang erfolgen (Skelett- *und* Weichteilbelastung).

Da diese Abstützung mit ihrem Ansatzpunkt hinter und unterhalb der queren Hüftachse (s. Abb. 2-66) erfolgt, ergibt sich, wie schon erwähnt, der Einfluß auf eine Beckenstellung im kippenden Sinne.

Die Hüftstreckmuskulatur kann, gegensätzlich dazu, meist nicht das Becken strecken weil die Tuberfassung außerhalb der Muskelzuggurtung liegt und die Hüftbeugemuskulatur sehr kontrakturanfällig ist. Nur mittels einer hochgezogenen vorderen Sitzringpartie (*Gocht* 1920) wird in etwa eine Gegenlagerung zur Tuberfassung geschaffen und die Beckenkippung gebremst. Die speziell dazu notwendige Gipstechnik (Abb. 2-99, 2-100) und die dadurch entstehende Sitzringformung ergeben schon fast zwangsläufig eine sogenannte *querovale Form*.

Die Übertragung knochenbedingter Drehkräfte wird leider immer durch die elastische Weichteilpolsterung (Muskulatur, Unterhautgewebe, Haut, u. a.) ermöglicht. Es sollte aber auch Aufgabe einer Sitzringformung sein mittels zweckbedingter Komprimierung (soweit diese lähmungs- oder knochenbedingt durchführbar ist) die Weichteilverschiebungen so gering wie möglich zu halten (s. Abb. 2-212).

Zu den allgemeinen Grundsätzlichkeiten aller Formvarianten gehört es somit, daß das richtige Volumen im Sitzringbereich zur Aufnahme der labilen Weichteilmassen erreicht wird und auch die Profilierung im Sitzringschaft zur individuellen Muskelbetätigung oder Muskelausschaltung beiträgt.

Die konkave oder konvexe Profilierung (Muskelbetten, Muskelpelotten) soll keinesfalls rotationsverstärkend wirken oder Gefäße bzw. Nervenleitungen beeinträchtigen. Sie muß bei möglichem Muskelspiel Bewegungsfreiheit anbieten aber auch andererseits den schwachen Muskelgruppen durch flächige Formgestaltung die notwendigen Anstemmzonen geben.

Ein ganz wichtiger Punkt der Sitzringgestaltung darf nicht vergessen bleiben, es gilt die Druckrotation zwischen Schambein und Hülsenrand bei Beinbelastung oder -beugung zu verhindern (s. Abb. 2-213).

Es ist aus diesen und vielen anderen Gründen heraus nicht nur wünschenswert sondern sogar erforderlich, einen muskulär mitbestimmten Bein-Gipsabdruck zur Orthesenherstellung heranzuziehen um sowohl der entlastenden Beinhaltung (Abdruck in vertikal hängender Position) als auch der abstützenden Beinstellung (Abdruck in vertikal belasteter Position) zu entsprechen. Entscheidend dafür ist verständlicherweise die jeweilige Indikation.

Die Tuberfassung (ap-Ansicht) sollte dem Hüftgelenk angenähert sein um einen günstigen Verlauf der resultierenden Stützlinie und damit die laterale Annäherung der Orthese zu erreichen.

Ein weibliches Becken ist dabei von vornherein durch den breiteren Mittelabstand der Tubera begünstigt.

Ein männliches oder weibliches Becken mit einem den Tuber umfassenden Ursprung von Semi- und Bicepsmuskulatur (Sehnen der M. Biceps, Semimembranosus, Semitendineus) ist ebenfalls auch als begünstigt anzusehen, weil ein spitzer Tuberkontakt zur Orthese (mit schmerzhaft fehlwirksamen Tuberdrehmoment beim Gang) nicht so markant möglich ist.

Im Gegensatz zur bis dahin betonten Tubersitzauflage im Oberschenkelbereich brachte schon *Schnur* (1952), in einem variablen Abstand zum Sitzbein, am Stumpfbett einer Prothese eine sogenannte Tubermulde an. Seine Messungen hatten klarer als bisher herausgestellt, wie stark und in welcher Kurve die Orthese bei der Gangphase um das Becken (den Tuber) bewegt wird.

Nicht unwichtig dazu war die Erkenntnis, daß ein Orthesengang mit einer Abwicklung über den Tuber mit der zwangsläufigen Lordosierung der Lendenwirbelsäule und der Rückverlagerung des Rumpfes unphysiologische Verhältnisse begünstigt.

Die Bewegung der Orthese (aus dem Hüftgelenk gesteuert) darf nicht durch einen extremen Tuberaufsitz zur fehlwirksamen Hebelwirkung aus der Orthese heraus und damit zur ungewollten Beeinträchtigung des Paßsitzes führen. Dieser letztere Punkt ist vor allem in der Überstreckphase beim Gang klar festzustellen und gibt seit *Schnur* Veranlassung mehr zur Tubermulde hin zu arbeiten, als zum eckig betonten Flachaufsitz.

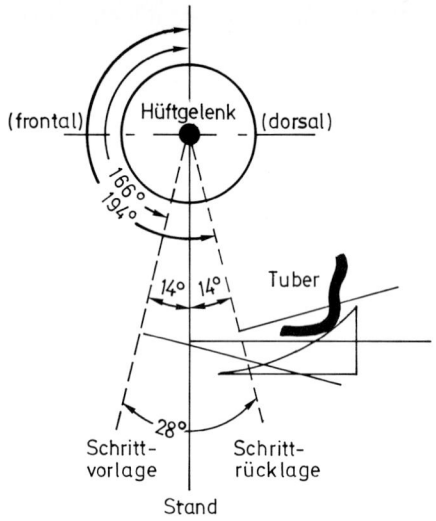

Abb. 2-216 Die Druckkurve bei direktem Tuberaufsitz mit horizontaler Sitzfläche, von *Schnur* für den Oberschenkel-Prothesenbau dargestellt, ist gleichermaßen für den Sagittalschnitt einer Orthesen-Tuberfassung maßgebend (aus *Günther Schnur:* Das Kunstbein. Eigenverlag 1952, S. 139)

Maßtechnische Grundlagen einer Sitzring-Zweckform

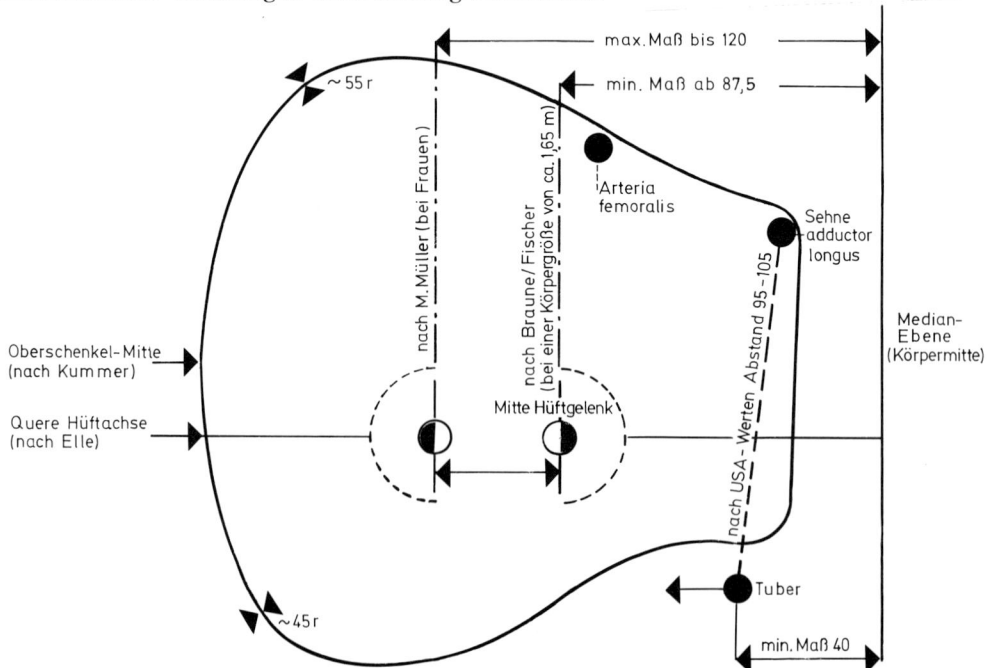

Abb. 2-217 Die Grundlinien und -maße für die quere Zweckformung von Orthesen-Sitzringfassungen sind primär skelettabhängig. Die Angaben verschiedener Autoren, in bezug zu der Medianebene des Körpers gesetzt, ergeben fast überraschend gute und einfache biomechanische Gestaltungsmöglichkeiten (*R. Uhlig,* Original)

Formvergleiche im Querschnitt von Sitzringen *(nach Uhlig)* (Abb. 2-218 bis 2-222)

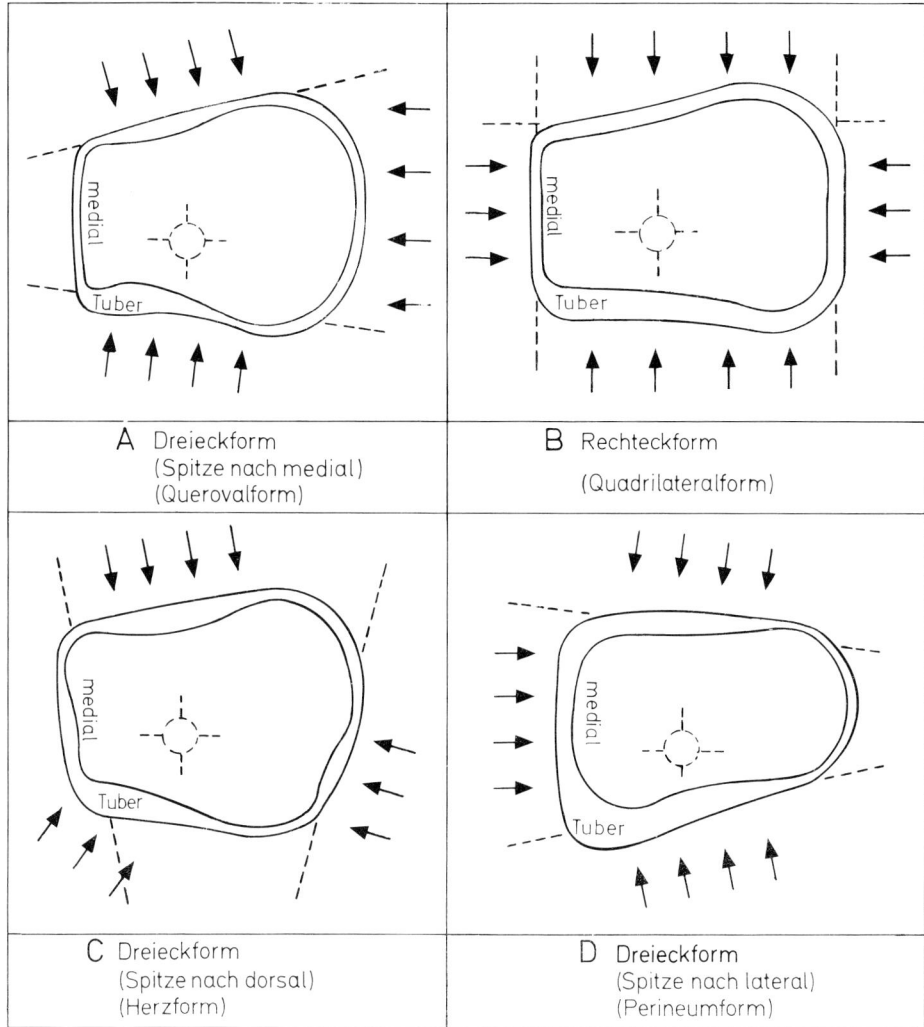

Abb. 2-218 A–D Formvergleich im Querschnitt von Sitzringen (nach *Uhlig*)

Der Einzelwertung im Vergleich der Sitzringformen und der orthopädietechnischen Indikationsmöglichkeiten dienen Überlegungen, die nachfolgend auf den Seiten 238 und 239 dargestellt sind.
Daraus sind die Kriterien ableitbar die zu pathologisch bedingten Modifizierungen dieser Basis-Formen für die Orthesen-Technologie führen müssen.
Diskussionen und Arbeiten an einer verbesserten Grundform für die Prothesen-Technologie ergeben zwar eine Weiterentwicklung des Form-Systems nach *Schnur* (Perineumform/ Dreieckform mit der Spitze nach lateral) in der mit CAT-CAM und SCAT-CAM gekennzeichneten Technologie, aber eine ähnliche Übertragung in die Orthesen-Herstellung ist zur Zeit nicht relevant (*Sabolich, J.:* Contoured Adducted Trochanteric – Controlled Alignment Method *CAT-CAM* (Skeletal CAT-CAM = *SCAT-CAM*) Clinical Prosthetics + Orthotics 9/4 (Fall 1985) 15).

■ Querovalform (Abb. 2-219)

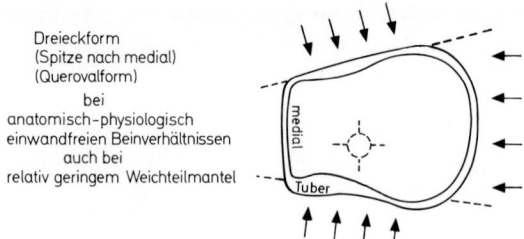

Dreieckform
(Spitze nach medial)
(Querovalform)
bei
anatomisch-physiologisch
einwandfreien Beinverhältnissen
auch bei
relativ geringem Weichteilmantel

- Günstige Lastverteilung kombiniert über Muskel-Weichteil-Mantel und Skelett-Anlagen.
- Muskelverspreizung und Femuranschlag an einer lateral flächigen Sitzringhülse stabilisieren Becken- und Körperhaltung und verhindern die Pseudarthrose zwischen Bein und Hülse.
- Weichteilverschiebungen nach medial werden durch horizontal V-förmige Hülsengestaltung als Kompressionsmantelung genutzt und ergeben beuge-streckseitig eine gute Fixierung im Querschnitt des Sitzringes.
- Alle fehlwirksamen Rotations-Bewegungen sind weitgehend ausgeschaltet, wenn infolge dieser Hülsenform die Muskelmulden entsprechend den Radien der Muskelkontraktionen gestaltet werden können.
- Der Verlauf der Tuberanstützung kann weitgehend nach dem jeweiligen Ursprung und der Anstemm-Möglichkeit der Semi-Biceps-Muskulatur gestaltet werden. Die hinteren Adduktoren greifen in eine Mulde medial neben der Tuberanstützung ein und mindern gemeinsam mit dem Glutaeus maximus, der lateral schräg und flächig neben der Tuberanstützung anstemmt, den direkten, evtl. schmerzhaften Skelettkontakt zur Sitzringhülse.
- Die physiologische Unterstützungslinie auf das Hüftgelenk bleibt durch Ausschaltung fehlwirksamer Tuberdrehmomente weitgehend erhalten.

■ Quadrilateralform (Abb. 2-220)

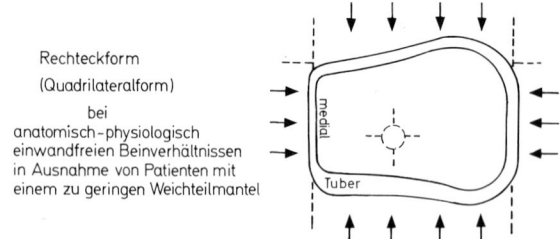

Rechteckform
(Quadrilateralform)
bei
anatomisch-physiologisch
einwandfreien Beinverhältnissen
in Ausnahme von Patienten mit
einem zu geringen Weichteilmantel

- Lastverteilung und Abfangung des Körpergewichts vorwiegend über eine ringförmige, flächige Kompression aller Weichteile. Die Kompression wirkt im Sitzringbereich am stärksten und verringert sich im distalen Verlauf.
- Breite obere Randflächen – dorsal auch quer durchgehend im Tuber-Glutaeus-Bereich (Gesäßfalte) – fangen bei rhythmischer Vollbelastung im Gang und auch bei Teilbelastung des Beines im Stand erhebliche Teile der Körperschwere über eine Oberflächenvergrößerung ab.
- Die Weichteile werden durch relativ gleichmäßige Flächenpressung auf den vier Bewegungsseiten (Flexoren, Extensoren, Abduktoren, Adduktoren) als Kompressionsmantelung genutzt. Es ergibt sich im Querschnitt gesehen besonders beuge- und streckseitig

in der Hülse eine gute Fixierung, wenn der vordere, obere Orthesenrand besonders hoch über die Leistenbeuge hinaus angelegt wird.
- Viele fehlwirksamen Rotations-Bewegungen sind ausgeschaltet, da auch bei dieser Hülsenform Muskelbettungen entsprechend der Muskelkontraktionen gestaltet werden.
- Der Verlauf der Tuberanstützung kann weitgehend nach dem jeweiligen Ursprung und der Anstemm-Möglichkeit der Semi-Biceps-Muskulatur gestaltet werden. Die hinteren Adduktoren greifen in eine Mulde medial neben der Tuberanstützung ein und mindern gemeinsam mit dem Glutaeus maximus, der lateral schräg und flächig neben der Tuberanstützung anstemmt, den direkten, evtl. schmerzhaften Skelettkontakt, zur Sitzringhülse.

■ **Herzform** (Abb. 2-221)

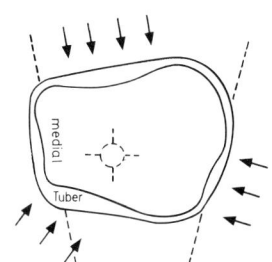

Dreieckform
(Spitze nach dorsal)
(Herzform)

evtl. bei
teilatrophischer, noch etwas belastungsfähiger Muskulatur, nicht möglichem gezieltem Muskeleinsatz zur Hülsensteuerung, Ursprung der Semimuskulatur an der Tuberinnenseite, fehlender lateraler Anstützmöglichkeit

- Rotationsbeeinflussung (Minderung der Bein-Hülsen-Pseudarthrose) durch dorsolaterale, konvexe Femurpelotte.
- Aktivierungsversuch der Muskelarbeit durch leichte Hülsenprofilierungen im Muskelbereich Strecker – Beuger.
- Abfangen des Tuberdruckes durch Schräganlage der Hülse im Gluteal-Semimuskelbereich (diagonale Gegenlagerung ist die Rectusmulde).
- Vordere mediale Adduktorenmulde mindert den Adduktorendruck, der diagonal durch die Glutaeus-Spange entsteht und durch die mediale Verdrängung der hinteren Adduktoren nach vorn leider noch begünstigt wird.

■ **Perineumform** (Abb. 2-222)

Dreieckform
(Spitze nach lateral)
(Perineumform)

evtl. bei
stark atrophierter Muskulatur älterer Patienten, Lähmung der Abduktoren und Extensoren, gewebsbedingter Einschränkung, der Tuberbelastung oder der Weichteilstraffung im Perineum

- Rotationsbeeinflussung (Minderung der Pseudarthrose zwischen Bein und Hülse) durch Femur-Spange.
- Schmerzdruckminderung durch Vermeidung einer zu straffen Tuberanstützung.
- Schmerzdruckminderung durch Vermeidung einer Einengung im Perineumbereich, Schaffung eines Weichteilpolsters.
- Verstärkung des Muskeleinsatzes, besonders im Adduktorenbereich durch breitflächige Hülsenanformung.
- Minderung des Becken-Abgleitvorganges durch breitflächige mediale Konvexität (Gegenlagerung) an der Frontalseite.

Entlastungsfunktion der Tuberfassung

Die Therapie einer ganzen Reihe der vorstehend aufgeführten orthopädischen Erkrankungen des Hüftgelenkes erfordert die apparative Entlastung des coxalen Femurendes. Hierdurch soll ein möglichst gutes Heilungsergebnis erzielt werden. Diese Forderung ist dann erfüllt, wenn die Belastung des Körpergewichtes nicht mehr voll auf das Hüftgelenk einwirken kann. Unter bestimmten Voraussetzungen (z. B. Epiphysenlösung, M. Perthes, Nekrosen des coxalen Femurendes anderer Ätiologie, Coxarthrose) muß aber auch der Druck auf das nicht durch eine Orthese versorgte Hüftgelenk der anderen Beckenseite möglichst gering gehalten werden.

Angeregt durch die Untersuchungen von *Pauwels* über die mechanische Beanspruchung des Schenkelkopfes hat *Engelhardt* den Versuch unternommen, auf gleichem Wege die Auswirkungen einer Orthesen-Abstützung am Tuber ossis ischii zu berechnen. Mittelpunkt seiner Analyse war die Feststellung: ob und in welchem Umfang dadurch das Hüftgelenk entlastet wird.
Zur vollkommenen Entlastung des Hüftkopfes sollte dabei auch gewährleistet sein, daß die Muskulatur nicht das zu entlastenden coxale Femurende in die Hüftgelenkspfanne stemmt, da hierdurch ein erneuter Druck durch eine umgekehrt wirkende Kraft entsteht.

Bisher wird u. E. noch zu wenig formdifferenziert versucht, mit einer relativ genormten Tuberfassung (Tubersitzbank), die Körperlast unter Umgehung des Hüftgelenkes direkt auf eine Orthese zu übertragen. Die Entlastungs-Orthese soll dann, wenn das übrige Bein frei schwebt, das Hüftgelenk von jeder Druckbeanspruchung frei halten. Diese Vorstellung ist durchaus denkbar, solange man den Patienten unter bestimmten Voraussetzungen nur im Stand betrachtet und zusätzliche dynamischen Komponenten außer acht läßt. Eine Voraussetzung dafür wäre schließlich nur die vollkommene Gleichgewichtslage.

Pauwels zeigte in seinen klassischen Untersuchungen aber einen anderen Weg, indem er neben einer dreidimensionalen Betrachtungsweise folgerichtig die dynamischen Kräfte, die während der Bewegung einwirken, in seine Berechnungen mit einbezog. Unter Zugrundelegung der Arbeiten *W. Braunes, O. Fischers* (1895) und *A. Ficks* (1904) berechnete er in dem Kapitel „die Druckbeanspruchung des Schenkelkopfes während der Standperiode des Ganges" die statische Belastung des Schenkelkopfes bei einem 58,7 kg schweren Mann mit 175 kp, also etwa dem Dreifachen des Gesamtkörpergewichtes und die dynamische Belastung mit 258 kp.
Die Belastung des Femurkopfes beim Gang während der Standbeinperiode steigt also auf etwa das 4½fache an.
Es war nun tatsächlich zu untersuchen, inwieweit gleiche oder ähnliche Verhältnisse beim Tragen eines orthopädischen Hilfsmittels auftreten oder auftreten können.

Boroske und *Matthiaß* (1967), später *Schilling, Theyson* und *Härle* (1981) haben über elektromyographische Untersuchungen eine Klärung der Frage versucht. Sie kamen zu Teilergebnissen bei Thomasschienenträgern. Sie fanden keine signifikante Aktivitätsminderung bei der Benutzung derselben und sind der Auffassung, daß die Thomasschiene eine Hüftentlastung erlaubt, die jedoch deutlich hinter der nach mechanischen Gesetzen berechneten zurückbleibt.
Allerdings können diese Befunde nicht ohne weiteres eingeordnet werden. Der Gang mit einer Thomasschiene unterscheidet sich stark von anderen Entlastungsorthesen, da in ihr keine Gelenke enthalten sind. Außerdem hat dieser Schienentyp nur einen oft unzurei-

chend orientierten Fußbügel über dem abgerollt wird und letztlich war auch hier nichts über die Wegkurve des Schwerpunktes enthalten.

Einen ähnlichen Weg gingen *Weiß* (1960) und *Thomaszewska* (1962) bei Prothesenträgern. Sie fertigten Elektromyogramme nach verschiedenen Methoden und unter veränderten Bedingungen an, um Grundlagen für Operationsmaßnahmen zur Sofortprothesenversorgung und Aussagen zur Verbesserung der Muskelversorgung nach der Operation zu bekommen.

Engelhardt (1968) hat in einem *Pauwels* angeglichenem Verfahren seine Vergleichswerte statischer und dynamischer Berechnungen zur Entlastungsfunktion des Tubersitzes durch E.M.G.-Befunde theoretisch gefestigt und bestätigt.

Engelhardt schreibt darüber:

„... Grundsätzlich mußte zwischen mehreren Anwendungsformen der orthopädischen Hilfsmittel unterschieden werden. Einmal schwebt das zu entlastende Bein ohne jeglichen Kontakt über dem Erdboden, zum Zweiten steht das Bein noch auf der Unterstützungsfläche in der Orthese.

Im Extremzustand kann das zu entlastende Bein vollkommen unbelastet sein, wenn der Schwerpunkt in der Verbindungslinie zwischen Tuber ossis ischii und dem Drehpunkt des gesunden Hüftgelenkes liegt. Dies würde jedoch eine zunehmende Lateralverbiegung der Wirbelsäule bedeuten.

Jeder im Bereich der Orthopädie Tätige weiß, daß eine solche von der Wirbelsäule her gesehene Fehlstatik zu Überlastungsschäden an Muskulatur, Bandapparat sowie den knöchernen Elementen etc. der Achsenorgane führt.

Der Körper wird diese beschriebene Stellung nicht einnehmen, sondern eine Mittelstellung, wenn auch unter Einsatz fehlwirksamer Kräfte.

Eine derartige Kraft kann durch den Zug der kontrahierten Muskulatur, eventuell durch Bänder oder durch den Schienendruck ausgeübt werden. Normalerweise wird sie aus Muskelzug und Schienendruck zusammengesetzt sein. Welches Element die Kraft ausübt ist jedoch unerheblich, sie geht auf jeden Fall in den Kraftarm, dargestellt durch die unteren Extremitäten, ein und führt so rückwirkend zu einer Einstauchung des proximalen Femurendes in die Hüftgelenkspfanne.

Bei einem dreifach unterstützten Stand, also Tuberabstützung und Aufstehen beider Beine auf dem Boden, verteilt sich wiederum das Gewicht in jedem Fall umgekehrt proportional der Länge des Lotes von der Schwerpunktslinie zum Stützpunkt.

Schon allein diese Betrachtungen beweisen, daß die individuelle Anpassung eines orthopädischen Hilfsmittels eben nur unter ganz bestimmten Kriterien erfolgen kann.

Eine volle Entlastung der Hüfte kann nicht erwartet werden, es sei denn, es werden starke Verbiegungen der Wirbelsäule in Kauf genommen. Ist dies aus irgendwelchen pathologischen Gründen nicht möglich, so kann eine hundertprozentige Druckentlastung niemals erwartet werden. Würde sie aber erzwungen, so müßte daraus eine erhöhte Belastung der Wirbelsäule entstehen, die noch nicht berechnet ist.

Es wurde eingangs auch noch nicht in Betracht gezogen, daß während des Ganges die Gesamtkonstruktion instabil ist und sich um den Fußpunkt drehend, in Richtung des Schwungbeines kippen müßte. Ausgleichsbewegungen des Schwerpunktes, also Beschleunigungskräfte verhindern dies zum Teil.

Weiterhin wird der Sturz dadurch verhindert, daß das Schwungbein diese Bewegung beim Aufsetzen auf den Fußboden abfängt.

Meine Untersuchung erstreckte sich jedoch nicht auf den Gesamtkörper, sondern nur auf das Hüftgelenk. Um das Hüftgelenk bzw. die Drehebene am Tuberaufstützpunkt konnten Gleichgewichtsbedingungen von mir aufgestellt werden unter der Annahme, daß in der Hüfte während eines aus dem Gangablauf herausgegriffenen Momentes keine Bewegung stattfinden soll. Das heißt, der Gangablauf ist in kleine Teilphasen zerlegt, in denen die Bewegung sozusagen kurzzeitig angehalten wurden. Das Drehmoment ist infolge der Einwirkung innerer und äußerer Kräfte gleich null.

Der Ablauf wurde in zwei Gruppen aufgegliedert, einmal die Berechnung rein statischer Kräfte in einer Periode des Standbeinphasenablaufes und danach Einführung der dynamischen Kräfte als zusätzliche Belastung.

Zur Bestätigung der rechnerischen Belastungsgröße wurden elektromyographische Untersuchungsergebnisse herangezogen. Aus diesen geht hervor, daß die Adduktorenmuskulatur bei dem tuberunterstützten Gang während der Standbeinphase hohe E.M.G.-Ausschläge zeigt. Amplitude und Frequenz sind gesteigert, was auf eine erhöhte Kraftentfaltung schließen läßt. Ein charakteristisches Ansteigen dieser E.M.G.-Werte ist damit ein Beweis für die Kraft, die die Muskulatur in bestimmten Gangabschnitten aufzubringen hat. Im Vergleich mit dem gesunden Bein fällt besonders auf, daß die Adduktoren eine erhebliche Kraft entwickeln müssen. Da die Drehebene frontal durch den Tuberaufstützpunkt geht, haben die Muskeln, die am Tuber ossis ischii ansetzen, eine Extensorenwirkung am unterstützten Bein. Ein Vergleich mit dem Weg, Geschwindigkeits- und Beschleunigungskurven in sagittaler Ebene zeigt besonders deutlich, daß das Ansteigen der Größe der E.M.G.-Signale sich mit diesen Kurven deckt.

Im einzelnen hängen aber errechnete Werte von der Umstellung des Patienten auf das neue Gangschema ab. Dieses müßte für die Therapie individuell nach dem erhobenen Muskel- und Skelettbefund aufgestellt werden, um die Belastung dorthin zu lenken, wo sie am besten ertragen werden kann. Im Beispiel möge daran gedacht werden, daß bei einem Teil der Hüfterkrankungen an einem Bein die zweite Hüfte potentiell gefährdet ist. Dabei würde eine Schwerpunktveränderung in Richtung Tuber ossis ischii bei einem Gangschema mit kurzen Schritten und geringer Geschwindigkeit günstig sein.

Unter Zugrundelegung der Tatsache, daß sich durch Änderung oder Einführung von Größen (Teil-Abstützung am Tuber ossis ischii, Anbringen eines Längenausgleiches am gesunden Bein, Einsatz neuer Muskelgruppen, etc.) die Werte verschieben, ist eine allgemeine gültige Absage nicht erzielbar, zumal auch Schrittlänge und Geschwindigkeit subjektivem Einfluß unterliegen.

Als konkreter Punkt der Betrachtung ist die Druckbeanspruchung pro cm^2 am Caput femoris anzusehen. Hierbei ist ein Hinweis von *Kummer* mitbenutzt, der nachweist, daß die Belastungsfläche nur einen Teil der Kalotte des Oberschenkelkopfes ausmacht. Ähnliche Angaben wurden von *Pauwels* und auch *Marneffe u. Mitarbeiter* etc. gemacht.

Die Normalbelastung wird mit $16,6\,kp\,cm^2$ angegeben. Bei deformierten oder zystisch degenerierten Köpfen verringert sich die lastaufnehmende Fläche und die Belastung umgekehrt proportional. Die Flächengrößen müßten für den Einzelfall aus dem Röntgenbild geschätzt werden. Es zeigt sich, daß bei Entlastung am Tubersitz keine vollkommene Druckfreiheit im Gang erreicht wird. Die Gesamtbelastung beträgt $134,69\,kp$. *Pauwels* (1965) hatte für den Normalgang $258,0\,kp$ errechnet. Im Stand ist eine Belastungsfreiheit nur dann möglich, wenn durch Verlagerung des Körperschwerpunktes das Lot aus dem Massenschwerpunkt des Teilkörperabschnittes auf der Strecke zwischen Tuber ossis ischii und dem Drehpunkt des gesunden Hüftgelenkes liegt.

Zur Wertung der Untersuchung für die Anwendungstechnik muß dann noch die Masse der Orthese in die Berechnung miteinbezogen werden. Im Stand ist das Gewicht der Orthese nicht zu beachten, da die Drehebene darüber liegt. Wird aber das Bein mit dem orthopädischen Hilfsmittel zum Schwungbein, darf das Gewicht des orthopädischen Hilfsmittels nicht unberücksichtigt bleiben. Wägungen bei Orthesen mit einer Sitzhöhe von etwa 83 cm ergaben mittlere Extremwerte zwischen 1,7 kg und 4,2 kg bei einem untersuchten Kollektiv von über 30 Schienen.

Bauform (Thomasschiene oder Orthese mit Fußbügel und Schweizer Sperre etc.) und Baumaterial (Aluminiumschiene, Kunststoffschiene, Stahlschiene und Messingteile) verändern somit das Gesamtgewicht und die Einzelbedingungen entlastender Maßnahmen erheblich."

■ Die vorstehend abgehandelten Kriterien der entlastenden und bewegungsbeeinflussenden Funktion von **Beinorthesen mit Tuberfassung** bestimmen die nun folgenden Versorgungsbeispiele bei knöchernen Instabilitäten (Abb. 2-223 bis 2-234).

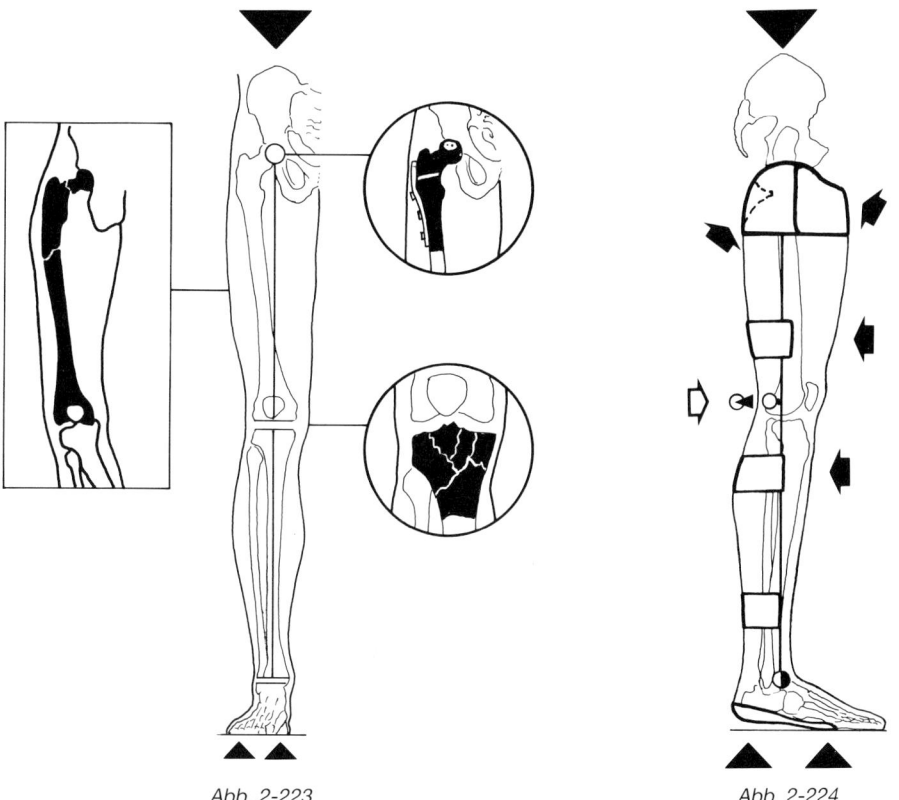

Abb. 2-223

Abb. 2-224

Abb. 2-223 Die Instabilität des Beinskeletts führt bei Belastung zu fehlwirksamer Kraftwirkung und zu gestörten Gleichgewichtsverhältnissen (Abb. 2-223 und 2-224 aus *R. Uhlig:* Vorlesungsskripte)

Abb. 2-224 Standphasensicherung und Beinentlastung werden durch die bewußte seitliche Position der Schwerlinie zwischen Tuberfassung und vorderer Gegenlagerpelotte mitbestimmt. Eine genaue Lage der Bodendruckaufnahmeflächen ermöglicht manchmal über den dorsalen Fußgelenkanschlag die Absicherung eines zum Lot rückverlagerten Kniedrehpunkts. Eine Kniegelenks-Sperrung ist allerdings generell nicht vermeidbar

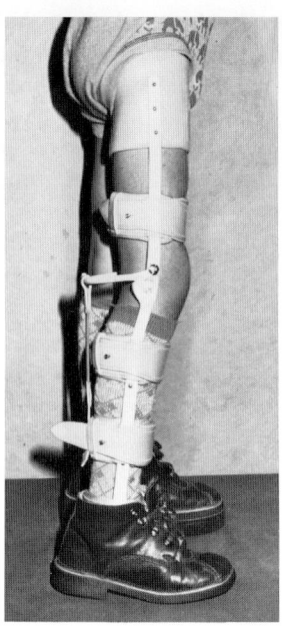

Abb. 2-225 Knieübergreifende Entlastungsorthese mit oder ohne Bewegungssperrung des anatomischen Kniegelenks (Abb. 2-225 und 2-226 *R. Uhlig,* Archiv)

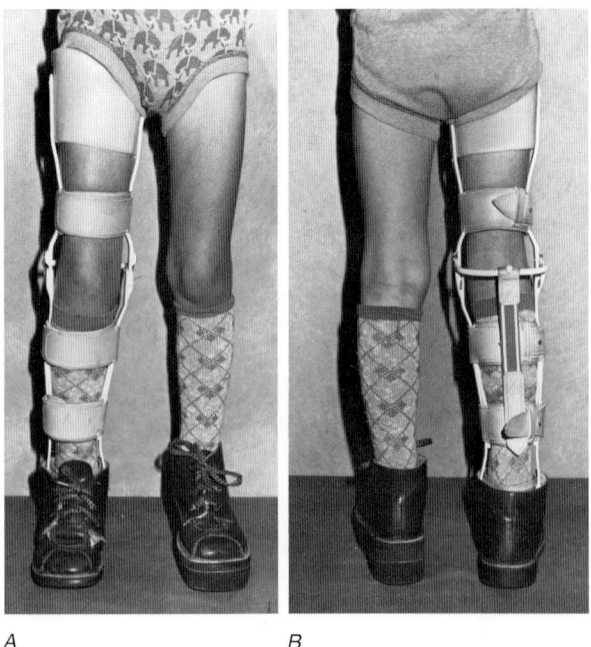

A B

Abb. 2-226 A/B Ansichten eines konventionellen Versorgungsbeispieles (bei aneurysmatischer Knochenzyste) mit 4-Schellenapparat, Bewegungssperre, sowie Höhenausgleich auf der Beingegenseite

Knochen- und Gelenkschäden im Knie-, Oberschenkel- und Hüftbereich 245

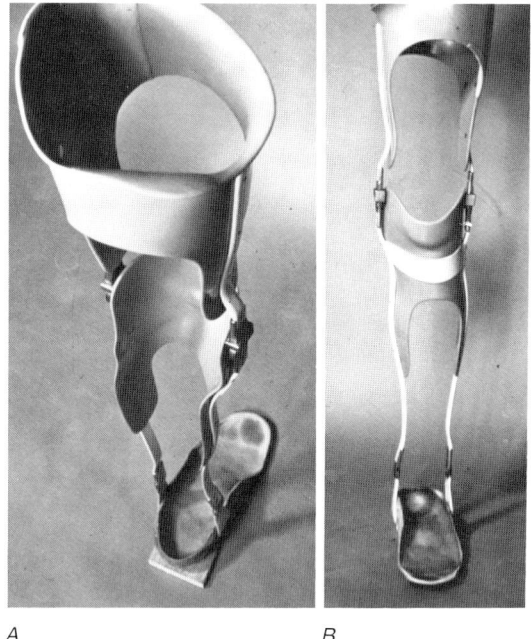

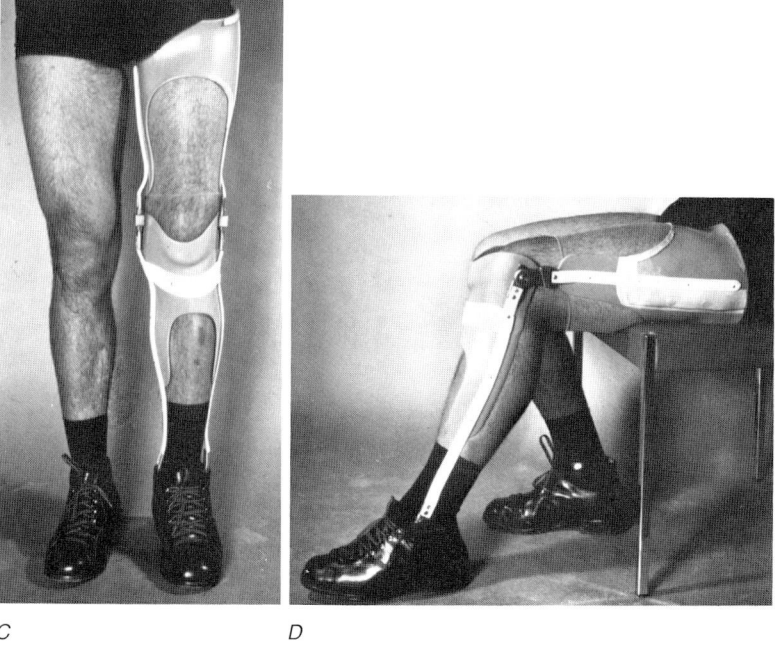

Abb. 2-227 A–D Beispiel eines teilentlastenden Hülsenapparats mit Tuberfassung über einen geschlossenen Ringschaft (schmerzhafter Zustand nach Tibiakopffraktur mit leichter Beugekontraktur im Kniegelenk). Seitliche Führungsflächen oberhalb des Kniegelenks, eine Kondylenhalbhülse im PTB-System und ein Sandalenfußteil mit Konfektionsschuh ermöglichen diese Rahmenkonstruktion in Dreipunkt-Wirkung. Eine sperrbare Kniebewegung wird durch die freibewegliche Fußbewegung ergänzt (*NBZ Bellikon*, Archiv)

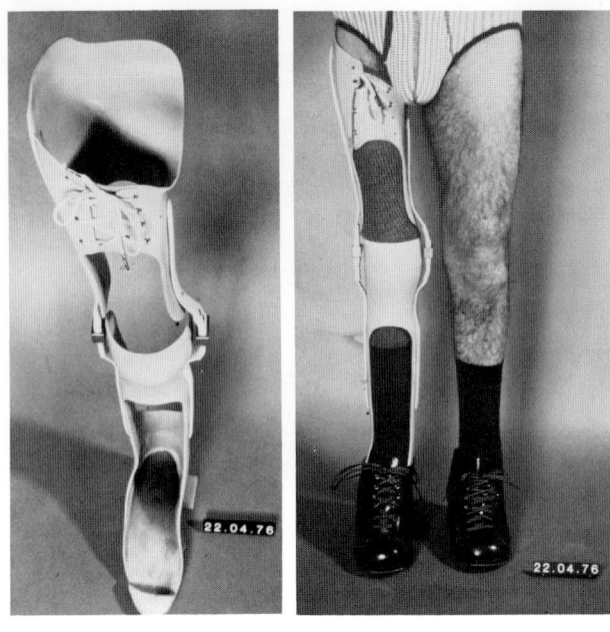
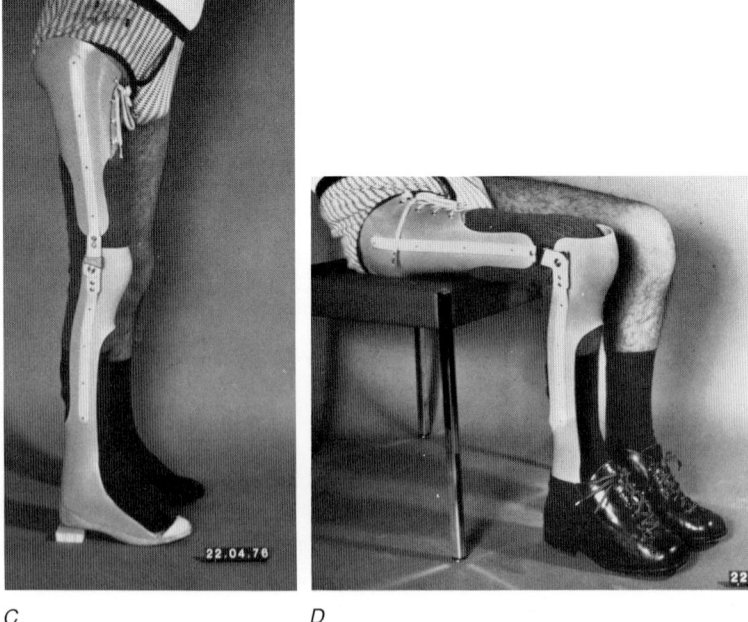

Abb. 2-228 A–D Beispiel eines entlastenden Hülsenapparates mit Tuberfassung über einen schnürbaren (nachstellbaren) Ringschaft. Die Knie- und Hüftbeugestellung erforderten eine sperrbare Kniemechanik und eine Kniefassung mit einer Kondylenhalbhülse im PTS-System. Die Beinlängenverkürzung (ca. 8 cm) und die Sperre der Fußbewegung erforderten ein Fußteil im Abrollsystem. Die Fixierung am Fuß wird durch den Maßschuh erreicht (*NBZ Bellikon,* Archiv)

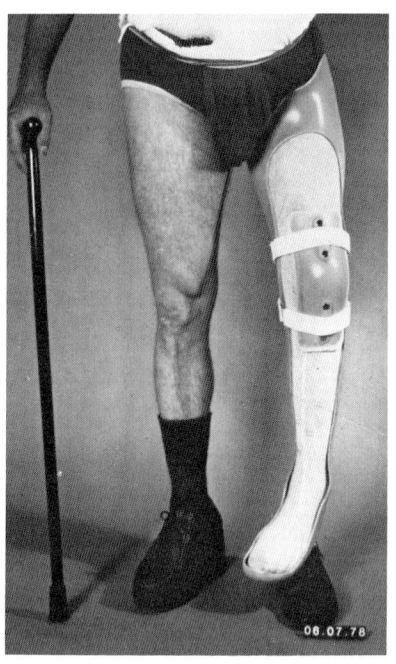
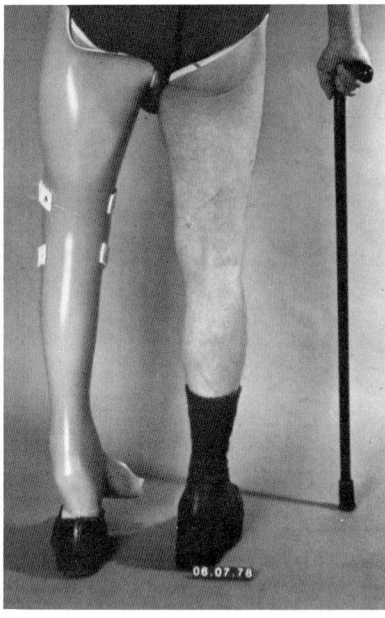
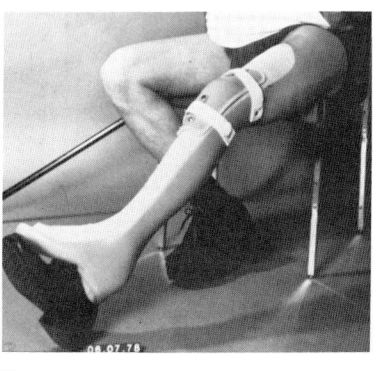

Abb. 2-229 A–D Entlastender Hülsenapparat für das ganze Bein, im Patientenbeispiel bei hochgradiger Beinfehlstellung (Infektpseudarthrose und Varusfehlstellung des Oberschenkels, Versteifung des Kniegelenks und Lähmungsklumpfuß nach Mehrfachverletzungen). Das Doppelfußsystem erbrachte die statisch notwendige Unterstellung der Bodenauftrittsfläche und den Vorteil der Verwendung von Konfektions-Schuhwerk (*NBZ Bellikon,* Archiv)

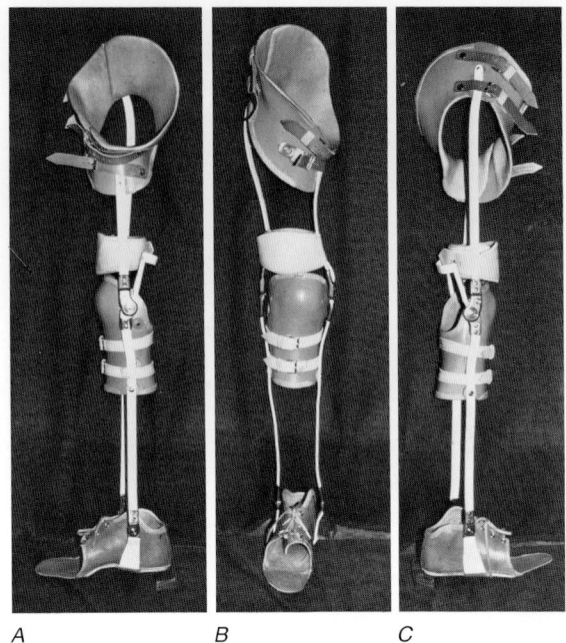

A   B   C

Abb. 2-230   A–C Knieübergreifende Entlastungsorthese mit Bewegungssperre im Kniegelenk, mit flächig hochgezogener Tuberfassung in Schalenbauweise und mit PTS-Kondylenfassung (Vorder- und Seitenansichten) (Abb. 2-230 bis 2-232 R. Uhlig, Original)

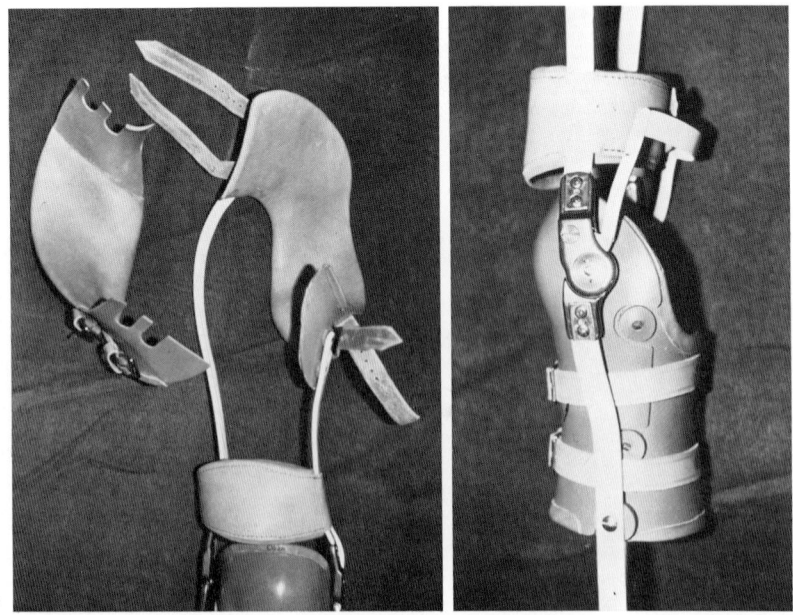

Abb. 2-231   Abb. 2-232

Abb. 2-231   Tuberfassung in Schalenbauweise, zweiteilig formstabil hergestellt, wobei eine ventrale Schale (mit Gegenlagerfunktion zum Tuber) einer zu starken Beckenkippung vorbeugt. Aus pflegerischen Gründen wurde des weiteren eine laterale Anlage im Trochanterbereich vermieden

Abb. 2-232   PTS-Kondylenhülse in Schalenbauweise, mit einer von vorn aufschiebbaren Kappe hergestellt, um das Anziehen des Apparats wesentlich zu erleichtern

Knochen- und Gelenkschäden im Knie-, Oberschenkel- und Hüftbereich   249

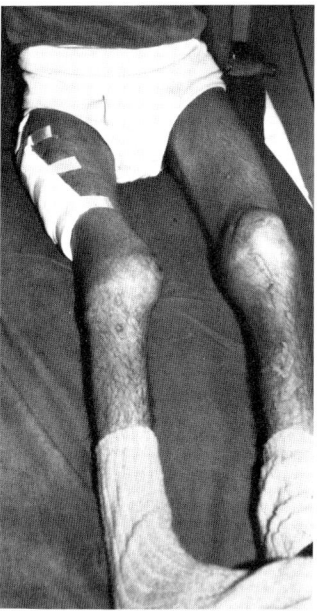

Abb. 2-233 Patient vor der orthopädietechnischen Versorgung. Diagnose: Zustand nach Multitrauma, u. a. mit Oberschenkelfrakturen bds. sowie Pseudarthrose und Osteomyelitis li. Paresen beider Beine, Außen- und Kreuzbandausriß rechtes Knie (*R. Uhlig,* Archiv)

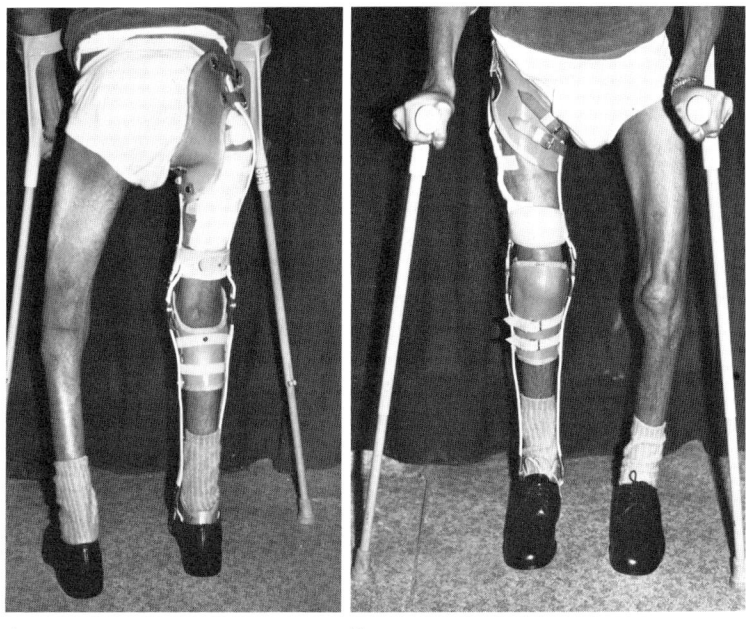

A B

Abb. 2-234 A/B Entlastungsorthese im Anwendungsbeispiel (*R. Uhlig,* Archiv)

Hüftkopfnekrosen
(Perthes; posttraumatisch und anderer Ursache)
und hüftgelenknahe Knochenverletzungen u. a.

Knieübergreifende Beinorthesen mit Sitzringschaft (KAFO-Typ)
(im System Thomas-Hepp-Schnur)

Alternativ:
Knieübergreifende Beinorthesen mit PTF-Ringschaft (HKAFO-Typ)
(im System Volkert)

● Die allgemeine und zeitlich begrenzte Entlastung des Hüftgelenkes wegen **nekrotischer Erweichung der Hüftkopf-Epiphyse** bei Perthes-Erkrankung (biologische Plastizität nach *Salter* 1969) wird als wichtiges Behandlungsprinzip angesehen. Die erforderliche Herabsetzung des Gelenkdruckes kann neben der Wegnahme der Körperlast auch durch operative Vergrößerung der Tragfläche oder durch Änderung der Belastungsrichtung erreicht werden (Varisierungs- oder Beckenosteotomie).

Eine einfache Entlastung ohne besondere Rücksicht auf die Gelenkform wird seit Jahrzehnten mit einer vom ursprünglichen *Thomas-Splint* (*Behelfsschiene für Schußbrüche* 1890) abgeleiteten und ihm nur noch entfernt ähnlichen *entlastenden Orthese* vorgenommen.

Als Vorteile werden eine einfache Bauweise und geringes Gewicht angegeben. Dies stimmt nur dann, wenn im Kindesalter auf eine Kniefeststellung verzichtet werden kann und auch keine besonderen Anforderungen im Hinblick auf eine spezielle Sitzring-Schaft-Formung mit genauen Zentrierungswinkeln bestehen.

Die zur ausreichenden Entlastung notwendige starke Überhöhung der Gegenseite und die nicht ideale Einstellung des Kopfes in die Pfanne bei Verwendung eines einfachen Oberschenkelteiles haben dazu beigetragen, daß wieder mehr die individuelle orthopädietechnische Versorgung rezeptiert wird.

Günstig ist also die Zentrierung des Schenkelkopfes in Abspreiz- und Beugestellung unterschiedlichen Ausmaßes. Der Wert einer gleichzeitigen Innenrotation des Hüftgelenkes ist wegen der dabei größeren Kapselspannung umstritten. Bei stärkerer Abspreiz-Beugestellung wird eher in einer entspannenden Außenrotation ein guter Kopf-Pfannen-Kontakt zur gegenseitigen Formung der Gelenkkörper während der etwa 1-3jährigen Erholungsphase erreicht (*Imhäuser* 1970, *Saito* u. a.). Zur Erreichung dieses Zieles ist die Anbringung einer Beckenfassung am Beinapparat notwendig.

Nachteilig ist dabei die erhebliche Bewegungsbehinderung aller drei großen Beingelenke und die schlechte Kosmetik durch die Schienenführung. Es ist daher schwer, Kind wie Eltern von der Notwendigkeit dieser optisch unschönen Versorgung zu überzeugen und zur Annahme zu bewegen.

Bei Erkrankungen oder Verletzungsfolgen mit **bestehenden oder drohenden Hüftkopfnekrosen** im Jugend- und jüngerem Erwachsenenalter wird schon wegen der größeren Extremitätenlänge eine *entlastende Orthese mit mechanischer Kniefeststellung* gegeben. Indikationen dafür sind beispielsweise operativ behandelte akute Epiphysenlösungen, Hüftgelenks-Luxationsfrakturen, Schenkelhalsfrakturen sowie Hüftkopfnekrosen unbekannter Ursache.

Bei **Osteolysen im Hüft- und Schenkelhalsbereich** sowie bei bestimmten Formen pertrochantärer Oberschenkelbrüche ohne mediale Knochenabstützung kann nach Plattenosteosynthese vorübergehend ebenfalls eine Entlastungsorthese nötig sein.

Hüftkopfnekrosen 251

Schlaffe atrophische Schenkelhals-Pseudarthrosen können bei Inoperabilität oder postoperativ nach Spanverpflanzung auch Anlaß für eine Orthesenverordnung sein. (Abb. 2-235 bis 2-237).

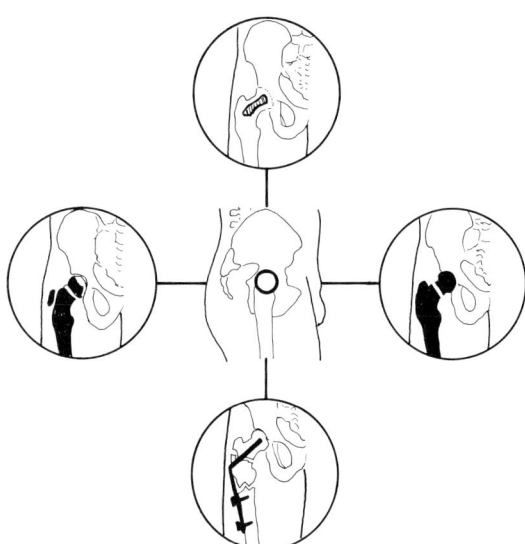

Abb. 2-235 Belastungs- und Bewegungsstörungen bei Knochenerkrankungen oder -verletzungen im Hüftgelenksbereich erfordern gelenknah eine sehr individuelle Formung der tuberfassenden und damit entlastenden Oberschenkelhülsen (Abb. 2-235 und 2-236 aus R. Uhlig: Vorlesungsskripte)

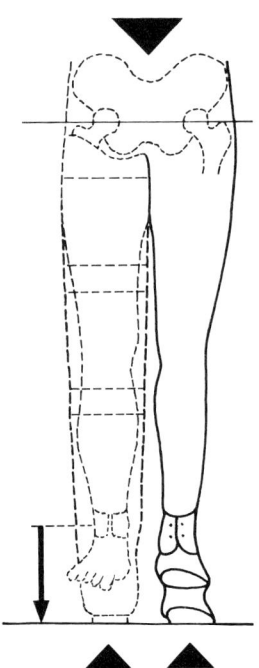

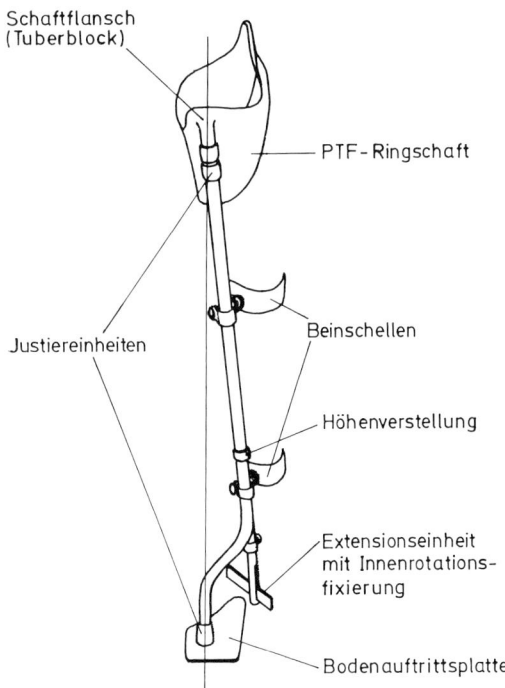

Abb. 2-236 Zur Druckminderung im Hüftgelenk und zur gleichzeitigen Verringerung des Beingewichts werden lotgerecht Distanzen zwischen Bodenfläche und Becken vergrößert sowie Bewegungen beeinflußt

Abb. 2-237 Eine individuelle Druckverteilung und Entlastung im Hüftgelenk kann indikationsnotwendig mit dem Schienensystem der Mainzer Hüftgelenksorthese nach *Volkert* erreicht werden. Justierungen führen zur größeren Flächendeckung im Hüftkopfbereich (*R. Volkert*, Orthop. Mainz-TO)

■ Die Häufigkeit orthetischer Behandlungen der Perthes-Erkrankung veranlaßt uns hier, besonders auch konstruktive Differenzierungen zu würdigen. Die primäre Entlastungsfunktion für das Hüftgelenk wird mittels **knieübergreifender Schellenapparate und deren Körperlastaufnahme am Becken** angestrebt. Sekundär sind die unterschiedlich indizierten Abspreiz-, Beuge- und Rotationsstellungen damit kombinierbar.

Ähnlich den Kriterien des Oberschenkel-Prothesenbaues (das Stumpfbettsystem wird dort unabhängig vom Aufbausystem bewertet) sollte man auch die angestrebte Hüftgelenksentlastung über derartig gegliederte Problemkreise (Einbettungsflächen des Sitzringschaftes einerseits und Aufbausystem der Orthese andererseits) lösen.

Die Gestaltung der **Abstützflächen und deren Einbettung im Sitzringbereich** erfolgt in unterschiedlichen Formen (Abb. 2-238) als:

normaler Sitzringschaft, unter Berücksichtigung von Erkenntnissen der Haftschaftsbettung für Oberschenkelamputationsstümpfe nach *Hepp* (1948) und Tuberanstützung im sagittalen Kreisbogen nach *Schnur* (1952).

P.T.F.-Ringschaft im System einer überhöhten ringförmigen Schaftführung an der Lateralseite oberhalb des Trochanter major um klare Druckentlastungszonen zu erhalten (Abb. 2-239 bis 2-241) (nach *Volkert* 1976).

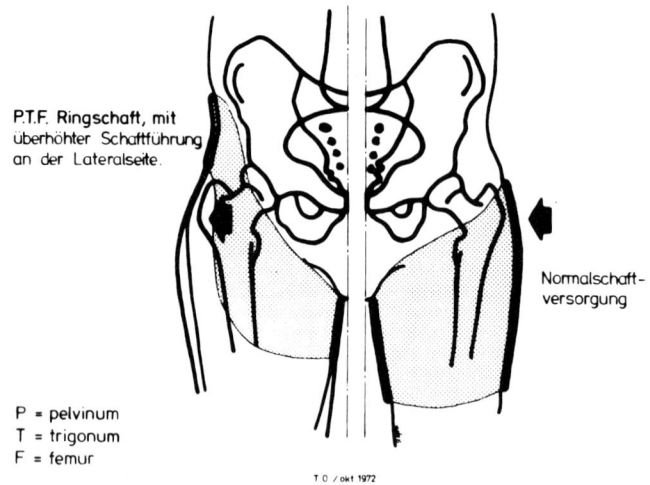

Abb. 2-238 Schafteinbettungen bei entlastenden Apparaten (*R. Volkert,* Orthop. Mainz-TO)

Volkert (1973) schreibt dazu: „Der P.T.F.-Ringschaft zur Hüftgelenksentlastung sucht mit seinen tragenden Schaftanteilen, entsprechend den physikalischen Gesetzmäßigkeiten, oberhalb der artikulierenden Flächen im Bereich des Beckens durch mehrfache Stützpunkte abzufangen. Der Schaftverlauf ist derart, daß er den Oberschenkelweichteilmantel nur medial, dorsal und ventral in die Einbettung mit einbezieht. Der laterale Anteil des Ringschaftes umfährt den Trochanter Major kranial mit einem großen hochgezogenen Bogen, um das Becken unterhalb der Crista iliaca im Bereich des Muskelreliefs abzustützen (vergleichbar dem „Schlesierbügel" im Prothesenbau). Mit dieser lateralen Schaftführung wird verhindert, daß der Trochanter major in der Stand- und Entlastungsphase durch Kontakt mit der Schaftwand Drücke auf das Hüftgelenk produziert, welche einer Hüftgelenksentlastung weitgehend entgegenstehen.

Von lateral nach dorsal abfallend wird unter zunehmender Schaftverbreiterung das Tuber ossis ischii großflächig abgestützt. Das Problem der Aufrechterhaltung des Kontaktes zwischen dem Tuber ossis ischii und der dafür vorgesehenen Schaftposition wurde dadurch gelöst, daß der Tuberaufsitz sagittal im Kreisausschnitt des Hüftzirkels geformt wird (Systematik der Tuberfassung nach *Schnur* 1952). Hierdurch ist gewährleistet, daß auch bei einer Schrittvorlage von etwa 20 Grad der innige Kontakt zwischen dem Tuber und dem P.T.F.-Ringschaft erhalten bleibt. Der Tuberabstützfläche gegenüber befindet sich ventral eine opponierende Fläche, die mit einer entsprechenden Einbettung und Ausmodellierung im vorderen Anteil des Beckens am Os pubis bis zur Symphyse hin abstützt. Um die exakte Einbettung und die erwähnten Kriterien in eingehender Weise konstruktiv realisieren zu können, ist die Anwendung einer hierfür speziell entwickelten Gipsabdruckmethode erforderlich, wobei das gewonnene Gipsnegativ nur geringgradig von den Maßen des Beckens abweichen darf.

Der P.T.F.-Ringschaft verwirklicht in seiner Konzeption weitgehend eine Körperabstützung im Bereich des Beckens unter Berücksichtigung der anatomischen und biomechanischen Verhältnisse, um jegliche Druckeinwirkung von seiten der Einbettung auf ein erkranktes Hüftgelenk zu vermeiden..."

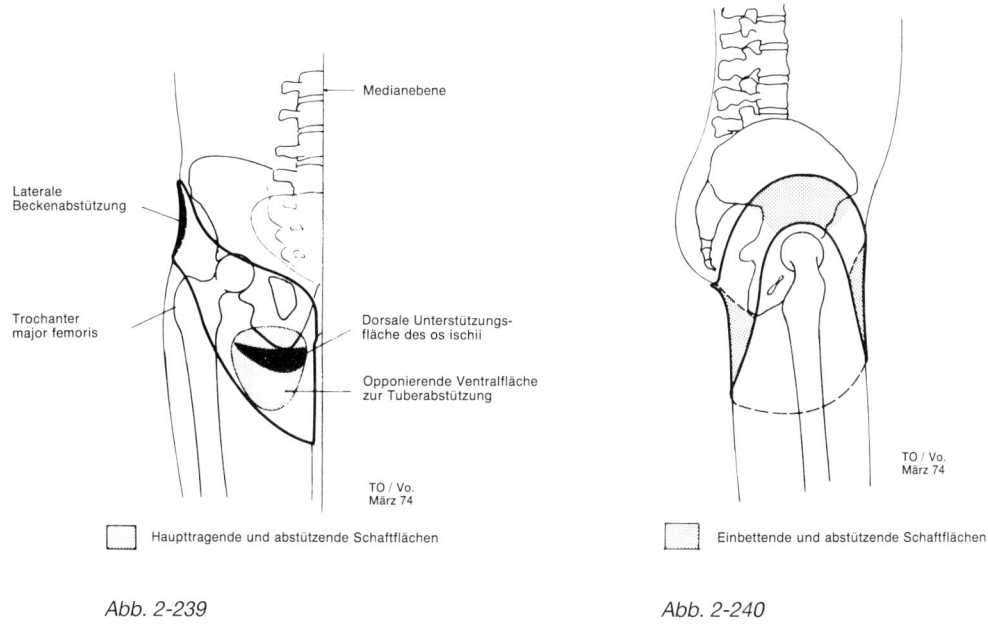

Abb. 2-239

Abb. 2-240

Abb. 2-239 Form und Funktion eines PTF-Ringschafts im Sitzringbereich (Abb. 2-239 und 2-240) R. Volkert, Orthop. Mainz-TO)

Abb. 2-240 Die laterale Orthesenanlage im proximalen Femurbereich und der horizontale Preß-Schiebe-Druck auf das Hüftgelenk können durch den PTF-Ringschaft vermieden werden. Dazu ist die Führungs- und Muskelkontaktfläche vorwiegend auf den Abduktorenbereich oberhalb des Trochanter maior begrenzt. Ein dorsolateral sehr hoch gezogener Schaftbogen stützt auch das Becken seitlich etwas an und verringert damit fehlwirksame Rotatoreneinflüsse

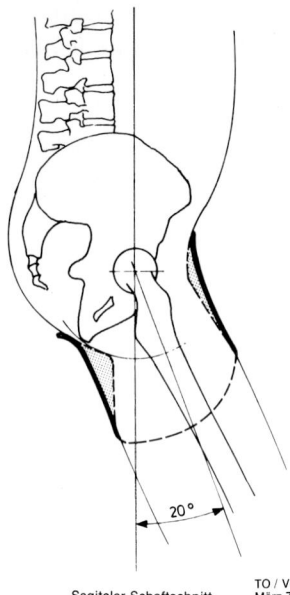

Abb. 2-241 Ein Ringschaft ist besonders in der inneren Zweckformung der Glutaeus-Quadrizeps- und Adduktorenbereiche einer Oberschenkel-Stumpfbettung ähnlich. Die Tuberfassung hinter und unter der queren Hüftachse verstärkt leider auch hier die Beckenbeugung und muß vor und oberhalb der Hüftachse durch die Gegenlagerfläche beeinflußt werden (*R. Volkert*, Orthop. Mainz-TO)

Das **vertikale Schienensystem von Ein- oder Parallelschienen-Apparaten** erbringt dazu die entlastend anstützende Bodenkraft für die vorerwähnte Tuberfassung der proximalen Oberschenkel-Ringschäfte (Abb. 2-242 bis 2-244).

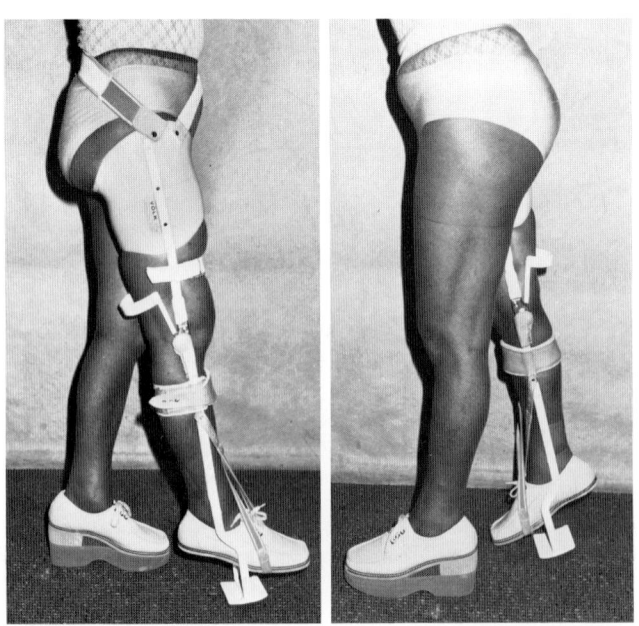

Abb. 2-242 A/B Eine Indikation zur Vollentlastung des Beins erfordert eine Schrittvorlage *A)* mit der Orthese ohne Bodenkontakt; konstruktiv über eine Kreisbogenabrollung um die Hüftkopfmitte erreichbar. Vollentlastung eines Beins bedeutet in der Schrittrücklage *B)* mit der Orthese die Aufhebung des direkten Boden-Ballenkontaktes (auch bei Spitzfußneigung) (R. Uhlig, Archiv)

Die Justierung von Ringschaft und Schienen muß über den Lotaufbau derart erfolgen, daß der Unterstützungsmittelpunkt innerhalb der physiologischen Bodenunterstützungsfläche bleibt und sich nicht nur nach dem anatomischen Beinverlauf richtet, wie er sich aus den rezeptierten Abspreiz-, Beuge- und Rotationsstellungen ganz unterschiedlich ergibt (*Fillauer*, *Leroy*, u. a.).

Die *Unterstützungsflächen* der Beinapparate am Boden werden verschiedenartig als Rolle, Abrollbügel, Bodenauftrittsplatte oder auch Flügelplatte ausgeführt (*Thomas*, *Volkert* u. a.). Entscheidend ist letzthin ihre unterstützende Funktion für die mittlere Lastaufnahme im Bereich einer Linie zwischen Tuber ossis ischii und dem Hüftgelenk. Diese Linie ist entsprechend den anatomischen Unterschieden zwischen dem männlichen Becken (größerer Abstand zwischen Tuber und Hüftgelenk) und dem weiblichen Becken (kleinerer Abstand zwischen Tuber und Hüftgelenk) variabel.

Der **Unterstützungsmittelpunkt** erhält eine Position:
frontal = Lotlinie medialwärts des Hüftgelenkes,
sagittal = möglichst in der Lotlinie aus dem Hüftgelenk.

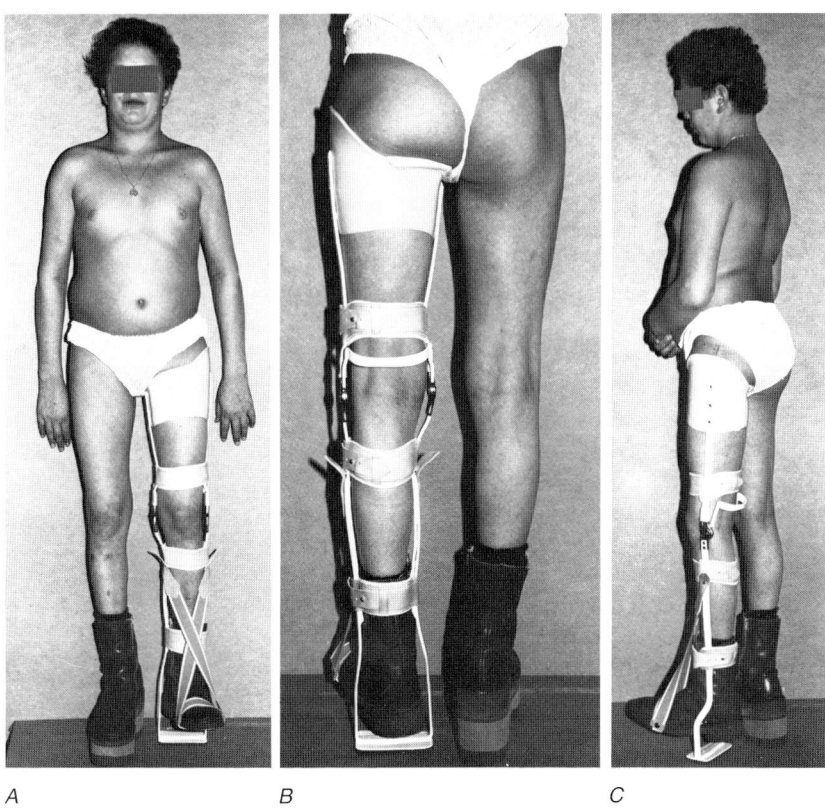

A B C

Abb. 2-243 A–C Entlastungsapparat, im Doppelschienensystem mit lösbarer Kniegelenksperre, bei Epiphysiolyse *(A)*. Konventioneller Sitzringschaft als Anwendungsbeispiel bei Epiphysiolyse *(B)*. Konventioneller Sitzringschaft und elastischer Fußzügelung zur Vermeidung unnötiger Druckerhöhung im Hüftgelenk *(C)* *(R. Uhlig, Archiv)*

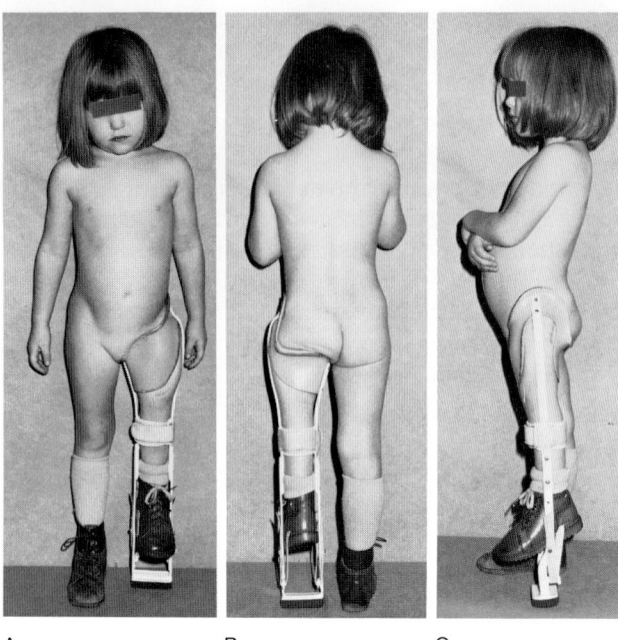

Abb. 2-44 A–C Entlastungsapparat im Doppelschienensystem, bei angeborenem Femurdefekt (A), PTF-Sitzringformung (B), PTF-Ringschaft und Distraktionszügel (C) (R. Uhlig, Archiv)

Im Überblick zusammengefaßt können **entlastende Beinorthesen** indikationsbedingt bei Perthes, Epiphysenstörungen, Hüftkopfnekrosen und hüftgelenksnahen Knochenverletzungen unterschiedliche Merkmale aufweisen:

Kurze Oberschenkelhülse mit Tuberfassung:
– Haft-Sitzringsystem bei allgemeiner Hüftgelenksentlastung;
– P.T.F.-Ringschaftsystem bei gezielter Zentrierung des Caput femoris.

Vertikales Ein- oder Doppelschienensystem:
– ohne mechanisches Knie- oder Knöchelgelenk im kindlichen Alter bzw. bei geringer Extremitätenlänge;
– mit mechanischem Kniegelenk (sperrbar) im jugendlichen Erwachsenenalter bzw. bei größerer Extremitätenlänge.

Medial-ventrale Anordnung des Unterstützungspunktes:
– über Gehbügelsysten,
– über Bodenplatte mit Rolle,
– über gespreizte Fußbügel mit Bodenplatte,
– über asymmetrische Flügelplatten.

Die bewußt sagittale Vorverlagerung des Unterstützungsmittelpunktes beeinflußt die Becken-Bein-Haltung in Richtung auf Streckung.

Beckenfassung
Bei rezeptierter Abduktionsstellung im Hüftgelenk (in Kombination mit einer markanten Kniebeugestellung und einer Rotationsstellung) ist die Verbindung des Beinapparates mit einer Beckenfassung oft notwendig.

Koxitis, Gonitis

(septische Arthritiden, Hüftkapsel-Tbc, inoperable Gelenkzerstörungen, schlaffe instabile und auch infizierte knie- bzw. hüftgelenksnahe Pseudarthrosen, u. a.)

Knie- und hüftübergreifende Beinorthesen mit Becken-Korb (HKAFO-Typ)

Alternativ:

Knie- und hüftübergreifende Beinorthesen mit Becken-Ringfassung (HKAFO-Typ)

● **Gelenktuberkulosen, inoperable Gelenkzerstörungen, knie- und hüftgelenksnahe (evtl. infizierte) Pseudarthrosen** (Abb. 2-245, 2-246)

Knie- und hüftübergreifende entlastende Beinorthesen gehören durch den Wandel der Behandlungsmethoden und durch Zurückdrängung der früher so häufigen Knochen- und Gelenktuberkulosen weitgehend der Vergangenheit an.

In Einzelfällen mögen derartige Orthesen noch indiziert sein, wenn beispielsweise bei fortgeschrittenen entzündlichen Gelenkzerstörungen (Gonitis bzw. Koxitis-Tbc, septische Arthritiden) eine Defektheilung in Versteifung voraussehbar ist und eine Versteifungsoperation (Arthrodese) aus verschiedenen Gründen nicht durchgeführt werden kann. Auch ausheilende synoviale Gelenkstuberkulosen können temporär eine *Entlastung* und eine *Bewegungssperrung* während der *Belastungsphasen im Stand und Gang* erfordern (Abb. 2-247 bis 2-249).

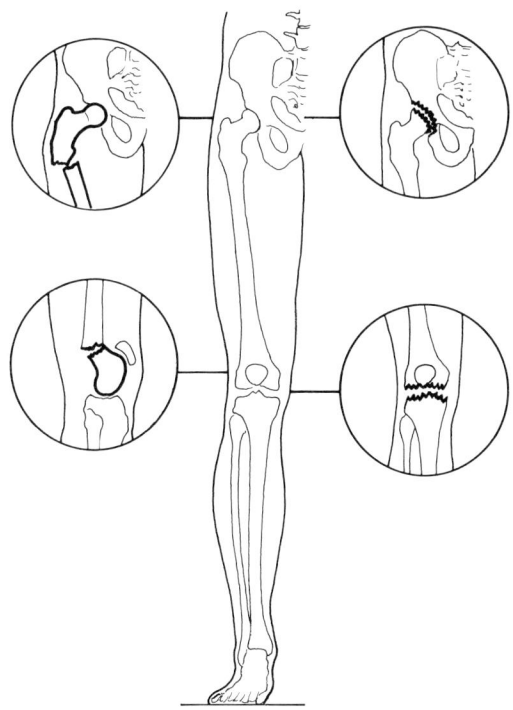

Abb. 2-245 Gelenknahe und markante Minderungen der Belastungs- und Bewegungsfähigkeit verursachen leider Störungen des Kraftflusses in Auswirkungen auf die gesamte Extremität (aus *R. Uhlig:* Vorlesungsskripte)

Die knie- und hüftübergreifende Orthesenversorgung kann des weiteren zur straffen Führung und Entlastung bei evtl. infizierten Pseudarthrosen im Oberschenkel- und Kniebereich angezeigt sein. Die Lastaufnahme durch die Orthese schaltet schmerzhafte Fehlbeanspruchungen aus und mindert weitgehend die Instabilität. Die gelenksnahe angebrachten kurzen Hülsenbauteile verhindern infektbegünstigende Wackelbewegungen. Für die meist notwendigen operativen Eingriffe können so bessere Voraussetzungen geschaffen werden.

Nicht unerhebliche Beinverkürzungen entstehen bisweilen durch das Einschmelzen von Gelenkanteilen bei spezifischen und bei unspezifischen Arthritiden.

Die Verkürzung des Beines erleichtert Entlastungsmaßnahmen und ermöglicht dem Patienten ein Durchschwingen des betroffenen Beines. Auf Längenausgleich der Gegenseite kann deshalb vielfach verzichtet werden. Nach Kontrolle und Beurteilung des knöchernen Durchbaues erfolgt die Freigabe der Kniegelenkbewegungen und die Einschränkung der Becken-Bein-Rotation wird aufgehoben.

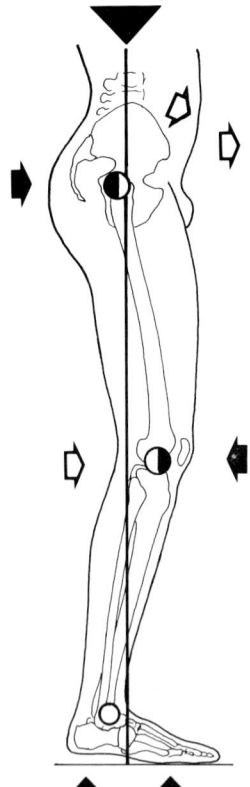

Abb. 2-246 Im Einfluß der Schwerkraft können sich belastungsabhängige Winkelfehlstellungen der Beingelenke in der Regel funktionell nicht verbessern (*D. Hohmann* und *R. Uhlig*, Originalschema)

Die fortgeschrittenen entzündlichen Gelenkzerstörungen und die sich funktionell ähnlich auswirkenden schweren Erkrankungen, Verletzungen oder Krankheitsfolgen führen zur *Verordnung von Orthesen, die in unterschiedlicher Wichtung alle biomechanischen Merkmale der Stabilisation, der Fixation, der Bewegungsbegrenzung und der Entlastung verkörpern*.

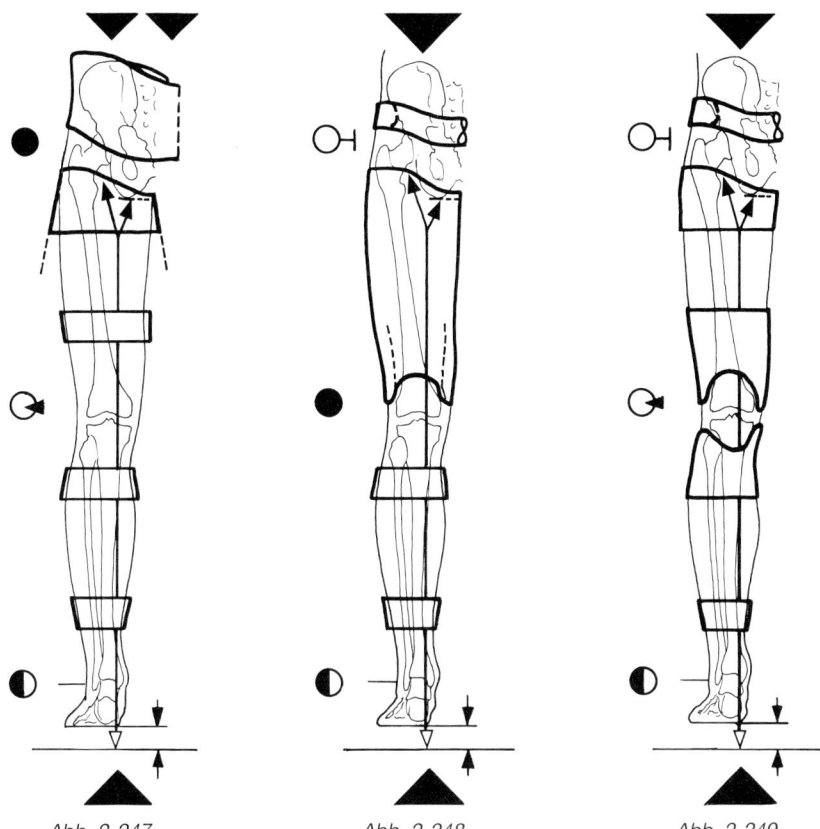

Abb. 2-247 Abb. 2-248 Abb. 2-249

Abb. 2-247 Die hüftnahe Körperlastaufnahme und Ausschaltung der Hüftgelenkbewegung erfordert stabile Orthesen mit Beckenkorb sowie eine distalwärts konisch erweiterte Tuberhülse und einer möglichst gering flächigen Schienenanlage am Bein (Abb. 2-247 bis 2-249 *R. Uhlig:* Originalschema)

Abb. 2-248 Für die Körperlastaufnahme zur Entlastung und Ruhigstellung des Kniegelenks wird die tuberfassende Oberschenkelhülse durch eine besonders gute Kompressionsanlage oberhalb der Femurkondylen ergänzt. Zur Ausschaltung zweigelenkiger Muskeleinflüsse genügt eine Beckenringfassung

Abb. 2-249 Eine abgestufte Körperlastverteilung bei Belastungsinsuffizienzen des Skelett-Traggerüst erreicht man durch die Kombination unterschiedlicher Hülsenteile an der Orthese

Die Beeinträchtigungen im Lebenslauf des Patienten sind sehr erheblich. Schon die kleinstmögliche Erleichterung durch Modifizierung der Orthese im Detail hat ihre Berechtigung. Aus diesen Gründen haben wir hier nochmals die Einzeldiagnosen zur Differenzierung biomechanischer Prinzipien herangezogen.

■ Koxitis, septische Arthritis

Zur weitgehenden Ruhigstellung und Fixation des Hüftgelenkes muß ein *Beckenkorb* gegeben werden.
Mit durchlaufenden Schienen vom Beckenkorb zum Oberschenkelteil der Beinorthese wird das Hüftgelenk überbrückt. Ein mechanisches Kniegelenk wird vorgesehen, bleibt aber zunächst gesperrt.

Die synoviale Hüftgelenkstuberkulose ohne faßbare Gelenksdestruktion und mit günstiger Ausheilungsprognose bedarf nur temporär der völligen Immobilisation. Die Freigabe der Bewegungen im mechanischen Knie- und Hüftgelenk kann entsprechend des Krankheitsverlaufes stufenweise indiziert werden.

Zur Vermeidung einer unmerklich zunehmenden Hüft-Beuge-Adduktions-Kontraktur sollte *der Beckenkorb* oberhalb des Hüftgelenkes bis zum Thorax hinaufreichen, eine Forderung, die aber bei der langen Fixationsstrecke vom Fuß bis zum Rumpf fast nur in der Gipsbehandlungsphase realisierbar ist.

Zusammengefaßt hat diese **knie- und hüftübergreifende Entlastungsorthese** folgende Merkmale:

Lange, distalwärts nicht anliegende **Oberschenkelhülse mit Tuberfassung.**

Durchgehende seitliche **Vertikalschienen** ohne mechanisch zu entriegelndes Hüftgelenk, ohne bewegungsfrei gegebenes mechanisches Kniegelenk (jedoch evtl. mit manuell zu betätigender Kniefeststellung).

Beckenkorb mit asymmetrisch auf der gesunden Seite angeordneten dorsalem Verschluß.

Schellenbänder am Unterschenkelteil der Orthese, die das Bein nicht fest umfassen und die Distraktion (Extension) zwischen Hüftgelenk und Boden begünstigen.

Mechanische **Anschlagsperrung der Dorsalextension** im Knöchelgelenk und Sicherung der Wirkung durch gespreizte Fußschienen zum Boden (Plantarflexion bleibt frei).

Extensionszüge bzw. **Distraktionslaschen** zur Sicherung der Entlastungsstrecke bei schwebender Ferse und zur Rückfußführung.

Bei voller Belastung der Orthese soll der Innenabstand zwischen Fersen und Sohlenplatte etwa zwei Fingerbreiten betragen.

■ Gonitis, septische Arthritis

Bei schwerwiegenden Erkrankungen des Kniegelenkes wird die Entlastung über dem Tubersitz noch durch eine distalwärts, *oberhalb der Femurkondylen eng anmodellierte und blumentopfartig abfangende Oberschenkelhülse* unterstützt. Ein mechanisches Kniegelenk ist, bei voraussehbarer Versteifung nicht nötig.

Die synoviale Kniegelenkstuberkulose ohne faßbare Gelenksdestruktion und mit günstiger Ausheilungsprognose bedarf nur temporär der völligen Immobilisation. Die Freigabe der Bewegungen eines mechanischen Knie- und des Hüftgelenkes kann entsprechend dem Krankheitsverlauf stufenweise indiziert werden.

Zur Ausschaltung der Beckenrotation genügt meistens ein freibewegliches, evtl. zur Beckenstreckung im Drehpunkt vorverlagertes mechanisches Hüftgelenk an einer *Beckenringfassung.*

Speziell bei „Gonitis" ist jedoch die Versorgung im Vergleich zur „Koxitis" nicht einfacher, obwohl an die Stelle des Beckenkorbes die Beckenringfassung tritt. In statischer und dynamischer Hinsicht dürfte es sich bei Gonitis um die schwierigere Orthesenversorgung handeln, da gleichzeitig die drei großen benachbarten Beingelenke der Bewegungsbeschränkung und Ruhigstellung bedürfen.

Die Ballenabrollung (Richtungsrolle) des Fußteiles, bei Sperrung von Dorsalextension und Plantarflexion im Knöchelgelenk, wird zum individuell wichtigen Hilfsgelenk.

G. Hohmann schreibt: „Der Stütz- und Entlastungsapparat für die Kniegelenksentzündung wird im Prinzip gerade so gebaut wie für die Hüftgelenksentzündung, jedoch mit dem Unterschied, daß ein das Becken fest einschließender Korb nicht nötig ist.
Hingegen ist unter allen Umständen für die genügende Ruhigstellung des Kniegelenks ein *querer fester Ring* aus Stahlband um das *Becken* erforderlich. Hierdurch wird eine Drehung des Beines verhindert, die sich sonst auf das Kniegelenk im Sinne der Drehung ungünstig auswirken würde. Anfangs stellt man das Hüftgelenk des Apparates fest und löst es erst bei fortschreitender Besserung des Zustandes. *Tubersitz* und *Entlastung* sind die gleichen wie beim Koxitisapparat.
Schwieriger wird die Konstruktion, wenn bereits eine stärkere Kniebeugekontraktur eingetreten ist. Ist sie nur in geringem Grade vorhanden, so ist die Entlastung leicht. Auch hier ist die Vermeidung von Unterschenkelhülsen ebenso wesentlich wie am Koxitisapparat.
Bei höheren Graden der Kniebeugekontraktur wird man, wenn eine operative Korrektur der Beugestellung noch nicht ratsam ist, der Patient aber an sich zur ambulanten apparativen Behandlung geeignet erscheint, das Hüftgelenk des Apparats in leichter Beugestellung von etwa 30 Grad fixieren und das Kniegelenk in seiner Beugestellung entlasten. Man wird in solchen Fällen zusätzlich eine feste Kniehülse geben, die vorne geschnürt ist. Das Bein wird zusammen mit dieser Kniehülse in den Apparat eingebracht. Selbstverständlich muß der Apparat dann in der Kniegegend so weit sein, daß er Platz genug für das mit Hülse umgebene Kniegelenk hat und dieses auch genügend entlastet ist..."

Zusammengefaßt hat diese **modifizierte knie- und hüftübergreifende Entlastungsorthese** (Abb. 2-248) folgende Merkmale:

Lange, distalwärts stark anliegende **Oberschenkelhülse mit Tuberfassung.**

Durchgehende seitliche **Vertikalschienen** mit mechanisch zu entriegelndem Hüftgelenk, ohne mechanisch zu entriegelndes Kniegelenk.

Beckenringfassung mit inkongruent vorverlagertem freibeweglichen mechanischen Hüftgelenk.

Schellenbänder am Unterschenkelteil der Orthese, die das im Knie relativ gestreckte Bein oder ein im Knie mittels einer Hülse bewußt gebeugtes Bein nicht fest umfassen und somit die Distraktion (Extension) zwischen Kniegelenk und Boden begünstigen.

Evtl. eine mittellange durchgehende **Kniewadenhülse** in Beugestellung.

Mechanische **Anschlagsperrung der Dorsalextension** und erforderlichenfalls auch der Plantarflexion im Knöchelgelenk und Sicherung der Wirkung durch gespreizte Fußschienen zum Boden.

Individuell justierte **Ballen-Boden-Abrollung.**

Bei der indikationsabhängigen Möglichkeit zur Anfertigung der vorstehend geschilderten mittellangen Kniewadenhülse (etwa 30 cm lang oberhalb und unterhalb des Kniespaltes) sind weitere Modifizierungsmöglichkeiten wahrscheinlich:

– kurze Oberschenkelhülse in leichter Beugestellung mit Tuberfassung,
– durchgehende seitliche Vertikalschienen ohne mechanisches Kniegelenk,
– in der Orthese weitgehend freischwebend geführtes Knieteil,
– einfaches Gehbügel-Fußteil und Längenausgleich auf der Gegenseite.

■ Schlaffe instabile Pseudarthrosen (knie- und hüftgelenksnah)

Distale Femur-Pseudarthrosen ergeben sehr ungünstige Belastungsverhältnisse für das Skelett-Traggerüst. Körpergewicht, Hebelarmlängen und Muskelzug haben dabei besondere Bedeutung. Die Voraussetzungen erfordern großflächige und somit kompakte Beinhülsen. Die orthopädietechnische **Versorgung gleicht oft der orthetischen Versorgung bei „Gonitis"** und umfaßt alle drei großen Beingelenke (Abb. 2-249).

Proximale Femur-Pseudarthrosen machen die Bewegungseinschränkung und Ruhigstellung des Hüftgelenkes notwendig. Es ist somit der Orthese ein Beckenteil zuzufügen. Bei speziellen Muskelverhältnissen mit einer relativ guten Muskelführung des Knochenschaftes bietet allerdings eine Orthese mit Tuberfassung oft schon eine beachtliche Entlastung für das tragende Knochengerüst. Man sollte deswegen die Versorgung erst einmal ohne Beckenteil versuchen.

Bei Rotationsschmerz wird sich jedoch zumindest die Anbringung einer Beckenringfassung nicht umgehen lassen.

Schenkelhals-Pseudarthrosen bei stark schmerzhafter Belastungsinsuffizienz sind manchmal mit einer **Entlastungsorthese ähnlich wie bei „Koxitis"** zu versorgen.

Da in Einzelfällen operative Maßnahmen nicht mehr möglich sind, muß man diese Orthesenversorgung bei Schenkelhals-Pseudarthrosen allerdings sehr differenziert betrachten.

Bei den meist alten Patienten sollten alle möglichen Erleichterungen geschaffen werden. Es empfiehlt sich beispielsweise, abweichend von schematischen Standardversorgungen, auch einmal:

– anstelle einer umfangreichen Bein-Becken-Orthese die „Thomas-Schiene" in modifizierter Ausführung,
– anstelle des Beckenkorbes eine Beckenringfassung mit freibeweglich angeordnetem mechanischen Hüftgelenk,
– anstelle der mechanischen Kniegelenksfeststellung (manuelle Gelenksperre) ein rückverlagert freies Kniegelenk,
– anstelle des Gehbügels der „Thomas-Schiene" eine Sohlenplatte mit Ballenabrollung (Standsicherheit).

Kapitel 3
Orthesen und Mieder für den Rumpf

Kapitel 3
Orthesen und Mieder für den Rumpf

Inhalt

Einführung und Begriffserläuterungen
- Überblick 269
- Begriffsbestimmung der Leibbinde 270
- Begriffsbestimmung des Mieders 271
- Begriffsbestimmung der Rumpforthese 273
- Funktionelle Differenzierung von Rumpforthesen 276

Wesentliche Krankheitsbilder in schematischer Darstellung ... 276

Anatomie und Funktion 281

Wirbelsäulenbeweglichkeit 290

Orientierungsbereiche und Meßpunkte am Skelett
- Körpermerkmale 293
- Schädelbereich 293
- Wirbelsäulenbereich 293
- Brustkorbbereich 295
- Schultergürtelbereich 295
- Beckengürtelbereich 296

Dokumentierbarkeit der körperlichen Untersuchung

Untersuchung und Funktionstest (Zusammenfassung) 298
Orientierung der physiologischen Wirbelsäulenhaltung anhand einiger Körpermerkmale 298

Biomechanik und Rumpforthesen

Biomechanik der Wirbelsäule 300
Grundsätzliche Einwirkung von Rumpforthesen 302
Indikationsgerechte Zuordnung biomechanischer Eigenschaften
- Fixation 304
- Reklination 304
- Redression 305
- Extension-Distraktion 306

Biomechanischer Einfluß auf konstruktive Details 307
Biomechanisches Beispiel 312

Prinzipielles zur Fertigungstechnik

Einführung zur Maß- und Gipsmodelltechnik (Rumpf) 315
Herstellung von Körper-Positivmodellen (Rumpf)
    Allgemeine Hinweise 317
    Gipsnegativ in Standposition (vorwiegend für fixierende Rumpforthesen) 319
    Gipsnegativ in Liegeposition (vorwiegend für fixierende Rumpforthesen) 324
    Gipsnegativ speziell für das Reklinationskorsett nach *Becker-Habermann* 329
    Gipsnegativ speziell für das Milwaukee-Korsett nach *Blount* 331
    Gipsnegativ speziell für das Lyoner-Korsett nach *Stagnara* 333
    Gipsnegativ speziell für das Derotationskorsett nach *Chêneau* 334
Maßbogen für Rumpforthesen 336
Modultechnik 337

Krankheitsbilder und Versorgungsbeispiele 343

    Übersicht

        Abschnitt I   Rücken- und Kreuzschmerzen,
                         Lageabweichungen und pathologische Veränderungen innerer Organe 343

        Abschnitt II Rundrücken,
                         Hohlrundrücken,
                         Adoleszentenkyphose
                         sowie Wirbelbrüche 366

        Abschnitt III Spondylitis
                         Wirbelsäulengeschwülste,
                         Osteoporosen, Osteomalazie 393

        Abschnitt IV Skoliosen 417

Abschnitt I: Spezielle Versorgungsbeispiele bei Rücken- und Kreuzschmerzen, Lageabweichungen und pathologischen Veränderungen innerer Organe

Überblick 343
Statisch-mechanisch-dynamische Störungen 344
Angeborene Fehlbildungen 345
Keil- und Halbwirbel 345
Spondylolyse und Spondylolisthesis 345
Knochen- (und Gelenk-) Entzündungen 346
Geschwülste 346
Spondylitis ankylosans (Bechterew) 346
Osteoporose 346
Chondrosen 346
Spinale Stenose 347
Dorsale Pelottenmodule (Grundprinzipien) 347
    Kreuzbeinpelotte 349
    Kreuzlendenpelotte 349
    Überbrückungspelotte 349
    Materialien 352

Abschnitt I a: Versorgungsbeispiele mit funktionsunterstützenden Leibbinden und Stützmiedern:
Leibbinde nach Maß (flexibler LSO-Typ) 353
Leibbinde nach Maß mit Kreuzbeinpelotte (flexibler LSO-Typ) 355
Stützmieder nach Maß (LSO- und TLSO-Typen) 356

Abschnitt I b: Versorgungsbeispiele mit teilfixierenden Überbrückungsmiedern und -orthesen:
Überbrückungsmieder nach Maß oder Gips (TLSO-Typ) 360
Überbrückungsmieder in Modultechnik (TLSO-Typ) 362
Flexions-Orthese in Modultechnik (LSO-Typ)
(z. B. BOB = Boston-Overlap-Brace-System mit 0-Grad-Variante) 363

Abschnitt II: Spezielle Versorgungsbeispiele bei Rundrücken, Adoleszentenkyphosen sowie Wirbelbrüchen

Überblick 366
   Adoleszentenkyphosen 366
   Scheuermannsche Adoleszentenkyphose 367
   Kyphosierung (im Bereich der Lendenwirbelsäule) 370
   Wirbelbrüche (im Lenden- und Brustwirbelsäulenbereich) 370
Grundprinzipien zur Aufrichtung der Lendenlordose 372
Prätechnische Aufrichtung von strukturellen Kyphosen 374
Grundprinzipien korrigierender (reklinierender) Rumpforthesen 377

Abschnitt II a: Versorgungsbeispiele mit teilaktiv reklinierenden Orthesen:
Reklinationsorthese mit einstellbarer Becken-Rumpf-Aufrichtung (TLSO-Typ) (nach *Hepp* und *Kurda*) 379
Reklinationsorthese mit abdominaler Kompressionsfläche (TLSO-Typ) (nach *K. Becker*, *H. Habermann* und *Gschwend*) 382
Distraktions- und Reklinationsorthese (CTLSO-Typ) (nach *Moe* und *Blount*) 385

Abschnitt II b: Versorgungsbeispiele mit reklinierenden Dreipunktmiedern zur Akutversorgung:
Reklinationsmieder in Stabkonstruktion mit Taillenring (TLSO-Typ) (nach *Vogt* und *Bähler*) 387
alternativ:
Reklinationsmieder in Rahmenkonstruktion mit seitlichen Rumpfspangen (TLSO-Typ)
(nach *Hoadley*, *Jewett*, u. a.) 391

Abschnitt III: Spezielle Versorgungsbeispiele bei Spondylitis, Wirbelsäulengeschwülsten, Osteoporosen und Osteomalazie

Überblick 393
Entzündliche Erkrankungen und Tumoren
   Bakterielle Spondylitiden 393
   Gutartige Wirbeltumore 393

Operative Entfernung 394
Bösartige Tumore oder Metastasen 394
Prognose entzündlicher Erkrankungen 394
Systemische Erkrankungen
Osteoporose 395
Senile Osteoporose 396
Präsenile Osteoporose 396
Osteomalazie 396
Prognose systemischer Erkrankungen 397
Immobilisationsprinzipien für alle Wirbelsäulenebenen 397
Einfluß der Atmung auf die Form des Brustkorbes 400

Abschnitt IIIa: Versorgungsbeispiele mit bewegungshemmenden Fixationsorthesen:
Fixationsorthese mit thorakalen Gegenhaltepelotten (TLSO-Typ) 402
Fixationsorthese mit einstellbarer Brustbeinpelotte (TLSO-Typ) (nach *G. Hohmann*) 410
Fixationsorthese mit medialer Brustkorbpelotte (TLSO-Typ) (nach *Baron* und *Seitz*) 411

Abschnitt IIIb: Versorgungsbeispiel mit progredienzbremsenden Fixationsorthesen:
Bettungsorthese (auch in Leder-Kork-Ausführung) (TLSO-Typ) (nach *G. Hohmann* und *Schrader*) ... 414

Abschnitt IV: Spezielle Versorgungsbeispiele bei Skoliosen

Überblick 417
Begriffsbestimmungen 418
Ursachen struktureller Skoliosen 418
Untersuchung der Skoliose 421
Prognose 423
Grundprinzipien der Korrektur in horizontalen Drehebenen
Rotationsrichtungen der Skoliose 426
Korrekturprinzipien einer Rumpforthese 427
Dreipunktekorrekturprinzip in vertikalen Ebenen
Dreipunktekorrektur in der Frontalebene 429
Dreipunktekorrektur in der Sagittalebene 429
Be- und Entlastungszonen im Rippen- und Wirbelkörperbereich 429
Begriffsbestimmung und Orthesenindikation nach *Moe*
TLSO (thorako-lumbo-sakral-Orthese) 431
CTLSO (cerviko-thorako-lumbo-sakral-Orthese) 432

Abschnitt IVa: Versorgungsbeispiel mit CTLSO-Rumpforthesen:
Distraktions- und Derotationsorthese (CTLSO-Typ) (nach *Blount*) 434

Abschnitt IVb: Versorgungsbeispiele mit TLSO-Rumpforthesen:
Bostoner Derotationsorthese (TLSO-Typ) 438
Lyoner Derotationsorthese (TLSO-Typ) (nach *Stagnara*) 445
Derotationsorthese (TLSO-Typ) (nach *Chêneau*) 450

Kapitel 3
Orthesen und Mieder für den Rumpf

Einführung und Begriffserläuterungen

Überblick

Zur Nomenklatur der **Rumpforthesen** ist die Frage zu stellen, ob z. B. die Definition von Korsett-Typen noch so stimmt, wie sie im wesentlichen von *Schanz* (1907), *G. Hohmann* (1941), *Schubjé* (1948), *Hepp* (1951), *Schede* (1953) u. a. geprägt wurde. Man ist versucht zu sagen, daß sie nicht mehr stimmt, denn ganz andere Begriffe und Bezugsnamen von Kliniken oder Einzelpersonen werden heute verwendet. Manche an einen Namen gebundene Modifizierung ohne grundsätzliche Unterscheidung kompliziert dabei leider die Differenzierung. Als Beispiel dafür dient das klassische Milwaukee-Korsett, ebenfalls unter dem Namen Blount-Korsett, Bidwell-Korsett, Müller-Korsett oder Moe-Korsett erwähnt. Selbst Korsette wie z. B. nach *Vogt, Bähler, Gschwend, Chêneau* oder nach Kliniken (z. B. Balgrist) oder nach Städten (z. B. Boston) bedeuten sicher nicht immer neue Konstruktionsprinzipien, sie sind aber dennoch wertvolle Mischformen zur individuellen Fertigung nach klassischen Behandlungsprinzipien. Wir wollen nun hier in dieser Hinsicht wieder zu einer verständlichen, klaren und damit erfaßbaren Nomenklatur aufgrund sachlich-fachlicher Aussagen kommen. Dazu muß man, in Würdigung der letzten 40 Jahre weltweiter fachlicher Prägung, die Aussagen und Begriffe des bisherigen Standardwerkes klinisch-technischer Orthopädie (*Georg Hohmanns* Buch „Orthopädische Technik", Aufl. 1–6) durchaus auch in die Bewertung einbeziehen.

Unserer Begriffsbestimmung der Orthesen, Bandagen und Mieder für Becken und Rumpf sollen mehrere Oberbegriffe dienen:

Leibbinden (nach Maß) sind medizinische Heil-Hilfsmittel aus Geweben oder Elastikmaterialien. Sie umfassen flächig zirkulär vorwiegend die Becken- und Leibregionen.
Der angestrebte biomechanische Einfluß gilt primär einer Weichteilunterstützung und der Lagebeeinflussung innerer Organe.
Bewegungseinschränkungen im lumbo-sakralen Wirbelsäulenbereich sind kaum erzielbar.

Mieder (nach Maß oder Formmodell) sind – im deutschen Sprachraum – die *Rumpf-Orthesen* welche speziell *ohne Beckenkorb* und somit *ohne Beckenkammprofilierung* oder -fassung konzipiert sind.
Sie wirken zirkulär und oft punktuell auf die Becken-Rumpfregionen ein und können zur teilweisen Bewegungseinschränkung oder zur Teilfixierung in einigen Bewegungsebenen der lumbo-sakralen und der thorako-lumbalen Wirbelsäulenbereiche beitragen.

Rumpf-Orthesen (nach Maß oder Körperformmodell) sind grundsätzlich alle orthopädietechnischen Heil-Hilfsmittel, die im Becken- und Rumpfbereich zur Anwendung kommen.
Es werden damit Orthesen für die Wirbelsäule erfaßt welche *mit Beckenkorb* und somit *mit Beckenkammprofilierung* oder -fassung konzipiert sind.
Sie wirken zirkulär und meist flächig auf die Becken-Rumpfregionen ein und haben fixierende, reklinierende, distrahierende und soweit möglich redressierende Zielsetzungen.

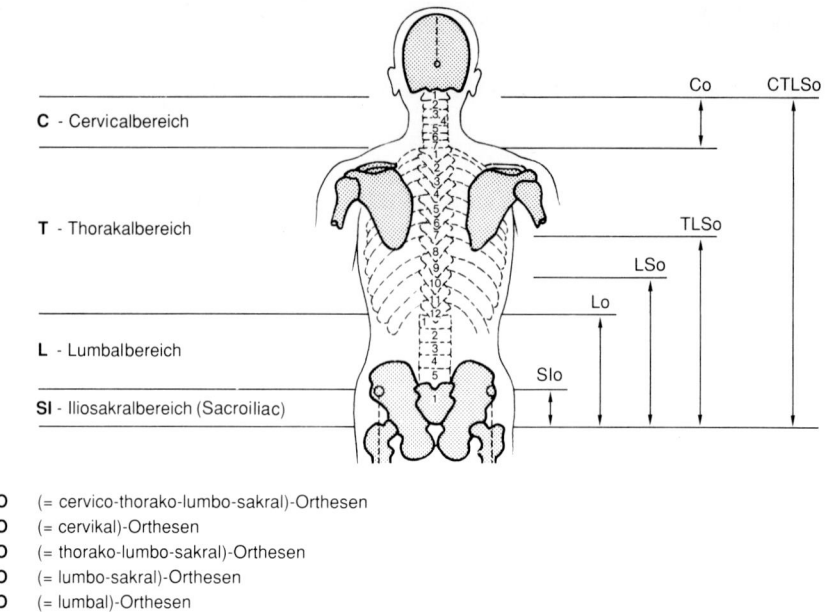

C T L S O	(= cervico-thorako-lumbo-sakral)-Orthesen
C O	(= cervikal)-Orthesen
T L S O	(= thorako-lumbo-sakral)-Orthesen
L S O	(= lumbo-sakral)-Orthesen
L O	(= lumbal)-Orthesen
SI O	(= ilio-sakral [sacroiliac])-Orthesen

Abb. 3-1 Internationale Kurzbezeichnungen von Orthesen-Typen (hier: Orthesen und Mieder für Rumpf- und Beckenbereiche)

Begriffsbestimmung der Leibbinde

Eine *konfektionierte Leibbinde dient als notwendige Haltevorrichtung* für Nabelbruchpelotten, für Narbenbruchkissen, für Vorfallbandagen sowie als *Stütze* u. a. nach leichteren Bauchoperationen und bei schwangerschaftsabhängigen Bauchdeckenschwächen.

In diese Kategorie einer „*Leibbinde*" einzuordnen sind auch sog. „*Fertigmieder*", die durch spezielle Materialzusammensetzungen Einfluß auf Wärmehaushalt, Transpiration und Hautdurchblutung nehmen können. Hierzu zählen ebenso konstruktive Einzel-Lösungen, die einen gewissen Massageeffekt im Bereich der Lendenmuskulatur ausüben können.

Diesen Rezeptierungen kann heute mit industriell vorgefertigten Leibbindenmodellen weitgehend entsprochen werden. (Es handelt sich dabei nicht um kostenintensive Maß-Leibbinden, die von Grund auf handwerklich in einer Fachwerkstatt gefertigt werden.)
Die Versorgung der Patienten erfolgt sehr schnell, zumal wenn es sich einigermaßen um „normale" Patientenmaße bei üblichen Konstitutionstypen handelt.
Der Bequemlichkeit des Patienten kann unter Berücksichtigung von Alter, Größe, Beruf usw. auch u. U. mit Gummieinsatzteilen, vielfältigen Schnürungen und dünnem Stoff entsprochen werden.

Eine ganz andere Indikationswertung ergibt die handwerklich aus Einzelentwürfen angeformte **„*Leibbinde nach Maß*"**.
Diese Leibbinde ist für viele Patienten ein orthopädie-technisches Hilfsmittel mit hohem funktionellem Wert.
Indikationen dafür bilden u. a. die stark vom Normalen abweichenden Körperformen, der Zustand nach besonders schweren Leiboperationen sowie viele sekundär mögliche, statisch bedingte Haltungsschwächen.
Die Wirkung der „*Leibbinde nach Maß*" sehen wir vorwiegend in der zirkulären *abdominalen Weichteilkompression* durch straff geführte Stoffflächen. Die entstehende notwendige Unbequemlichkeit hat *mahnenden Einfluß* auf Körperhaltung und Bewegung. Es kann u. U. eine *indirekte Haltungsverbesserung* entstehen, und diese kann einer vermehrten Lordose und auch zusätzlichen Bandscheibenbelastungen vorbeugen.

In diesem Zusammenhang rückblickend ein Wort zum Thema sog. „*Leibbinden-Kreuzbandagen*" und „*Kreuzstützmieder*".
G. Hohmann hat bei „Leibbinden nach Maß", die mit geschlossenem Leibteil und dorsal regulierbarem Verschluß gearbeitet werden, sozusagen als versteifende hintere Unterleglasche einen Walklederstreifen oder eine Pelotte längs der Wirbelsäule als vorteilhaft erwähnt.
Die zirkulär notwendige Kompression der „Leibbinde nach Maß" konnte damit über eine hintere Anlagefläche immer konstant bleiben. Mehr wollte G. Hohmann seinen Ausführungen nach sicher nicht, denn Bewegungseinschränkungen in mehreren Ebenen oder Teilfixierungen sind damit nicht erreichbar.

Entweder die „Fertigleibbinde" bzw. das „Fertigmieder" aus dem Bandana-Programm (ohne die echte Kompressionsmöglichkeit, aber mit bequemen Gummieinsätzen) genügen im Einzelfall des Patienten oder eine „Leibbinde nach Maß" sollte (noch dazu bei zusätzlich notwendiger dorsaler Anlagefläche) mindestens in ⅔ der Höhe durchgehend eine zirkuläre Kompression über die Stoffteile ermöglichen (Gummiecken im Bereich der Schenkelbeuge und im Brustkorbbereich sind dadurch nicht ausgeschlossen).
Dies muß erwähnt werden, denn es wird bei abgewandelten Ausführungen der sog. „Leibbinden-Kreuzbandagen" u. a. der Leibbindenverschluß seitlich nach vorne gelegt und zusätzlich noch neben durchgehend großen Gummieinsätzen ein Hakenverschluß eingebaut. Derartige Kompromisse sind u. E. fachlich nicht immer zu begründen, und wir bezweifeln, daß mit diesen Modifizierungen einer „Leibbinde nach Maß" den recht unterschiedlichen Indikationsstellungen entsprochen werden kann.

Begriffsbestimmung des Mieders

Zur Differenzierung der Diagnosen, Indikationen und Konstruktionen ordnen wir nach der „*Leibbinde nach Maß*" nun als nächste Stufe die **Stützmieder nach Maß und nach Gips** ein.
Als Grund- und Befestigungselemente an Becken und Rumpf dient ein flächig *hochgreifendes Mieder nach Maß*. Vertikale Federbandstäbe (dorsal und sagittal) stabilisieren diese Konstruktion. Wahlweise dazu werden auch flächig gearbeitete Kunststoffmieder angewendet.

Individuell angefertigte und gepolsterte dorsale Pelotten in anatomischer Form für den Bereich der Wirbelsäule sind im Baukastensystem auswechselbar.

Es können z. B. indikationsbedingt ganz unterschiedlich eine
„*Kreuzbein-Steißbein-Pelotte*" oder
„*Kreuz-Lenden-Pelotte*" oder
„*Überbrückungs-Pelotte*"
als Pelottenmodule der Grundausführung zugeordnet werden.

Die **Kreuzbeinpelotte** liegt fast deckungsgleich dem Kreuzbein an und umfaßt nach unten das Steißbein mit. Der lumbodorsale Bewegungsabschnitt darf und wird nicht beeinträchtigt sein. Eine muskelunterstützende, gangrhythmisch dem Becken nachgehende Wirkung ist unbestritten.

Die **Kreuzlendenpelotte** liegt mit der unteren Fläche dem oberen Kreuzbeindrittel an und kann durch begrenzte Anstützung der Lendenwirbelkörper zur Aufrechterhaltung einer evtl. gewünschten Hyperlordose bzw. postoperativ zu einer indirekten Teilfixation der Lendenwirbelsäule beitragen.
Die Anwendungsbreite der Kreuzlendenpelotte ist gering, da oft mit sog. *Dreipunktmiedern* auf die gewünschte Kyphosierung der Lendenwirbelsäule technisch klarer eingewirkt wird.

Die untere Begrenzung der **Überbrückungspelotte** liegt dem mittleren Kreuzbein-Steißbein-Bereich an, überbrückt die Lendenwirbelsäule und bildet ein Hypomochlion im Bereich der Brustwirbelkörper (BWK) 11/12. Die Überbrückungspelotte ist auch noch zirkulär mit einer Beckenspange stabilisierbar. Der lumbodorsale Bewegungsabschnitt der Wirbelsäule wird durch Reduzierung der Bewegungsausschläge in der Sagittalebene eindeutig beeinflußt. Die Torsion des Rumpfes zum Becken sowie die Seitneigung in der Frontalebene wird etwas gebremst. Fixation kann nicht erreicht werden.

Einem Abschnitt des Buches über die *Grundprinzipien der Pelotten-Module* (s. S. 347) können weitere Informationen entnommen werden.

Für Patienten, die mit dem „Stützmieder nach Maß" nicht mehr ausreichend versorgbar sind (z. B. bei Wirbelgleiten oder bei postoperativen bzw. kurativen Maßnahmen), hat *G. Hohmann* (1936) das **Überbrückungsmieder nach Maß oder Gips** angegeben.
Mit einem dorsalen Spangengerüst in H-Form wird u. a. die *Torsion des Rumpfes* sowie die *Seitneigung* in der Frontalebene eingegrenzt. Auch kann damit dem Wunsche nach Aufrichtung der Wirbelsäule entsprochen werden.

Eine das Kreuzbein einschließende Beckenbandführung sowie der Freiraum zwischen Lendenwirbelsäulen-Bereich und den dorsalen Längsstäben sind unabdingbare Voraussetzungen zur Minderung der Hyperlordose und zur bremsenden Beeinträchtigung der Körperbewegungen in den verschiedenen Bewegungsebenen.

Für ärztliche Einzelindikationen, die eine gleichmäßige Anstützung der Lendenwirbelsäule im Sitzen wie auch im Stehen erforderlich hält, ist von *Hauberg u. John* (1973) die Modifizierung des „Überbrückungsmieders nach Hohmann" durch Verwendung elastischer Elemente an den Rückenstäben angegeben. Damit kann in speziellen Fällen eine der Körperform nachgehende Anlage erreicht werden.

Das klassische Überbrückungsmieder mit seinen Stoffteilen und dem H-Gerüst nach *G. Hohmann* sah für die horizontale dorsale Beckenspange vor, daß sie die Spinae nach vorn umgreift. Bei der indikationsbedingten verstärkten Lendenlordose und der damit verbundenen Beckenkippung ist jedoch der Abstand zwischen den vorderen oberen Darmbeinstacheln und der Leistenbeuge zu gering für diese umgreifende Gestaltung der Beckenspange. Diese Spange kann seitlich nur bis an die Darmbeinstachel heranführen.

Der Patient muß sich setzen können (auch im niedrigen Pkw) und das Überbrückungsmieder darf dabei nicht mit dem Oberschenkelmassiv nach oben geschoben werden.

Für Patienten, in postoperativer Anwendung und bei Osteoporosen im Alter kann das *Überbrückungsmieder modifiziert* in *Rahmenkonstruktion*, evtl. mit zusätzlichen seitlichen Vertikalstreben und mit Gurtverschluß, gearbeitet werden. Diese „gefensterte" Ausführung wird von den Amerikanern seit Jahrzehnten angewendet (*Steindler* 1929, *Williams* 1937). Ein Hochschieben bzw. Hochrutschen des Überbrückungsmieders läßt sich bei diesen Konstruktionen nicht ganz vermeiden. Die Haftkontaktflächen der Spangen am Rumpf sind eben doch relativ gering.

Bei Alterskyphosen verbessern jedoch sog. *Reklinationspelotten* (s. S. 363) vorn an der horizontalen Rumpfspange den Paßsitz der Rahmenkonstruktionen.

In die **Gruppe der Mieder im Dreipunktsystem** gehören die vorwiegend in der Sagittalebene wirkenden Rumpforthesen nach *Jewett, Vogt, Bähler* u. a. Derartige Miederkonstruktionen (technisch von *Jewett* 1950 eingehend beschrieben), welche wie ein *Boehler*-Gips in der *Sagittalebene* zur *Extension (Reklination)* dienen, bringen über Sternal-, Symphysen- und Rückenpelotten die *Entlastung der vorderen Wirbelkörperteile* und auch der Bandscheiben im Bereich von Lendenwirbelsäule und Brustwirbelsäule mit sich.

Heutzutage werden in Akutfällen dazu Module (industrielle Halbfertigfabrikate) von **Reklinationsmiedern in Rahmenkonstruktion** mit seitlichen Fixierungsflächen und evtl. beweglichen Symphysen- bzw. Sternalpelotten oft ohne Gipsabdruck direkt am Körper unproblematisch und schnell angepaßt.

Mit einigen dieser Konstruktionen ist eine gezielte punktuelle Korrektur an der Wirbelsäule nur indirekt zu erreichen. Die breiten Rückenpelotten dienen mehr der Fixierung einer *allgemeinen Zweckhaltung von Becken und Rumpf*. Für temporär begrenzte Indikationen, bei traumatischer Wirbelkompression oder Fraktur bei Osteoporose, sind diese „Dreipunktmieder" wertvolle Hilfen in der ärztlichen Praxis da sie dort vom Orthopädietechniker direkt am Patienten einjustiert werden.

Zur gezielten *punktuellen Korrektur im Bereich der unteren Brustwirbelsäule und der Lendenwirbelsäule* setzen *Vogt* u. *Bähler* (1970) ein **Reklinationsmieder in Stabkonstruktion** (ebenfalls ein Industrie-Halbfertigfabrikat) mit festem Taillenring und lokalisierbarer Rückenpelotte ein. Die sehr starke Wirbelsäulenaufrichtung mittels dieser Spezialausführung sowie die konstruktiv bedingte Beeinträchtigung der Sitzposition schränken u. E. manchmal die Anwendung bei kleinen, adipösen, älteren oder empfindlichen Patienten etwas ein.

Begriffsbestimmung der Rumpforthese

Zu den vorstehenden Ausführungen über „*Leibbinden*" und „*Mieder*" grenzt sich das Gebiet der **Rumpforthesen** recht klar ab.

Reklinationskorsette nach *G. Hohmann* 1941, *Hepp* 1952, *K. Becker* 1958 u. a. sind schon durch ihre *Beckenkammfassung* eindeutig definierbar.

Bei einer Bewertung der konstruktiven Anwendungen ergibt sich die Frage nach der wirklichen Möglichkeit einer Reklination oberhalb eines Wirbelkörpers bzw. Scheitelpunktes auch im Brustwirbelsäulenbereich.

Wir sehen die „*Reklination*" oberhalb des *12. Brustwirbelkörpers* grundsätzlich noch als möglich an.

Für den Bereich *ab dem 10. Brustwirbelkörper bis zum 7./8.* Brustwirbelkörper verschiebt sich jedoch die Reklinationsmöglichkeit hin zur „*Inklinationsverhinderung*". Oberhalb des *Brustwirbelkörpers 7 kann ohne Kopfteil an der Orthese (s. S. 408/409) sicher nicht einmal die Inklination gebremst werden.*

Für *Thorakalkyphosen mit tiefsitzendem Scheitelpunkt* eines kyphotischen Haltungsfehlers (auch nach klinischer Vorbehandlung schmerzhaft fixierter Scheuermann-Kyphosen) ist das **Dreipunkt-Reklinationskorsett** (n. *K. Becker* u. *H. Habermann*, mit oder ohne vorderer Reklinationsschiene) eine Orthese der Wahl.

Becker u. *Habermann* (1958) haben grundlegend ein technisches Dreipunktsystem im Orthesenbau zur Kyphosierung der Lendenwirbelsäule und zur Aufrichtung der Brustwirbelsäulen-Kyphose bei juvenilen Kyphosen verwirklicht.

Für diese Nachbehandlungsorthese der klinischen Übungs- und Gipsbehandlung ist allerdings die Berücksichtigung einer speziellen Gipsabdrucktechnik notwendig. Dem Abschnitt des Buches *zur Gipsmodelltechnik* können dazu Informationen entnommen werden.

Zur Unterstützung der anfänglich im *Becker-Habermann*-Korsett für manche Patienten sehr schwer möglichen Aufrichtung hat *Gschwend* (1967) eine zusätzliche Sternalpelotte angegeben.

Hauberg (1973) bestätigt die vorteilhafte Wirkung dieser Modifizierung des *Becker-Habermann*-Korsetts (in der Literatur als „Vierpunkt-Reklinationskorsett" angegeben).

Für *höhersitzende Thorakalkyphosen* (Adoleszentenkyphosen), d. h. bei Atmungsschwierigkeiten und zur Bremsung eines schweren Haltungsverfalles der ganzen Wirbelsäule, halten wir das **Reklinationskorsett** (n. *Hepp*) für eine unverändert wertvolle Grundkonstruktion. Sicher hat man vielerorts aus den üblichen Anfangsschwierigkeiten heraus die Anwendung dieser Konstruktion zu schnell abgesetzt. Die Konstruktion vereinigt mehrere Kraftrichtungen bzw. Wirkungen, wenn sie mit den von *Kurda* (1952) angegebenen Gelenken versehen wird. Gerade im *Grenzbereich der Indikation*, zwischen dem „Dreipunkt-Reklinationskorsett" und alternativ einem Korsett mit Kopfteil, halten wir im Einzelfall die Anwendung des Hepp-Korsettes für begründet. Die Beweglichkeit zwischen Becken und Rumpf ist beim Sitzen ein nicht zu unterschätzender Vorteil.

Nun zum klassischen **Fixationskorsett mit Beckenkamm-Profilierungen.**
Es ist unverändert als *Rahmenkonstruktion* oder in *flächig umschließender Konstruktion* (mit Stoffteilen bzw. aus Kunststoff) in Anwendung.

Ganz gleich, ob es sich nun um *Fixationsaufgaben postoperativer Art oder um fixierte Reklination* nach Spondylitis handelt, heutzutage sind die sog. Achselstützen von dem tiefer und bequem sitzenden Brustringbügel (s. S. 310) abgelöst.

Als ein derartiges „Fixationskorsett", jedoch mit einstellbarer bzw. *nachstellbarer Fixationswirkung*, werten wir heute das einst von G. *Hohmann* (1941) angegebene „verstellbare Reklinationskorsett zur passiven Korrektur der Kyphosen".

Das von G. *Hohmann* (1941) desweiteren als „Fixationskorsett" angegebene „Walkleder-Kork-Korsett nach Schrader (1940)" ist im Prinzip nach wie vor *als* **Bettungsorthese** und zur *Bremsung progredienter Altersskoliosen* unentbehrlich.

Das System wird heute lediglich in der Arbeitstechnik modifiziert. Anstelle der Korkmischung kann beispielsweise Kunststoff eingesetzt werden.

Bei weitgehend *kontrakten Fehlstellungen* der Wirbelsäule kann in zahlreichen Fällen das *Bettungssystem* auch über ein „Schalenkorsett" mit Kunststoff-Abstützflächen verwirklicht werden.

Primäre Voraussetzungen für die Materialwahl sind immer die Fragen der Hautverträglichkeit und der Transpiration.

Die jahrzehntelange Sammlung wertvoller Erfahrungen in der Herstellung der vorerwähnten Bettungsorthesen ermöglicht heute im zunehmenden Maße die individuell nötigen Konstruktionen von *Körperbettungen* u. a. für *hirngeschädigte* und *spastisch* gelähmte Kinder. Durch die Adaption in verschiedene industrielle Fahrstuhlsysteme dienen diese Bettungsorthesen einer vorher nicht erreichten, sehr wichtigen *häuslichen, schulischen* und *beruflichen Integration* von Schwerstbehinderten.

Zur weiteren speziellen Definition von *Rumpforthesen* gehören **funktionsunterstützende, wachstumslenkende Korsette** bei *juvenilen Skoliosen* und auch Kyphosen.
In technischer Bescheidung aufgrund umfangreicher Kriterien muß aber zuerst objektiv festgestellt werden, daß es ziemlich ausgeschlossen ist, allein mittels eines „Korsettes" die Skoliose konservativ ausreichend zu behandeln. Dies ist genausowenig möglich wie wohl die Physiotherapie als Alleinmaßnahme zu verordnen oder nur die Operation anzusetzen wäre. Grundsätzlich hat aber die konservative Behandlung der Skoliose mit Orthesen in den letzten Jahren durch eine ganze Reihe wichtiger Erkenntnisse wieder an entscheidender Breite und Bedeutung gewonnen.
K. Becker (1958) hatte auf die Bedeutung der Beckenaufrichtung durch die bewußte extreme Erhöhung des intraabdominalen Druckes hingewiesen und die Verträglichkeit bewiesen. *Ruthig* u. *Württemberger* (1955) und *Stagnara* (1973) verwirklichten das Derotationsprinzip *(Wullstein)* (1902) in der Orthesentechnik.
Weltweit haben *Blount* u. *Bidwell* (1954) dazu beigetragen, mit **CTLSO-Orthesen** (speziell des *Milwaukee-Brace-Systems*) eine breite Basis der prä- und postoperativen oder auch konservativen Wirbelsäulenbehandlung zu entwickeln.

In Wertung des international vorliegenden Erfahrungsgutes ergab sich die Weiterentwicklung zur derzeit vielfältigen Modifizierung medizinischer sowie orthopädietechnischer Maßnahmen besonders bei Skoliosen. Das *Milwaukee-Brace* ist seitdem Teil eines gegliederten Behandlungskonzeptes, mit dem die Möglichkeit verbunden ist, andere Behandlungsperioden vor- oder zwischenzuschieben.

Gipsredressionsmaßnahmen (z. B. nach Abott, Risser, Cotrel, [EDF]), **TLSO-Orthesen** (z. B. *Stagnara, Chennêau, Boston*) ersetzen bzw. ergänzen dabei die Behandlungskonzeption.

Für die orthopädietechnische Indikationsbreite ergibt sich eine wichtige Grundlage aus der Erkenntnis, daß eine *echte Extension* mit dem Wunsch, eine Distraktion der Wirbelsäule zwischen Becken und Kopf zu erreichen mittels des Milwaukee-Korsetts (oder eines CTLSO-Korsetts mit Kopfteil) *weder erreichbar noch*, aus funktionellen und mechanischen Gründen, *erstrebenswert* ist.
Prinzipien der Rotationsbeeinflussung, der Kombination von Haltungskräften, der aktiven Induktion von Muskelkontraktionen u. a. m. bilden die orthopädietechnische Mischung individueller Behandlungskriterien.
Auf der Basis des gestreckten Beckens und des ganzen Bereiches der Wirbelsäule aufgebaut, verkörpern diese Prinzipien den heutigen Stand medizinischen Wissens und orthopädietechnischen Könnens zur konservativen Wirbelsäulenbehandlung im Wachstumsalter.

Für eine operative Behandlung der Skoliose ist klinisch gesehen, u. a. die „HALO-Traction" ärztliches Mittel zur echten Extension bzw. präoperativen Kontrakturlockerung und wird deshalb in diesem Buch nicht abgehandelt.

Aus dieser *speziellen Einleitung und Nomenklatur* zu den **Orthesen und Mieder für den Rumpf** ergibt sich, schematisch unterteilt und in Tabelle 3-1 zusammengestellt, folgende Übersicht:

Tabelle 3-1 Funktionelle Differenzierung von Rumpforthesen

Erhaltung, Wiederherstellung (eventuelle Kompensation) des menschlichen Körpergleichgewichts der äußeren und inneren Kräfte (mit bewegungsfördernder oder -einschränkender Indikation)			
Aktive Rumpforthesen = dynamischer Muskeleinsatz	Teilaktive Rumpforthesen = Nutzung von Muskeleinsatz mittels statisch-mech. Einfluß		Passive Rumpforthesen = statisch-mechanische Sicherung
⇩	⇩	⇩	⇩
Steuerungsbandagen (Tonus-Bandagen etc.) (unter Umständen für alle Körperebenen)	Haltungs- bandagen und -orthesen (u. U. für mehrere Körperebenen)	Behandlungs- Orthesen (unter Umstän- den für alle Körperebenen)	Fixations- und Bettungs- Orthesen bzw. Bandagen (unter Umständen für alle Körperebenen)
Mahn- und Um- krümmungs-Bandagen (Orthesen-Bandagen)	Geradehalter, Brustkorb- und Serratusbanda- gen (Orthesen- Bandagen) Reklinations- (Kyphosen-) Korsette ohne und mit Becken- kammauflage	Skoliosen- und Kyphosen-Kor- sette wie: – Stagnara – Milwaukee – Boston – Chêneau – und andere Systeme	Beckengürtel, Symphysenbandage, (Orthesen-Bandagen) Leibbinde nach Maß, Stützmieder, Lumbale Kyphosen- und Frakturmieder (3-Punkt- System), Überbrückungs- mieder, Reklinations- und Fixationskorsette sowie -mieder, Bettungsorthesen

Wesentliche Krankheitsbilder in schematischer Darstellung

Im gleichlautenden Kapitel für die „Untere Extremität" begründeten wir die Auswahl bzw. Begrenzung der Krankheitsbilder mit dem Maß des für die Technik Notwendigen. Auch hier bei „Rumpforthesen" unterteilen wir wiederum mit Tabelle 3-2 in:
Diagnose,
Symptome und funktionelle Störung,
Ätiologie und Besonderheiten.

Tabelle 3-2 Für die Orthopädietechnik relevante Krankheitsbilder des Rumpfes

Diagnose	Symptome und funktionelle Störungen	Ätiologie und Besonderheiten
Haltungsschwäche	Funktionelle Abweichung von physiologischen Krümmungen	Angeboren-konstitutionelle oder krankhaft-erworbene Muskelschwäche
		Übergewicht
		Kontrakturverhinderungen!!!
Wirbelsäulenfehlformen: Kyphose, Lordose, Skoliose	Fixierte sagittal-konvexe bzw. sagittal-konkave oder dreidimensionale (frontal, sagittal, horizontal) Formabweichung	Entstehung aus Fehlhaltung oder Fehlwuchs
		Wachstumskorrektur möglich, langjährige Behandlung!
Säuglingsskoliose	C-förmige teilfixierte Fehlhaltung	Spontan (?) rückbildungsfähige Wirbelsäulenkontraktur
		Schräglagedeformität bei Reifungsverzögerung des zentralen Nervensystems
Idiopathische Skoliose	Fixierte mehrbogige und progrediente Dreh-Seitverkrümmung der Wirbelsäule (dreidimensional)	Rund 80 % aller Skoliosen. Ursache unbekannt. Progredienz während des Wirbelsäulenwachstums (später nur gering)
		1. Infantile Skoliose: überwiegend Knaben, links-konvex
		2. Juvenile Skoliose: überwiegend Mädchen, rechts-konvex
		3. Adoleszentenskoliose: überwiegend Mädchen, wenig progredient
Angeborene Skoliose	Fixierte kurzbogige Krümmung, Mehrfachfehlbildungen	Angeborene Block-, Keil-, Halbwirbel, asymmetrische, progrediente und symmetrische, nicht progrediente Formen!
Adoleszentenkyphose	Fixierte, teils progrediente Brustwirbelsäulen-Lendenwirbelsäulen-Kyphose (Flachrücken)	Hormonelle Dysregulation(?) Konstitutionelle, vorwiegend ventrale, Wachstumsstörung
	Ermüdbarkeit	Schmerz nur in etwa 20 % aller Fälle
Angeborene Kyphose	Anguläre Buckelbildung, Gibbus	Wirbelfehlbildung, Progredienz möglich!
Spondylitis ankylosans (Morbus Bechterew)	Progrediente Kyphose mit Einsteifung der Wirbelsäule (und großer Gelenke)	Rheumatische knöcherne Einsteifung der Wirbelsäule in Fehlform bei vererbter Disposition

Tabelle 3-2 Für die Orthopädietechnik relevante Krankheitsbilder des Rumpfes (Fortsetzung)

Diagnose	Symptome und funktionelle Störungen	Ätiologie und Besonderheiten
Spondylitis tuberculosa und unspezifische Spondylitis	Akute oder subakute Schmerzfixation der Wirbelsäule, Entzündungszeichen!	Spezifisch: Chronische Tbc-Entzündung von Wirbelkörpern und Bandscheibe
		Wirbelzerstörung
		Gibbus, Senkungsabszeß
		Ausheilung: Blockwirbelbildung
		Unspezifisch: Osteomyelitis, meist ventraler Destruktionsbeginn, akuter Verlauf
		Ausheilung: Blockwirbelbildung
Mukopolysaccharidosen (Morbus Morquio)	Dysproportionierter Zwergwuchs	Erbliche Stoffwechselstörung
	Sitzkyphose, Skoliose	typische Skelettveränderungen
Tortikollis, muskulärer Schiefhals	Kopfneigung zur erkrankten Seite, Drehung zur Gegenseite, Gesichtsskoliose	Angeborene Differenzierungsstörung des Musculus Sternocleidomastoideus
		Traumatische Durchblutungsstörung?
Chronische Polyarthritis (C. P.)	Typische Gelenkveränderungen, Halswirbelsäulen-Kyphose	Wirbelverschiebungen, Luxationen mit Lähmungsgefahr
	C1/C2-Luxationen	Autoaggressionskrankheit noch ungeklärter Genese
	treppenförmige rheumatische Spondylolisthesis der Halswirbelsäule	Gelenk-Kapsel-Entzündungen mit Knorpel-, Bänder- und Knochenzerstörung
Wirbelfrakturen und Luxationen	Achsenknickung, schmerzhafte Instabilität	Unfallbedingte Stauchung, Kompression eines oder mehrerer Wirbel (meist ventrale Höhenminderung, traumatischer Keilwirbel)
		Bei gleichzeitigen Luxationen und Trümmerbrüchen häufig Querschnittslähmung
Gutartige Wirbelsäulengeschwülste und tumorähnliche Erkrankungen	Zum Teil schmerzhaft herabgesetzte Belastungsfähigkeit, Haltungsänderung	Vielfältige, insgesamt aber eher seltene Erkrankungen
		Örtlich begrenzte Knochenzerstörungen mit Stabilitätsminderung und Formveränderung

Tabelle 3-2 Für die Orthopädietechnik relevante Krankheitsbilder des Rumpfes (Fortsetzung)

Diagnose	Symptome und funktionelle Störungen	Ätiologie und Besonderheiten
Primäre (Sarkome) und sekundäre bösartige Geschwülste (Karzinom-Metastasen)	Verminderte Belastungsfähigkeit der Wirbelsäule Schmerzhaft progrediente Fehlhaltungen, Gibbusbildung	Primäre Sarkome selten Karzinommetastasen häufig (z. B. Mamma-, Prostata-, Schilddrüsen-, Nierenkarzinom) Bösartige Knochenmarkserkrankungen: Leukämien, Plasmazytome Wirbeldestruktionen mit Spontanfrakturen oder Sinterungen Lähmungsgefahr
Osteoporose, Osteomalazie	Schmerzhafte Kyphosezunahme, verminderte Belastungsfähigkeit, Rumpfverkürzung	Osteoporose: Hormonelle Regulationsstörung Knochenabbau überwiegt Aufbau Osteomalazie: Störung der Fettresorption, Mineralverlust durch Nierenerkrankung Akute und schleichende Spontanverformungen (Keil- und Fischwirbelbildung)
Spondylolyse, Spondylolisthesis, Spondyloptose (Wirbelgleiten) Pseudospondylolisthesis	Kreuzschmerz Kompensatorische Hyperlordose Rumpfverkürzung	Spaltbildung im Wirbelbogen bei Dysplasie und Dauertrauma Auch degenerative Spondylolisthesis durch Wirbelgelenksarthrose Nervenwurzelkompression möglich Spondylolyse: Spaltbildung ohne Gleiten Spondylolisthesis: Gleiten des Wirbels nach ventral, 1.–4. Grades Spondyloptose: Vollständiges Abgleiten nach ventral und kaudal
Lumbago, Lumbalgie, Lumbalsyndrom, „Hexenschuß"	Kreuzschmerz ohne Ausstrahlung in die Beine Bewegungsstörung Fehlhaltung, Belastungsunfähigkeit	Vielfältige Ursachen Genaue Differenzierung notwendig Meist degenerative Wirbelsäulenveränderung, bedingt durch Fehlstatik, Alterung oder Belastung Seltener fortgeleitet von inneren Organen Akut oder chronisch auftretend

Tabelle 3-2 Für die Orthopädietechnik relevante Krankheitsbilder des Rumpfes (Fortsetzung)

Diagnose	Symptome und funktionelle Störungen	Ätiologie und Besonderheiten
Ischialgie	Kreuzschmerz mit Ausstrahlung in die Beine Bewegungsstörung, Fehlhaltung, Belastungsunfähigkeit Sensible und motorische Nervenlähmungen	Akute oder chronische Bandscheibenprolapse Mit Nervenwurzelkompression (Radikuläres Syndrom) Wirbelgelenkblockierung (Pseudoradikuläres Syndrom)
Chondrose, Osteochondrose, Spondylose, Spondylarthrose	Pathologisch-anatomische Begriffe der Wirbelsäulendegeneration, nicht immer von Krankheitswert	Alters- und belastungsabhängiger Bandscheibenverschleiß mit wechselnden Funktionsstörungen Chondrose: Bandscheibenverschmälerung Osteochondrose: Bandscheibenverschmälerung mit reaktiver Verdichtung der Deckplatten Spondylose: Bandscheibenverschmälerung mit Bandansatzverknöcherung (Instabilitätszeichen) Spondylarthrose: Wirbelgelenkarthrose bei Bandscheibendegeneration
Spinale Stenose	Häufig haltungsabhängige Ischiasschmerzen, Krämpfe, Lähmungen meist beiderseits. Mehrere Segmente betreffend	Primäre (angeborene) oder sekundäre Einengung des Wirbelkanales durch: Degenerative Bandscheiben- und Wirbelgelenkschäden, Spondylolisthesis, Tumor, Trauma
Kissing-spine (Morbus Baastrup)	Dornfortsatzschmerz bei Hyperlordose	Neugelenkbildung zwischen verbreiterten Dornfortsätzen bei Hyperlordose
Osteogenesis imperfecta	Knochenbrüchigkeit Blaue Skleren Wirbelsäulendeformierungen	Erbliche Störung der periostalen Verknöcherung Früh- und Spätformen Allmähliche Normalisierung nach der Pubertät
Osteodystrophia deformans (Paget)	Knochenverbiegungen Wirbelverformungen	Knochenumbaustörung unbekannter Ursache Ermüdungsbrüche der deformierten Extremitäten

Anatomie und Funktion

Form und Funktion der Wirbelsäule als *Ausdruck der entwicklungsgeschichtlichen Aufrichtung des Rumpfes* stellen eine komplexe Verknüpfung stabiler Bausteine, elastischer Elemente und aktiver Halte-, Steuerungs- und Bewegungsmechanismen dar. Entwicklungsgeschichtlich ist die doppelt-S-förmige Schwingung der Wirbelsäule in der Sagittalebene aus der Aufrichtung vom Vierfüßler zum aufrechten zweibeinigen Gang verständlich und spiegelt sich auch in der funktionell bedingten Wirbelsäulengestalt der einzelnen Lebens- und Entwicklungsphasen wieder. Die in einem Bogen nach hinten gekrümmte Wirbelsäule der Embryonalzeit richtet sich allmählich über eine „physiologische Vierfüßlerperiode" des Kleinkindes zu der aufrechten Haltung des zweijährigen auf, mit Streckung der Hüftgelenke, Neigung des Beckens nach vorne und Ausprägung von Lendenlordose und Brustkyphose (Abb. 3-2 bis 3-4).

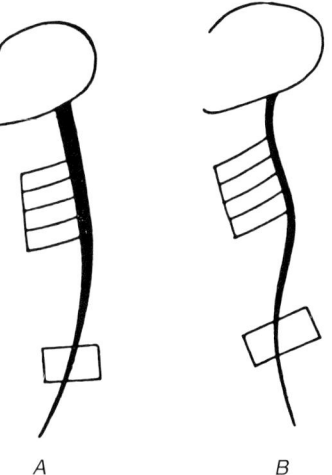

Abb. 3-2   Schema der Körperhaltung von der Seite:
A) Die noch nicht vollzogene Aufrichtung des Körpers aus seiner im Mutterleib zusammengerollten Lage: die Wirbelsäule ist in einem einzigen Bogen nach hinten gekrümmt. Rippen und Becken stehen noch waagerecht.
B) Der aufgerichtete Körper: Zuerst hat sich in der Halswirbelsäule eine Biegung nach vorn ausgebildet durch die Wirkung der den Kopf haltenden und hebenden Nackenmuskeln. Die Krümmung der Brustwirbelsäule nach hinten bleibt bestehen. Unterhalb derselben hat sich eine nach vorn gebogene hinten hohle Krümmung der Lendenwirbelsäule ausgebildet. Infolge dieser Krümmungen der Wirbelsäule stehen jetzt die Rippen und das Becken nach vorn gesenkt bzw. geneigt (*G. Hohmann*: Orthopädische Technik. Enke, Stuttgart 1965[5], S. 17)

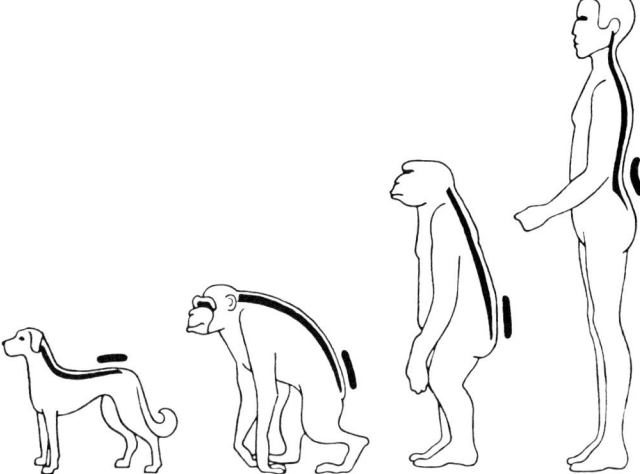

Abb. 3-3   Vom Vierfüßlergang bis zur aufrechten Haltung des Menschen verändern sich die Brustlordose zur Kyphose und die Lendenkyphose über eine Streckhaltung zur ausgeprägten Lendenlordose (aus *H. Junghanns:* Die Wirbelsäule in der Arbeitsmedizin. Hippokrates, Stuttgart 1979, S. 14)

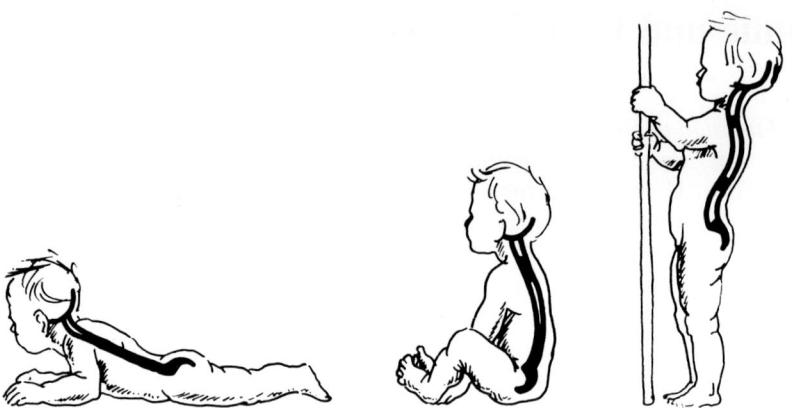

Abb. 3-4 Die Entwicklung der physiologischen Wirbelsäulenkrümmungen: Die Halslordose entsteht durch Kräftigung der Nackenmuskulatur bei der Kopfhebung. Im Stehalter wird bei der Hüftstreckung das Becken nach vorne gekippt, es entsteht die Lendenlordose. Die Abhängigkeit der WS-Form vom zweibeinigen- oder Vierfüßler-Gang wird deutlich (aus *M. Rizzi:* Die menschliche Haltung und die Wirbelsäule. Hippokrates, Stuttgart 1979, S. 19)

Form und Gestalt der einzelnen Wirbelkörper sind funktionsdifferenziert für die unterschiedlich beweglichen und unterschiedlich belasteten Wirbelsäulenabschnitte. Ausgiebigste Beweglichkeit finden wir in der Halswirbelsäule, deren zierliche Wirbelkörper der geringen Druckbeanspruchung entsprechen. Mit zunehmender Lastaufnahme vergrößern sich die Wirbelkörper nach kaudal. Stellung und Ausrichtung der Wirbelgelenke läßt ihre Bedeutung für die segmental differenzierte Bewegungssteuerung erkennen. Dorn- und Querfortsätze stellen funktionsorientierte Muskelhebelarme dar (Abb. 3-5 bis 3-7).

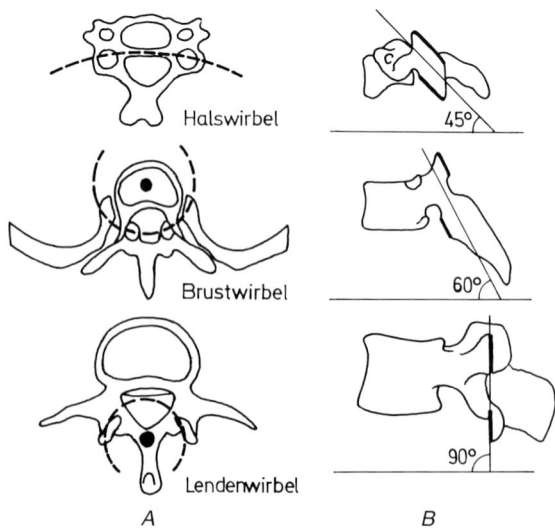

Abb. 3-5 A) Stellung der Wirbelgelenkflächen im Hals-, Brust- und Lendenabschnitt und die dadurch bedingte Bewegungsrichtung. B) Neigung der Wirbelgelenkflächen zur Horizontalebene im Hals-, Brust- und Lendenabschnitt (nach *R. Maigne:* Wirbelsäulenbedingte Schmerzen. Hippokrates, Stuttgart 1977, S. 20)

Anatomie und Funktion 283

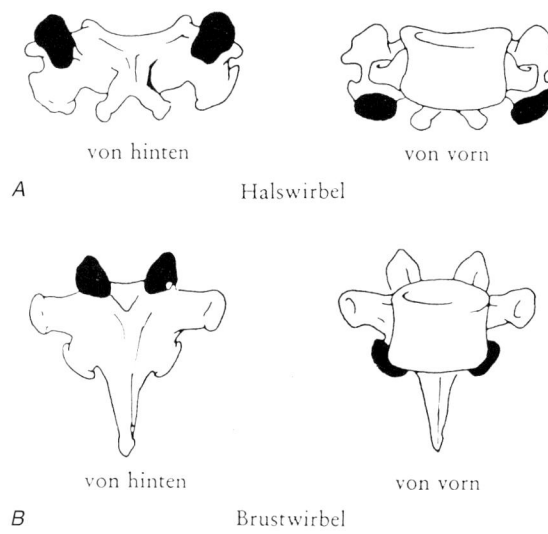

Abb. 3-6 A–C Stellung der Wirbelgelenkflächen in der Ansicht von vorne und hinten an Hals-, Brust- und Lendenwirbel (nach *R. Maigne:* Wirbelsäulenbedingte Schmerzen. Hippokrates, Stuttgart 1977, S. 20)

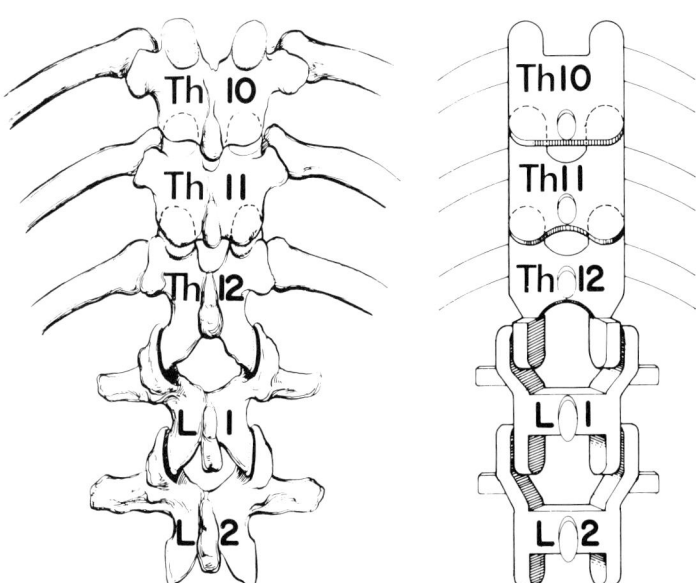

Abb. 3-7 Stellungs- und Funktionswandel der Gelenke des thorakolumbalen Überganges (aus *S. Hoppenfeld:* Orthopädische Neurologie. Enke, Stuttgart 1980, S. 111)

Bau- und Spannungszustand der Bandverbindungen im Zusammenspiel mit unterschiedlich hohen Bandscheiben sind für eine elastische Grundform und die aus ihr heraus möglichen Bewegungsausschläge verantwortlich. *Die Gelenke stellen die Führungselemente, die Bänder die Bremsvorrichtung des Bewegungssegmentes dar* (Abb. 3-8).

Der in der Frontalebene gerade und in der Sagittalebene doppelt-S-förmige Wirbelsäulenaufbau wird durch eine muskulo-ligamentäre Verspannung gehalten, die durch die gegenüber dem Vierbeiner stark verbreiterte Beckenausladung ihre stabilisierend wirksamen Hebelarme bezieht. Wichtige muskuläre Zuggurtungen sichern die aufrechte Haltung, bei der sich das Becken als Basis der Wirbelsäule zeigt (Abb. 3-9).

Nach *Washburn* (1951) ist das *Becken der Drehpunkt für das muskuläre Wechselspiel zwischen Musculus glutaeus maximus und Musculus iliopsoas. Durch seine Stellung und Neigung wird das Becken bestimmend für Form und Haltung der Wirbelsäule.* Funktionsstörungen und Fehlstellungen der Ileosakralgelenke und der unteren Extremitäten (Hüftgelenkskontrakturen, Knie und Fußdeformitäten, Beinlängendifferenzen usw.) werden sich zwangsläufig auf die Beckenstellung und somit auf die Wirbelsäule auswirken (Abb. 3-10).

Ein wichtiges Prinzip zur Unterstützung der Aufrichtung und zur Entlastung der Wirbelsäule stellt die Kompression des gas- und flüssigkeitsgefüllten Bauch- und luftgefüllten Brustraumes durch die Bauchmuskulatur dar. Diese dynamische Unterstützung durch die Bauchpresse wurde zuerst von *Schanz* (1931) erkannt, der den Innendruck von Bauch-

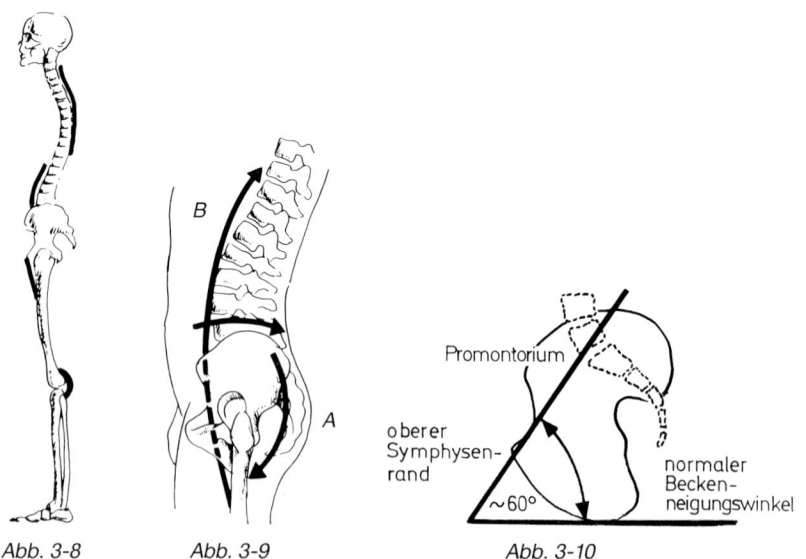

Abb. 3-8 Skelett und Bandapparat fangen die im aufrechten Stand auftretenden Kräfte weitgehend auf (nach *Cailliet,* aus *M. Rizzi:* Die menschliche Haltung und die Wirbelsäule. Hippokrates, Stuttgart 1979, S. 25)

Abb. 3-9 Durch die Balance-Arbeit des M. glutaeus max. *(A)* und des M. iliopsoas *(B)* werden Becken und Wirbelsäule über den Hüftgelenken fixiert (aus *M. Rizzi:* Die menschliche Haltung und die Wirbelsäule, Hippokrates, Stuttgart 1979, S. 17)

Abb. 3-10 Die Verbindungslinie zwischen Promontorium und Symphyse bildet mit der Horizontalebene den sogenannten Becken-Neigungswinkel. Er beträgt durchschnittlich 60°

und Brusthöhle als Hilfstrageorgan bezeichnete. *Nachemson* (1959) hat diese Bedeutung durch Druckmessungen in der 3. Lendenbandscheibe am Lebenden unterstrichen (Abb. 3-11).

Die Betrachtung funktioneller Muskelketten stellt eine gute Basis für eine dynamische Erklärung von Körperhaltungen und der Analyse von Haltungsfehlern dar. Nach *Rasch* u. *Burke* (1971) teilen wir den Körper in funktionelle Segmente auf, die durch Muskelketten miteinander verbunden sind. Die wichtige dorsale Muskelschlinge beginnt am Hinterhaupt mit der kleinen Nackenmuskulatur und setzt sich über den Musculus trapezius, Musculus erector spinae und die Fascia thoracolumbalis an das Becken fort. Sie wird fortgesetzt durch den Musculus glutaeus maximus, der Becken und Bein verbindet und durch Hemmung der Beckenkippung den Rumpf ausbalanciert. Die ischiokruralen Muskeln überbrücken Hüft- und Kniegelenk, sie regulieren Beckenschwankungen und sichern das Knie. Der Musculus triceps übergreift Knie- und Sprunggelenk und balanciert in Wechselwirkung mit dem Musculus tibialis anterior, der das untere Glied der frontalen Muskelkette darstellt. Diese beginnt mit dem Musculus sternocleidomastoideus und setzt sich über die Interkostalmuskeln und die Bauchmuskulatur auf das Becken fort. Der Musculus iliopsoas überbrückt die Lendenwirbelsäule und Hüfte, der Musculus quadriceps Hüfte und Knie. Die Kette ist dann mit dem Musculus tibialis anterior geschlossen (Abb. 3-12).

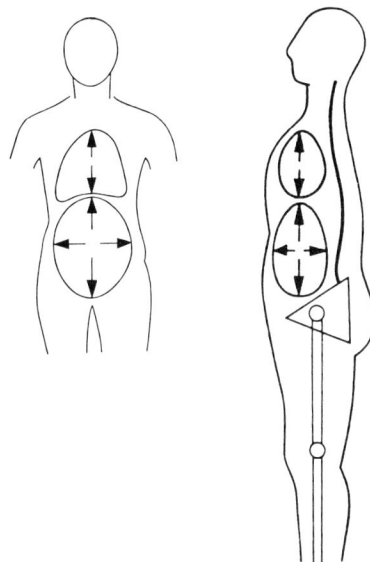

Abb. 3-11 Der hydrostatische und pneumatische Innendruck von Bauch- und Brusthöhle als Hilfstrageorgan der Wirbelsäule (nach *Schanz*, aus *H. Junghanns*: Die Wirbelsäule in der Arbeitsmedizin. Hippokrates, Stuttgart 1979, S. 33)

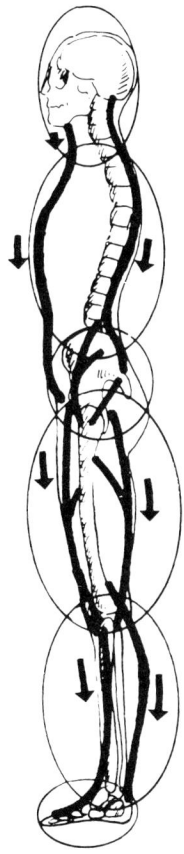

Abb. 3-12 Muskelkräfte koppeln die funktionellen Körpersegmente. Die einzelnen Segmente sind untereinander durch bewegliche Abschnitte verbunden (nach *Rasch* und *Burke*, aus *M. Rizzi*: Die menschliche Haltung und die Wirbelsäule. Hippokrates, Stuttgart 1979, S. 27)

Das Zusammenspiel aller Muskelschlingen ermöglicht, wie *Rizzi* (1979) schreibt, die aufrechte Haltung, die *Tittel* (1976) als „reibungslos, ökonomisch und zugleich ästhetisch" bezeichnet.

G. *Hohmann* schreibt: „... bei fast jeder Körperbewegung ist die Wirbelsäule mit ihrer Muskulatur beteiligt. Wenn wir gehen, sehen wir am unbekleideten Körper das Muskelspiel der sich wechselseitig zusammenziehenden und vorspringenden Rückenmuskeln in der Lendengegend. Ist die Wirbelsäule durch eine Erkrankung etwa versteift, so arbeiten diese Rückenmuskeln nicht mehr beim Gehen. Das Relief des Rückens ist wie erstarrt..." (Abb. 3-13, 3-14).

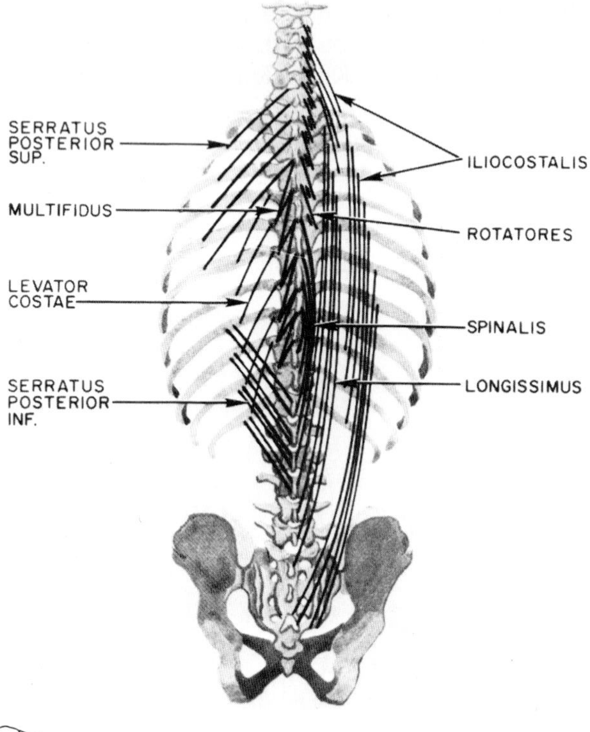

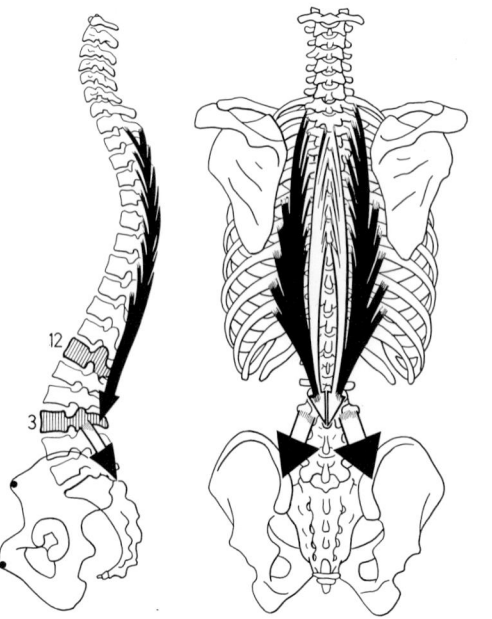

Abb. 3-13 Wirkungsrichtung der verschiedenen Rückenmuskeln, die mit ihren direkten Wirbelansätzen oder über die Rippen einen Einfluß auf die Stellung der Wirbel nehmen, nach *W. Spaltenholz* (aus *W. Spaltenholz* und *R. Spanner:* Atlas of Human Anatomy, Davis Philadelphia, 1961)

Abb. 3-14 Der 3. Lendenwirbel kann als Schaltstelle der Wirbelsäule aufgefaßt werden. Er ist Scheitelwirbel der Lendenlordose, und im Gegensatz zu den keilförmigen L4 und L5 sind seine Deck- und Grundplatten parallel. Die straffe Bandführung machen L4 und L5 mehr zu statischen Bindegliedern zwischen Kreuzbein und Wirbelsäule. Demgegenüber ist der 3. LWK wesentlich besser beweglich. An seinen kräftigeren Bögen und Fortsätzen inserieren M. latissimus und M. spinalis (nach *Delmas,* aus *Kapandij,* Physiologie Articulaire, Bd. 3. Librairie Maloine S. A., Paris 1975, S. 93)

Ein wesentlicher Teil der wichtigsten Rumpfmuskulatur ist durchaus der optischen Beurteilung zugänglich.
Der Musculus trapezius ist mit seiner Pars descendens konturbestimmend für den Schultergürtel. Die Asymmetrie seiner Kulisse deutet auf Abweichungen seiner Insertionsstrecke, z. B. bei hochsitzenden zervikothorakalen Skoliosen, oder auf eine Lähmung des ihn versorgenden Nervus accessorius hin. Die ungenügende Armhebung mit Tiefertreten des Schulterblattes sind die sichtbaren Zeichen der Funktionsstörung.

Schwäche der Musculi rhomboidei und des mittleren Trapeziusteiles zeigt sich im Seitwärtsgleiten der Schulterblätter, die als Flügelschulter (Scapula alata) beim Haltungsschwachen vom Thorax abstehen. Ihr vorderer Gegenspieler, der Musculus pectoralis major, bildet die vordere Achselkulisse und kann durch seine Kontraktur (Verkürzung) das schlechte Haltungsbild fixieren.

Gegen die Armmuskulatur wird der Musculus pectoralis durch den Sulcus oder das Trigonum deltoideopectoralis abgegrenzt, diese bildet die Mohrenheim-Grube, in der wir gegen den Thorax durch den Brustmuskel abgepolstert eine reklinierende Abstützfläche gewinnen.

Die hintere Begrenzung der Achselhöhle bildet der Vorderrand des Musculus latissimus dorsi, der von der Lendenwirbelsäule zum Oberarm ziehend sich bei Rückführung des Armes und beim seitlichen Aufstützen anspannt und bei hochreichenden Rumpforthesen berücksichtigt werden muß.

An der seitlichen Thoraxwand ist bei schlanken Patienten der Musculus serratus gut erkennbar, dessen Ausfall die Vorwärtshebung des Armes gleichzeitigem Abstehen des Schulterblattes stark einschränkt.

Das wesentliche Relief des Rückens im unteren Brust- und im Lendenbereich wird durch den mächtigen Musculus erector spinae (sacrospinalis) geprägt, der fest eingespannt in die Fascia thoracolumbalis [lumbodorsalis] der Rückwärtsstrecker der Wirbelsäule ist. Bei allen kyphotischen Fehlhaltungen der Brustwirbelsäule muß er zur Sicherung der kompensatorischen Lendenlordose Mehrarbeit leisten, er tritt gespannt hervor. Auf sein seitendifferentes Relief bei skoliotischen Wirbeltorsionen wurde bereits hingewiesen.

Die aufrechte Haltung kommt letzten Endes durch das Zusammenspiel der hinteren und vorderen Muskelketten zustande. Vorne zügelt mehr oder weniger deutlich erkennbar der Musculus rectus abdominis das Becken an der Symphyse gegen den Thorax. Seine rechte und linke Portion wird durch die sichtbare Mittellinie (Linea alba) geteilt. Quere Furchen (Intersectiones [Inscriptiones] tendineae) stellen Schaltsehnen dar. Das Auseinanderklaffen der beiden Rektusschenkel (Rektusdiastase) stellt eine Form des Bauchwandbruches dar und kann in ausgeprägten Fällen durch Beeinträchtigung der Bauchpresse die Haltung beeinträchtigen.

Große Bedeutung für Rumpfstatik und Rumpfbewegung sowie für das Zustandekommen von Fehlhaltungen und Fehlformen der Wirbelsäule haben die schrägen Bauchmuskeln, die die aktiv komprimierende Hülle der Bauchblase bilden. Beispielsweise erkennen wir asymmetrische Bauchmuskelschwächen oder Lähmungen im Stehen und Liegen (beim Pressen) durch ungleiche Vorwölbung der Bauchdecken oder durch ungleichmäßige Verschiebung des Nabels beim Aufrichten aus Rückenlage (Beevor-Zeichen, s. S. 288, Abb. 3-15).

Zur Inspektion des Muskelreliefs muß sich die optisch erkennbare Funktionsprüfung gesellen, die uns über die haltungssichernde Dauerleistung der posterioren Muskelgruppen orientiert. Wir bedienen uns einfacher Tests, wie z. B. des *Armvorhaltetests nach Mat-*

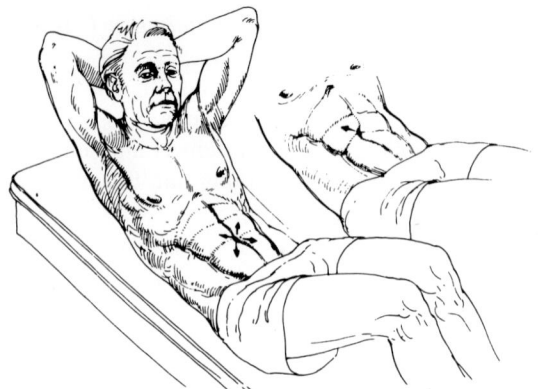

Abb. 3-15 *Beevor*-Zeichen: Ungleichmäßige Verziehung *(B)* des Nabels bei asymmetrischen Bauchmuskellähmungen (aus *S. Hoppenfeld:* Orthopädische Neurologie. Enke, Stuttgart 1980, S. 47)

thiass (1961), der aus aufgerichteter Haltung durch die zusätzliche Vorhaltelast der Arme in 30 Sekunden eine ausreichende oder insuffiziente Halteleistung anzeigt, oder etwas aufwendiger Untersuchungen wie der holdingpower-measurement-Test, der qualitative und quantitative Beurteilung der Halteleistung erlaubt (*Kraus-Weber* 1946) (Abb. 3-16).

Die Funktion des Bewegungssegmentes wird wesentlich durch die Bandscheibe bestimmt. Die hydraulische Sprengkraft des Gallertkernes (Nucleus pulposus) spannt die in der knorpeligen Deck- und Grundplatte des Wirbels und in seiner Randleiste verankerten Fasern des lamellären Anulus fibrosus (Abb. 3-17).

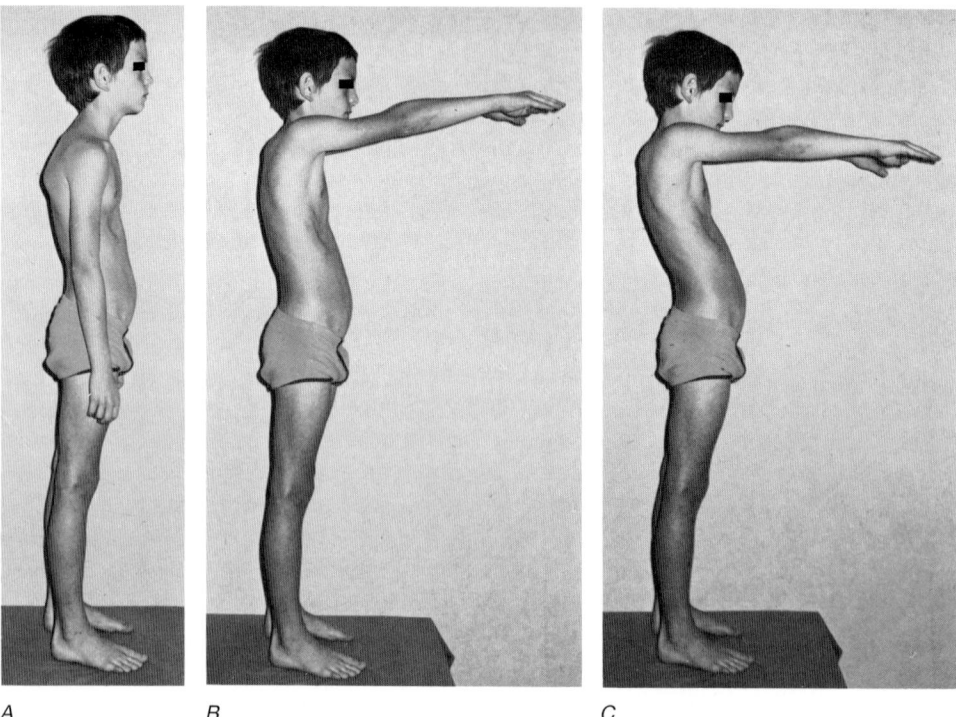

A B C

Abb. 3-16 A–C Der Armvorhaltetest nach *Matthiaß* läßt die Haltungsinsuffizienz nach etwa 30 Sekunden erkennen. Eine zusätzliche Vorhaltelast der ausgestreckten Arme kann schon nach kurzer Zeit nicht mehr durch die Rumpfmuskulatur bewältigt werden. Die Kompensation erfolgt über Verlagerung des Körperschwerpunktes nach hinten *(C)*

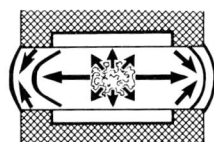

Abb. 3-17 Der Gallertkern (nucleus pulposus) als hydroelastisches Federelement. Die innere Sprengkraft spannt die an den knöchernen Randleisten verankerten Fasern des Faserringes (anulus fibrosus) an (aus *H. Junghanns:* Die Wirbelsäule in der Arbeitsmedizin. Hippokrates, Stuttgart 1979, S. 49)

Belastung und Bewegung verformen den Gallertkern, ohne seine Lage zu verändern. Seine wichtigste Aufgabe ist die Lastverteilung und Pufferung. Schwächung der Deckplatten läßt den Gallertkern in den Wirbel vordringen (= Schmorl-Knorpelknötchen). Die hierdurch bedingte typische Wachstumsdeformität ist die Adoleszentenkyphose.

Flüssigkeitsverlust der Bandscheibe im Rahmen der Alterung bedeutet verminderte Quellkraft und damit auch eine Verringerung der stabilisierenden Vorspannung des Bewegungssegmentes. Diese Instabilität, die auch durch Fehl- und Überbeanspruchung verursacht werden kann, ist Anlaß zu Rißbildungen, zu Zerrungen und Scheuerungen des Faserringes und des Bandapparates. Diese Schädigungsfolgen zeigen sich im Röntgenbild als spondylotische Randzacken.

Die Rißbildung im Faserring und die Zerrüttung der Verankerung des Gallertkernes ist die mechanische Voraussetzung für seine Verlagerung. Der Nucleus-pulposus-Vorfall erzeugt als typisches Krankheitsbild die schmerzhafte Bewegungssperre der Wirbelsäule sowie Nervenwurzeldruckschäden mit segmentalen Schmerzen und Funktionsstörungen (Lumbalgie, Ischialgie, Ischias-Skoliose).

Bandscheibe und Wirbelgelenk sind in ihrer Funktion eng voneinander abhängig. Das Gelenk bestimmt die Richtung, die Bandscheibe die Begrenzung der Bewegung.
Die Änderung der Lastverteilung durch Spannungsverlust der Bandscheibe und der Distanzverlust zweier Wirbel durch Höhenminderung der Bandscheibe führt zu Verkantung und Fehlbeanspruchung des Wirbelbogengelenkes (Wirbelgelenkarthrose, Spondylarthrose). Schmerzhafte Reizzustände, Gelenkblockierungen und Bewegungseinschränkungen werden ihrerseits auf den gesamten Halteapparat des Rumpfes rückwirken.

Form und Haltung der Wirbelsäule stehen in enger Beziehung zur Bewegung des einzelnen Segmentes und ganzer Wirbelsäulenabschnitte durch segmentspezifische Gelenkstellung, Band- und Muskelspannung. In funktionellen Endstellungen kommt es zur Einschränkung anderer Bewegungsrichtungen bis zur Verriegelung derselben. Diese Gesichtspunkte bekommen z. B. in der Wirbelbruchbehandlung und in der rotatorischen Korrektur skoliotisch verkrümmter Wirbelsäulen Bedeutung.

Haltungsabhängig sind aber auch viele vitale Körperfunktionen: Die Atembeweglichkeit der Rippen und damit die respiratorische Thoraxfunktion sinkt mit zunehmender Kyphosierung der Brustwirbelsäule. Gleichzeitig wird der abdominale Atemraum (Bauch- oder Zwerchfellatmung) bei stärkeren tiefsitzenden Kyphosen durch die Streckenverkürzung Sternum-Symphyse eingeengt.

Körperliche Zweckstellungen für die hier zu beschreibenden orthopädietechnischen Behandlungsmaßnahmen haben stets eine Rückwirkung auf die vorstehenden physiologischen Vorgänge. Dies gilt gleichermaßen auch für Druckaufnahmezonen am Körper.

Technische Hilfsmittel, wie z. B. Rumpforthesen, sind, um wirksam zu sein, nicht nur von körpergerechter, sondern auch von zweckbedingter Formung abhängig. Therapieplanung und konstruktive Lösung haben sich hierbei an den Kräften zu orientieren, die als Dauer- oder Wechsellast zunächst von der Haut toleriert werden. Die mögliche Lastaufnahme richtet sich neben den Temperatur- und Feuchtigkeitsverhältnissen auch nach der aktuellen Blutversorgung der Haut. Anämien und Zirkulationsstörungen verschiedener Ursache gefährden in bekannter Weise eine längerfristige Druckaufnahme. Lokaler Druck führt immer zu einer Verminderung der Blutdurchströmung bis zur völligen Drosselung. Diese macht sich dann im umliegenden Gewebe durch einen Ischämieschmerz bemerkbar, der zur reaktiven Druckentlastung durch Gewichtsverlagerung führt. Hautzonen mit gestörter Sensibilität sind wegen Wegfalls dieser Schutzreaktion besonders druckgefährdet (z. B. Querschnittslähmung). Auch in der Umgebung von Operationsnarben muß an eine Sensibilitätsstörung gedacht werden. Deshalb sind alle schlecht weichteilgepolsterten Skelettvorsprünge wegen der Gefahr einer punktförmigen Lastübertragung nicht als Abstützbezirke geeignet und müssen ausgespart oder hohlgelegt werden.

Ein gewisses Augenmerk ist bei der Anpassung von Rumpforthesen auch dem Verlauf von Nerven und Gefäßen zu widmen. Besonders in der Achselhöhle können unzweckmäßige Reklinationsbügel eine Irritation des Plexus brachialis und der Arteria und Vena axillaris verursachen. Ausstrahlende Armschmerzen können einmal durch Druck an der seitlichen Thoraxwand auf den durch den Musculus serratus ziehenden Nervus intercostobrachialis ausgelöst werden (*Brügger* 1977). Im Kopfbereich können – allerdings eher im Gipsverband – in seltenen Fällen einmal der Nervus occipitalis major, der Nervus accessorius oder der Nervus facialis irritiert werden. Derartige Druckschäden sind allerdings meist mit einem Druckgeschwür vergesellschaftet.

Bei Rumpforthesenversorgung muß außerdem im Beckenbereich ein Druck in der Leistengegend vermieden werden; hier können im Sitzen u. U. Arteria und Nervus femoralis tangiert werden, unterhalb und innerhalb der Spina iliaca anterior superior kann durch unzweckmäßigen Druck der Nervus cutaneus femoris lateralis gereizt werden, was sich in schmerzhaften Mißempfindungen an der Vorderaußenseite des Oberschenkels zeigt.

In der Gesamtauswertung der vorerwähnten anatomischen und funktionellen Körpermerkmale ergeben sich eine ganze Reihe individueller Werte, die vom Arzt oder Orthopädietechniker berücksichtigt werden können und letzthin auch der Dokumentierbarkeit und Eintragung auf Meßblättern dienen.

Wirbelsäulenbeweglichkeit

Die Bewegungsmaße der einzelnen Wirbelsäulenabschnitte differieren in typischer Weise. Ausgiebig bewegliche Abschnitte wie Halswirbelsäule und Lendenwirbelsäule wechseln mit starren wie Brustwirbelsäule und Kreuzbein. Die individuelle Variationsbreite ist groß und ist von Wirbelsäulenform, Alter, Konstitutionstyp und natürlich auch von krankhaften Veränderungen abhängig.

Das durchschnittliche Bewegungsausmaß, am leichtesten zu prüfen an der **Halswirbelsäule**, beträgt für Vor- und Rückneigung etwa 35-45 Grad, für Seitneigung jeweils 45 Grad und für Drehung jeweils 60–80 Grad (Abb. 3-18).

Die Beweglichkeit der **Brust- und Lendenwirbelsäule** läßt sich für Beugung und Streckung wie beschrieben mittels klinischer Zeichen (*Schober, Ott, Probst*) (Tab. 3-3, 3-4) der Atembreite und dem Kinn-Jugulum-Abstand beurteilen oder mit einem Meßgerät wie dem *Elkameter* (s. S. 292, Abb. 3-19 bis 3-21).

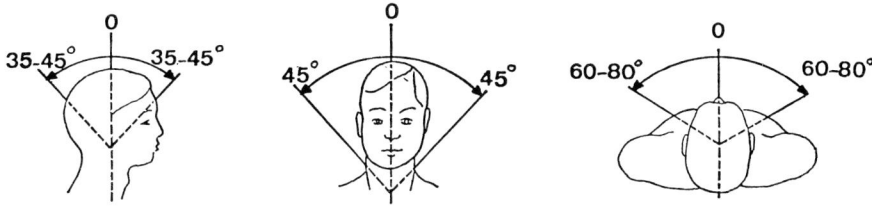

Abb. 3-18 Beweglichkeit von Kopf und Halswirbelsäule (gemessen nach der Neutral-Null-Methode) (aus H. U. Debrunner: Orthopädisches Diagnostikum. Thieme, Stuttgart 1978, S. 60)

Tabelle 3-3 Bewegungsumfang der Wirbelsäule (nach Rettig 1974 sowie White u. Panjabi 1978)

Autoren	Vor- und Rückneigen		Seitneigen		Rotation	
	Rettig	White & Panjabi	Rettig	White & Panjabi	Rettig	White & Panjabi
Halswirbelsäule	80–0–45	98°	45–0–45	59°	80–0–80	106°
Brustwirbelsäule	25–0–15	76°	10–0–10	78°	?	74°
Lendenwirbelsäule	45–0–35	78°	30–0–30	29°	70–0–70	13°
Gesamtwirbelsäule	120–0–80		80–0–80		140–0–140	

Die Zahlenangaben über die Wirbelsäulenbeweglichkeit schwanken außerordentlich, je nach Alter, Untersuchungstechnik und Autor.

Tabelle 3-4 Indirekte Bewegungsprüfungen der Wirbelsäule (aus H. Rettig: Wirbelsäulenfibel, Thieme, Stuttgart 1974, S. 13)

Name	Meßpunkte	Bewegung	Normalwert
Zeichen nach Schober	1. Dornfortsatz S 1 2. 10 cm darüber	Rumpfbeuge vorwärts	Zunahme der Strecke um 5 cm
Zeichen nach Ott	1. Dornfortsatz C 7 2. 30 cm darunter	Rumpfbeuge vorwärts	Abstand nimmt um 8 cm zu
Zeichen nach Probst	1. Dornfortsatz S 1 2. Dornfortsatz C 7	Rumpfbeuge vorwärts	Verschiebung der oberen Hautmarke um 15 cm
Atembreite	Höhe der Brustwarzen	maximale Inspiration maximale Expiration	Differenz mindestens 8 cm
Kinn-Jugulum-Abstand	Kinnspitze Jugulum	Vor- und Rückneigen von Kopf und Halswirbelsäule	Ventralflexion 0 cm Dorsalflexion 15 cm

Den Einfluß der Hüftbewegung auf die Vorneigung kann man angrenzen (Abb. 3-19).

Das gleiche gilt für die etwa 50 Grad betragende Seitneigung und die Drehung bei fixiertem Becken (Abb. 3-20, 3-21).

Genauere segmentbezogene Bewegungsmessungen sind in der Regel für Diagnostik und Operationsindikation, nicht aber für technische Versorgung nötig. Man bedient sich dabei funktioneller Röntgenaufnahmen.

292 Orthesen und Mieder für den Rumpf

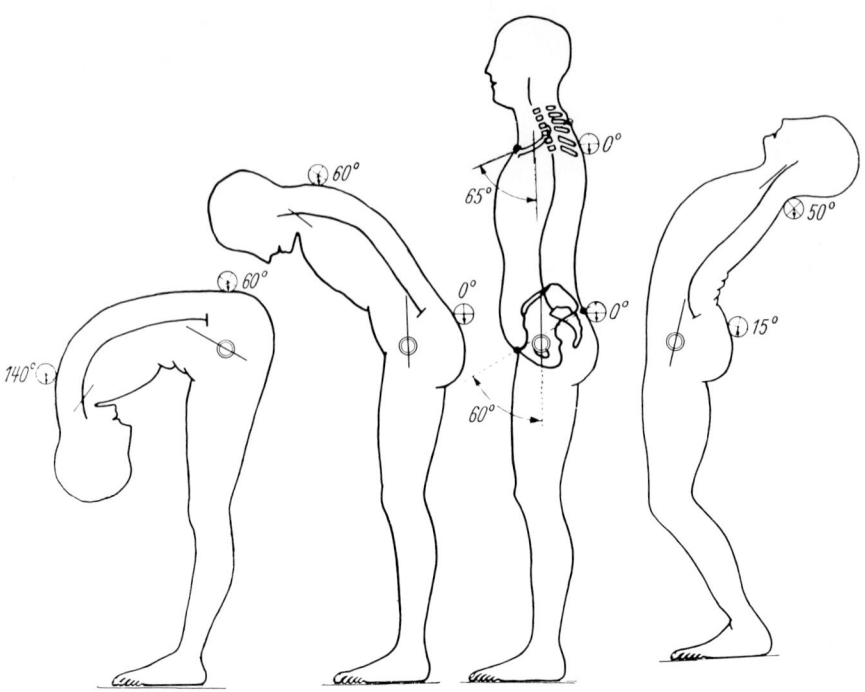

Abb. 3-19 Bestimmung der Wirbelsäulenbeugefähigkeit mit dem Elkameter nach *Hackethal*. Individuelle Schwankungsbreite und Meßgenauigkeiten lassen keine echten Normwerte aufstellen. Allenfalls sind Vergleichsmessungen möglich (aus *H. Junghanns:* Die Wirbelsäule in der Arbeitsmedizin. Hippokrates, Stuttgart 1979, S. 55)

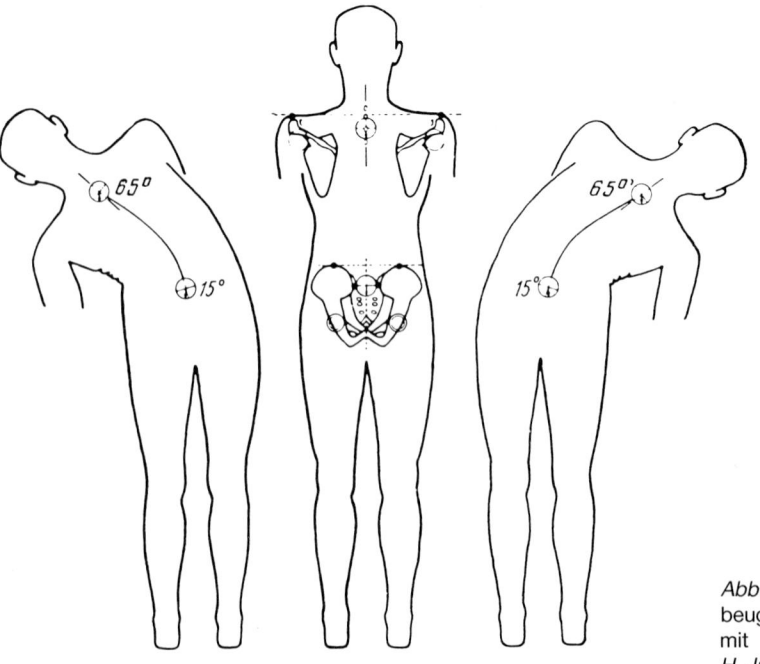

Linksbiegung Nullstellung Rechtsbiegung
50°   50°

Abb. 3-20 Messung der Seitbeugefähigkeit der Wirbelsäule mit dem Elkameter (aus *H. Junghanns:* Die Wirbelsäule in der Arbeitsmedizin. Hippokrates, Stuttgart 1979, S. 56)

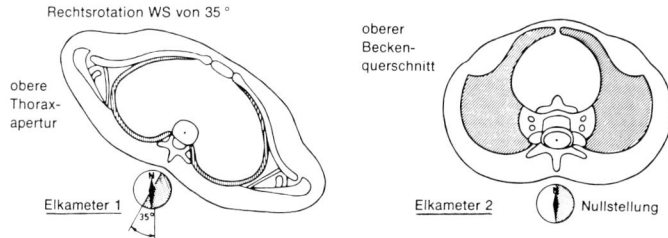

Abb. 3-21 Messung der Oberkörperrotation zur Frontalstellung des Beckens (aus H. Junghanns: Die Wirbelsäule in der Arbeitsmedizin. Hippokrates, Stuttgart 1979, S. 56)

Orientierungsbereiche und Meßpunkte am Skelett

Körpermerkmale

Wir teilen das Rumpfskelett hierzu in 5 Bereiche:
Schädel,
Wirbelsäule,
Brustkorb,
Schultergürtel und
Beckengürtel.

Der **Schädel** wird bewußt in die Betrachtung des Rumpfes einbezogen, da er einen exponierten Faktor der Rumpfstatik darstellt und weder bei statischen Berechnungen noch bei orthopädietechnischen Versorgungen der Halswirbelsäule unberücksichtigt bleiben darf.

Der Schädel liefert uns, als Ausgangspunkt für das sagittale Schwerelot des Körpers, den Gehörgang.
Aus der Protuberantia occipitalis fällen wir das Mittellot.

Rotationsmessungen der oberen Halswirbelsäule werden unter Zuhilfenahme der Protuberantia occipitalis und der Processus mastoidei vorgenommen.

Nasenwurzel und Augenachse sind vordere Orientierungspunkte.

Die Kinnspitze stellt einen, wenngleich auch recht variablen und wenig differenzierten, Meßpunkt für die Beuge-Streck-Bewegung der Halswirbelsäule dar (Kinn-Jugulum-Abstand).

An der **Wirbelsäule** lassen sich fast alle Dornfortsätze gut tasten und bei sehr schlanken Individuen auch sehen. Ihre Markierung ist einfach.

Der erste tastbare Dornfortsatz gehört dem 2. Halswirbel an, der am deutlichsten hervorspringende ist der des 7. Halswirbel, die sog. Vertebra prominens. Die *Verbindung der Darmbeinkämme weist auf einen Dornfortsatz des 4. Lendenwirbels* (Abb. 3-28). Bewegungsabläufe, Wirbelstellungen, segmentale Stabilität und Schmerzhaftigkeit kann bei der Untersuchung eines Dornfortsatzes oder der Dornfortsatzreihe geprüft werden.

Die Beweglichkeit von Brust- und Lendenwirbelsäule läßt sich mit der Distanzänderung markierter Dornfortsätze bei der Flexion messen. Beim *Schober-Zeichen markieren wir S 1 und 10 cm Kranial*. Eine Zunahme der Strecke von etwa 5 cm ist die physiologische Norm (s. Tab. 3-3, 3-4 u. Abb. 3-22, 3-23).

Abb. 3-22 Prüfung des sogenannten *Schober*schen und *Ott*schen Zeichens zur segmentalen Bewegungsuntersuchung der Brust- und Lendenwirbelsäule.
l = Abstand der Hautmarken an der LWS *(Schober)*
b = Abstand der Hautmarken an der BWS *(Ott)*
(aus *H. U. Debrunner:* Orthopädisches Diagnostikum. Thieme, Stuttgart 1979, S. 61)

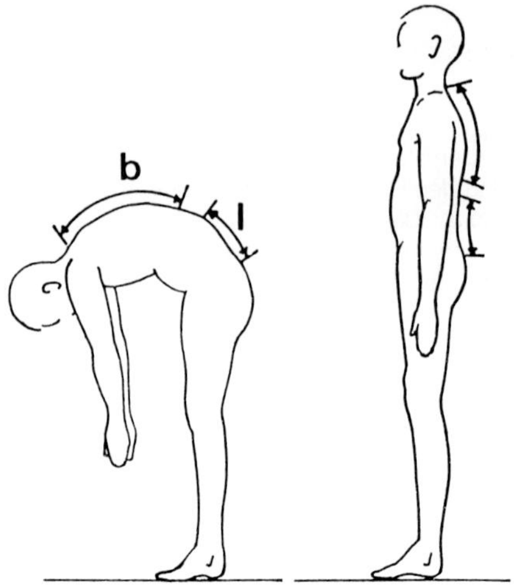

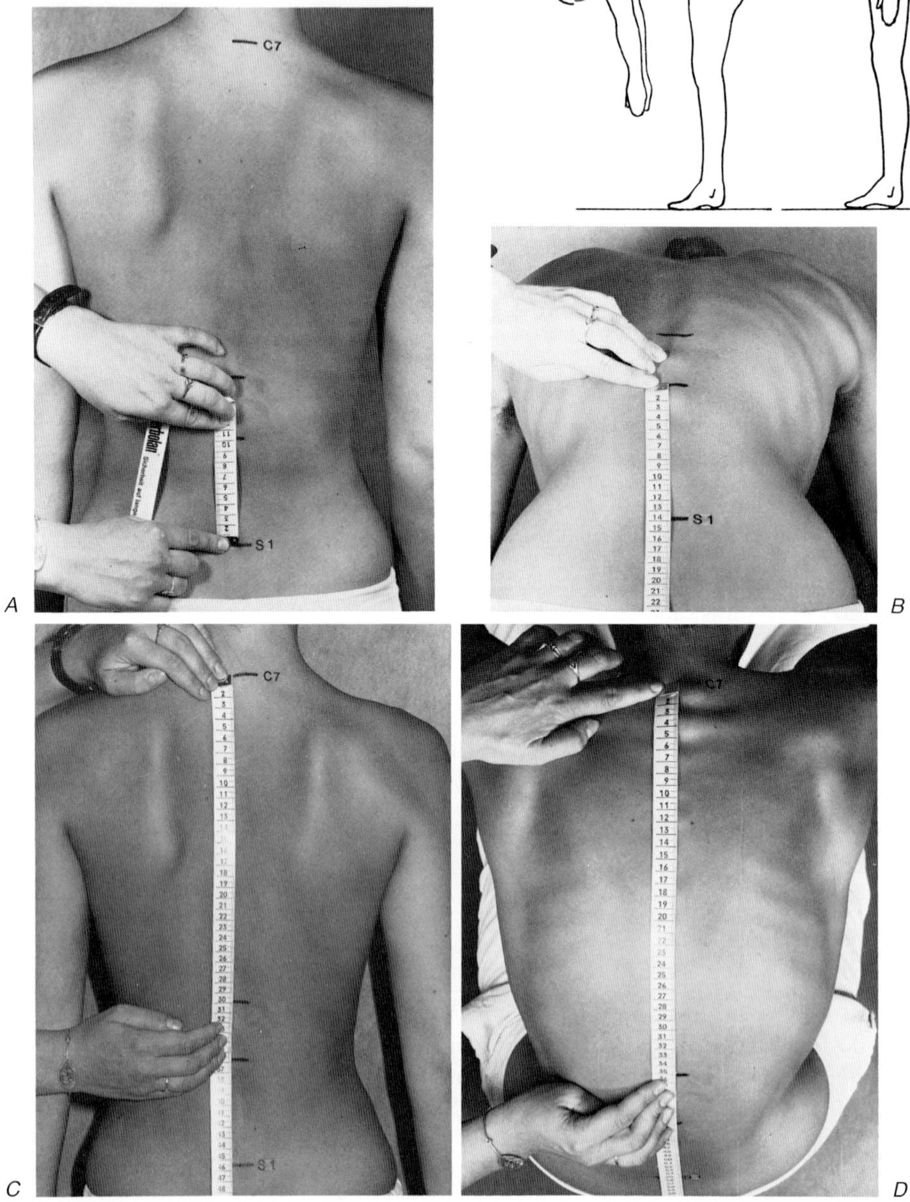

Abb. 3-23 A, B) *Schober*sche Meßwerte an der LWS, C, D) *Ott*sche Meßwerte an der BWS – (Messung des Bewegungsausschlags mit dem Maßband vom Normalstand bis zur maximalen Beugung) (*D. Hohmann*, Original)

Die Querfortsätze sind selbst nicht tastbar und nur durch die Mitnahme der Lendenstreckmuskulatur beim Lendenwulst der Skoliose werden sie indirekt sichtbar.

Orthopädietechnische An- oder Abstützflächen im Wirbelsäulenbereich müssen in gleichmäßiger Druckverteilung, durch entsprechende Hohllegung der schlecht weichteilgepolsterten Dornfortsätze, konstruiert sein (Lendenlordose, thorakolumbaler Übergang).

Die *obere Begrenzung des Kreuzbeines* fällt mit der *Verbindungslinie der Spinae iliacae* posteriores superiores zusammen (wichtig für die Höhe von Kreuzbeinpelotten).

Orientierungshilfen am **Brustkorb** stellen das obere und untere Ende des Brustbeines, Jugulum und Processus xiphoideus, dar.
Am Sternum selbst registrieren wir Formabweichungen wie vermehrte Abknickung an der Grenze zwischen Manubrium und Corpus sterni. Kielbrust (Pecten carinatum) und Trichterbrust (Pecten nexavatum) sind typische, leicht erkennbare Deformitäten.

Die untere Thoraxöffnung ist wegen der Veränderlichkeit der Rippenzahl und Stellung meßtechnisch wenig geeignet.

Symmetrie oder Asymmetrie des Brustkorbes lassen Rückschlüsse auf Fehlbildungen, Erkrankungen und Verletzungen des knöchernen Thorax oder der Brusteingeweide auf der einen und auf Formabweichungen der Wirbelsäule auf der anderen Seite zu (Rippenbuckel, Rippental).

Es ist möglich, die Höhe des Rippenbuckels zu messen und mit Hilfe des schon erwähnten Rotationsindexes die Schwere der Thoraxdeformität zu bestimmen und sich durch Verlaufsmessungen von der Wirksamkeit einer Behandlung zu überzeugen (*Götze* 1973).

Der **Schultergürtel** stellt wegen seiner großen Verschieblichkeit keine guten Anhaltspunkte zu exakteren Messungen dar. Bei der Stellungsbeurteilung richten wir uns nach dem Verlauf der Klavikula und der Höhe des Akromions. Ein horizontal stehendes Schlüsselbein signalisiert eine Haltungsinsuffizienz mit Seitverlagerung der Schulterblätter. Der Bewegungsraum des Schlüsselbeines ist für die Bestimmung von Anstützflächen von Reklinationspelotten in der Regio infraclavicularis zu prüfen. Von dorsal werden markante Knochenvorsprünge wie die Spina scapulae und der untere Schulterblattwinkel bei der Orthesenversorgung in Ruhe und Bewegung zu berücksichtigen sein.

Das **Becken** stellt als *feste Basis für den Aufbau der Haltung* auch eine *entscheidende Meßgrundlage für den Orthesenbau* dar.
Neben der Bestimmung des *Beckengradstandes* durch Beurteilung der Höhe der Darmbeinkämme oder der Lage der Spinae iliacae anteriores oder posteriores superiores können wir Streckenmessungen für Rumpf und untere Extremitäten von diesen gut markierten Orten aus vornehmen.

Die *Neigung des Beckens* (Kippung oder Aufrichtung) läßt sich sowohl an der Verbindungslinie der Spina iliaca posterior superior und anterior superior im Normalfalle mit einem Winkel von etwa 12 Grad bestimmen als auch durch den horizontalen Abstand der jeweiligen Senkrechten aus der Spina iliaca anterior superior und dem vorderen Symphysenrand (s. S. 296, Abb. 3-24, 3-25).

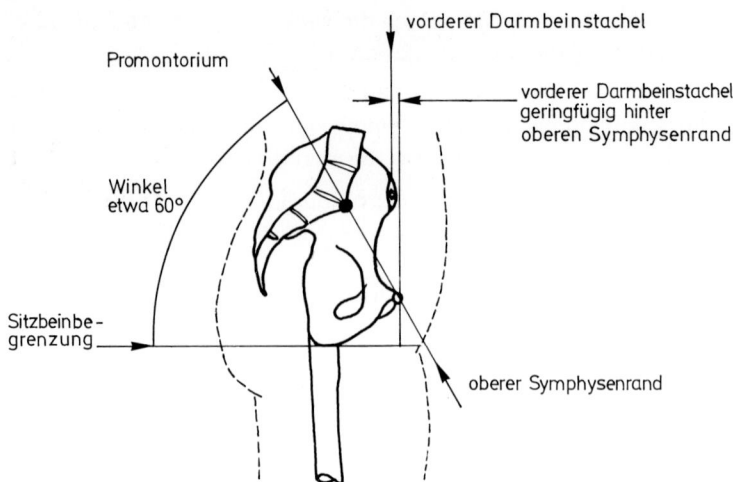

Abb. 3-24 Abschätzung der Beckenneigung anhand der Position von vorderem Darmbeinstachel und oberen Symphysenrand, da der Beckenneigungswinkel sonst eigentlich nur anhand eines seitlichen Röntgenbildes bestimmt werden kann. In dieser Abbildung ist die physiologische Beckenstellung dargestellt (Abb. 3-24, 3-25 aus *R. Uhlig: Vorlesungsskripte*)

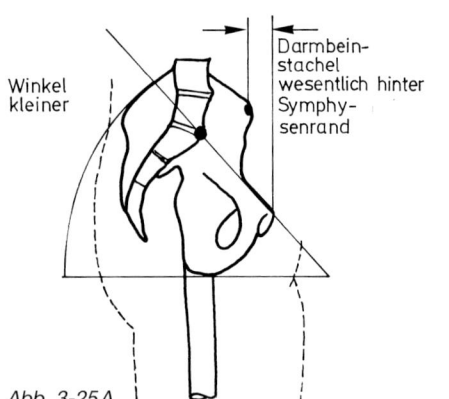
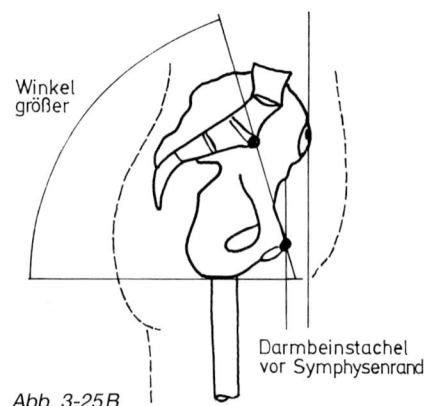

Abb. 3-25 A) Beckenstreckstellung (– Aufrichtung zur Lendendyphosierung oder bei fixierten Lendenkyphosen), B) Beckenneigung (– Kippung, z. B. bei vermehrter Lendenlordose oder bei Hüftbeugekontraktur)

Asymmetrien oder Verwringungen des Beckens durch Fehlbildung oder Verletzung müssen in jedem Fall gegenüber statischen Abweichungen, z. B. infolge einer Beinlängendifferenz, abgegrenzt werden. Auch Blockierungen der Kreuzdarmbeingelenke können vorübergehende Beckenfehlstellungen hervorrufen und einen Statikfehler vortäuschen.

Die Lagebeziehung Kreuzbein-Becken ist sehr variabel, so daß einer Messung des lumbosakralen Winkels nur begrenzte Bedeutung zukommt. Klinische und röntgenologische Messungen weichen deutlich voneinander ab (Abb. 3-26).

Zu den einfachen aber für den Orthopädietechniker wichtigen Orientierungshilfen im Becken- und Wirbelsäulenbereich zählen wir somit die ungefähren Angaben, daß eine dorsale Verbindungslinie der beiden Beckenkämme in etwa den Dornfortsatz des 4. Lendenwirbelkörpers markiert und daß eine weitere dorsale Verbindungslinie der beiden hinteren Darmbeinstachel in etwa den oberen Rand des Kreuzbeines bezeichnet.
Aus seitlicher Sicht im Röntgenschema sollte im Normalfalle die Bandscheibe des 3. Lendenwirbelkörpers parallel zur Horizontalen angeordnet sein (Abb. 3-27, 3-28).

Orientierungsbereiche und Meßpunkte am Skelett

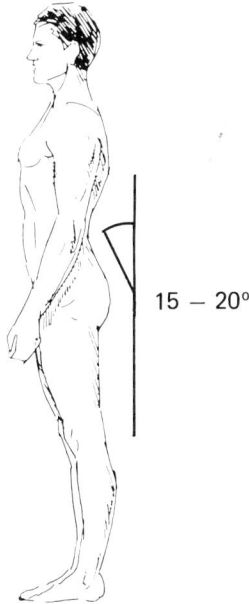

Abb. 3-26 Neigungswinkel des Kreuzbeines – Messung mit verhältnismäßig großer Fehlerbreite (aus *M. Rizzi:* Die menschliche Haltung und die Wirbelsäule. Hippokrates, Stuttgart 1979, S. 74)

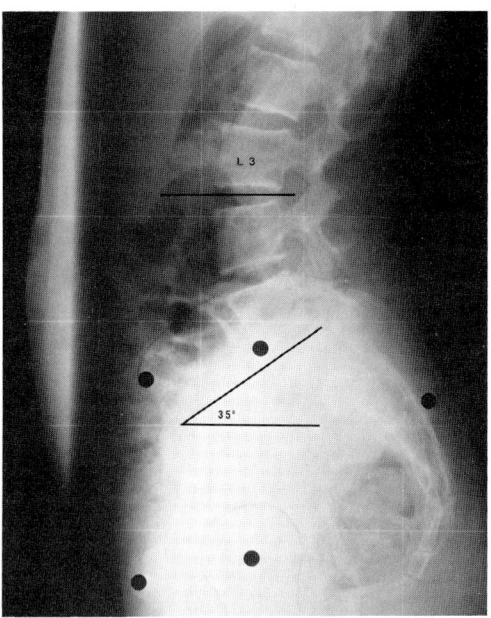

Abb. 3-27 Sakralwinkel als Ausdruck der Beckenkippung oder -aufrichtung (Winkelmessung unterhalb des Promontoriums zwischen Deckplatte S1 und einer Horizontalen). Merkpunkt: LWK 3 steht normalerweise horizontal (*D. Hohmann,* Archiv)

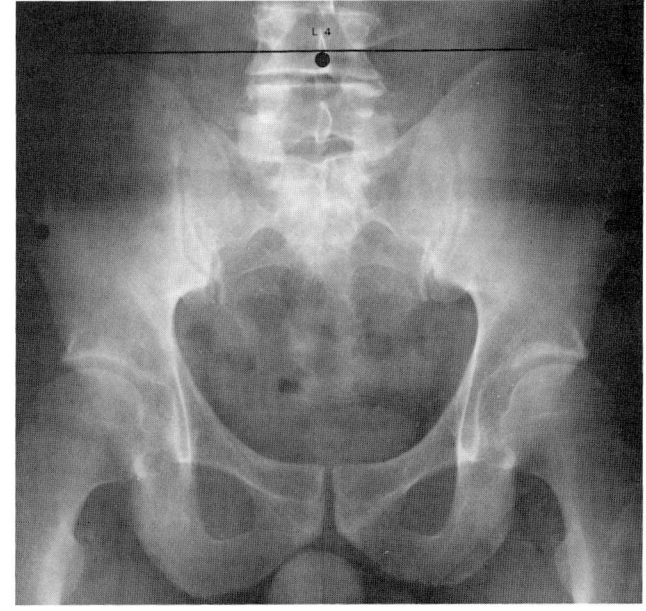

Abb. 3-28 Beckenstellung und Haltung der Lendenwirbelsäule (Frontalschnitt). Merkpunkt: Dornfortsatzspitze von LWK 4 ist in der Verbindungslinie der Darmbeinkämme tastbar (*D. Hohmann,* Archiv)

Dokumentierbarkeit der körperlichen Untersuchung

Untersuchung und Funktionstest (Zusammenfassung)

Zwischen dem Orthopädietechniker und dem Arzt bestehen hinsichtlich der **Untersuchung des Rumpfes** für Bedürfnisse von *Meßdaten an Wirbelsäule und Becken* entscheidende Unterschiede.

Der Orthopädietechniker benötigt eine *Fülle von Meßdaten, die sich an der Körperoberfläche als Abstände, Umfänge oder Winkel* mit der Genauigkeit des tastenden Fingers gewinnen lassen.

Der Arzt ist gewohnt, nur wenige Streckenmessungen durchzuführen, im wesentlichen aber Bewegungsumfänge zu messen bzw. zu schätzen. Exaktere Messungen werden vom Arzt nur am Röntgenbild vorgenommen (wobei man sich der zweifelhaften Präzision von Röntgenmessungen bewußt sein muß).

Anthropometrische Meßdaten lassen die statistische Verteilung von Körpermaßen erkennen, wie sie z. B. für die Bekleidungskonfektion, den Schulmöbelbau oder Arbeitsplatzgestaltungen erforderlich sind. Diese Daten sind für klinische Untersuchungen wenig geeignet, können jedoch als typische Mindest- oder Höchstmaße im Orthesen- und Prothesenbau, z. B. in Modultechniken durchaus Bedeutung haben (siehe *Ausführungen zur Modultechnik*).

Die Beurteilung von Körperform und Haltung darf nicht nur nach gefühlsmäßigen Kriterien erfolgen.

Eine möglichst *reproduzierbare, dokumentierbar messende Untersuchungstechnik* sollte überall da angewandt werden, wo es sinnvoll erscheint.

Bei der Betrachtung der Haltung als dynamischem Vorgang erscheinen derartige Versuche zweifelhaft; trotzdem ergeben sie, unter vergleichbaren Bedingungen und unter Heranziehung dynamischer Leistungstests, brauchbare Hinweise auf den aktuellen Zustand und gestatten auch mit Einschränkung eine Verlaufskontrolle. Sie haben den Vorteil, daß sie nicht invasiv, jedoch kostengünstig und ohne Strahlenbelastung für weite Bereiche des klinischen Bedürfnisses noch befriedigen.

Arzt und Orthopädietechniker erhalten dadurch eine dokumentierbare Basis zum gegenseitigen Verstehen.

Orientierung der physiologischen Wirbelsäulenhaltung anhand einiger Körpermerkmale

Die *körperliche Untersuchung bzw. äußere Betrachtung des Rumpfes* mit den Augen des Orthopäden und Orthopädietechnikers dient gleichermaßen dazu, Fehlhaltungen und Fehlformen aufzudecken und dabei Meßwerte für den Bau einer Orthese zu gewinnen.

Sie geht von der allgemeinen Inspektion des entkleideten Patienten aus, der mit Fersenschluß und je etwa 22–25 Grad Auswärtsrotation (s. Abb. 1-22) beide Füße gleichmäßig belastet und dabei Hüft- und Kniegelenk voll gestreckt hat.

Bei der **Betrachtung von vorne und hinten** werden gröbere Rumpfasymmetrien beiderseits des Mittellotes (Frontalebene) auffällig.

Wir erkennen und beurteilen zunächst die Rumpfkonturen, die durch Schultern (Geradstand, Hochstand, Schiefstand usw.), herabhängende Arme und seitliche Rumpfbegrenzung (symmetrische, asymmetrische Taillendreiecke), Becken (Geradstand, Schiefstand) und Trochanterstellung (Hochstand, Lateralstand, Asymmetrie) charakterisiert werden. Hierbei ist zwischen knöchern und weichteilbedingten Fehlformen und Asymmetrien zu unterscheiden (z. B. knöcherne skoliotische Rumpfdeformität und lähmungsbedingte Muskelatrophie; Abb. 3-29). Auch Achsenverkürzungen und Achsabweichungen der unteren Extremitäten werden leicht als Ursache darauf aufbauender Fehlorientierungen der Körperhaltung erkannt.

Die beispielsweise von *Knese* (1963) in der Frontalebene aufgezeigte gegenseitige Haltungsbeeinflussung der unteren Extremitäten und des Beckens und der Wirbelsäule gilt es zu registrieren. (Man kann sich dabei spezieller Maßbögen bedienen.)

Die **seitliche Betrachtung** gestattet eine Beurteilung des momentanen Haltungsbildes. Rundrücken, hohlrunde Rückenformen mit Hyperlordosen, typischerweise mit schlaffen Hängeleib vergesellschaftet, werden deutlich (Abb. 3-30).

Das Sagittallot (Medianebene) fällen wir vom äußeren Gehörgang aus, knapp hinter der queren Hüftachse, knapp vor dem Kniegelenksdrehpunkt, direkt vor der oberen Sprunggelenksachse vorbei und registrieren die Haltungskompensation.

Die **Inspektion** gibt uns den Hinweis auf den Haltungstyp.

Das Wirbelsäulenprofil (entspricht etwa der „flèche" *Stagnaras*) wird etwa durch Abstandsbestimmung der Halslordose und der Lendenlordose vom Lot aus dem Kyphosescheitelpunkt ermittelt. (Ähnliche Messungen hat bereits 1910 *Engelhard* mit Werten von 2–5,5 cm als „normal" angegeben) (Abb. 3-31).

Die **Registrierung der Konstitution** (asthenisch-athletisch-pyknisch) gibt weiteren Aufschluß über typische Körperproportionen.

Die Beurteilung des aktuellen Kräfte- und Ernährungszustandes des Patienten gehört genau so zur Bewertung des Haltungsbildes wie der Eindruck von der psychischen Verfassung des Kranken; dies sind einige der wichtigen Entscheidungshilfen, die für den Bau von Rumpforthesen aus der körperlichen Untersuchung resultieren.

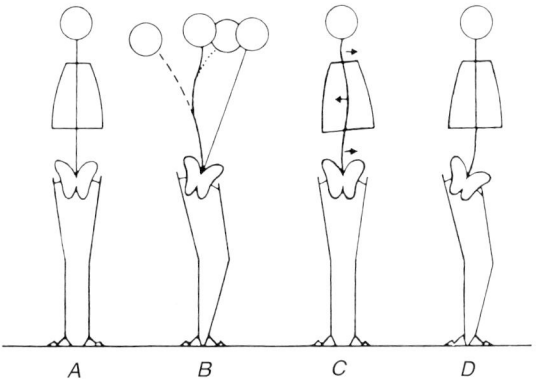

Abb. 3-29 A–D Schematische Darstellung der Wirbelsäule:
A) bei der Standbeinstellung *(Knese)*
B) der Massenschwerpunkt wird durch kompensatorische Wirbelsäulenverkrümmungen über die Unterstützungsfläche gebracht
C) rechtskonvexe Thorakalskoliose bei Spielbein-Standbein-Position (aus *H. Junghanns:* Die Wirbelsäule in der Arbeitsmedizin. Hippokrates, Stuttgart 1979, S. 22)

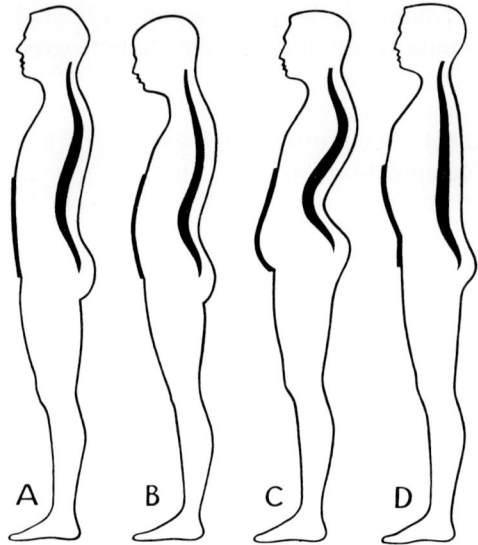
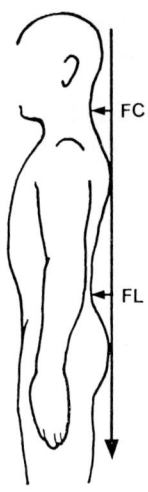

Abb. 3-30 A–D *Staffel*sche Haltungstypen mit der zugehörigen Bauchsilhouette nach *Junghanns*:
A) harmonische Rückenform
B) Adoleszentenkyphose
C) Hohlrunder Rücken
D) Flachrücken
(aus *H. Junghanns:* Die Wirbelsäule in der Arbeitsmedizin. Hippokrates, Stuttgart 1979, S. 20)

Abb. 3-31 Bestimmung der flèche = Abstand konkaver Krümmungsscheitel von der Senkrechten (nach *Stagnara*). FC = Messung der Halslordose, FL = Messung der Lendenlordose (aus *H. U. Debrunner:* Orthopädisches Diagnostikum. Thieme, Stuttgart 1978, S. 71)

Biomechanik und Rumpforthesen

In unseren „Betrachtungen zur angewandten Biomechanik" (Kapitel 1) haben wir bereits versucht, die Vielschichtigkeit dieses Begriffes zu erläutern.
Spezielle biomechanische Aufgaben für Rumpforthesen ergeben sich ebenso wie für die anderen Heil-Hilfsmittel.
Es gilt zu differenzieren, und wir gliedern den folgenden Buchabschnitt im wesentlichen auf in:

Biomechanik der Wirbelsäule,
Grundsätzliche Einwirkungen von Rumpforthesen,
Indikationsgerechte Zuordnung biomechanischer Eigenschaften,
Biomechanischer Einfluß auf konstruktive Details,
Biomechanisches Beispiel.

Biomechanik der Wirbelsäule

Im Leben ist die Wirbelsäule ständig sehr komplexen Belastungen durch die Schwerkraft (Rumpfgewicht) und durch die Muskeltätigkeit unterworfen. Mit den Mitteln der Biomechanik sind wir in der Lage, gewisse Einsichten in diese sehr komplizierten Beziehungen zu bekommen, um so auch für Prophylaxe und Behandlung (beispielsweise von degenerativen Erkrankungen) wichtige Erkenntnisse zu schöpfen.

Die aufrechte Körperhaltung wird letztlich durch die Kompensation der auf den Körper von innen und außen einwirkenden Kräfte bestimmt. Diese sind von vielen, nur zum kleinen Teil erfaßbaren Umständen wie Körpergewicht, Körpergröße, Zustand der Muskulatur und Form der sagittalen Wirbelsäulenkrümmungen (Lordose und Kyphose) abhängig.

Die Biomechanik erlaubt uns eine vergleichende Definition der statischen und dynamischen Eigenschaften des lebenden Körpers nach den Gesetzen der Physik und Mathematik.

Zumindest sind eine Reihe von Einzelfaktoren, wie z. B. Materialeigenschaften des Bindegewebes im weiteren Sinne, hinsichtlich ihrer Bruchlastgrenzen genauer definiert. Eine komplexere Analyse der Wirbelsäulenfunktionen ist aber aufgrund der unendlich vielen Freiheitsgrade der Wirbelsäule (auch mit vereinfachten Modellen) noch nicht gelungen.

Die Biomechanik erlaubt also experimentelle oder modellhafte Wirbelsäulen-Untersuchungen einzelner statischer Lastfälle, die nach *Steindler* (1970) durch ein inneres und äußeres Gleichgewicht gekennzeichnet sind (Abb. 3-32, 3-33).

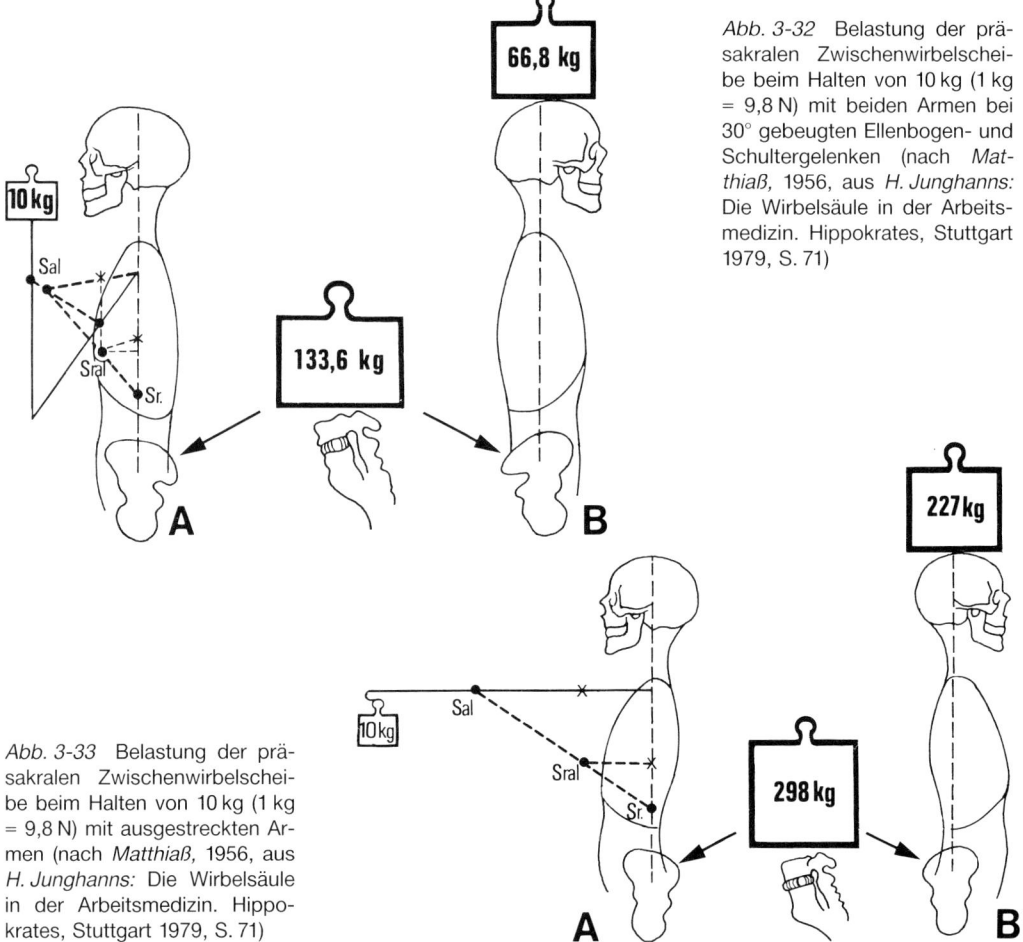

Abb. 3-32 Belastung der präsakralen Zwischenwirbelscheibe beim Halten von 10 kg (1 kg = 9,8 N) mit beiden Armen bei 30° gebeugten Ellenbogen- und Schultergelenken (nach *Matthiaß*, 1956, aus *H. Junghanns:* Die Wirbelsäule in der Arbeitsmedizin. Hippokrates, Stuttgart 1979, S. 71)

Abb. 3-33 Belastung der präsakralen Zwischenwirbelscheibe beim Halten von 10 kg (1 kg = 9,8 N) mit ausgestreckten Armen (nach *Matthiaß*, 1956, aus *H. Junghanns:* Die Wirbelsäule in der Arbeitsmedizin. Hippokrates, Stuttgart 1979, S. 71)

Das innere Gleichgewicht des Bewegungssegmentes ist durch experimentelle Studien von *Farfan* (1973) u. *Krämer* (1973) verständlicher und auch berechenbarer geworden. Das äußere Gleichgewicht, das durch Körpergewicht, Schwerpunktlage und Muskelarbeit bestimmt wird, ist modellhaft anhand von Röntgenganzaufnahmen der Wirbelsäule in der Sagittalebene (nach *Covelli* 1979) berechenbar.

Die statischen Lastfälle haben bisher bereits wichtige Hinweise zur Gestaltung von Arbeitsplätzen gegeben. Derartige Betrachtungen können auch den Bau von Rumpforthesen beeinflussen.

Demgegenüber sind aber dynamische Lastfälle bisher wegen der kaum erfaßbaren Muskelkräfte nur schwer meßbar.

Kraft kann nach *Krömer* (1977) entweder willentlich erzeugt und z. B. auf ein Arbeitsgerät übertragen werden, oder sie kann in der Umwelt entstehen und auf den Menschen einwirken.

Nach *Newton* erfolgt die Bestimmung als

Kraft = Masse × Beschleunigung

wobei in der Biomechanik anstelle von Kraft häufiger der Begriff Moment gebraucht wird. Jede Kraft, mit der wir uns beschäftigen, besitzt vektorielle Eigenschaften, so daß neben der Größe auch noch Richtung und Lage im Raum bezeichnet sein muß.

Es ist äußerst schwierig, die Kraft eines lebenden menschlichen Muskels an Ort und Stelle ohne Eingriff in den Körper zu messen. Aus diesem Grunde wird menschliche Muskelkraft im allgemeinen bestimmt durch die Kraft (bzw. das Moment), die auf einen Gegenstand außerhalb des menschlichen Körpers übertragen werden kann *(Krömer)*.

Grundsätzliche Einwirkung von Rumpforthesen (Abb. 3-34, 3-35)

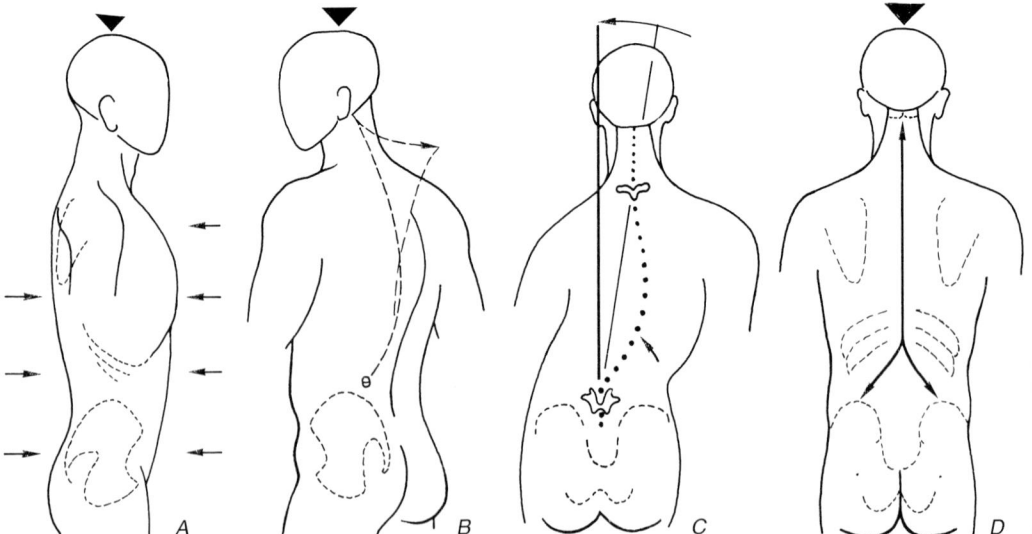

Abb. 3-34 Schematische Darstellung der grundsätzlichen Einwirkung von Rumpforthesen (aus *R. Uhlig*: Vorlesungsskripte)
A) Fixation bedeutet: Feststellung und Ruhigstellung, aber auch Beitrag und Führung
B) Reklination bedeutet: Inklinationsverhinderung, aber auch Aufbiegung und Streckentlastung
C) Redression bedeutet: Korrektur, Zurückführung in Richtung auch physiologischer Form oder Haltung
D) Distraktion (Extension) bedeutet: Dehnung und Streckentlastung

Muskelstärke hängt nun nicht nur von der Kontraktionskraft des Muskels, sondern in hohem Maße von den biomechanischen Bedingungen ab (z. B. Übergreifen mehrerer Gelenke, gelenknahe oder gelenkferne Ansatzstellen, unterschiedlich lange Hebelarme, Richtung des Vektors der Muskelkraft zum Hebelarm, u. a.).

Zur Erzeugung der Kraft muß im Muskel chemische in mechanische Energie umgesetzt werden. Dies erfordert eine ausreichende kapillare Durchblutung. Der Antransport von Sauerstoff und Abtransport von Wärme und Kohlendioxyd werden durch intermittierende Muskeltätigkeit gefördert. Durch Dauerkontraktion kann wiederum – entsprechend dem Gewebsaufbau – die Durchblutung gedrosselt werden. Dies führt zur biomechanisch erklärbaren Muskelermüdung oder zum Abbruch der Kontraktionstätigkeit.

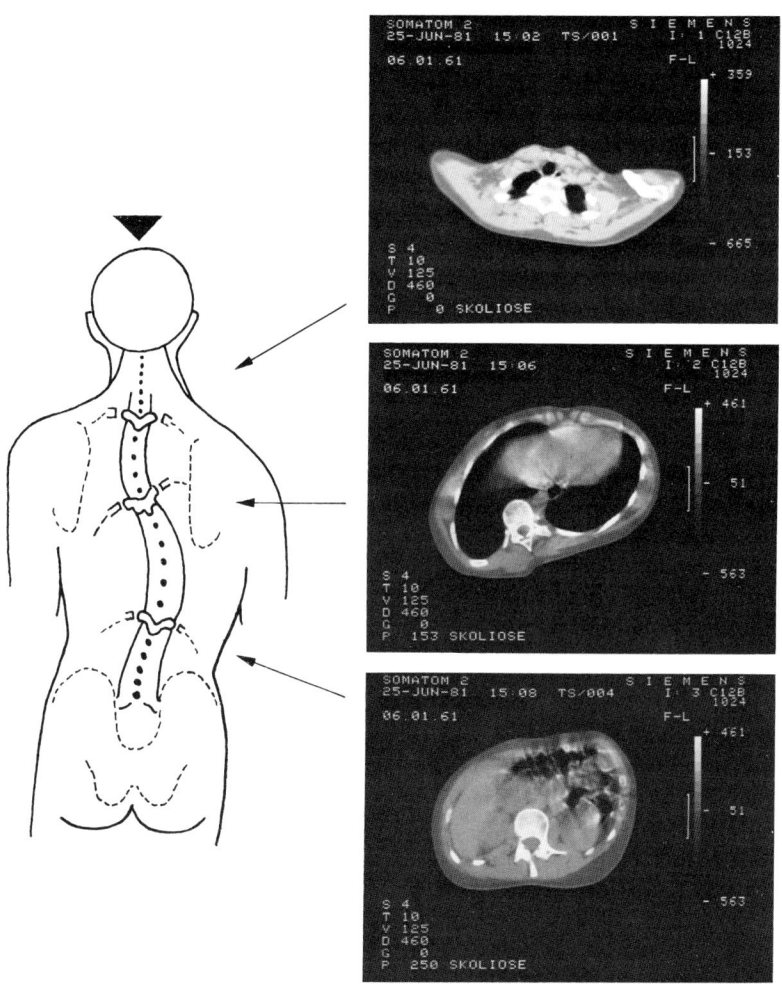

Abb. 3-35 Derotation ist eine Form der Redression. Da die Skoliose eine Fehlstellung der Wirbelsäule in allen Raumebenen ist, muß notwendigerweise auch die Korrektur in allen Ebenen erfolgen. Vor allem die Einbeziehung rotatorischer Kräfte (Detorsion-Derotation) bringt eine Verbesserung des Korrekturergebnisses. Einige Rotations-Ebenen (C7 – D6 – L1) sind im Computer-Tomogramm hier im Beispiel dargestellt. (*D. Hohmann, Original*)

Indikationsgerechte Zuordnung biomechanischer Eigenschaften

Fixation

Ruhigstellung der Wirbelsäule durch Rumpforthese bedeutet im Normalfalle **primäre Bewegungseinschränkung, gleichmäßige Körperlastverteilung auf die Wirbelkörper, Stabilisierung eines Muskelgleichgewichtes,** somit also „Fixierung" einer möglichst *physiologischen Körpersituation.*

Funktionell betrifft dies Beugung und Streckung des Rumpfes in der Medianebene, sowie Rechts-Links-Seitneigung in der Frontalebene und Drehung (Rotation) in der Horizontalebene. Eine Rumpforthese wäre somit weitgehend körperkongruent zu arbeiten (s. u. a. S. 402).

Der Patient muß evtl. eine erhöhte Belastung der Hüftgelenke unterhalb des Korsettes (u. a. durch die Scharnierbewegung zum Sitzen über Hüft- und Kniebeugung) verkraften. Gleiches gilt für die zwangsläufig und kompensatorisch auf die obere Brustwirbelsäule und die Halswirbelsäule verlagerten, dort zusätzlichen Rumpfdrehungen. Die Bewegungsvorgänge von Schultergürtel und Armen werden desweiteren, zumindest vom Muskeleinsatz her gesehen, gestört. Die physiologischen Gesamtschwingungen der Wirbelsäule sind funktionell eingeschränkt.

Als Folgerung leitet sich ab, daß anstelle des Wortes „Fixation" der Begriff *„Stabilisierung in mehreren Ebenen"* objektiver wäre, wenn es sich um den *Gesamtverlauf der Wirbelsäule* handelt.

Mit anderen Behandlungsmaßnahmen für die Wirbelsäule, welche **richtungsbeeinflussende, haltungsverändernde, teilfixierende Zweckstellungen** erfordern, gilt es meist, einer *pathologischen Körperhaltung* zu entsprechen bzw. sie zu korrigieren.

Dabei sollten so wenig Körperebenen wie nur möglich in die „Fixierung" einbezogen werden.

Wenn man nun von vornherein die *kongruente Fixation eines technischen Beckenteiles am menschlichen Becken auch als die Grundlage der Rumpforthesen* betrachtet, die sekundär durch ihr *Rumpfteil eine inkongruente Ergänzung* erhalten, dann ist für diese Rumpforthesen der Begriff *„Bewegungseinschränkung in einer oder mehreren Ebenen"* viel klarer.

Eine weitere Variante des Begriffes „Fixationskorsett" sehen wir noch in den sog. Schalenorthesen (s. S. 414).

Die Funktion bzw. Aufgabenstellung einer derartigen Rumpforthese besteht in der Bremsung einer eventuellen Progredienz, in der Umverteilung der Körperlast auf noch druckaufnahmefähige Körperzonen und in der Unterstützung u. U. sehr einfacher Bewegungsfunktionen. Die Einzelanalyse dieser Versorgungsmischform ist nicht voll zu objektivieren. Die Bezeichnung „Körperbettung" entspricht unserer Auffassung.

Reklination

Vermehrung der Lordose- und Verminderung der Kyphoseschwingungen der Wirbelsäulenbereiche sowohl im Gesamtverlauf als auch im Segmentabschnitt bedeuten Aufrichtung, Aufbiegung und Entlastung, also „Reklination".

Reklinierende Maßnahmen mittels Rumpforthesen betreffen zwar vorwiegend Becken- und Wirbelsäulenneigungen in der Medianebene, aber in den Auswirkungen kann dies auch in den anderen Bewegungsebenen Einfluß haben.

Klare Differenzierungen sind somit notwendig (s. u. a. S. 387).

Zum einen kann die Wirbelsäule im **sakralen, lumbalen und thorakalen Gesamtverlauf** aufgerichtet und im Ergebnis dann ruhiggestellt und *„fixiert"* werden.
Normale *„Zweckhaltung und Inklinationsverhinderung"* ist das Ziel. Im Umfang dieser Reklinationsmaßnahmen ergeben sich auch Bewegungseinschränkungen für die Wirbelsäule in Auswirkung auf die Rechts-Links-Seitneigung in der Frontalebene sowie die Rumpf-Becken-Drehung in der Horizontalebene.

Zum anderen kann im **thorakolumbalen Bereich,** auch im Bereich unterhalb einer Gibbusbildung, dieser Teil der Wirbelsäule mit dem Becken zusammen ohne Korrektur *„fixiert"* werden und über ein Hypomochlion die Aufrichtung dann speziell dem zerviko-thorakalen Bereich gelten.

Die Eigenart dieser Reklinationsmaßnahmen ergibt sich durch die bewußte *„Gleichgewichtsänderung über eine unphysiologische Zweckhaltung"* und einer eventuell halbaktiven Rumpfaufrichtung.

Die Bewegungseinschränkungen betreffen auch hier alle Bewegungsebenen. Falls ein thorakal hochgreifendes und haltungsfixierendes Rumpfteil nicht indiziert sein sollte, ist auch die Oberkörper-Becken-Drehung in der Horizontalebene nicht wesentlich beeinträchtigt.

Reklination kann desweiteren auch eine fast punktuelle lumbale Hyperlordosierung oder eine lumbosakrale Kyphosierung bedeuten. Im Dreikräftesystem in der Medianebene werden dazu Becken und Rumpf wie ein Bogen gespannt und „fixiert". Beuge- und Streckbewegungen zwischen Rumpf und Becken sind somit nicht möglich.

Indirekt ergeben sich bei der *lumbalen Hyperlordosierung* durch den *Dornfortsatz-Kontakt und den endgültigen Wirbelgelenkanschlag* auch *Bewegungsbegrenzungen* für die Wirbelsäule in den anderen Raumebenen.

Bei der *lumbosakralen Kyphosierung* bleibt allerdings die *„Ausschaltung der Bewegung"* auf die *Medianebene* beschränkt, in der Frontalebene und in der Horizontalebene werden die Bewegungen nur gering erschwert.

Die vorstehende Differenzierung bestätigt wechselnde, nicht genau abgrenzbare Übergänge zwischen Reklination und Fixation.

Redression

Die Bogenschwingungen der Wirbelsäule in der Medianebene, die Rotationsbereiche der Wirbelkörper in der Horizontalebene, die Neigungswinkel der Wirbelkörper in der Frontalebene, das muskuläre Gleichgewicht in bezug auf die Skelettachsen, die spannungsnormale Gurtung der Bänder am Skelett, die Normalstellung des Beckens im Schnittpunkt aller Raumebenen ergänzen sich gegenseitig zur physiologischen „Funktion" von Rumpf und Becken.

Die Beeinträchtigung dieser Voraussetzungen bringt die Aufgabe zur Korrektur im Sinne der *„Wiederherstellung normaler Bedingungen"* mit sich.

Die Orthesenindikation gilt dabei insbesondere der **Wachstumslenkung, Bewegungssteuerung, Haltungsänderung, Progredienzbremsung** bei jugendlichen *Patienten* und bei noch nicht fixierten Wirbelsäulenschädigungen (s. S. 426).

Diese korrigierenden *„redressierenden"* Maßnahmen ergänzen Fixation, Reklination und Extension (Distraktion).

Die pathologische Verdrehung größerer Wirbelsäulenabschnitte bezeichnen wir mit „Torsion", die fehlerhaften Drehungen in einzelnen horizontalen Bewegungsebenen von Wirbelsäule und Rumpf als „Rotation". Diese nichtstrukturellen Einflüsse prägen wesentlich die skoliotische Wirbelsäule (Abb. 3-35, S. 303).

Objektiv gesehen gibt es keine seitlichen, skoliotischen Wirbelsäulenverkrümmungen, die sich nur in der Frontalebene schematisieren lassen, dies gilt in erweiterter Bedeutung auch für die strukturellen Skoliosen. Skoliosen sind dreidimensionale Verbiegungen!

„Redression" bedeutet somit zuerst einmal *korrigierende orthopädietechnische Maßnahmen an der Wirbelsäule zur Wiederherstellung normaler Rotationsabläufe,* ohne die es eine funktionell normalisierte Torsion nicht geben kann.

Den technischen Redressionsmaßnahmen mittels einer Rumpforthese dienen Druckflächen in mehreren Ebenen und jeweils im Drei-Punkt-Kraftsystem angeordnet.

Diese, von Belastung und Entlastung abhängigen, meist intermittierend wirksamen *Be- und Entlastungszonen können thorakolumbale Wirbelsäulenbereiche beeinflussen.* Bei einer Ergänzung durch ein distrahierendes Kopfteil am Korsett kann sich die Wirksamkeit auch auf thorakale und zervikothorakale Bereiche erweitern.

Extension-Distraktion

Der indikationsbedingte Wunschgedanke einer **Extension der Wirbelsäule** ist sehr differenziert zu werten. Zum einen soll eine **präoperative Kontrakturlockerung,** zum anderen eine **nonoperative Wachstumslenkung** oder **Progredienzbremsung** oder auch eine **kompressionsverhindernde Führung** erreicht werden.

Für die konservativen Behandlungswege stehen ganz unterschiedliche technische Systeme zur Verfügung.

Im Rahmen prä- und postoperativer stationärer Maßnahmen werden medizintechnische Extensionsgeräte (u. a. *Halo*), Extensionsvorrichtungen an Gipsverbänden (u. a. *Glisson*), aber auch intermittierend-extendierende Rumpforthesen eingesetzt. Ziel und Wertung der damit erreichbaren „Extension", im klassischen Sinne vertikaler Wirbelsäulenstreckung, sind mit ambulanten Maßnahmen funktionell nicht vergleichbar.

Im Rahmen ambulanter Maßnahmen sind orthopädietechnische Distraktionskorsette (Rumpforthesen mit Kopfteil, u. a. *Milwaukee*) zur Wachstumslenkung, zur prä- und postoperativen Behandlung bei progredienten Skoliosen und bei juvenilen Kyphosen, sowie im Einzelfall auch bei Tumorschäden im Hals- und Brustwirbelsäulenbereich eingesetzt (s. u. a. S. 385, 408, 433 u. 437).

Eine vorgegebene *Distanzwahrung zwischen Becken und Kopf, eine „Distraktion" der Wirbelsäule ist funktionell erreichbar.*

Der Einsatz metrischer Beurteilungskriterien objektiviert nun immer mehr die Ergebnisse stationärer oder ambulanter Wirbelsäulenbehandlungen. Im Zusammenhang damit räumen wir einer exakten physiologischen (anthropometrischen) Grundstellung des Kopfteiles an einem Korsett einen hohen Erfolgswert ein. Wir vertreten aber auch die Meinung, daß damit die klassische „Extension" zwar nicht erreichbar ist, jedoch orthopädietechnische Maßnahmen immerhin zur „Distraktion" zwischen Beckenbasis und Kopf beitragen.

Die Basis aller Rumpforthesen mit Kopfteil wird, für alle Raum- bzw. Körperebenen, durch das Beckenelement gebildet. Über das Beckenteil geschieht die Umleitung bzw. Verlagerung des Kopfgewichtes im Mittellot, die Ausbildung und Verwendung als dorsolaterale Druckfläche im Dreipunktsystem bei Skoliosen oder als ventrale Druckfläche im Dreipunktsystem bei Kyphosen. Das Kopfteil führt zur fast totalen Ausschaltung der

optisch sichtbaren Wirbelsäulenbewegungen (Beugung – Streckung – Rotation und Rechts-Links-Seitneigung). Dies bringt wesentliche, nicht vermeidbare Schwierigkeiten für die Patienten mit sich.
Bei thorakalen und zervikalen Wirbelsäulenschädigungen größeren Ausmaßes sind diese Konstruktionen obligatorisch.

Biomechanischer Einfluß auf konstruktive Details

Konstruktion und Material. Der Einsatz unterschiedlichen Materials bestimmt nicht die Merkmale der Rumpforthesen, sondern umgekehrt bestimmt die Art der erforderlichen Konstruktion den Materialeinsatz. Die grundsätzliche Unterschiedlichkeit von Konstruktionen liegt somit nicht darin, daß man entweder Stahlbügel oder Gießharzmischungen oder Kunststoffplatten verarbeitet.

Rahmen- oder Hülsenform. Stützflächen bzw. Bauelemente der Rumpforthesen sollten aus *hygienischen, atmungstechnischen* und *muskulären* Gründen am Körper möglichst nicht in „geschlossener" Flächenanlage bzw. Hülsenform, sondern mit „gefensterten" Flächen in Rahmenform gearbeitet werden (s. Abb. 3-136, S. 406).
Unter Berücksichtigung vielschichtiger Erfordernisse braucht man allerdings manchmal über die vorerwähnten Erwägungen hinaus doch größere Flächenanlagen bzw. Druckaufnahmezonen. Dies gilt beispielsweise für schwere Skoliosen und auch dann, wenn Korsett-Randwülste bei kleineren Bügel- und Abstützflächen durch die Bekleidung optisch zu betont sichtbar werden.
Unbedingt benötigt man größere geschlossene Konstruktionselemente zur Gestaltung von Bettungsorthesen und bei kosmetischem Formausgleich (s. Abb. 3-151, S. 416).

Beckenelemente. Die fast grundsätzliche Fixierung aller Rumpforthesen – zumindest mit dem Teil der Beckenkonstruktion – am menschlichen Becken bedeutet, daß die *Basiselemente (Starrelemente)* zwar durchaus in unterschiedlicher Linienführung oder Formung entstehen können, jedoch zu ihrer Verbindung untereinander an sich keine geschlossenen Flächen erfordern (s. Abb. 3-186 A, S. 437).
Erst sekundär aufbauend auf diese, natürlich in jedem Falle primär wichtigen Beckenelemente erhält eine Rumpforthese ihre weitere Gestaltung zur eigentlichen *Fixation, Entlastung, Reklination* und *Korrektur* des gesamten Wirbelsäulenbereiches bzw. auch zur *Distraktion* für den Bereich der oberen Brustwirbelsäule und der Halswirbelsäule (s. Abb. 3-186 B, S. 210, S. 437).

Merkpunkte im Bereich des Beckens. Die Gestaltung des Beckenteiles einer Rumpforthese (damit auch die Zweckmodellierung des Gipspositives) muß entsprechend der unterschiedlichen Indikation und Biomechanik genau differenziert sein.
Der notwendige Formschluß oder die abdominale Kompression, die Symmetrie oder auch rotationsbedingte Asymmetrie, die Beuge- oder Streckhaltung usw. beeinflussen diese vorerwähnten Arbeiten.
Wichtig sind auch die Körperbereiche von Becken- und Hüftgelenken im Blick auf knöcherne Markierungen und Bewegungsraum. Darüber hinaus kann es infolge besonderer Druckrichtungen oder auch durch Verbindung der Rumpforthese mit einer Beinorthese notwendig sein, daß die Beckenkonstruktion seitlich auf die Höhe des Hüftgelenkes (damit der queren Hüftachse und des Trochanter major) heruntergeführt wird. Mittels einer konkaven Gestaltung muß dann der Rotationsraum des Beines besonders i. S. der

Außendrehung sowie des Hüftschwunges besonders individuelle Beachtung finden (s. Abb. 3-78, S. 342).

An- und Auflagen am Darmbeinkamm. Bei einer Rumpforthese, die in ihrer Gesamtheit und Konzeption vorwiegend fixierenden und distrahierenden Maßnahmen dient, sollte eine möglichst *kongruente umschließende Auflage* bzw. *seitliche Anlage* am *Darmbeinkamm* gewählt werden. Beispielsweise ein Beckenkorb im Rahmensystem (s. Abb. 3-117, S. 386).

Formschluß im dorsalen Beckenbereich. Um eine „Pseudarthrose" zwischen dem Beckenteil der Orthese und dem menschlichen Becken möglichst zu vermeiden, kann dorsalseitig die Rumpforthese ab mittleren Teil des Kreuzbeines oder auch seitlich davon flächenartig gestaltet werden. *Es muß dabei beachtet werden, daß eventuelle flächige Anlagen möglichst nicht in den oberen Kreuzbein- bzw. Lendenwirbelsäulenbereich übergreifen.* Der Patient kann sonst beim Sitzen (mit der markanten Minderung der physiologischen Lendenlordose) Druckstellen und andere Beschwerden bekommen (s. Abb. 3-203B, S. 449).

Ringfassung am Becken. Es kann bei entsprechender Bandagen- und Miederindikation notwendig werden, das Becken in seinen kleinen und großen Gelenken zu stabilisieren bzw. zu fixieren. Bei Symphysensprengung, Iliosakralgelenklockerung usw. genügt meist eine *horizontale ringförmige Umschließung des Beckens in der Höhe zwischen Trochanter major und vorderem oberem Darmbeinstachel.*
Bei Lockerung der Iliosakralgelenke muß diese ringförmige Gürtelung im dorsalen Bereich die Flächenanlage am Kreuzbein erhalten (s. Abb. 5-37, S. 603).

Bauch- und Symphysenanlage. Bei Rumpforthesen auf der Grundlage einer fixierenden Beckenkonstruktion – und der Anbringung von richtungsbeeinflussenden Elementen im reklinierenden Sinne – kann es zur *Beckenaufrichtung* notwendig sein, daß man die erwähnte Darmbeinkammprofilierung mit einer *flächenhaften Bauchpresse bis zum Symphysenrand* ergänzt. Damit ist eine willkürlich dosierbare, beckenaufrichtende Kompression im Bauch-Becken-Bereich möglich (s. Abb. 3-114, 3-115, S. 383 u. 384).

Weichteilkompression. Bei Rumpfmiedern, die der allgemeinen Bewegungsbremsung sowie der Aufrichtung des Beckens oder der Überbrückung, Teilfixierung oder Aufrichtung von geschwächten bzw. schmerzhaften Abschnitten im Kreuzbein-Lendenwirbelsäulen-Bereich dienen, genügt konstruktionsmäßig meistens eine *körperumschließende Weichteilummantelung ohne Beckenkammprofilierung.* Die notwendige Grundlage dieser Rumpforthesen, die dorsalaterale H-Rahmenkonstruktion, ist mit breiten und umfassenden Flächenanlagen im dorsolateralen Beckenbereich zu arbeiten.

Körperanlagen zur „Fixierung". Fixierung bedeutet *Ruhigstellung über Bewegungseinschränkungen für die Wirbelsäule.* Damit kommt klar zum Ausdruck, daß mittels gezielter und begrenzter Abstützflächen einer Rahmenkonstruktion durchaus dieser Zweck erreicht werden kann (s. Abb. 3-132, S. 403).
Die Fixierung einer Fehlstellung der Wirbelsäule (z. B. Alterskyphose, Altersskoliose usw.) bedingt allerdings öfters aus statischen und kosmetischen Gründen eine breitflächigere Abstützung bzw. Bettung (s. Abb. 3-149, S. 415).

Körperanlagen zur „Entlastung". Entlastung bedeutet in einer oder mehreren Körperebenen nur die Wegnahme eines Teiles der Körperschwere von Abschnitten der erkrankten Wirbelsäule. Deswegen ist es oft möglich, einen *loseren Kontakt zwischen Teilen der vertikalen Starrelemente* einer Rumpforthese *und dem Körper* zu ermöglichen. Natürlich betrifft dies nicht etwa notwendige knöcherne Stützanlagen (Beckenkamm) oder die für die Richtung der Wirbelsäule erforderliche An- oder Abstützflächen kleineren Ausmaßes (s. Abb. 3-121, S. 391).

Körperanlagen zur „Reklination". Reklination bedeutet im wesentlichen die bewußte therapeutische Erzielung einer *Aufbiegung eines Teiles der Wirbelsäule nach dorsal in Bewegungsrichtung oberhalb eines Bewegungssegmentes.* Unterhalb desselben bleibt die Wirbelsäule meist bis zum Scheitelpunkt des angenommenen Bewegungssegmentes annähernd fixiert (s. Abb. 3-108 bis 111, S. 377 bis 378).

Die beste Reklination erreicht man durch günstige Radien zur Aufbiegung oberhalb des Hypomochlions und für die eventuelle Drehpunktlage eines Hebelsystems.
Eine möglichst geringflächige Pelottenanlage klar unterhalb des Scheitelpunktes (etwa 2 cm) ist zu beachten (s. Abb. 3-38, S. 313).

Reklination kann aber auch die Aufrichtung des Beckens und eine damit verbundene *Richtungsnormalisierung im lumbosakralen Bereich* der Wirbelsäule bedeuten. Dies wird wiederum kompensatorisch im Rahmen der Gesamtschwingung der Wirbelsäule zu einer halbaktiven Aufrichtung der Wirbelsäule im oberen Bereich führen.
Diese Reklination erfordert verständlicherweise eine sehr breitflächige exakte Anlage von Beckenelementen. Damit ist diese Art reklinierender Rumpforthesen noch eine der wenigen, in der fixierende Formelemente einer Beckenkonstruktion in geschlossener Flächenfassung eingesetzt werden (s. Abb. 3-95, S. 385).

Körperanlagen zur „Korrektur". *Korrigierende (redressierende) Maßnahmen für den Rumpf erzielt man nur mittels einer klaren Basis der Rumpforthese im Beckenbereich sowie darauf aufbauenden weiteren Druck- und/oder Zugeinwirkungen i. S. der Derotation.*
Unterschiede der Gestaltung und der Funktionsziele ergeben beispielsweise „Haltungsfehler" oder fast kontrakte „Fehlstellungen". Kleine Druckflächen unterhalb der Scheitelpunkte von Primär- und Sekundärkrümmungen genügen u. U. bei Haltungsfehlern zur Unterstützung von Maßnahmen i. S. der wachstumssteuernden Redression. Breitflächige, schalenförmig ausgebildete Flächen braucht man dagegen bei mehr oder weniger kontrakten Wirbelsäulenfehlstellungen (mit Rippenüberhang) zur Bettung und Progredienzverhinderung (s. Abb. 3-151, S. 416 u. Abb. 3-198, S. 446).

Körperanlagen zur „Distraktion". Die Distraktion (Streckung und Teilentlastung) der Wirbelsäule erfordert im Bereich des Hinterhauptes und des Kinns bzw. Kehlkopfes (bei Halswirbelsäulenschädigungen auch im Bereich der Schulterpartie) *flächige, oft nur mahnende Abstützungen.* Abgesehen davon stellen diese Rumpforthesen im wesentlichen Rahmenkonstruktionen dar, wie sie wiederum auch zu Fixierungszwecken angewendet werden (s. Abb. 3-117, S. 386).

Dorsalseitige Höhenbegrenzung. *Die Fixierung bzw. Entlastung oder Bewegungseinschränkung im thorakolumbalen Bereich der Wirbelsäule darf normalerweise nicht bedeuten, daß man physiologische oder pathologische Krümmungen der Wirbelsäule,* die über Scheitelpunkte im oberen Brustwirbelsäulenbereich hinausgehen, *dorsal mit in die Rumpforthese einbeziehst* (s. Abb. 3-144, S. 412).
Das Heben und Senken sowie das Rechts-links-Drehen des Kopfes ist ein Vorgang, der sich wesentlich in den Gelenken der Halswirbelsäule abspielt. In diese Bewegung reflektiert der gesamte Oberkörper mit hinein und darf nicht behindert werden. *Eine fixierende bewegungseinschränkende Einwirkung der Rumpforthese auf die Beweglichkeit im oberen thorakalen und zervikalen Wirbelsäulenbereich, müßte deshalb ausdrücklich rezeptiert sein.*

Brustringbügel. Der Ruhigstellung und möglichst weitgehenden Bewegungseinschränkung (vorwiegend im thorakolumbalen Bereich der Wirbelsäule) dienen vertikal auf dem Beckenteil – mit oder ohne Beckenkammprofilierung – aufbauende Starrelemente.
Horizontal daran angebrachte halbringförmige Teile werden schmalflächig oder punktuell im Axillar- und im Brustbereich zugeordnet.
Bei der konstruktiven Gestaltung dieser letzteren Teile ist selbst heute noch, vielleicht bedingt durch frühere Lehrmeinungen, die Gefahr vorhanden, daß der Schultergürtel mittels sog. Armstützen zwangsweise angehoben wird. Die Wirbelsäule jedoch so zu fixieren und zu entlasten ist schlechterdings nicht möglich.
Somit sollte man nicht mehr begriffsmäßig von der „Armstütze" sprechen, sondern die tatsächliche Aufgabe bezeichnend, vom „Brustringbügel".
Dieser Brustringbügel kann durchaus auf der Vorderseite bis dicht an die Schlüsselbeine reichen und dort mit kleinen Flächenpelotten in der *Mohrenheim'schen* Grube der Stabilisierung bzw. Bewegungsfixierung der Wirbelsäule dienen (s. Abb. 3-132, S. 403).

Reklinationspelotten. *Für reklinierende Maßnahmen im unteren thorakalen Bereich kann ein vorne geschlossener Brustringbügel in der Mitte eine kleine Druckpelotte zur Brustbeinanlage erhalten, er kann aber auch rechts und links neben dem Brustbein (unterhalb der Schlüsselbeine) seine Druckpelotten haben.*
Bei männlichen Patienten kann man die mittlere Druckpelottenanlage wählen, bei weiblichen Patienten die brustaussparenden seitlichen Pelotten. Es ist jedoch bei weiblichen Patienten auch möglich, mit einer mittleren Druckpelotte zu arbeiten. Man muß dann den Brustringbügel in der Formgebung (von der Seite her etwa im Verlauf der unteren Rippenbögen) nach vorn medial hochführen. Mit einer medialen Brustbeinanlage wird dem Patienten aber etwas mehr Drehbewegung im Schultergürtelbereich ermöglicht.
Bei spezieller Indikation können zur vorerwähnten Inklinationsverhinderung auch sog. „Reklinationsspangen (Pelotten)" am Überbrückungsmieder angebracht werden (s. Abb. 3-93, S. 363).

Mechanische Drehpunkte. Zur Dosierung der Reklinationswirkung wäre die individuell genaue Ermittlung seitlicher Drehpunktlagen für ein Gelenk zwischen Brustringbügel (Reklinationsbügel) und seitlichen Vertikalverstrebungen günstig. Leider ist dies nicht eindeutig möglich.
Unter Berücksichtigung wirksamer Hebelkräfte im Zug-Druck-Verhältnis müßte der mechanische Drehpunkt so hoch wie möglich angeordnet werden, um mit einem möglichst großen Hebel (zusätzlich horizontal-dorsalwärts der Axillarlinie) die größtmögliche Kraftübertragung zu erzielen. Die daraus resultierende Drehbewegung würde einen kleinen Kreisdurchmesser erhalten.
Die Wirbelsäule in ihren Segmenten oberhalb des Scheitelpunktes der Kyphosierung (Hypomochlion) beschreibt bei ihrer Aufbiegung eine sehr flache Kurve, die jedoch einem außergewöhnlich großen Kreisdurchmesser und damit einem tiefliegenden mechanischen Drehpunkt entspricht.
Mit der vorerwähnten Konstruktion kann also weder eine mechanisch noch physiologisch einwandfreie Drehpunktlage erreicht werden.
Der zu erzielende Kompromiß sollte möglichst eine so tiefe Drehpunktlage anstreben, daß sowohl noch relativ günstige Hebelkraftbedingungen als auch ein sinnvoller Reklinationsradius erzielt werden (s. Abb. 3-38, S. 313).
Eine andere Konstruktion sieht eine gelenkige Reklinierung mittels des kompletten Rumpfteiles bei fast völlig freier Rumpfbeugung bzw. Aufrichtung oberhalb des fixierenden Beckenteiles vor.

Brustringbügel und vertikale Seitenstreben bilden (im Bereich der Axillarlinien seitlich am unteren Ende angeordnet und nach hinten gesperrt) das eine Gelenkteil, welches mit dem Beckenkorb als zweites Gelenkteil verbunden ist. Dorsalseitig sind die beiden Seitenstreben unterhalb des Scheitelpunktes der Brustkyphose horizontal mit einer flexiblen oder starren Flächendruckanlage verbunden. Da die Beuge- und Streckbewegung des Oberkörpers wesentlich in den Wirbelgelenken des lumbosakralen Bereiches und in deren Verbindung zum Becken erfolgt, ist allerdings eine Bewegungsinkongruenz zu der leider mechanisch weiter vorn liegenden seitlichen Scharnierbewegung nicht vermeidbar.

Auch bei diesen Rumpforthesen muß man sich des erzielten Kompromisses bewußt sein und wenigstens versuchen, soweit kosmetisch möglich, das mechanische Gelenk (Beckenkammgelenk) hinter die Axillarlinie zu legen (s. Abb. 3-112, S. 380).

Obere Brustkorbanlagen. Falls bei mehrbogigen Fehlhaltungen (insbesondere der älteren Patienten) auf der Konkavseite der oberen Krümmung eine Haltlosigkeit im Schultergürtel- und Wirbelsäulenbereich eingetreten ist, kann seitlich mit dem Brustringbügel zusammen eine zusätzliche Flächenabstützung an der Rumpforthese angebracht werden. Diese Abstützung sollte nicht im Sinne der früheren (schon vorerwähnten) Armstütze als horizontale Achselauflage gestaltet werden, sondern blumentopfartig, als schmale individuell flächige Abstützung und Druckaufnahmezone am oberen Brustkorb wirksam werden.

Freiraum (Entlastungszonen) für eventuelle Rumpf- bzw. Weichteilverlagerung von konvex nach konkav gilt es zu berücksichtigen (s. Abb. 3-198, S. 446).

Kopfteil an einer Rumpforthese. Die Konstruktionsmerkmale einer Rumpforthese mit Kopfteil *(für Bereiche der oberen Brustwirbelsäule und der Halswirbelsäule)* beschränken sich auf Inklinationsverhinderung sowie auf Fixationswirkungen und auf evtl. erreichbare Distraktionen. *Extension ist wohl nicht erzielbar!*

Die *Distraktionswirkung in vertikaler Richtung* steht im Zusammenhang mit Bewegungseinschränkungen und Teilentlastung im Bereich der oberen Brustwirbelsäule und der Halswirbelsäule. Sie kann nur im Zusammenhang mit einer begrenzten zervikothorakalen Aufbiegung nach dorsal und der vertikalen Anstützung der Kopflast unter Verstärkung der Halslordose gesehen werden (s. Abb. 3-37, S. 312).

Stirnfassung eines Kopfteiles. Es kann aus zwingender Indikation für eine Distraktion auch einmal erforderlich sein (bei Gebiß- oder Herzfehlern u. a.), daß auf die Kinnanstützung innerhalb des Pelottenringes verzichtet wird und dafür die Hinterkopfpelotte bis auf die Höhe der Stirn nach vorn umfassend als *ringförmiger Stirnreif* gearbeitet wird (Abb. 3-36). Dies gilt auch bei manchen entzündlich-destruktiven Knochenprozessen.

Schwierig wird es allerdings, wenn die Stirn sehr flach und abfallend ist und dadurch wenig Profilierung für einen flächenmäßigen Halt vorhanden ist. Eine Haft- und Reibungsfläche innen im Kopfring verbessert jedoch auch in diesen Fällen die Distraktionswirkung.

Eine zusätzliche Abstützung an den Jochbeinen (wie z.B. bei einer Gipsfixation nach *Boehler* [1963]) kann den nötigen Halt ohne Beeinträchtigung der Kieferbeweglichkeit geben.

Kinn-, Kehlkopf-, Hinterkopf-Pelotten. Aus einer physiologischen Kopfmittelstellung heraus erfolgt normalerweise die Kopfbewegung. Ihr Ausmaß ist davon abhängig, ob die Bewegung begrenzt im Dreherbereich der Halswirbelsäule (sog. Kopfgelenke) erfolgt oder in einem größeren Bewegungsausmaß der ganzen Hals- und oberen Brustwirbelsäule, damit unter Einschaltung segmentaler Wirbelgelenkbeweglichkeit (Abb. 3-37).

Die zur Ruhigstellung oder Distraktion in einer Rumpforthese anzubringenden Stützflächen im Kinn- oder Kehlkopf- und Hinterkopfbereich können meistens eine starre Verstrebung zur Rumpforthese erhalten. *Es bleibt dennoch eine geringe, teils unvermeidliche, letztlich auch bequemere Beweglichkeit innerhalb eines geschlossen gearbeiteten Pelottenringes bestehen.*

Der Neigungswinkel zwischen der höhersitzenden Hinterkopfpelotte und dem tiefersitzenden Kinnteil sollte – aus der Horizontalen gesehen – mindestens etwa 20–30 Grad betragen. Der Augen-zu-Boden-Kontakt sollte dem Patienten bis auf etwa 1 m vor den Fußspitzen ermöglicht werden.

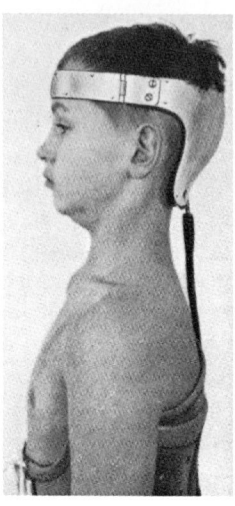

Abb. 3-36 Kopfteil einer Rumpforthese mit Stirnfassung nach *v. Roeren* (1935) (aus *G. Hohmann:* Orthopädische Technik. Enke, Stuttgart 1941, S. 73)

Abb. 3-37 Das Ausmaß einer Kopfbewegung ergibt sich durch: a) eine graduelle Bewegungsbegrenzung im Dreherbereich der Halswirbelsäule, b) eine Bewegungserweiterung mit den Wirbelgelenk-Segmenten der Halswirbelsäule und der oberen Brustwirbelsäule (aus *R. Uhlig:* Vorlesungsskripte)

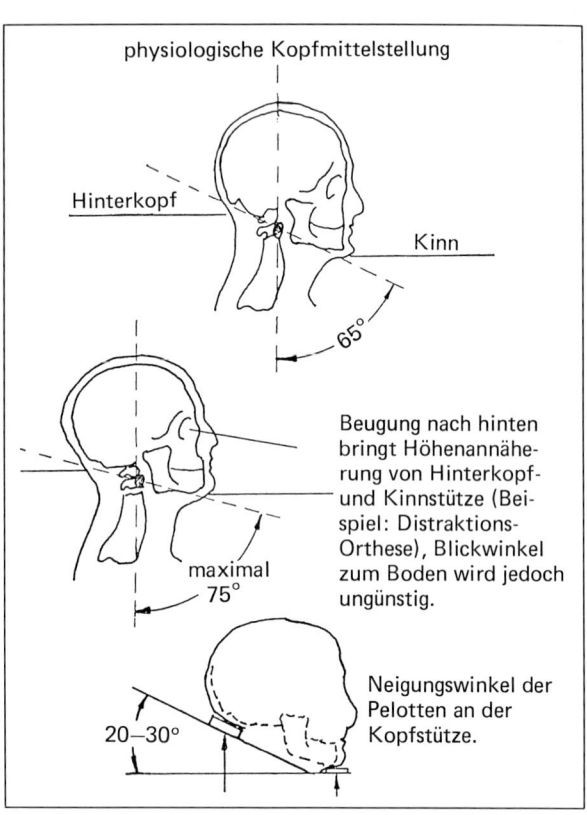

Biomechanisches Beispiel

Auch für diesen Buchabschnitt wählen wir, ähnlich wie im Kapitel 2, zum einfachen und damit klaren Verständnis der abgehandelten Grundsätze biomechanischen Denkens, ein sinnvolles Beispiel angewandter Biomechanik aus dem orthopädietechnischen Alltag.
Für den Rumpf dient uns dazu die 1966 von *Uhlig* angegebene *Differenzierung der Drehpunktlagen einer einstellbaren Reklination* in Fixationskorsetten.

Orthopädietechnische Indikation

Im Folgezustand entzündlicher Erkrankungen der Wirbelsäule (Spondylitiden, Gibbusbildung usw.) sowie bei eventuellen postoperativen Stabilisierungsmaßnahmen gilt es eine Inklination im thorakalen Bereich der Brustwirbelsäule zu verhindern. Außerdem hat die

generell notwendige Bewegungseinschränkung für Bewegungen zwischen Rumpf und Becken auch ihre Bedeutung beim An- und Ausziehen eines Korsettes.
Nach G. *Hohmann* werden dazu Becken-, Lendenwirbelsäulen- und unterer Brustwirbelsäulenbereich teilfixiert. Einer korrigierenden Beckenaufrichtung soll nicht entsprochen werden.

Biomechanische Gestaltung

Aufbauend auf ein Beckenteil in Rahmen- oder Schalenkonstruktion wird dorsalseitig mit einer Rückenpelotte die Wirbelsäule im thorakolumbalen Bereich angestützt. Die Pelotte sollte unterhalb des Scheitelwirbels enden, um inklinationsverhindernde Maßnahmen für den thorakalen Bereich zu ermöglichen.
In der Sagittalebene wird die Korsettwirkung im Sinne der Reklinationsrichtung über einen beweglichen Brustringbügel mit einer daran drehbaren Brustbeinpelotte eingestellt und bleibt individuell nachjustierbar. Dieser Brustringbügel ist mit seitlichen Gelenken an vertikalen Schienenführungen befestigt.

Hauberg u. *John* schreiben dazu:
„Der Drehpunkt für den Reklinationsbügel liegt nach *Uhlig* auf der Axillarlinie oder kurz davor. Die Höhe des Drehpunktes wird durch Halbierung des Abstandes zwischen Achselhöhle und Beckenkamm ermittelt. Liegt der Drehpunkt hinter der Axillarlinie, so wird beim Reklinieren die Vertikalkomponente der Brustbeinpelotte zu groß. Legt man den Drehpunkt tiefer, so werden die Hebelverhältnisse zwischen Kraft- und Lastarm des Reklinationsbügels zu ungünstig. Liegt der Drehpunkt zu hoch, so schiebt sich die Pelotte nach oben" (Abb. 3-38 bis 3-41).

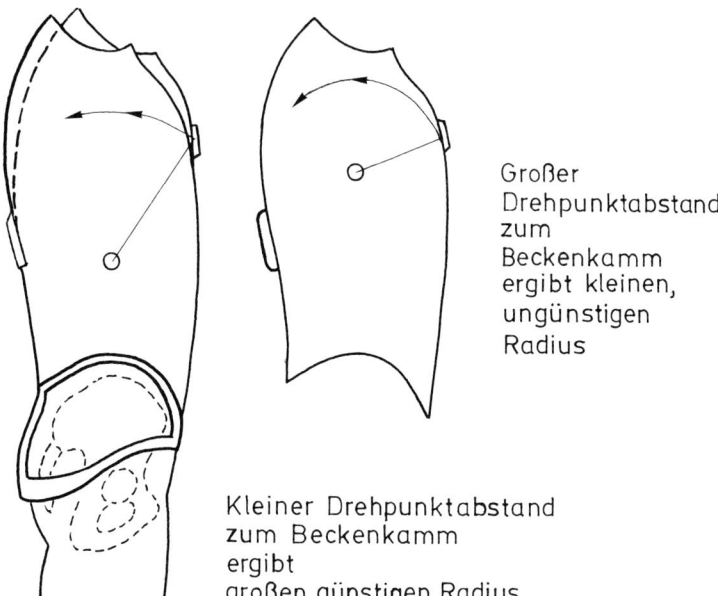

Abb. 3-38 Skizzierte Abstandsverhältnisse zwischen dem Beckenkamm und der Drehpunktlage einer thorakalen Reklination (= Inklinationsverhinderung). Die Abbildung zeigt mögliche Einflüsse auf den Wirbelsäulenbogen (Abb. 3-38 bis 3-41 aus *R. Uhlig:* Grundlagen für den Bau von Rumpforthesen, BUFA Frankfurt 1966)

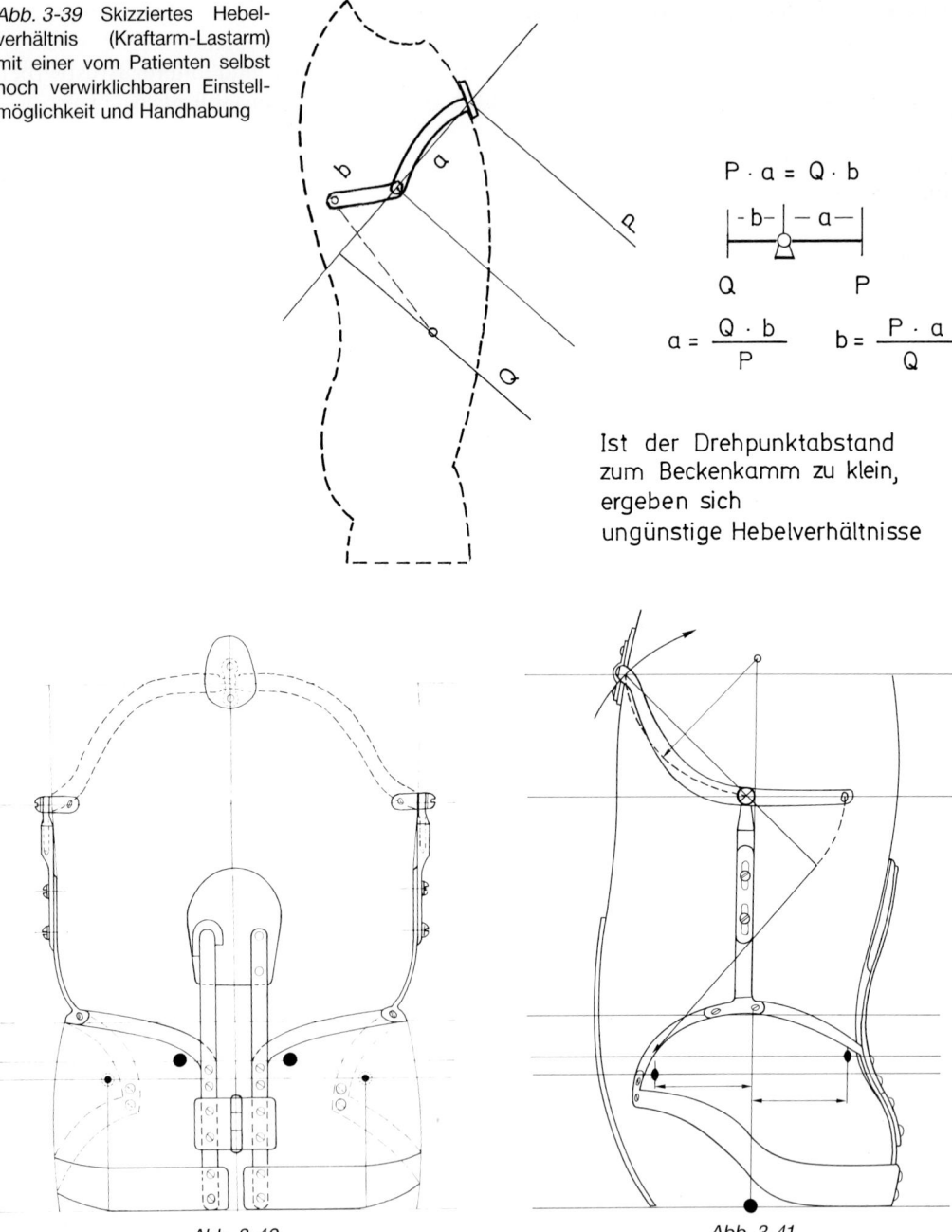

Abb. 3-39 Skizziertes Hebelverhältnis (Kraftarm-Lastarm) mit einer vom Patienten selbst noch verwirklichbaren Einstellmöglichkeit und Handhabung

$$P \cdot a = Q \cdot b$$

$$a = \frac{Q \cdot b}{P} \qquad b = \frac{P \cdot a}{Q}$$

Ist der Drehpunktabstand zum Beckenkamm zu klein, ergeben sich ungünstige Hebelverhältnisse

Abb. 3-40

Abb. 3-41

Abb. 3-40 Schema einer fixierenden Rumpforthese in dorsaler Ansicht: Die Hüftbügel der Rahmenkonstruktion sind im Verlauf dem Beckenkamm angeglichen, sie orientieren sich an den vorderen und hinteren oberen Darmbeinstacheln und lassen für die Sitzposition die LWS-Beweglichkeit zu. Die Parallelität der Brustringbügel-Gelenke ist auch wichtig

Abb. 3-41 Schema einer fixierenden Rumpforthese in sagittaler Ansicht: Die Rahmenkonstruktion mit Brustringbügel wird an einer lotgerechten Körpereinteilung orientiert. Die inklinationsverhindernde Dreipunktanstützung (Beckenteil – Rückenpelotte – Brustbeinpelotte) ist dabei individuell festzulegen

Prinzipielles zur Fertigungstechnik

Einführung zur Maß- und Gipsmodelltechnik (Rumpf)

Grundlage für die Fertigung von Rumpforthesen ist sowohl die Maß-(Modul-)Technik als auch die Gipsabdruck-Technik.
Die Anfertigung eines körpergleichen Gipsmodelles ist dabei die genauere Methode um Maße und Anhaltspunkte anhand von Körpermerkmalen zu erhalten und mit Röntgenaufnahmen zu vergleichen.

Unter Beachtung des Beckengeradstandes bei der Modellabnahme und der vorerwähnten dreidimensionalen Betrachtungsweise ergeben sich unmißverständlich Hinweise auf Fehlstellungen oder Fehlhaltungen des Rumpfes im Vergleich zur physiologischen Normalstellung.
Die sorgfältige und überlegte Anfertigung eines Gipsabdruckes ist eine meisterliche Aufgabe und beeinflußt entscheidend alle weiteren fertigungstechnischen Maßnahmen sowie die damit im Zusammenhang stehenden Paßformarbeiten und Anproben.
Die sich an die Abdrucknahme anschließenden Modellierarbeiten und die als Arbeitsvorbereitung dienenden Anzeichnungen der verordneten Konstruktion fördern die individuelle Denkweise und die Einschätzung der Wirkungsfaktoren.

Die genaueste Arbeit wäre dennoch reinster Schematismus, wenn man nicht auch darauf achtet, daß keine zusätzlichen Haltungsfehler beim Gipsabdruck entstehen. Der Erfolg der Versorgung mit einer Rumpforthese ist in Frage gestellt und das Krankheitsbild kann sich sogar verschlimmern, wenn Unachtsamkeit oder Nachlässigkeit die Gipsarbeiten beeinflussen.
Das Bekennen zur entscheidenden Bedeutung der Maßmodelltechnik müßte Veranlassung sein, beispielsweise sehr kritisch die von fremder Hand angefertigten Gipsnegative zu betrachten, denn die wesentlichen technischen Aspekte der eigenen Einschätzung bleiben dann verständlicherweise oft unberücksichtigt.

Bevor nun die erwähnten Arbeiten begonnen werden, hat man sich also über Situation und Krankheitsgeschichte des Patienten vororientiert. Eine eingehende visuelle Betrachtung des Patienten und ein gezieltes Gespräch mit ihm geben oft weiteren Aufschluß über seine Konstitution. Diese Informationen über das Krankheitsbild ergänzen die vorliegende ärztliche Diagnose und die seitens des Orthopädietechnikers anzustrebende Einsicht in das Röntgenmaterial (s. Abschnitt Dokumentierbarkeit der körperlichen Untersuchung S. 288).

Bei der Festlegung der technischen Einzelheiten einer anzufertigenden Rumpforthese sollte beachtet werden, daß sehr häufig Beckenasymmetrien, Stellungsabweichungen der unteren Extremitäten, Beinverkürzungen und ähnliches vorhanden sind (Abb. 3-42). Diese Beeinträchtigungen sind manchmal nicht gleich sichtbar, außerdem hat der Patient nicht immer Kenntnis davon. Die vorher erwähnte Auswertung u. a. von Röntgenbildern ist daher eines der Mittel, um genauere Anhaltspunkte zu finden.

Eine große Bedeutung hat die Art der Gipstechnik. Es ist beispielsweise bekannt, daß einige gebräuchliche Rumpforthesen in der Skoliosenbehandlung eine viel geringere Wirkung haben, als oft angenommen wird. Deshalb ist es allein schon in diesem Zusammenhang nicht angebracht, einen Patienten mit schwerer Skoliose oder Kyphose rein schematisch mittels einer Glisson-Schlinge (s. Abb. 3-128) zu strecken, um eine scheinbar weitge-

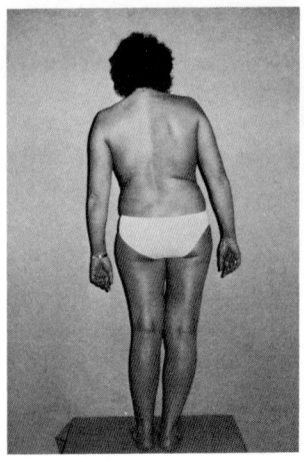 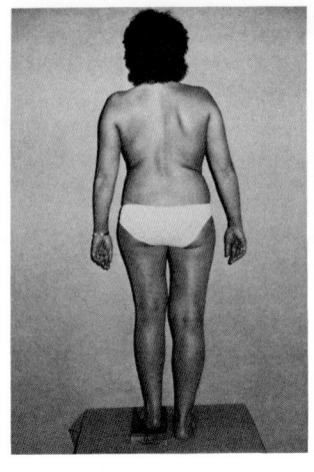

Abb. 3-42 A/B Korrektur der Körperhaltung mit Hilfe eines Beinlängenausgleiches.
Diese Möglichkeit zur Beeinflussung von Fehlhaltungen sollte generell vor Anfertigung eines Gipsabdruckes beachtet werden; im gleichen Sinn auch bei der Anprobe von Becken-Rumpfmodulen

hende Aufrichtung der Wirbelsäule zu erreichen. Wenn der Patient beim Gipsabdruck nur noch Ballenkontakt hat, ist eine Hyperlordosestellung mit ihren Folgen unvermeidbar. Änderungen bei der Korsettanprobe i. S. der Korrekturminderung sind dann vorprogrammiert.

Wenn man desweiteren überlegt, wie fein dosiert – in langsamer Steigerung lediglich um Minuten – in unserem ärztlichen Behandlungsplan mit echten Extensionsvorgängen gearbeitet wird, dann ist durchaus die Frage berechtigt, wie und wann bei einem bis etwa 40 Min. dauernden Gipsabdruck extendiert wird.

Sollte man dennoch erforderlichenfalls beim Gipsabdruck zu Extensionsvorrichtungen greifen müssen, so ist eine Befragung des Patienten über das Allgemeinbefinden, über Herzfehler oder das Tragen von Zahnprothesen dringend und unerläßlich. Großzügigkeit im vorerwähnten Sinne hat schon zu manchen Zwischenfällen bei Gipsarbeiten geführt.

Man sollte sich des weiteren beim Gipsabdruck im Stand überzeugen, inwieweit sich der Patient, wenn auch nur kurzzeitig, aus eigener Kraft aufrichten und etwas korrigiert halten kann. Eine geglückte Fixierung dieser Körperposition mit einem Korsett ist oft schon mit einem Höchstmaß an möglicher Wirkung verknüpft (Abb. 3-43 A–C).

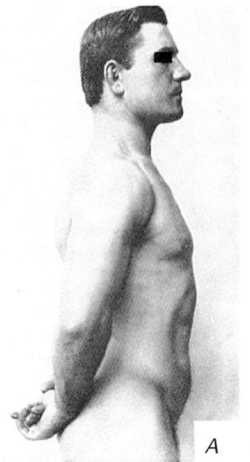 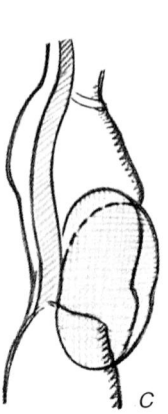 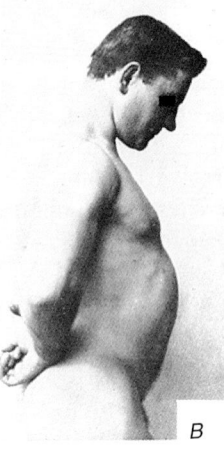

Abb. 3-43 A–C Aktive Korrektur der Körperhaltung mit Hilfe der Bauchpresse. Bei der Anfertigung eines Gipsmodells ist eine genügend lange Beibehaltung einer korrigierten Haltung unerläßlich (aus *S. Mollier:* Anatomie. Bergmann, München 1938, S. 145)

Wenn sich der Patient jedoch aufgrund körperlicher Schwäche oder eines bestimmten Krankheitsbildes nicht aus eigener Kraft halten bzw. aufrichten oder nicht einmal ohne fremde Hilfe stehen kann, so sollte man eine Gipstechnik wählen, welche es erlaubt, auch für Korsette den Gipsabdruck im Liegen vorzunehmen.

Im Rahmen arbeitstechnischer Unterschiede und im Vorgriff auf die detaillierten Versorgungsabschnitte dieses Kapitels haben wir wesentliche technologische Einzelheiten der Gipstechniken für die Herstellung von Rumpforthesen zusammengestellt.
Auf die Gipstechnik im klinisch-medizinischen Bereich stationärer bzw. ambulanter Behandlungsmaßnahmen gehen wir nicht ein. Wir meinen dazu, daß in der medizinischen Literatur und in industriellen Informationen genügend Details veröffentlicht wurden.

Herstellung von Körper-Positivmodellen (Rumpf)

Unterscheidungen spezieller Gipstechniken des Orthopädietechnikers zur Abnahme einer Körper-Negativform ergeben sich wie folgt:

Gipsnegativ in Standposition des Patienten,
Gipsnegativ in Liegeposition des Patienten,
Gipsnegativ für das Becker-Habermann-Korsett,
Gipsnegativ für das Milwaukee-Korsett,
Gipsnegativ für das Lyoner-Korsett,
Gipsnegativ für das Chêneau-Korsett.

Allgemeine Hinweise

Unabhängig davon, welche Art der Gipstechnik gewählt wird, gehört zur Arbeitsvorbereitung ein Mindestmaß an Orientierung, Festlegung und Anzeichnung der für den späteren Korsettbau erforderlichen körperlichen Merkmale (s. Orientierungsbereiche und Meßpunkte am Skelett S. 213).
Die Markierung des Beckenkammverlaufes mittels einer manuell gedrehten Gipsbinde ist allseits bekannt. Dadurch kann allerdings eine im Radius relativ zu großflächige Preßmarkierung entstehen.
Bei kleineren Patienten, bei Rippenüberhang, bei Atmungsstörungen und insbesondere auch bei Körperfehlbildungen geben wir eine differenzierte Methodik an. Sie ist zwar etwas zeitraubender und umständlicher, aber andererseits doch recht genau. Zuerst werden die Beckenkämme (Darmbeinkämme) mit Hilfe eines etwa 5 mm breiten, sehr langen Senkels genau markiert. Man legt denselben im Trochanterbereich in eine Schlinge um einen der beiden Oberschenkel und markiert dann unter Zug (eng um die vordere obere Spina) den Beckenkamm. Dorsalseitig zur anderen Beinseite verlaufend wird der Senkel ebenfalls mit einer Schlinge befestigt.
Mit diesem kleinen Hilfsmittel läßt sich die bestmögliche Markierung der Darmbeinkämme erreichen. Weichteilfalten und ähnliches werden dann über und unter dem Ledersenkel verteilt.
Durch die exakte, dennoch individuelle Anmodellierung des Senkels bildet sich von vornherein eine Lagebestimmung für den späteren Sitz der Hüftbügel oder der Gießharz-Schalenauflage und erspart längere Anprobezeiten. Außerdem braucht man weniger Hilfe beim Gipsabdruck und behält die Übersicht, wenn der Gips abbindet.
Im Anschluß an eine der vorerwähnten Markierungsmöglichkeiten überprüft und reguliert man nochmals den Beckenstand, denn bei Beckenschiefstand verliert man sonst zu den

einzelnen Körperebenen die wesentliche Orientierung. Der eventuell notwendige Höhenausgleich einer Beinseite ist schon jetzt und nicht erst bei Fertigstellung der Rumpforthese vorzunehmen.

All dies zu beachten ist wichtig, denn das Beckenteil einer Rumpforthese bildet, wie schon erwähnt, die mitentscheidende fixierende Grundlage für das Gelingen oder Nichtgelingen aller weiteren darauf aufbauenden Konstruktionselemente mit ihren Wirkungsfaktoren.

Im weiteren Verlauf der Gipsarbeiten am Patienten wird nun die Anzeichnung der sichtbaren Körpermerkmale vorgenommen. Dazu sollte ein Stift verwendet werden, der sich im feuchten Gipsnegativ später gut abzeichnet.

Zuerst werden die vorderen und hinteren oberen Darmbeinstachel angezeichnet. Ohne die Haut dabei zu verschieben, sind sie auf ihre Lage hin abzutasten und mit Kreis und Mittelkreuz zu markieren. Die Markierung für den Trochanter major ergibt sich am besten, wenn zuerst das obere Ende des Femur seitlich vertikal zwischen Daumen und Zeigefinger genommen wird, um dazwischen eine Mittellinie anzuzeichnen. Dann sollte man mit dem Daumen die obere Spitze suchen und in ihrer Höhe mit einem Horizontalstrich ein Kreuz bilden. Um zu verhindern, daß sich Innen- oder Außenrotationsstellungen der Beine verfälschend auf diese damit gleichzeitig auch markierte Lage der queren Hüftachse ausprägen, kann der Verlauf der Roser-Nelaton-Linie (s. Abb. 2-66) mit angezeichnet werden.

Die entstandenen Lagekreuze an Spina und Trochanter werden auch mit einem Kreis gekennzeichnet, denn damit ergibt sich eine größere Sicherheit für die Nachzeichnung am Gipsnegativ. Im weiteren Arbeitsverlauf zeichnet man die Dornfortsätze der Wirbelsäule an der Hautoberfläche an. Die Lage der Dornfortsätze wird bei einem leicht nach vorn gebeugten Rumpf ermittelt. Man sollte dabei darauf achten, daß der Patient nicht den Oberkörper zum Becken hin verdreht, denn damit würde u. U. eine Skoliose angedeutet werden, die nicht vorhanden ist.

Überhaupt muß man sich bei all diesen Arbeiten immer wieder durch Augenschein davon überzeugen, daß der Patient seine Haltung nicht ungewollt verändert. Beim Aufrichten des Körpers während des Gipsabdruckes geschieht dies unwillkürlich, und insbesondere der Schultergürtel wird meist einseitig nach oben verzogen.

Weitere Anhaltspunkte zum Erkennen von Körpermerkmalen bildet die Anzeichnung der unteren Rippenbögen und der Schulterblätterbögen. Die Lage des Brustbeines und der Schlüsselbeine werden ebenfalls in ihrem Verlauf möglichst genau angezeichnet. Nicht immer ist von vornherein schon beim Gipsabdruck entschieden, ob z. B. das Brustbein in seiner Anlagefläche für das Korsett doch noch ausgenutzt werden muß.

Wichtig ist ebenfalls die Anzeichnung der Höhe der Achselhöhle bei lockerem, völlig entspannten Gleichstand des Schultergürtels. Diese Anzeichnung kann einfach mit Hilfe eines Lineals vorgenommen werden. Man hält es bei locker herunterhängendem Arm waagerecht und drückt es leicht in die Achsel. Der Verlauf dieser Linie kann aus seitlicher Sicht, frontal- und dorsalwärts neben dem Arm, gut markiert werden.

Nachdem diese Körpermodellierungen bzw. -markierungen vorgenommen worden sind, erfolgt mit Hilfe eines Lotes die Anzeichnung der Bezugslinien für die Raumebenen (Medianebene evtl. weitere Sagittalebenen, Frontalebene und Horizontalebene).

Normalerweise ergibt die vertikale Anzeichnung der mittleren Axillarlinie (durch das Achsenkreuz am Trochanter major) den Verlauf der äußeren Begrenzung der Frontalebene. In ventraler oder dorsaler Position stehend nimmt man dann sowohl vom 7. Halswirbel als auch von der Mitte des Beckens nach oben bzw. unten die anderen Lotungen vor.

So werden im echten Sinne Schnittlinien der Raumebenen erreicht, zu denen man dann die Abweichungen der Wirbelsäule bzw. der Schulter- oder Kopfhaltung feststellen kann.

Bei allen diesen Modellanzeichnungen müssen unbedingt – hiermit nochmals erwähnt! – unter intensiver und ununterbrochener Augenkontrolle die Haltung bzw. Stellung des Patienten überwacht werden.

Gerade in diesen Momenten, später dann auch noch beim Erstarren des Gipsnegatives am Körper, soll der Patient aus eigener Kraft, wenn auch nur kurzzeitig, die vorher geübte, zweckbedingte Korrektur- oder Aufrechthaltung einnehmen.

**Gipsnegativ in Standposition
(vorwiegend für fixierende Rumpforthesen)**

Zum Schutz des Patienten vor Gipsresten bzw. Gipsverklebungen können zum Isolieren Hautöle oder Hautschutzsalben dem Trikotschlauch vorgezogen werden, zumal sich mit dem Trikotschlauch die Anzeichnungen von Körpermerkmalen leicht verschieben können.

Der Einsatz spezieller Hautschutzsalben erweist sich auch als vorteilhaft, weil die Haftfähigkeit der Salbe solange anhält, daß späterhin noch das Gipsnegativ gut vom Gipspositiv abgezogen werden kann. Ein Isoliermittel darf verständlicherweise farbige Markierungen am Körper nicht überdecken. Durch besonders sorgfältige Isolierung und evtl. zusätzliche Anwendung einer Schutzbandage sind stark behaarte Körperbereiche vor Ankleben im Gipsnegativ zu schützen.

Nach Isolierung wird ventral- oder dorsalseitig am Patienten ein Lederriemen, Stoffsenkel oder Draht auf den Körper aufgelegt. Man erhält damit für die Gipsschere eine Führung zum Öffnen des Negatives. Es empfiehlt sich, die Trennhilfe bodenlang zu lassen, damit sie beim Aufschneiden des Gipsnegatives evtl. mit dem Fuß fixiert und unter Spannung dosiert werden kann.

Die Position des Patienten beim Gipsvorgang kann evtl. zusätzliche Fehlhaltungen verursachen. Der Patient soll während des gesamten Arbeitsvorganges geradeaus und nicht nach hinten oder seitwärts blicken. Der Schultergürtel ist auch entspannt zu halten. Man bedient sich mit Vorteil einer optischen Orientierungshilfe (Spiegel usw.) und läßt den Patienten bewußt selbst mit auf seine Haltung achten.

Gipsbinden (15–20 cm breit) oder Longuetten werden meist tropfnaß in zirkulären Windungen um den Körper gewickelt. Man beginnt dabei etwas unterhalb der Trochanterbereiche und verstärkt die Lagen vorerst im Beckenbereich, d. h. bis kurz über die Beckenkämme. Da die wesentlichen Körpermarkierungen bzw. Weichteilmodellierungen schon vorgenommen wurden, braucht nur unter leichtem Zug gewickelt zu werden, wobei flächige Einschnürungen vermieden werden müssen.

Nach dem Anmassieren der Gipsbinden (oder der Longuetten) werden diese dorsal im Lendenwirbelsäulen- und Kreuzbeinbereich von oben etwas eingeschnitten, damit sich dort keine durch Gipsbindenlagen überspannten Hohlräume bilden. Aus diesem Grunde werden die Bindenlagen auch konvex angedrückt.

Nun werden, ausgehend von beiden Schultern, mehrere Gipslonguetten längs der Wirbelsäule angeformt. Bei teilkontrakten, stark konvexen Krümmungen müssen natürlich auf die Konkavseite wesentlich mehr Longuetten aufeinandergelegt werden. Nun führt man vom Becken her wickelnd in zirkulären Windungen die Gipsbinden höher. Die Höhe des Gipsabdruckes steht natürlich in Abhängigkeit zur Art des anzufertigenden orthopädischen Heil- und Hilfsmittels. Trotzdem erscheint es empfehlenswert, mit den Gipsbinden nicht zu sparsam zu sein und daher, wenn möglich, den Schulterbereich mit einzugipsen. Es ist für die Anfertigung aller Arten von Rumpforthesen günstig, einen genauen Überblick über die Gesamthaltung des Patienten bzw. seine Proportionen zu behalten.

Die beim Abziehen des Gipsnegatives vom Körper immer besonders gefährdeten Formbereiche bzw. Gipspartien sollten, zur Minderung des Risikos der Verwringung, von vornherein verstärkt werden.

Im weiteren Arbeitsverlauf ist während des Abbindens des Gipses genügend Zeit vorhanden, um die optischen Begrenzungen der Raumebenen am Körper – vordere und hintere Körpermitte sowie seitlich die mittlere Axillarlinie – nochmals außen am Gipsnegativ mit Kopierstift anzuzeichnen.

Später können zur Wertung am Gipspositiv diese äußeren Linien mit den auf dem Gipsnegativ innen abgeprägten Originalkörperlinien verglichen werden, um eventuelle Abweichungen in der Haltung des Patienten festzustellen.

Der Verlauf der Gips-Schnittlinie, zum Öffnen (Aufschneiden) des Gipsnegatives am Patienten, kann sich ventral- oder dorsalseitig als günstiger erweisen.

Bei einer dorsalen Schnittlinie kann das Gipsnegativ am Patienten besser abgezogen werden. Der „Spina-Spina"-Abstand und die weiteren Markierungen bleiben besser erhalten. Für die oberen Korrekt- bzw. Körperformebenen, zum Beispiel bei Skoliosen, können die Details sehr exakt angezeichnet werden.

Eine ventrale Schnittlinie halten wir dagegen für günstiger bei älteren oder schlaffen Patienten sowie bei Tumor-, Osteoporose- u. ä. Erkrankungen.

Zur senkrechten Gipsschnittlinie und zu evtl. nötiger Schnittlinien im Schulterbereich zieht man mit dem Kopierstift einige Querstriche, um das Gipsnegativ nach dem Abziehen vom Körper wieder genau zusammenpassen zu können. Ist nun das Gipsnegativ geöffnet und durch Drehung am Körper vom Patienten gelöst worden, so wird es besonders im Schulterbereich etwas aufgeweitet. Sobald der Patient dann die Arme hebt, kann mit einer weiteren Drehung das Gipsnegativ vom Körper abgezogen werden. Aufgeweitete Stellen am Gipsnegativ sollten danach sofort wieder ihre ursprüngliche Lage erhalten, und die Schnittstellen verbindet man mit großen Nähstichen oder durch Auflegen von Gipsbinden.

Die Anzeichnungen der Körpermerkmale, die sich innen am Gipsnegativ abgezeichnet haben, sind sofort mit einem Kopierstift nachzuziehen, damit sie beim Austrocknen des Gipses nicht verblassen.

Bevor nun aus diesem Gipsnegativ das Körperpositiv hergestellt wird, muß das Negativ noch dreidimensional durch die Beschneidung der Unterkanten in die richtige Horizontal- und Vertikalstellung gebracht werden (Abb. 3-44 bis 3-56).

Körpermerkmale:

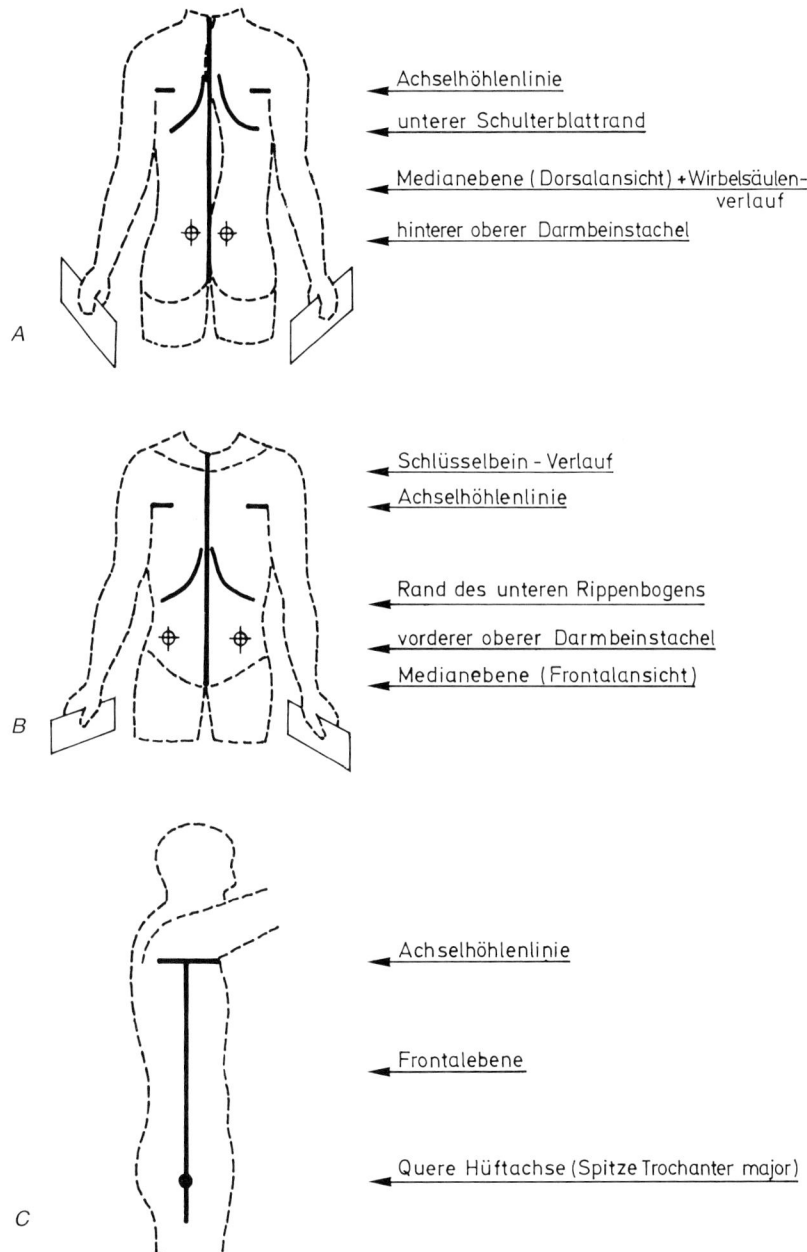

Abb. 3-44 A–C Körpermerkmale, die für die Herstellung eines Rumpf-Gipsmodells wichtig sind:
A) in der Ansicht von dorsal,
B) in der Ansicht von ventral.
C) Seitliche Ansicht mit Darstellung einer Achselhöhlenlinie als Verbindung der vorderen und hinteren Achselfalte. Markierung der Trochanterspitze und Projektion einer Frontalebene in der mittleren Axillarlinie (aus R. Uhlig: Grundlagen für den Bau von Rumpforthesen, BUFA Frankfurt 1966)

Gipsabdrucktechnik:

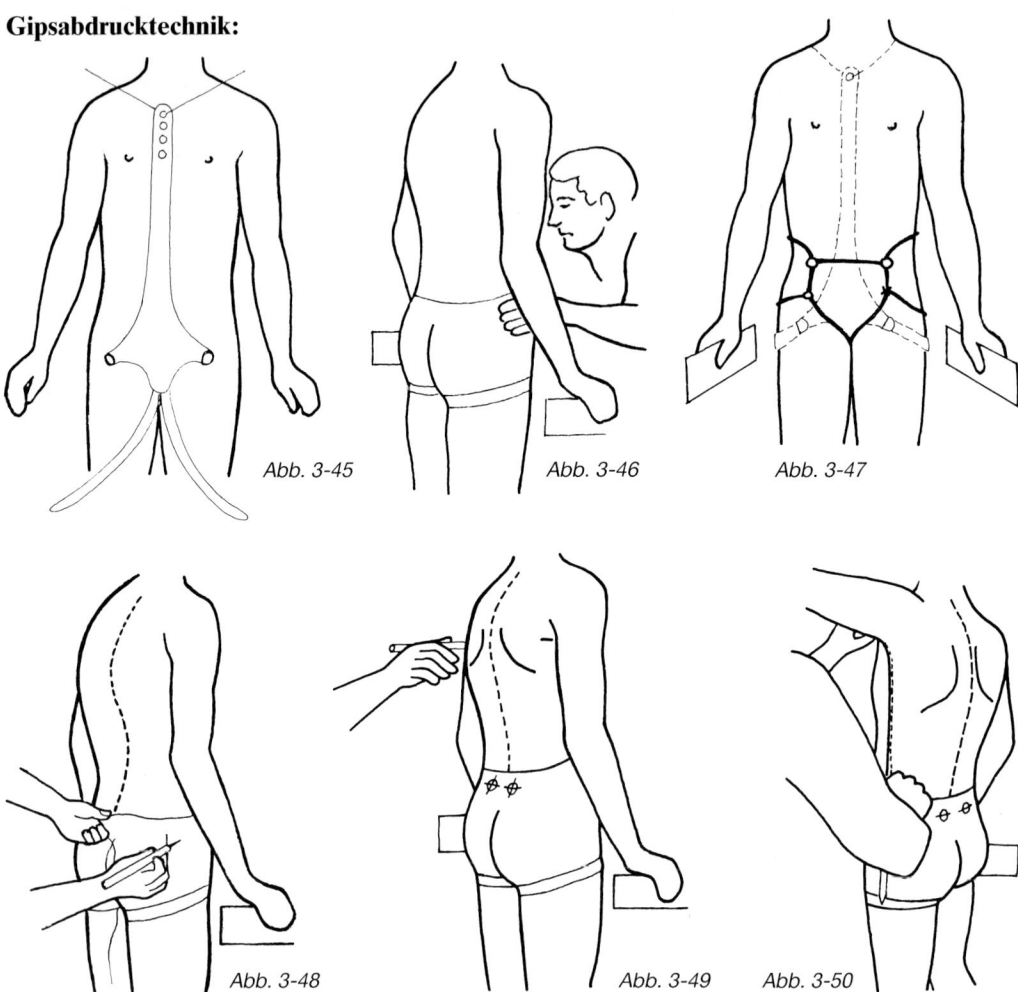

Abb. 3-45 Anlegen einer Schutzbandage. Das Stehen soll in vorher geübter Aufrichtung oder maximaler Eigenkorrektur erfolgen. Wenn beiderseits in Handhöhe Haltepunkte für lockere Anstützung vorhanden sind, tritt keine krampfhafte Verspannung ein, die eine gewünschte Zweckhaltung beeinträchtigen würde

Abb. 3-46 Ein Senkel kann am Becken anmodelliert werden. Er markiert gut die spätere bestmögliche Orthesenanlage. Von der Schenkelbeuge vorn läuft der Senkel außen um das Bein zur Beckenrückseite und zwischen den Beinen wieder nach vorne, dann wird er zum vorderen Darmbeinstachel hochgeleitet, den er straff umfaßt, um dann im Beckenkammverlauf ebenso straff zur anderen Becken- und Beinseite zu führen. Mit einer Querverbindung vorne kann die Markierung reguliert und gesichert werden

Abb. 3-47 Die Körper- und Beckenstellung wird auf Schiefstand und andere Abweichungen überprüft. Festgestellte Differenzen werden nach Möglichkeit ausgeglichen, z. B. Beinlängenunterschiede

Abb. 3-48 Zur Abzeichnung im Gips werden Körpermerkmale mit Farbstift markiert. Bei vorgeneigtem Oberkörper lassen sich die Dornfortsätze leichter tasten und markieren. Anzeichnen der queren Hüftachse (Schnittstelle Roser-Nelaton-Linie vom vorderen oberen Darmbeinstachel zum Tuber ischiadicum und der Spitze des Trochanter major)

Abb. 3-49 Anzeichnen der unteren Schulterblattgrenze und der hinteren oberen Darmbeinstachel. Eine Horizontallinie wird in Verbindung der hinteren Achselfalten gezogen

Abb. 3-50 Fällen von Loten in den Axillarlinien sowie eines Frontal- und eines Dorsallotes jeweils in Beckenmitte. Die angezeichneten Lote ermöglichen erst eine genaue Orthesenkonstruktion

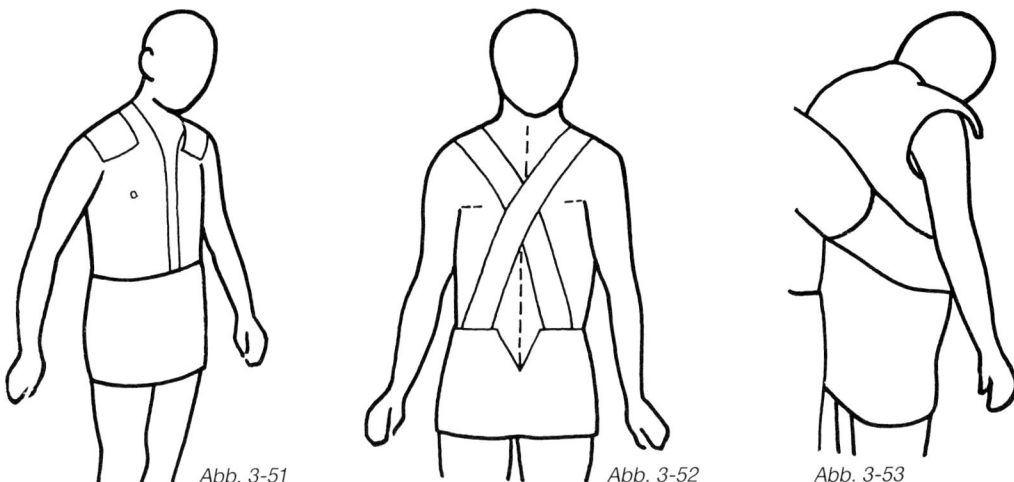

Abb. 3-51 *Abb. 3-52* *Abb. 3-53*

Abb. 3-51 Nach dem Isolieren des Körpers (z. B. Fett) wird zunächst das Becken zirkulär umwickelt. Zwei vertikale Bindenlagen oder Longuetten werden überkreuzend über die Schultern gelegt, um weiteren Binden Halt zu geben

Abb. 3-52 Im Kreuzbereich werden die Bindentouren eingeschnitten, um ein Überspannen konkav-hohlliegender Flächen zu verhindern. Der Gips wird mit zirkulären Touren zu Ende geführt

Abb. 3-53 Nach Aushärten des Gipses wird das Negativ über einem eingelegten Band aufgeschnitten, vorsichtig aufgebogen und über den Rücken abgezogen

Zweckmodellierung des Gipspositivs:

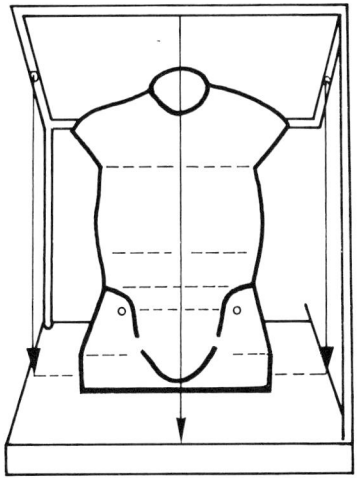

Abb. 3-54

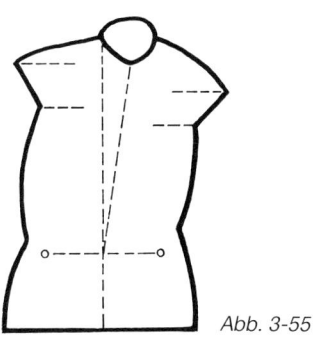

Abb. 3-55

Abb. 3-54 Das nach Ausgießen gewonnene Körperpositiv wird vor dem weiteren Modellieren im Lotgerät dreidimensional ausgerichtet. Entscheidend ist die Beckengeradestellung. Mit einem Höhenanreißgerät werden die Bezugslinien der Körpermerkmale angezeichnet. Die Fehlstellungen sind somit erkennbar dargestellt

Abb. 3-55 Nach der Stellungsjustierung des Körperpositivs werden eventuelle Zweckstellungen und glatte Flächen modelliert. Die Festlegung weiterer Konstruktionsmerkmale der Rumpforthese schließt die Gipstechnik ab

(Abb. 3-45 bis 3-55 aus *R. Uhlig:* Grundlagen für den Bau von Rumpforthesen, BUFA Frankfurt 1966)

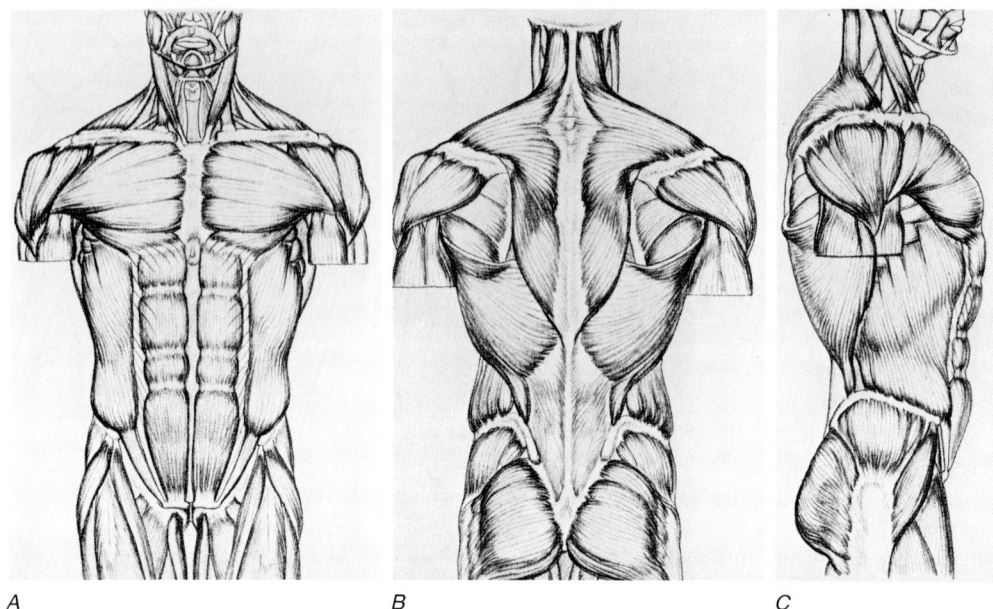

Abb. 3-56 A–C Muskelrelief, Knochenmarken und Rumpfkonturen in der Ansicht von ventral, dorsal und der Seite als Grundlage für die Beurteilung und Auswahl von Modellierbereichen (aus *D. K. Rubins:* Anatomie für Künstler, Maier Ravensburg 1980 S. 34)

Gipsnegativ in Liegeposition
(vorwiegend für fixierende Rumpforthesen)

Die indikationsbedingte Gipsabdrucktechnik im Liegen und im Zweischalensystem gilt dem Problemfall und ist verständlicherweise mit wesentlich mehr Schwierigkeiten verbunden als die anderen üblichen Techniken. Allergrößte Sorgfalt ohne Zeitlimit sind Grundvoraussetzungen bei dieser vorwiegend postoperativ angewendeten Technik.

Die Anzeichnung der Körpermerkmale erfolgt im gleichen System wie schon in den „Allgemeinen Hinweisen" beschrieben. Das gleiche gilt für die Herausmodellierung des Beckenkammverlaufes mittels eines individuell anpaßbaren Senkels. Im Unterschied zur einteiligen Abdrucknahme erfolgen aber diese Vorarbeiten in liegender Position des Patienten. Der Patient wird dabei zuerst in Rückenlage auf den Gipstisch gelegt. Das Ausmaß dieses Tisches muß selbstverständlich den Patienten in Länge bzw. Breite überragen und die horizontale Plattenoberfläche sollte wasserfest bzw. gipsabweisend sein. Durch vorsichtigen Unterbau im Rumpfbereich (z. B. auf der Konkavseite bei einer Skoliose) wird eine etwas gestreckte bzw. entlastete Wirbelsäulenlage gesichert und Verdrehungen des Oberkörpers zum Becken verhindert. Mittels einer kleinen Nackenrolle und ähnlicher Unterstützungsmöglichkeiten auch im Kniekehlen- bzw. Fersenbereich sollte dem Patienten ein möglichst bequemes Liegen ermöglicht werden. Diese Bequemlichkeit ermöglicht es dann auch, ohne Zeitnot das Gipsnegativ in Ruhe herzustellen.

Die Ausrichtung und Zweckjustierung des Körpers muß natürlich ausprobiert und ständig visuell überprüft werden, um u. a. das Becken nicht zu sehr in Streckung oder Beugung zu halten. Wie bei allen Gipstechniken kann die schon erwähnte Gefahr bestehen, durch den Gipsabdruck zusätzlich zu krankhaft bedingten Haltungsabweichungen noch ungewollt Haltungsfehler zu erreichen.

Nachdem der Körper für den Gipsabdruck ausgerichtet wurde, werden mit einem einfachen Parallelzeichner oder einem Lineal die mittleren Axillarlinien seitlich längs an Rumpf und Becken markiert und im gleichen Abstand zum Gipstisch horizontal angezeichnet.

Die Isolierung des Körpers gegen Gips erfolgt dann, wie es beim „Gipsnegativ in Standposition" (s. S. 319) beschrieben wurde.

Ventralseitig und halbzirkulär werden nun die Gipsbinden bzw. Longuetten von der einen Axillarlinie zur anderen gelegt. Diese Gipslagen sollten dabei die markierten Seitenlinien einige Zentimeter überlappen. Man erhält dadurch beim Beschneiden der Gipsschale bessere Schnittkanten, die letzthin auch das Zusammenfügen der Bauch- und Rückenschalen erleichtern. Zusätzlich werden deshalb auch diese Schnittkantenbereiche noch mit horizontalen Gipsbindenlagen verstärkt.

Das Gipsnegativ läßt man am Körper aushärten und nimmt es anschließend ab. Mit Kopierstift müssen die sich innen am Gipsverband abzeichnenden Linien und Körpermerkmale sofort genau nachgezogen werden.

Der ventralen Gipsschale in Rückenlage des Patienten folgt nun ein dorsaler Abdruck in Bauchlage. Dabei ist es nicht ganz einfach und öfters mit viel Geduld verbunden, den Patienten erneut so zu lagern, daß die Körperposition der Rückenlage angenähert ist und somit die vorhandenen seitlichen Markierungslinien im Parallelabstand zur Tischplatte wieder die Geraden bilden.

Der Körper des Patienten ist visuell möglichst genau zur Medianebene zu orientieren, auf Beckengeradstand und auf den Winkel der Beugung oder Streckung ist zu achten.

Bei den Gipsarbeiten in der Bauchlage des Patienten wird also im wesentlichen so verfahren wie in Rückenlage.

Bei der Herstellung von Gipsnegativen in Liegeposition – damit in zweiteiliger Abdrucknahme – sollte man sich der vorstehend beschriebenen Technik bedienen, weil dies erfahrungsgemäß für die Korsett-Technik genauer ist, als wenn man den Patienten nur in einer Schale „liegend wendet".

Durch die spezielle Abdrucktechnik erhält man zwei Negativhälften, die genau an den seitlichen Markierungslinien beschnitten werden. Da sich die Trochanter- sowie Beckenkamm-Markierungen gleichmäßig in beiden Hälften abgezeichnet haben, ist eine genaue Zusammenpassung der Negativhälften und die fixierende Verbindung mittels einer Gipsbinde möglich.

Nach dem Beschneiden der Unterkanten im Trochanterbereich – zwecks Horizontalstellung des Beckens – ist das Gipsnegativ für die Herstellung des Gipspositives fertiggestellt.

Bei der „zweiteiligen Gipsabdrucktechnik" können zwangsläufig durch die streckende Wirkung der Körperposition im Liegen kleine Differenzen gegenüber den Maßverhältnissen im Stand entstehen. Zur Kontrollmöglichkeit sollten zusätzlich die Umfang- und Breitenmaße über beide Trochanter sowie im Taillenbereich und im Brustbereich herangezogen werden.

Außerdem ist die Höhenanzeichnung der Achselhöhle, d. h. ihr Abstand zum Beckenkamm, um etwa 20 mm bei der Korsettanfertigung zu verringern. Im gleichen Körperbereich sollte beim Gipspositiv die blumentopfartige Verbreitung am oberen Brustkorb beiderseits etwa 30 mm abgeschrägt werden. Im Glutäus maximus-Bereich dorsalwärts des Trochanter major sollte außen an der Gesäßpartie des Gipspositives noch eine Abmodellierung von etwa 20 mm erfolgen (Abb. 3-57 bis 3-65).

Abb. 3-57 A/B Bei nicht sitz- oder stehfähigen Patienten muß das Gipsmodell für eine Rumpforthese im Liegen angefertigt werden. Man bedient sich dabei einer ventralen und einer dorsalen Schale, die die angegebenen Körpermerkmale wiedergibt (aus *R. Uhlig:* Grundlagen für den Bau von Rumpforthesen, BUFA Frankfurt 1966)

Lagerung und Körpermerkmale (Ventralschale):

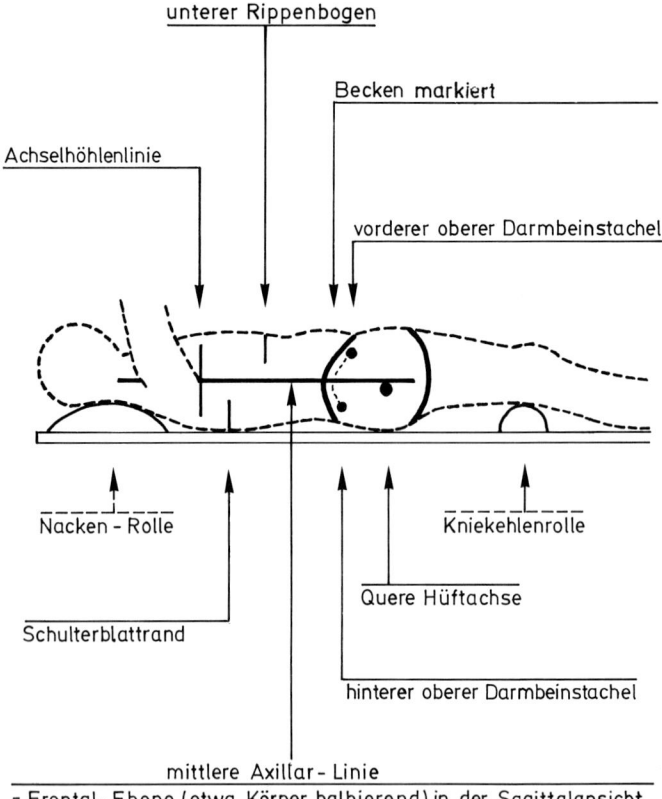

Abb. 3-57 A) Lagerung für die ventrale Schale mit Angabe der Körpermerkmale und der den Körper halbierenden „Frontalebene". Der Ausgleich starker Lendenlordosen muß individuell erfolgen. Auch asymmetrische Rumpfdeformitäten, z. B. bei Skoliosen, verlangen zusätzliche Lagerungshilfen

Lagerung und Körpermerkmale (Dorsalschale):

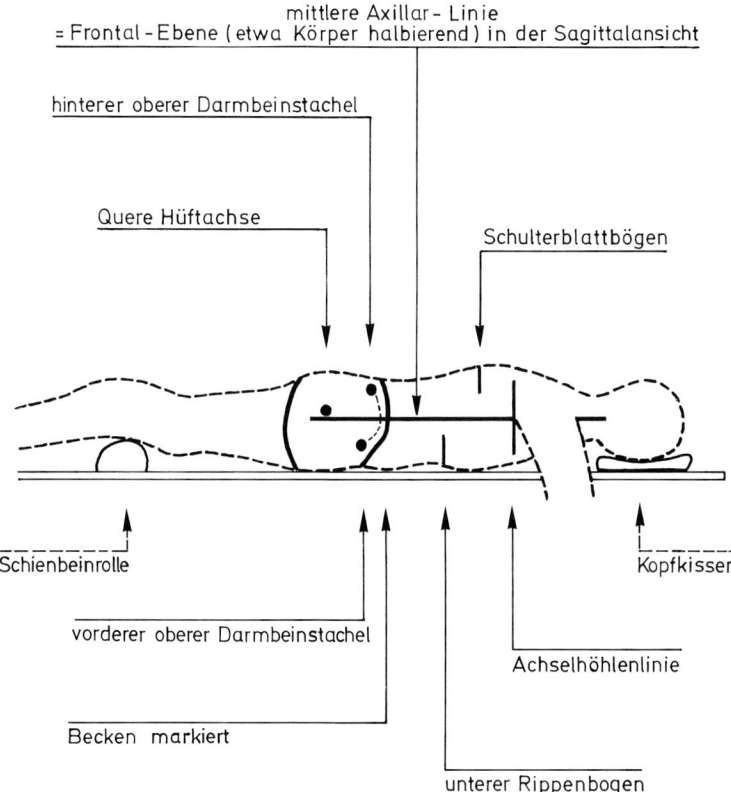

Abb. 3-57 B) Hier die Körperposition für die dorsale Schale

Gipsabdrucktechnik:

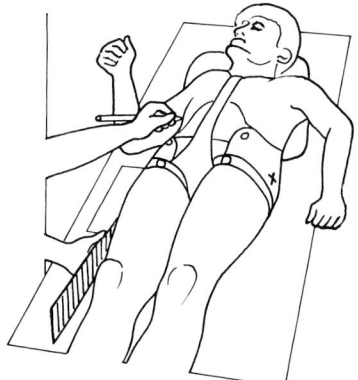

Abb. 3-58 Die Markierung des Beckens und die Anzeichnung der Körpermerkmale erfolgen wie beim Gipsabdruck in stehender Position. In Rückenlage wird die mittlere Axillarlinie mit Lineal oder Parallelzeichner angezeichnet

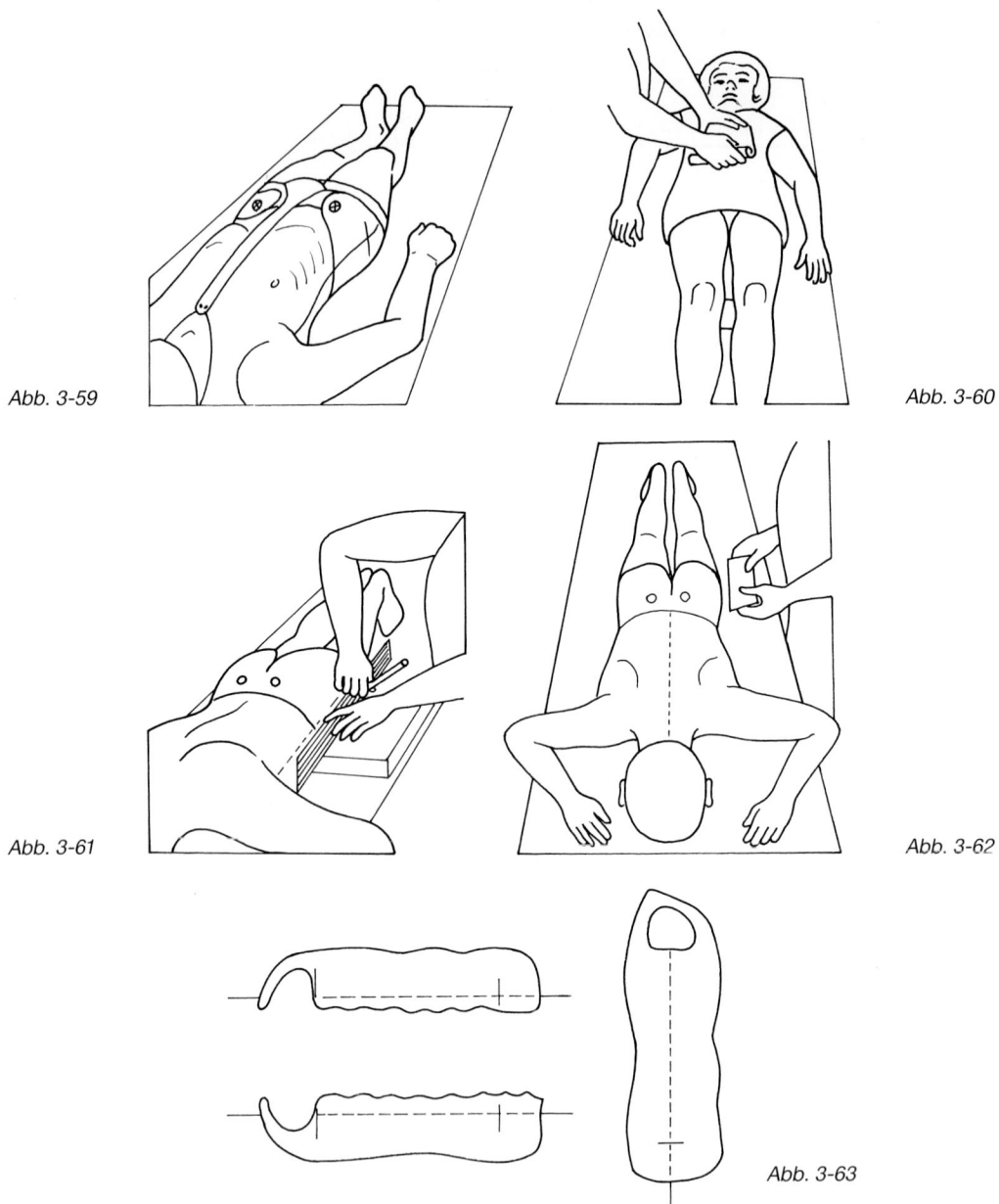

Abb. 3-59
Abb. 3-60
Abb. 3-61
Abb. 3-62
Abb. 3-63

Abb. 3-59 Im gleichen Abstand zur Tischfläche wird auch auf der anderen Seite eine Horizontale angelegt

Abb. 3-60 Die Bauchschale wird mit Binden oder besser Longuetten hergestellt. Seitlich muß die Gipsschale über die Axillarlinie hinunter gefertigt werden, da diese die Schnittkante darstellt und die Verbindung beider Gipsschalen hier erfolgt. Die Seitenflächen der Schale sind wegen der Gefahr ungewollter Verformung besonders fest zu gestalten

Abb. 3-61 In Bauchlage wird der Patient nach den Seitenhorizontalen ausgerichtet, und Hilfslinien sowie Körpermerkmale werden mit Farbstift angezeichnet

Abb. 3-62 Die Herstellung der Rückenschale erfolgt wie die der Bauchschale

Abb. 3-63 Beide Schalen werden an der mittleren Axillarlinie beschnitten und zusammengesetzt

Zweckmodellierung der Gipspositive:

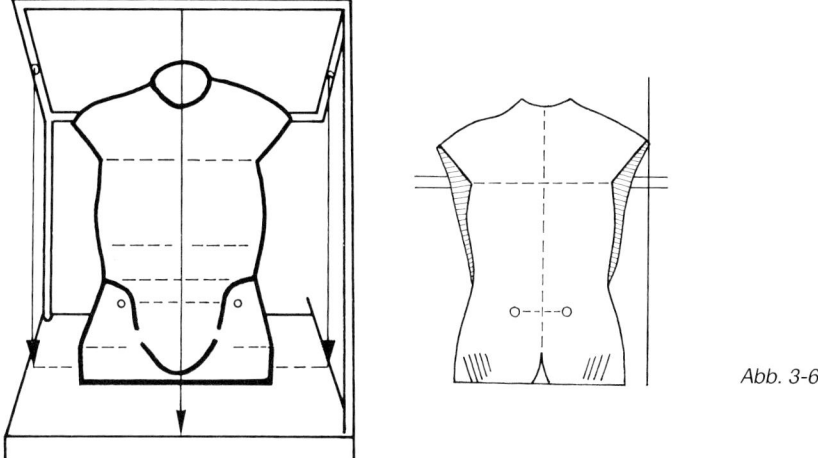

Abb. 3-64

Abb. 3-65

Abb. 3-64 Das nach dem Ausgießen gewonnene Körperpositiv wird vor dem weiteren Modellieren im Lotgerät dreidimensional ausgerichtet. Auch hier ist die Beckengeradestellung entscheidend. Mit einem Höhenanreißgerät werden die Bezugslinien der Körpermerkmale angezeichnet. Die Fehlstellungen sind somit erkennbar dargestellt

Abb. 3-65 Nach der Stellungsjustierung des Körper-Gipspositivs werden eventuelle Zweckstellungen und glatte Flächen modelliert. Vor Festlegung weiterer Konstruktionsmerkmale ist jedoch am Gipspositiv des Liegenden gegenüber dem Positiv des Stehenden zusätzlich zu berücksichtigen:
1) der Abstand der Höhenanzeichnung der Achselfalte zum Beckenkamm ist um etwa 20 mm zu verringern;
2) von der Taille bis zur Achselfalte muß die blumentopfartige Verbreiterung im oberen Brustkorbbereich beiderseits um etwa 30 mm abgeflacht werden;
3) hinter dem Trochanter außen an den Gesäßhälften muß eine Gipsabmodellierung von etwa 20 mm erfolgen.

(Abb. 3-58 bis 3-65 aus *R. Uhlig:* Grundlagen für den Bau von Rumpforthesen, BUFA Frankfurt 1966)

Gipsnegativ speziell für das Reklinationskorsett nach Becker-Habermann
(s. a. S. 382–385)

Angaben zur Gipstechnik finden sich bei *K. Becker* (1958).
Ziel dieser Rumpforthesen ist primär der Ausgleich der Lendenwirbelsäulenlordose vor der Reklination an der Brustwirbelsäule. Dies bedeutet Überkorrektur der Lendenwirbelsäule durch einen starken Druck vom Abdomen her. Es gilt durch diesen Druck von ventral her auf die Lendenwirbelsäule so einzuwirken, daß sie nicht nur aufgerichtet, sondern sogar in eine leichte Kyphosierung übergeführt wird.

Für die Gipstechnik als Eingangsstufe zur Korsettherstellung ergibt sich die Forderung, daß eine in Kyphosierung der Lendenwirbelsäule angefertigte Rückenplatte vom Kreuzbein bis zum Scheitel der Kyphose im Brustabschnitt reicht. Gegenseitig muß das Gipsnegativ ventral unter der Rippengrenze enden. Der abdominale Druck muß stark sein und die Baucheingeweide dürfen nicht nach vorne ausweichen können. Die abdominale Atmung wird auf die thorakale Atmung umgeschaltet (Abott-Prinzip). Wegen der extremen Zweckstellung beim Gipsabdruck wird zuerst die dorsale Schale (Platte) angefertigt und erst nach deren Erhärten weiter gearbeitet.

Der Patient stützt sich, nach Prüfung auf Beckengleichstand und nach Anzeichnung der üblichen Körpermerkmale, mit abgewinkelten Ellenbogen auf einen etwa hüfthohen Gipstisch, so daß die Lendenwirbelsäule leicht kyphosiert wird. Der Kulminationspunkt der Brustwirbelsäulenkyphose wird nach Röntgenbild am Patienten angezeichnet. Von hier aus wird die Wirbelsäule bis über die Steißbeinspitze mit einer Filzlage abgepolstert. Mittels einer mindestens 30 cm breiten starken Gipslonguette wird dann die dorsale Gipsnegativschale hergestellt und besonders im Kreuzbeinbereich gut anmodelliert.

Nach Erhärten der dorsalen Gipsschale wird der Patient in gleiche Ausgangslage wie zuvor gebracht und zum muskulären Einziehen des Leibes aufgefordert.

Gipslonguetten werden von oberhalb der Symphyse bis an den unteren Rippenrand zirkulär stark angepreßt (man unterstützt dies, hinter dem Patienten stehend, mittels Händedruck). Die Beckenkämme werden ebenfalls einmodelliert. Die beiden Schalen, mit Querstrichen versehen, dienen der Gipspositivherstellung. Die Modellierung erfolgt dann wie beim Milwaukee-Korsett (Abb. 3-66).

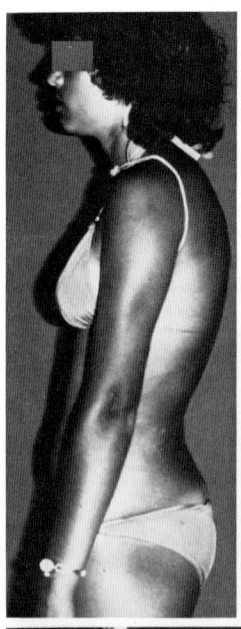
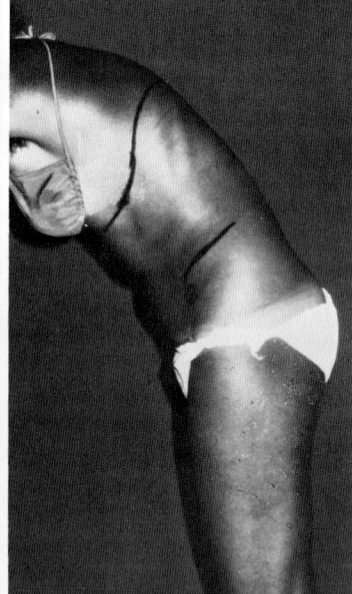

Abb. 3-66 A) In ungezwungener Haltung erfolgt der kompensatorische Körperlastausgleich bei einer Adoleszenten-Kyphose durch eine Verstärkung der Lendenlordose. Das Becken ist dabei deutlich gekippt

Abb. 3-66 B) Zur Abformung eines Gipsnegativs im Stehen speziell für das Reklinations-Korsett nach *Becker-Habermann* ist – wie überhaupt grundsätzlich in der Behandlung von Brustkyphosen – ein vollständiger Ausgleich der Lendenlordose erforderlich. Dazu beugt sich der Patient leicht nach vorne und stützt sich in dieser Position mit den Händen ab

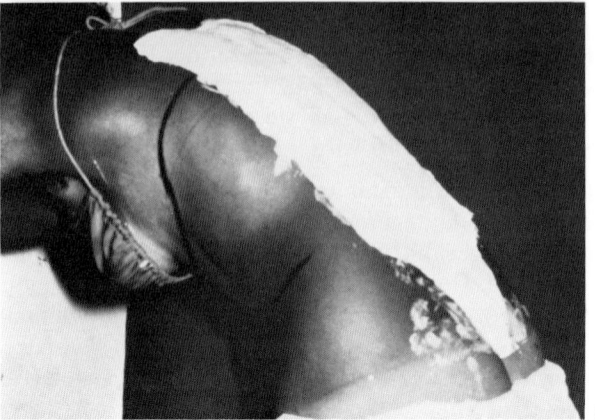

Abb. 3-66 C) Nach Anzeichnung des Beckenkamms und der Spina sowie des Oberrandes der geplanten Orthese wird zunächst eine kräftige Gips-Longuette als Rückenplatte in dieser Position anmodelliert. Nach Aushärten erfolgt die weitere zirkuläre Gipsmodellierung, wobei eine starke Bauchkompression ausgeübt wird

Gipsnegativ speziell für das Milwaukee-Korsett nach Blount
(s. a. S. 434–437)

Angaben zur Gipstechnik finden sich bei *Blount* (1954), *Moe* (1965), *Hauberg* u. *John* (1973), *Götze* (1977). Am stehenden Patienten werden die vorderen oberen Spinae, wird der Oberrand der Symphyse und die Rippenbögen einen Querfinger unterhalb der Schwertfortsatzspitze markiert.
Der Gipsabdruck erfolgt in korrigierter Stellung des Beckens. Ein Beckenschiefstand infolge einer Beinlängendifferenz ist sowohl vor dem Gipsabdruck als auch späterhin bei jeder Anprobe, bei Röntgenkontrollen und bei der Auslieferung unbedingt auszugleichen. Der Patient steht in einem Haltegerät und stützt sich mit den Händen locker ab. Die notwendige Aufrichtung des Beckens (Verminderung der Lordose) kann durch leichtes Vorneigen des gesamten Rumpfes zum Becken (etwa 10 Grad) und auch durch kompensiertes leichtes Anbeugen der Hüft- bzw. Kniegelenke erleichtert werden. Eine ähnliche Wirkung kann dadurch erzielt werden, daß der Patient sich in Höhe der Gesäßfalte bzw. Kniekehle an horizontale Querstangen oder -kanten anlehnt bis sich die Lendenlordose wahrnehmbar ausgleicht.

Der Gipsabdruck sollte über die Symphyse nach unten reichen, die Trochanterpartien markieren und auch den Gesäßbereich einschließen. Die Schwertfortsatzspitze bzw. der untere Brustbeinbereich bilden in etwa die obere Begrenzung.
Noch vor der Erhärtung des Gipsnegatives ist es bei lumbalen Skoliosen wesentlich, die konvexseitige Taille einzumodellieren. Nur dadurch lassen sich symmetrische Konturen der Taillen und die Aufrichtung der lumbalen Wirbelsäule erreichen.
Im Gegensatz zu anderen Korsettkonstruktionen stützt sich später der Beckenkorb seitlich kranial nicht nur an den Beckenkämmen, sondern vorwiegend in den Taillenbereichen ab. Hals und Kopf werden im Normalfall nicht abgeformt, da die Orthese ohne spezielle Berücksichtigung eines eventuellen Überhanges oder der Skoliosenform symmetrisch aufgebaut wird. Zur Vorbereitung der Gipsnegativnahme werden zwei Lagen eines engsitzenden Trikotschlauches über den Patienten gezogen. Ein Streifen weichen Aluminiums oder kräftiger Federzuggummi können längs der Rückenmitte zum besseren Aufschneiden des Gipsnegatives verwendet werden.

– *Maßtechnik und Körpermerkmale.* Der Abstand zwischen den Darmbeinstacheln, der frontale Halsdurchmesser (Halsbreite) und der Abstand vom Kehlkopf zur Protuberanz des Hinterhauptes werden mit einem Taster genommen.

– *Zur Ausführung der Gipstechnik:* Die Gipsbinde wird etwas hinterhalb der Achsellinie vom Rücken herkommend zu einem Strick gedreht und über den Beckenkamm nach vorne abwärts gezogen. Beim Abbinden des Gipses werden die Konturen von Becken und Rumpf mit den Händen sorgfältig modelliert. Die Entfernung vom Kinn zu einer Markierung auf dem Negativ kurz oberhalb des Rippenbogens wird notiert. Die Symphyse wird aufgrund der vorausgegangenen Messungen markiert, ebenso die Spinae. Bei Beckenschiefstand muß eine vertikale Bezugslinie auf dem Beckennegativ angebracht werden. Das Negativ wird abgenommen, die äußeren Markierungen mit einer Ahle durchgestochen und mit Kopierstift markiert. Auf dem Positiv wird erneut nachgezeichnet.

– *Die Zweckmodellierung des Gipspositives:* Unterhalb des Brustkorbes wird mit einem Ziehmesser Gips bis zur Höhe der vorderen Spinae abgenommen, durch diese Abflachung wird die Beckenaufrichtung gehalten.

Mit einem Ziehmesser wird der Gips in der Taillenlinie entfernt und mit einer Surformraspel geglättet. Das fertiggestellte Gipspositiv muß von der Taillenlinie abwärts symmetrisch sein, dies ist sehr wichtig!

Bei Beugekontrakturen in Knie oder Hüfte sollten diese vor der Versorgung mit einem Milwaukee-Korsett erst kontrollierbar behandelt werden.

Auf die Beckenkämme und Spinae wird Filz, 1 cm dick, bis in Höhe der Symphyse aufgebracht. Oberhalb der Taillierung wird ebenfalls ein Filzstreifen angebracht. Das Walkleder oder der Kunststoff werden später an diesem Rand nach unten außen gedreht. Der Rumpf muß sich über dem Rand nach beiden Seiten bewegen können (Abb. 3-67 bis 3-70).

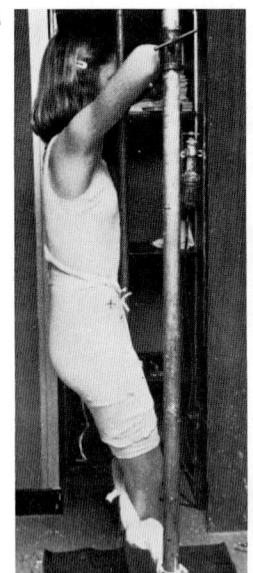
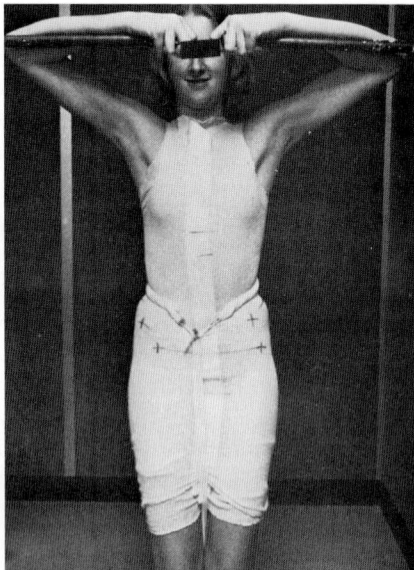

Abb. 3-67 A/B Abformen eines Gipsmodells für ein Milwaukee-Korsett im Stehen (nach *Moe*). Der Patient steht mit gebeugten Hüft- und Kniegelenken und mit in Kopfhöhe unterstützten Armen im Gipsrahmen (Abott-Rahmen). Für diese spezielle Gipstechnik wird die Verwendung eines doppelten Trikot-Schlauches empfohlen, auf dem Körpermerkmale angezeichnet werden können (aus *J. H. Moe* et al.: Scoliosis and Other Spinal Deformities. Saunders, Baltimore 1978, S. 367)

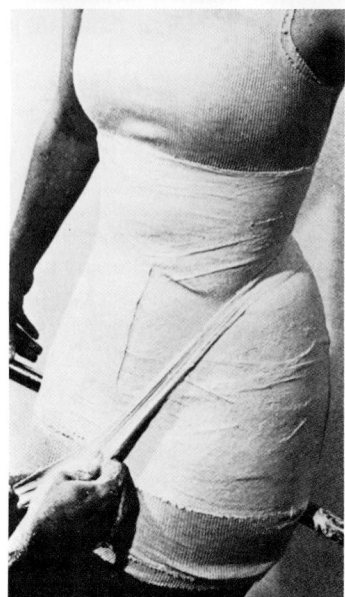
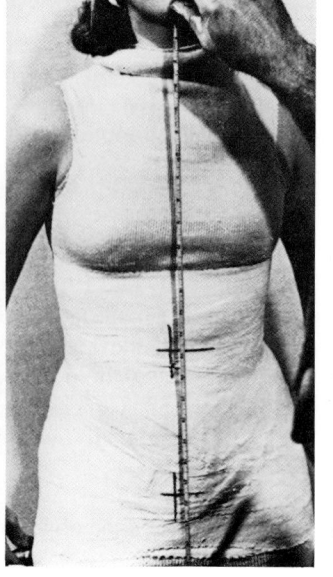

Abb. 3-68 A/B Um die Beckenkämme deutlich herauszumodellieren, wird von *Blount* empfohlen, eine Gipsbinde zur Schnur aufzudrehen und straff über die Spinae zu ziehen. Meßpunkte am Schwertfortsatz und am Oberrand der Symphyse werden auch an der Außenseite des Gipsverbands angezeichnet. Mit dem Lot wird dazu eine senkrechte Bezugslinie gezogen (aus *W. P. Blount, J. H. Moe:* The Milwaukee Brace. Williams & Wilkins, Baltimore 1973, S. 119)

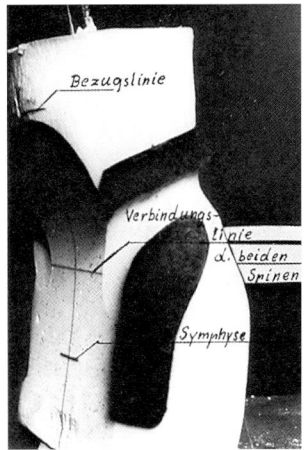

Abb. 3-69 Fertiges Zweckmodell für ein Milwaukee-Korsett nach Blount, mit angezeichneten Bezugslinien der Körpermerkmale sowie der Senkrechten. Beckenkämme und Spinae werden mit Filz profiliert. Oberhalb der Taille wird ebenfalls eine Filzleiste angebracht, an der Walkleder oder Kunststoff nach außen gerollt werden kann (*Blum*, Archiv Hannover)

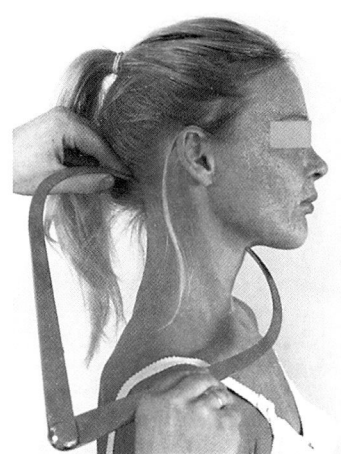

Abb. 3-70 Um die richtige Größe des Halsring-Moduls zu bestimmen, wird zur Arbeitsvorbereitung noch die Distanz zwischen Kehlkopf und Hinterhauptshöcker bestimmt (*Blum*, Archiv Hannover)

Gipsnegativ speziell für das Lyoner-Korsett nach Stagnara (s. a. S. 445–450)

Angaben zur Gipstechnik finden sich bei *Hauberg* u. *John* (1973).

Zunächst werden die Dornfortsätze, die Schulterblattspitzen, beide Trochanteren und die Spinen markiert. Im Sitzen wird dann eine Linie um das Gesäß in einem Abstand von 3–5 cm vom Sitz gezogen.

Der Gipsabdruck wird in leichter Distraktion der Wirbelsäule genommen. Zur Abnahme des Gipsabdruckes sind zwei Techniker erforderlich.

Die Korrekturgriffe werden vor dem Abguß wiederholt am Patienten überprüft, dabei muß versucht werden, einen eventuellen Überhang und die Skoliose weitgehend zu korrigieren.

– *Folgende Abdruckmethode hat sich beim Stagnara-Korsett bewährt:*

Das Becken wird einschließlich der Taille zirkulär mit Gipsbinden (Longuetten) gewickelt. Nach mehreren Touren wird dann eine Gipsbinde in der Lendengegend in die Taille eingelegt, im Bereich der Axillarlinie seitlich nach vorn gedreht und zur Beckenkammarkierung straff eingezogen.

Nun wird der Rumpf umwickelt, jedoch nicht zirkulär, denn dorsal wird mit Überschneidungen umgeschlagen und nach ventral zurückgewickelt, dadurch soll ein genauer spannungsfreier Abdruck am Körper entstehen.

Jetzt werden die vorher geübten Korrekturgriffe angewandt, dabei gehen die Gipsbinden am Rumpf wie Fächer auseinander.

Longuetten würden das Ausfächern der Binden bei der Korrektur der Rumpfstellung verhindern.

Erst jetzt werden im Schulterbereich wieder Longuetten über die Schulter gelegt und durch eine zirkuläre Abschlußtour mit dem Abdruck verbunden.

Gipsnegativ speziell für das Derotationskorsett nach Chêneau
(s. a. S. 450–454)

Angaben zur Gipstechnik finden sich bei *Matthiaß* (1979).

Der Gipsabdruck wird im Stehen unter Aufrichtung des Beckens und Kyphosierung der Lendenwirbelsäule vorgenommen.

Der eventuelle Ausgleich der Lendenlordose erleichtert den Dorotationsprozeß. Der ventrale abdominale Anteil kann also wie beim Milwaukee-Korsett (s. S. 307) gestaltet werden.

Die Beckenkämme werden stark anmodelliert. Die von *Chêneau* ursprünglich geforderte Extension wird nicht mehr angewendet da sie die Lordosierung noch verstärkt.

Nach der Abnahme vom Körper wird das Gipsnegativ in der üblichen Technik zugeschnitten, noch einmal dem Patienten angelegt und die Sitzposition kontrolliert.

Nach der Herstellung des Gipspositives werden darauf die Belastungs- und Entlastungszonen aufgezeichnet. Sie richten sich nach der Lage und Ausdehnung der Krümmungen bzw. dem Grad der Rotation.
Es ist wesentlich, daß die Druckzonen nicht nur von dorsolateral markiert werden, sondern auch von ventro-lateral an Thorax und Becken.

Wenn eine Krümmung bzw. dorsale Druckzone z. B. im Bereich der Brustwirbelsäule liegt, muß auf der Gegenseite (konkavseitig) auch eine Druckbelastungszone ventrokaudal liegen, um in der Rumpforthese die Rotation nach dorsal zu gewährleisten. Auf der Konvexseite wird gegensätzlich dazu ventral die Atmung nach vorn freigegeben.

Je stärker der Rotationsgrad ist, um so weiter reichen die dorsolateralen Druckbelastungszonen nach dorsal und die Druckrichtung geht mehr in a.p.-Richtung.

Das Gipspositiv wird somit keine symmetrische Form erhalten, denn es wird zweckmodelliert, d. h. Überkorrekturen (Abtragungen) und Entlastungszonen (Auftragungen) werden angelegt.
Auf den Konvexseiten wird dorso-lateral Gips abgetragen, so daß über diese Flächen ausreichender Derotationsdruck mittels der Rumpforthese ausgeübt wird. Der Umfang der Abtragungen richtet sich nach der Höhe der Rippenbuckel. Niedrige Rippenbuckel-Höhen (bis 1,5 cm) werden voll abgetragen.
Bei größeren Rippenbuckel-Höhen wird etwa mit 1,5 cm begonnen.
Auf der Konkav-Seite des Gipspositives wird, für Druckentlastungszonen in der Rumpforthese so viel Gips aufgetragen, daß genügend Raum zum derotierenden Ausweichen des Rumpfes entsteht.

Der abdominale Anteil des Gipspositives wird wie bei dem Milwaukee-System modelliert (s. Abb. 3-69).

Die Gestaltung des ventralen thorakalen Bereiches erfordert ebenso große Sorgfalt.
Die Rumpforthese liegt beidseitig infraklavikular dem Thorax an. Dazu wird am unteren Rand des thorakalen Bereichs bis zu 2 cm Gips aufgetragen. Die volle Inspiration soll gewährleistet bleiben und die thorakale Krümmung wird beeinflußbar (Abb. 3-71 bis 3-74).

Prinzipielles zur Fertigungstechnik 335

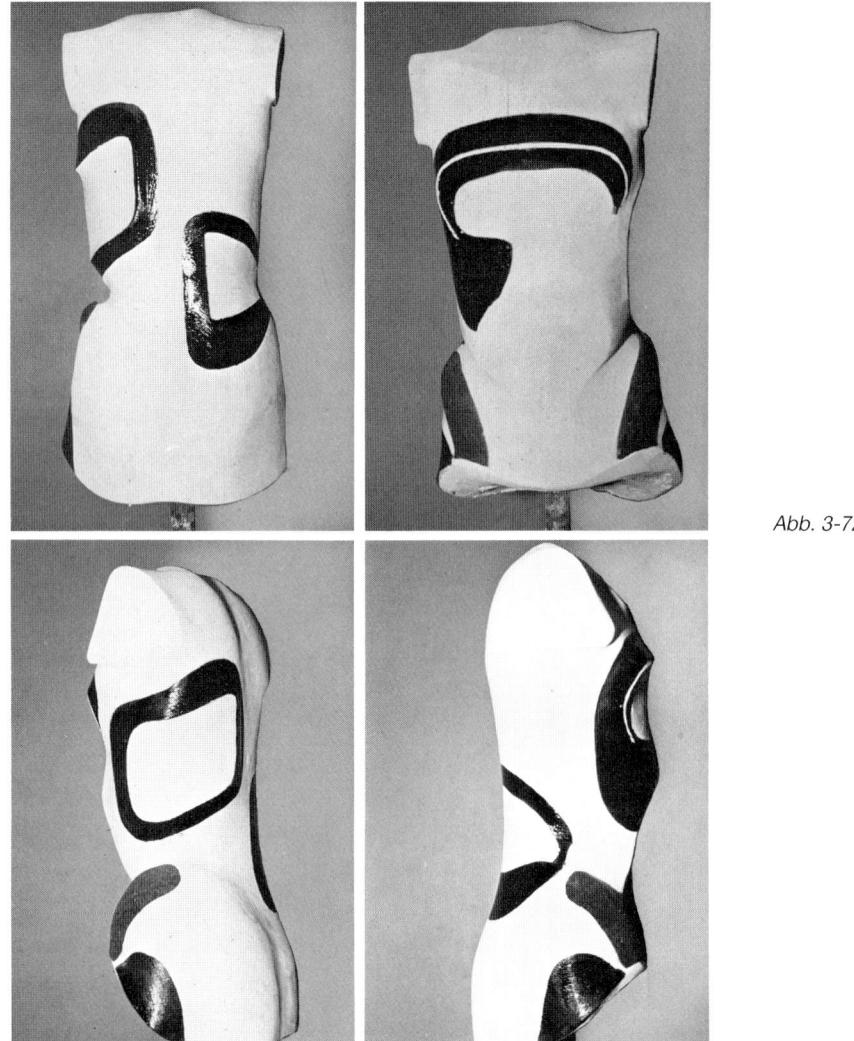

Abb. 3-71

Abb. 3-72

Abb. 3-73

Abb. 3-74

Abb. 3-71 Schema eines Gipspositivs für das Derotationskorsett nach *Chêneau*. Die schwarz markierten Zonen sind erhaben gearbeitet. Hier wird Material aufgetragen, um in den angrenzenden weißen Zonen Druckwirkung zu erreichen. Die dorsale Abbildung zeigt dies deutlich
(Abb. 3-71 bis 3-74 von *J. Heine, H. Matthiaß,* Orthop. Universitätsklinik Münster, Archiv)

Abb. 3-72 Ventrale Be- und Entlastungszonen am Gips für das Derotationskorsett. Die abdominale Zweckmodellierung und Beckenmarkierung (System nach *Becker* und *Milwaukee*) sind erkennbar. Die Asymmetrie der Thoraxmodellierung weist auf die ventro-kaudalen Druckzonen hin

Abb. 3-73 Dorsolaterale Entlastungszonen am Gips. Die schematisch schwarz markierten Bezirke lassen die gefensterten Flächen in der Schalenkonstruktion sowie die Freiräume im Beckenteil erkennen

Abb. 3-74 Die Abbildung eines Gipspositivs in der lateralen Ansicht vermittelt den Gesamteindruck der unterschiedlichen Dreh- bzw. Korrekturebenen des Derotationskorsetts nach *Chêneau*

Maßbogen für Rumpforthesen
(Abb. 3-75, 3-76)

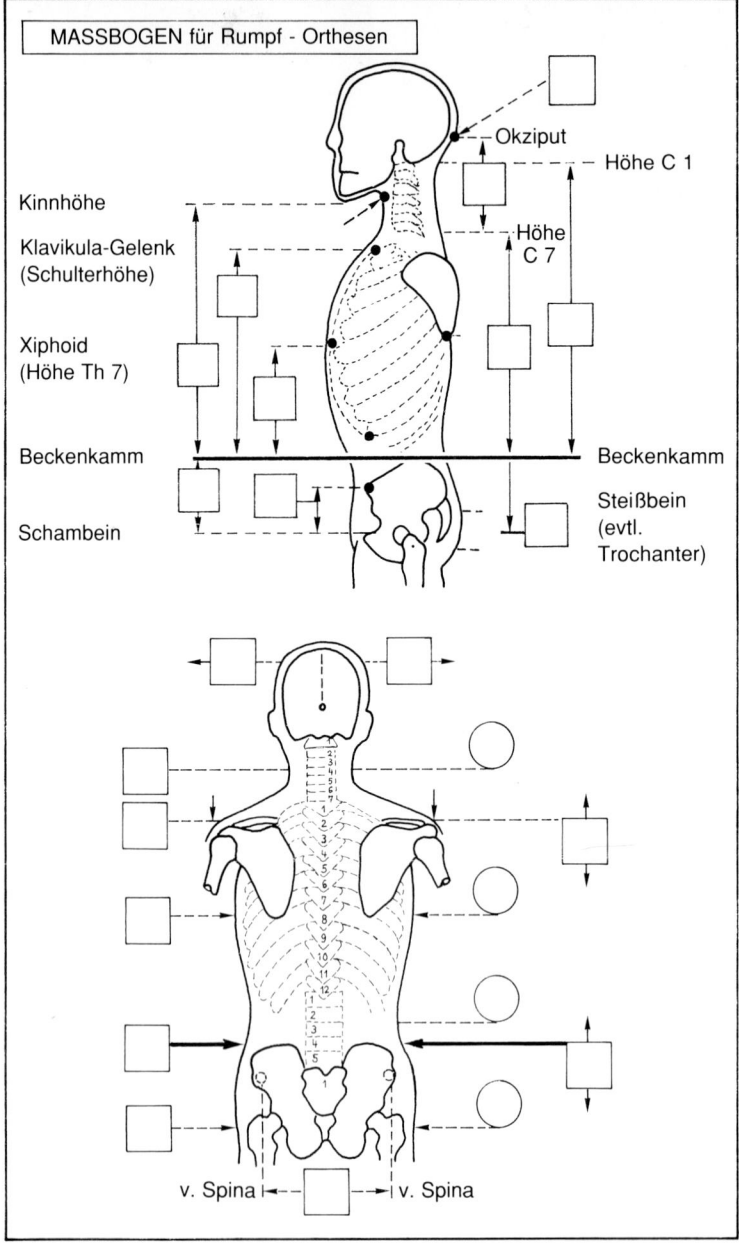

Abb. 3-75 Maßbogen als Grundlage aller orthopädietechnischen Arbeiten an Becken und Wirbelsäule. Diese konkrete Werkstattunterlage dient der Ergänzung von Krankheitsbild und Röntgenaufnahme, die meist im ärztlichen Bereich verbleiben (*R. Uhlig,* Original)

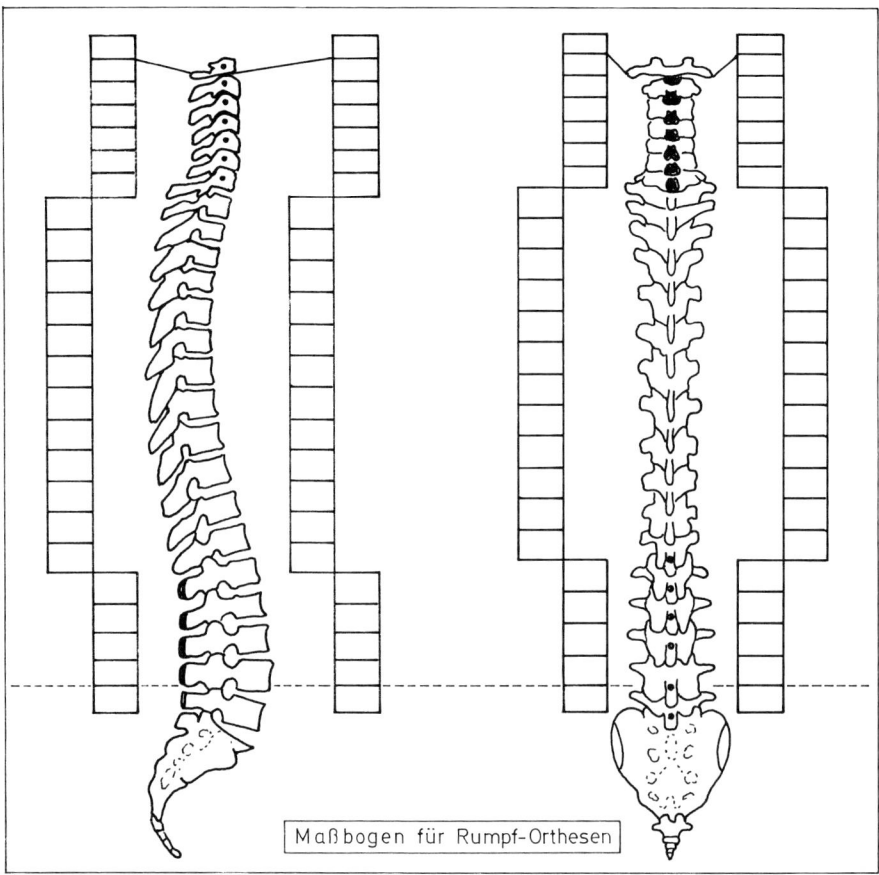

Abb. 3-76 Details zum Maßbogen für Rumpforthesen (schematische Einzeichnungen von Scheitelwirbel, Gradzahlen, Reklinationswinkel, Fixationsbereiche usw.) (*R. Uhlig,* Original)

Modultechnik

Einleitung

Wir wollen uns in diesem Buch der versachlichten Darstellung von Grundlagen, Ergebnissen und Problemen der Modul- sowie Baukastentechniken nicht entziehen. Spätestens mit dem weltweiten Moduleinsatz für TLS-Korsette muß auch dem abwägend vorsichtigen Fachmann nunmehr der Vergleich mit dem Paß- und Formteileinsatz in der Prothetik sowie den Baukastensystemen im Bein- und Armapparatebau möglich werden. „Small – medium – large" sind heute keine Fremdworte mehr. Diese Themenkreise wollen wir in folgender Gliederung andeuten:

Anthropometrische (physiologische) Meßdaten,
dreidimensionale Orientierung,
biomechanische Kongruenz (Inkongruenz),
Beckenmodule und Formteile.

Anthropometrische Meßdaten

Zur Herstellung von Orthesenmodulen und auch zur individuellen Einzelgestaltung dient die Bestimmung von Maßverhältnissen. Anthropometrische Daten sind dazu dienliche Meßdaten, worauf auch Analysen über Körperentwicklungen und über den altersbedingten Wandel der Körperformen aufbauen.

Sie sind nach *Martin* (1959) u. a. definiert
als Strecken zwischen zwei Knochenpunkten,
als Umfangmaße,
als Bewegungswinkel bei Gelenken.

Messungen werden in nahezu allen Fällen am Vormittag durchgeführt, um den Einfluß tageszeitlicher Schwankungen in der Körpergröße und der mit ihr in Beziehung stehenden weiteren Maße möglichst gering zu halten. Wie wir wissen, hat die Körpergröße am frühen Morgen und nach längerer Ruhelage ihr absolutes Maximum. Die durch das Körpergewicht bedingte Kompression der Zwischenwirbelscheiben und der Gelenkknorpel der unteren Extremität sowie die Abflachung des Fußgewölbes können nach *Kennter* (1963) im Tagesverlauf die Körpergröße bis zu 30 mm verringern, nach langem Stehen oder dem Tragen von Lasten sogar bis zu 50 mm.

Erkenntnisse der Anthropometrie unterstreichen somit die Variabilität der menschlichen Körperform.

Während die Körpermaße und Proportionen bis zur Pubertät bei beiden Geschlechtern keine grundsätzlichen Verschiedenheiten aufweisen, bilden sich im postpubertären Zeitraum bis zum Erwachsenenalter die wesentlichen Differenzierungen der Körperform heraus.

Ein 15–19jähriger Jugendlicher ist anthropometrisch gesehen keinesfalls ein Erwachsener und unterscheidet sich noch grundsätzlich in seinen Körperformen von ihm. Auch der scheinbar erwachsene Mensch weist noch zu Beginn des 3. Lebensjahrzehnts körperliche Veränderungen auf, die z. T. als Wachstum anzusprechen sind (*Büchi* 1950, *Jürgens* 1966). Zum Teil finden sich aber auch das sog. negative Wachstum, d. h. der Rückbildungsprozeß führt mit zunehmenden Alter zu Körperformveränderungen.

Ganz generell gilt die Aussage, daß der Mann in nahezu allen absoluten Maßen Werte erreicht, die so sehr über den von der Frau erreichten Werten liegen, daß diese Differenzen nicht mehr als zufällig interpretiert werden können. Die Geschlechterrelation (Mittelwert für Frauen in Prozent desjenigen für Männer) beträgt durchschnittlich 86–97%. Absolute Werte, die über den für das männliche Geschlecht ermittelten liegen, erreicht allerdings die Frau in den Maßen des unteren Rumpfbereiches.

Neueste repräsentative deutsche Untersuchungen (*Jürgens* u. Mitarbeiter 1977) von 14–19jährigen Jugendlichen beiderlei Geschlechts und von Frauen ergänzen die bereits vorliegenden Untersuchungen von Männern verschiedener Altersgruppen (*Jürgens, Kvasnigka* 1973 u. *Radl* 1978). Wir haben einige wesentliche Meßdaten ausgewertet und diesem Abschnitt in Tabelle 3-5 beigefügt. Bei der bekannten Akzeleration des Längenwachstums sind Revisionen derartiger Tabellen im Laufe der Zeit unerläßlich.

Dreidimensionale Orientierung

Die Stand- und Ganghaltung des Patienten hat ihre dreidimensionale Bezugsstellung in den Raumebenen und -achsen. Damit verbunden ist die Erkennung der Winkelverhältnisse, der Druckrichtungen und Massenverlagerungen. Die physiologischen Körpermerkmale, die anthropometrischen Meßdaten finden die gleiche Zuordnung.

Körpermerkmale und Meßdaten ermöglichen für die orthopädietechnischen Maßnahmen eine lagemäßige Vorbestimmung von Einzelteilen oder Modulen und darüber hinaus auch die Wahrnehmung krankhafter Veränderungen, soweit sie optisch erkennbar sind und berücksichtigt werden müssen.

Die zentrale Lage der Körperachsen und Aufbaulinien innerhalb der Körper- und Bewegungsebenen führt technisch zur weitgehenden Angleichung mechanischer Gelenkbewegungen und -richtungen der Rumpforthese im Blick auf die quere Hüftachse, die Rumpfbeugung und Rumpfstreckung, die Kopfbewegung, die Wirbelsäulenrotationen sowie die Gesamttorsion.

Die dreidimensionale Körperposition in der Stand- und Ganghaltung ist somit für eine Rumpforthese sowohl Orientierungs- als auch Bewertungsfaktor.

Die Einordnung von Positivmodellen des Körpers, von Becken-Rumpf-Modulen und von Einzelteilen des Baukastensystems ergibt die Kriterien, mit denen eine zu subjektive Betrachtungsweise wesentlich vermindert wird.

Biomechanische Kongruenz

Die Kongruenz zwischen „Rumpforthesen" und „menschlichem Körper" ist u. a. bei Drehbewegungen in den Raumachsen und -ebenen nicht immer ideal.

Gleicher Paßsitz und Wirkungsgrad der Rumpforthese beim „Stehen", „Sitzen" oder „Liegen" ist nur schwer erreichbar.

Noch am ehesten wird mittels „fixierender" Rumpforthesen (durch die in jeder Lebenslage auf den Körper einwirkenden Bewegungsbeschränkungen) eine Annäherung im Wirkungsfaktor erzielt.

Für die vergleichenden Orientierungskriterien des Korsettbaues bzw. auch für die Entwicklung und Anwendung von Modulen und Baukastensystemen ist ursächlich eine Körperposition zu suchen, die aus dem „häuslichen" und „beruflichen" Lebenskreis resultiert, anthropometrisch erfaßbar ist, dreidimensional bewertet werden kann und die meisten Lebensbereiche des Patienten betrifft.

Die bedeutendste Orientierungsposition ist die sog. „Stand- und Gangphase" der Menschen, mit Ausnahme der bettlägrigen oder auf den Rollstuhl angewiesenen Patienten.

In Bewertung der Stand- und Gangphase können Form und Aufbau von Rumpforthesen weitgehend körperkongruent gestaltet werden. Dieser Haltungs- und Bewegungsausschnitt entspricht am vielseitigsten der Problematik im biomechanischen Sinne.

Aufbaulinien sowie Ebenen eines technischen Aggregates wie der Rumpforthese werden deckungsgleich den biologisch-physikalischen Grundwerten am Patienten. Gelenk- und Körperbewegungen mit der Rumpforthese werden allerdings vorwiegend nur in einzelnen Ebenen möglich und entsprechen nicht immer den physiologischen Kombinationsbewegungen. Inkongruenzen sind und bleiben zwangsläufig zu berücksichtigen.

Beckenmodule und Formteile

Das menschliche Becken bildet mit seinen Körpermerkmalen und seinen Bewertungsmöglichkeiten die Basis biologischer Körper-Rumpf-Funktionen. Pathologische Veränderungen von Wirbelsäule und Becken, Haltungsfehler von Rumpf oder Körper u. ä. m. finden ihre Ableitung auch aus den physiologischen Grundwerten.

Grundlegende Bedeutung im orthopädietechnischen Arbeitsablauf hat auch das „mechanische" Beckenteil am Körper. Dieses Beckenteil ist ein Starrelement, an dem sekundär andere Elemente angebracht sind, beispielsweise bauen Druck- und Zugelemente darauf auf. Viele Konstruktionsmerkmale einer Rumpforthese sind von der ausschlaggebenden Form, Gestaltung und Funktion des Beckenteiles abhängig.

Für die Modellierarbeiten an einem Körperpositivmodell, für die Grundform von Beckenmodulen, für die anderen individuellen Formteile suchen und bedienen wir uns funktionsabhängiger Norm-Mittelwerte vom menschlichen Körper.

Anthropometrische Meßdaten jugendlicher, weiblicher und männlicher Becken- und Rumpfverhältnisse (u. a. nach *Jürgens* 1972–73),
Konstitutionstypen (u. a. nach *Kretschmer* 1961),
funktionelle Pars-Einteilung (u. a. nach *Tank* 1957),
orthometrische Messungen (u. a. nach *Kuehnegger* 1973),
Zweckformmodellierungen (u. a. nach *Bidwell* 1958, *Uhlig* 1966, *John* 1973, *Miller* 1976), ermöglichen schon heute wertvolle biomechanische Ableitungen und Ergebnisse, die der konstruktiven orthopädietechnischen Basis von Rumpforthesen dienen.

Die Vorfertigung von Korsetteilen für die Baustufen der individuellen Gestaltung von Rumpforthesen hat wesentlich an Bedeutung gewonnen (Tab. 3-5 und Abb. 3-77, 3-78).

Im Verlauf der letzten Jahrzehnte haben objektivierte amerikanische Orthesentechniken auch in Europa entscheidend zur vorerwähnten Wandlung und zum Erfolg des Versorgungsgeschehens mit Rumpforthesen beigetragen.

Nach dem Beispiel von *Jewett* (Dreipunktkorsette), von *Bidwell* (*Milwaukee*-Korsett nach Blount) u. a. hat *John* in Deutschland zur Entwicklung und Einführung von Formteilen und Baustufen einen wesentlichen Beitrag geleistet.

Baukastensysteme (Einzelteile in verschiedenen Baustufen) umfassen Rahmen-Stützkorsette, *Milwaukee*-Korsette, *Lyoner*-Korsette, Reklinationskorsette, Überbrückungsmieder u. a.

Die kontinuierliche Entwicklung der Skoliosenbehandlung in den USA führte zu guten Ergebnissen mit **LSO**- und **TLSO**-Orthesen sowie mit weiteren Orthesen im *Body-Jacket*-Prinzip. Die dadurch entstandene Modultechnik ist auch in Europa eingeführt.

Umfangreiche Modulbausätze und Beckenmodule kennzeichnen heute die *Boston*- und ähnliche Systeme.

Tabelle 3-5 Anthropometrische Rumpf-Becken-Maße (= statische Maße die funktionell bedingten Änderungen unterliegen)

Merkmale	Alters-gruppe	W small	W medium	W large	M medium	Bemerkungen
Körperhöhe (cm)	– 25 – 40 – 60	154,1 152,2 148,3	164,3 162,9 159,7	176,0 173,7 170,3	175,3 174,5 171,3	Das Maß kann Tages-schrumpfungen bis zu 3 cm aufweisen (davon 20 mm durch Kompression der Zwischenwirbelscheiben)
Körpertiefe (cm)	– 25 – 40 – 60	21,3 23,2 25,0	24,9 28,0 30,1	31,1 36,0 37,6	– – 28,2	–
Hüftbreite (cm)	– 25 – 40 – 60	31,0 31,4 31,4	34,5 34,9 36,1	41,4 40,2 40,8	33,6 – 34,2	–
Gesäßumfang (cm)	– 25 – 40 – 60	84,8 88,5 90,5	94,8 99,5 103,9	112,6 115,2 123,0	– – –	–
Beckenbreite (cm) (Kristabreite)	– 25 – 40 – 60	17,7 18,6 18,4	21,3 21,5 22,9	25,8 26,9 28,4	– – –	–
Taillenumfang (cm)	– 25 – 40 – 60	63,7 64,6 69,6	72,1 75,3 82,6	96,3 94,3 99,2	76,1 85,6 94,0	–
Brustkorbumfang (cm)	– 25 – 40 – 60	81,1 81,3 87,0	88,3 94,4 100,8	107,5 114,0 117,9	93,0 99,5 99,8	–
Schulterbreite zwischen den Akromien (cm)	– 25 – 40 – 60	30,2 32,1 32,6	34,8 35,4 35,6	38,3 38,7 38,9	39,4 40,0 40,0	–
Schulterhöhe, sitzend (cm)	– 25 – 40 – 60	56,4 53,6 53,7	59,4 58,9 57,8	63,0 63,1 62,5	62,8 – 59,8	Das Maß kann im Laufe des Tages bzw. bei starker physischer Belastung bis zu 3 cm abnehmen
Zervikalhöhe, sitzend (cm)	– 25 – 40 – 60	59,0 57,3 56,9	63,2 62,9 61,7	66,8 67,0 66,9	– – –	Das Maß kann im Laufe des Tages bzw. bei starker physischer Belastung bis zu 3 cm abnehmen
Halsumfang, unterhalb Kehlkopf (mm)	– 25 – 40 – 60	292,0 294,8 305,8	317,6 330,1 339,1	352,7 368,8 386,5	320,2 332,0 342,5	–

342 Orthesen und Mieder für den Rumpf

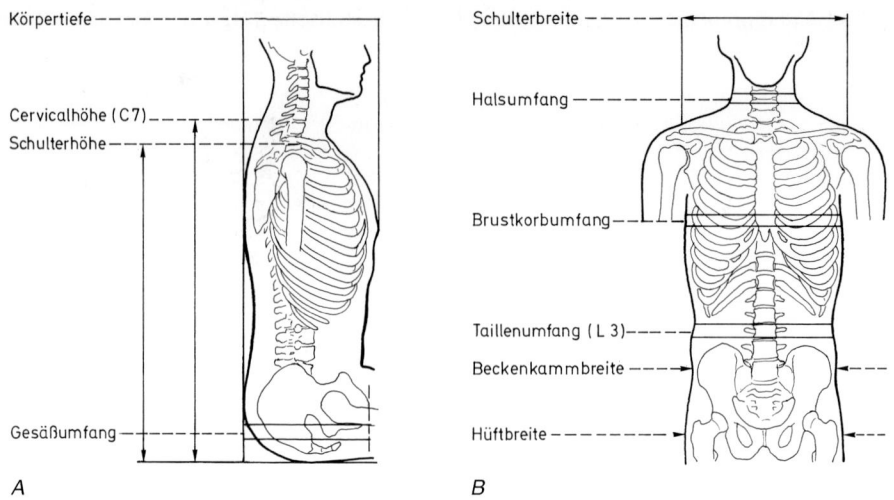

Abb. 3-77 A/B Wesentliche Meßbereiche, die für die Modultechnik zur Anwendung kommen. Zusammen mit einer anthropometrischen Tabelle können so die erforderlichen Module bestimmt werden

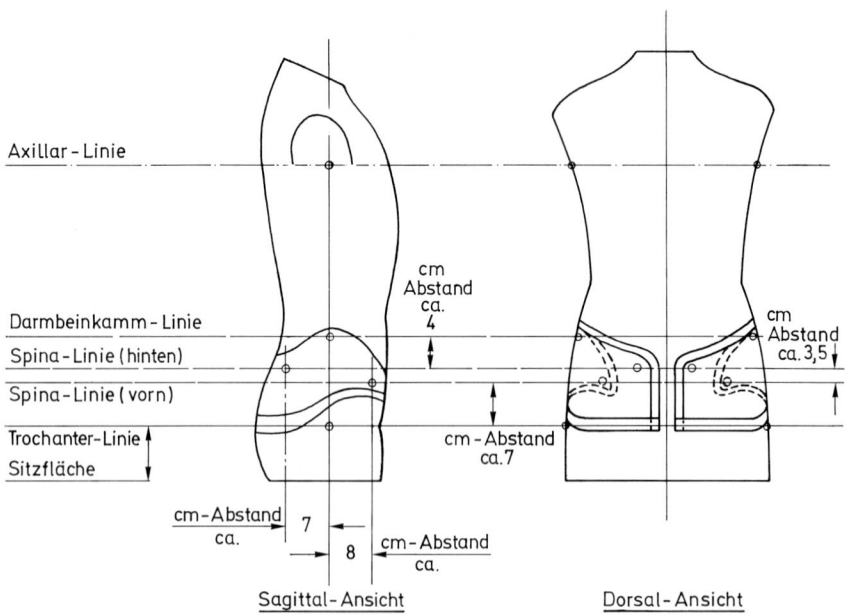

Abb. 3-78 Schema zur Aufzeichnung von Konstruktionsmerkmalen im Rumpforthesenbau. Bei den Abstandsangaben handelt es sich um einige in der Praxis bestätigte Erfahrungswerte für Grundzuschnitte (*R. Uhlig*, Original)

Krankheitsbilder und Versorgungsbeispiele

Die Kurzdarstellung und Unterteilung von Krankheitsbildern (s. Tab. 3-2) bildet die Basis unserer Auswahl spezieller Krankheitsbilder für orthopädietechnische Versorgungsbeispiele im Rumpf- und Beckenbereich.

Thematisch erfolgte die Gliederung in vier Sachgruppen:

Übersicht:

Abschnitt I: Spezielle Versorgungsbeispiele bei
- **Rücken- und Kreuzschmerzen,**
- **Lageabweichungen und pathologischen Veränderungen innerer Organe** (S. 343)

Abschnitt II: Spezielle Versorgungsbeispiele bei
- **Rundrücken,**
- **Hohlrundrücken,**
- **Adoleszentenkyphose**
- **sowie Wirbelbrüche** (S. 366)

Abschnitt III: Spezielle Versorgungsbeispiele bei
- **Spondylitis,**
- **Wirbelsäulengeschwülste,**
- **Osteoporosen, Osteomalazie** (S. 393)

Abschnitt IV: Spezielle Versorgungsbeispiele bei
- **Skoliosen** (S. 417)

Abschnitt I
Spezielle Versorgungsbeispiele bei Rücken- und Kreuzschmerzen, Lageabweichungen und pathologischen Veränderungen innerer Organe

Überblick

Rücken- und Kreuzschmerzen sind ungemein häufig Beschwerden, die nach Infekten der Atemwege am zweithäufigsten zu Arbeitsunfähigkeit führen. Die Ursachen von Kreuzschmerzen sind so vielfältig, die Symptome so vieldeutig und oft bei unterschiedlichen Erkrankungen so ähnlich, daß nicht selten unscharfe Diagnosen zur Grundlage von funktionell wenig begründeten, unwirksamen Behandlungsmaßnahmen gemacht werden.

So unentbehrlich das Röntgenbild in der Diagnostik von Wirbelsäulenerkrankungen ist, so hat doch, wie das *Macnab* (1977) mit Recht hervorhebt, die fälschliche Verwendung von den Röntgenbefund beschreibenden Fachausdrücken als Krankheitsdiagnose unser tieferes Verständnis pathophysiologischer Zusammenhänge lange Zeit behindert.

Das sorgfältige Erfragen der Krankheitsgeschichte und des Beschwerdecharakters erlauben uns häufig schon die Zuordnung zu größeren Krankheitsgruppen. Wir lernen u. a. die Kreuzschmerzverursachung,
durch Organerkrankungen,
durch Gefäßleiden und
durch zentralnervöse Erkrankungen von den
wirbelsäulenabhängigen Beschwerdebildern zu trennen.

Organbedingte Schmerzen sind in der Regel nicht bewegungs- und belastungsabhängig und treiben den geplagten Patienten aus dem Bett. Eine hochakute Spondylitis zwingt zu ängstlicher Ruhigstellung. Im Gehen auftretende Krampfschmerzen der Gesäß- und Beinmuskulatur bei arteriellen Durchblutungsstörungen bessern sich beim Stehenbleiben. Spinale Stenosen verursachen ähnliche Beschwerden, die aber beim Stehenbleiben typischerweise nicht verschwinden. Wirbelsäulenabhängige Beschwerden nehmen in der Regel unter Belastung zu und unter Ruhe ab.

Ist kein plausibler Befund zu erheben, wird nicht selten an mögliche psychogene Kreuzschmerzen gedacht. Psychische Störungen beeinflussen freilich unser Haltungsbild und können so auch schmerzauslösend wirken. Man muß sich aber hüten, ohne wiederholte sorgfältige Untersuchungen von einem psychogenen Kreuzschmerz zu sprechen.

Im folgenden werden die wichtigsten Krankheitsgruppen, welche zu Rücken- und Kreuzschmerzen führen und orthopädietechnische Maßnahmen, insbesondere die Verordnung von **Leibbinden und Rumpfmiedern**, indizieren, aufgeführt:

Statisch-mechanische Störungen,
Angeborene Fehlbildungen,
Keil- und Halbwirbel,
Spondylolyse und Spondilolisthesis,
Knochen- und Gelenkentzündungen,
Spondylitis ankylosans,
Geschwülste,
Osteoporose und
Chondrose.

Statisch-mechanisch-dynamische Störungen

Haltung ist, wie es u. a. Schede (1954) ausdrückt, das Ergebnis des Kampfes der aufrichtenden Körperkräfte mit den Einflüssen der Schwerkraft.
Die physiologische Haltung stellt eine der möglichen labilen Gleichgewichtslagen dar. Man muß mit *Jungmann* (1928) die normale Haltung des gesamten Körpers als ein „in sich durch aktive und passive Faktoren kompensiertes labiles Gleichgewicht" betrachten. Jede Störung von Kopf bis Fuß kann zur Dekompensation diese Systems beitragen. Am vordergründigsten betrachten wir das an der Stellung von Becken und Wirbelsäule, zumal wir auch hier lokalisierbare Schmerzquellen finden. Jede Bewegung im täglichen Leben bedingt eine neue, ständig wechselnde Schwerpunktslage. Dauernde Veränderungen der Schwerpunktlage aber führen zu lokalisierten Gewebsüberlastungen mit potentieller Schmerzantwort.

Rumpfmuskelschwäche und *Adipositas* – schlaffer Hängeleib – sind die typischen *dynamischen Ursachen* lordotischer Fehlhaltung.

Fixierter Rundrücken, Gibbusbildungen und Hüft- und *Kniebeugekontrakturen* sind *statisch-mechanische Gründe* für eine kompensatorische Lordosevermehrung.

Dynamische Ursachen sollten auch dynamisch durch aktive Übungsbehandlung prophylaktisch oder therapeutisch angegangen werden. Die orthopädietechnische Versorgung gewinnt jedoch an Bedeutung, wenn z. B. im höheren Alter aktive Behandlungsprinzipien nicht mehr realisiert werden können.

Statisch-mechanisch wirksame Beinachsenfehler oder ein starrer Gibbus bedürfen einer kausalen, u. U. operativen Korrektur.

Es ist sinnlos, Kreuzschmerzen bei einer statisch erforderlichen Hyperlordose wegen Hüftbeugefehlstellung mit einem beckenaufrichtenden Mieder behandeln zu wollen. Auf der anderen Seite bedeutet die statische Korrekturhilfe (z. B. mit einer Leibbinde nach Maß) eine Rückverlagerung der abdominellen Vorhaltelast. Die Verbesserung der Bauchpresse trägt zur axialen Entlastung der Wirbelsäule und so zur Entspannung der schmerzhaft verkrampften Rückenmuskulatur bei. Jede Haltungsverbesserung muß auch als ein Versuch angesehen werden, durch bessere muskuläre Steuerung den segmentlockernden Schwerkräften entgegen zu wirken.

Angeborene Fehlbildungen

Numerische Abweichungen von der Durchschnittszahl der Wirbel sind in der Regel klinisch stumm. Asymmetrische sog. Übergangswirbel am thorakolumbalen und mehr am lumbosakralen Übergang (Lumbalisation-Sakralisation) lassen die *Fehlsteuerung der Wirbelsäulenbewegungen und Verursachung von fixierten Fehlstellungen* erkennen. Statistisch kommt ihnen jedoch kein erhöhter Krankheitswert zu (*Macnab* 1977, *Nachemson* 1965). Isolierte Gelenkneubildungen (Nearthrosen) zwischen Querfortsatz und Kreuzbein können Bewegungsschmerz verursachen.

Keil- und Halbwirbel

Diese *Hemmungsmißbildungen* (Segmentationsstörungen) bewirken grobe Formabweichungen der Wirbelsäule (angeborene Skoliose, angeborene Kyphose). Fehlbeanspruchung und Fehlwachstum bedingen vorzeitigen Bandscheiben-Gelenk-Verschleiß als mögliche Schmerzursache.

Spondylolyse und Spondylolisthesis

Sie entstehen wohl aus einer *angeborenen Fehlentwicklung (Dysplasie)* des Zwischengelenkstückes des Wirbelbogens (meist im Bereich der unteren Lendenwirbelsäule) und einer Fehlstellung der Gelenkfortsätze und zusätzlicher Überbeanspruchung in manchen Fällen (z. B. Dauertrauma beim Sport).

Spondylolyse bedeutet Spaltbildung im Zwischengelenkstück, *Spondylolisthesis* nennt man das auch dadurch verursachte Gleiten des Wirbels nach vorne.

Knöcherne Instabilität führt zu vorzeitiger Bandscheibenzermürbung und zunehmender Wirbelverschiebung nach ventral. Im Gleitsegment entsteht eine kyphotische Fehlform, im nächsthöheren Segment eine kompensatorische Hyperlordose. Die statistisch signifikante Schmerzverursachung ist durch Fehlstatik und Nervenwurzelkompression gegeben.

Knochen- (und Gelenk-)Entzündungen

Spezifische (Tbc) *und unspezifische Wirbelentzündungen* (Spondylitis) führen zur Zerstörung von Wirbel und Bandscheibe.
Hochgradige Bewegungs- und Belastungsschmerzhaftigkeit erzwingt eine fixierte Entlastungsschonhaltung. Die ventrale Zusammensinterung eines oder mehrerer Wirbelkörper unter Schwerkrafteinfluß und Muskelzug bewirkt knickartige Kyphosen (Gibbus) mit Gefahr der Rückenmarksschädigung.
Behandlungsprinzip: Fixation unter Reklination. Bei Ausheilung in Fehlstellung ist eine statische Schmerzverursachung möglich.

Spondylitis ankylosans *(Bechterew)*

Dies ist eine *rheumatische Wirbelsäulenentzündung mit knöcherner Versteifung von Bändern, Bandscheiben und Gelenken.*
Der uncharakteristische Beginn macht Frühdiagnosen schwierig. Tiefer Kreuzschmerz (Bereich der Kreuz-Darmbein-Gelenke!) und allmählicher Verlust der Lendenlordose leiten die zunehmende Kyphosierung der Wirbelsäule ein. Es entsteht eine Einschränkung von Brust- und Bauchatmung. Ein Befall der Hüftgelenke mit Beugekontraktur erschwert zusätzlich die grob gestörte Körperstatik.

Geschwülste

Gutartige (benigne) und *bösartige (maligne) Geschwülste* und ihre Absiedlungen erzeugen eine schmerzhafte Belastungsinsuffizienz des Wirbels. Anfangs im Röntgenbild schwer nachweisbar, wird die Diagnose oft erst beim akuten oder schleichenden Zusammenbruch des erkrankten Wirbels gestellt. Beim Befall mehrerer Segmente entsteht eine zunehmende Kyphosierung. Es besteht die Gefahr einer Querschnittslähmung.

Osteoporose

Knochenstoffwechselerkrankungen wie Osteoporose (hormonelle Störung des Gleichgewichtes von Auf- und Abbau des Knochens) und *Osteomalazie* (Störung der Resorption im Darm und Mineralverlust durch Nierenerkrankung) verringern die Tragfähigkeit der Wirbel, was sich zunächst in Knochen- und Periostschmerzen ankündigt und in vielfachen akuten und schleichenden Wirbelverformungen zur progredienten Fehlstatik bei Verringerung der Rumpflänge führt (Brustwirbelsäule meist Keilwirbelform, Lendenwirbelsäule meist Fischwirbelform).

Chondrosen

Degenerative Veränderungen der Bewegungssegmente der Wirbelsäule sind alters- und belastungsbedingte Verschleißprozesse mit allgemeiner Leistungsminderung der Wirbelsäule.

Wasserverlust der Bandscheibe führt zu Höhenminderung, Verringerung der Elastizität für die Bewegungen und Pufferung, sowie zu örtlicher Segmentinstabilität. Beeinflussung des Bandapparates, der Gelenke und des Knochens führen von der *Chondrose zu Osteochendrose, Spondylose und Spondylarthrose* als Röntgenbefund.

So lange für unser komplexes Achsenorgan die Leistungsfähigkeit statischer (Knochen, Bandscheibe, Gelenke) und dynamischer (Muskulatur) Komponenten im Einklang mit der Leistungsanforderung steht, kann man diese Veränderungen nicht als Krankheit bezeichnen, sie sind dann nicht schmerzverursachend.

Erst die kleiner werdende Leistungsbreite (Muskelminderung, Haltungsverfall) führt dann zu einer erhöhten Anfälligkeit gegenüber inneren und äußeren Einwirkungen. Reizzustände oder Blockierungen von Wirbelgelenken bei Instabilität, zusammen mit Verlagerungen von Bandscheibengewebe, können zu *akuten oder mehr chronischen schmerzhaften Bewegungsstörungen* führen *(Lumbalgie)*.

Austreten von Bandscheibengewebe nach dorsal und dorsalateral kann bei *Nervenwurzelkompression* das Bild der *Ischialgie* auslösen.

Spinale Stenose

Unter *Spinaler Stenose* versteht man eine Enge des Wirbelkanals:
1. *primär durch Fehlbildung oder Wachstumsstörung* (developmental stenosis)
2. *sekundär durch degenerative Veränderungen* von Bandscheiben und Wirbelgelenken, Spondylolisthesis, Tumoren, Wirbelverletzungen
3. Mischformen von 1 und 2.

Man unterscheidet zentrale Stenosen des Wirbelkanales und periphere Engen des lateralen Rezessus und des Zwischenwirbelloches.

Das Leitsymptom ist Ischiasschmerz ohne Bandscheibenvorfall

Die Beschwerden (Schmerz, Krampf, Gefühlstörung, Lähmung) sind häufig haltungsabhängig (Lordose) und treten typischerweise beim Stehen und Gehen auf um sich im Sitzen rasch zu bessern (Claudicatio intermittens spinalis). Sie lassen sich durch eine Verstärkung der Lendenlordose provozieren.

Im Sitzen und Liegen sind oft keinerlei neurologische Symptome feststellbar. Die Diagnosesicherung erfolgt durch CT oder MRI (früher Myelogramm). Bei absoluten Stenosen ist in der Regel eine operative Erweiterung des Wirbelkanales erforderlich. Bei relativen Stenosen, mit nicht ständigen Beschwerden, ist eine Verminderung der Lendenlordose („Entlordosierung") durch eine flektierende Lendenorthese und durch kyphosierende Übungen mit Kräftigung der Bauch- und Glutäalmuskulatur oft ausreichend.

Dorsale Pelottenmodule (Grundprinzipien)

Form, Größe und Lokalisation von Pelotten zur Druckaufnahme oder Druckwirkung sind individuell zu differenzieren.

Die Bewegung bzw. Flexibilität im Rumpf-Becken-Bereich ist sowohl physiologisch als auch pathologisch mehr von den Kontraktionen der von der Wirbelsäule entfernteren spinalen Muskulatur abhängig als von den direkt an der Wirbelsäule gelegenen spinalen

Muskeln. Die langen Rückenmuskeln, die proximalen Bein-Becken-Muskeln, die Bauchmuskulatur und die Thoraxmuskeln sind die bewegungsentscheidenden Antagonisten. Dies bedeutet für die Rückenmuskeln, daß die *kurzen*, tiefen spinalen *Muskeln funktionell* die Gliederkette der Wirbelsäule *stabilisieren,* während die *Wirbelsäulenbewegungen* von den *Aktionen* der *langen*, tiefen spinalen *Muskeln* geprägt sind. Der lange Rückenstrecker reicht vom Becken bis zum Kopf und ist am kräftigsten im Bereich der physiologischen Lenden- und Halslordose. Der lumbale Teil dieses Muskels (Musculus iliocostalis und longissimus thoracis) hat am Kreuzbein-Steißbein seinen Ursprung.

Dem Beckengleichgewicht über dem Hüftgelenk, der Beckenlage, den physiologischen Schwingungen von Becken und Wirbelsäule in der Sagittalebene dienen ventral der Musculus iliopsoas und dazu antagonistisch frontal der Musculus glutaeus maximus.

Bei der Pelottenkonstruktion muß man deshalb besonders auf die Muskelvoraussetzungen sowie auf die knöchernen Skelettanteile bzw. -vorsprünge achten.

Dorsale Pelottenmodule sind im wesentlichen abhängig von
- *muskulär dynamischen Voraussetzungen* (auch im Blick auf Profilierung bei Kontraktion),
- *knöchernen Skelettformen* (Belastungszonen + Berücksichtigung von Muskelansätzen),
- *dreidimensional statischen Gesichtspunkten* (auch in Schwingungsangleichung bei Bewegung) und
- *speziellen Materialzusammensetzungen* (mit Einfluß auf Wärmehaushalt, Transpiration, Hautdurchblutung und induktorischen Massageeffekt).

Die *Funktion des am meisten bewegten Körpergelenkes, des Lumbosakralgelenkes,* wird wesentlich von der Stellung (und damit Beckenneigung) des Kreuzbeines in der Sagittalebene beeinflußt. Dieses *Kreuzbein liegt, dorsal und horizontal gesehen, merklich unter der Beckenkammhöhe.* Seine Höcker sind ebenso abtastbar wie die Darmbeinstachel und liegen dicht unter der Hautoberfläche. Der vertikal tiefliegende untere Scheitelpunkt des Kreuzbeines wird bei Pelottenorientierung leider manchesmal als Steißbeinfläche gewertet.

Eine speziell dem *Kreuzbein-Steißbein-Bereich deckungsgleiche Pelotte* ist von der Knochenanatomie her sehr klein, schmal und in den Anlagezonen bogig [konkav-konvex] geformt.

Oberhalb des Kreuzbeines, im Bereich der Lendenwirbelsäule sind die Dornfortsätze im Gegensatz zur Brustwirbelsäule horizontaler gestellt. Sie sind jedoch breitflächiger abgerundet und somit in Endstellung nicht so druckaufnahmeempfindlich wie die Dornfortsätze der Brustwirbelsäule.

Eine *lordosierende Pelotte für den Lendenbereich* braucht somit dort nicht extrem konkav gestaltet sein.

Eine die *Lendenwirbelsäule überbrückende Pelotte* muß dagegen für die Dornfortsätze im Druckanlagebereich der Brustwirbelsäule in der Form stärker profiliert werden.

Wir unterscheiden deshalb funktionell zwischen (Abb. 3-79):
Kreuzbein-Pelotten,
Kreuzlenden-Pelotten,
Überbrückungs-Pelotten
und ihren Materialien.

Kreuzbeinpelotte (Abb. 3-80 bis 3-84 A)

Die statischen Gesichtspunkte in den Bewegungsebenen sind indikationsbedingt verschieden. Beispielsweise kann für eine zwar körperumschließende, jedoch vorwiegend weichteilkomprimierende Leibbinde nach Maß die **Kreuzbeinpelotte** *eine sekundäre Verstärkung der Gesäßflächen aus Stoff* bedeuten. Diese Gesäßflächen entsprechen einer Gegenlagerposition zu den ventralen abdominalen Druckzonen. In diesem Fall ist dreidimensional die Bewegung nicht behindert und deshalb soll die Kreuzbeinpelotte auch *unterhalb des Lumbosakralgelenkes* enden.

Die Kreuzbeinpelotte kann in einem anderen Fall auch primär der Haltungsverbesserung dienen; durch exakte *punktuelle Beeinflussung der Beckenaufrichtung* in der Sagittalebene. Dabei braucht ebenfalls die Pelotte nicht den lumbosakralen Gelenkbereich zu behindern. Das Stoffmieder bildet dann sekundär das Befestigungselement für die Pelotte, die in ihrer Wirkung durch die Weichteilkompression unterstützt wird.

Kreuzlendenpelotte (Abb. 3-80 B bis 3-84 B)

Im Einzelfall müssen postoperativ oder auch kurativ die lumbosakralen Wirbelkörper zur Entlastung ihrer vorderen Flächen in Hyperlordose fixiert werden. Dazu dient u. a. auch eine entsprechend geformte **Kreuzlendenpelotte.** Diese reicht distal in das *obere Drittel des Kreuzbeines,* proximal liegt sie an der *Lendenwirbelsäule* an. Die Pelotte ist das Primärelement dieser orthopädietechnischen Maßnahme und die Leibbinde der Gegenhalt in der Sagittalebene. Diese Ebene ist damit weitgehend für Bewegungen ausgeschaltet.

Überbrückungspelotte (Abb. 3-80 C bis 3-84 C)

Die **Überbrückungspelotte** reicht vom *unteren Drittel des Kreuzbeins* bis zum *Scheitelpunkt* der *Brustwirbelsäule.* Der Scheitel dient als Hypomochlion für die Reklination des oberen Wirbelsäulenabschnittes.
Zwischen diesen zwei Fixpunkten (Anlageflächen) wird die Bewegung der Lendenwirbelsäule dorsalwärts in einen Freiraum ermöglicht, um die Verminderung der Lordose zu erreichen oder auch um die Hyperlordosierung zu verhindern.

Die Überbrückungspelotte darf somit nicht im oberen Drittel des Kreuzbeines anliegen oder sich im unteren Bereich der Brustwirbelsäule anstützen. Die Pelotte ist entsprechend dem Muskelprofil der langen Rückenmuskel geformt und liegt den Dornfortsätzen nicht an. Die Überbrückungspelotte ist sekundär den auch die Rotation beeinflussenden Mieder-Stoffflächen oder Rumpfspangen zugeordnet. Diese bilden das Grundelement der Versorgung.

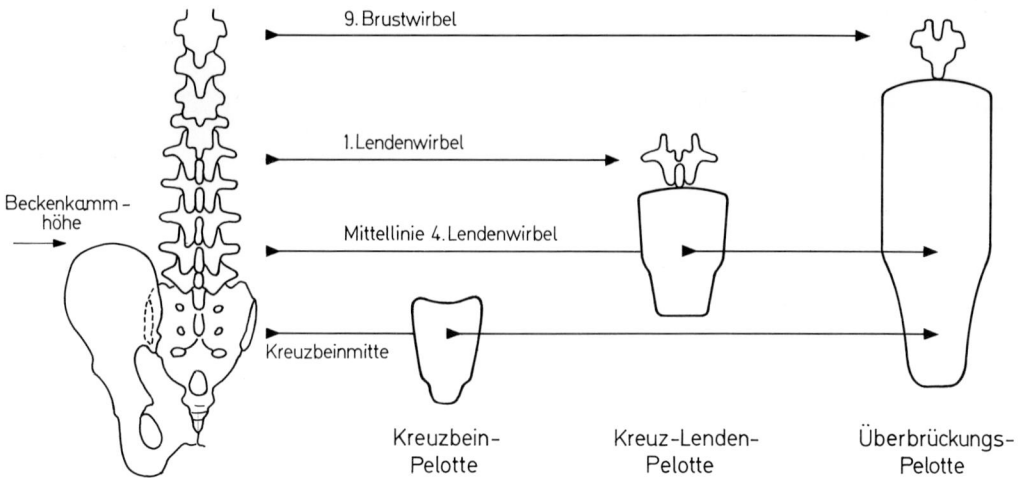

Abb. 3-79 Größe und Anordnung der Kreuzbeinpelotte, der Kreuz-Lendenpelotte und der Überbrückungspelotte in Beziehung zu Kreuzbein, Beckenkamm und 4. Lendenwirbel (*R. Uhlig,* Original)

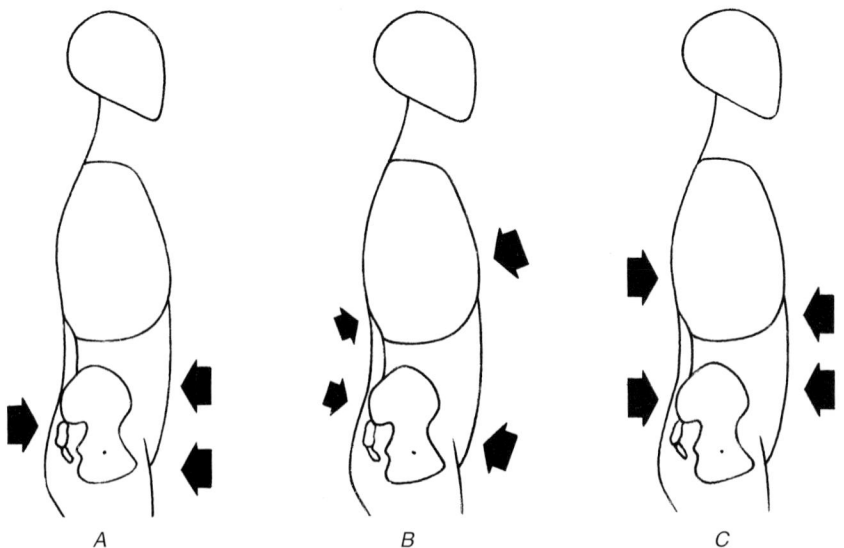

Abb. 3-80 A–C Orientierungshilfe für Rückenpelotten:
A) Die Kreuzbein-Pelotte ist in der Sagittalebene kongruent zum Kreuzbein angeordnet. *B)* Die Kreuz-Lendenpelotte ist dem lumbosakralen Übergang angepaßt. *C)* Die Überbrückungspelotte liegt an der mittleren BWS und am Kreuzbein an (*R. Uhlig,* Original)

Überblick: Rücken- und Gelenkschmerzen 351

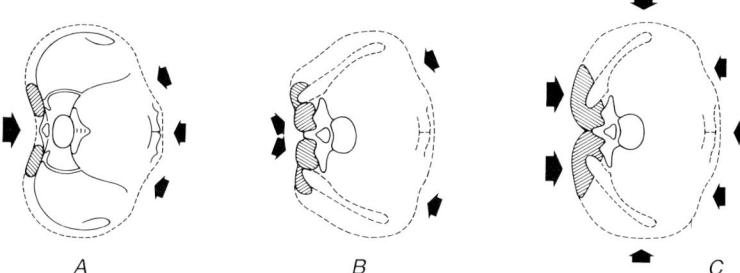

Abb. 3-81 A–C Kraftrichtungen: A) In der Transversalebene ist die Kraftrichtung der Kreuzbeinpelotte median auf das Kreuzbein gerichtet. B) Die Kreuz-Lendenpelotte wirkt paramedian auf den M. erector trunci. C) Die Überbrückungspelotte liegt am Kreuzbein median an, an der mittleren BWS paramedian und überspannt die Lendenlordose frei (R. Uhlig, Original)

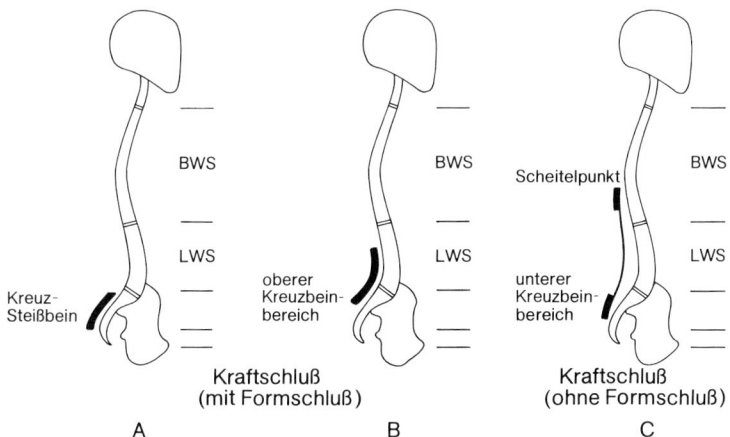

Abb. 3-82 A–C Pelottenform und -position: Kongruenter Kraftschluß besteht bei Kreuzbeinpelotte (A) und Kreuz-Lendenpelotte (B). Bei der Überbrückungspelotte (C) ist der Kraftschluß inkongruent, um Stellungskorrekturen der LWS zu ermöglichen.
Die Kreuzbeinpelotte (A) führt zu keiner, die Kreuz-Lendenpelotte (B) zu mäßiger und die Überbrückungspelotte (C) zu stärkerer Bewegungseinschränkung (R. Uhlig, Original)

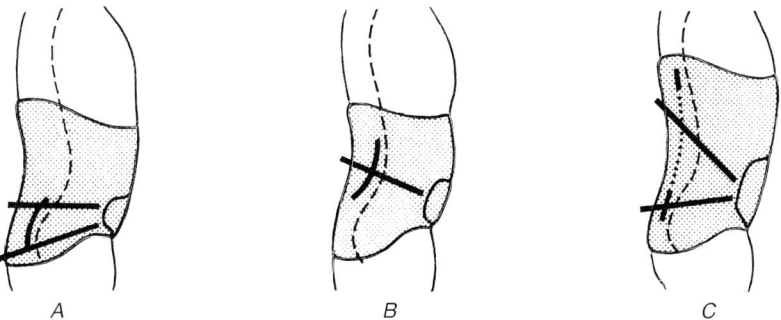

Abb. 3-83 A–C Orientierungshilfe für funktionsunterstützende Gurtführungen:
A) Leibbinde mit Kreuzbein-Pelotte. B) Leibbinde mit Kreuzlenden-Pelotte. C) Mieder mit Überbrückungs-Pelotte (R. Uhlig, Archiv)

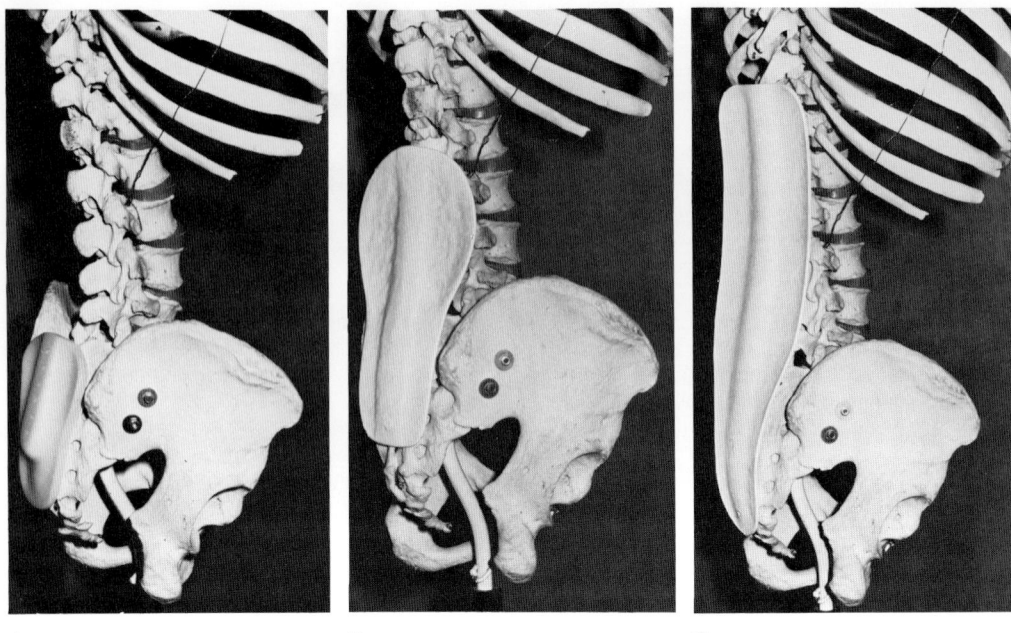

Abb. 3-84 A–C Rückenpelotten in ihrer Beziehung zu anatomischen Skelettmerkmalen: (aus *R. Uhlig:* Vorlesungsskripte)
A) Kreuzbeinpelotte (Neigungswinkel s. S. 297)
B) Kreuzlendenpelotte
C) Überbrückungspelotte

Materialien

Materialien zur Herstellung der Pelotten werden unterschiedlich eingesetzt. Desweiteren erfolgt die Gestaltung auch in *„flexibler Konstruktion"* sowie im *„Gliedersystem"*. Der Einfluß auf den menschlichen Körper, insbesondere im lumbosakralen Bereich, wird von mehreren Autoren nicht übereinstimmend beurteilt.

Abschnitt I a
Versorgungsbeispiele mit funktionsunterstützenden Leibbinden und Stützmiedern

- *Leibbinde nach Maß* (S. 353),
- *Leibbinde nach Maß mit Kreuzbeinpelotte* (S. 355),
- *Stützmieder nach Maß* (S. 356).

Leibbinde nach Maß (flexibler LSO-Typ)

● Die *Leibbinde nach Maß* ist ein orthopädietechnisches Heil-Hilfsmittel ohne bewegungseinschränkende und ohne fixierende Bedeutung für die Wirbelsäule. Die Leibbinde nach Maß hat jedoch umfangreiche und funktionsunterstützende Aufgaben.
Die ineinander übergreifenden Auswirkungen gelten vorwiegend den inneren Organen und der Gewebsunterstützung. Für eine größere Zahl von Patienten ist dabei die Versorgung mit medizinischen *Fertig-Leibbinden* (Bandana-Programm) nicht möglich.
Individuelle Therapienotwendigkeiten, extreme Körpermaße, konstitutionelle Mischtypen, alters- und gewohnheitsbedingte Einflüsse u. a. m. begründen die Verordnung einer **Leibbinde nach Maß.**

Die Indikationsbreite sehen wir derzeit in der
- Beeinflussung von Lageveränderungen innerer Organe (wie Magen, Leber, Nieren usw.),
- Reposition und auch Anstützung von Bauch- und Narbenbrüchen, desweiteren bei Rektusdiastase,
- Behandlung postoperativer Rezidive z. B. von Bruchoperationen,
- Funktionsunterstützung der Bauchdecke, z. B. Hängeleib (Schwangerschafts- oder Fetthängeleib, Bindegewebsschwäche u. a.),
- Unterstützung labiler Gleichgewichtslagen.

■ Der Leib soll durch flächig zirkuläre Komprimierung der abdominalen Weichteile zurückgehalten werden. In schräger Druckwirkung von vorn, oberhalb des Symphysenbereiches, nach hinten, Lenden-Kreuzbein-Bereich, wird der Körperschwerpunkt in seiner physiologischen Lage unterstützt, ohne daß jedoch eine primär beckenaufrichtende Funktion erzielt werden kann. Die Verhinderung von Fehlbelastungen der Wirbelsäule in mehreren Ebenen und andererseits die Unterstützung des Muskel-Bänder-Systems sind wichtige prophylaktische Merkmale dieses orthopädietechnischen Heil-Hilfsmittels.

In der Grundkonzeption der flächigen Stoffteile mit Verzicht auf umfangreichere gummielastische Bequemlichkeiten ähnelt die *Leibbinde nach Maß* einer *Leibbinde mit Kreuzbeinpelotte* (Leibbinden-Kreuzbandage) und dem *Stützmieder*.
Der wesentliche Unterschied ist jedoch in den meist seitlich angeordneten Schnürungs- und Regulierungsverschlüssen sowie der geringeren Höhe und der fehlenden dorsalen Versteifung zu sehen.

Abb. 3-85 zeigt das Versorgungsbeispiel eines ungewöhnlich schweren Bauchbruchs mit Hängeleib bei einer 50jährigen Frau, welche vor 23 Jahren eine Gallensteinoperation durchgemacht und einen immer größer werdenden Bauchbruch bekommen hatte mit

Ileuserscheinungen und viermaligen operativen Versuchen, den Bruch zu beseitigen. Außer durch Kreuzschmerzen wurde die Patientin durch Ekzeme an den aufeinanderliegenden und sich reibenden Hautflächen belästigt. Die Leibbinde reicht einmal vorn weit nach unten, der Stoff ist hier gut eingenommen, und ferner wird der untere Teil des Bauches durch einen schräg nach oben hinten verlaufenden Gurt angehoben und durch einen zweiten Gurt nach hinten gehalten. In den Rückenteil der korsettartigen Leibbinde sind elastische Stäbe eingearbeitet. Gegen den mittleren Teil des Bauches mit seinem großen Nabelbruch wirkt die Einarbeitung eines runden Stücks Drell in die Binde i. S. einer entsprechenden Zurückhaltung. Der Effekt der Korrektur des grotesken Hängebauches ist sehr anschaulich (Abb. 3-85).

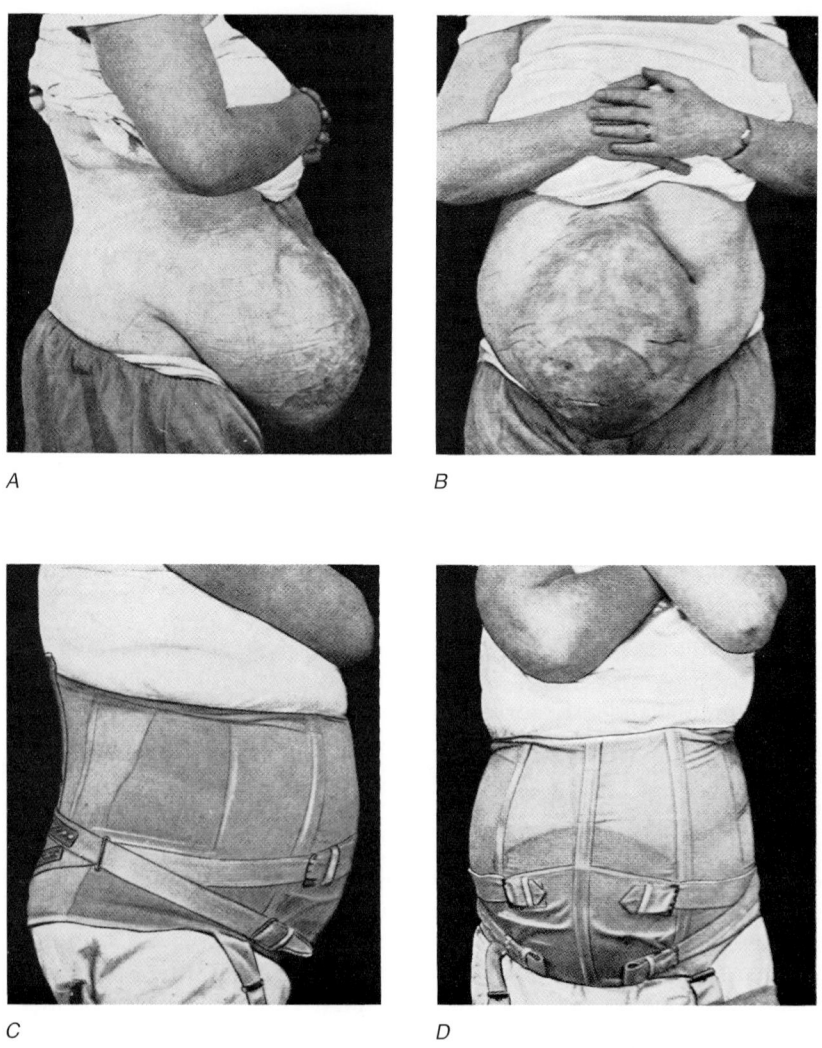

Abb. 3-85 A/B Schwerer Bauchbruch mit Hängeleib nach Bauchoperationen
C, D Versorgungsbeispiel des Hängebauchs mit einer stützenden Leibbinde
(historische Aufnahmen aus *G. Hohmann*: Orthopädische Technik. Enke, Stuttgart 1965, S. 71)

Leibbinde nach Maß mit Kreuzbeinpelotte (flexibler LSO-Typ)

● Bauchmuskelinsuffizienz, z. T. auch in Verbindung mit einer Schwäche der Glutäalmuskulatur, läßt beim fettreichen schlaffen Hängeleib die Rumpf-Becken-Bein-Statik zusammenbrechen.
Die verstärkte Vorhaltelast zwingt zur Zurücknahme des Körperschwerpunktes um das Gleichgewicht durch Vermehrung der Lendenlordose zu erhalten. Das Becken kippt, Brustkyphose und Halslordose müssen sich kompensatorisch der veränderten Gleichgewichtslage anpassen. Die Verspannung der gesamten Rückenstrecker und Pressung der dorsalen Strukturen (Anulus fibrosus, Wirbelgelenk, Dornfortsätze usw.) ist die Folge. Vermehrte Scherkräfte können in den Bewegungssegmenten auftreten.
Die vorerwähnten Fehlhaltungen sind oft symptomarm und weisen keine Bewegungseinschränkungen oder röntgenologische Verschleißzeichen auf. Degenerative Bandscheibenveränderungen im Lumbalabschnitt erfahren aber bei derartigen Fehlhaltungen solche Fehlbeanspruchungen, daß die schon eingeschränkte Leistungsbreite der Wirbelsäule doch überschritten wird.

Die *Korrigierbarkeit dieser Fehlhaltungen ist mit straffen, den schweren Hängeleib von unten fassenden Leibbinden nach Maß gegeben. Die dorsale Abstützung erfolgt mit einer dem Kreuzbein anliegenden Pelotte die keinerlei Bewegungseinschränkung verursacht (Maier) und andererseits auch keine Fixationswirkung erwarten läßt.*

Zirkuläre Kompression und Beckenaufrichtung verbessern die Bauchpresse und tragen damit zur axialen Entlastung der Wirbelsäule und zur Spannungsverminderung an schmerzhaften Muskel-Sehnen-Ansätzen bei.
Eine verstärkte muskuläre Führung zur Prophylaxe schmerzhafter Instabilitäten kann somit erwartet werden.

Die Indikationsbreite für die **Leibbinde nach Maß mit Kreuzbeinpelotte** umfaßt derzeit:
– Statische Fehlhaltung bei Adipositas (Hängeleib)
– Schmerzhafte Segmentinstabilität z. B. bei degenerativen Veränderungen der Lendenwirbelsäule und der Ileosakralgelenke (zum Teil ohne gröbere pathologische Röntgenbefunde)
– Muskelschmerzen bei Haltungsinsuffizienzen
– Kreuzschmerz durch kompensatorische Überlastung der Lendenwirbelsäule bei Hüftgelenkserkrankungen (Ausnahme: Beugekontrakturen)
– Beginnende Wirbelveränderungen bei Osteoporose und Osteomalazie

■ Die zirkulär komprimierende Anstützung im Becken- und Lendenwirbelsäulenbereich durch die *Leibbinde mit Kreuzbeinpelotte (früher als Leibbinden-Kreuzbandage bezeichnet)* ist im System grundsätzlich der Leibbinde gleich.
Das spezifische Merkmal bildet jedoch eine dorsale Kreuzbeinpelotte, die flächig sowie kongruent dem Kreuzbein-Steißbein anliegt und als notwendiger Gegenhalt für die ventralen Kompressionsflächen (Stoffleibteile) dient.
Die abdominale Kompressionswirkung der Leibbinde zur Muskelunterstützung wird durch Anheben des Leibes in Richtung Lendenwirbelsäule und Kreuzbein erzielt. Sie soll die Beckenhaltung im aufrichtenden Sinne unterstützen und damit zur Schwerpunktsicherung beitragen. Die Wirbelsäulenbewegung im lumbosakralen Bereich muß dazu erhalten bleiben.

Die statisch verbesserte Körperhaltung unter Berücksichtigung der körpereigenen Kräfte beeinflußt auch die vorerwähnte axiale Entlastung der Wirbelsäule. *Die tiefsitzende, in der*

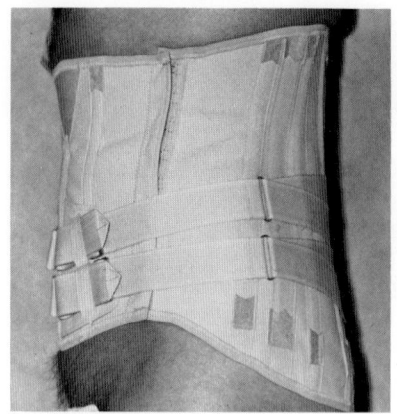
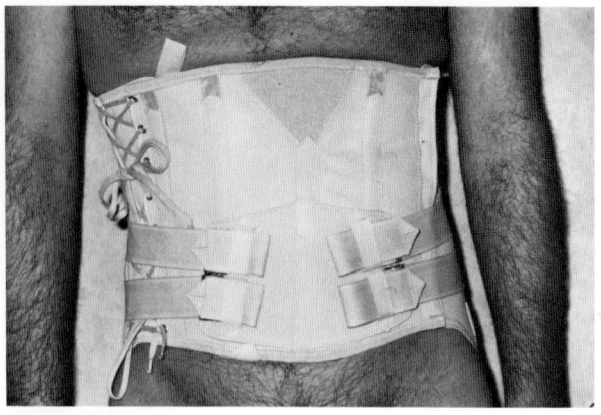
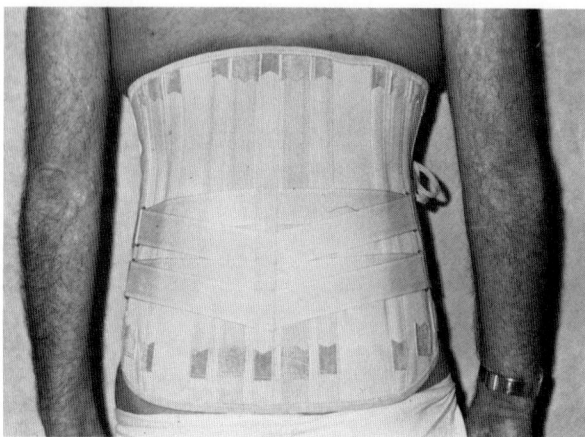

Abb. 3-86 A–C Versorgungsbeispiel mit einer Leibbinde nach Maß und Kreuzbeinpelotte (*R. Uhlig,* Archiv)
A) Seitansicht
B) Vorderansicht
C) Rückansicht

Höhe nachstellbare Kreuzbeinpelotte hat deshalb keine „überbrückende" Funktion. Im Normalfall ist sie in ihrer Form dem Kreuzbein etwa deckungsgleich und darf nicht die lumbalen Pendel- bzw. Ausgleichsbewegungen der Wirbelsäule behindern (Abb. 3-86).

Stützmieder nach Maß (LSO- und TLSO-Typen)

■ Die *Stützmieder für Becken und Rumpf* (in differenzierten Ausführungen früher auch als ⅔-Mieder, *Lindemann*-Mieder, 273-Mieder, halbelastische Mieder usw. bezeichnet) werden temporär oder in Langzeitbehandlung oder postoperativ eingesetzt. Sie sind bei den Veränderungen angezeigt, welche vorwiegend eine Becken und Rumpf beeinflussende Stützung durch stärkere zirkuläre Kompression sowie darüber hinausgehend auch eine allgemeine Einwirkung auf die Gesamtkörperstatik erforderlich machen. Eine Bewegungseinschränkung der Drehung ist allerdings damit kaum erreichbar.

Dem Wunsch nach Torsionsbegrenzung würde ein zusätzlicher Beckenring oder aber das „Überbrückungsmieder" entsprechen.

Die Stützmieder haben aufrichtende (teilentlastende), bewegungseinschränkende (teilfixierende) und ruhigstellende (stabilisierende) Aufgaben, insbesonders für den lumbalen und den thorakolumbalen Bereich (Abb. 3-87).

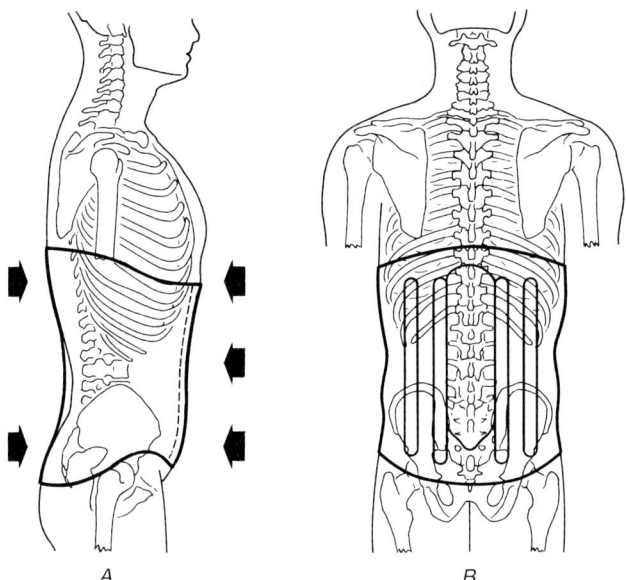

Abb. 3-87 A/B A) Konstruktionsprinzipien eines Stützmieders nach Maß, seine Beziehung zu anatomischen Körpermerkmalen und seine biomechanische Wirkungsweise. B) Dorsalseitig bilden paravertebral angerichtete Verstärkungsstäbe sowie die lange Rückenpelotte das Gegenlager zur flächigen Weichteilkomprimierung mit den abdominalen Stoffteilen und der Vorderschnürung (aus R. Uhlig: Vorlesungsskripte)

Die Indikationsbreite für das **Stützmieder nach Maß** umfaßt derzeit:

– Haltungsverbesserung bei
  statisch muskulärer Insuffizienz durch markante Adipositas und Hängeleib, extremer Bauchdeckeninsuffizienz vorwiegend nach Operationen und umfangreichen Narbenbrüchen.
– Postoperative Anwendungen zur
  allgemeinen Bewegungsbegrenzung und
  Verringerung einer lumbalen Instabilität.
– Progredienzbremsung eines teilkontrakten Haltungsverfalles.
– Ruhigstellung und Bewegungsbegrenzung bei rezidivierenden oder chronischen lumbalen Schmerzsyndromen (mit Segmentlockerung und -blockierung).
– Aufrichtung und Unterstützung bei Osteoporose (Osteomalazie) im lumbalen und thorakolumbalen Bereich.
– Funktionsunterstützung bei Lastaufnahmeminderung der Bandscheiben und Wirbelkörper im lumbalen Bereich (Osteochondrose bzw. Spondylarthrose).

In Funktion und Ausführung sollte man zwischen dem klassischen „Stützmieder" und einen „hohen Stützmieder" unterscheiden.
Das *Stützmieder* soll in abdominaler Flächenfassung die Weichteile etwas komprimieren und damit zur Verringerung der Fehlstatik und zur Entlastung der Lendenwirbelsäule beitragen.
Rumpfbeugung und -streckung in der Sagittalebene werden durch die zirkuläre Anstützflächen im Mieder wesentlich eingeschränkt. Die Seitneigungen des Rumpfes in der Frontalebene sind auch begrenzt. Die Torsion des Oberkörpers zum Becken wird aber nicht behindert (Abb. 3-87).

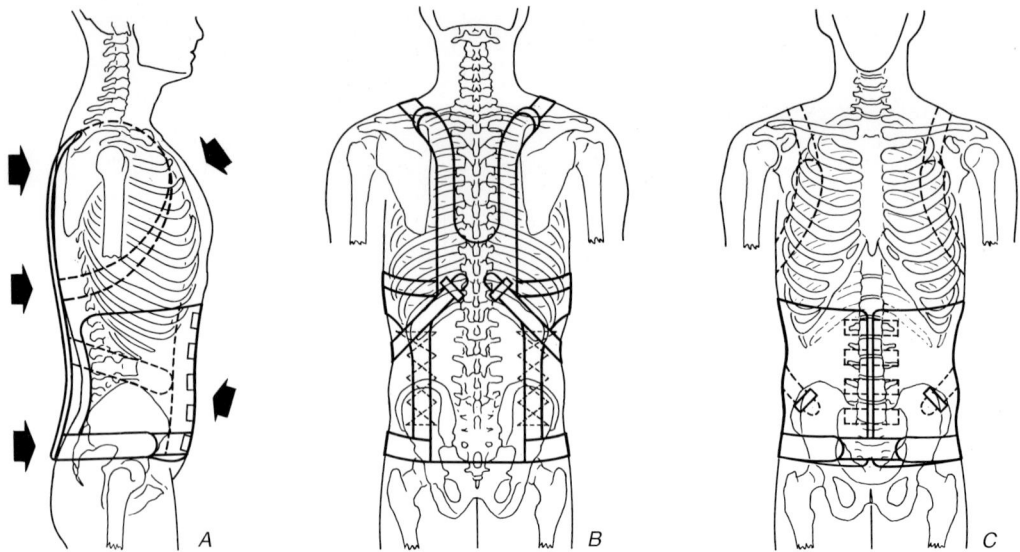

Abb. 3-88 A–C Konstruktionsprinzipien eines Stützmieders nach Maß mit Schulterschlaufen. *A)* Beziehung zu anatomischen Körpermerkmalen und biomechanische Wirkungsweise (*R. Uhlig,* Archiv). *B, C)* Schema eines Stützmieders mit Schulterschlaufen *(B)* von hinten und *(C)* von vorn (aus *R. Uhlig:* Vorlesungsskripte)

Bei spezieller Problemstellung im thorakalen Bereich kann ein Stützmieder auch als „*hohes Stützmieder*" mit großflächiger Weichteilkomprimierung, in Schulterblattanlage und auch mit inklinationsverhindernden Schulterschlaufen gearbeitet werden (Abb. 3-88).

Das **Stützmieder nach Maß und mit Schulterschlaufen** (in Modultechnik) ist indiziert zur:

– Ruhigstellung, Aufrichtung und Muskelunterstützung bei Osteoporosen im thorakolumbalen und thorakalen Bereich.
– Haltungsunterstützung bei statischer Insuffizienz bzw. bei leichtem „Alters-Scheuermann" im thorakalen Bereich.

■ G. Hohmann schreibt: „... Als *Stützmieder* geben wir, wenn es nötig erscheint, ein *leichtes Stoffmieder nach Maß* mit eingefügten, dem Rücken angebogenen federnden Stahlschienen, je zwei hinten, je zwei seitlich und *eventuell* mit *Gurten über die Schultern,* die sich hinten kreuzen und die Schultern nach rückwärts ziehen sollen. Wichtig ist, eine *gepolsterte Rückenpelotte* einzubauen.
Die Schnürung ist am besten vorn in der Mitte. Bei Hängeleib und Hohlkreuz kann man zusätzlich noch eine Verstärkung am Unterbau anbringen, die mit kräftigen Gurtbändern und einer leichten Stoffpelotte einen sehr guten Halt gibt. Fehlerhaft ist die Verwendung von flexiblen Spiraldrahtschienen, die Anbringung einer Schnürung hinten, wo wir Halt und Schienung der Wirbelsäule suchen, und breite durchgehende Gummieinsätze..."

Das hohe, die Schulterblätter einbeziehende Drellstützmieder wird bei Männern mit dem ventralen Mittelverschluß, bei Frauen aber evtl. mit Seitverschluß gearbeitet. Es soll eine umfassende und flächige Kompression ermöglichen. Das Drellstützmieder wirkt somit auch indirekt etwas gegen eine zu starke Lendenlordose und unterstützt die Gesamthaltung der Wirbelsäule. Durch die dorsalseitig hochreichenden paravertebralen Verstärkungsstäbe können zusätzlich noch Schulterschlaufen zur Inklinationsverhinderung beitragen (Abb. 3-89).

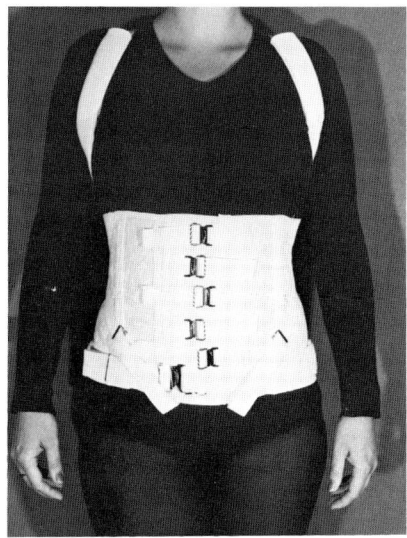
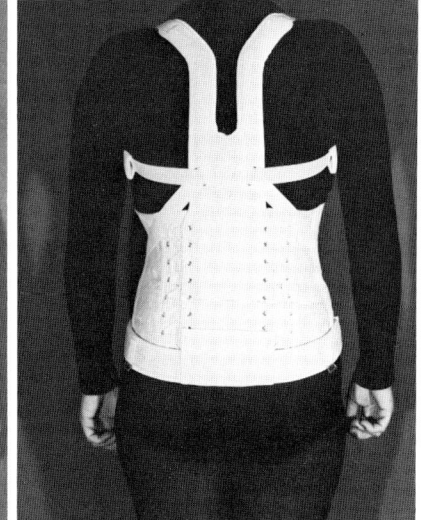
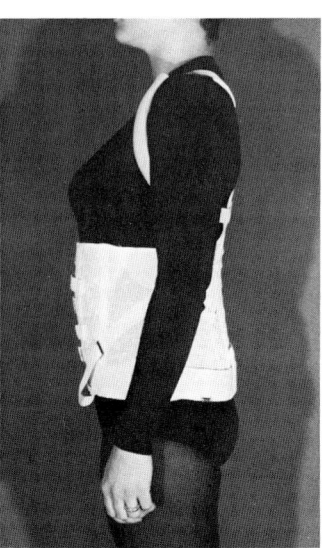

Abb. 3-89 A–C Versorgungsbeispiel eines Stützmieders mit Schulterschlaufen in Modul-Bauweise (Taylor-brace) (*J. Smits*, Original Basko-Camp, Amsterdam)
A) Vorderansicht
B) Rückansicht
C) Seitansicht

Abschnitt I b
Versorgungsbeispiele mit teilfixierenden Überbrückungsmiedern und -orthesen

– *Überbrückungsmieder nach Maß oder Gips* (S. 360)
– *Überbrückungsmieder in Modultechnik* (S. 362)
– *Flexionsorthese in Modultechnik* (S. 363)

Überbrückungsmieder nach Maß oder Gips (TLSO-Typ)

● *G. Hohmann* schreibt: „Ein spezielles Rumpfmieder habe ich *Überbrückungsmieder* genannt, weil es die Lordose überbrückt, über dieselbe hinaus nach oben reicht und in der Art wirksam ist, einerseits die vermehrte Lordose auszugleichen, andererseits den schmerzhaften Wirbelsäulenabschnitt ruhig zu stellen. Ich wende es bei allen Bandscheibenerkrankungen mit schweren Schmerzzuständen an, bei schweren Spondylarthrosen, bei unspezifischen Entzündungsprozessen der Wirbelsäule, bei gewissen Fällen von Spondylolisthesis, bei denen ein operativer Eingriff nicht in Betracht kommt, im Ausheilungsstadium der tuberkulösen Spondylitis der Lendenwirbelsäule, wo das Original-Spondylitiskorsett nicht mehr nötig erscheint. Kurz, bei allen Wirbelsäulenerkrankungen, bei denen eine *Ruhigstellung der Erkrankungsstelle durch Überbrückung derselben* in Frage kommt, wo es schmerzstillend wirkt, wo es entspannend die in Abwehrspannung kontrahierte Muskulatur beeinflußt und dadurch eine Fixation bisweilen auch zu lösen vermag..."

Darüber hinaus hat sich uns auch bei anderen Erkrankungen und Krankheitsfolgen die Anwendung des *Überbrückungsmieders* in speziellen Fällen bewährt. Dies gilt u. a. bei Lähmungskoliosen, Tumormetastasen, Frakturnachbehandlung u. a.

Die Indikationsbreite umfaßt somit:
– Bandscheibenerkrankungen mit schwerem Schmerzzustand u. a.
 Chondrose / Osteochondrose / Spondylose / Spondylarthrose, gewisse Fälle von Spondylolisthesis auch nach Spondylolyse,
 unspezifische Entzündungsprozesse der Wirbelsäule.
– Lähmungskoliosen im Lumbalbereich.
– Tumormetastasen.
– Postoperative Segmentinstabilität und auch Frakturnachbehandlung.

■ *Das Überbrückungsmieder wird nach Gipsmodell und nach Maß gefertigt.* Es stellt die umfangreiche Versorgung im Rahmen der indikationsbedingt abgestuften Leibbinden und Miederverordnungen dar.
In den meisten dieser schwierigen Fälle sollte auf das Gipsmodell nicht verzichtet werden, zumal wenn Körperproportionen und Fehlhaltungen eine Akutversorgung in Modultechnik von vornherein ausschließen.
Das *Überbrückungsmieder dient zur Bewegungseinschränkung* und damit zur Ruhigstellung der Wirbelsäule im lumbalen und lumbothorakalen Bereich. Diese Ruhigstellung

wird primär mittels Überbrückung der Lendenlordose *(G. Hohmann)* und Bewegungsbegrenzung in der Sagittal-(Median-)Ebene erreicht.

Die darüber hinaus schmerzhaften *Rotations- und Pendelbewegungen werden* durch die flächigen ventralen Anstützzonen *beeinflußt.* Diese komprimierende Anstützung der u. U. verspannten Muskulatur trägt auch zur Muskelentspannung und damit zur Schmerzlinderung bei.

Dorsolaterale Becken- und Rumpfspangen stabilisieren das Überbrückungsmieder am Rumpf. Die Beckenspange (Beckenring) verläuft vom oberen Kreuzbeinbereich aus zirkulär oberhalb des Trochantermassivs und seitlich nach vorn bis an die Spina heran. Im Kreuzbeinbereich kann diese Beckenspange ähnlich der Kreuzbeinpelotte profiliert werden. Das Umgreifen der Spina durch die Beckenspange ist meistens problematisch, da bei stärkerer Lendenlordose, Hängeleib und Haltungsfehlern die Spina beim Sitzen sich dem Bereich der Schenkelbeuge annähert. Die Spange und damit das Überbrückungsmieder wird somit hochgeschoben und der therapeutische Zweck verfehlt.

Die dorsolaterale Rumpfspange im Verlauf unterhalb der Schulterblätter endet lateral vorn bereits nach der mittleren Axillarlinie. Dies ist ausreichend, um Rotation und Flexion zu beeinflussen, ohne daß die Brustatmung zu sehr beeinträchtigt wird.
Die vertikalen Verbindungsstäbe der Spangen verlaufen im Bereich der langen Rückenmuskeln neben der Wirbelsäule. Sie sind bei der Anprobe der aufrechten Sitzhaltung anzupassen. Man überbrückt somit die bereits abgeflachte Lordose und verhindert das Abstehen der Spangen beim Sitzen.
Zusätzliche vertikale Stäbe im Bereich der Axillarlinie können evtl. die H-Konstruktion weiter stabilisieren. Dies ist sogar obligatorisch, falls Reklinationspelotten bzw. -spangen oder versetzte Rumpfspangen indiziert sind.

Die vorerwähnten biomechanischen Grundprinzipien bilden auch die Basis für *Modifizierungen der teilfixierenden Überbrückungsmieder nach Maß oder Gips* (TLSO-Typ).

Im wesentlichen unterscheiden wir zwischen:

Überbrückungsmieder in Standardausführung mit der Rahmenkonstruktion aus Duraluminium, die einem Drellstützmieder aufgesetzt wird, welches den Körper voll umschließt. Die vertikalen Rückenstäbe sind, je nach Indikationsziel, in unterschiedlicher Steife einsetzbar, als Federbandstahl, Halbrundstahl usw.
Dorsale Pelotten (s. „Pelottenmodule", S. 350) können eingesetzt werden. Die flächige Überbrückungspelotte könnte dabei direkt als vertikales Verbindungselement verwendet werden.

Überbrückungsmieder in Modultechnik zur Akutversorgung mit Rahmenkonstruktion aus thermoplastischem Kunststoff. Anstelle des Becken und Rumpf umschließenden Drellmieders ist ein vorderes Miederverschlußteil eingesetzt.

Überbrückungsmieder mit Reklinationspelotten oder -spange, welche an dem durch Axillarstäbe verstärkten Rahmen angebracht werden.
Die Rumpfspange wird dazu in geschwungener Ausführung nach ventral verlängert und erhält inklinationsbremsende Anstützpelotten beiderseits im Bereich der Mohrenheimer-Grube. Ein medialer Reklinationsbügel an der Rumpfspange kann den gleichen Zweck bei weiblichen Patienten erfüllen.

362 Orthesen und Mieder für den Rumpf

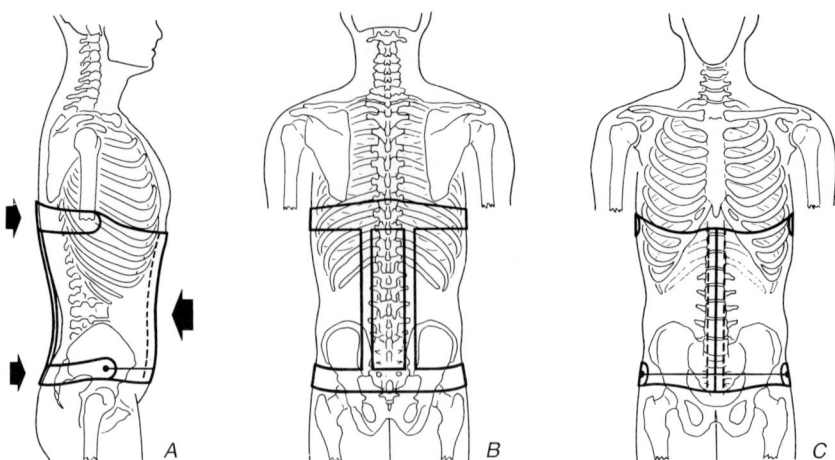

Abb. 3-90 A–C Konstruktionsprinzipien eines *Überbrückungsmieders in Standardausführung* (nach Maß oder Gipsmodell). A) Beziehung zu anatomischen Körpermerkmalen und biomechanische Wirkungsweise (von der Seite). Schema eines Überbrückungsmieders B) von hinten und C) von vorn (aus *R. Uhlig:* Vorlesungsskripte)

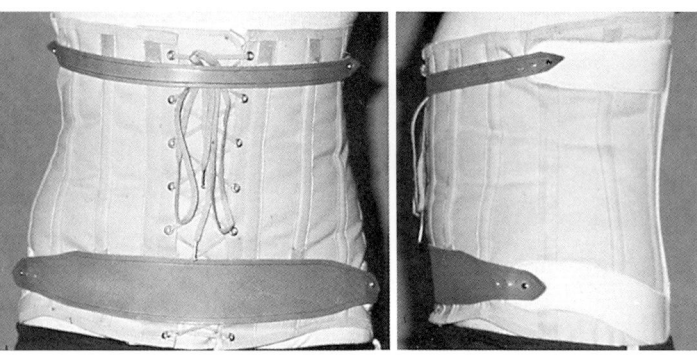

Abb. 3-91 A *Abb. 3-91 B*

Abb. 3-91 A/B Beim Überbrückungsmieder ohne Seitenverstrebung sollte die körperkongruente Kraftschlüssigkeit der Rumpf- und Beckenspangen durch straffe Gurtverbindungen gesichert werden. Die Bewegungsbegrenzung durch ein Überbrückungsmieder erschwert oft die Sitzbedingungen. Der Abstand zwischen vorderem oberen Darmbeinstachel und Schenkelbeuge kann außerdem so gering sein, daß ein eventuell die Spina umgreifendes Beckenband vom Oberschenkel hochgeschoben wird. Es empfiehlt sich eine individuelle Bandführung an Becken und Rumpf (*R. Uhlig,* Archiv)

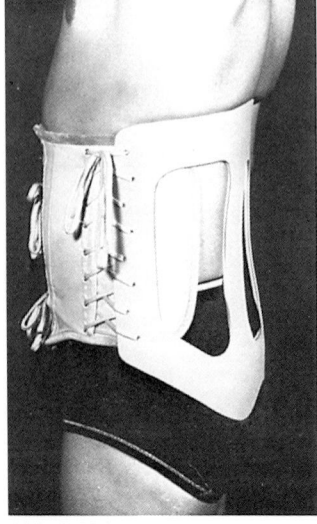
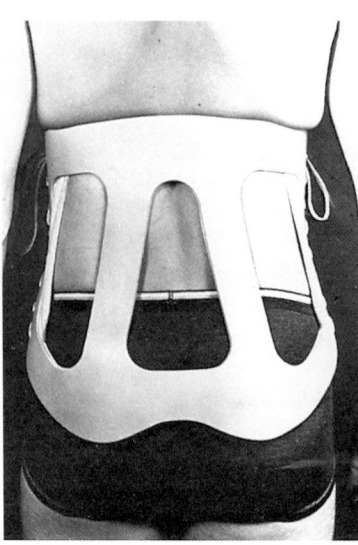

Abb. 3-92 A *Abb. 3-92 B*

Abb. 3-92 A/B Überbrückungsmieder in Modul-Rahmenkonstruktion. A) Vorderansicht mit nachstellbarem Schnürverschluß, ohne wesentliche abdominale Kompression. B) Rückansicht mit Form und Linienführung der Gesäßpelotten (von *J. Smits,* Archiv Basko-Camp Amsterdam)

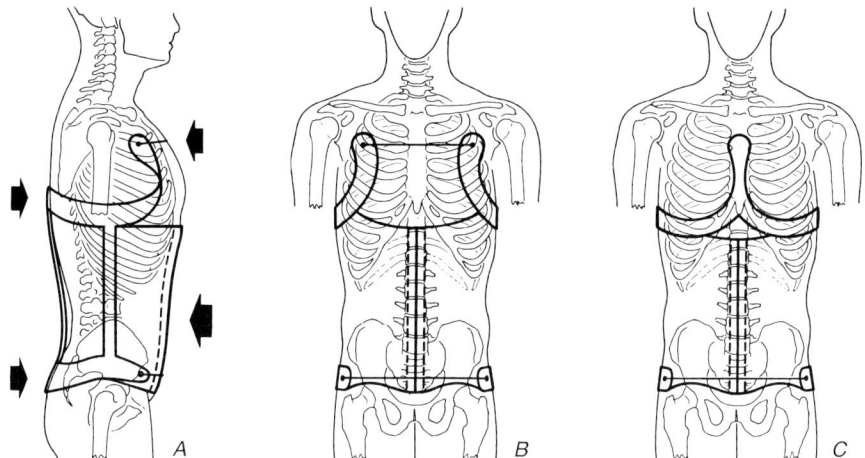

Abb. 3-93 A–C Konstruktionsprinzipien eines *Überbrückungsmieders mit Reklinationspelotten. A)* Beziehung zu anatomischen Körpermerkmalen und biomechanische Wirkungsweise. Schema eines Überbrückungsmieders von vorn *B)* mit zwei inklinations-verhindernden Pelotten, *C)* mit medianer Pelotte (aus *R. Uhlig:* Vorlesungsskripte)

Flexions-Orthese in Modultechnik (LSO-Typ)
(z. B. BOB = Boston-Overlap-Brace-System mit 0-Grad-Variante)

Unter dem Begriff **Flexions-Orthesen** werden derzeit Rumpf-Orthesen (Mieder / Korsette) beschrieben, die meist aus vorgefertigten Becken/Rumpf-Formschalen bestehen und mit mechanischen Zusatzelementen im thorakalen Rumpfbereich kombiniert werden können. Besonderes Merkmal dieser Orthesen bilden die Becken/Rumpf-Module mit unterschiedlich vorgegebenen Flexions-Stellungen für den lumbalen Wirbelsäulenbereich (in Lordose-Winkelgraden von 0 bis 30 Grad), sowie die Differenzierungsmöglichkeiten auch zwischen Materialien und Materialstärken.

Das grundlegende System dieser Körperformteile wurde von *B. Miller, L. J. Micheli und J. Hall* (1984) entwickelt und mit *Boston-Overlap-Brace-System (BOB)* bezeichnet. Im Ursprung ist es auf das Modulprogramm der *Bostoner Derotationsorthese* (s. S. 438) zurückzuführen.

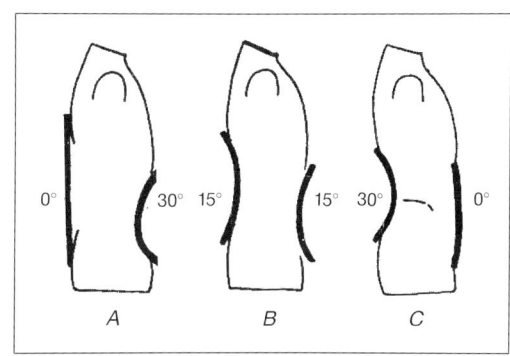

Abb. 3-94 A–C Differenzierbare Becken-Rumpf-Module (in Flexionsstellungen anhand von funktionsabhängigen Norm-Mittelwerten menschlicher Körperformen und Körperstellungen)

Die BOB wirkt auf eine sehr einfache, jedoch äußerst effektive Weise. Der thorakolumbale Bereich des Rumpfes wird sicher fixiert bis genügend muskuläre Funktion erzielt worden ist, um den Schmerz zu lindern. Gleichzeitig bewirkt der Vorderverschluß der Rumpf-Orthese einen Abdominaldruck auf die untere Bauchmuskulatur und die Lordose der Lendenwirbelsäule wird damit kontrollierbar.

Die bekannte Kombination von intra-abdominalem Druck, Erzielung einer Entlordisierung und distrahierender Segmentbelastung (*G. Hohmann* 1941, *Schubje* 1948, *Stracker* 1948, *K. Becker* 1958, *Morscher* 1977, *Hall, Micheli, Miller* 1984) wird biomechanisch mit der *BOB* umgesetzt.

Mit der Rezeptierung dieser Rumpf-Orthesen soll, symptomatisch relativ breitgefächert, sowohl jugendlichen als auch älteren Patienten bei Problemen im Bereich der Lenden-Wirbelsäule geholfen werden. Positive Langzeiterfahrungen ergeben sich insbesondere aus der amerikanischen und aus der neueren deutschen Fachliteratur (*Krämer,* 1986).

Das Standard-Modul, ein primär die Lendenwirbelsäule **überbrückendes Flexions-Mieder,** wird als Typ 0 (= 0 Grad Lordose und sehr starke Abdominalkompression) bezeichnet. Meist zur funktionellen *Entlordosierung* und *Bewegungsbeeinflussung* verordnet, kommt das *Flexions-Mieder* besonders bei Jugendlichen und Erwachsenen mit relativ beweglicher Wirbelsäule zur Anwendung.

In Modul-Varianten, als primär die Lendenwirbelsäule **stabilisierende Flexions-Korsette,** werden andere System-Typen (= 15 bis 30-Grad Lordose bei mittlerer bis leichter abdominaler Kompression) angewendet.

Die *Stabilisierung, begrenzte Lordosierung* oder auch die *Distraktion* und *Retention* bestimmen dabei die biomechanischen Überlegungen für teilbewegliche Wirbelsäulenbereiche.

Auch für Orthesen-Systeme anderer Indikationsstellung können die Becken/Rumpf-Module verwendet werden, falls sie als Becken-Körperformteile mit Hüftkammprofilierung eingesetzt werden.

Voraussetzung dafür ist immer die Verträglichkeit und die Zweckmäßigkeit der abdominalen Abflachung der Module und die Anwendbarkeit der ventralen Verschlußtechnik.

Die alternativ nicht genau begrenzbaren **Indikationen für Flexions-Orthesen** können derzeit am Beispiel des BOB-Systems dargestellt werden:

- Ruhigstellung und Bewegungsbeeinflussung bei rezidivierenden oder chronischen lumbalen Schmerzsyndromen, sowie bei Bewegungsstörungen, bei entzündlichen Erkrankungen und bei Wirbelsäulenverletzungen
- Funktionsunterstützung zur Besserung der Lastaufnahme von Bandscheiben und Wirbelkörpern im lumbalen Bereich (Chondrose, Osteochondrose bzw. Spondylarthrose)
- Prä- und postoperative Anwendung zur allgemeinen Bewegungsminderung und zur Verringerung einer lumbalen Instabilität
- Entlordosierende Aufrichtung und Ruhigstellung bei schmerzhaften Segmentinstabilitäten im lumbo-sakralen Wirbelsäulenbereich, z. B. bei degenerativen Bandscheiben- und Wirbelgelenkschäden mit Einengung des Wirbelkanales (Spinale Stenose).

Versorgungsbeispiele mit teilfixierenden Überbrückungsmiedern und -orthesen 365

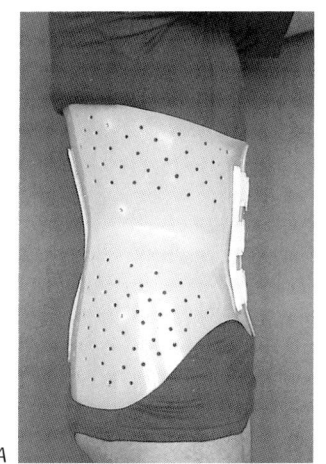
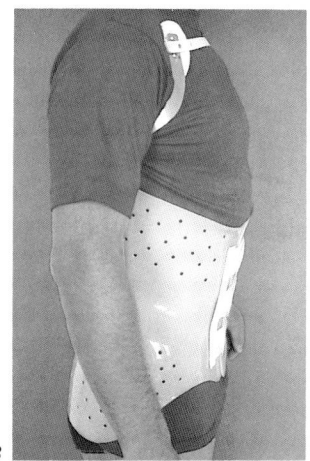

Abb. 3-95 A/B Flexions-Orthese in Modultechnik
A) Flexions-Mieder (BOB-Modul ohne mechanische Zusatzelemente)
B) Flexions-Korsett (BOB-Modul mit mechanischen – thorakalen – Zusatzelementen) (*L. Biedermann*, Archiv)   A   B

Abschnitt II
Spezielle Versorgungsbeispiele bei Rundrücken, Hohlrundrücken, Adoleszentenkyphosen sowie Wirbelbrüchen

Überblick

Runde und hohlrunde Rückenformen gehen als häufigste Haltungsfehler während des Wachstums von mobilen Anfangsstadien in mehr oder weniger fixierte Endstadien der Erwachsenenhaltung über.
Die Wanderung des Körperschwerpunktes nach ventral bei zunehmender Kyphose zwingt durch Ermüdung oder Halteschmerz der überlasteten Rückenstreckmuskulatur zur Rückenverlagerung des Schwerelotes durch vermehrte Lordosierung der Lendenwirbelsäule.

Die *Bewegungseinschränkung der Brustwirbelsäule* bei zunehmenden und steifer werdenden Brustkyphosen wird zunächst nicht empfunden. Durch Stellungsveränderung der Rippenwirbelgelenke tritt aber eine meßbare Einschränkung der Atembeweglichkeit des Thorax ein. Die Zwerchfellatmung wird verstärkt. Das Röntgenbild zeigt knöcherne Wachstumsstörungen unterschiedlichen Ausmaßes, von unauffälligen Wirbelbausteinen einer funktionellen (in den Zwischenwirbelräumen erkennbaren) Kyphose bis zu strukturellen Schräg- und Keilwirbeln. Funktionsröntgenaufnahmen in maximaler Rückneigung lassen die passive Korrigierbarkeit erkennen.

Fixierte Fehlformen der Wirbelsäule in der Sagittalebene bedeuten durch Verringerung oder Vermehrung physiologischer Krümmungen oder durch Verschiebung der Scheitelpunkte dieser Schwingungen eine Veränderung der biomechanischen Beanspruchung, da es sich um bleibende Schwerpunkte handelt.

Die Versorgung mit **reklinierenden Rumpforthesen** ist indikationsbedingt unterschiedlich und erfordert das Eingehen auf einige Einzelheiten der Krankheitsbilder wie:

Adoleszentenkyphose,
Scheuermann'sche Adoleszentenkyphosen,
Kyphosierungen im Bereich der Lendenwirbelsäule,
Wirbelbrüche im Lenden- und Brustwirbelbereich.

Adoleszentenkyphosen

Die fixierten Formabweichungen der Wirbelsäule im Kindes- und Jugendalter sind in der überwiegenden Zahl auf dem Boden charakteristischer Wachstumsstörungen entstanden. 1920 hat *Scheuermann* erstmals diese Krankheitseinheit beschrieben.
Klinisch finden wir krankhafte Kyphosenvermehrungen dorsal, dorsolumbal und lumbal. Sie entwickeln sich um das 10. Lebensjahr herum scheinbar aus einer banalen Haltungsschwäche heraus. Wir finden bei noch freier Beweglichkeit der Wirbelsäule eine schmerzlose Vermehrung der Brustkyphose, die sich zunächst von einer muskulären Haltungsinsuffizienz nicht unterscheidet (funktionelles Vorstadium).
Im präpubertären und pubertären Wachstumsschub bis zum Wachstumsende (etwa 12.–18. Lebensjahr) beobachten wir bei einem Teil dieser Patienten eine merkliche

Kyphosenprogredienz und bei allen Betroffenen eine deutliche Versteifung der großbogigen, in über 80% der Fälle aber schmerzfreien Krümmung (florides Stadium).
Einzige Klage ist meist die rasche Ermüdbarkeit.
Mit Abschluß des Wachstums ist dann das irreversible Endstadium erreicht.

Die pathologische Verkrümmung entsteht aus wachstumsabhängigen Formveränderungen einiger nebeneinanderliegender Wirbel im Brust- und Lendenbereich. Diese Veränderungen sind nicht ganz einheitlich, wir sehen mehr oder weniger ausgeprägte, ventral erniedrigte Keil- oder Schrägwirbel bei unregelmäßiger Zeichnung der Deck- und Grundplatten, Abflachungen und Verlängerung des Tiefendurchmessers, gröbere Unterbrechungen der Deckplatten und Abscherungen der Wirbelvorderkanten.
Diesen Röntgenbefunden liegen Unterbrechungen der Faserstruktur der knorpeligen Abschlußplatten zugrunde. Bandscheibengewebe hat sich überwiegend im vorderen Wirbelabschnitt durch diese Lücken als sog. *Schmorl*sche Knorpelknötchen unter Verschmälerung der Bandscheibe in den Wirbelkörper verlagert. Die Folge ist dann die zur Keilform führende vordere Wachstumshemmung.

Scheuermannsche Adoleszentenkyphose

Über die Ursache der *Scheuermann-Adoleszentenkyphose* besteht noch keine endgültige Klarheit.
Eine rein exogene Verursachung durch Überlastung oder Fehlhaltung scheidet aus. Familienuntersuchungen von *Rathke* (1961) haben familiär gehäuft auftretende Rückenformen mit typischen Wirbelveränderungen als erbliche Disposition einer enchondralen Wachstumsstörung vermuten lassen. Äußere Einwirkungen mögen verschlimmernd wirken.

Aufgrund der Schmerzfreiheit und der anfänglich ungestörten Funktion wird die Erkrankung oft erst in einem fortgeschrittenen Stadium erkannt. Tägliche Ermahnungen der Eltern zu aufrechter Haltung stumpfen allmählich ab, die schleichend zunehmende, zunächst noch aktiv korrigierbare Rundrückenbildung entzieht sich häufig der elterlichen Aufmerksamkeit, wenn sich die heranwachsenden Kinder in ihrer typischen pubertären Schamhaftigkeit kaum mehr entkleidet zeigen (Abb. 3-96, 3-97).

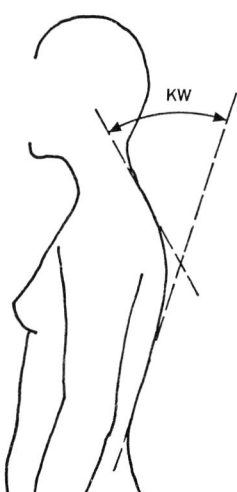

Abb. 3-96 Das Ausmaß einer Kyphose kann durch die Bestimmung des Kyphosenwinkels festgelegt werden (aus *H. U. Debrunner:* Orthopädisches Diagnostikum. Thieme, Stuttgart 1978, S. 70)

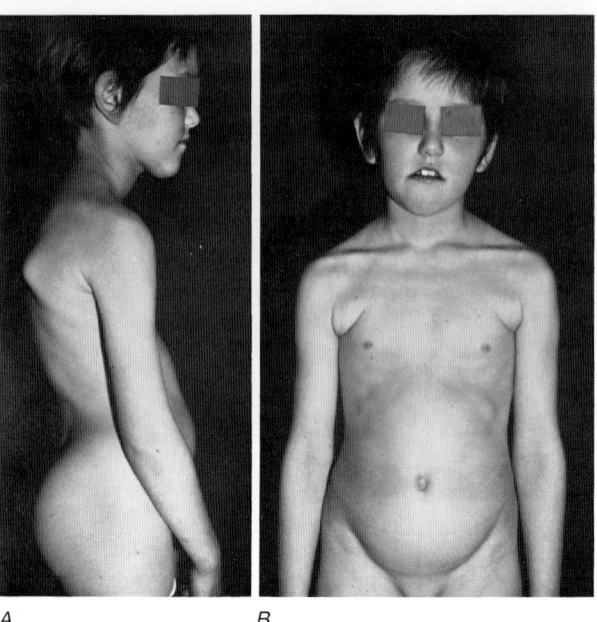

Abb. 3-97 A/B A) Schlaffe Haltung eines 8jährigen Mädchens von der Seite gesehen. Durch Lordosierung der LWS wird der Körperschwerpunkt zurückverlagert. Die Brust-Kyphose ist großbogig vermehrt, die Schultern sind nach vorne gezogen, die Schulterblätter sind seitlich über dem Thorax abgerutscht und stehen ab. *B)* Von vorne werden das gering gekippte Becken und der kugelig vorgestreckte Bauch erkennbar. Der nach vorne gezogene Schultergürtel wird durch die horizontal stehenden Schlüsselbeine deutlich. Der vermehrte vordere Achselwulst deutet eine Verkürzung des M. pectoralis major an *(D. Hohmann,* Archiv)

Die schließlich doch unübersehbare fixierte Verkrümmung ist leider oft genug kaum mehr korrigierbar, wachstumslenkende Maßnahmen kommen zu spät.

Je nach Sitz, Ausmaß und Ausdehnung der strukturellen Wirbelveränderungen finden wir Brust-, Brust-Lenden- und Lendenkyphosen mit ihren typischen Auswirkungen auf die Gesamtstatik sowie die Funktion von Wirbelsäule, Thorax und Schultergürtel (Abb. 3-98).

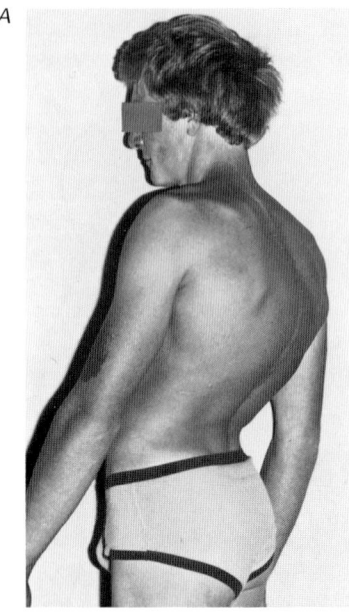
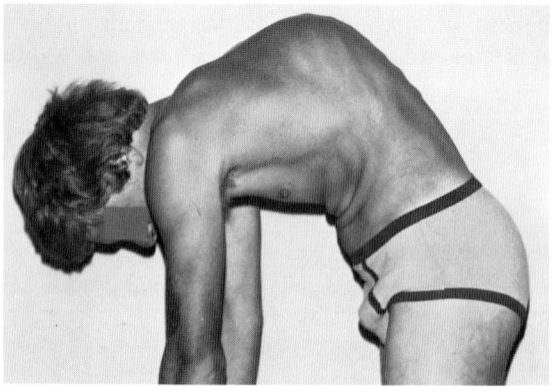

Abb. 3-98 A/B Hochgradige fixierte Scheuermann-Kyphose eines 18jährigen. *A)* Im aufrechten Stand muß die Lendenlordose in eindrucksvoller Weise vermehrt werden. Bei stehender Tätigkeit tritt Kreuzschmerz auf. *B)* Im Patientenbeispiel wird bei Inklination die nahezu rechtwinklige Brustkyphose und die durch die jahrelange Kompensationshaltung teilfixierte Lendenlordose deutlich

Beim *thorakalen Rundrücken* ist der Scheitelpunkt dieser großbogigen pathologischen Kyphose gegenüber dem der physiologischen Brustkrümmung deutlich nach kaudal (Th 8–9) verschoben. Als notwendiger statischer Ausgleich nehmen gleichzeitig die Lendenlordose und auch die Halslordose zu. Es entsteht das Bild des teilfixierten hohlrunden Rückens. Nach Wachstumsabschluß können Überlastungen der kompensatorisch lordosierten Wirbelsäulenabschnitte statisch muskuläre Beschwerden auslösen. Der starre thorakale Abschnitt bleibt meist schmerzfrei.

Nach *Schlegel* (1953) sind vor dem 18. Lebensjahr auftretende Beschwerden prognostisch ungünstiger.

Die selteneren *thorakolumbalen oder lumbalen Scheuermann-Kyphosen* stellen eine statisch-dynamisch recht ungünstige Fehlform dar.

Hier steht zum nötigen statischen Ausgleich kein langer mobiler Wirbelsäulenabschnitt zur Verfügung. Die Haltungskompensation erfolgt unter Abflachung der physiologischen Brustkyphose mit Ausbildung eines typischen Flachrückens. Biomechanisch ist diese Fehlform besonders beschwerdeträchtig, weil hier die elastische Federung der physiologischen Doppel-S-Form fehlt. Damit ist die Pufferung axialer Beschleunigungen verschlechtert. „Die normale Wirbelsäule schwingt, der Flachrücken staucht. Der Flachrücken braucht dauernd Muskelkräfte, um sein Gleichgewicht zu erhalten", schreibt *Fürmaier* (1957).

Wenn also Adoleszentenkyphosen häufig primär ohne Beschwerden einhergehen, so stellen sie doch ein erhebliches Krankheitspotential dar, das im höheren Alter, bei allgemeiner Einengung der Leistungsbreite der Wirbelsäule, zu Buche schlägt.

Die notwendige Behandlung der Adoleszentenkyphose ist fast immer konservativ. Nur in den wenigen Fällen mit starker Progression oder erheblichen Lumbosakralbeschwerden junger Erwachsener ist eine operativ korrigierende Spondylodese indizierbar (*Schöller* 1976, *Morscher* 1973, *Rathke* 1980).

Die Basistherapie muß wie bei muskulären Haltungsschwächen in langjähriger konsequenter und korrekter krankengymnastischer Übungsbehandlung bestehen. Versuche, die kontrakte Brustkyphose durch einfache Reklinationsübungen zu korrigieren, führen unweigerlich zur weiteren Vermehrung der lockeren Lendenlordose. Dieses Ausweichen in die Lordose kann nur durch eine Fixierung der Lendenwirbelsäule in möglicher Kyphose verhindert werden (z. B. Fersensitz). Dies ist Voraussetzung für jede wirksame aktive Aufrichtung der Brustwirbelsäule.

Dieses Prinzip ist auch bei jedem Korrekturversuch mittels reklinierender Mieder und Orthesen zu berücksichtigen (*Aubry* 1921, *Becker* 1958, *G. Hohmann* 1941, *Stracker* 1948).

Die Prognose der Orthesenbehandlung runder und hohlrunder Rückenformen und Scheuermann-Kyphosen muß sich an der Korrigierbarkeit und an der Scheitelpunkthöhe der Krümmung orientieren. Jeder Versuch der Kyphosenaufrichtung nur durch Rückneigung oder Rückstreckung der starrer werdenden Brustwirbelsäule vermehrt letzthin die mobile Lordosierung der Lendenwirbelsäule. Eine wirksame Korrektur der Brustwirbelsäulenkyphose ist aber nur unter ausreichendem Ausgleich der Lordose denkbar. Eine passive Korrektur bei starren Formen mit höher als Th 8 gelegenem Scheitelwirbel ist allerdings wegen der kurzen Hebelarme problematisch. Die Indikationsbreite umfaßt somit Korsette mit und ohne Kopfteil. Die bewußt starke Überkorrektur der Lendenlordose bewirkt teilaktiv eine Aufrichtung der Brustwirbelsäule. Die Verringerung der Brustkyphose wird durch Umschaltung der Atmung unterstützt und läßt eine gute Haltungsverbesserung der lockeren Fehlhaltungen mit bleibendem Erfolg erwarten (Abb. 3-99).

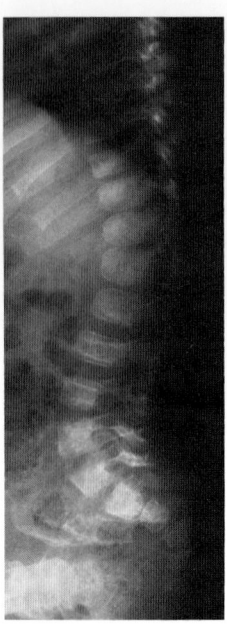

Abb. 3-99 3jähriges Mädchen mit rachitischer Kyphose des thorakolumbalen Übergangs und der oberen LWS (sog. Sitzbuckel). Beachtenswert ist die kompensatorisch vermehrte Lordose der LWS und die Abflachung der physiologischen Brustkyphose (*D. Hohmann,* Archiv)

Kyphosierungen (im Bereich der Lendenwirbelsäule)

Strukturelle Kyphosierungen der Lendenwirbelsäule und des lumbosakralen Überganges finden sich als Folge angeborener Kyphosen, lumbaler Adoleszentenkyphosen und unfallbedingte Kompressionsfrakturen der Lenden- und unteren Brustwirbel. Die Kompensation durch eine muskeldynamisch ungünstige Flachrückenbildung kennzeichnet im Wachstumsalter diesen Haltungstyp. Rasche Ermüdbarkeit und die Neigung zu schmerzhaften Muskelverspannungen zeigt die Fehl- und Überbelastung der Rückenstrecker und ihrer Ansatzpunkte an. In ausgeprägten Fällen reicht die verbliebene Reklinationsfähigkeit der Brustwirbel- und unteren Lendenwirbelsäule nicht mehr zum statischen Ausgleich, so daß bei Hüftüberstreckung eine Kniebeugehaltung eingenommen werden muß. Derartige Kyphosen der Lendenwirbelsäule beeinträchtigen schließlich durch Einengung des Bauchraumes auch die Zwerchfellatmung.

Zur Unterstützung und Ergänzung der aktiven Reklinationsübungen ist hier eine passive und andauernde Reklination mit einer Rumpforthese die dringliche und wirkungsvolle Behandlung. Das Ausmaß der notwendigen maximalen Reklination, im Dreipunktsystem in der Sagittalebene des Körpers, wird durch die Gesamtbeweglichkeit der Wirbelsäule bestimmt. Eine Wachstumslenkung ist bei konsequenter Anwendung denkbar.

Wirbelbrüche (im Lenden- und Brustwirbelsäulenbereich)

Wirbelsäulenfrakturen kommen zu etwa 70% durch Hyperflexion, zu 5% durch axiale Stauchung und zu 25% durch Rotation oder kombinierte Mechanismen zustande. Um eine klare Indikation zur Behandlung von Wirbelsäulenverletzungen zu finden, wird eine *Klassifikation der verschiedenen Verletzungstypen* durchgeführt, die auf *Denis* (1982) und *Mcfee* (1983) zurückgeht.

Die Einteilung der Verletzungen erfolgt in 6 Typen:

1. Keilförmiger Kompressionsbruch
2. Stabiler Berstungsbruch
3. Instabiler Berstungsbruch
4. Chance-Fraktur (Zerreißung)
5. Flexions-Distraktionsverletzung
6. Translationsverletzung

Von diesen Typen werden nur 1 bis 2 als stabil angesehen und können konservativ, d. h. auch orthopädie-technisch versorgt werden. Die übrigen Verletzungen werden in der Regel operativ stabilisiert.

Operativ, mit innerer Fixation in unterschiedlichen Techniken, behandelte Frakturen bedürfen in der Regel einer zusätzlichen Sicherung durch eine reklinierende Dreipunkt-Rumpforthese. Damit kann eine Überforderung des internen Fixationssystems und seines knöchernen Lagers vermieden werden. So ist es möglich, auch die Kombination von Operation und Rumpforthese, eine Frühmobilisation weitgehend schmerz- und gefahrlos zu erreichen.

Hier, in diesem Rahmen, wird nur auf die Typen 1 und 2 eingegangen. Je nach Ausmaß und Richtung der Gewalteinwirkung, der Festigkeit des Wirbels und der Elastizität der Bandscheibe kommt es bei Typ 1 und 2 zur

– Einstauchung der Wirbelkörper-Deckplatte ohne wesentliche statische Auswirkung oder
– Kompression der Vorderwand des Wirbels mit unterschiedlich starker Keilform.

Bei diesen *Kompressionsbrüchen* (mit Ausnahme der Trümmerbrüche) kommt es zum Zerbrechen der Knochenbälkchen, die bei der anschließenden Verformung so fest ineinander gestaucht werden, daß wieder eine hohe Belastungsstabilität erreicht wird (*Plaue* 1973).

Starke Abknickungen der Wirbelsäule sollen auch ohne Lähmungen wegen der zu befürchtenden statisch-mechanischen Spätfolgen eingerichtet werden, wie dies bei anderen Knochenbrüchen ja auch geschieht. Nach *L. Boehler* wurden *Brüche mit Erniedrigung der Vorderkante um mehr als $1/5$ ihrer Höhe* bei Patienten bis zum 45. Lebensjahr durch *maximale Lordosierung im Durchhang aufgerichtet* und ebenso im extrem lordosierenden Gipskorsett bis zur Ausheilung fixiert. Heute werden auch solche Brüche zur Vermeidung einer langen Gipsfixation in der Regel operativ stabilisiert. *Leichtere Verformungen unter* $1/5$ und Brüche älterer Patienten sollten wegen der mit dieser Behandlung verbundenen Belastung *nicht aufgerichtet* werden (s. Abb. 3-100, S. 372).

Bei stabilen Brüchen kann die früher sehr verbreitete Behandlung nach *Magnus* mit 6wöchiger Liegekur verlassen werden. Bei diesen Brüchen bleibt die stabilere Hinterkante erhalten und über dieses Hypomochlion kann in möglichster Lordose die axiale Belastung ohne Gefahr der Deformierung der so entlasteten vorderen Wirbelkörperabschnitte weitergeleitet werden. Die starke Lordosierung bedeutet gleichzeitig eine deutliche Bewegungssperre nach allen Seiten in funktioneller Endstellung der Wirbelgelenke.

In *kräftiger Lordosierung in einer reklinierenden Orthese* gehen anfängliche Schmerzen rasch zurück, so ist nicht nur ambulante Behandlung, sondern sogar auch leichte Arbeit möglich. Stabile Kompressionsbrüche der Lendenwirbel und der Brustwirbel von Th 7–15 können so mit *Dreipunkt-Orthesen* versorgt werden, wobei Belastungs- und Bewegungsschmerzen durch Ausschaltung der Inklination und durch Rotationsbehinderung in lordotischer Endstellung wesentlich gemindert werden.

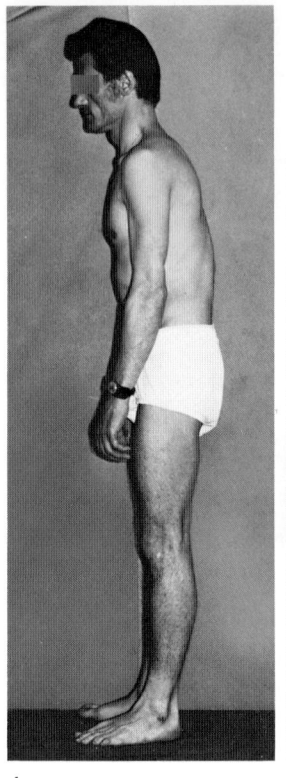
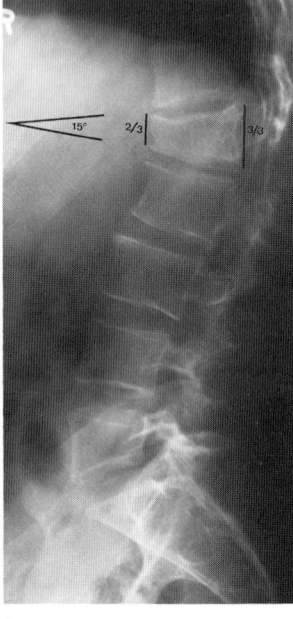

Abb. 3-100 A/B 40jähriger Mann. Ohne Reposition in Keilform verheilter Wirbelbruch LWK I. *A)* Die Kyphose in Wirbelsäulenmitte führt zu einer erheblichen Fehlstatik, die nur durch zusätzliche Arbeit der Rumpfmuskulatur kompensiert werden kann. (Schlechtes Ausheilungsergebnis als Ursache statisch muskulärer Rückenschmerzen.) *B)* Röntgenbefund. Es besteht eine Erniedrigung der Vorderkante von LWK I um etwa ⅓ mit einer ventralen Keilform von etwa 15 Grad. Durch eine Aufrichtungsbehandlung hätte die statisch bedeutsame Fehlform vermieden werden können (*D. Hohmann*, Archiv)

A B

Grundprinzipien zur Aufrichtung der Lendenlordose

K. Becker (1958) schreibt: „... Die Lordose der Lendenwirbelsäule ist vor der Reklination an der Brustwirbelsäule wirklich bis zur Überkorrektur auszugleichen, und sie ist in dieser Stellung durch einen wesentlich stärkeren Druck als bisher vom Abdomen her während der ganzen Dauer der Reklinationsbehandlung auch zu erhalten.

Normalerweise ist es Aufgabe der Baucheingeweide, die Lendenwirbelsäule zu stützen (*Braus* 1929). *Parow* (1864) konnte an Leichenversuchen nachweisen, daß die Entfernung der Bauchorgane eine Vermehrung der Brustkyphose, Sprengung des Brustkorbes dagegen (durch Herausnehmen des Brustbeines) eine Abflachung derselben verursacht.

Damit ist gesagt, daß die Baucheingeweide und Bauchdecken die Wirbelsäule im Brustbereich strecken (*Kaiser* 1953), während umgekehrt ein Hängebauch zu vermehrter Lendenlordose und dadurch sekundär zu vermehrter Brustkyphose Anlaß gibt (Abb. 3-101).

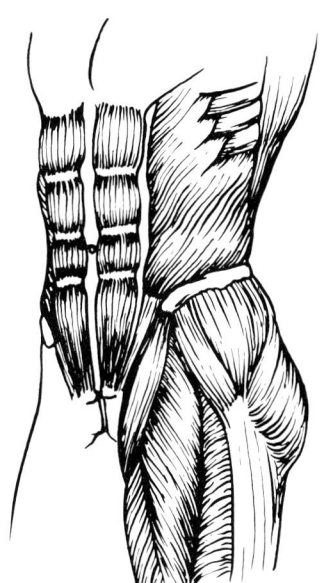

Abb. 3-101 Halbschematische Darstellung der an der Beckenaufrichtung und der Haltungskontrolle beteiligten Hüft- und Bauchmuskeln (aus W. Blount, I. Moe: The Milwaukee Brace, Williams & Wilkins, Baltimore 1973, S. 9)

Das Ziel ist also, durch *Druck von ventral her auf die Lendenwirbelsäule* so einzuwirken, daß sie nicht nur aufgerichtet, sondern sogar in eine leichte Kyphosierung übergeführt wird (Abb. 3-102).

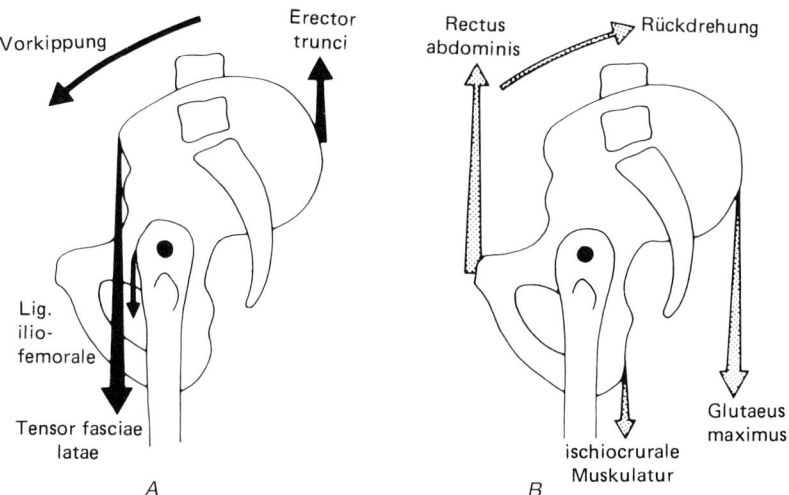

Abb. 3-102 A/B Schema der die Beckenneigung bzw. Aufrichtung verursachenden Kräfte (nach *Schoberth*). A) Vorkippung des Beckens (= Neigung), B) Rückdrehung (= Aufrichtung) (aus *G. Hauberg, H. John:* Die Orthesen für den Rumpf. Thieme, Stuttgart 1973, S. 13)

Auf der ventralen Seite muß ein Korsett unter der Rippengrenze enden und genügend stark eindrücken, so daß die Baucheingeweide nicht nach vorne ausweichen können. Der Kranke wird diesem Druck ausweichen wollen, etwa derart, als wenn er einen Schlag vor das Abdomen erwartet und seinen Bauch maximal einzieht. Dadurch kommt es gleichzeitig zu einem *Aufkippen des Beckens* und somit zur Verbesserung der Ausgangsbasis für die Kyphosierung der Lendenwirbelsäule. Es wird daher die passive Impression vom Abdomen her durch ein aktives Ausweichen noch vermehrt und damit gleichzeitig die Tätigkeit der Bauchmuskulatur in korrigierender Weise gestärkt bzw. ihre Ausschaltung durch die Bauchbandagierung vermieden.

Die *abdominelle Atmung ist nun völlig unterbunden* und muß zur reinen thorakalen Atmung umgeschaltet werden. Diese Umschaltung der Atmung zur reinen Brustatmung ist ein wesentlicher Bestandteil der Kräfte, welche die Brustkyphose aufrichten sollen.

Ist ein sog. aktives Reklinationskorsett exakt nach den vorstehenden Forderungen angelegt, so beobachtet man, daß die eingedrückte und eingezogene Bauchwand die Eingeweide so zurückdrängt und dadurch das Zwerchfell gehoben wird. Als Folge der verhinderten Bauchatmung zeigt sich bei tiefer Inspiration eine deutlich reklinierende Wirkung. Diese Tätigkeit wird noch durch eine intensive thorakale Atemgymnastik gefördert, deren Erfolg man durch eine stetig zunehmende Erhöhung der Vitalkapazität kontrollieren kann..."

Prätechnische Aufrichtung von strukturellen Kyphosen

Die Messung des Kyphosenwinkels erfolgt zwischen den am stärksten gegeneinander geneigten Wirbelkörpern.

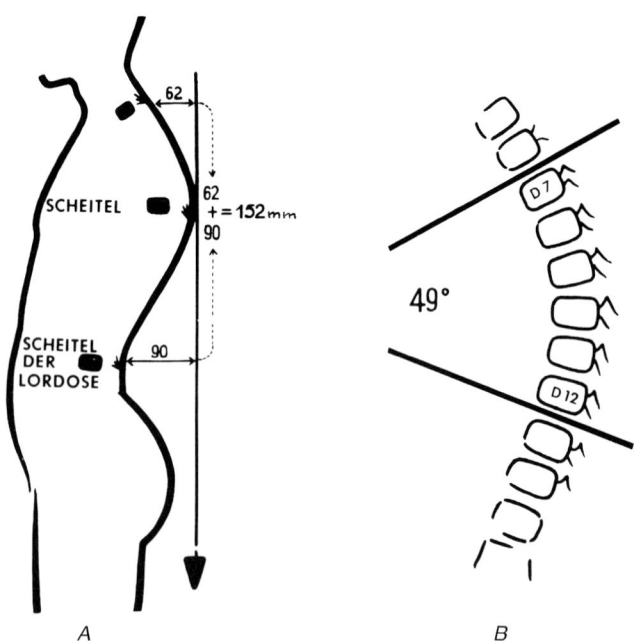

Abb. 3-103 A/B A) Messung des Kyphose-Winkels am Röntgenbild und Messung der Sehnenhöhen (flèche) am Patienten. B) Der Kyphosewinkel wird an den am stärksten gegeneinander geneigten Wirbeln in Form von Deckplatten-Tangenten gemessen (Schema vor der Behandlung) (Abb. 3-103 und 3-104 aus *P. Stagnara* und *R. Fauchet:* Morbus Scheuermann in: Der Orthopäde, Band 2, Heft 3. Springer, Berlin – Heidelberg – New York 1973, S. 168)

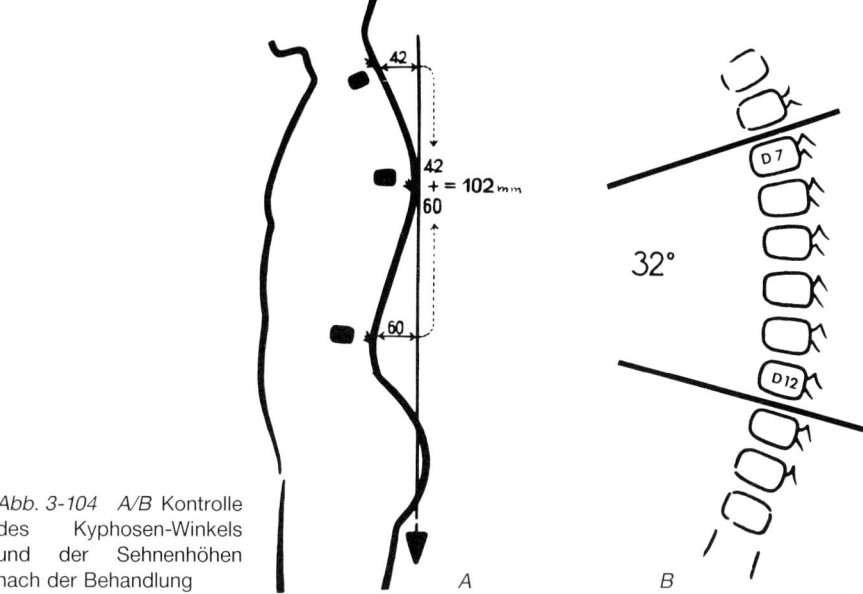

Abb. 3-104 A/B Kontrolle des Kyphosen-Winkels und der Sehnenhöhen nach der Behandlung

Abb. 3-105 bis 3-107 zeigen schematische Darstellungen vorbereitender Gipskorsette nach *Stagnara* u. *Fauchet*.

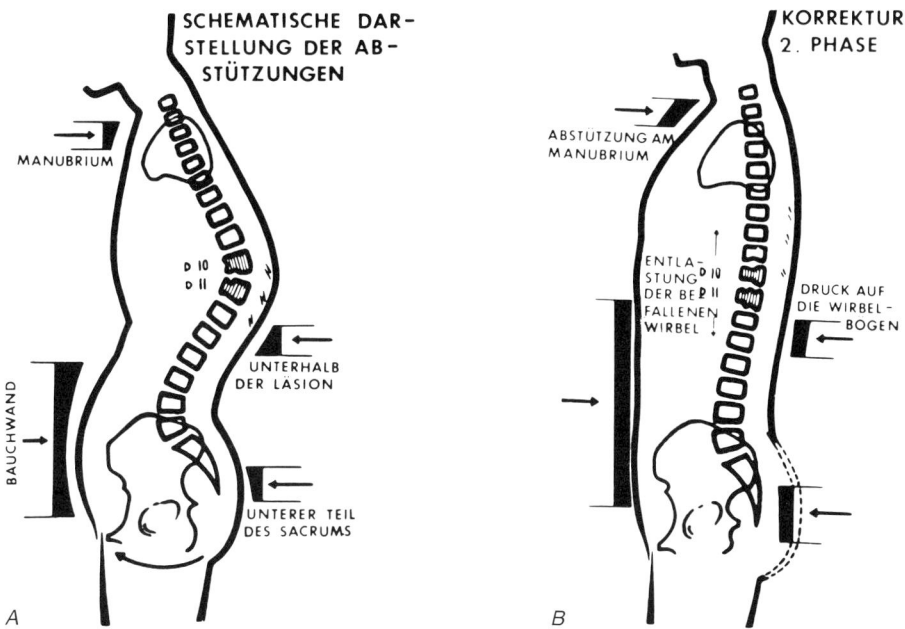

Abb. 3-105 A/B Abstützzonen bei *tiefthorakalen Kyphosen*: Vorbereitende, sog. prätechnische Gipskorsette, Schematische Darstellung ihrer Wirkungsweise in der Kyphosen-Behandlung. Die zur Korrektur erforderlichen Abstützzonen sind in ihrer Beziehung zu anatomischen Körpermerkmalen dargestellt (aus *P. Stagnara* und *R. Fauchet*: Morbus Scheuermann in: Der Orthopäde, Band 2, Heft 3. Springer, Berlin – Heidelberg – New York 1973, S. 168)

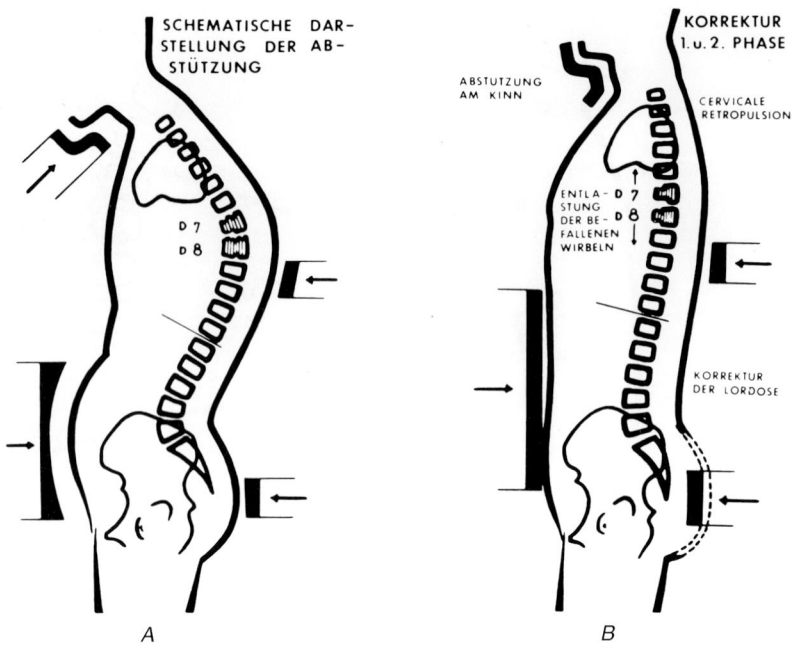

Abb. 3-106 A/B Abstützzonen bei *Kyphosen der mittleren BWS* (aus: *P. Stagnara* und *R. Fauchet:* Morbus Scheuermann in: Der Orthopäde, Band 2, Heft 3. Springer, Berlin – Heidelberg – New York 1973, S. 168)

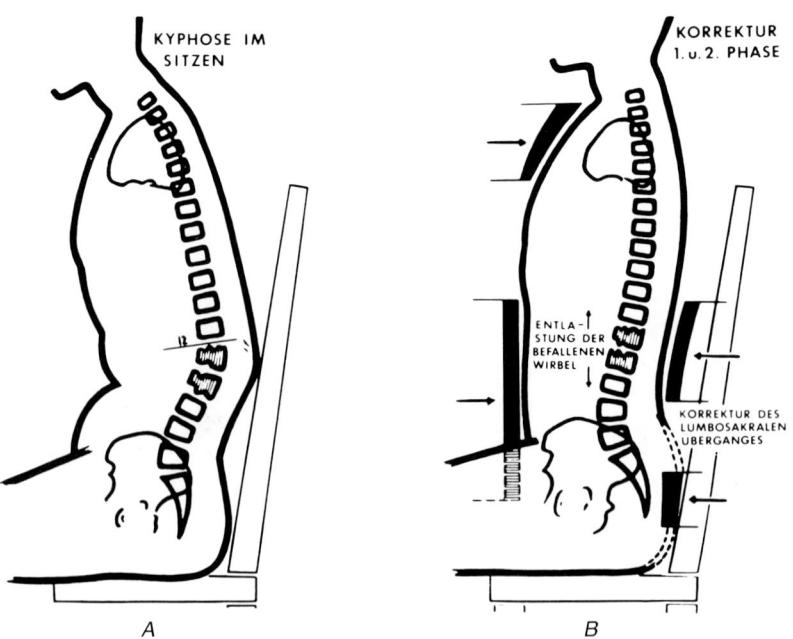

Abb. 3-107 A/B Abstützzonen bei *lumbalem Scheuermann* (aus: *P. Stagnara* und *R. Fauchet:* Morbus Scheuermann, in: Der Orthopäde, Band 2, Heft 3. Springer, Berlin – Heidelberg – New York 1973, S. 168)

Grundprinzipien korrigierender (reklinierender) Rumpforthesen

Teilaktive Aufrichtung *bei nicht fixierter* oder *fixierter Adoleszentenkyphose:*

Dorsalseitig bilden Druck- bzw. Belastungszonen im Kreuzbein-Steißbein-Bereich und unterhalb des Scheitelpunktes der thorakalen Kyphose die Fixpunkte zur gegenüberliegenden abdominalen Bauchpressung (Dreipunktsystem in der Sagittalebene). Die *Lendenlordose wird beeinflußt,* die bei Kyphosenkorrektur mögliche kompensatorische *Hyperlordisierung vermieden* (Abb. 3-108).
Bei fixierten juvenilen Kyphosen kann noch eine zusätzliche Anlagezone im Brustbeinbereich (Mahnpelotte) der teilaktiven Reklination dienen.

Ventrale Wirbelkörperentlastung *bei Kompressionsfrakturen im thorakolumbalen und lumbalen Bereich sowie bei strukturellen Lendenkyphosen:*

In mittlerer Druckrichtung wird dorsalseitig über eine Lumbalpelotte die Beckenkippung bzw. Lendenlordose verstärkt.
Ventrale Druck- und Belastungszonen im Schambein-Symphysen-Bereich und am Brustbein ergeben die Gegendruckrichtungen der Dreipunktkorrektur in der Sagittalebene. Die *endgradige Fixation* der reklinierenden Lendenwirbelsäule wird somit ohne kompensatorische Verstärkung der Brustkyphose erreicht (Abb. 3-109).

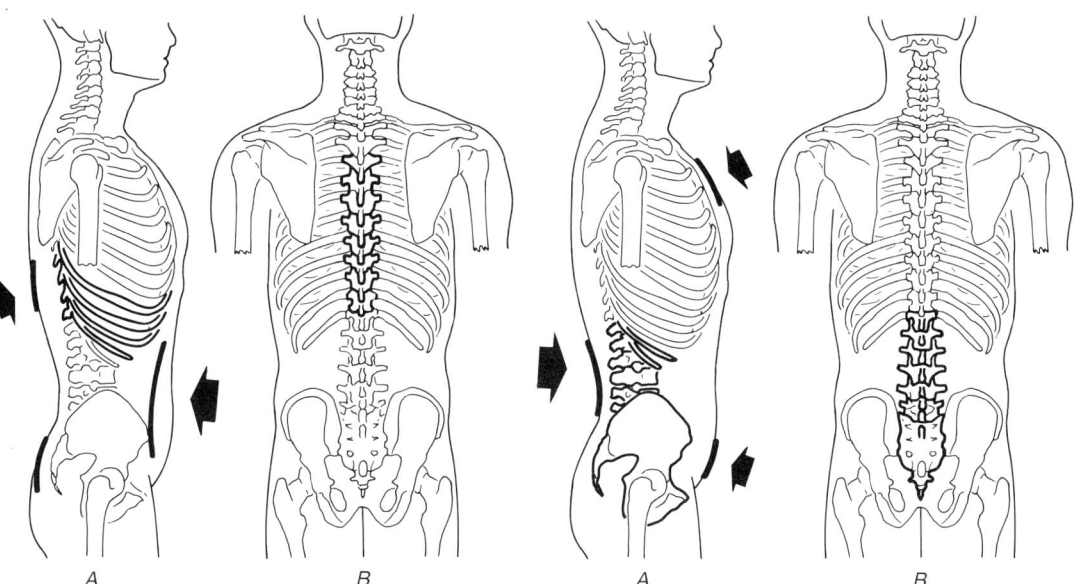

Abb. 3-108 A/B Dreipunkt-Korrekturprinzip bei Rundrücken, Hohlrundrücken, juvenilen Kyphosen (aus *R. Uhlig:* Vorlesungsskripte)

Abb. 3-109 A/B Dreipunkt-Korrekturprinzip bei Kompressionsfrakturen und anderen strukturellen Lendenkyphosen (aus *R. Uhlig:* Vorlesungsskripte)

Ventrale Wirbelkörperentlastung *bei Kompressionsfrakturen im mittleren thorakalen Bereich:*

Die ventralen Fixpunkte zur Reklination der Brustwirbelsäule werden durch Druck- bzw. Belastungszonen im Symphysenbereich und am Brustbein gebildet. Dorsalseitig ist eine thorakale Rückenpelotte unterhalb des Kyphosenkrümmungsscheitels angebracht. Sie ergibt die mittlere Druckrichtung zur Fixation der reklinierten Wirbelsäule in der Sagittalebene und begünstigt die *kompensatorisch notwendige Lendenlordose* (Abb. 3-110).

Schmerzlindernde Wirbelkörperstabilisierung *bei Kompressionsfrakturen im oberen thorakalen Bereich:*

Mittels eines stabilisierenden Dreipunktsystemes in der Sagittalebene können Bewegungen im Bereich der oberen Brustwirbelsäule begrenzt werden. Der dorsalen Belastungszone dient eine Rückenpelotte oberhalb des Kyphosenkrümmungsscheitels. Die ventralen Druckflächen sind am Brustbein sowie im abdominalen Bereich angeordnet. Schultergurte tragen zur Bewegungsbegrenzung bei. Die *Lendenwirbelsäule darf in ihrer Lordose nicht verstärkt* werden, denn sonst würde sich zwangsläufig die Kyphosierung der Brustwirbelsäule im Frakturbereich auch verstärken (Abb. 3-111).

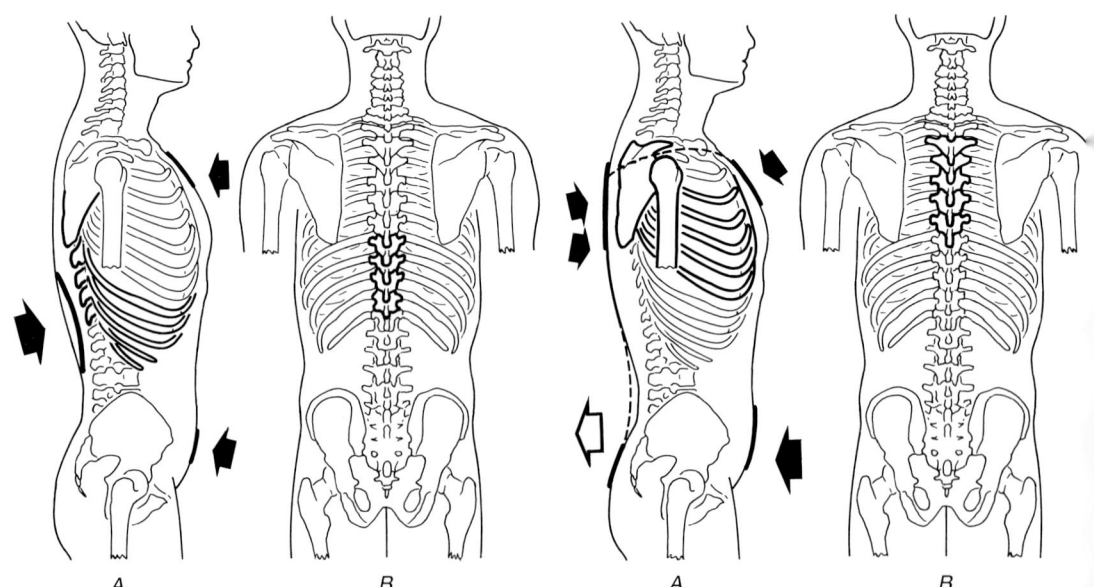

Abb. 3-110 A/B (Korrektur-) und Entlastungsprinzipien bei thorakalen Kompressionsfrakturen (aus *R. Uhlig:* Vorlesungsskripte)

Abb. 3-111 A/B Sagittale Stabilisierung der oberen BWS (aus *R. Uhlig:* Vorlesungsskripte)

Abschnitt II a
Versorgungsbeispiele mit teilaktiv reklinierenden Orthesen

- Reklinationsorthese mit einstellbarer Becken-Rumpf-Aufrichtung (S. 379)
- Reklinationsorthese mit abdominaler Kompressionsfläche (S. 382)
- Distraktions- und Reklinationsorthese (S. 385)

Reklinationsorthese mit einstellbarer Becken-Rumpf-Aufrichtung (TLSO-Typ)
(nach *Hepp* und *Kurda*)

● Das *haltungsbeeinflussende Korsett im Drei- bzw. Vierpunktsystem* dient zur *teilaktiven Aufrichtung der Wirbelsäule in der Sagittalebene des Körpers.*

Eine Rahmenkonstruktion mit gegeneinander beweglichem Beckenkorb und Rumpfteil korrigiert die Gesamtschwingung der Wirbelsäule.

Den dorsalen Druckzonen bzw. Korrekturkräften im Scheitelpunktbereich der Brustwirbelsäule sowie im Gesäßbereich wirken ventral die Belastungszonen mit Pelotten im Brustkorbbereich und einem Stoffleibteil entgegen.

Die primäre Reklination in der Sagittalebene wird durch eine Bewegungseinschränkung der Wirbelsäulenrotation und eine Begrenzung des Bewegungsausschlages in der Frontalebene unterstützt.

Durch Vermeidung einer besonders markanten abdominalen Kompression wird die normale Atmung nicht beeinträchtigt. Eine weitere wesentliche *Eigenart des Reklinations-Korsetts nach Hepp und Kurda besteht im individuell über einen Streckanschlag einstellbaren Neigungswinkel zwischen Becken und Wirbelsäule.* Dies führt zur Beckenaufkippung und zur Aufrichtung der thorakalen Kyphose.

Die Indikationsbreite beschränkt sich derzeit auf:
- Unterstützung der Übungsbehandlung von Jugendlichen mit nur leicht kontraktem Hohlrundrücken verschiedener Genese.
- Unterstützung der Beckenaufrichtung zur thorakalen Reklination mobiler Kyphosen im mittleren Bereich der Brustwirbelsäule.
- Progredienzbremsung bei schwerem schmerzhaftem Haltungsverfall.

■ *Ein Beckenteil mit Beckenkammprofilierung ist Basis dieser* **Reklinationsorthese.**
Für dieses in Rahmenkonstruktion hergestellte Beckenteil bildet ein Stoffmieder die *körperumschließende Fixation am Becken.* Damit wird eine *begrenzte Weichteilkompression* erreicht, der *Leib unterstützt* und eine *bessere Schwerpunktlage* erzielt. Durch Mobilisierung körpereigener Kräfte soll somit die Hyperlordosierung verhindert und die physiologische Schwingung der Lendenlordose *gehalten* werden. Eine Kyphosierung der Lendenwirbelsäule i. S. der Überkorrektur ist nicht erreichbar.

Die *Hüftbügel der Rahmenkonstruktion* werden ventralseitig durch ein Scharniergelenk, einige Zentimeter oberhalb der Symphyse, aufklappbar miteinander verbunden. Auf der Dorsalseite sind die Hüftbügel vertikal am Gesäß mit breiten Druckplatten neben dem Kreuzbein gearbeitet, und mit einem horizontalen hinteren Einsteckverschluß vermeidet man den zu labilen Beckensitz.

Am Rumpf sind im Verlauf der mittleren Axillarlinien (im Schnitt der Frontalebene) an den Hüftbügeln Gelenkteile parallel aufgesetzt. Für die Beuge- bzw. Streckbewegungen von Rumpf und Becken sollte der monozentrische Drehpunkt etwa in Höhe des Scheitelpunktes der Lendenlordose angeordnet sein. Am Gelenk selbst befindet sich ein hinterer Anschlag der über Einstellschrauben zur Justierung des Reklinationswinkels führt.

Oft kann optisch wahrnehmbar durch die Veränderung dieses Gelenkanschlages eine Umschaltphase der Becken-Rumpf-Haltung erzielt werden.

Die *vertikale Schienenführung oberhalb des Drehgelenkes* ist als Reklinationsrahmen gearbeitet. Eine breite horizontale Druckfläche unterhalb des Krümmungsscheitels der Brustkyphose ergibt den korrigierenden Druck.

Der unterschiedlichen Indikation kann sowohl eine starke Gummizuggurtung als auch ein fester Pelottenhalbring entsprechen.

Die Streckung bzw. Aufrichtung des Oberkörpers aufgrund gleichzeitiger Verringerung der Brustkyphose und der Lendenlordose wird auf der ventralen Korsettseite durch mahnende Reklinationspelotten unterhalb der Schlüsselbeine unterstützt (Abb. 3-112, 3-113).

Die Orthese ist mittels eines flächigen Beckenkorbes in Schalenbauweise wesentlich modifizierbar. Kommen die Grundsätze einer starken abdominalen Kompression zur Unterstützung der Kyphosierung der Lendenwirbelsäule zur Anwendung, kann die Indikationsbreite erweitert werden.

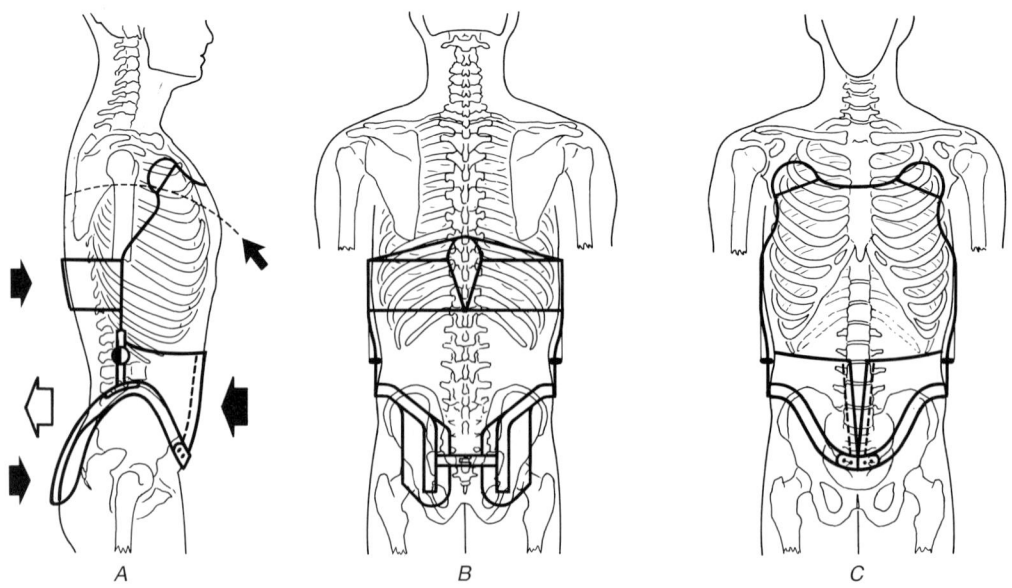

Abb. 3-112 A–C Einstellbares Reklinationskorsett nach *Hepp-Kurda* in halbschematischer Darstellung. A) Die Beziehungen der Orthese zum knöchernen Skelett, die Drehpunktlage und die biomechanische Wirkungsweise werden in der Sagittalansicht deutlich. B, C) Die skizzierten Dorsal- und Ventralansichten lassen Belastungs- und Entlastungszonen des einstellbaren Reklinationskorsettes, sowie die Schienenführung und die Gesäßpelotten gut erkennen (aus *R. Uhlig:* Vorlesungsskripte)

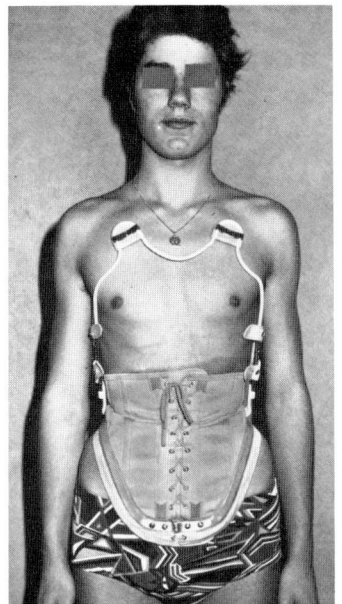

A

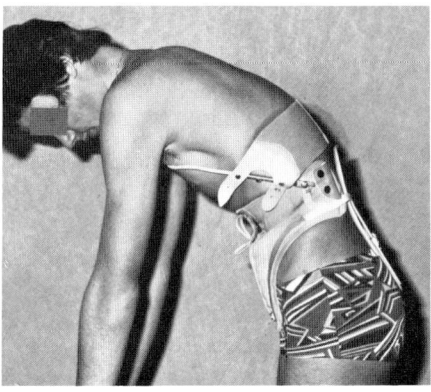

B

Abb. 3-113 A/B Reklinationskorsett nach *Hepp-Kurda* am Patienten. *A)* Die Fassung des Beckens, die Kompression des Abdomens und die Lage der Reklinationspelotten ist erkennbar. *B)* In seitlicher Ansicht am Patienten wird die geringe Behinderung der Rumpfbeugung deutlich, ebenso das System des individuell einstellbaren (damit nachstellbaren) Anschlages (*R. Uhlig*, Archiv)

Reklinationsorthese mit abdominaler Kompressionsfläche (TLSO-Typ)
(nach *K. Becker, H. Habermann* und *Gschwend*)

● Das *haltungskorrigierende Reklinationskorsett* im System nach *K. Becker* (1958) verkörpert die *klassische Dreipunktkorrektur.*

Die Aufrichtung der Wirbelsäule in der Sagittalebene wird sowohl statisch-passiv durch das Korsett als auch muskel- und atmungsaktiv durch körpereigene Kräfte gefördert.
Schubje (1948) formuliert in seiner Grundlagenarbeit mit dem Titel „Über die Prinzipien der Mechanischen Gliederheilkunde" wie folgt: „... Das Gesetzmäßige ist das Vorhandensein einer am Scheitelpunkt des Haltungsfehlers liegenden Kraft, die zum Einnehmen der richtigen Haltung erinnern, mahnen oder gar zwingen soll. Statt einer Druckkraft kann man nun aber auch eine Zugkraft verwenden. Hierzu nutzt man die Anziehungskraft der Erde, die Schwerkraft, aus ..."

Nach den Grundsätzen des hier beschriebenen teilaktiven Behandlungskorsetts wird versucht, die Lordose der Lendenwirbelsäule bis zur Überkorrektur auszugleichen. Dies geschieht durch eine Zweckhaltung in leichter Rumpfbeuge, die schon im Körpergipsmodell berücksichtigt ist und eine leichte Kyphosierung der Lendenwirbelsäule beinhaltet. Auf diese bewußte Störung der Körperstatik reagiert der Patient durch Aufrichtung des Körpers über ein Hypomochlion, welches durch die obere dorsale Korsettfläche gebildet wird.

Die Kyphosierung der Lendenwirbelsäule ist also primär wichtig und muß vor der eigentlichen Reklination im oberen Bereich der Brustwirbelsäule erfolgen.
G. Hohmann (1941) u. *Stracker* (1948) haben ebenso wie *Schubje* (1948) schon frühzeitig auf den wünschenswerten Ausgleich der Lendenlordose hingewiesen (s. S. 373). *Morscher* (1977) faßte zusammen: „... Durch Einengung des Bauchraumes wird die Lendenwirbelsäule kyphosiert und durch Hochdrängen des Zwerchfells die abdominale Atmung unterbunden. Die thorakale Atmung fördert die Aufrichtung der Brustkyphose. Durch Einziehen des Abdomen wird auch das Becken aufgerichtet und die Kyphosierung der Lendenwirbelsäule unterstützt ..."

Die *sehr markante abdominale Kompression mit dem Reklinationskorsett nach K. Becker u. H. Habermann (als Vierpunktkorsett mit Brustbeinpelotte modifiziert von Gschwend 1967)* erfolgt über eine ventrale Druckfläche. Die Bauchatmung wird somit zugunsten der Brustatmung begrenzt.

Gegensätzliche Korrekturkräfte setzen dorsal unterhalb des Scheitelpunktes der Brustkyphose und im Kreuzbein-Steißbein-Bereich an.

Die Indikationsbreite umfaßt derzeit:
- Nicht fixierte juvenile Kyphosen mit Scheitelpunkt bis Th 9 / Th 10.
- Teilfixierte juvenile Kyphosen mit Scheitelpunkt Th 6–Th 10 (Korsett im Vierpunktsystem).

■ Entsprechend seiner Indikation hat dieses **teilaktive Dreipunkt-Reklinationskorsett** eine sehr klare, wenig modifizierbare konstruktive Basis (Abb. 3-114 bis 3-116).
Primär wichtig für dieses Korsett ist, ebenso wie für das Milwaukee-Korsett, die individuell gestaltete abdominale Kompressionsfläche.

Das flächige Zurückdrängen der Weichteile im Bauchraum gegen die Lendenwirbelsäule muß zur *kyphosierenden Aufrichtung des Körpers aus der Lendenlordose* führen.

Die Beeinträchtigung der abdominalen Atmung zugunsten der thorakalen Atmung muß aber für den Patienten verträglich sein.

Die Arbeitshaltung, insbesondere auch unter Berücksichtigung von Schulbänken und Schreibtischen, darf nur wenig beeinträchtigt sein. Mediolaterale Schenkelausschnitte am Beckenteil der Rumpforthese sollen mindestens eine rechtwinklige Sitzposition mit Möglichkeit zur Ein- und Auswärtsdrehung der Beine ergeben.

Rippenbewegungen beim Atmungsorgan dürfen nicht durch zu hohe Korsettflächen behindert werden, auch nicht bei leichter Rumpfbeugung.

Die Annahme dieses Behandlungssystemes durch die vorwiegend jugendlichen Patienten sollte letzthin auch durch eine gute kosmetische Gestaltung des Korsetts unterstützt sein.

Die abdominale Kompression erreicht man technisch im Dreipunktsystem am Körper.

Für eine ventrale Schale als Druckfläche in mittlerer Korrekturrichtung bilden dorsale Druckkräfte am oberen und am unteren Teil einer Rückenschale oder Rahmenkonstruktion die Anstützpunkte.

Die obere dorsale Druckfläche an den Wirbelkörpern darf die kyphotische Krümmung der Brustwirbelsäule nicht umgreifen und dadurch fixieren. Das Ziel ist die Aufrichtung der Wirbelsäule über das künstliche Hypomochlion zur Wiederherstellung physiologischer Krümmungen. Der Scheitelpunkt für das Hypomochlion liegt somit etwas unter dem Scheitelpunkt der Brustkyphose.

Die untere dorsale Druckfläche setzt besonders im mittleren Kreuzbeinbereich und am Steißbein an. Die Verringerung der Lendenlordose und die Aufkippung des Beckens muß erreicht werden.

Die Rückenfläche zwischen den beiden dorsalen Druckzonen muß eine Korrekturhaltung der aufgerichteten lumbalen und thorakolumbalen Wirbelkörper sowohl im Stehen als auch im Sitzen zulassen.

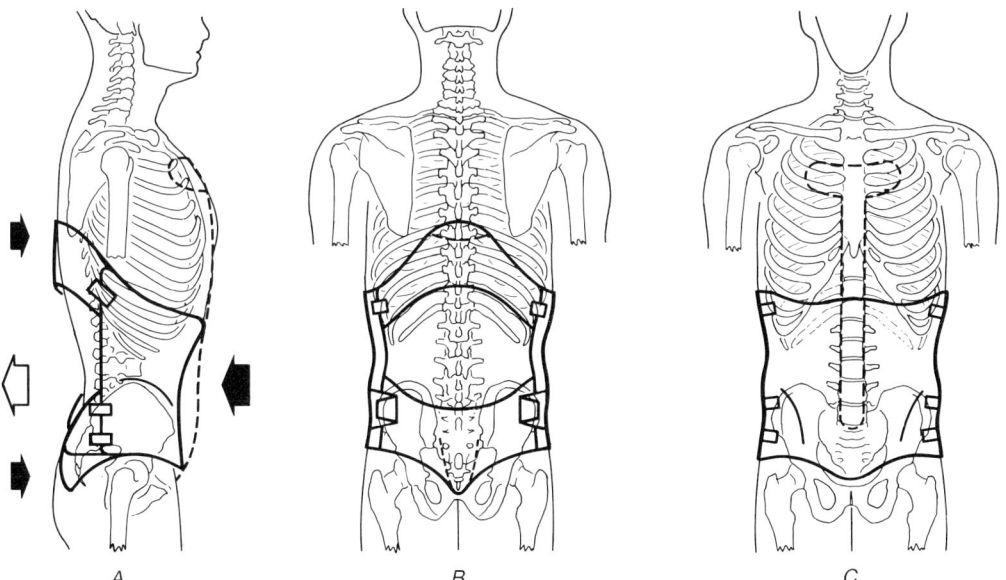

Abb. 3-114 A–C Reklinationskorsett nach *Becker-Habermann-Gschwend.* A) Halbschematische Darstellung der Beziehung der Orthese zum Skelett, in Abhängigkeit von der Lokalisation der Formabweichung. Andeutung der biomechanischen Wirkung. B, C) In den skizzierten Dorsal- und Ventralansichten sind Belastungs- und Entlastungszonen des Dreipunkt-Korrekturprinzips anhand der Rücken- (Rahmen)schale und der abdominalen Flächenschale dargestellt (aus R. Uhlig: Vorlesungsskripte)

Im *Schalensystem* bei den nicht sehr mobilen Adoleszentenkyphosen ist die Rückenschale hohl und überbrückend zu formen.

Im *Rahmensystem* bei mobileren juvenilen Kyphosen dürfen die inneren Kantenflächen der horizontalen Rücken- und Beckenspangen ebenfalls nicht der Körperform anliegen. Bei den teilfixierten mittelhohen Thorakalkyphosen empfiehlt sich zur mahnenden Unterstützung die Anbringung eines federnden Frontalstabes in vertikaler Richtung mit einer Brustbeinpelotte, in unterschiedlicher Schienenführung bei weiblichen und männlichen Patienten.

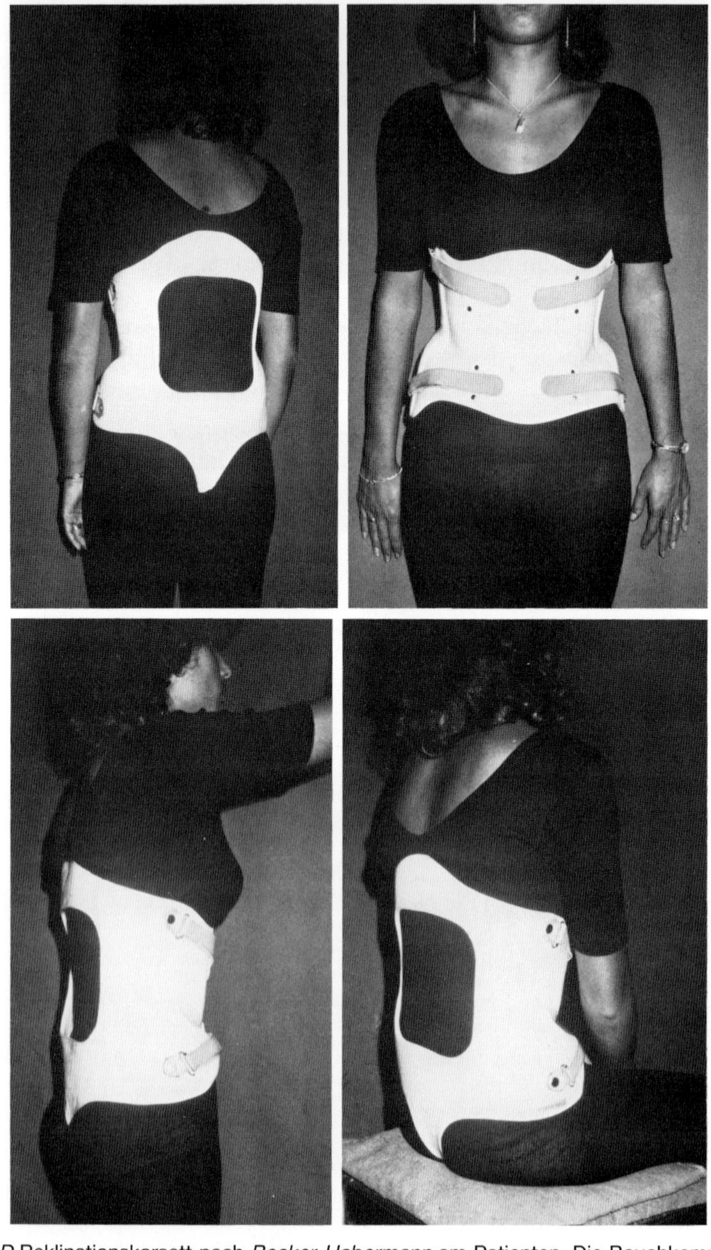

Abb. 3-115 A–D Reklinationskorsett nach *Becker-Habermann* am Patienten. Die Bauchkompression und der dabei erforderliche freie Bewegungsraum für die LWS nach dorsal ist gut erkennbar. Die Aufrichtung des Beckens erfolgt über den weit nach kaudal reichenden Hebelarm (*R. Uhlig*, Archiv)

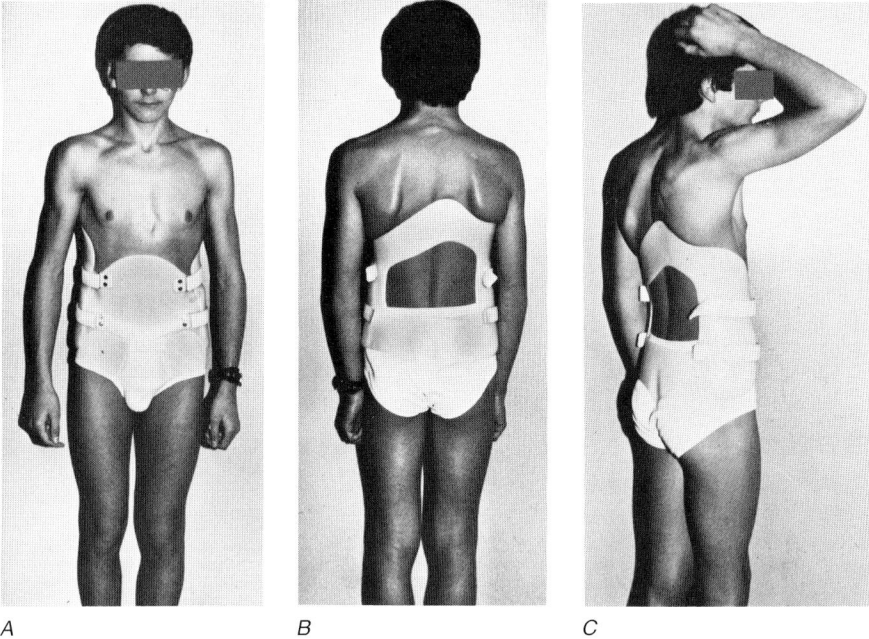

A B C

Abb. 3-116 A–C Reklinationskorsett nach *Becker-Habermann* in asymmetrischer Ausführung bei gleichzeitiger seitlicher Abweichung (Adoleszenten-Skoliose) (*K. Dambeck*, Original)

Distraktions- und Reklinationsorthese (CTLSO-Typ) (nach *Moe* und *Blount*)

● *Für die aktive Kyphosenkorrektur im oberen thorakalen Bereich wird nach Moe das wachstumslenkende Behandlungssystem mit einem Milwaukee-Korsett angegeben.*

Der Korrektureinfluß auf die Brustkyphose geschieht dabei unter Ausschaltung der kompensatorischen Verstärkung der Lendenlordose (Hyperlordosierung).
Nach den u. a. von *K. Becker* (1958) und *Blount* (1969) angegebenen Grundprinzipien *abdominaler Kompression* wird die thorakale Atmung aktiviert. Gleichzeitig führt die *alternierende Distraktion* zwischen Becken- und Kopfbereich zu teilaktiv induzierten Muskelkontraktionen im korrigierenden Sinne.

Die Indikationsbreite umfaßt derzeit:
– Hochsitzende Thorakalkyphosen (Morbus Scheuermann) sowie
– schwere Formen eines hohlrunden Rückens.

■ *Die Konstruktionsmerkmale sind im Abschnitt über die Skoliosenbehandlung* (s. S. 431) ausführlich dargestellt.
Die Modifizierung besteht in der *Beschränkung der Wirkungsweise* auf die *Sagittalebene* des Körpers.
Im Dreipunktprinzip (Beckenkorb – Kyphosenscheitel – Brustbein) und im Distraktionsprinzip (Beckenkorb – Kopfteil) wird die angestrebte Korrekturhaltung unterstützt. (Abb. 3-117, S. 386)

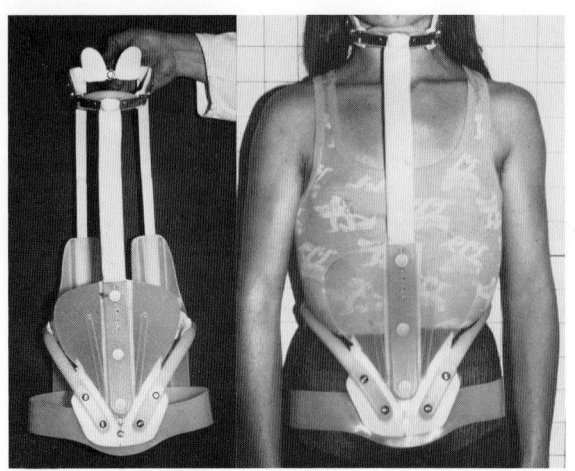

Abb. 3-117 A–C Milwaukee-Korsett nach *Blount* in symmetrischer Bauweise mit großen Rückenpelotten zur Behandlung der Adoleszenten-Kyphose nach *Moe*.

A) In der Ansicht des Korsett-Moduls von vorn ist der Paßsitz des Beckenteils sowie der Pelotte zur Abdominal-Kompression erkennbar

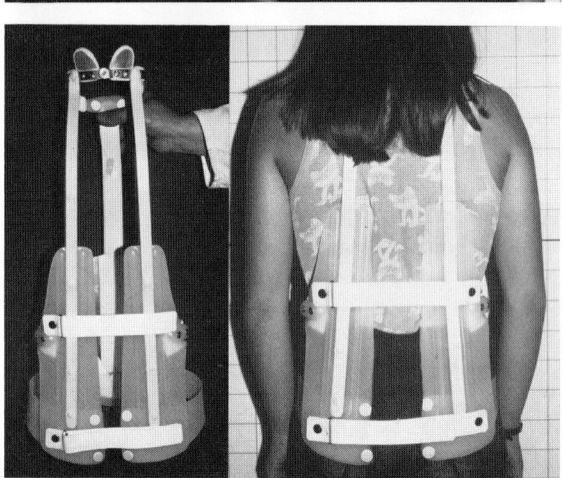

B) Kyphosen-Korsett- bzw. Patientenansicht von hinten zeigen die zur Beckenaufrichtung bis weit nach kaudal über das Gesäß reichende Beckenfassung. Freiraum muß im Lendenbereich zur Lordoseaufrichtung bestehen

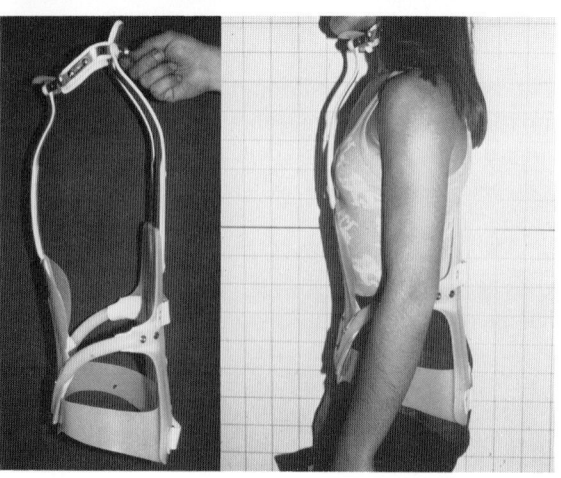

C) Die Okzipital-Pelotten des Kyphosen-Korsetts liegen etwas tiefer als bei der Skoliosenbehandlung, um ein Vorschieben des Kopfes zu vermeiden. Bauchkompression, freier thorakaler Atemraum und Kopfhaltung sind in dieser Seitansicht gut erkennbar (*L. Biedermann*, Archiv)

Abschnitt IIb
Versorgungsbeispiele mit reklinierenden Dreipunktmiedern zur Akutversorgung

Reklinationsmieder in Stabkonstruktion mit Taillenring (TLSO-Typ)
(nach *Vogt* und *Bähler*)
alternativ:
Reklinationsmieder in Rahmenkonstruktion mit seitlichen Rumpfspangen (TLSO-Typ)
(nach *Hoadley, Jewett* u. a.)

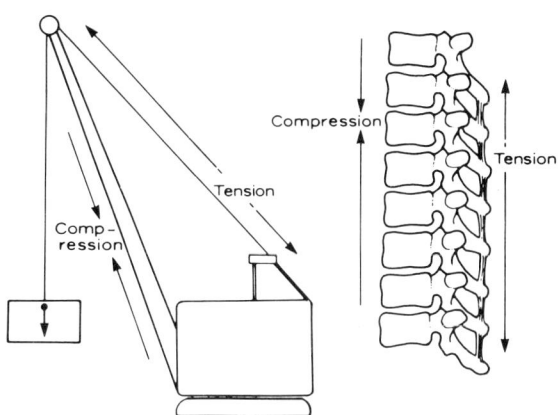

Abb. 3-118 Schematische Darstellung der an der Brustwirbelsäule bei aufrechter Haltung wirkenden Kräfte. Zugspannungen werden durch Bänder und Muskeln, Druckspannungen durch Wirbelkörper und Bandscheiben aufgefangen. Ein Vergleich ergibt sich mit dem Prinzip eines Baukrans (aus Traumatic Kyphosis. In: Clinical orthopaedics 128 (1977/79)

● *Stabile traumatische Kompressionsbrüche erfordern zur Schmerzausschaltung ventralseitig die Entlastung der Wirbelvorderkanten* (Abb. 3-118).

Dies bedeutet u. a. die therapeutische Notwendigkeit zur kräftigen Lordosierung der betroffenen Wirbelsäulenbereiche, die Ausschaltung von *inklinierenden* sowie auch von *rotierenden* Bewegungen (s. a. S. 370).
Im Einzelfall erfordern Krankheitsverläufe einer Osteoporose und auch lumbale Adoleszentenkyphosen (mit kompensatorischem Flachrücken) ähnliche Therapie.

In der Sagittal-(Median-)Ebene wird deshalb im *Dreipunktsystem* die Wirbelsäule in den entsprechenden Zweckstellungen fixiert und es werden die Bewegungen in den Frontal- und Horizontalebenen begrenzt. Frontalen Druckflächen im Brustbeinbereich und im abdominalen Symphysenbereich wirkt als Mittelkraft eine dorsale Druckfläche entweder im lumbosakralen oder im thorakolumbalen Bereich entgegen.
Im Ergebnis ist die Wirbelsäule in maximaler Lordosestellung des lumbalen bzw. thorakolumbalen Bereiches sowie in stark aufgerichteter reklinierter Stellung der oberen Brustwirbelsäule fixiert. Damit sind gleichzeitig, durch die funktionelle Endstellung der Wirbelgelenke, auch die Bewegungen in anderen Ebenen gesperrt.

Bei *ambulanter Akutversorgung* werden Belastungs- und Bewegungsschmerzen oft mit *Reklinationsmiedern* behandelt. Der notwendigen Differenzierung und individuellen Justierung entsprechen weitgehend die bekannten *Dreipunkt-Stabkonstruktionen* mit Taillenring, zusätzlichen, seitlich fixierten Anlageflächen sowie die *Dreipunkt-Rahmenkonstruktionen.*

Die Indikationsbreite umfaßt derzeit:
– Lumbale und thorakolumbale Kompressionsbrüche unterhalb Th 11/12.
– Lumbale Adoleszentenkyphosen (mit kompensatorischem Flachrücken).
– Kompressionsbrüche im thorakalen Bereich Th 8 bis Th 10.
 und nur bedingt auch
– Kompressionsbrüche im oberen thorakalen Bereich Th 3 bis Th 7.

Eine *spezielle Modifikation* ist noch zu erwähnen: *Eine hochreichende Rückenpelotte dient der ruhigstellenden Stabilisierung der Wirbelkörper bei Kompressionsbrüchen im oberen thorakalen Bereich (Th 3–Th 7).*
Die Pelotte muß die Lendenwirbelsäule überbrücken, damit die Lordose gegensätzlich zu den anderen Kompressionsbrüchen nicht verstärkt wird. Eine Hyperlordisierung würde die Kyphose der Brustwirbelsäule im Frakturbereich fehlwirksam vergrößern.
Mit der Rückenpelotte und einer besonders breitflächigen Brustbeinpelotte wird in dem vorerwähnten Falle noch ein Geradehalter verbunden. Eine körperformgerechte Gestaltung soll dabei die physiologischen Schwingungen der Wirbelsäule nicht verändern.

■ *Basis der Reklinationsmieder sind Rumpfspangen bzw. -stäbe, welche die Führungs- und Befestigungselemente für reklinierende Druckpelotten im Dreipunktsystem bilden.*
Diese Konstruktionen *ohne Beckenkammprofilierung* sind nur bei vollem Körperkontakt und auch erst im Moment des technischen Fixationsverschlusses am Körper wirksam.
Eine aus Bequemlichkeitsgründen für den Patienten zu locker bzw. zu flexibel eingestellte Miederkonstruktion führt unweigerlich zu einem gefährlichen Verschiebevorgang zwischen Mieder und Rumpf. Dieser Kompromiß zugunsten des Tragekomforts ist nicht möglich. Die Bauteile der Reklinationsmieder verkörpern im Detail die Möglichkeiten zu durchaus unterschiedlichen technischen Lösungen.
Es kann einer funktionellen Differenzierung abgestuft entsprochen werden.

Das **Reklinationsmieder in frontaler Stabkonstruktion mit Taillenring** ermöglicht eine besonders markante Körperaufrichtung in der Sagittalebene. Am Frontalstab sind höheneinstellbar im abdominalen Bereich die Symphysenpelotte sowie die Pelotte am Brustbein befestigt, desweiteren der Taillenring. Am Taillenring ist eine dorsale Pelotte angebracht, die der mittleren Druckrichtung im reklinierenden Dreipunktsystem dient.

Das Reklinationsmieder wird bei der Behandlung einfacher Wirbelkörperfrakturen im Bereich der Lendenwirbelsäule und der untersten Brustwirbelsäule angewendet.
Es soll nicht verwendet werden bei Vorhandensein von Wirbel-Luxation, bei Bogenbrüchen oder bei neurologischen Ausfallerscheinungen.

Das Reklinationsmieder richtet die Lendenwirbelsäule und den Bereich der unteren Brustwirbelsäule auf und fixiert diesen Bereich in einer Hyperlordosestellung.
Indem die Endstellung der Wirbelgelenke erreicht werden kann, ist die Körperbewegung in der Frontalebene ebenfalls gesperrt und die Rotation eingeschränkt.
Bei etwas höher gelegenen Frakturen kann das Reklinationsmieder modifiziert werden.

Das reklinierende Druckverhältnis ist dosierbar sowohl mittels unterschiedlicher Federstärken als auch durch Nachbiegen des Frontalstabes.

Durch unterschiedliche Formung und Höheneinstellung der Rückenpelotte kann den Scheitelpunktzonen klar lokalisierbar auch bei lumbosakralen Kompressionen und bei lumbalen Adoleszentenkyphosen entsprochen werden.

Die Konstruktionsart des Reklinationsmieder mit frontalem Stab führt zu einer starken punktuellen Aufrichtung des Körpers in der Medianebene bei freier thorakaler Atmung. Die Indikation gilt deswegen besonders den jüngeren und nicht besonders fettleibigen Patienten.

Die Indikationsbreite für das Reklinationsmieder in frontaler Stabkonstruktion mit Taillenring umfaßt derzeit zwei Konstruktionen:

– *Reklinationsmieder ohne seitliche Stütze*
  für
  einfache Wirbelkörperfrakturen im lumbo- und lumbothorakalen Bereich
  (ohne seitliche Abweichung) (Abb. 3-119, 3-120 A, B),

– *Reklinationsmieder mit seitlichen Stützen am Brustkorb*
  für
  Frakturen die mit einer leichten seitlichen Achsenknickung verbunden sind
  (Abb. 3-20 C).

Beide Rumpforthesen sind im Modul- bzw. Baukastensystem gefertigt und gut anzupassen.

Die Konstruktion erlaubt es, den Anstützpunkt der Rückenpelotte genau unterhalb einer Frakturstelle zu plazieren, so daß eine Entlastung des frakturierten Wirbels erzielt werden kann.

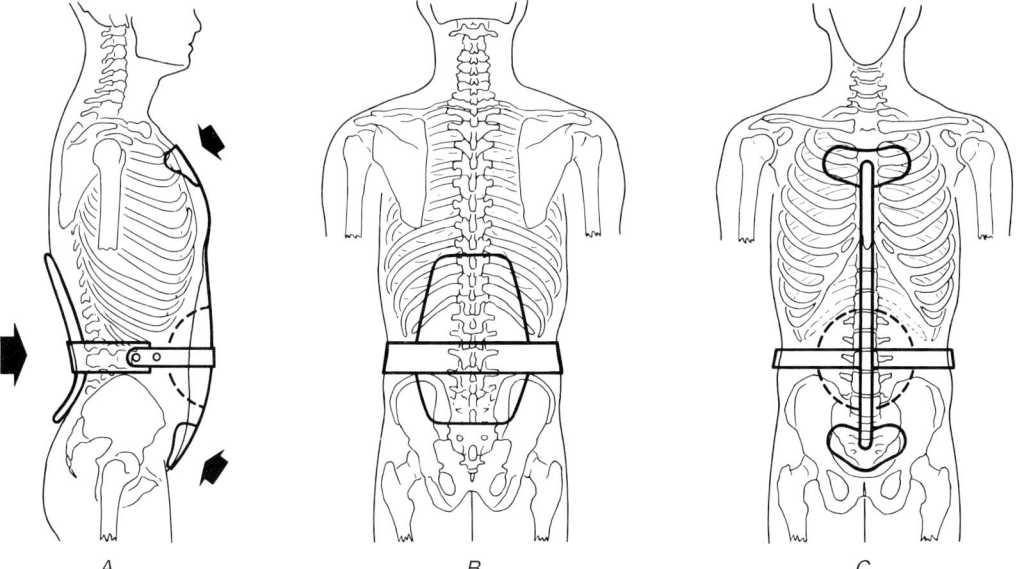

Abb. 3-119 A–C 3-Punkt-Reklinationsmieder in Stabkonstruktion nach *Bähler/Vogt*. *A)* Die halbschematische Darstellung läßt die Beziehungen der Orthese zum Skelett erkennen. In der Seitenansicht ist hier die wesentliche biomechanische Wirkungsweise dargestellt. *B, C)* In der Anwendungstechnik der Reklinationsmieder nach *Bähler/Vogt* hat die Indikation einer besonders markanten Körperaufrichtung für lumbosakrale und lumbale Wirbelbereiche ihre Bedeutung. Höheneinstellbare Symphysen- bzw. Brustbeinpelotten *(B)* sowie unterschiedliche Formung und Höheneinstellung der Rückenpelotte *(A)* ermöglichen punktuelle Einstellungen (aus *R. Uhlig:* Vorlesungsskripte)

Über das *Reklinationsmieder mit seitlichen Stützen* (Abb. 3-120 C) kann durch ein oder zwei zusätzlich angebrachte und abnehmbare Beckenpelotten auch eine verstärkte seitliche Fixierung in der Frontalebene erreicht werden.

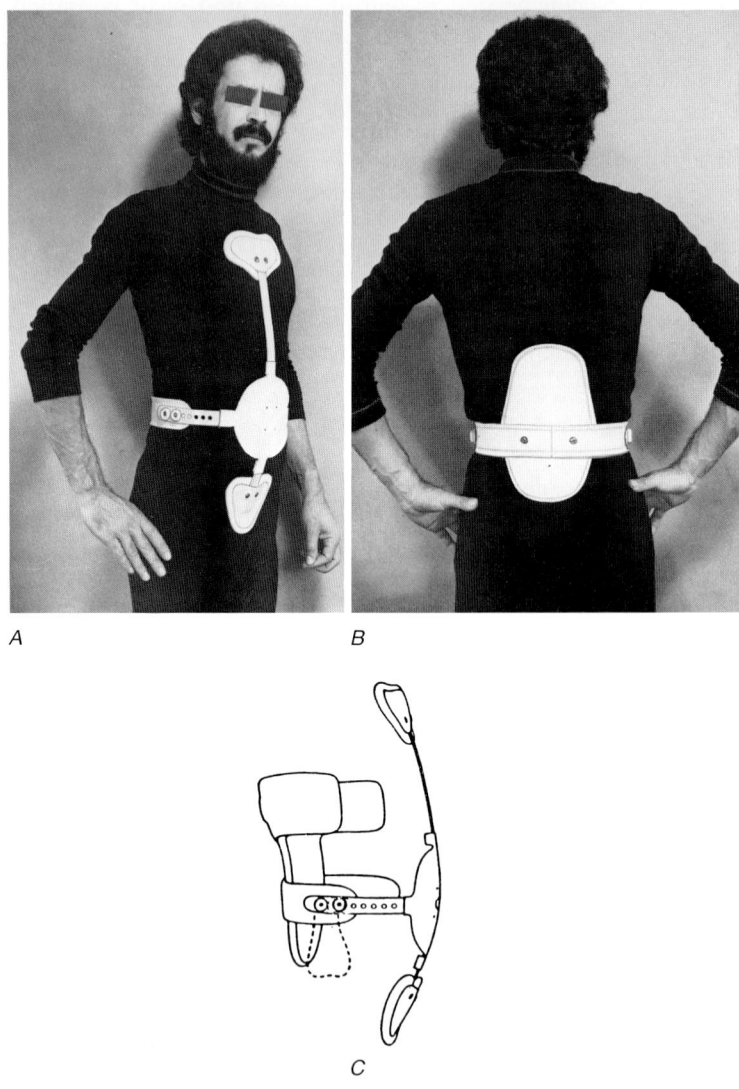

Abb. 3-120 A–C A, B) Versorgungsbeispiel mit einem Reklinationsmieder in Modulbauweise nach *Bähler/ Vogt* (*ohne* seitliche Stützen). C) Schema des Reklinationsmieders *mit* seitlichen Stützflächen (*J. W. Teufel*, Archiv Stuttgart)

Das **Reklinationsmieder in Rahmenkonstruktion mit seitlichen Rumpfspangen** grenzt die Körperbewegung in der Frontalebene auch dann ein, wenn die Endstellung der Wirbelgelenke durch das Mieder in der Sagittal-(Median-)Ebene nicht voll erreichbar ist.

Die seitlichen Rumpfspangen können allerdings die thorakale Atmung etwas beeinflussen, andererseits braucht das Mieder nicht zu extrem in der Spannung eingestellt zu werden, um dennoch körperschlüssig zu bleiben. Der Rahmen ist in Höhe und Breite einstellbar. Die dorsale Pelotte ist mittels seitlicher Spannung im Druck unterschiedlich justierbar. Falls erforderlich, können auch bewegliche Pelotten angebracht werden, um den Druck auf die Symphysenregion und auf das Brustbein den Körperbewegungen anzugleichen.

Konstruktiv kann darüber hinaus noch, in stufenloser Winkelverstellung der Reklinationsspangen zueinander, die Aufrichtstellung justiert werden.

Die unterschiedlich mögliche Rahmenführung am Körper sowie Form und Befestigung der Rückenpelotten ergeben eine besondere Indikation bei lumbalen und thorakolumbalen Läsionen von adipösen und älteren Patienten (Abb. 3-121 bis 3-123).

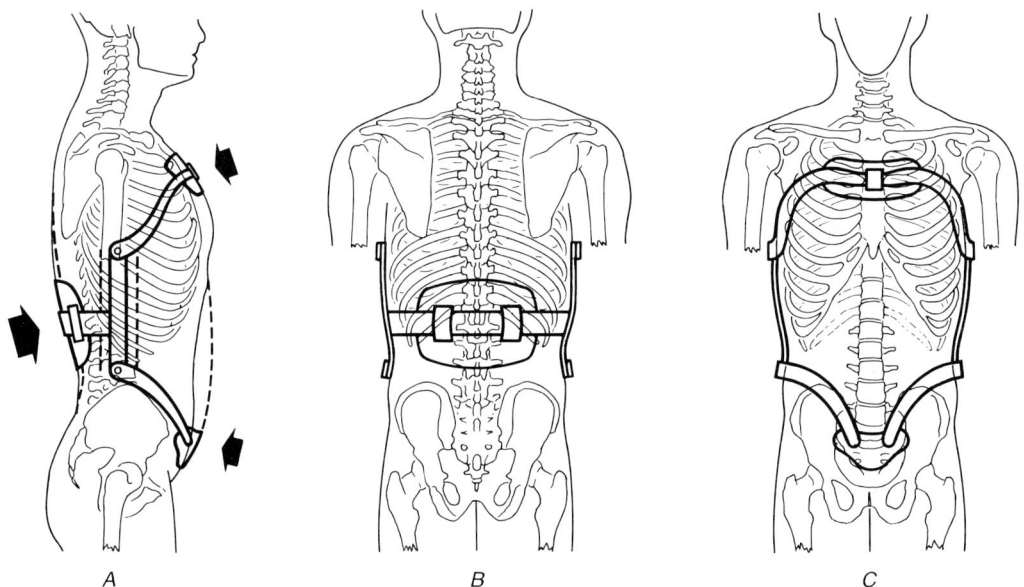

Abb. 3-121 A–C 3-Punkt-Reklinationsmieder im Rahmensystem nach *Jewett*. A) Die halbschematische Darstellung läßt die Beziehungen der Orthese zum Skelett erkennen. In der Seitenansicht ist die wesentliche biomechanische Wirkungsweise dargestellt. B, C) In der Anwendungstechnik der Reklinationsmieder nach *Jewett* haben die jeweiligen körperlichen Voraussetzungen große Bedeutung. Einfluß auf die differenziert möglichen dorsalen (B) und ventralen Be- und Entlastungszonen (C) ergibt sich durch Adipositas, Kleinwuchs, männliche oder weibliche Beckenbreite, Oberschenkelmassiv, unterschiedlich hohe Wirbelsäulenbereiche etc. (aus *R. Uhlig*, Vorlesungsskripte)

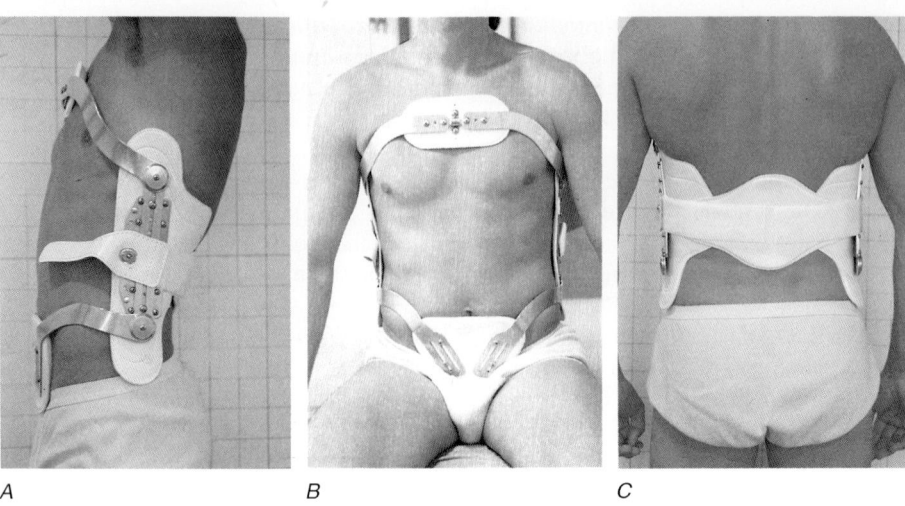

Abb. 3-122 A–C Versorgungsbeispiel mit einem Reklinationsmieder nach *Jewett* in Modulbauweise. A) Zwei Zahnscheibengelenke (etwa im Schienenverlauf der Axillarlinie) dienen zur Winkelverstellung der ventralen Pelotten. Die Höhenjustierung erfolgt über stufenlos verstellbare Seitenschienen. B) Ventralansicht der Miederversorgung. Die Schlitzführungen an den Enden der Beckenspange und des Brustringbügels ermöglichen – in Kombination mit den in der Abb. sichtbaren Gewindebohrungen der Pelotten – eine sehr genaue Körperformjustierung. C) Dorsalansicht der Miederversorgung. Die in unterschiedlichen Größen einsetzbaren Rückenpelotten können in der Umfangweite und in der Druckstufe am Patienten individuell nachgestellt werden (*L. Biedermann*, Archiv)

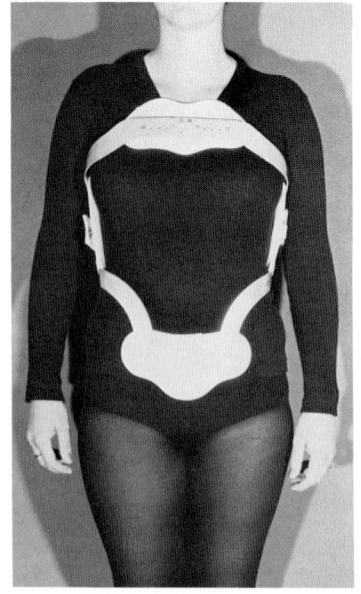
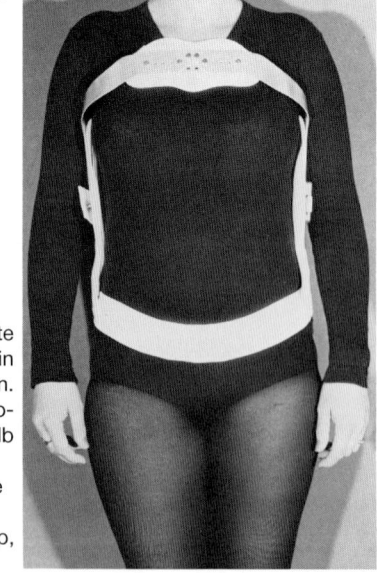

Abb. 3-123 A/B Vereinfachte 3-Punkt-Reklinationsmieder in Modulbauweise am Patienten. Breitflächige Druckauffangzonen am Brustbein und oberhalb der Symphyse:
A) mediane Symphysenpelotte
B) ventrale Beckenspange
(*J. Smits,* Archiv, Basko-Camp, Amsterdam)

Abschnitt III
Spezielle Versorgungsbeispiele bei Spondylitis, Wirbelsäulengeschwülste, Osteoporosen und Osteomalazie

Überblick

Mit dem Rückgang entzündlicher Wirbelsäulenerkrankungen sind die Probleme, die eine Geschwulsterkrankung der Wirbelsäule aufwerfen, zumindest zahlenmäßig in den Vordergrund getreten. Die verbesserten Chancen des Krebskranken durch Fortschritte der Chemo- und Strahlentherapie, zusammen mit modernen operativen Konzepten (Tumorresektion, alloplastischer Wirbelersatz), machen orthopädietechnische Maßnahmen wichtiger denn je.

Im folgenden werden die wichtigsten Krankheitsbilder aus den Sachgebieten der entzündlichen sowie der systemischen Erkrankungen aufgeführt, die orthopädietechnische Maßnahmen, wie die Verordnung von Rumpforthesen, indizieren.

Entzündliche Erkrankungen und Tumore:
bakterielle Spondylitiden,
gutartige Wirbeltumore,
operative Entfernung,
bösartige Tumore oder Metastasen;
Prognose hinsichtlich der Rumpforthesen-Behandlung.

Systemische Erkrankungen:
Osteoporose,
senile Osteoporose,
präsenile Osteoporose,
Osteomalazie;
Prognose hinsichtlich der Rumpforthesen-Behandlung.

Entzündliche Erkrankungen und Tumoren

Bakterielle Spondylitiden:

Bei *bakteriellen Spondylitiden* ist neben der Entlastung einbruchgefährdeter Wirbel durch Reklination vor allem das Prinzip der ruhigstellenden Fixation wirksam.
Bei *Zerstörung von Wirbelkörpern* durch eine Geschwulst muß man v. a. die Entlastung oder die Vermeidung einer Fehlbelastung im Auge haben. Daneben kann, wenn auch Wirbelbogen- oder -gelenk befallen sind, eine schmerzverhindernde Bewegungseinschränkung in mehreren Ebenen nötig sein.
Bei der Natur dieser Erkrankungen ist ein zeitlich begrenzter, z. T. aber auch wiederholter Einsatz einer Orthese notwendig.

Gutartige Wirbeltumore

Die relativ seltenen *gutartigen Wirbeltumoren* (Hämangiom, Riesenzellgeschwulst) und die sog. *tumorähnlichen Erkrankungen* (aneurysmatische Knochenzysten, eosinophiles Granulom) werden, wenn sie meist jahrelang klinisch stumm bestanden haben, nach schleichendem Beginn je nach Sitz und Ausdehnung entweder zu Nervendruckerscheinungen oder zu schleichender Achsabweichung der Wirbelsäule führen (Kyphosen, Skoliosen). Weniger häufig ist mit einer akuten Spontanfraktur und Gibbusbildung zu rechnen.

Operative Entfernungen:

Die bei *operativer Entfernung* (z. B. Wirbelkörperresektion) notwendige Knochenspanüberbrückung bedarf je nach Ausmaß und Technik zunächst einer entlastenden Immobilisierung in einer Liegeschale. Später, gelegentlich aber auch primär, erfolgt die Versorgung mit einer fixierenden, in der Regel inklinationsverhindernden und auch gegen Seitneigung und Rotation sichernden Orthese.
Die Zeitdauer der Fixation muß individuell vom Arzt bestimmt werden, sie entspricht generell den Zeiten der äußeren Stabilisierung nach Skolioseoperationen (1–1½ Jahre). Das Behandlungsziel der Ausheilung ohne statische Fehlform ist so erreichbar.

Bösartige Tumore oder Metastasen:

Bösartige Tumore oder Metastasen (seltene primäre Wirbelsarkome, häufige Wirbelmetastasen von Brust-, Schilddrüsen-, Lungen- und Nierenkarzinomen) verursachen osteolytische (knochenauflösende), osteoplastische (knochenbildende) oder aus beiden gemischte Zerstörungen, die sich im Röntgenbild unterscheiden lassen. Akute Wirbelzusammenbrüche sind verständlicherweise eher Folge einer osteolytischen Metastase.
Die Richtung der akuten oder schleichenden Deformierung hängt im wesentlichen von der Lokalisation der Zerstörung im Wirbel (vorne, hinten, seitlich) und von der Lokalisation des betroffenen Wirbels ab (z. B.: Brustwirbelkörper vorn = ventraler Keilwirbel; untere Brustwirbelkörper seitlich = skoliotischer Knick; Lendenwirbelkörper = eher Flachwirbel). Diese klinischen Erkenntnisse sollten als notwendige Information bei der Anfertigung der Orthese bzw. des notwendigen Gipsmodelles in der Zweckform Berücksichtigung finden, um so einer Stellungsabweichung begegnen zu können.

Chemo- und Strahlentherapie sind heute in der Lage, bei entsprechender Empfindlichkeit des Geschwulstgewebes in einigen Wochen bis Monaten zu einem deutlichen Wiedergewinn an Stabilität des Wirbels beizutragen. Eine Dauerversorgung ist dann nicht immer notwendig.
Ähnliches gilt auch für die lokalisierten Plasmozytome und Tumorformen von Leukämien (generalisierte Plasmozytome und Leukosen können in ihren Auswirkungen auf die Wirbelsäulenstatik eher mit Osteoporosen verglichen werden) (Abb. 3-124).

Prognose entzündlicher Erkrankungen:

Von entscheidender Bedeutung ist, daß mit einer leichten, korrekt passenden und funktionsgerecht aufgebauten Orthese die Schmerzen schlagartig beseitigt werden können, die drohenden Wirbelzusammenbrüche wirksam verhindert werden, zusätzliche Beeinträchtigungen durch skoliotische und kyphotische Wirbelsäulenabknickungen vermieden werden und die Behandlung der Patienten in dieser ernsten Phase ihrer schicksalhaften Erkrankung oft ambulant durchgeführt werden kann.
Dem Patienten wird so eine unpersönliche Hospitalisierung zeitweilig oder weitgehend erspart.

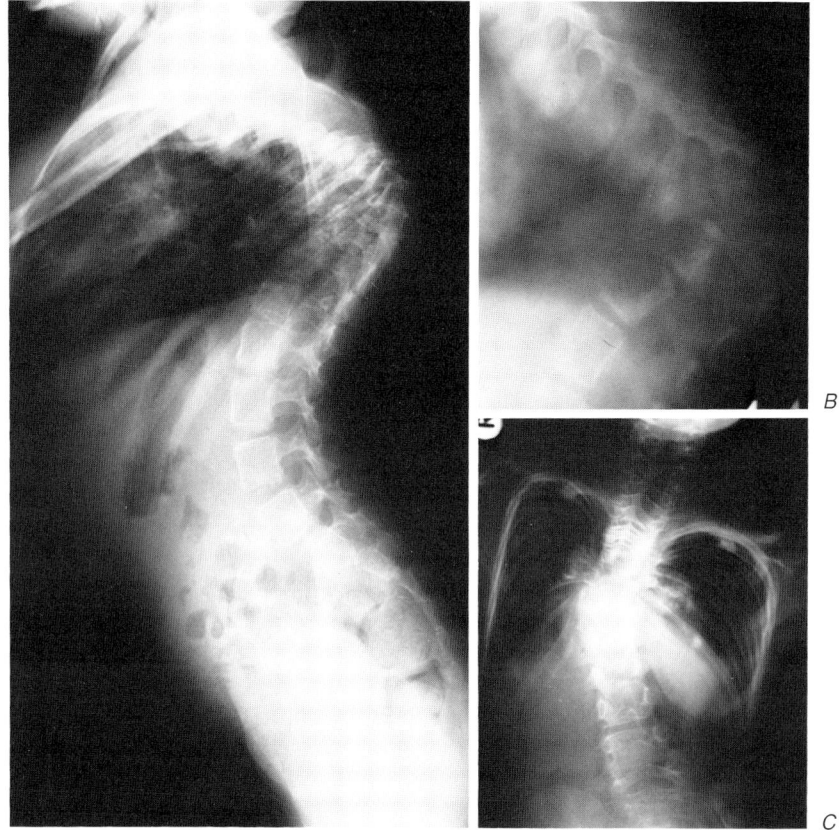

Abb. 3-124 A–C 8jähriges Mädchen mit unbehandelter Spondylitis tuberculosa. Durch Zerstörung und teilweise Verschmelzung von Wirbelkörpern hat sich in der BWS eine spitzwinklige Abknickung nach vorne ergeben (Gibbus). Ober- und unterhalb des Gibbus kompensatorische Lordosen. Erhebliche Rumpfverkürzung und Thoraxdeformierung.
A) Seitliches Bild im Stand, B) seitliche Schichtaufnahme zeigt die Zerstörung, C) ap-Aufnahme zeigt die Rumpfverkürzung und eine leichte seitliche Abknickung. Beckenkippung! (D. Hohmann, Archiv)

Die Vermeidung von Immobilisierung und Isolierung durch die Beseitigung von Schmerz und Instabilität mittels Rumpforthesen kann in der Behandlung und Betreuung von Krebspatienten nicht hoch genug veranschlagt werden, selbst wenn es sich nur um eine symptomatische Maßnahme handeln kann.

Systemische Erkrankungen

Osteoporose:

Osteoporosen und Osteomalazien stellen systemische Krankheitsbilder mit Minderung der Tragfähigkeit des Knochens, vorwiegend im Wirbelsäulenbereich, dar.
Bei der *Osteoporose* handelt es sich um eine Störung des Gleichgewichtes zwischen Knochenauf- und -abbau. Es tritt dabei eine Verminderung der Knochensubstanz ein, der Knochen erfährt jedoch keine krankhafte Veränderung seiner chemischen Zusammensetzung.

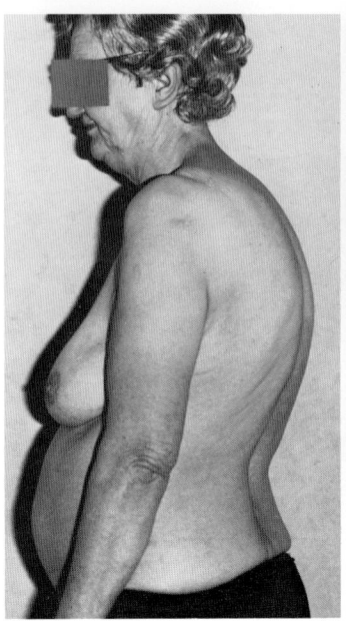
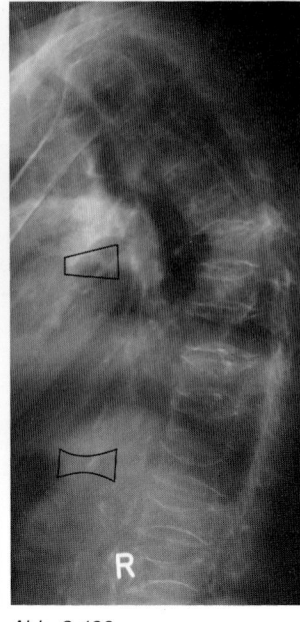

Abb. 3-125

Abb. 3-126

Abb. 3-125 Patientin mit hohlrunder Rückenform bei Osteoporose und muskelschlaffem Hängeleib (*D. Hohmann*, Archiv)

Abb. 3-126 Seitliches Röntgenbild einer Wirbelsäule bei schwerer Osteoporose. Im Brustbereich finden sich keilförmige Wirbelsinterungen (sogenannte Spontanverformungen), im Lendenbereich sogenannte Fischwirbel (*D. Hohmann*, Archiv)

Senile Osteoporose:

Die *senile Osteoporose* ist ein weitgehend physiologischer Altersprozeß. Wie andere biologische Funktionen geht im Alter der (hormongesteuerte) Knochenaufbau zurück. Die Knochenbälkchen vermindern sich, einige werden kompensatorisch verstärkt. Somit bedeutet das Gleichgewicht zwischen verminderter Tragfähigkeit und der im Alter auch verminderten Belastung keinen eigentlichen Krankheitszustand. Erst das Fehlen der Bälkchenverstärkung stellt eine pathologische Porose dar.

Vorzeitige Osteoporosen unklarer Genese bezeichnet man als präsenil. Hier klafft im mittleren Lebensalter eine immer breitere Kluft zwischen verbliebener Tragfähigkeit und geforderter Leistungsfähigkeit und Belastbarkeit.

Präsenile Osteoporose:

Die *präsenile Osteoporose* ist eine Erkrankung von großer individueller und allgemeiner, diagnostischer und therapeutischer Bedeutung.

Ursachen werden in hormonell bedingten Störungen der Eiweißsynthese oder auch in primären Mineralstoffwechselstörungen oder in Kombination beider gesehen.

Osteomalazie:

Osteomalazien stellen Störungen des Mineraleinbaus in die Knochengrundsubstanz dar, so daß wie bei der kindlichen Rachitis ein weicher, ungenügend verkalkter Knochen entsteht.

Ursache ist eine Störung der Fettresorption im Darm aufgrund chronischer Durchfallserkrankungen, aber auch langen Mißbrauches von Abführmitteln oder auch eine nierenbedingte Mineralstoffwechselstörung.

Diese Patienten klagen oft jahrelang über unklare Beschwerden, ohne daß zunächst ein sicherer Befund erhoben wird.

Allmählich verschlechtert sich die Haltung erkennbar unter Ausbildung einer großbogigen Kyphose, seltener als hohlrunder Rücken. Die Beschwerden bestehen aus einer Mischung von Knochen- und Periostschmerzen sowie haltungsbedingter Muskelverspannungen. Die Ursache der progredienten Fehlhaltung ist neben einem Verlust an Muskelleistung die schleichende Bausteinverformung (Keilwirbel im Bereich der Brustkyphose, Fischwirbel in der Lendenwirbelsäule bei hohem Quelldruck des Nucleus pulposus).
Schubweise Verschlechterung sehen wir bei akuten Spontanverformungen, einzelner oder mehrerer Wirbel gleichzeitig, die schon bei normaler Belastung oder auch bei unerheblichen Gelegenheitsursachen entstehen (Stolpern, hartes Hinsetzen, ruckartiges Anheben) (Abb. 3-125, 3-126).

Prognose systemischer Erkrankungen:

Bei Osteoporose und Osteomalazie muß eine längere Bettruhe vermieden werden. Die medikamentöse Behandlung wird durch aktives Muskeltraining unterstützt, um einer Inaktivitätsatropie entgegenzutreten.
In der Praxis wird man auf eine Orthesenversorgung nie ganz verzichten können. Bei entsprechender Indikation sollte jedoch die mögliche Abhängigkeit des Patienten von einer Dauerversorgung bedacht werden. Eine Einengung des Brust- und Bauchraumes ist im Hinblick auf die Atmung beim alten Menschen sicher problematisch. Die technische Überversorgung des älteren Patienten sollte unter allen Umständen vermieden werden. Ein hohes Mieder erbringt immerhin eine leichte orthetische Anstützung, Bewegungsbremsung und Verbesserung der Fehlstatik bei muskelschlaffem Leib.
Die orthopädietechnische Versorgung mit passiven starren oder reklinierenden Fixationskorsetten sollte auf schwerste Fälle mit schmerzhaft instabiler Wirbelsäule, völliger Haltlosigkeit und gravierender Fehlstatik begrenzt sein.

Immobilisationsprinzipien für alle Wirbelsäulenebenen

Die Fixierung der Wirbelsäule durch Orthesen, damit die Bewegungsreduzierung von Becken und Rumpf in den Raum- und Drehebenen des Körpers, war immer schon indikationsbedingtes Behandlungsziel. Namen wie *Heine, Hessing, G. Hohmann* verkörpern dazu viel biomechanisches Gedankengut.
Wir zitieren ausführlich *G. Hohmann*, der schreibt: „... Sobald der Arzt es für richtig hält, kann nach *Spondylitis* zur Stützung der Wirbelsäule mit einem Korsett und damit zur aufrechten Körperhaltung im Stehen und Gehen übergegangen werden.
Wie muß dieses Korsett gebaut sein, um seinen Zweck einer richtigen, ausreichenden Stützung und relativen Entlastung zu erfüllen?
Zwei Grundsätze sind hierzu besonders zu beachten:
– Der Bau eines starren unnachgiebigen Korsetts und
– die Reklination oder Rückwärtsbeugung des oberhalb des Buckels gelegenen Körperabschnittes, des supragibbären Teiles der Wirbelsäule bzw. des Körpers.

Die Grundsätze für den Bau eines Spondylitiskorsettes werden klar und einfach durch die schematischen Zeichnungen *v. Baeyers* verdeutlicht.
(s. S. 398)

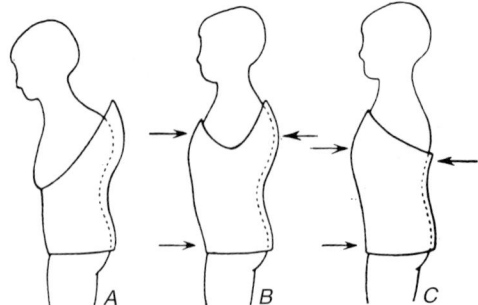

Abb. 3-127 A–C Schematische Darstellung der Wirkung eines Spondylitiskorsetts nach *H. v. Baeyer:* A) Beim Fehlen eines vorderen oberen Gegenhaltens kann die BWS nach vorne umsinken, eine Entlastung und Fixierung des Erkrankungsherdes wird nicht erreicht. B) Zur Verhinderung der Inklination wird das Vorderteil erhöht. Die Wirbelsäule kann nicht mehr nach vorne umsinken. Reicht das Hinterteil über den Krümmungsscheitel, so ist das erwünschte Ausweichen nach dorsal im Korrektursinne nicht möglich. C) Es bedeutet keinen Verlust an Fixation und Entlastung, wenn das hintere Teil eines Korsetts bis knapp unter den Scheitelpunkt einer Kyphose bzw. eines Gibbus gekürzt wird (aus *G. Hohmann,* Orthopädische Technik. Enke, Stuttgart 1965, S. 84)

Das Korsett darf vorne nicht zu niedrig sein, da sonst der Kranke nach vorn umsinkt und die erkrankten Wirbelkörper komprimiert werden. Fügt man zu diesem Korsett aber den vorderen Brustgegenhalt zu, so verhindert ein etwa hinten stehengebliebener, über den Gibbus nach oben geführter Teil des Korsetts die Reklination. Erst wenn man den hinteren Teil niedrig macht und nur bis an den Gibbus herumführt, kann der vordere Brusthalt reklinierend wirken.

Wie erreicht man dies?

Die typische Konstruktion eines wirksamen Spondylitiskorsetts ist das sog. „Heidelberger"-Korsett, in seiner Form zuerst von *B. Lange* angegeben.

Die Basis des Korsetts ist der Beckenkorb. Das Becken muß von richtig angebogenen Schienen fest gefaßt werden. Dazu genügen die von *Hessing* angegebenen einfachen Hüftbügel, die von hinten am Becken senkrecht aufsteigen, über die Darmbeinkämme herüber und vorne herabgehen, nicht. Sie gewähren nicht die genügende Fixation. Sie müssen mit queren, das Becken oberhalb der Rollhügel umfassenden (von *Schanz* 1923 Trochanterbügel genannten) Schienen zum Beckenkorb vereinigt sein, und ferner sollen die beiden Hälften des Beckenkorbes hinten unverschieblich fest miteinander verbunden sein. Dies geschieht zweckmäßig mit einer dünnen Stahlblechplatte oder mit zwei Querschienen, die mit Schrauben an den hinteren Längsschienen befestigt sind, und die nach außen von diesen Schraubenlöchern noch weitere Löcher enthalten, um beim Wachstum eine evtl. Erweiterung des Beckenkorbs leichter vornehmen zu können. Das Anbiegen der Hüftbügel ist die komplizierteste Arbeit hierbei.

Wie erleichtert man sich diese Arbeit?

Wir pflegen zur Anfertigung eines Spondylitiskorsetts immer ein genaues Gipsmodell zu machen, wenn wir auch nachher einzelne Teile des Stahlschienengerüstes noch besonders und genauer am Körper direkt anpassen. Das Gipsmodell wird am besten in leichter Hängelage oder Suspension in einem Gipsrahmen mit Glissonschlinge gemacht, wobei wir die Vorschrift von *Schanz* befolgen, die zur Vermeidung einer zu starken Hohlkreuzbildung die Füße des Patienten nach vorn stellen läßt, während das Querholz des Rahmens sich etwas unterhalb der vorderen Spinae des Beckens gegen dasselbe anlegt. Mit den Händen hält sich der Patient an den Seitenstangen des Rahmens fest, ohne jedoch die Schultern in die Höhe zu ziehen.

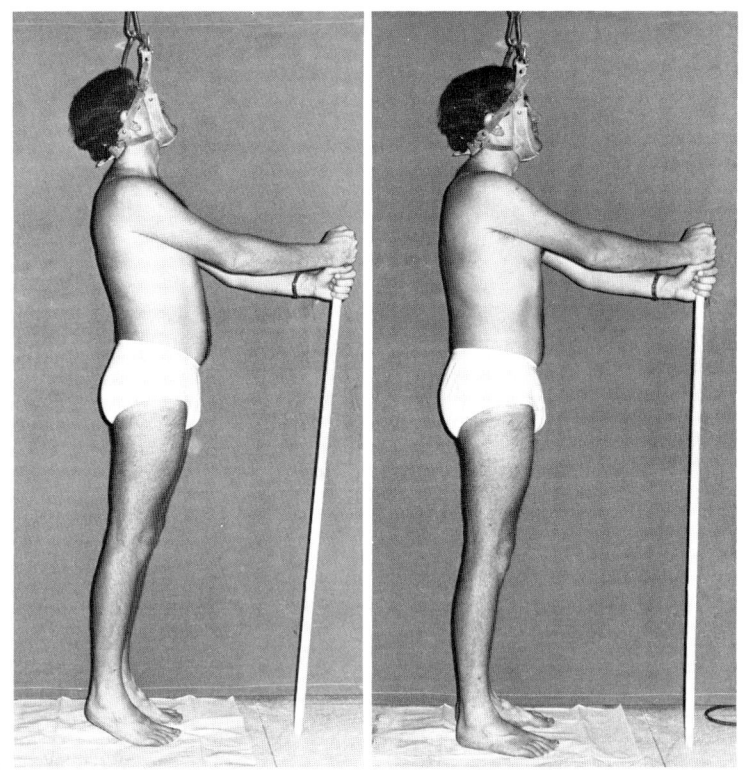

Abb. 3-128 A/B Zur Abformung eines Rumpf-Gipsmodells: *A)* Es ist absolut fehlerhaft, durch forcierten Längszug (Glissonschlinge) eine Rumpfaufrichtung erzielen zu wollen. Es resultiert zwangsläufig eine verstärkte Lendenlordose. *B)* Im lockeren Stand bei kontrollierter Anspannung der Bauchmuskulatur flacht sich die Lordose sogleich ab. Ein lediglich orientierender Zug kann angebracht werden (*D. Hohmann,* Original)

Beim Modellieren des Gipsbindenverbandes am Körper ist besonders Wert auf die Abformung des Beckens zu legen. Einmal muß die Partie zwischen Darmbeinkämmen und Rollhügeln durch festes Anziehen der Gipsbinde und gutes Anstreichen sorgfältig herausmodelliert werden, andererseits ebenso die Darmbeinkämme. Mit Schrägtouren, die über die Darmbeinkämme von hinten oben nach vorne unter verlaufen und mit einem zusammengedrehten Gipsbindenstrick, den wir von hinten über die Darmbeinkämme legen und vorne fest anziehen, modellieren wir diese Partie gut heraus.

Zum Spondylitiskorsett mit seinen Immobilisationsprinzipien schreibt *G. Hohmann* weiter:

„Die Hüftbügel des Korsetts sollten etwas nach einwärts von den Darmbeinkämmen, den Cristae iliacae liegen, nicht direkt auf denselben selbst, da sie hier Druckbeschwerden am empfindlichen Periost machen. Während sie hinten dem Becken flach anliegen, wenden sie sich an ihrer oberen hinteren Umbiegung nach vorne verlaufend zunächst hinten noch in gleicher, d. h. senkrechter Richtung, um dann weiter nach vorne über die Kante mehr und mehr verschränkt zu werden, so daß sie etwa in der Achsellinie des Körpers fast waagerecht über den Darmbeinkämmen bzw. etwas nach einwärts von denselben liegen, bis sie nach vorne absteigend wieder senkrecht verlaufen. Sie endigen vorne etwas nach einwärts von den vorderen oberen Darmbeinstacheln, den Spinae iliacae anteriores superiores. Wenn man wie in einzelnen Fällen mit dem über den Beckenkamm zu legenden starren Hüftbügel Schwierigkeiten hat, weil derselbe trotz aller Mühe bei gewissen Beckenformen drückt, so hat *A. Habermann* anstatt eines starren Hüftbügels, der vorne mit dem queren Beckenbügel fest verbunden wird, einen beweglichen federnden Hüftbügel hergestellt. Die Hüftbügel aus Federstahl enden vorne frei und werden mit einem Lederriemen zusammengehalten, sie gehen von den hinteren Korsettstangen aus und sind außerdem mit den seitlichen Stangen mittels eines Federstahlbandes befestigt. Die Hüftbügel weichen den Beckenkämmen nach innen zu aus, was durch die federnde Verbindung mit den Seitenstangen, von denen sie sich abziehen lassen, möglich ist.

Sind nun die Teile des Beckenkorbs genau angepaßt und miteinander durch Schrauben verbunden, so wird auf dieser Basis das Gerüst für das übrige Korsett aufgebaut. Vom Beckenkorb steigen zwei hintere Rückenstangen aus Bandstahl rechts und links neben der Wirbelsäule und zwei seitliche Stangen senkrecht zum Axillarlinienverlauf auf. Die hinteren Korsettstangen sollen, wie schon erwähnt nur bis zum Gibbus nach oben reichen, da sie sonst die Reklination hindern. Um eine entsprechende Rückwärtsbewegung oder Reklination des oberhalb des Buckels befindlichen Körpers zu bewirken, schließen wir an die senkrechten seitlichen Stangen nicht solche „Achselkrücken" an, wie sie einst *Hessing* (1903) für das von ihm angewandte Korsett gab, sondern wir greifen unmittelbar unterhalb der Schlüsselbeine vorne (in der Mohrenheim-Grube) oben am Brustkorb an. Von hier aus drängen und halten wir diesen Teil des Brustkorbes mitsamt der Wirbelsäule nach rückwärts. Zu diesem Zweck verbinden wir die hinteren Rückenstangen mit zwei Schienen, die den Brustkorb umschließen. Jede dieser Schienen geht von den beiden Rückenstangen aus, mit denen sie verbunden ist, sie steigt zuerst von hinten oben etwas nach unten, führt dann an der Seitenwand des Brustkorbes unterhalb der Achselhöhle (aber nicht bis hoch hinauf in dieselbe reichend), an dieser Stelle etwas gepolstert, nach vorne, wo sie sich nach oben umbiegt und etwas verbreitert, hakenförmig in einer Art Pelotte endigt. Dieses Ende liegt unmittelbar unterhalb des Schlüsselbeins.

So haben wir ein den ganzen Brustkorb samt Wirbelsäule fest und sicher einschließendes und ihn in der gewünschten Stellung haltendes Stützkorsettgerüst. Den Bauch halten wir zur besseren Stütze noch mit einer eingearbeiteten geschnürten Leibbinde. Das Stahlgerüstkorsett läßt für die Rippenatmung genügend Freiheit.

Es kommt alles auf die exakteste Fixierung des ganzen Rumpfes an, einerlei, welchen Korsettypus man nun bevorzugt..."

Einfluß der Atmung auf die Form des Brustkorbes

Die in diesem Buchabschnitt besprochenen fixierenden Rumpforthesen werden häufig nach längerer Bettruhezeit und entsprechend flacher Atmung des älteren Patienten verordnet.

Die klare Indikationsforderung einer strikten Immobilisierung führt u. E. nicht selten zu einem Gipsabdruck und damit einer Körpermodellform, die dem Atmungsverhalten, somit auch der möglichen Zunahme der Atemkapazität, so nicht entsprechen kann.

Wir wollen deshalb die Aufmerksamkeit bewußt auch auf Zusammenhänge lenken, wie sie zwischen Atmung und Körperform bestehen.

Einige nachstehend dem Text zugeordnete Darstellungen geben unserem Hinweis den notwendigen Nachdruck.

Die thorakale Atembewegung führt zu einer seitlichen Erweiterung des Brustkorbes – in der Frontalebene gesehen – sowie zu einer schräg nach oben verlaufenden Formänderung zwischen Wirbelsäule und Brustbein in der Sagittalebene.

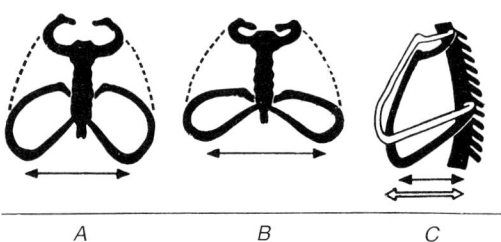

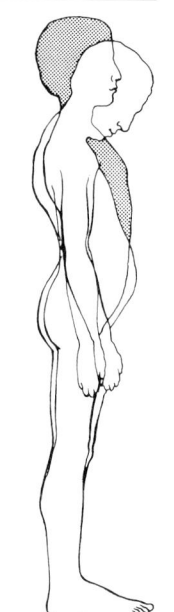

Abb. 3-129 A–C Schema der Bewegung des Brustkorbes beim Atmen (nach *Mollier*): *A)* Thorax schmal in Exspiration. *B)* Erweiterung der unteren Thoraxöffnung in Inspiration. *C)* Hebung der Rippen und Vergrößerung des sagittalen Thoraxdurchmessers in Inspiration (aus *Voss/Herrlinger:* Taschenbuch der Anatomie, Band I. Fischer, Stuttgart 1975, S. 155)

Abb. 3-130 Einfluß der Atmung auf die Körperhaltung (nach *Schede*): ▶
In Ausatmung (Exspiration) = gebeugte Haltung,
in Einatmung (Inspiration) = Aufrichtung der Haltung
(aus *G. Hauberg* u. *H. John:* Orthesen für den Rumpf. Thieme, Stuttgart 1973, S. 15)

Die Rippen können Kräfte aufnehmen und weiterleiten, die entweder durch die atmungsbedingten Aktionen der thorakalen Muskulatur oder auch durch äußere Einflüsse auf sie einwirken.

Mit der Aufwärtsbewegung einer Rippe (*Mollier* 1938) ist eine Rotation um ihre Längsachse verbunden.

Diese Rotation ist in den Wirbelbereichen etwas gegensätzlich zueinander. Sie ist abhängig von den im Wirbelsäulenverlauf erkennbaren Unterschieden der Wirbel-Rippen-Gelenke und ihrer Achsrichtungen. Die Inspirations- und Exspirationsstellungen des Körpers durch die Atmung sind jeweils als Endstellungen der Rotation zu betrachten. Sie begrenzen diese deshalb oder heben sie auf. In Abb. 3-131 sind schematisch die vorerwähnten Unterschiede nochmals am Beispiel des 2. Brustwirbelkörpers sowie des 10. Brustwirbelkörpers dargestellt.

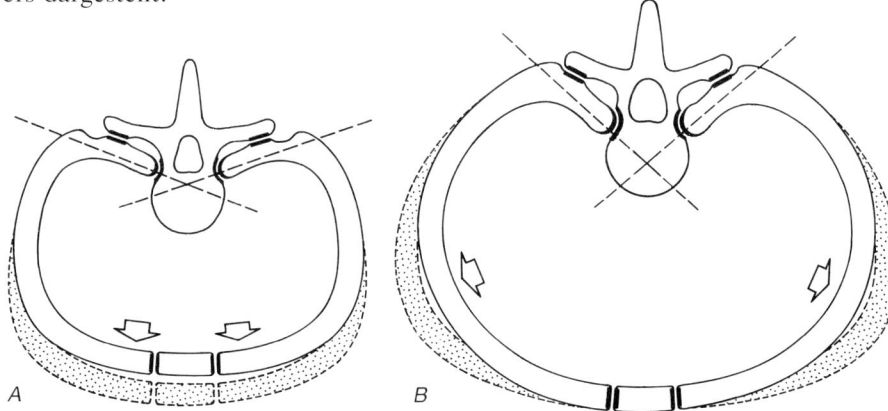

Abb. 3-131 A/B Die Richtung der Thoraxerweiterung ist von der mechanischen Achse der Rippenbewegung abhängig. *A)* In den kranialen Segmenten erfolgt die Thoraxerweiterung fast ausschließlich nach vorne, entsprechend dem flachen frontalen Kreuzungswinkel der Rippenhalsachsen. *B)* In den kaudalen Segmenten erweitert sich der Thorax bei steilem Rippenhalswinkel fast ausschließlich zur Seite (Flankenatmung) (*D. Hohmann,* Archiv)

Abschnitt III a
Versorgungsbeispiele mit bewegungshemmenden Fixationsorthesen

– Fixationsorthese mit thorakalen Gegenhaltpelotten (S. 402)
– Fixationsorthese mit einstellbarer Brustbeinpelotte (S. 410)
– Fixationsorthese mit medialer Brustkorbpelotte (S. 410)

Fixationsorthese mit thorakalen Gegenhaltepelotten (TLSO-Typ)

● *Die klassische Fixationsorthese in Rahmen- oder Schalenbauweise dient vorwiegend der Teilfixierung und Bewegungsbegrenzung der Wirbelsäule im Becken-, Lendenwirbelsäulen- und unteren Brustwirbelsäulenbereich.*

In der Frontalebene wird das Pendeln und die Seitneigung des Oberkörpers auf dem Becken gesperrt. Besonders die Beweglichkeit im Iliosakralgelenk soll dazu indirekt über Muskel- und Knochenbereiche eingeschränkt werden.
Die Beugung des Oberkörpers in der Sagittalebene zum Becken hin soll durch das Korsett verhindert werden.
Die Rotation in den Drehebenen wird gezielt verringert.
Entsprechend unterschiedlicher Indikation werden Rumpf und Becken entweder in Fehlstellung oder in Zweckstellung fixiert.
Für den Bereich der oberen Brustwirbelsäule kann dabei auch zwischen Indikationsverhinderung, Reklinationswirkung, Fehlformfixierung oder nur der Mahnung zur Aufrichtung differenziert werden. Eine klare Einschränkung der Behandlung mit diesem Korsett gilt den Erkrankungen im oberen Brustwirbelsäulenbereich, etwa ab Th 7/Th 6.
Für Behandlungen im Bereich der Halswirbelsäule und der oberen Brustwirbelsäule sollte die Rumpforthese mit einem Kopfteil kombiniert werden.

Die Indikationsbreite umfaßt derzeit:
– schwere Formen der Osteoporose und Osteomalazie,
– Wirbelsäulengeschwülste,
– Spondylitiden,
– Brustwirbelsäulen-Spondylodesen in Nachbehandlung und
– Wirbeltumoren während Strahlenbehandlung.

■ *Die Prinzipien der Fixation von Oberkörper und Becken sind in dieser Konstruktion für unterschiedliche Körperstellungen gleich.*

Die Fixation ohne Korrekturnotwendigkeit erfordert jedoch nicht die Zweckformmodellierung des Körpergipspositives, wie sie bei der Fixation in reklinierender Stellung erforderlich ist.
Für die Basis der Fixation dieses Korsettes am menschlichen Becken ist ein *Beckenteil mit Beckenkammprofilierung* erforderlich.
Die Beckenumfassung soll nicht als markante abdominale Bauchpresse ausgebildet werden. Eine *begrenzte Weichteilkompression* über das Miederleibteil oder eine vordere Leibpelotte ist für die indikationsbedingt vorsichtige *Haltungsunterstützung* ausreichend. Die vertikalen Stabilisierungselemente für den Rumpf müssen dorsalseitig unterhalb des Kyphosenscheitels und sagittal unterhalb der inneren Achselhöhle enden.

Die sog. Mohrenheim-Grube bildet frontal beidseits die Druckaufnahmezone oder Gegenhaltzone für die Fixations-(Reklinations-)Pelotten. Durch die Art der Konstruktion sind wesentliche rotatorische Bewegungen des Körpers in den Drehebenen der Wirbelsäule bereits verhindert. Im Einzelfall können Trochanterpelotten die Rotation weiter einschränken.

Das Korsett ergibt im gesamten gesehen eine ganz klare Möglichkeit zur *indirekten Wirbelsäulenfixation* in den drei Körperebenen (Abb. 3-132 bis 3-138).

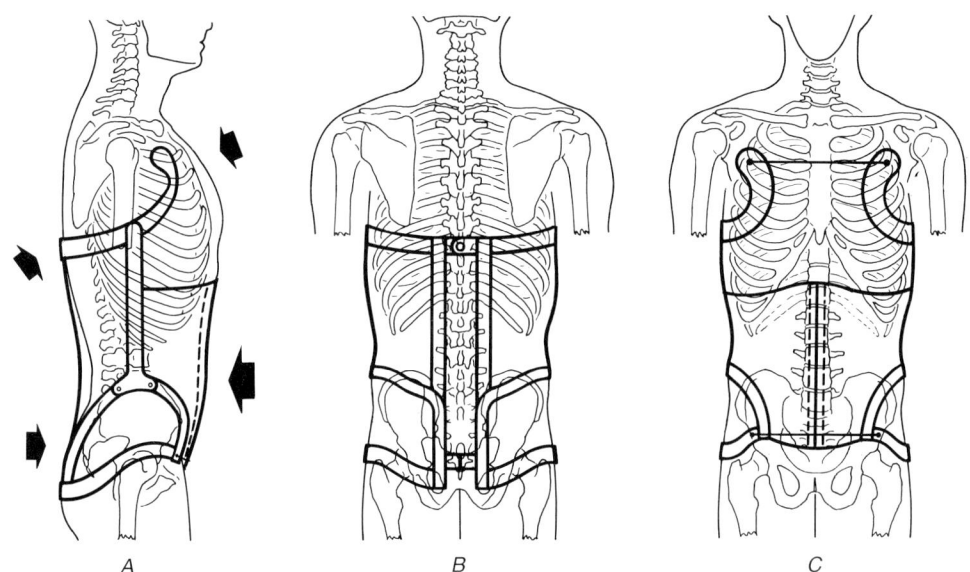

Abb. 3-132 A–C Fixationskorsett in halbschematischer Darstellung. A) Beziehung der Orthese zum Skelett und Darstellung der biomechanischen Wirkungsweise. B, C) Für ein Fixationskorsett ist der Verlauf des Brustringbügels mit seinen ventralen Pelotten wichtig. Die dorsal niedrige Korsettbegrenzung (Scheitelpunktlage) und die niedrige Achselhöhlenlinie (sagittale Höhe des Korsetts) bestimmen die Möglichkeiten der Inklinationsverhinderung durch die hochangeordneten Ventralpelotten. Der Schienenverlauf am Becken selbst ist als Basis der Versorgung grundlegend wichtig (aus *R. Uhlig*, Vorlesungsskripte)

■ Zur Verbindung von **Fixationsorthesen mit Kopfstützen** zitieren wir John (1973):
„Durch die Kombination Rumpforthese – Kopfstütze ist es möglich, den oberen Abschnitt der Brustwirbelsäule und die Halswirbelsäule ruhigzustellen. Durch die gleiche Anordnung kann die Wirbelsäule zwischen Beckenkämmen und Kopf extendiert werden.

Je nach Krankheitszustand sind folgende Kombinationen möglich:
1. Die Kopfstütze ist *starr* mit der Rumpforthese verbunden.
2. Die Kopfstütze erlaubt Nickbewegungen *ohne* Drehbewegungen.
3. Die Kopfstütze erlaubt sowohl Nickbewegungen als auch Drehbewegungen.
4. Die Kopfstütze erlaubt Drehbewegungen, jedoch *keine* Nickbewegungen.

Indikation: Entzündungen bzw. Tumoren im Bereich der Brustwirbelsäule oberhalb Th 8 und der Halswirbelsäule, Vor- und Nachbehandlung von Skolioseoperationen.
Im allgemeinen wird eine fixierte Kopfstütze gegeben, wenn sich der Prozeß im oberen Brustwirbelsäulen- oder im Halswirbelsäulenabschnitt befindet. Bei Erkrankungen im mittleren Brustwirbelabschnitt kann eine bewegliche Kopfstütze gegeben werden" (Abb. 3-139 bis 3-141).

404 Orthesen und Mieder für den Rumpf

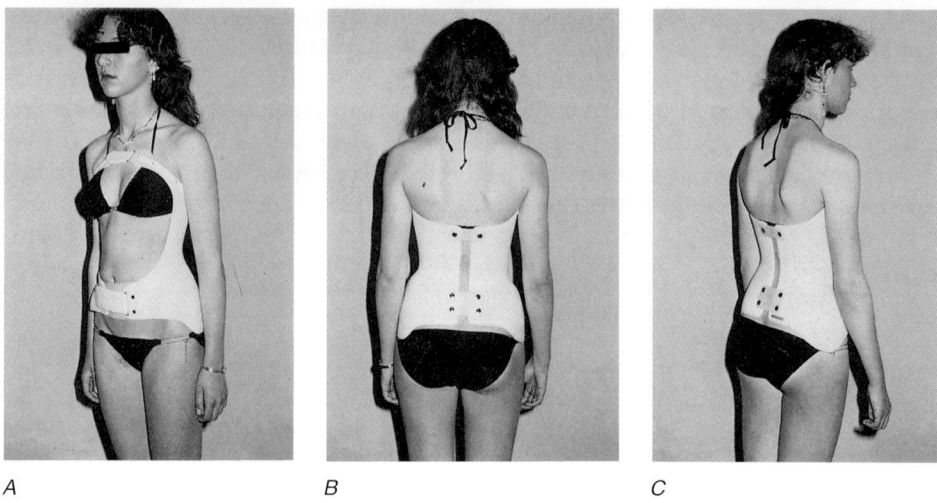

Abb. 3-133 A–C Fixierende Rumpforthese in Reklinationsstellung (postoperative Versorgung nach Reposition und innerer Stabilisierung einer LWK-Fraktur mit Harrington-Instrumentarium, bei aktiver Sportlerin). Die wasserfeste Rumpforthese konnte auch kosmetisch gut gestaltet werden (*R. Uhlig,* Archiv)

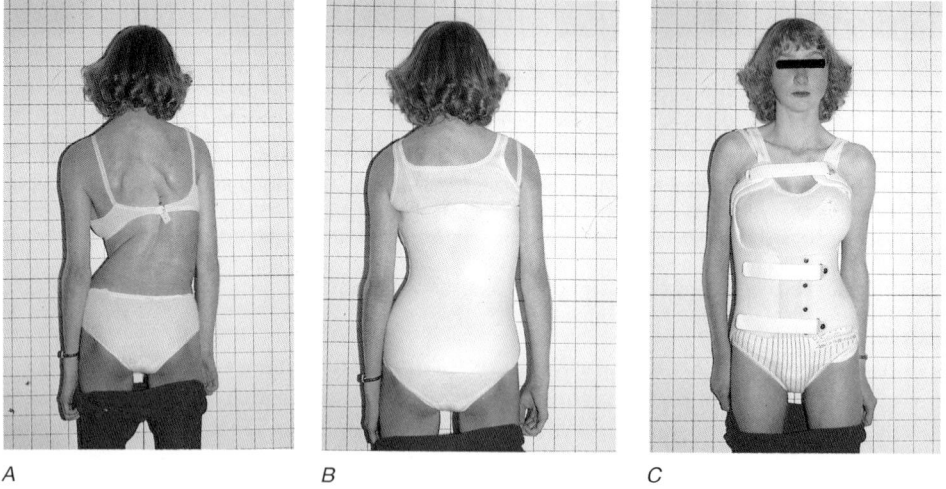

Abb. 3-134 A–C Fixierende Rumpforthese aus dünner, teilflexibler Kunststoffschale mit innerer Schaumstoffbettung bei lähmungsbedingter starker Skoliose (*L. Biedermann,* Archiv)

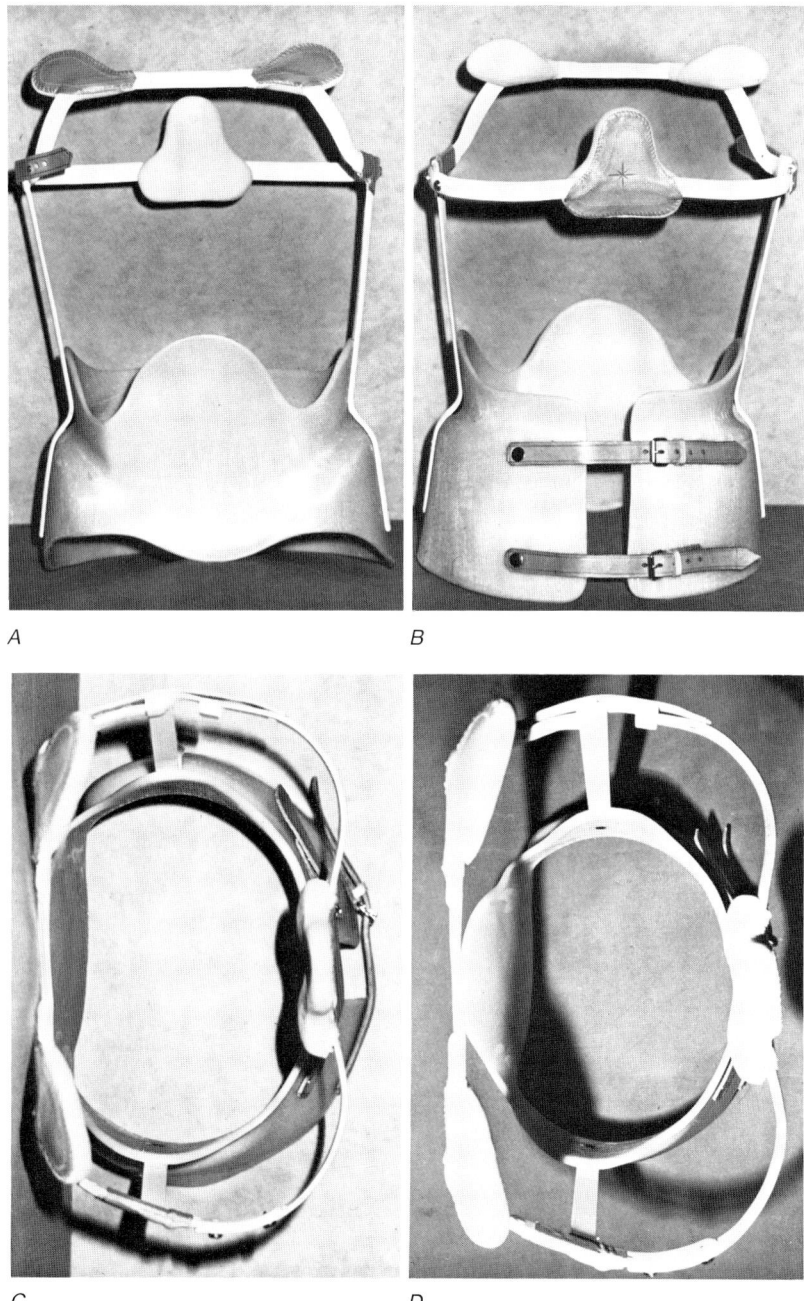

Abb. 3-135 A–D Fixationskorsett in kombinierter Schalen-Rahmenbauweise ohne Reklinationswirkung (hoher thorakaler Gegenhalt).
Die Rotationssicherung besteht in der natürlichen quer-ovalen Form von Thorax und Becken. Ein dorsaler Verschluß erschwert das beliebige Ablegen der Orthese. Einsteckverschluß des dorsalen Brustringbügels (*R. Uhlig,* Archiv)

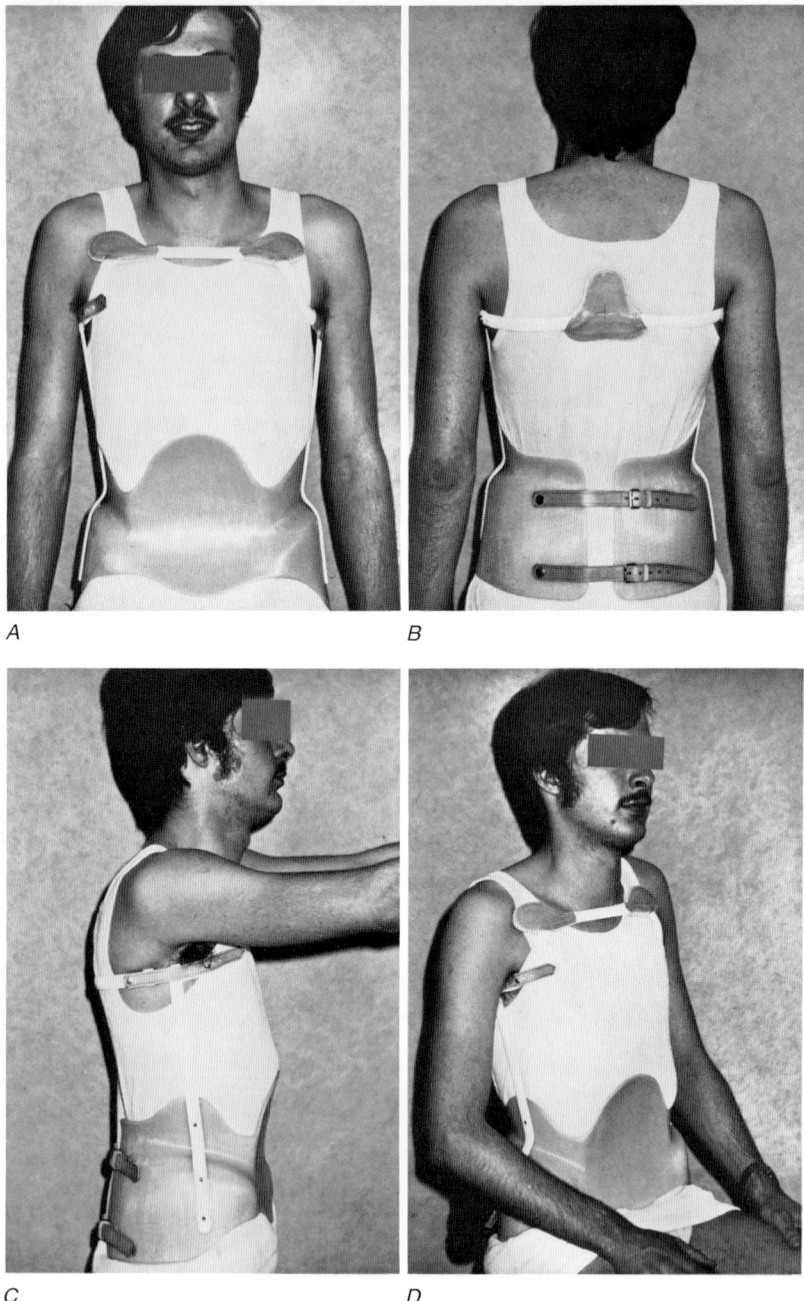

Abb. 3-136 A–D Korsett-Versorgung eines Patienten mit Spondylodiszitis D 6/7 bei vorbestehender Scheuermann-Kyphose. *A)* Man beachte die maximal nach kranial geführte vordere Abstützung.
B) Im Versorgungsbeispiel erkennt man die zwischen den Schulterblättern liegende, bis an den Erkrankungsbereich hochgezogene Abstützung und den dorsalen Becken-Verschluß.
C) Ausgleich der Lendenlordose durch Bauchkompression bei vorbestehender Adoleszentenkyphose. Einsteckverschluß des dorsalen Brustringbügels.
D) Im Sitzen kommt es bei korrekter Aussparung der Schenkelbeuge zu keiner nennenswerten Kranialverschiebung der Orthese (*R. Uhlig*, Archiv)

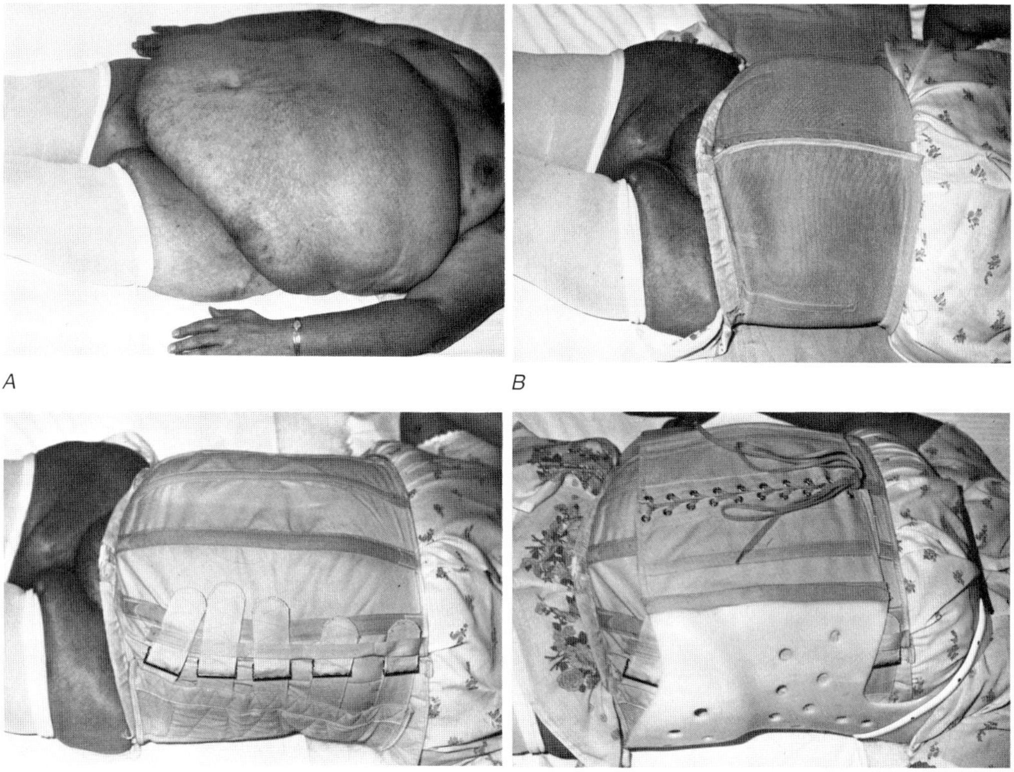

Abb. 3-137 A–D A) 59jährige Patientin mit grotesker Stammfettsucht und beiderseitiger Dyplasie-Coxarthrose. Indikation zur Versorgung mit einem Fixationskorsett stellte eine unspezifische Spondylitis D 10/11 dar.
B) Fassen des schürzenförmigen Hängebauches gelingt mit einer elastischen Kompressionsinnenbinde.
C) Die Kompressionsinnenbinde wird durch eine darüber gearbeitete Leibbinde gesichert.
D) Das Polyaethylen-Fixationskorsett wurde nun über diese Versorgungen gearbeitet (Verstärkung der Reklinationsbügel wurde berücksichtigt) (R. Uhlig, Archiv)

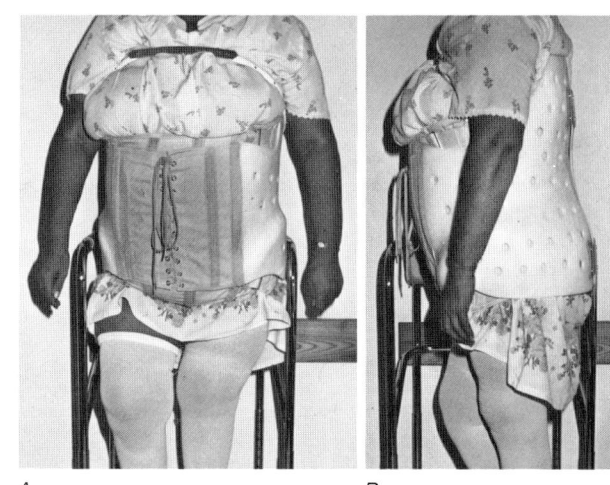

Abb. 3-138 A/B Nach Anlegen der 3fachen Orthesenkombination im Liegen gelingt es, den Hängeleib auch im Stehen und Gehen sicher, dauerhaft und ohne Unbequemlichkeit für die Patientin zu halten (R. Uhlig, Archiv)

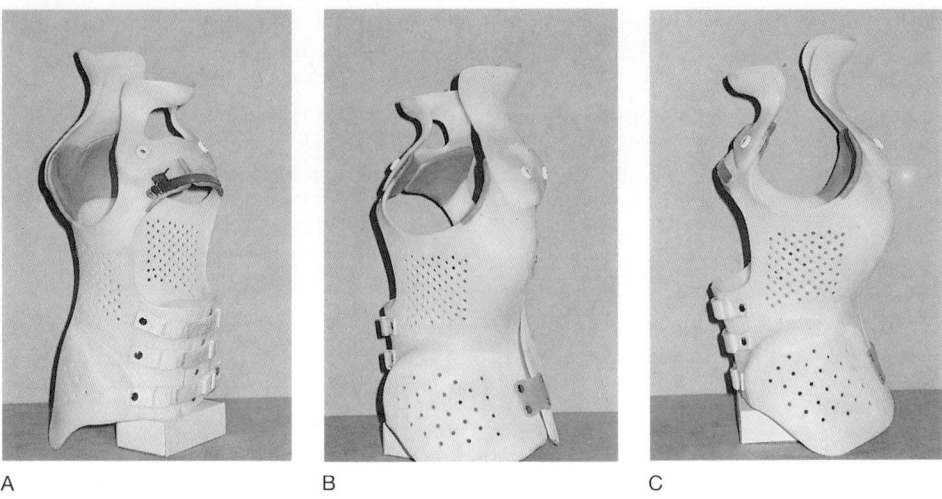

Abb. 3-139 A–C Fixierende Rumpforthese mit zusätzlichem Kopfteil (postoperativ nach Harrington-Operation wegen Skoliose mit hochsitzender Kyphose) (*R. Uhlig*, Archiv)

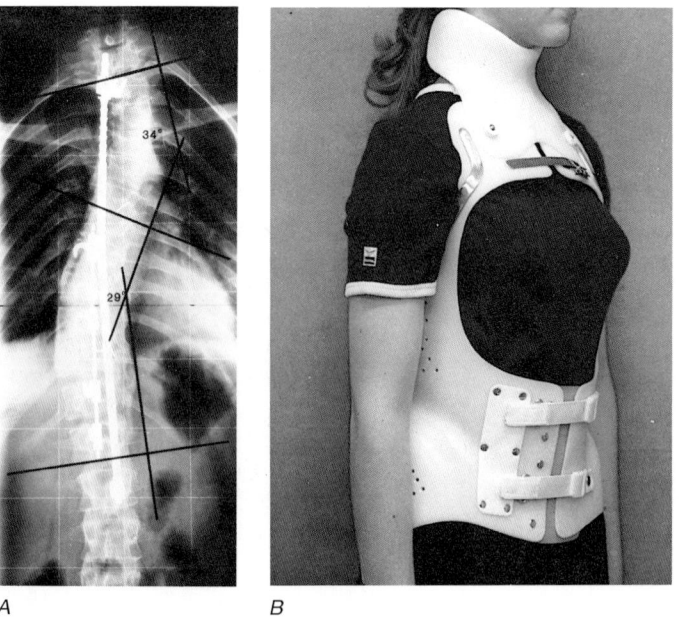

Abb. 3-140 A–D Fixierende Rumpforthese mit zervikaler Halbschale zur Inklinationsverhinderung (postoperativ nach *Harrington*-Operation) (*R. Uhlig*, Archiv)

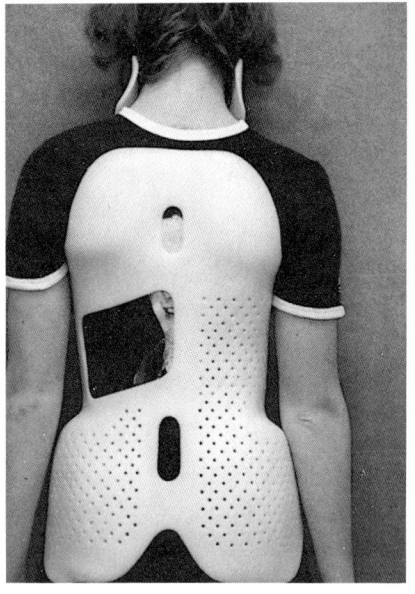
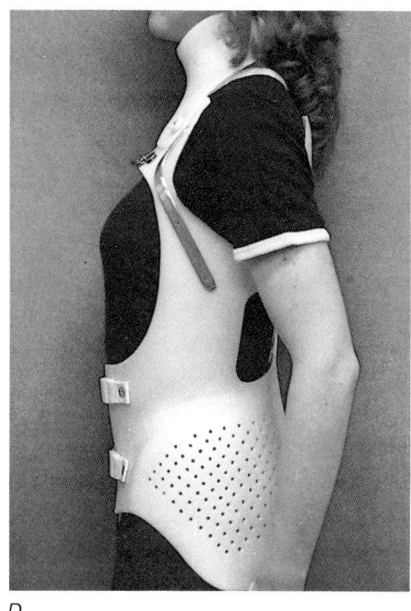

C　　　　　　　　　　　　　　　D

Abb. 3-140 **A–D** Fixierende Rumpforthese mit zervikaler Halbschale zur Inklinationsverhinderung (postoperativ nach *Harrington*-Operation) (*R. Uhlig*, Archiv)

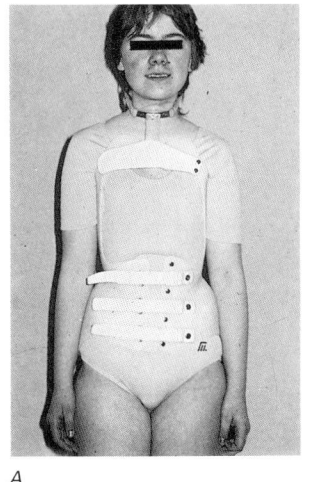
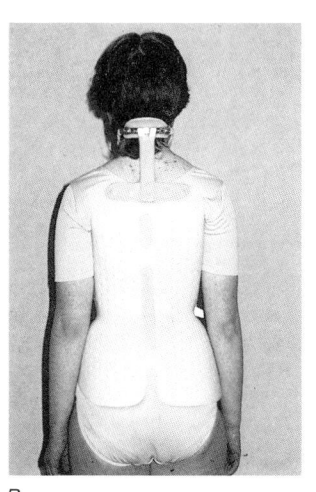
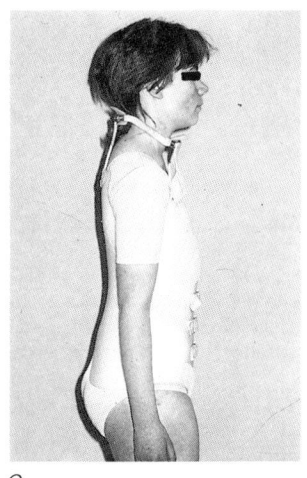

A　　　　　　　　　B　　　　　　　　　C

Abb. 141 **A–C** Fixierende Rumpforthese mit nachstellbarer Halsring-Führung ohne Distraktion (postoperativ nach Harrington-Operation).
Das Rückenteil *(B)* der Rumpforthese wurde sehr hoch gearbeitet, um einer Luxationsgefahr des Implantats vorzubeugen (*R. Uhlig*, Archiv)

Fixationsorthese mit einstellbarer Brustbeinpelotte (TLSO-Typ) (nach *G. Hohmann*)

● *Dieses Korsett in Rahmen- oder auch Schalenbauweise dient vorwiegend einer Inklinationsverhinderung im oberen Bereich der Brustwirbelsäule und einer generellen Bewegungseinschränkung für die Bewegungen zwischen Rumpf und Becken.*

Becken-, Lendenwirbelsäulen- und unterer Brustwirbelsäulenbereich werden, ähnlich wie im klassischen Fixationskorsett, in den Bewegungen teilfixiert. Einer korrigierenden Beckenaufrichtung kann das Korsett nicht entsprechen.

Der wesentliche Vorteil ist in der *individuell einstellbaren Druckstärkeregulierung im Brustkorbbereich und in der Erleichterung beim Anlegen des Korsettes* festzustellen. Dazu dient ein beweglicher Brustringbügel.

Die Indikationsbreite beschränkt sich derzeit auf:
– Folgezustände nach entzündlichen Erkrankungen der Wirbelsäule (Spondylitiden, Gibbusbildung usw.) und
– eventuelle postoperative Stabilisierungsmaßnahmen.

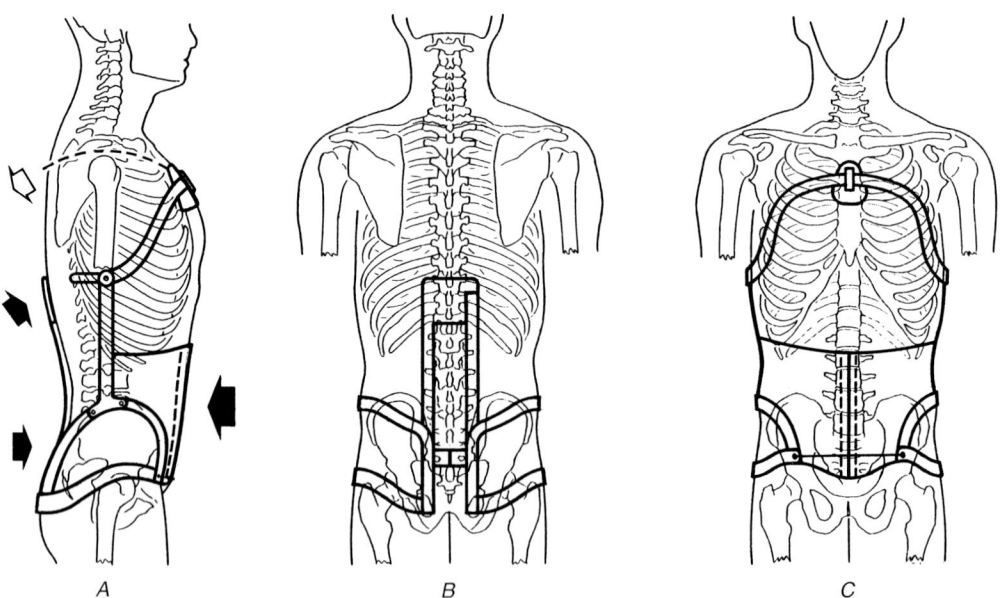

Abb. 3-142 *A–C* Einstellbares Fixationskorsett nach G. Hohmann in halbschematischer Darstellung. *A)* Beziehungen der Orthese zum Skelett mit der Lage des Drehpunktes der verstellbaren Reklinationspelotte und der Hebelarme in ihrer biomechanischen Wirkungsweise. *B, C)* Die fixierende und inklinationsverhindernde Brustbeinpelotte ist median beweglich am Brustringbügel angebracht *(C)*. Sie befindet sich damit in Gegenlagerposition zur Rückenpelotte *(B)*, die in ihrer Höhe indikationsbedingt angeordnet wird (aus *R. Uhlig:* Vorlesungsskripte)

■ *Die Basis des Korsettes bildet ein Beckenteil mit Beckenkammprofilierung.*
Das Beckenteil kann als Rahmenkonstruktion ausgebildet sein, ein Stoffmieder stellt dabei die körperumschließende *Fixation* her.
Die Hyperlordosierung der Lendenwirbelsäule wird dabei vermieden, der Leib unterstützt und eine *begrenzte Weichteilkompression* erreicht.

Die *Trochanterspangen* können nach *Rall* u. *Green* (*Hauberg* u. *John* 1973) gearbeitet sein, d. h. sie verlaufen von dorsalwärts in einem Bogen oberhalb der Trochanterhöhe zum Hüftbügel und sparen dabei die vorderen oberen Darmbeinstachel aus. Die Hüftbügel können parallel zur Leistenbeuge angeordnet werden. Die Sitzposition des Patienten kann sich u. U. dadurch verbessern.

Der *Brustringbügel* ist mit seitlichen Gelenken an vertikalen Axillarführungen befestigt. In der Sagittalebene des Körpers wird somit die Beugung des Oberkörpers zum Becken hin verhindert, dagegen die Streckung bzw. Aufrichtung des Oberkörpers über den oberen Brustwirbelsäulenbereich unterstützt. Die Pendelbewegung in der Frontalebene wird durch die Axillarflächen begrenzt bzw. gesperrt. Die Rotationsbewegungen in den horizontalen Becken- und Rumpfebenen sind wesentlich eingeschränkt (Abb. 3-142, 3-143).

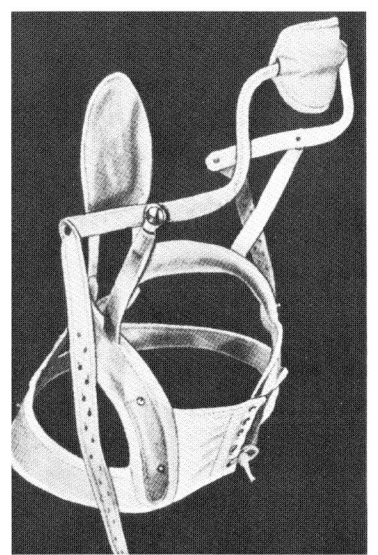
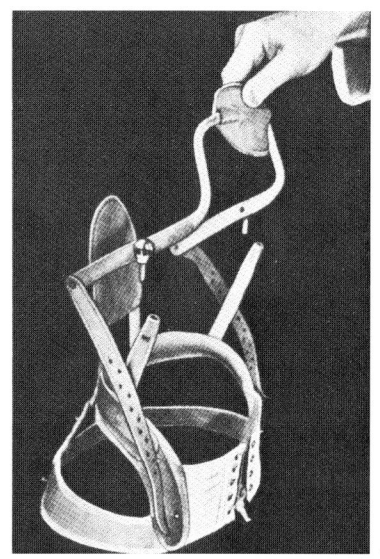

A   B

Abb. 3-143 A/B Grundprinzip der Konstruktionsteile des einstellbaren Fixationskorsetts:
A) Der Brustringbügel steckt mit Drehzapfen in Hülsen,
B) der Brustringbügel ist aus den Hülsen herausgenommen
(historische Aufnahme aus *G. Hohmann:* Orthopädische Technik. Enke, Stuttgart 1941, S. 68)

Fixationsorthese mit medialer Brustkorbpelotte (TLSO-Typ) (nach *Baron* und *Seitz*)

● *Das Korsett soll nach Angabe der Autoren gleichen Aufgaben für die Behandlung der Wirbelsäule dienen wie der Gipsverband nach Böhler (1963). Es gilt die Wirbelsäule in drei Bewegungsebenen zu stabilisieren.*

Die Indikationsbreite umfaßt nach *Baron* (1974) derzeit u. a.:
– Schwere osteoporotische Kyphosen mit Fischwirbelbildung und Spontanverformung im unteren Brustwirbelsäulenbereich
– Wirbelsäulenmetastasen bei Gehfähigkeit und ohne neurologische Ausfälle,
– ausheilende tuberkulöse und unspezifische Spondylitiden in der Nachbehandlung,
– syringomyelische Kyphose und
– tiefsitzende Scheuermann-Lumbalkyphose.

■ *Die Prinzipien der Fixation von Oberkörper und Rumpf gelten der Wirksamkeit in den drei Raumebenen bzw. Bewegungsachsen.*
Die *Vorwärtsbewegung* in der Median-(Sagittal-)Ebene soll *verhindert* werden.
Die *Rumpfbewegung* nach beiden Seiten in der Frontalebene ist zu *begrenzen.*
Drehungen um die Vertikalachse zwischen Becken und Rumpf sind *auszuschalten.*

Baron schreibt dazu: „... Eine Abknickung nach vorn (Rumpfbeugung) ist durch die nach dem Dreipunktsystem angelegten Sternal-, Symphysen- und Lendenpelotten nicht möglich.
Die Hyperlordose wird ausgemessen und entsprechend verstärkt, die Lendenpelotte im Korsett angeformt.
Eine Seitneigung ist durch den Trochanterbügel und durch die Seitenstreben, die in Richtung Achselhöhle laufen, nicht möglich.
Der Brustkorb ist gegen das Becken seitlich stabilisiert. Die Drehbewegungen sind durch die von den Seitenstreben auslaufenden Bügel zur Brustpelotte und durch die zwischen den beiden Musculi erectores spinae eingepaßte Rückenpelotte nicht möglich. Der Brustkorb kann nur zusammen mit dem Becken gedreht werden.
Brust und Bauch sind frei, so daß die Atmung nicht eingeengt ist und Blähungen nicht entstehen.
Die Beine können in den Hüften durch den Ausschnitt zwischen Symphysenpelotte und Trochanterbügel bis über die Horizontale angezogen werden. Beim rechtwinkligen Sitzen ist man nicht behindert, obwohl man mit abgespreizten Beinen sitzen muß ..." (Abb. 3-144 bis 3-146).

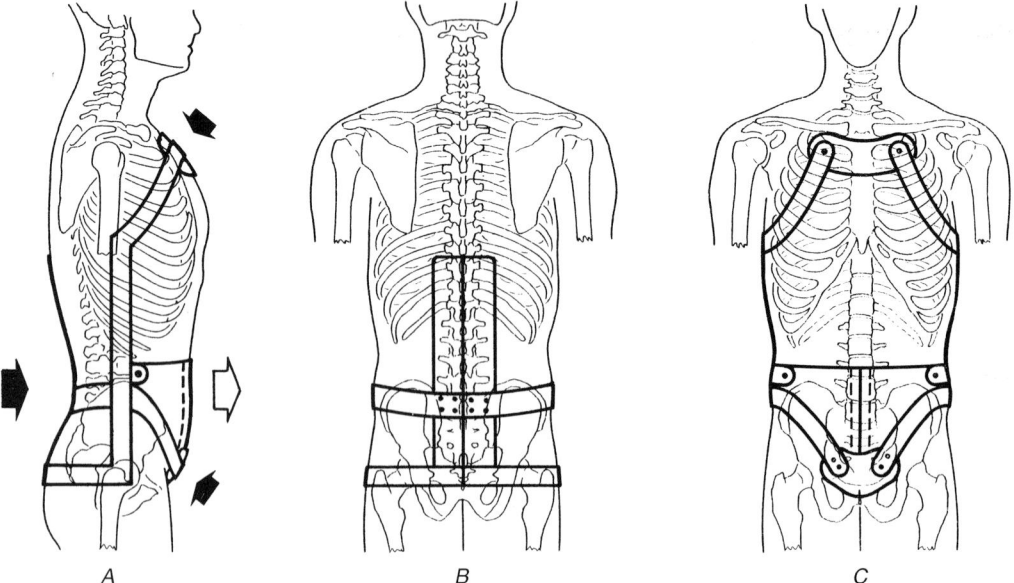

Abb. 3-144 A–C Fixationskorsett nach *Baron/Seitz* in halbschematischer Darstellung. A) Beziehungen der Orthese zum Skelett und Darstellung der biomechanischen Wirkungsweise. *B, C)* Im Schema der Dorsal- und Ventralansicht des *Baron/Seitz*-Korsetts wird die markante Höhe der Sternal- und Symphysenpelotten sichtbar. Bei rechtwinkligem Sitzen muß man deshalb die Beine abspreizen (aus *R. Uhlig:* Vorlesungsskripte)

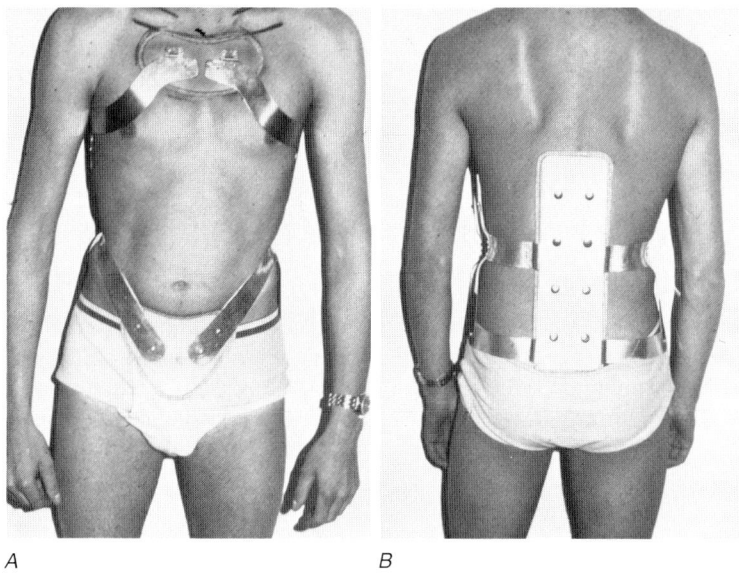

Abb. 3-145 A/B Patientenversorgung mit einem Fixationskorsett nach *Baron/Seitz* in der Behandlung einer Wirbelfraktur D 10. A) Man beachte die große beweglich angeordnete Sternalpelotte und die durch die Kombination von Hüftbügel und Symphysenpelotte freie Schenkelbeuge. B) In der Dorsalansicht werden Höhe und Breite der Rückenpelotte verdeutlicht. Drehungen um die Vertikalachse zwischen Becken und Rumpf sollen dadurch weitgehend ausgeschaltet werden (*Seitz,* Original, Bad Mergentheim)

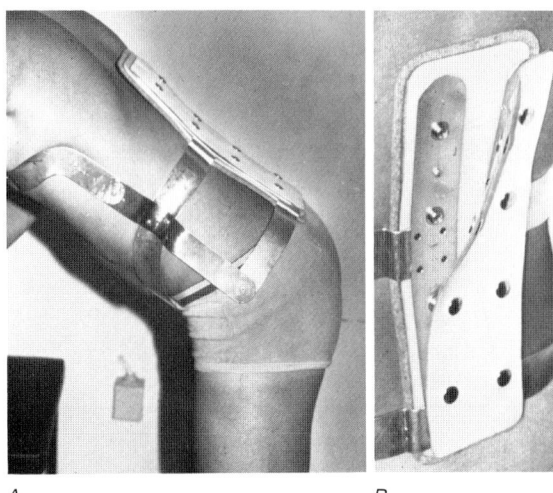

Abb. 3-146 A/B In der Sagittalansicht *(A)* kann auch bei Rumpfneigung die gute Kongruenz zwischen Orthese und Körper gewahrt bleiben. Der Bildausschnitt *(B)* zeigt, daß die Rückenpelotte (mittlere Kraft im Dreipunktsystem) gleichzeitig als seitenstabiler Verschluß dient. Große Druckknöpfe ermöglichen diese Stabilität (*Seitz,* Original, Bad Mergentheim)

Abschnitt III b
Versorgungsbeispiele mit progredienzbremsenden Fixationsorthesen

Bettungsorthese (auch in Leder-Kork-Ausführung) (TLSO-Typ)
(nach G. *Hohmann* und *Schrader*)

● *G. Hohmann* schreibt: „... Es gibt Fälle von schwer deformierten Thoraxverhältnissen, wo sich der deformierte kyphotische Rippenkorb nach hinten so vorwölbt, daß man zwischen Beckenkamm und ihm eine balkonartige Stütze einschieben kann. Bei vielen Fällen ist dies aber nicht möglich. Für diese habe ich eine Stützkorsette gefunden, welche der von *Schrader* (1934) als „*Blumentopfkorsett*" bezeichneten Art der Formgebung etwas ähnlich ist.
Ich halte diese Art der Abstützung für die schweren seitlichen Verkrümmungen für geeignet. Sie besteht ihrem Wesen nach darin, daß der zusammengesunkene Brustkorb von beiden Seiten von unten her wie mit den Händen angehoben und so gehalten wird. *Es greift also mit Stützung des Brustkorbs an den Rippen selbst an.* Für diese Fälle eignet sich in vorzüglicher Weise das Leder-Kork-Korsett, das sich uns nun seit Jahren sehr bewährt hat.
Der Vorzug dieses Lederkorsetts ist sein geringes Gewicht, sein fester Sitz, seine gute Stützfähigkeit. Viele Kranke, die jahrelang Stoffkorsetts getragen und trotzdem über Rückenschmerzen zu klagen hatten, fühlten sich in diesem „armkrückenlosen" Korsett genügend gestützt und schmerzfrei und gaben an, daß sie, weil der Schultergürtel frei wäre, auch besser atmen könnten als in den „Krückenkorsetten". So viel von den Bettungskorsetten schwerer und schwerster nicht mehr ausgleichbarer Fälle von Skoliosen bzw. Kyphoskoliosen..."

Die Indikationsbreite umfaßt derzeit:
– Bettung, Entlastung, Bewegungseinschränkung und Progredienzbremsung von nicht mehr ausgleichbaren schweren Thoraxdeformitäten (auch mit Atmungsbeeinträchtigung) sowie
– bei erheblicher Gibbusbildung nach Spondylitis.

■ *G. Hohmann* schreibt: „... Nach einem in mäßiger Suspension angefertigten Gipsmodell mit exakter Herausmodellierung der Beckenkämme und der Rippenkonturen werden zwei Lederplatten für die beiden Thoraxhälften aufgewalkt und auf diese Lederplatten eine plastische Korkmasse (Korkmehl mit Zelluloidaceton angerührt) aufgetragen, um sie zu verstärken und ein annähernd gleichmäßiges Brustkorbrelief herstellen zu können. Wegen der an sich brüchigen Korkmasse muß man leichte Bandstahlschienen in Längsrichtung in sie einbetten. Die beiden Korsetthälften werden mit hinterer und vorderer Schnürung verbunden, außen mit Drell überkleidet und das Ganze angelegt und in der Mitte noch mit einem festen Gurt zusammengeschnallt, um einen exakten Sitz auf den Darmbeinkämmen zu gewährleisten...".

Die Modifizierung der Konstruktion kann zum einen von der Materialseite her erfolgen, zum anderen kann sie die Indikation betreffen. Auf den immer wieder atmungsaktiv und hautfreundlich bewährten inneren Lederkern des Korsetts kann anstelle der plastischen Korkmasse auch eine leichte Kunststoff-Schaum-Mischung aufgetragen werden.

Flächig verstärkende angeformte Kunststoffplatten bzw. -spangen können die Schienenverstärkung ersetzen und erlauben auch die platzsparende, evtl. atmungsbedingte Anbringung seitlicher Armanstützungen im Bereich der oberen Brustwirbelsäule (Abb. 3-147 bis 3-151).

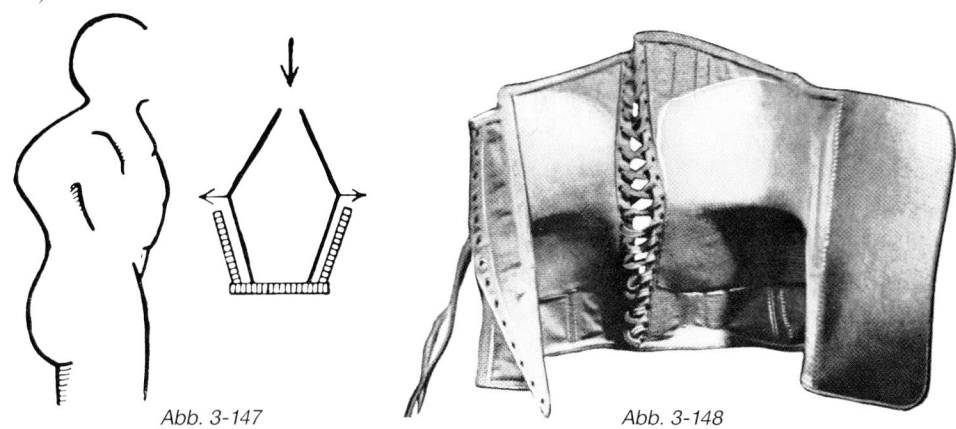

Abb. 3-147 Schematische Zeichnung einer Kyphose nach *Schrader* mit Stützung im sogenannten Blumentopfkorsett (aus *G. Hohmann:* Orthopädische Technik. Enke, Stuttgart 1965, S. 57)

Abb. 3-148 Bettungsorthese von innen. Die beiden mit Kork und Schienen verstärkten, nach der Form gewalkten Lederteile sind sichtbar. Eine Modifizierung der Konstruktion von der Materialseite her wird öfters vorgenommen (aus *G. Hohmann:* Orthopädische Technik. Enke, Stuttgart 1965, S. 57)

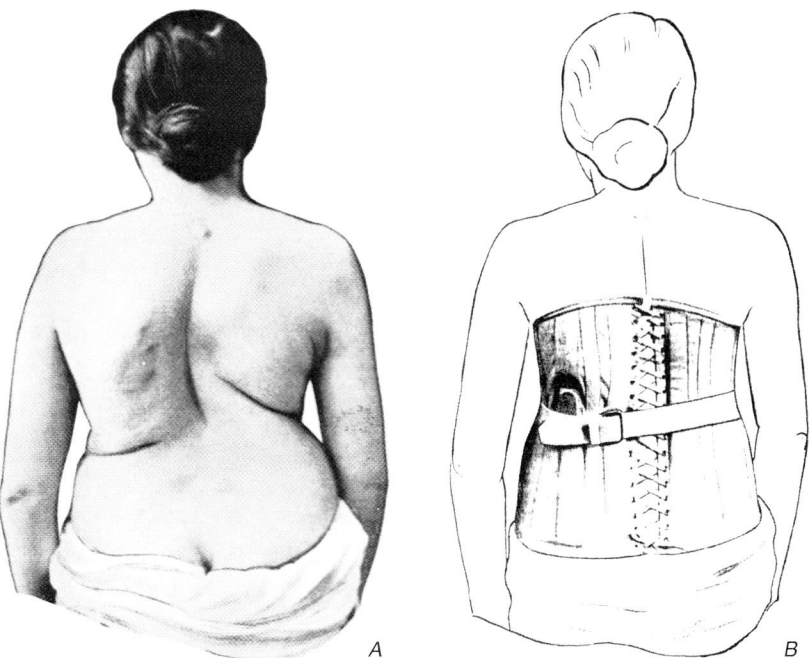

Abb. 3-149 A/B A) Schwere S-förmige Skoliose mit Überhang nach links und starken Rückenschmerzen. B) Die gleiche Patientin mit der Bettungsorthese versorgt (aus *G. Hohmann:* Orthopädische Technik. Enke, Stuttgart 1965, S. 58)

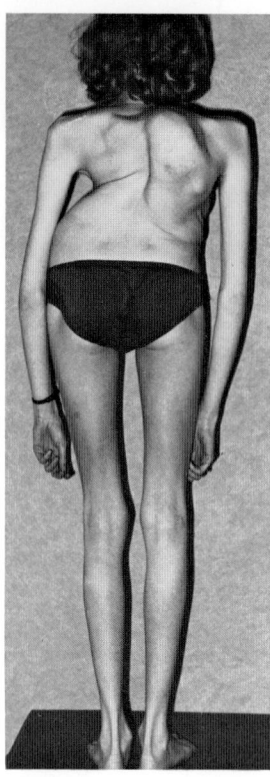
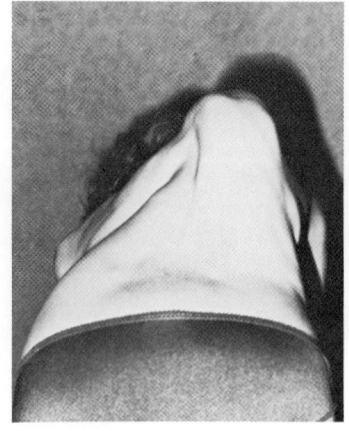
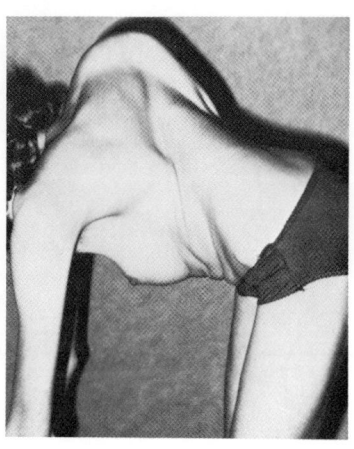

Abb. 3-150 A–C 24jährige Patientin mit schwerster idiopathischer Skoliose (Primärkrümmung etwa 155°). Maximale Rumpfverkürzung, Überhang nach rechts, gratartiger (angulärer) Rippenbuckel. Befundverbesserung nur operativ möglich. Bei älteren oder aus anderen Gründen inoperablen Patienten kann eine Bettungsorthese in Betracht kommen (*D. Hohmann,* Archiv)

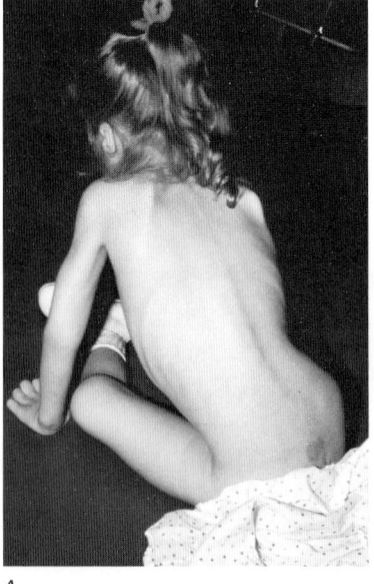
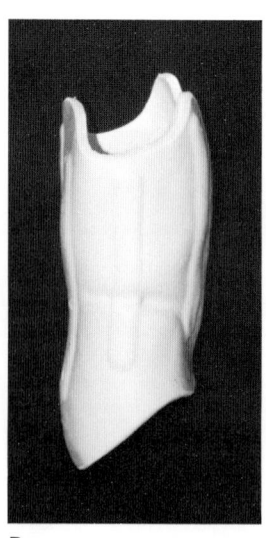
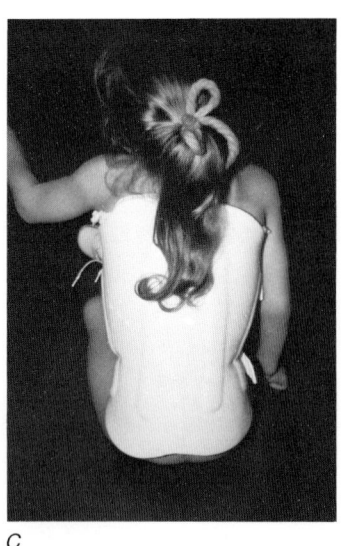

Abb. 3-151 A–C Beispiel einer Bettungsorthese in Weichschalenform aus 2-schichtigem P.U.-Schaum mit dazwischenliegenden Hartkunststoffverstrebungen, bei neurologisch bedingter komplexer Rumpfinstabilität. Die Kombination von Weichschaumwandungen mit stabilisierenden Kernelementen ergeben eine gewichtsleichte, angenehm zu tragende Rumpforthese mit gutem Stabilisierungseffekt (*Bill Miller,* Archiv, Boston)

Abschnitt IV
Spezielle Versorgungsbeispiele bei Skoliosen

Überblick

Unter Skoliosen verstehen wir nicht voll ausgleichbare, zunächst seitliche Wirbelsäulenverbiegungen.
Aufgrund des anatomischen Baues der Wirbelsäule (Bandscheibe, Muskeln, Gelenke) ist jede Seitabweichung auch mit einer Drehung benachbarter Wirbel gegeneinander verbunden. In aller Regel besteht gleichzeitig auch ein Haltungsfehler in der Sagittalebene (Kyphose, Lordose). Die *dreidimensionale Verkrümmung der Wirbelsäule* bezieht den ganzen Rumpf in die asymmetrische Fehlform ein. Im Brustbereich folgen die Rippen zwangsläufig der Drehung und Kippung des Wirbels in einer Weise, daß auf der Konvexseite ein dorsaler Rippenbuckel, auf der Konkavseite ein dorsales Rippental entsteht. Die schräge Deformierung des elastischen Thorax läßt dann auch einen konkavseitigen vorderen Rippenbuckel hervortreten. Diese typische Deformität mit mehr oder weniger scharf ausgeprägtem Rippenbuckel und disproportionierender vertikaler Rumpfverkürzung stellt nicht nur ein schweres kosmetisches Handicap für die Betroffenen dar, eine Fülle von aktuellen und drohenden Funktionsstörungen sind damit verbunden. Rippenwirbel- und Wirbelgelenke passen sich den veränderten biomechanischen Beanspruchungen durch typische Wachstumsdeformitäten an. Der normale Bewegungsablauf wird gestört, die Fehlbelastung führt zu vorzeitigem Gelenkverschleiß, Bandscheibenzermürbung und Kreuzschmerzen.
Thoraxdeformität, eingeschränkte Rippenbeweglichkeit und Rumpfverkürzung sind auch eine wichtige Ursache eingeschränkter Atemfunktion und über Widerstandserhöhung im kleinen Kreislauf auch einer Überbelastung des rechten Herzens (Cor kyphoscolioticum). Dies ist die für schwere Skoliosen typische, frühzeitig invalidisierende Organkomplikation.
Die Rotation der Wirbel gegeneinander erzeugt Bewegungssperren, die bei der klassischen gegenläufigen Verwringung der Rumpfebenen (Becken-Lenden-Abschnitt, Brustabschnitt, Schultergürtel) zu hochgradigen Bewegungseinschränkungen führen. Sekundäre Weichteilverkürzungen (Gelenkkapseln, Bänder, Muskeln) fixieren den Zustand zunehmend und erzeugen bei überhängenden dekompensierten Skoliosen neben schmerzhaftem Becken-Rippen-Kontakt auch obere Beckenschiefstände, die eine Beinlängendifferenz vortäuschen können und zu biomechanischer Fehlbeanspruchung von Hüft- und Kniegelenk beitragen.
Schwerste Skoliosen verursachen gelegentlich mechanisch oder hämodynamisch bedingte Rückenmarksschäden bis zu selten spontanen Querschnittslähmungen.

Die charakteristische Eigenschaft vieler Skoliosen ist die unaufhaltsame Zunahme der Krümmung während des Wachstums. Diese fast schicksalsmäßige, mit konservativen Mitteln nur schwer beeinflußbare Progredienz, die in früheren Jahrzehnten allen Bemühungen trotzte und zu schwersten Verbiegungen und Verunstaltungen führte, hat *Hoke* (1900) den Krebs der Orthopädie, *Risser* (1924) ihr Stiefkind und zuletzt *Ziehlke* (1973) eine Schande der Orthopädie genannt.

Mindestens seit der Jahrhundertwende sind die wesentlichsten Verkrümmungsmechanismen und auch die wichtigsten Behandlungsprinzipien bekannt (*Zacher* 1974). Die Erkennung des für Prognose und Therapie so entscheidenden Zusammenhanges zwischen Wachstum und Krümmungszunahme verdanken wir *Risser* (1936).

In Anbetracht der seit Jahrzehnten unverändert vielfältigen Diskussion der Skoliose wird hier einleitend auch der Nomenklatur Raum gegeben.

Wir gliedern diesen Überblick wie folgt:

Begriffsbestimmungen,
Ursachen struktureller Skoliosen,
Untersuchung der Skoliose;
Prognose hinsichtlich der Rumpforthesenbehandlung.

Begriffsbestimmungen

Für die Besprechung der Skoliose sind folgende Begriffe wichtig:

Funktionelle oder auch Haltungsskoliose = Weitgehend ausgleichbare Verbiegung im Bewegungssegment ohne Wirbelverformung, mit guter Rückbildungstendenz bei Beseitigung der Ursache (z. B. Beinlängendifferenz).

Strukturelle Skoliose = Stärker fixierte und mit Formänderung und Rotation der Wirbel einhergehende Verbiegung mit Rippen- oder Lendenbuckel.

Strukturelle Krümmungen sind nur unvollständig korrigierbar und neigen zur Versteifung. Der Übergang von funktionellen zu strukturellen Krümmungen ist möglich.

Kompensation = Das Lot vom 7. Halswirbelkörper trifft die Analfalte. Dies trifft bei einer geraden Wirbelsäule zu, aber auch bei gleich großen Verbiegungen nach beiden Seiten.

Bei Dekompensation gerät die Wirbelsäule aus dem Lot, damit bekommt die Schwerkraft einen größeren Hebelarm zur Verschlimmerung der Krümmung (Überhang).

Primärkrümmung = Hauptkrümmung einer Skoliose als diejenige Verbiegung, die zuerst auftritt, die meisten Segmente umfaßt, die größte Winkelabweichung aufweist und sich der Korrektur dementsprechend am stärksten widersetzt.

Sekundär- oder Nebenkrümmungen = zunächst ausgleichbare, nicht strukturelle Biegungen kranial und kaudal von Hauptkrümmungen.

Mit der Zeit können Nebenkrümmungen auch kontrakt und strukturell werden, so daß die Entscheidung schwer fallen kann, ob es sich um eine Sekundärkrümmung oder aber um eine 2. Hauptkrümmung gehandelt hat.

Neutralwirbel oder Übergangswirbel = Sie begrenzen eine Krümmung. Sie sind am stärksten gegen die Senkrechte geneigt, sind am wenigsten keilförmig, ihre Deck- und Grundplatten sind annähernd parallel, sie sind am wenigsten rotiert.

Scheitelwirbel = Wirbel mit der stärksten Rotation und der stärksten Keilverformung.

Ursachen struktureller Skoliosen

Genauere Kenntnisse der unterschiedlichen Ursachen und Entwicklung von Skoliosen stellen eine wichtige Voraussetzung für eine wirkungsvolle Behandlung dar.

Die **strukturellen Skoliosen,** mit denen wir uns hier ausschließlich befassen, werden nach ihren Ursachen eingeteilt in:

Osteopathische Skoliosen = Angeborene Wirbelmißbildungen (Keil-, Halb-, Blockwirbel), Rippenmißbildungen, Wirbelveränderungen durch Verletzung oder Erkrankung (Spondylitis, Wirbelfraktur, Tumor usw.).

Neuropathische Skoliosen = Nervenbedingte Störungen der Rumpfmuskulatur (schlaffe und spastische Lähmungen, Neurofibromatose, Rückenmarksgeschwülste, Friedreich-Ataxie, Syringomyelie).

Myopathische Skoliosen = Angeborene Muskelfehlbildungen (z. B. muskulärer Schiefhals), Myopathien.

Demopathische Skoliosen = Bindegewebserkrankungen (z. B. Ehlers-Danlos-Syndrom), Narbenkontrakturen (Haut, Pleura).

Idiopathische Skoliosen = Größte und wichtigste Gruppe mit weitgehend unbekannter Ursache.

Möglich sind Stoffwechselstörungen, Knorpelwachstumsstörungen, Erbfaktoren u. a.

Unterteilung in:

Idiopathische infantile Skoliosen (0–3 Lebensjahre):
= Sog. Säuglingsskoliose, wohl lagerungsbedingte „Schräglagedeformität" bei gleichzeitiger Reifungsverzögerung des Zentralnervensystems, häufiger bei Zerebralparese feststellbar. Spontane Rückbildung erfolgt in Bauchlage.
= Infantile strukturelle Skoliose: mit Torsion und Rippenbuckel. Die Rückbildungstendenz ist gut.
= Infantile idiopathische progressive Skoliose: Meist linkskonvexe Krümmung, überwiegend bei Knaben.
Die Progredienz ist zunehmend mit besonders ungünstiger Prognose wegen der langen noch bevorstehenden Wachstumsperioden.

Juvenile idiopathische Skoliose (4–9 Lebensjahre):
= Meist rechtskonvexe Thorakalskoliosen. Knaben und Mädchen sind davon etwa gleich häufig betroffen.
Starke Progredienz mit schlechter Prognose.

Idiopathische Adoleszentenskoliose (10–14 Lebensjahre):
= Häufigste Skoliosenform mit überwiegend rechtskonvexer Thorakalkrümmung. Betroffen sind hauptsächlich Mädchen.
Eine rasche Progredienz kann im pubertären Wachstumsschub eintreten.

Unterscheidung der Wirbelsäulenkrümmung wie folgt:
– *Zervikothorakale,*
– *thorakale,*
– *thorakolumbale,*
– *lumbale* sowie
– *primär S-förmige (doppelbogige) Skoliosen.*

Interessant ist in diesem Zusammenhang die röntgenanatomische Einteilung von Skoliosetypen nach ihren Primärkrümmungen (*Stagnara* 1973) (Abb. 3-152).

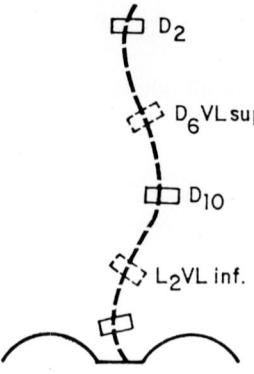

Typ 1 lumbale Skoliose (ungefähr 25%)

oberer Neutralwirbel
Th 11 bis Th 12
unterer Neutralwirbel
L 3 bis L 4

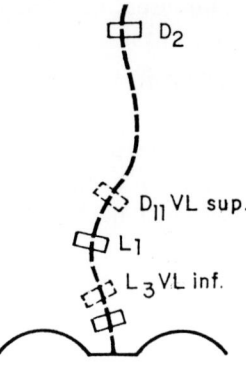

Typ 2 thorako-lumbale Skoliose (ungefähr 19%)

oberer Neutralwirbel
Th 4, Th 5 bis Th 6
unterer Neutralwirbel
L 1, L 2 bis L 3

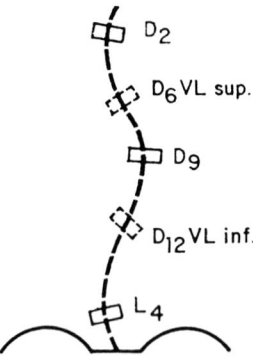

Typ 3 thorakale Skoliose (ungefähr 25%)

oberer Neutralwirbel
Th 4, Th 5 bis Th 6
unterer Neutralwirbel
Th 11, Th 12

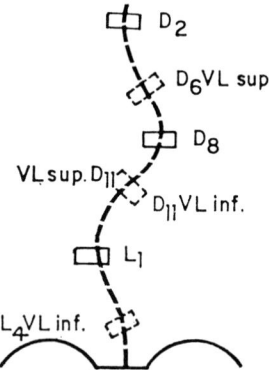

Typ 4 doppelbogige Skoliose (ungefähr 30%)

Diese Krümmungen sind gewöhnlich thorakal und lumbal, es kommen aber auch doppelte thorakale Krümmungen vor sowie thorakale und thorako-lumbale

Der prozentuale Rest (ungefähr 1%) betrifft die zerviko-thorakale Skoliosen

Abb. 3-152 Röntgenanatomische Einteilung der Skoliosen nach ihren Primärkrümmungen (aus *P. Stagnara, G. Mollon, J. Mauroy*: Rééducation des scolioses. Expansion Scientifique, Française 1978, S. 21; modifiziert nach *Ponseti* und *Stagnara*)

Untersuchung der Skoliose

Die **klinische Untersuchung** ist für den Arzt und Orthopädietechniker von gleich hoher Bedeutung. Im Stehen sind am entkleideten Patienten stärkere Verbiegungen der Wirbelsäule an der Dornfortsatzlinie und der Rumpfkontur *(Taillendreiecke)* leicht erkennbar.

Geringere Krümmungen werden beim Vorwärtsneigen durch das Hervortreten des *Rippenbuckels* oder des *Lendenwulstes* deutlicher, Seitbeugung läßt Kontrakturen abschätzen.

Ein *unterer Beckenschiefstand*, verursacht durch Beinlängendifferenzen oder Hüftkontrakturen, ist durch Brettchenunterlage oder Ab- und Anspreizstellung der Beine ausgleichbar. Ein *oberer Beckenschiefstand*, hervorgerufen durch Weichteilverkürzungen auf der Konkavseite einer schweren Lumbalskoliose, ist hingegen nicht ausgleichbar.

In Bauchlage gewinnt man einen Eindruck von der möglichen Rotationskorrektur. Zur Verlaufsbeurteilung muß die Körpergröße im Stehen und Sitzen gemessen werden. Ebenso gibt die Extension im Sitzen oder Liegen einen Eindruck von der Korrigierbarkeit der Krümmungen.

Da die Thoraxbeweglichkeit durch die Stellungsänderung der Rippengelenke beeinträchtigt wird, ist eine Untersuchung der Atembeweglichkeit des Brustkorbes zusammen mit der Dokumentation von Atemmeßwerten erforderlich.

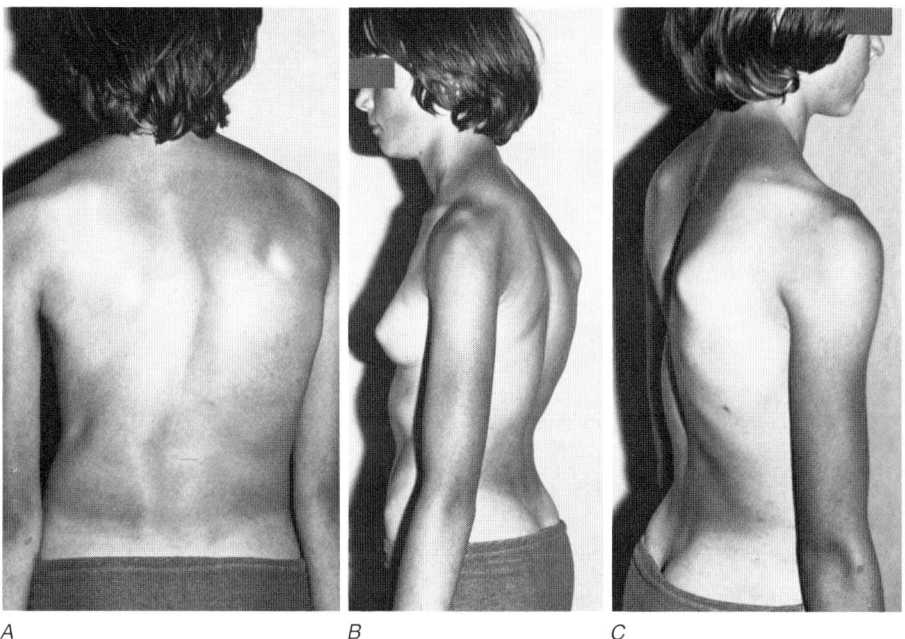

Abb. 3-153 A–C Typische Rumpfdeformität einer mittelschweren konvexen thorakalen Skoliose (Typ 3):
A) Leichter Hochstand der rechten Schulter, Lateralisierung des rechten Schulterblattes, Taillen-Dreieck links tiefer eingeschnitten.
B) Die halbschräge Rückenansicht zeigt, daß keine Kyphose vorliegt, sondern daß diese durch den schon deutlichen Rippenbuckel vorgetäuscht wird.
C) Der leichte Lendenwulst ist Ausdruck der rechtskonvexen lumbalen Gegenkrümmung. Das Ausmaß von Rippenbuckel und Lendenwulst läßt zumindest im Bereich der BWS schon strukturelle Veränderungen erwarten (*D. Hohmann*, Archiv)

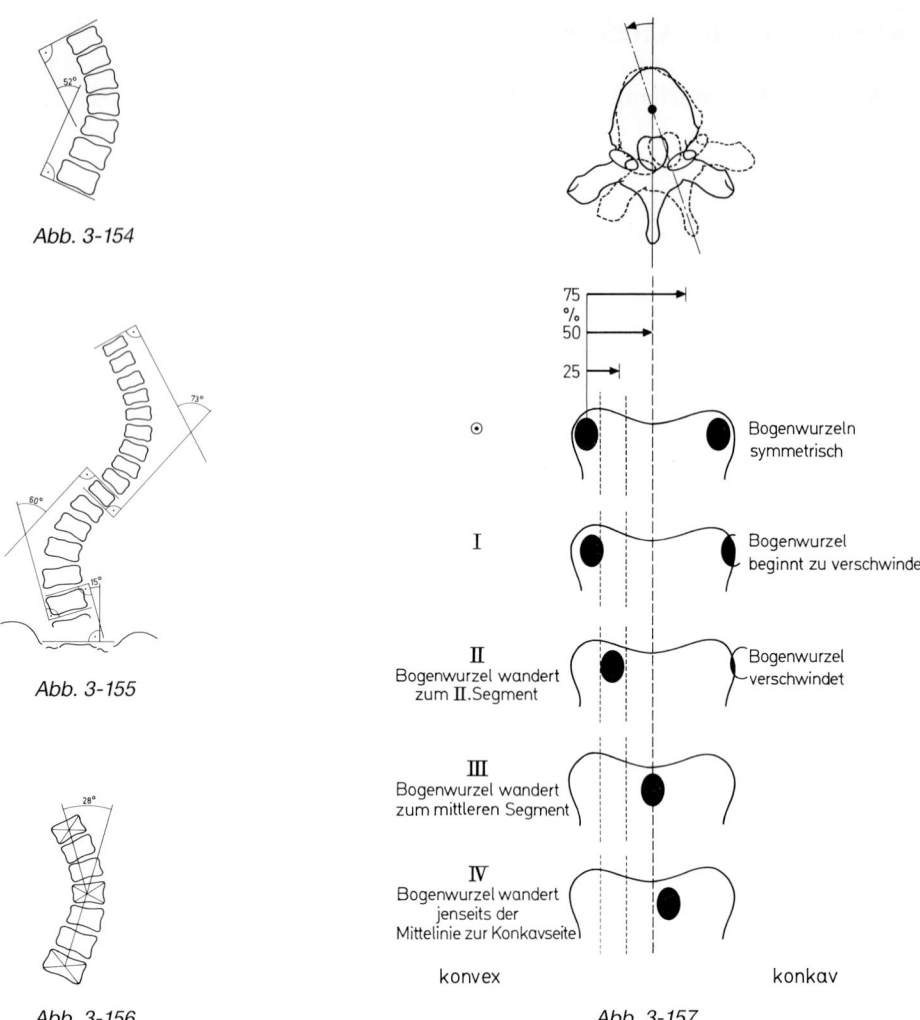

Abb. 3-154

Abb. 3-155

Abb. 3-156

Abb. 3-157

Abb. 3-154 Skoliosenmessung (schematisiert) nach *Cobb*. An die obere Deckplatte des kranialen und die untere des kaudalen Neutralwirbels werden Tangenten angelegt. Der Komplementärwinkel dieser Geraden oder der auf ihnen errichteten Lote wird bestimmt (nach *I. R. Cobb:* Outline for the study of scoliosis − 5 −. American Academy of Orthop. Surgeons 1948)

Abb. 3-155 Schema nach *Cobb* zur Beurteilung der Gesamtstatik des Rumpfes. Auf der im Stehen angefertigten Ganz-Röntgenaufnahme werden die Beckenstellung sowie die Winkelabweichungen der einzelnen Krümmungen und die Gesamtabweichung vom Körperlot beurteilt. Ergibt die Summe der rechts- und linksseitigen Krümmungswinkel 0, so ist eine Skoliose kompensiert (nach *I. R. Cobb:* Outline for the study of scoliosis − 5 −. American Academy of Orthop. Surgeons 1948)

Abb. 3-156 Skoliosenmessung (schematisiert) nach *Ferguson-Risser:* Die Kreuzungspunkte der Diagonalen von Scheitelwirbel und der dazugehörigen Neutralwirbel werden verbunden. Der Komplementärwinkel wird bestimmt (nach *A. B. Ferguson:* Study and treatment of scoliosis. South. Med. J., Heft 23, S. 116, Nashville 1930)

Abb. 3-157 Bestimmung des Rotationsindexes nach *Nash* und *Moe* (modifiziert nach *C. L. Nash, J. H. Moe:* A study of vertebral rotation. J. Bone Jt. Surg., Heft 51-A, S. 223−229, 1969)

Röntgenganzaufnahmen am Patienten im Stand sind unverzichtbar.
Statische Analyse in der Frontalebene, Verlaufskontrolle, Behandlungsindikation und Orthesenjustierung können sich nur am Röntgenbild orientieren.
Seitbeugeaufnahmen lassen die Kontraktur einzelner Segmente beurteilen. Die Abbildung der Beckenkämme erlaubt über die Auswertung des *Risser-Zeichens* (1958) eine Abschätzung der Wachstumspotenz.
Zur Bestimmung des Skelettalters ist auch die Aufnahme des Handskeletts unbedingt notwendig. Prognosen des Längenwachstums sind dann möglich (*Tanner* 1962).
Die Messung von Krümmungen erfolgt international *nach Cobb* (1948) (= Winkel, den das Lot auf den Deckplatten der Neutralwirbel einschließt), *in Ausnahmefällen* **nach *Ferguson u. Risser*** (1936) (= Verbindung der Mittelpunkte der Neutral- und Scheitelwirbel, Komplementärwinkel am Scheitel ist der Skoliosenwinkel).
Die Messung nach *Cobb* ergibt höhere Winkelwerte als nach *Ferguson u. Risser*. Dabei charakterisiert die Messung nach *Cobb* das Ausmaß der Krümmung, die nach *Ferguson* die seitliche Abweichung des Scheitelwirbels von den Neutralwirbeln.
Die Meßgenauigkeit beträgt etwa 3–5 Grad (*Neugebauer* 1977) und entspricht damit der normalen Beweglichkeit im Segment.

Prognose

Jede Entscheidung zu aufwendiger belastender Behandlung, wie sie die konservative Skoliosentherapie mit Rumpforthesen darstellt, bedarf einer prognostischen Bestätigung und Absicherung.
Der *Harrington-Faktor* (1962) dient der Prognosebeurteilung einer Skoliose. Er ergibt sich aus der Teilung des *Cobb-Winkelwertes* durch die Zahl der Wirbel einer Krümmung. Ist er *unter 5*, so ist eine *konservative Behandlung* erfolgversprechend, *über 5* ist eine *Operation* oft notwendig.
Rippenbuckel und Lendenwulst sind das klinische Zeichen der *Fehlrotation*. Im Röntgenbild läßt sich entsprechend der Index dieser Rotation nach *Nash* u. *Moe* (1969) beurteilen.

Prognostische Aussagen über Wachstumsdeformitäten werden immer schwieriger und damit ihre Treffsicherheit begrenzt bleiben. Als Entscheidungshilfe dienen eine Reihe heute anerkannter Kriterien.
Etwa 90% der hier in Frage kommenden *Skoliosen* müssen in die Gruppe der *idiopathischen Skoliosen* eingereiht werden, diese Gruppe sei deshalb auch hier herausgegriffen. Das Übersichtsschema in Abb. 3-158 (nach *Cobb*) erleichtert die Handhabung der Erfahrungswerte.

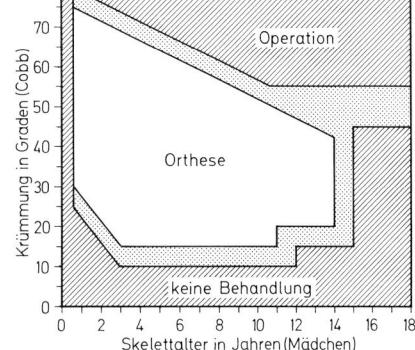

Abb. 3-158 Optimale Indikation zu konservativer Skoliosenbehandlung als Funktion von Krümmungsausmaß und Knochenalter (modifiziert nach *Cobb*)

Im Säuglings- und Kleinkindesalter ist die Trennung der Skoliosen nach prognostisch günstigen und ungünstigen Formen und damit der Entscheid zu weiterführender apparativer Behandlung zunächst nur aus dem Verlauf und dem Ansprechen auf funktionelle und Lagerungsbehandlung möglich. Eine frühere und *genauere Differenzierung* ist durch die *Bestimmung des Rippen-Wirbel-Winkels* und der Lagebeziehung des Rippenköpfchens auf dem a.p.-Röntgenbild nach *Mehta* (1972) möglich. Jedenfalls ist in diesem Lebensalter eine lange Wachstumsperiode zu erwarten und mit ihr droht auch die große Gefahr einer exzessiven Progredienz. Gleichzeitig besteht aber auch eine Chance, durch langfristig wirksame, wachstumslenkende Orthesen dauerhafte Korrekturgewinne zu erzielen. Insgesamt sind allerdings die Erfahrungen mit den seltenen infantilen progressiven Skoliosen noch begrenzt.

Die verhältnismäßig *seltenen juvenilen Skoliosen und die große Gruppe der idiopathischen Skoliosen* in der Adoleszenz, können, von der längeren Wachstumsperiode der juvenilen Formen abgesehen, prognostisch gemeinsam betrachtet werden.

Unterhalb einer Krümmung von 20 Grad bei niedrigem Rotationsindex bleiben Verschlechterungen häufig aus. Eine engmaschige Kontrolle ist hier ausreichend.

Jenseits von Krümmungswinkeln ab 20 Grad scheint eine asymmetrische Überlastung der Wachstumszone der Wirbel eine weitere strukturelle Progredienz zu begünstigen. Eine Zunahme der Hauptkrümmung um 5 Grad im Halbjahr gilt als Progredienzbeweis. Hierbei zeigen sich doppelbogige und thorakolumbale Krümmungen als besonders gefährdet, während einbogige thorakale und lumbale Skoliosen eine etwas geringere Progredienz zeigen.

Entscheidend für die Prognose einer funktionellen Orthesenbehandlung sind Ausmaß und Starrheit einer Krümmung sowie die verbleibende Zeit bis zum Abschluß des Wirbelsäulenwachstums.

Prinzipiell sind nicht immer bei Skoliosen um 40–50 Grad nach *Cobb* Korrekturerfolge zu erwarten. Das Aufhalten einer weiteren Progredienz ist oft zweifelhaft, besonders dann, wenn ein Rotationsindex von mehr als 0,35 vorliegt.

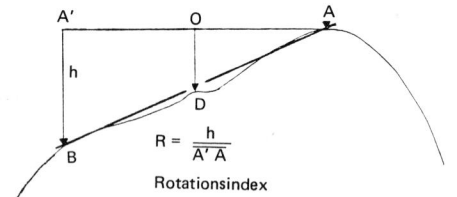

Abb. 3-159 Schematische Darstellung des Rotationsindexes durch Messung am Rückenprofil nach *Götze* (aus *H.-G. Götze:* Der Rotationsindex bei idiopathischen Thorakal-Skoliosen. Z. Orthop. 111 [1973] 740)

Bei Korrekturverlusten muß jedoch das Korsett weitergetragen werden. Die Kontrollen sollten dann frühestens wieder nach einem halben Jahr erfolgen. So läßt sich auch für das Ergebnis einer Orthesenbehandlung durch Kontrollen das erreichen, was als prognostische Aussage nicht vertretbar erscheint.

Wie wir auch schon in der speziellen Einleitung „Rumpf" (s. S. 273) zum Ausdruck brachten, bestehen heute durchaus in technischer Sicht gegliederte Behandlungskonzeptionen mit unterschiedlichen Rumpforthesen.

Die Behandlungsziele mit individuellen Korsettindikationen und deren Erfolgseinstufungen sind jedoch wie vorerwähnt gerade bei der Skoliose von einer großen Vielfalt der Möglichkeiten geprägt. Die Fakten sind eben nicht nur medizinischer sondern auch menschlicher, umweltbedingter sowie technischer Art und können sich im einzelnen ganz unterschiedlich auswirken.

Bei genauerer Zusammenfassung der derzeit zugänglichen Informationen ergab sich daraus unsere Meinung, daß berechtigt und zwangsläufig, fast jede Klinik mit Skoliosen-Sprechstunde eine eigene Anwendungsbreite aus den bekannten Korsettindikationen heraus entwickelt hat. Allein schon das Einzugsgebiet einer Flächenklinik ergibt im Gegensatz zur Großstadt-Klinik ganz andere Nachbehandlungs-, Übungs- und Betreuungsprobleme. Beispielsweise wirkt sich die differenzierte Mentalität von Bevölkerungs- und Berufsgruppierungen auf die prätechnischen und klinisch vorbereitenden Korsettmaßnahmen im starken Maße aus.

Bei sorgfältiger Bearbeitung und Abwägung der Problemkreise haben wir uns zu keiner „Entweder-Oder"-Darstellung fundierter Versorgungstechniken mit Skoliosekorsetten entschließen können.

Die überlappenden Bandbreiten z. B. in den durch Nachuntersuchungen bekanntgewordenen Gradzahlen, bei den ermittelten Krümmungswinkeln, bei den sog. Meßfehlern, sowie die differenzierbaren Werte und Arten der Röntgentechnik haben dazu beigetragen.

Für die wesentlichen Korsettechniken erlauben wir uns deshalb den Rückgriff auf bereits erfolgte Veröffentlichungen und zitieren deren Autoren. Eigene klinische Versorgungen und Beobachtungen in diesen Techniken unterstreichen einen Großteil des dort Gesagten. Wir halten derzeit eigene Modifizierungen nicht für angebracht.

Großbogige Krümmungen sind mit funktionellen Orthesen besser zu erfassen, als kurzbogige Verbiegungen. Dies läßt sich bei der Ausmessung eines Röntgenbildes durch die Bestimmung des *Harrington-Faktors* festlegen. Die schon erwähnten Werte unter 5 lassen eine funktionelle Orthesenbehandlung sinnvoll erscheinen. Werte über 5 leiten zur Operationsindikation über.

Die Wachstumspotenz der Wirbelsäule läßt sich mit hinreichender Genauigkeit an der *Verknöcherung der Darmbeinkammapophysen* ablesen *(Risser-Zeichen)*. Zusätzlich können zur Beurteilung die Wirbelkörperapophysen und die *Bestimmung des Skelettalters* nach *Greulich* u. *Pyle* (1966) herangezogen werden.

Nach Wachstumsabschluß ist bei Skoliosen bis etwa 40 Grad mit einer weitgehenden Stabilität zu rechnen. Stärkere Krümmungen werden aber weiterhin gering, d. h. um etwa 1–2 Grad jährlich fortschreiten können. *Skoliosen über 50 Grad* sind also hinsichtlich zusätzlicher Beschwerden und funktioneller Einschränkungen *im mittleren und höheren Lebensalter* prognostisch ungünstiger zu betrachten und stellen deshalb in der Adoleszenz eine Indikation zur Operation, im höheren Alter u. U. eine Indikation zu abstützenden *Bettungs- oder Body-Jacket-Orthesen* dar.

Von großer praktischer Bedeutung ist das Verhalten der Wirbelsäule nach Beendigung des Wachstums mit durchgeführter Korrektur im Korsett.
Kann der Korrektureffekt auch gehalten werden?
Das Korsett bewirkt für sich keine Stabilisierung der Wirbelsäule. Die notwendige Stabilisierung kann nur durch die hinlängliche Reifung von Achsenskelett und Bandapparat und vor allem durch den genügenden Trainingszustand der Rumpfmuskulatur erreicht werden. Der Zeitpunkt der Erreichung dieser Stabilität und damit der Entwöhnung vom Korsett sollte durch klinische Überprüfung, wie sie z. B. *Moe* (1978) vorschlägt, mitbestimmt werden. Hierzu sind Röntgenkontrollen im Stehen mit Korsett sowie 4 Std. später ohne Korsett erforderlich. Ist kein über 5 Grad hinausgehender Korrekturverlust eingetreten, darf der Patient das Korsett täglich 3 Std. ablegen. Eine Kontrolle erfolgt in 3 Monaten und ab da mit einer 6stündigen Befreiung, wenn kein größerer Verlust eingetreten ist.

Grundprinzipien der Korrektur in horizontalen Drehebenen

Rotationsrichtungen der Skoliose (Abb. 3-160 bis 3-162)

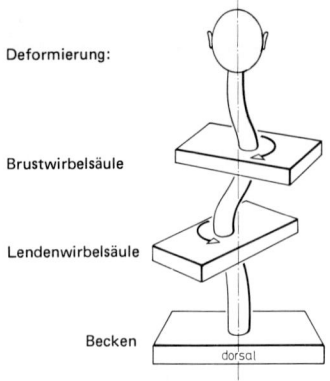

Abb. 3-160 Deformierung der Wirbelsäule in verschiedenen Rotationsrichtungen (schematisiert) (Basko-Camp, Archiv, Amsterdam)

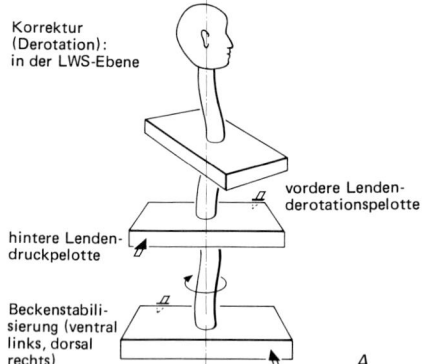
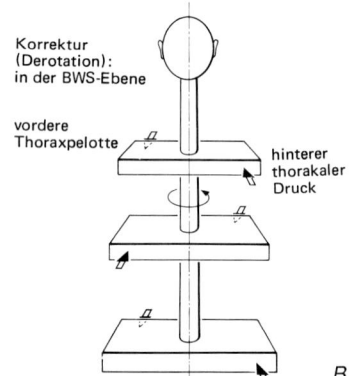

Abb. 3-161 A/B Korrekturprinzipien der Derotation. A) In der LWS-Ebene, B) in der BWS-Ebene (Basko-Camp, Archiv, Amsterdam)

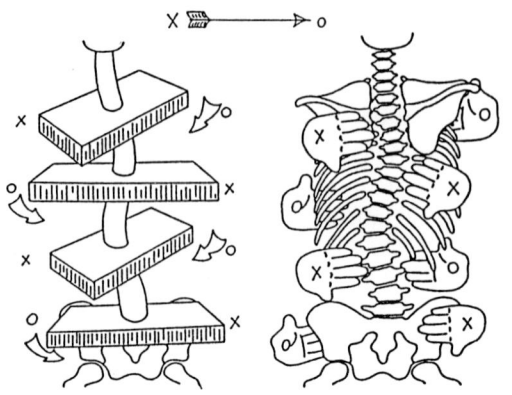

Abb. 3-162 Korrekturprinzip der Derotation in vier Ebenen (Beckenbereich – LWS-Bereich – unterer BWS-Bereich – oberer BWS-Bereich) sowie die entsprechenden Drehrichtungen beim Gipsabdruck und in der Rumpforthese (Children Hosp., Archiv, Boston)

Korrekturprinzipien einer Rumpforthese (in horizontalen Schnittebenen dargestellt)
(Abb. 3-163 bis 3-169)

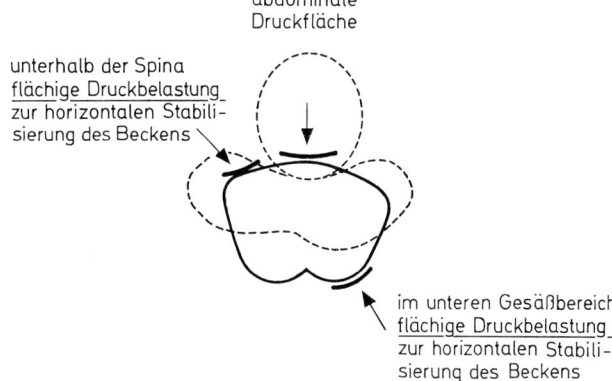

Abb. 3-163 Spezielles Korrekturprinzip einer Skoliose, z. B. Typ 2 und 3, in Höhe der Becken-Ebene. Diese Ebene stellt die Basis-Ebene im 3-Flächen-Korrektursystem dar (aus R. Uhlig, Vorlesungsskripte)

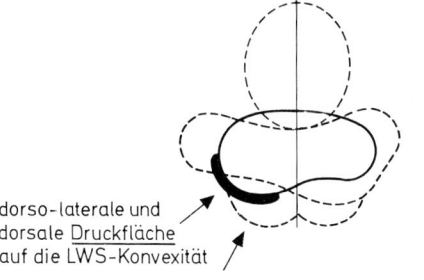

Abb. 3-164 Mehrbogige WS-Deformitäten, wie z. B. Skoliosen vom Typ 4, erfordern als zusätzliche untere Korrekturebene eine Drehebene im LWS-Bereich (aus R. Uhlig, Vorlesungsskripte)

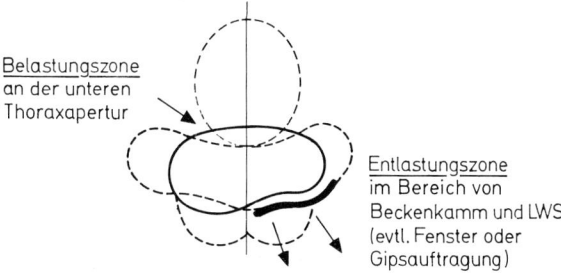

Abb. 3-165 Ein Korrekturdruck auf die LWS-Konvexität führt zwangsläufig zu einem Ausweichen der unteren Thoraxapertur nach vorn. Durch Be- und Entlastungszonen wird im Korsett ein Gegenhalt geschaffen (modifiziert nach Stagnara aus R. Uhlig, Vorlesungsskripte)

Mittlere Korrekturebene
(Drehebene im BWS-Bereich des Drei-Flächen-Systems)

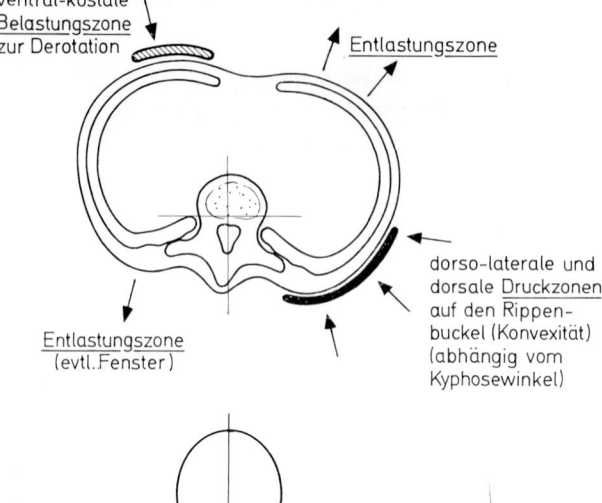

ventral-kostale Belastungszone zur Derotation

Entlastungszone

Entlastungszone (evtl. Fenster)

dorso-laterale und dorsale Druckzonen auf den Rippenbuckel (Konvexität) (abhängig vom Kyphosewinkel)

Abb. 3-166 Spezielles Korrekturprinzip einer Skoliose in der mittleren Korrektur-Ebene.
Diese Ebene stellt die Drehebene im BWS-Bereich des 3-Flächen-Korrektursystems dar (modifiziert nach *Stagnara*, aus *R. Uhlig*, Vorlesungsskripte)

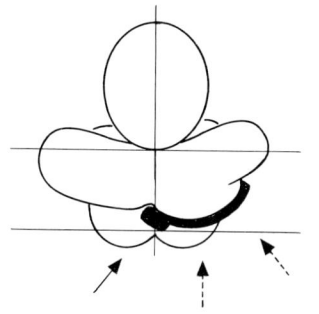

Abb. 3-167 In der mittleren Korrekturebene kann bei starker Konvexität medio-dorsal eine schmale vertikale Druckzone zwischen den Dornfortsätzen und dem Rippenbuckel zur direkten Korrekturwirkung gebildet werden (aus *R. Uhlig*: Vorlesungsskripte)

Obere Korrekturebene
(Gegenhaltebene im oberen BWS-Bereich des Drei-Flächen-Systemes)

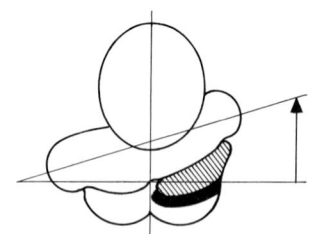

Abb. 3-168 Korrigierende thorakale Druckflächen und Belastungszonen im Scheitelbereich der BWS-Konvexität führen meistens zur unerwünschten Verdrehung des Schultergürtels (modifiziert nach *Stagnara*, aus *R. Uhlig*, Vorlesungsskripte)

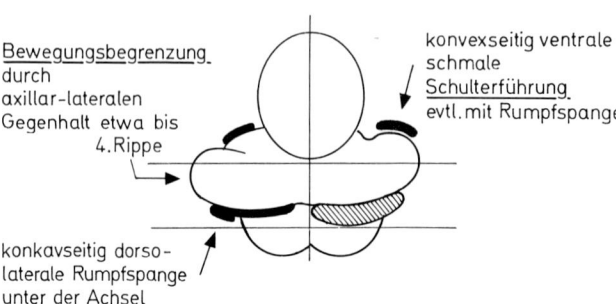

Bewegungsbegrenzung durch axillar-lateralen Gegenhalt etwa bis 4. Rippe

konvexseitig ventrale schmale Schulterführung evtl. mit Rumpfspange

konkavseitig dorso-laterale Rumpfspange unter der Achsel

Abb. 3-169 In der oberen Korrekturebene muß im oberen BWS-Bereich eine Gegenhaltebene im Rahmen des Dreiflächensystems geschaffen werden (aus *R. Uhlig*: Vorlesungsskripte)

Dreipunktkorrekturprinzip in vertikalen Ebenen

Dreipunktkorrektur in der Frontalebene

Dreipunktkorrektur in der Sagittalebene

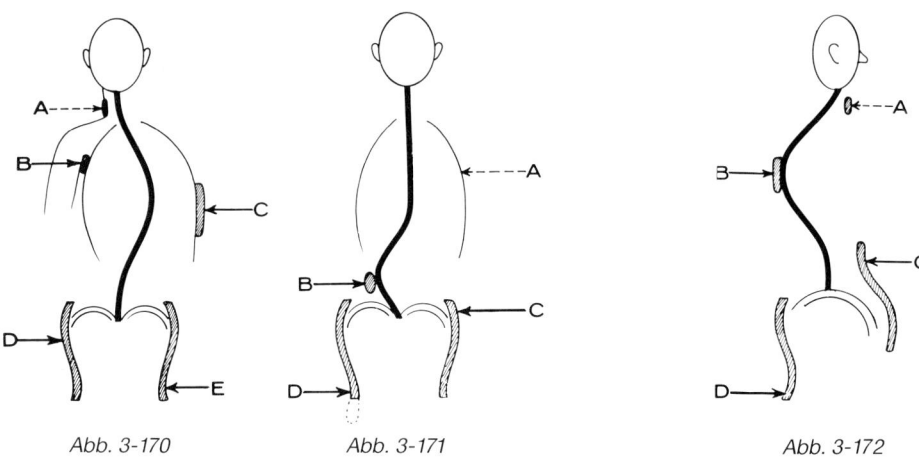

Abb. 3-170   Abb. 3-171   Abb. 3-172

Abb. 3-170 Bei thorakalen Skoliosen sind die Angriffspunkte der Korrektur eine thorakale Pelotte *(C)*, die Achselschlinge *(B)* und eine laterale Beckenanlage *(D)* gegenüber der thorakalen Pelotte. Der Aufrichtungsreflex des Patienten stellt seine Balance wieder her und durch den Halsring *(A)* wird Muskeltonus zur Erhaltung des Gleichgewichts induziert. Wenn Gleichgewicht erreicht ist, kann die Achselschlinge entfernt werden. Ein Gegenhalt am Becken *(E)* auf der Seite der thorakalen Pelotte stabilisiert das Korsett (Abb. 3-170 bis 3-172 aus *J. H. Moe* et al.: Scoliosis and other Spinal Deformities. Saunders, Philadelphia 1978, S. 373)

Abb. 3-171 Bei einer skoliotischen Lumbalkrümmung sind Angriffspunkte die Lumbalpelotte *(B)* mit dem Beckenkorb der Gegenseite *(C)*. Thorakale Pelotte oder Halsring stellen den dritten Punkt dar. Bei einer TLSO induziert die axilläre Extension *(A)* einen Aufrichte-Reflex. Ein Druckpunkt *(D)* am Becken auf der Seite der Lumbalpelotte hilft die Orthese zu stabilisieren. Gelegentlich muß zur Stabilisierung das Beckenteil über den Trochanter reichen.

Abb. 3-172 Bei Thorakal-Kyphosen üben die Pelotten Druck über dem Kyphosenscheitel *(B)* aus. Das Leibteil *(C)* übt einen Gegendruck aus, während die Kehlkopfpelotte *(A)* einen Aufrichte-Reflex induziert. Die Hinterfläche des Beckenteils *(D)* unterstützt die Stabilisierung der Orthese.

Be- und Entlastungszonen im Rippen- und Wirbelkörperbereich

Einer der wichtigsten Deformierungsfaktoren wird durch die Schwerkraft selbst gebildet. Der Lageänderung von Wirbelkörpern muß deshalb möglichst direkt entgegengewirkt werden.

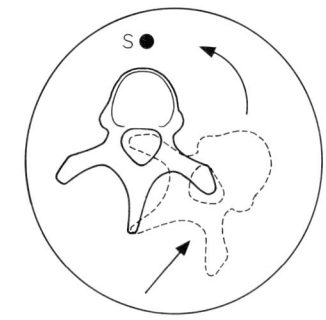

Abb. 3-173 Derotierende Kräfte sind um so wirksamer, je direkter sie korrigierend angreifen können. Durch sie kann der dezentrierte Wirbel wieder der normalen Schwerpunktlage angenähert werden. Dadurch wird dem asymmetrischen Angriff der Schwerkraft entgegengewirkt (Abb. 3-173 bis 3-175 aus *H. H. Matthiaß* et al.: Erste Erfahrungen mit der Derotationsorthese von *Chêneau*. In: Medizinisch-orthopädische Technik 2, 1979, 66)

Im Bereich skoliotischer Krümmungen greift die Schwerkraft asymmetrisch an und rein seitlich konzipierte Gegenkräfte sind allein wenig wirksam. Die derotierenden Gegenkräfte sind vorrangig, selbstverständlich in Verbindung mit transversalen seitlichen Korrekturkräften.

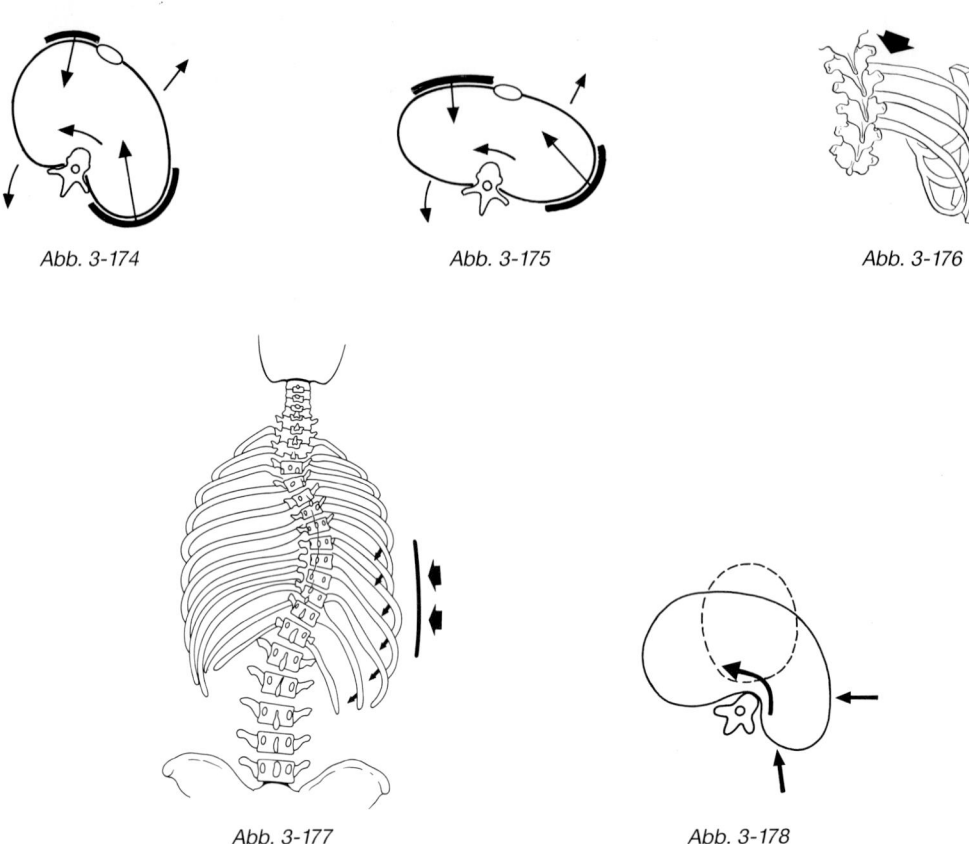

Abb. 3-174 *Abb. 3-175* *Abb. 3-176*

Abb. 3-177 *Abb. 3-178*

Abb. 3-174 Bei starker Rotation sollte ein derotierender Druck konvexseitig von dorso-lateral angreifen. Die Wirbelsäule muß dabei konkavseitig ausweichen können

Abb. 3-175 Bei relativ geringer Rotation ist der Effekt eines mehr lateralen Druckes größer

Abb. 3-176 Der endgradige Anschlag kostovertebraler und kostotransversaler gelenkiger Verbindungen (zwischen Rippen, Wirbelkörpern und Querfortsätzen) hat Einfluß auf die Korrekturmaßnahmen. Rippenform und Rippenlage bestimmen die Größe der dorsolateralen, thorakalen Druckflächen und Belastungszonen, die der Krafteinwirkung auf die Hauptkrümmungen der Skoliose dienen (nach *W. P. Blount, J. H. Moe:* The Milwaukee Brace. Williams & Wilkins, Baltimore 1973, S. 14)

Abb. 3-177 Rein schematische laterale Druckflächen in der Frontalebene haben eine zusätzliche fehlerhafte Vertikalisierung (Steilstellung) der Rippen zur Folge und damit Zunahme der Konvexität und der Rotation (*D. Hohmann,* Archiv)

Abb. 3-178 Seitlicher Druck kann Rippen deformieren und Rotation verstärken. Dorsaler bzw. dorsolateraler Druck korrigiert direkt ohne zusätzliche Deformation über den vertebralen Anteil der Rippe (nach *H. H. Matthiaß* et al.: Erste Erfahrungen mit der Derotationsorthese von *Chêneau*. Medizinisch-orthopädische Technik 2, 1979, 67)

Begriffsbestimmung und Orthesenindikation (nach Moe)

für Orthesensysteme der Skoliosenbehandlung
gegliedert nach:
– **TLSO** *(thorako-lumbo-sakral-Orthesen)*
– **CTLSO** *(cerviko-thorako-lumbo-sakral-Orthesen)*

TLSO

Die **TLSO** *(thorako-lumbo-sakral-Orthese)* wird für flexible thorakolumbale oder lumbale Krümmungen verwendet. Bei dieser Orthese stellen die *Außenseite des Beckens*, eine *lumbale Pelotte* über dem Krümmungsscheitel und die *thorakale Anstützung* auf der Gegenseite die *3 Angriffspunkte* dar. Gelegentlich gibt die Außenseite des Beckens nur ungenügend Halt. Dann wird das Beckenteil bis zu einer Trochanteranstützung verlängert, die dann einen weiter distal gelegenen Angriffspunkt darstellt.

Die **TLSO** kann entweder in Gipsmodelltechnik oder vorfabriziert (Modultechnik) hergestellt werden. Der Aufbau ist der gleiche wie für den Beckenteil des *Milwaukee*-Korsetts.

Unsere Erfahrungen zeigen, daß dieses **TLSO**-Korsettsystem bei *leichten, mobilen lumbalen oder thorakolumbalen Krümmungen* wirksam ist. Bei thorakalen oder doppelbogigen strukturellen Krümmungen ist es hingegen unbefriedigend. Wir haben festgestellt, daß Krümmungen mit einem Scheitel oberhalb von Th 12 nicht genügend auf das Korsett ansprechen. Es wird deshalb für diese Krümmungen die Anwendung nicht empfohlen.

Wie beim Milwaukee-Korsett, so erzeugt man auch durch **TLSO** keine Behinderung der Thoraxbeweglichkeit. Da senkrechte Stäbe und ein Halsring fehlen, werden die Aktivitäten des Patienten nur wenig beeinträchtigt.

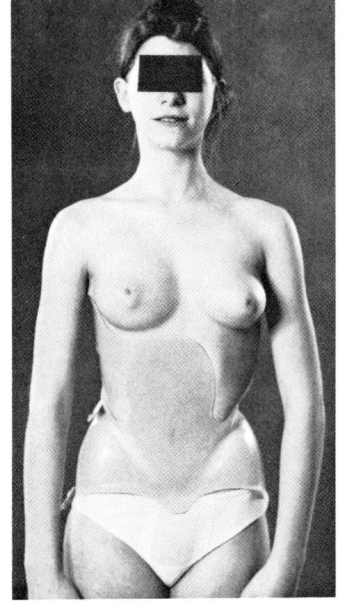 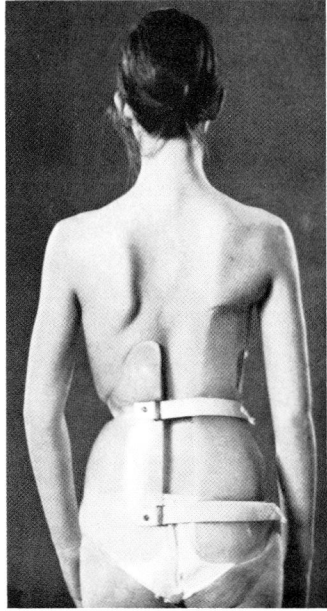

Abb. 3-179 A/B A) Patientenversorgung mit einer thorako-lumbo-sakral-(TLSO)-Orthese. Sie stellt eine Orthese für mobile lumbale und thorako-lumbale Krümmungen dar (mit ausgeprägter Beckenaufrichtung, eingebauter Lumbalpelotte und axillärem Gegenhalt). *B)* Dorsalansicht der Patientenversorgung mit dem TLSO-Korsett (aus *Moe* et al.: Skoliosis and other Spinal Deformities. Saunders, Baltimore 1978, S. 381)

A   B

CTLSO

Für die Behandlung mit einer **CTLSO** *(cerviko-thorako-lumbo-sakral-Orthese)* wie dem *Milwaukee-Korsett* gelten folgende allgemeine Indikationen:
Hauptziel der Behandlung ist die Progredienzverhütung.
Mögliche Korrektur tritt dagegen in den Hintergrund.
Voraussetzung ist eine noch genügende Wachstumsaktivität.

Im einzelnen wird die *Indikation* bestimmt durch:
Ätiologie der Skoliose,
kalendarisches und biologisches (Knochen-)Alter,
Ausmaß der Krümmungen,
Beweglichkeit der Krümmungen.

Nach *Moe* gibt es nur wenige *Kontraindikationen:*
Angeborene Skoliosen mit asymmetrischen Segmentationsstörungen,
angeborene Kyphosen,
Neurofibromatose,
lumbaler Gibbus bei Meningomyelozelen,
thorakale Lordosen,
Krümmungen über 45 Grad in der Adoleszenz.

Für eine erfolgreiche Korsettbehandlung einer *progredienten Skoliose* mit einer **CTLSO** müssen Patient und seine Eltern ein hohes Maß an Mitarbeit aufbringen. Ist das nicht der Fall und erfahren Kinder z. B. in einer gefährdeten Ehe keine genügende Unterstützung und Ermunterung, kann das ganze Behandlungskonzept gefährdet sein.

Arzt, Orthopädietechniker und Krankengymnastin müssen das Kind durch ihre ausgesprochen positive Einstellung unterstützend beeinflussen und motivieren.

Komplikationen und Versager in der Behandlung treten auch dann auf, wenn der Orthopädietechniker nicht über genügend Erfahrung und der orthopädische Facharzt nicht über genügend Begeisterung und nicht über genügend Kenntnisse für eine Skoliosenkorsett-Behandlung verfügen. Lokale Probleme durch die **CTLSO** können in Form von Druckstellen auftreten, sie deuten auf ungenügend Paßsitz hin und müssen behoben werden. Sensibilitätsstörungen an der Vorderaußenseite des Oberschenkels rühren von einer Kompression des Nervus cutaneus femoris lateralis her. Dieser Nerv muß im Spinabereich entlastet werden.

Hautunverträglichkeiten können schließlich in seltenen Fällen auch einmal zum Abbrechen der **CTLSO**-Therapie führen. Diese Problemkinder und die, welche trotz aller psychologischen Hilfen eine Korsettbehandlung strikt ablehnen, bedürfen der sorgfältigen Progredienzkontrolle. Weiteres Fortschreiten ist dann die Indikation zur operativen Behandlung (Abb. 3-180 bis 3-183).

Abb. 3-180 Entwicklungsstand des *Milwaukee*-Korsetts im Jahre 1945. Anfangs war das Korsett noch als Extensions-Korsett konzipiert. Die großflächigen, eng anliegenden Okzipitalpelotten und die starr angebrachte Thorakalpelotte sind erkennbar. Die Beckenaufrichtung ist noch nicht so ausgeprägt und die dorsalen Längsschienen liegen weit auseinander. Man erkennt auch seitlich die Wantenspanner zur Extension (*R. Bidwell,* Original, Milwaukee)

Abb. 3-181 Das *Milwaukee*-Korsett des Jahres 1970 hat kleine, nicht mehr kongruent angebrachte Hinterhauptpelotten, um damit die so wesentliche, intermittierende und aktive Distraktion zu ermöglichen. Die L-förmige Thorakalpelotte wird flexibel angebracht und die Beckenaufrichtung ist klar betont (*R. Bidwell,* Original, Milwaukee)

Abb. 3-182 Milwaukee-Korsett im Jahr 1977. Der Beckenkorb ist fest geschlossen und stabil. Durch asymmetrische Gestaltung konnte die Lumbalpelotte in das Korsett einbezogen werden. Eine Gegenhaltepelotte wird konkavseitig durch einen Achsel-Halbring gebildet (aus *R. B. Winter, J. H. Carlson:* Modern Orthotics for spinal Deformities. Clin. Orthop. 126, 1977, 74)

Abb. 3-183 Milwaukee-Korsett im Jahre 1986. Die Druck- und Korrekturkomponenten sind verbessert. Durch asymmetrische Gestaltung des Beckenteiles wird die vertikale Schienenführung stabilisiert, der korrigierende Druck erhöht und die Entlastungszone in der lumbalen Ebene verbessert. Dem Derotationsprinzip im thorakalen Bereich wird über eine Scharnierbewegung des Pelottenträgers noch mehr entsprochen (*R. Uhlig,* Original, Erlangen)

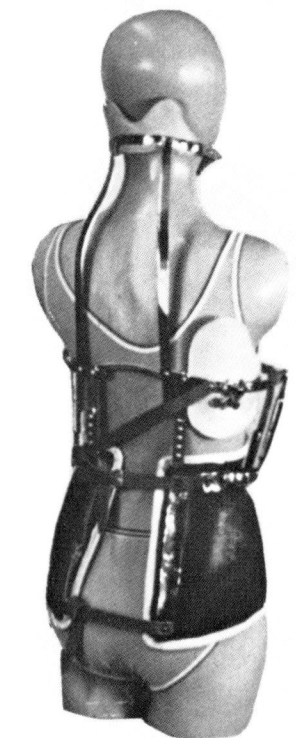

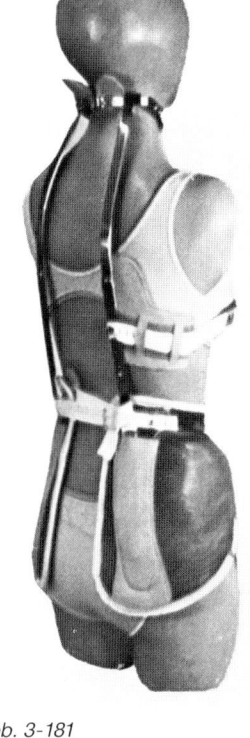

Abb. 3-180 *Abb. 3-181*

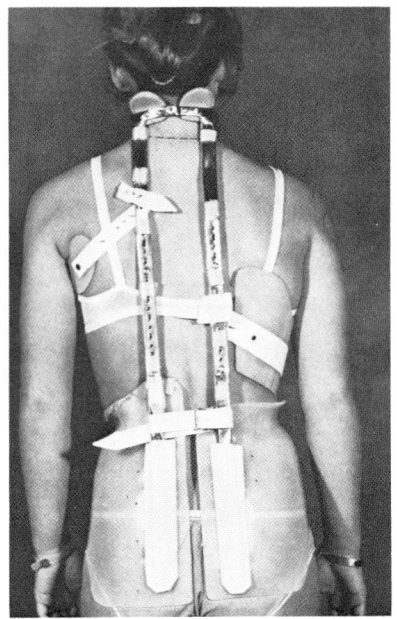

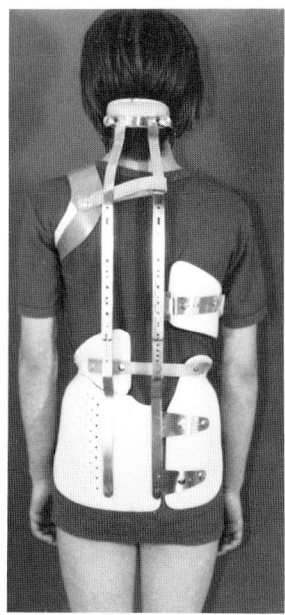

Abb. 3-182 *Abb. 3-183*

Abschnitt IVa
Versorgungsbeispiele mit CTLSO-Rumpforthesen

Distraktions- und Derotationsorthese (CTLSO-Typ) (nach *Blount*)

● Das *wachstumslenkende und rotationsbeeinflussende Behandlungssystem mit einer CTLS-Orthese wirkt teilaktiv:*
Es beruht darauf, daß aktiv induzierte Muskelkontraktionen zur Wirbelsäulenkorrektur beitragen, sobald die diversen Krümmungsscheitel als Hypomochlion flächig stabilisiert sind.

Blount (1973): „Das Korsett kombiniert Haltekräfte von ein oder mehreren seitlichen Pelotten mit Distraktion. Diese Kombination bewirkt aktive Korrektur, der Patient kann aber auch entspannen und verbleibt dann passiv in guter Haltung."

Als Vorteil des Korsetts gilt die große Anwendungsbreite für die verschiedenen Krümmungsbereiche, vor allem bei ausreichenden Wachstumstendenzen, aber auch für prä- und postoperative Maßnahmen. Zur Indikation zählt auch die Behandlung hochthorakaler Kyphosen (nach *Moe* 1965).

Erschwernisse sind u. a. in der besonderen Abhängigkeit von dem speziellen, genau einzuhaltenden krankengymnastischen Übungsprogramm zu sehen.

Die Indikationsbreite umfaßt derzeit (*Götze* 1980):
20–40 Grad einbogige Krümmungen (mit gutem Therapieergebnis bis spätestens 2–3 Jahre vor Wachstumsende).
20–50 Grad doppelbogige (thorakolumbale) Krümmungen etwa bis 12. Lebensjahr in nonoperativer Anwendung, etwa ab 13. Lebensjahr in präoperativer Anwendung.
15–40 Grad Lumbalskoliosen etwa ab 10. Lebensjahr.

■ *Die bewegungsabhängige Aufrichtung und Haltungsunterstützung der Wirbelsäule mittels Korsett – und Kopfteil daran – dient einer dreidimensionalen Beeinflussung der Wirbelsäulenfehlstellungen.*

Der *Kopf-Hals-Ring* soll nicht vorrangig für Zug oder Dehnung zwischen Becken und Kopf des Patienten sorgen.
Dieser Ring – modifiziert in vielfältiger Art – bildet vorwiegend eine *vertikale Haltevorrichtung* für den Kopf. Es wird damit unter anderem auch die Ruhehaltung für den Kinnbereich möglich. Außerdem dient der Kopf-Hals-Ring als Befestigungselement für die sog. Hinterhauptpelotten. Die obere Kante dieser Pelotten bildet, in der Sagittalebene gesehen, als „*Induktor*" ein Hypomochlion für aktive Bewegungen.
Am Kopf-Hals-Ring angebracht kann auch ein seitliches Korrekturpolster der mahnenden Bewegungsbegrenzung dienen. Der Ring bildet desweiteren eine Gegenhaltzone (oberen Fixpunkt) innerhalb der Dreipunktaufrichtung in frontaler Sicht.
Der weitgehend *symmetrische, in Schalenbauweise hergestellte Beckenkorb* ergibt mit einer *abdominalen Stütze* (komprimierende Bauchpresse) und den gegensätzlichen dorsokaudalen Gesäßpelotten die wirksame Beckenaufrichtung zur Lordosekorrektur.
Durch *punktuelle Druck- bzw. Entlastungspolster* im Inneren des Beckenkorbes kann die *Beckenrotation* mitbeeinflußt werden.

Im Sinne der erwähnten Dreipunktkorrektur verkörpert das Beckenteil auch den unteren Fixpunkt in diesem System.

Rumpf- und damit auch *Lendenpelotten* sowie evtl. nötige Schulterführungen (auch Rumpfzügel) dienen vordergründig der *Derotation* in den mittleren *Drehebenen der Lenden- und Brustwirbelsäulenbereiche.*

Es ist die *Funktion dieser Pelotten,* die *Bewegungen* des Körpers zu *induzieren,* welche korrigierend auf die Haltung einwirken. Die Pelotten dienen dazu flächig-punktuell als Muskelgegenhalt und damit verständlicherweise als Hypomochlion in den Bereichen der Krümmungsscheitel. Die Pelotten sollen hauptsächlich gegen die Rippen drücken, die mit dem Scheitelwirbel und/oder dem darunter befindlichen Wirbel verbunden sind.

Ein Wort zur Pelottenfrage bei Lumbal-Skoliosen scheint uns noch wichtig. Wir zitieren dazu Heine (1980):

„Nach *Blount* u. *Moe* (1973) soll eine befriedigende Korrektur durch das Anbringen einer Lumbalpelotte und ggf. einer ovalen Pelotte darüber gewährleistet sein. Im Gegensatz zu *Blount* u. *Moe* (1973) geht die eigene Erfahrung dahin, daß eine Lumbalpelotte allein zur Korrektur einer Lumbalkrümmung vielfach nicht ausreicht. Durch den Druck, der von der Lumbalpelotte auf den Lendenwulst ausgeübt wird, kommt es zu einem Abrutschen des Korsettes über den Lendenwulst. Dieses führt zu einem Überhang des Korsettes zur Seite der Konvexität. In diesen Fällen ist es dann nur durch das gleichzeitige Anbringen einer Thorakalpelotte und durch den von dieser Pelotte ausgeübten Gegendruck möglich, einen lotgerechten Sitz des Korsettes zu erzielen."

Der Patient soll – fast unbewußt – im Korsett seinen Rumpf derotierend und damit aufrichtend von den Pelotten wegbewegen. Dazu muß er den Kopf sowohl am Kinn als auch am Hinterkopf etwas abstützen können, sobald die Druckzonen der Rumpfpelotten wie vorerwähnt wirksam werden. In Wechselwirkung dazu steht auch die bewußte Anstützung an die Pelotten, um jeweils Hinterhaupt oder Kinnbereich von dem Druck als Hypomochlion zu entlasten. Diese funktionellen Gesichtspunkte bedeuten ganz unmißverständlich die Abkehr von körperform-kongruenter, straffer Gestaltung des Kopf-Hals-Ringes.

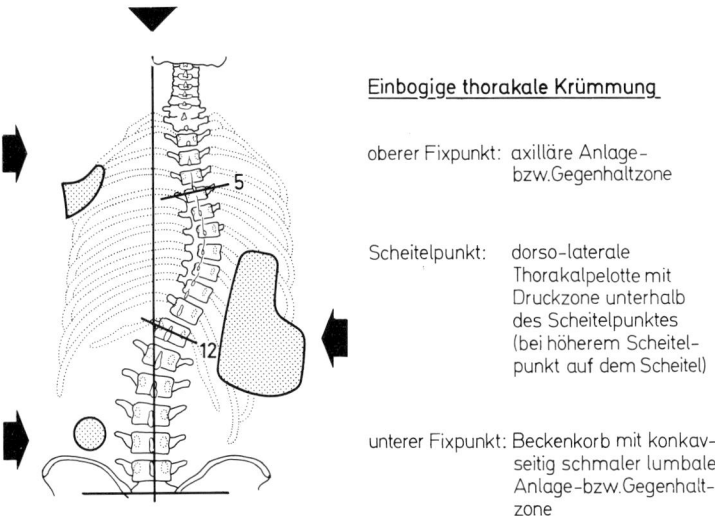

Abb. 3-184 Pelotten-Korrekturprinzip bei einbogigen thorakalen Krümmungen (dekompensiert) (modifiziert nach *Blount*) (aus *R. Uhlig,* Vorlesungsskripte)

Die Korsettgestaltung ist bewußt weitgehend thoraxfrei, um der progredienten Verformung des Brustkorbes durch ursprüngliche Rippenasymmetrien Einhalt zu gebieten. Damit wird auch zur Verbesserung der Lungenfunktion und der gesamten skoliotischen Deformität beigetragen (Abb. 3-184 bis 3-186).

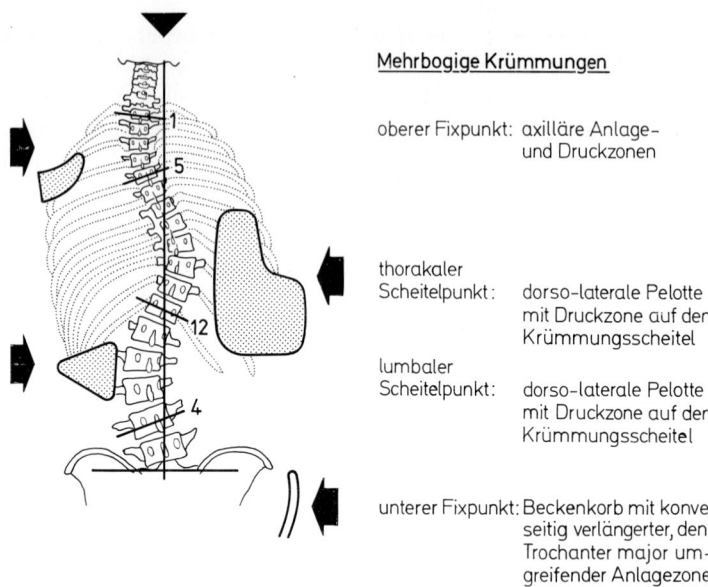

Abb. 3-185 Pelotten-Korrekturprinzip bei mehrbogigen Krümmungen (modifiziert nach *Blount*) (aus *R. Uhlig*, Vorlesungsskripte)

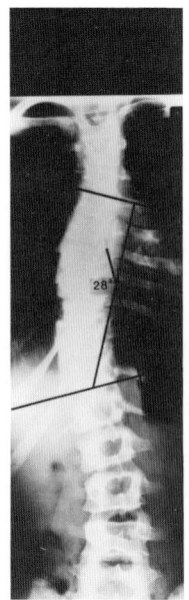

Abb. 3-186 A

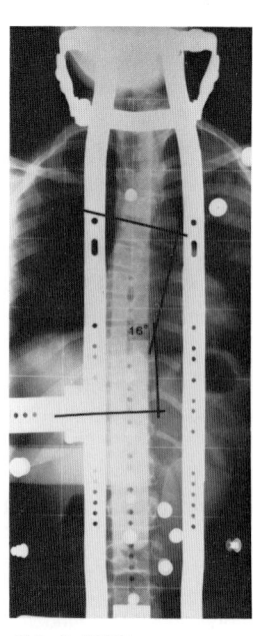

Abb. 3-186 B

Abb. 3-186 A/B Röntgendarstellung einer Skoliosenversorgung A) ohne und B) mit *Milwaukee*-Korsett (1985). In der Verlaufskontrolle ergab sich eine Aufrichtung von 28° auf 16° (*D. Hohmann*, Archiv)

Abb. 3-187 A–D Skoliosenversorgung im Detail

Abb. 3-187 A Milwaukee-Korsett im Versorgungsbeispiel einer doppelbogigen Skoliose (thorakal rechtskonvex, lumbal linkskonvex). Das Beckenteil ist unter Einbeziehung der Lumbalpelotte asymmetrisch gearbeitet (Details s. Abb. 3-183) (*R. Uhlig,* Archiv)

Abb. 3.187 B In der Seitansicht der lumbalen Konvexität ist die leicht nach kranial ziehende Achselschlinge zu beachten.
Das weit nach kaudal gezogene dorsale Beckenteil sorgt zusammen mit der kräftig komprimierenden Bauchpelotte für die Aufrichtung aus der Lendenlordose. Die Hinterhaupt-Schale begünstigt die Distraktionswirkung durch ihre flächige Form am Okziput. Die Kehlkopf-Pelotte ist als Mahn-Pelotte gedacht und dementsprechend mit Abstand zum Unterkiefer montiert (*R. Uhlig,* Archiv)

Abb. 3-187 C Die asymmetrische Gestaltung des Korsetts im ventralen Bereich läßt die Be- und Entlastungszonen in den Rotations-Ebenen erkennen. Die Anstützzone am vorderen, linksseitigen Rippenbuckel dient der Unterstützung der Thorakalpelotte. Die Entlastungszone am rechtsseitigen Rippenbuckel steht in Gegenposition zur Lumbalpelotte (*R. Uhlig,* Archiv)

Abb. 3-186 D In der Seitansicht der thorakalen Konvexität erkennt man die dorso-lateral einwirkende Pelotte. Ein querer Ausleger an der ventralseitigen Vertikalschiene verhindert die mechanische Kompression der vorderen seitlichen Thoraxwand durch die Pelotte (*R. Uhlig,* Archiv)

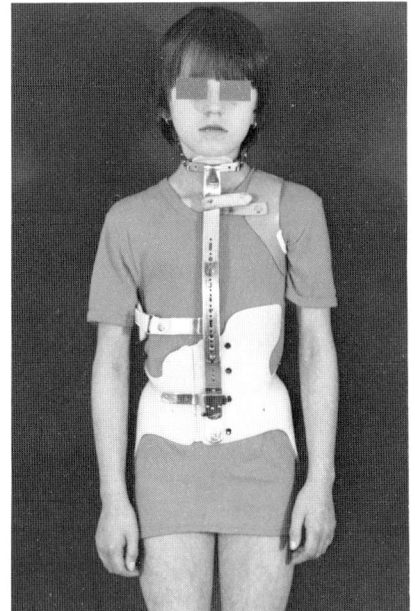

Abb. 3-187 A

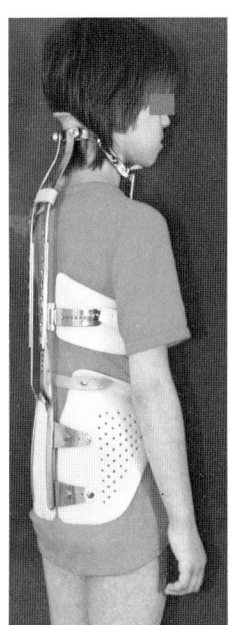

Abb. 3-187 B

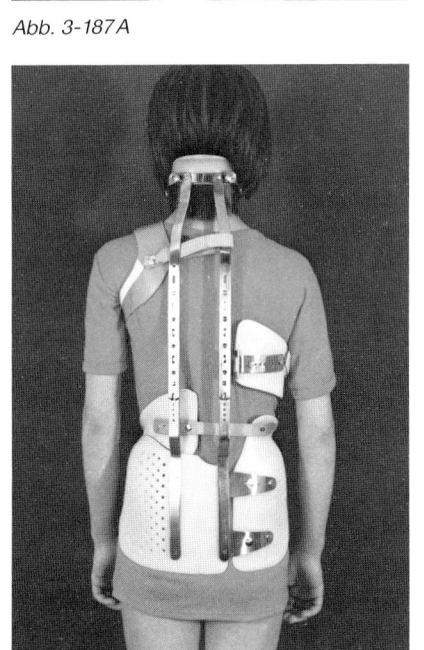

Abb. 3-187 C

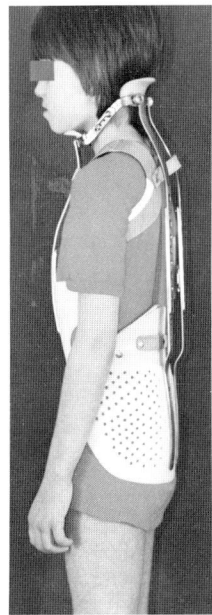

Abb. 3-187 D

Abschnitt IVb
Versorgungsbeispiele mit TLSO-Rumpforthesen

– Bostoner Derotationsorthese (S. 438)
– Lyoner Derotationsorthese (nach *Stagnara*) (S. 445)
– Derotationsorthese (nach *Chêneau*) (S. 450)

Bostoner Derotationsorthese (TLSO-Typ)

● *Das Korsett dient vorwiegend der nonoperativen Wachstumslenkung und Wirbelsäulenkorrektur von muskulär auftrainierten Skoliosepatienten mit thorako-lumbalen Krümmungen.*

Das Bostoner Derotationskorsett ist für lumbale-, thorako-lumbale und für thorakale Skoliosen konzipiert.
Die lumbalen und thorako-lumbalen Skoliosen können mit den einfacheren, niedrigen Becken-Rumpf-Modulen versorgt werden.
Die thorakalen Skoliosen werden mit dem höheren Becken-Rumpf-Modul versorgt. Dieses wird mit einer U-förmigen Körperspange gearbeitet oder in einen Korsettaufbau im *Milwaukee*-System einbezogen. Im letzteren Versorgungsfall kann der Korsettaufbau mit konventionellem Nackenring (Mandibula- und Okziputstützen) ausgeführt werden oder mit einem „Low Profile"-Nackenring, der den psychischen Belastungen der Patienten oft besser entspricht.
Als besonders geeignet gelten *Skoliosen* mit der Hauptkrümmung im Bereich der Lendenwirbelsäule (Krümmungsscheitel *nicht oberhalb von Th 10/Th 11*).
Der Krümmungswinkel sollte nicht mehr als 40 Grad nach *Cobb* betragen.
Dieses teilaktiv wirkende TLSO-Korsett kann auch im Rahmen eines kurzen stationären Klinikaufenthaltes gefertigt werden.
Bei gleichwertiger krankengymnastischer Vorbetreuung, röntgenologischer Kontrolle und Hautbeobachtung ist die Korsettanfertigung auch in ambulanter Praxis durchführbar.
Als Vorteile des *Boston-Korsettes* gelten die geringe psychische Belastung, die gute Kosmetik und ein oft über 50% liegender, sehr hoher „spontaner" Korrektureffekt (Überkorrektur bei lockeren Skoliosen).
Die Indikationsbreite umfaßt derzeit nach *Watts, H., G. Hall, J. E. Stanish* (1977):
– thorako-lumbale Skoliosen (Scheitelpunkt Th 12 / L 1),
– niedrig-thorakale Skoliosen (Scheitelpunkt Th 10 / Th 11),
– thorakale Skoliosen (Spondylodese; Scheitelpunkt Th 8 / Th 10);
J. Hall (1985, pers. Mitteilung) beurteilt das *Boston*-Korsett wie folgt:
„Wir haben soeben eine Nachfolgestudie abgeschlossen, bei der eine Hälfte der Patienten die Rumpforthesentherapie vor einem Jahr beendet hat und die andere Hälfte vor sechs Jahren. Wir sind mit unseren Resultaten zufrieden, denn die Studie hat gezeigt, daß bei 90% unserer Patientengruppe die Ausgangskrümmung durch das Tragen der Orthese gehalten wurde. Genauer gesagt liegt die Abweichung zwischen Ausgangskrümmung und abschließendem Meßergebnis innerhalb der 5 Grad Grenze. Bei 10% der Patienten hat sich bei der Abschlußmessung eine Verschlechterung von 5–15 Grad ergeben und bei ungefähr 30% wurde eine Verbesserung von 5–15 Grad gemessen."

„Der interessanteste Aspekt war, daß der Therapieerfolg bei Teilzeitträgern (im Schnitt 16 Stunden pro Tag) und Ganztagsträgern (im Schnitt 23 Stunden pro Tag) gleich gut war. Es hat sich außerdem gezeigt, daß auch bei hochthorakalen Krümmungen die Ergebnisse von Orthesen mit und ohne *Milwaukee*-Aufbau annähernd gleich waren. Die Ursache liegt wohl darin, daß über einen Scheitelpunkt von Th 7 keine Orthesenkonstruktion besonders erfolgversprechend ist."

„Die größten Schwierigkeiten zeigten sich bei sehr jungen Patienten und schwersten Rotationskomponenten."

■ *Eine konstruktive Erleichterung im Vergleich zu anderen TLSO-Korsetten bildet die abgestimmte Modultechnik des Boston-Korsettes.* Nach Röntgenbildauswertung und Konstruktionszeichnung (der Gipsabdruck ist dabei eine zusätzlich wertvolle Hilfe) werden in vorgefertigte Becken-Rumpf-Module korrigierende *Belastungs- und Entlastungszonen* eingearbeitet.

Die Korrekturpelotten führen in mehreren Körperebenen zu gegensätzlichen, unterschiedlichen Rumpf- bzw. Wirbelsäulendrehungen.

In einem *symmetrisch gestalteten Beckenmodul* wird das *Becken asymmetrisch fixiert*. Das Modul (nach Normalmaßen gesunder Jugendlicher hergestellt) hat eine Ausgangsstellung von etwa 15 Grad lumbaler Flexion und etwa 30 Grad abdominaler Konkavität.

Mit Belastungszonen und Druckpelotten wird die evtl. nötige Gegendrehung zu den Rotationen der Lenden- und Brustwirbelsäule gebildet.

Die Eingangsebene als unteren Fixpunkt des Derotationsprinzipes bildet das Becken.

Im gleichen Konstruktionsprinzip, der *rotatorischen Aufdrehung und Verschiebung des Rumpfes in den Bewegungsebenen,* wird die Wirksamkeit der Dreiflächen- bzw. Dreipunktaufrichtung in den Sagittal- und Frontalebenen des Körpers ermöglicht.

Den schmalflächigen, fast punktuell wirkenden Druckpelotten im Korsett wird jeweils auf der Gegenseite Freiraum bzw. Korrekturraum zugeordnet.

Belastungszonen sind mit *Entlastungszonen* gekoppelt. Dies gilt sowohl für die Lendenwirbelsäule wie auch für den Brustkorb.

Das vorerwähnte Beckenmodul wird für thorakale Skoliosen mit Schienen und Bändern in der Höhe verändert oder auch analog des Beckenkorbes im *Milwaukee*-System eingesetzt (Abb. 3-188 bis 3-197).

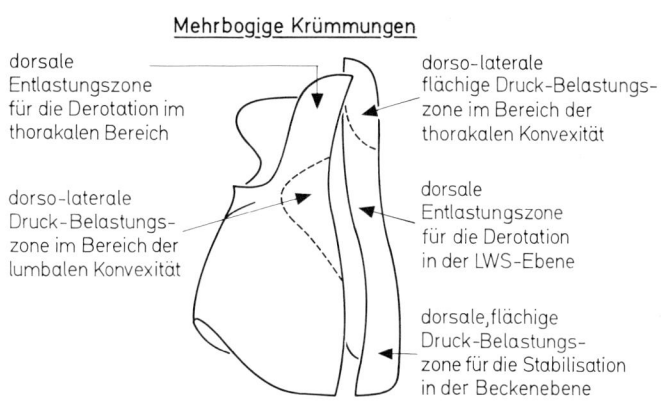

Abb. 3-188 Druckflächen-Korrekturprinzip bei mehrbogigen Krümmungen. Man erkennt die jeweils in einer Korrekturebene einander gegenüberliegenden Be- und Entlastungszonen für eine gezielte Derotation, modifiziert nach *G. Kass* (aus *R. Uhlig,* Vorlesungsskripte)

Mehrbogige Krümmungen

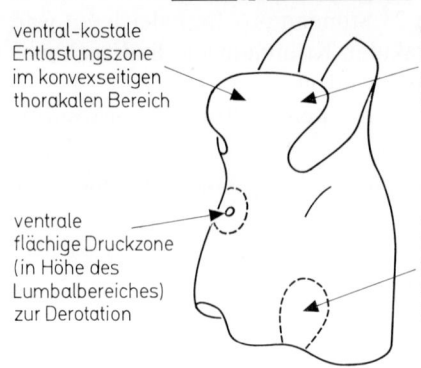

ventral-kostale Entlastungszone im konvexseitigen thorakalen Bereich

ventral-kostale flächige Druck-Belastungszone im konkavseitigen thorakalen Bereich

ventrale flächige Druckzone (in Höhe des Lumbalbereiches) zur Derotation

ventrale flächige Beckendruckzone (unterhalb der Spina a.s.) zur horizontalen Beckenstabilisation

Abb. 3-189 Wesentliches Merkmal der Module für das *Bostoner* Derotationskorsett ist die abdominale Kompression mit der Entlordosierung der LWS. Sie findet in der entlordosierten Grundform der Module ihre Berücksichtigung (modifiziert nach *G. Kass*; nach *R. Uhlig*, Vorlesungsskripte)

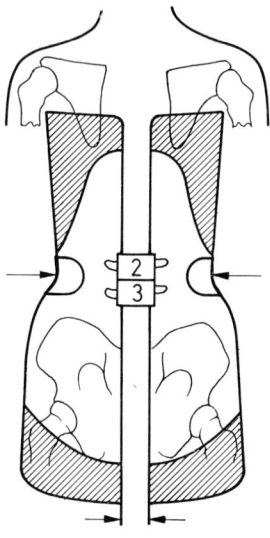

Dorsale Bezugspunkte zur genauen Übertragung der Druck- und Pelottenrichtungen vom Röntgenbild und von der Konstruktionszeichnung auf das Beckenmodul.

Abb. 3-190 Die im Modul generell eingearbeitete Crista-iliaca-Profilierung stimmte mit L2 und L3 in der Horizontalen überein (obere Kante = Höhe L2). Die dorsale Öffnung soll in der Breite dem am wenigsten rotierten Lendenwirbel entsprechen, damit die Lumbalpelotte gegen den Processus transversus drückt (*G. Kass*, Archiv, Basko-Camp, Amsterdam)

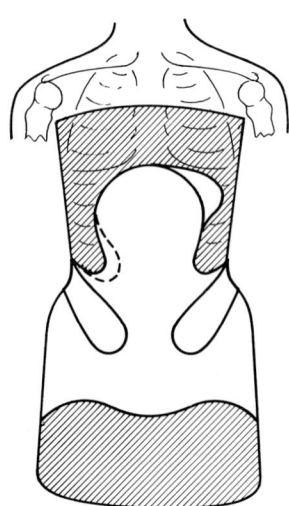

Die **obere Begrenzung** des Korsettes führt von der Basis des Sternums über die Rippenbögen zur horizontalen Höhe der Crista-Iliaca-Profilierung.

Abb. 3-191 Eine asymmetrische Fläche ergibt sich bei der Formung einer vorderen thorakalen Gegenrotationspelotte. Die Brustbein-Rippenplatte wird dazu oben seitlich vergrößert und im unteren Bereich zur Gegenwirkung mehr ausgeschnitten (*G. Kass*, Basko-Camp, Amsterdam)

Die **untere Begrenzung** des Korsettes muß die volle Bewegungsfreiheit der Hüftgelenke beim Gehen, sowie eine 90°-Sitzhaltung der Oberschenkel zulassen.

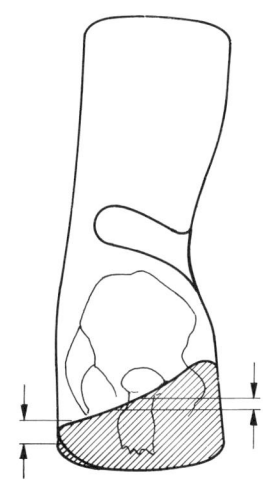

Abb. 3-192 Die Korsettkante liegt vorn beim Stehen dem Schambein an, folgt der Leistenkurve bis oberhalb des Trochantermassivs und läuft dorsalseitig etwa 2 cm oberhalb der Sitzfläche am Glutaeus maximus entlang. Distal sind asymmetrische Trochanteranlagen möglich (konkavseitig bei lumbosakraler und kovexseitig bei lumbaler Krümmung) (*G. Kass,* Archiv, Basko-Camp, Amsterdam)

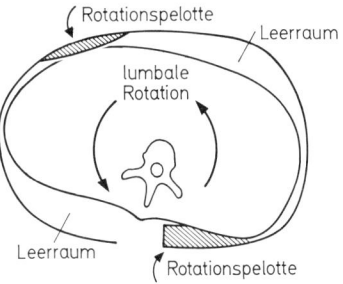

Abb. 3-193 Im schematischen Horizontalschnitt der LWS-Ebene erkennt man als korrekturwirksame Konstruktions-Details die ventral und dorsal diagonal gegenüberliegend angebrachten Rotationspelotten sowie die ebenfalls diagonal gegenüber angeordneten Leerräume, in die der Rumpf zur Korrektur ausweichen kann (*G. Kass,* Archiv, Basko-Camp, Amsterdam)

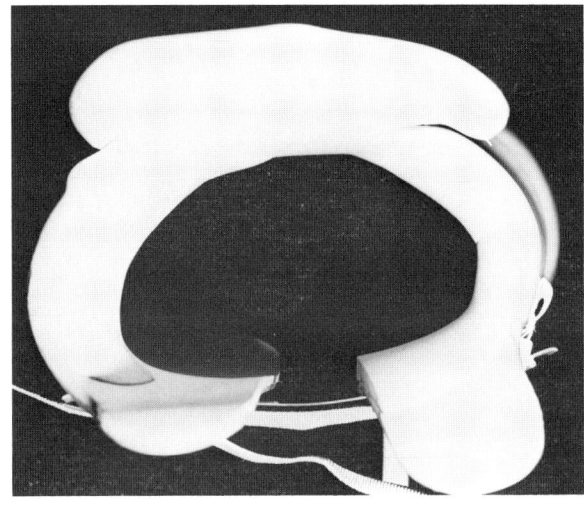

Abb. 3-194 Blick von oben in ein *Boston*-Korsett. In der Lumbalebene sind die Druckzonen (Rotationspelotten) rechts dorsal und links ventral sowie die Entlastungszonen (notwendige Leerräume für die Korrektur) links dorsal und rechts ventral erkennbar. In der Thorakalebene ist die Anordnung der Rotationspelotten und Leerräume im gegenläufigen System erkenntlich (*Smits,* Original, Basko-Camp, Amsterdam)

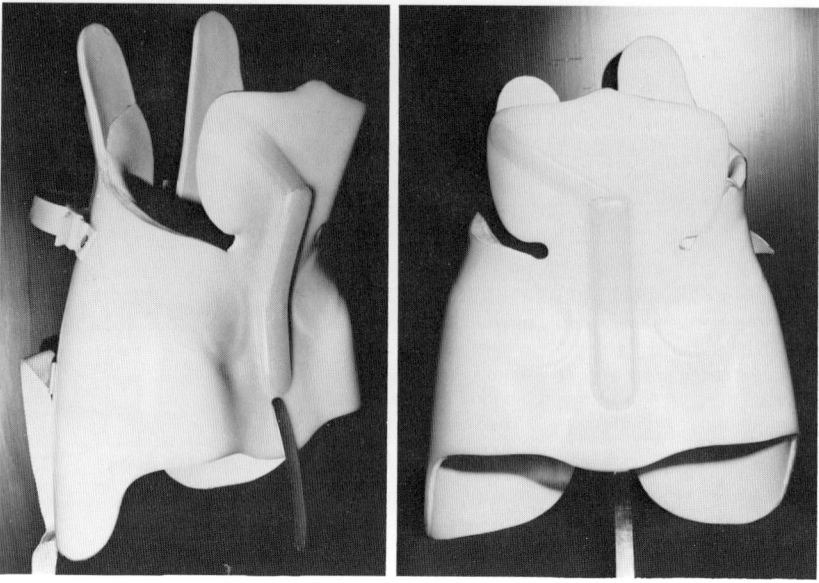

Abb. 3-195 A/B Boston-Korsett. A) In der Vorderansicht die höher gezogene linke dorsale Rotationspelotte und die Versteifung der rechten ventralen Pelotte deutlich.
B) Schräg von rechts vorne erkennt man die auslaufende rechte dorsale Lendenpelotte und den darüberliegenden thorakalen Freiraum für die vordere rechte Rippenpelotte, die erst oberhalb der auslaufenden Lendenpelotte wirksam wird (*Smits*, Original, Basko-Camp, Amsterdam)

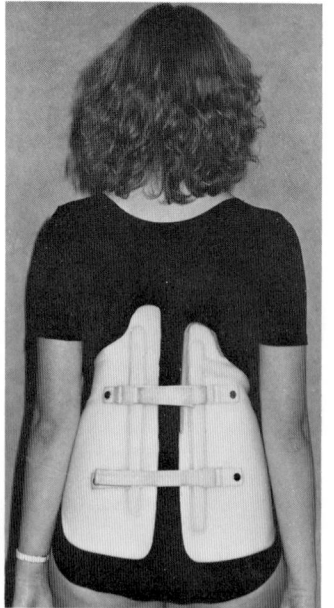 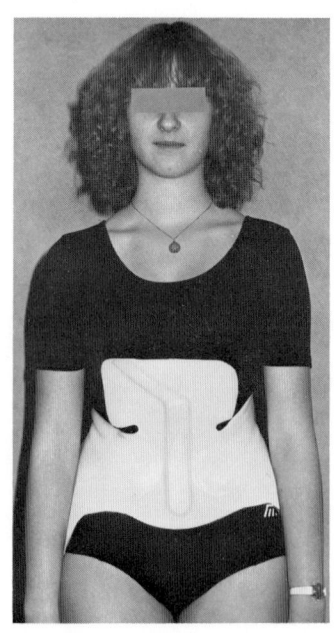

Abb. 3-196 A–F Versorgungsbeispiel mit dem *Boston*-Korsett bei einer rechtskonvexen Lumbalskoliose.
A) Die asymmetrische Formgebung ist Ausdruck der unterschiedlichen Rotationsebenen (Derotationsmaßnahmen in der Lumbalebene und in der Thorakalebene). Gegensätzlich zur linksthorakal höhergezogenen Druckpelotte wird rechtsthorakal der Freiraum deutlich (*R. Uhlig*, Archiv)
Abb. 3-196 B In der Ventralansicht des Versorgungsbeispiels erkennt man von links in Höhe der Thorakalebene die rotationsbegünstigende Anstützung des Korsetts im Rippenbereich. Darunter vorn rechts in Höhe der Lumbalebene ist ein Freiraum für die Korrekturdrehung des Rumpfes sichtbar (*R. Uhlig*, Archiv)

Versorgungsbeispiele mit TLSO-Rumpforthesen 443

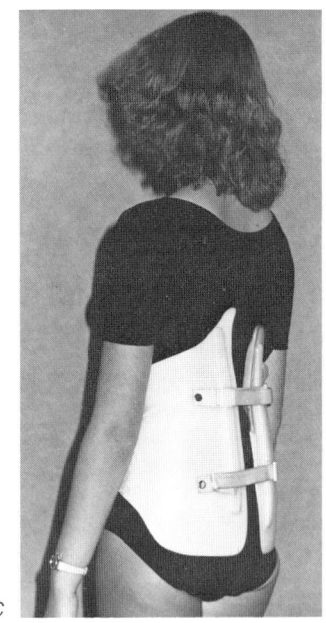
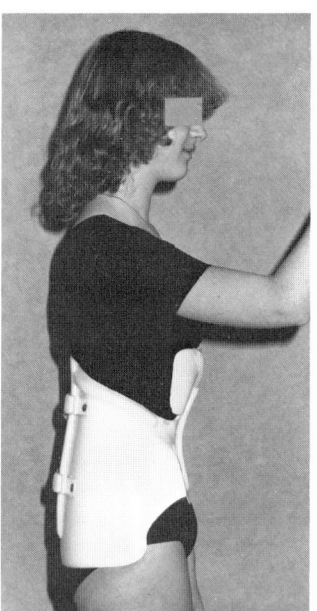

Abb. 3-196 C Blick auf die dorsolaterale Druck-Belastungszone im Bereich der rechtslumbalen Konvexität (*R. Uhlig,* Archiv)

Abb. 3-196 D Der dorsolaterale Freiraum in Höhe der ventral-kostalen Belastungsfläche ist erkennbar (*R. Uhlig,* Archiv)

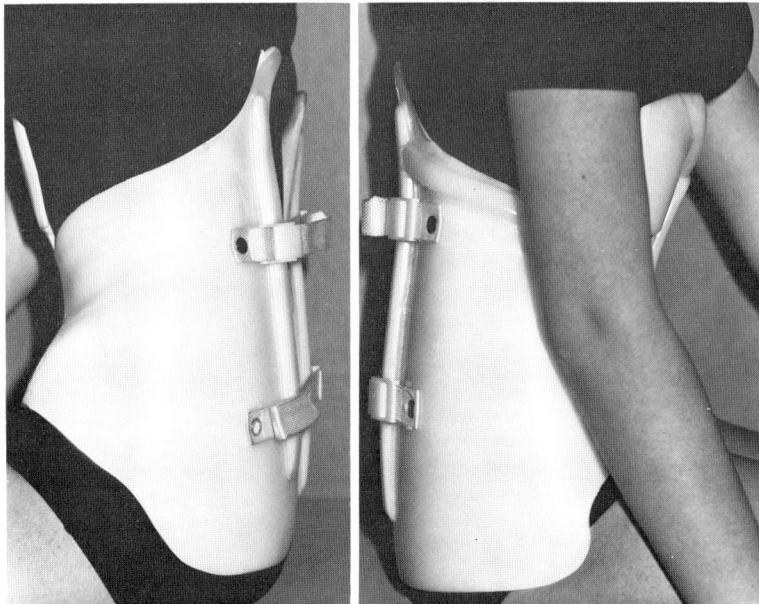

Abb. 3-196 E/F Im Sitzen ist die Gestaltung des Schenkelausschnittes und die unterschiedliche Form der seitlichen Begrenzung im Trochanterbereich erkennbar. Die Druckzone links-thorakal *(E)* und Entlastungszone rechts-thorakal *(F)* werden deutlich (*R. Uhlig,* Archiv)

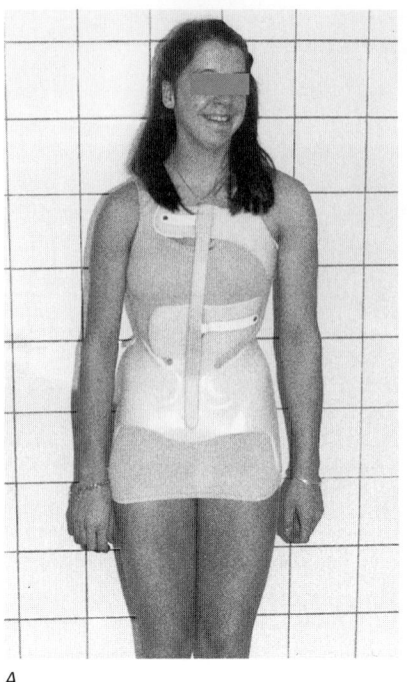
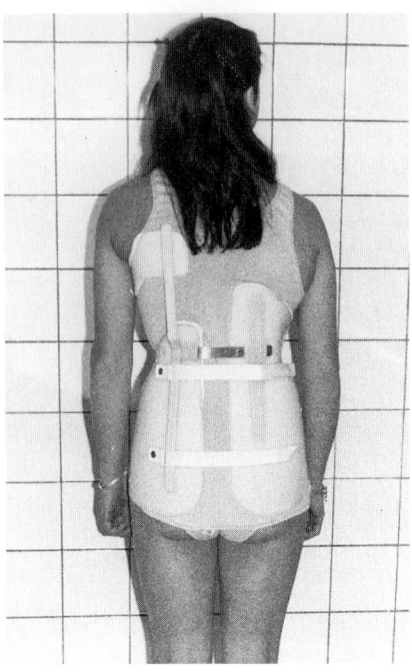
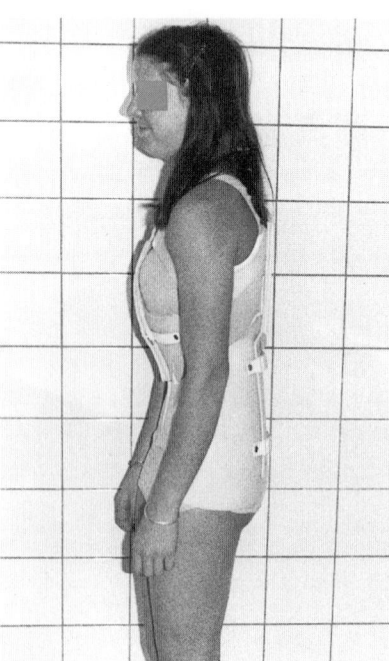

Abb. 3-197 A–C Versorgungsbeispiel mit dem *Boston*-Korsett bei einer thorakalen Skoliose.
Ein hochreichendes Becken-Rumpf-Modul wurde dazu mit vertikalen Schienen und einer Körperspange versehen (*Smits,* Original, Basko-Camp, Amsterdam)

Lyoner Derotationsorthese (TLSO-Typ) (nach *Stagnara*)

● *Diese teilaktiv wirkende Behandlungsorthese wird vorwiegend nach einer mehrmonatigen Redressionsbehandlung mit EDF-Gipsen sowie auch postoperativ zur Wirbelsäulenkorrektur eingesetzt.*

Die *dreidimensionale Korrektur der Wirbelsäulenkrümmungen* erfolgt in den Körperebenen *durch Druckflächen*, im Bereich der Brustwirbelsäule über die Rippenkonvexität. Die *Atemtechnik* wird bewußt zur Wirksamkeit des Korsettes herangezogen. Als Vorteil des Korsetts gilt auch die im Vergleich zum *Milwaukee*-System geringere psychische Belastung des Patienten.

Trotz Wegfall des Kopfteiles, mehr Bewegungsfreiheit von Schultergürtel und Kopf, hat das Korsett einen hohen Wirkungsgrad, insbesondere in der Angleichung an die Vorbehandlungswerte der EDF-Technik.

Die Indikationsbreite umfaßt derzeit:
– thorakolumbale und mittelhohe thorakale Skoliosen

nach *Stagnara* u. Mitarb. (1976)
25–40 Grad,
40–50 Grad (mit Zurückhaltung),
ab 50 Grad nur bei thorakaler Spondylodese oder bis zu einem Knochenalter von 10 Jahren.

nach *Schmitt* (1979)
20–30 Grad ohne Vorredression,
30–50 Grad nach EDF-Behandlung.

■ *Korrektur- bzw. Korrekturerhaltung mittels Korsett, über Dreipunktkraftsysteme sowie derotierenden Drehschiebebewegungen (Translation) in mehreren Ebenen.*

In der Medianebene (Kyphosenebene) bilden *Beckenkorb (in mittlerer Beckenaufrichtung)*, frontale Rippenpelotte und Sternalpelotte das Dreipunktsystem. In der Frontalebene sind Lumbalpelotte, Thorakalpelotte und die konkavseitige Axillaranstützung entsprechend angeordnet.

Durch *dorso- und mediolaterale Belastungs- und Entlastungszonen* im Korsett werden über die Atmungsbewegungen derotierende Kräfte mobilisiert und auch die konvexseitige Steilstellung der Rippen verringert.
(Abb. 3-198 bis 3-203)

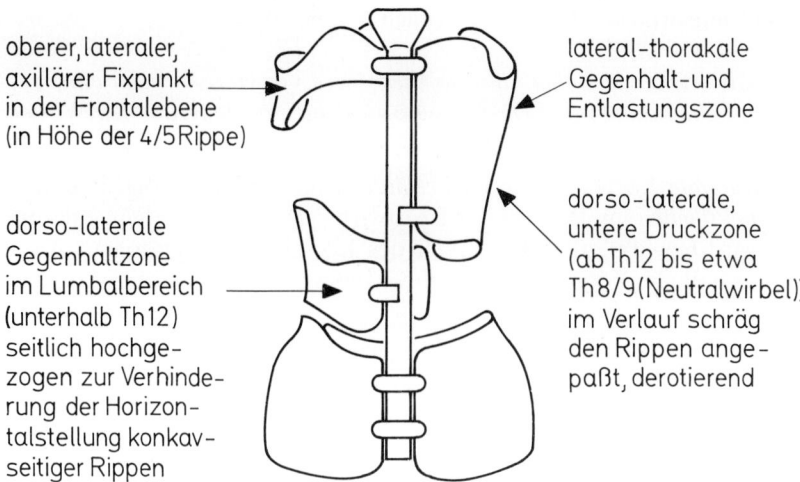

Abb. 3-198 Druckzonen-Korrekturprinzip beim *Lyoner* Derotationskorsett nach *Stagnara* von dorsal. Auch bei dieser Derotationsorthese entsprechen sich Druck- und Entlastungszonen sowie Gegenhaltpositionen (*R. Uhlig*, Original)

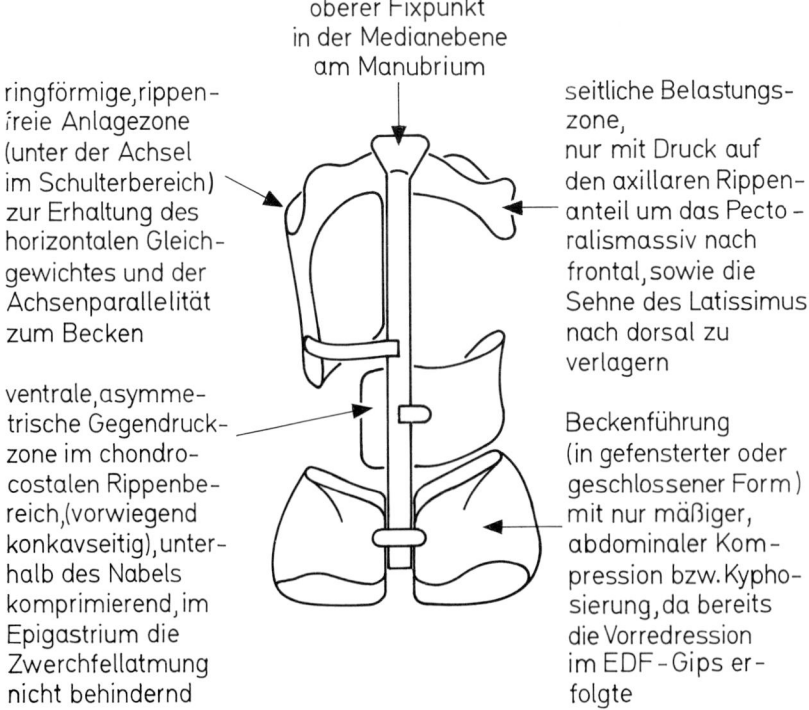

Abb. 3-199 In der Ventralansicht werden die Druck- und Entlastungszonen und vor allem der große Freiraum für die Atembeweglichkeit deutlich (*R. Uhlig*, Original)

Abb. 3-200 A–G 3jähriges Mädchen mit rechtskonvexer struktureller Thorakalskoliose (40° *Cobb*), beginnende strukturelle Veränderungen auch der linkskonvexen lumbalen Gegenkrümmung.

Abb. 3-200 A Die erhebliche Wirbelsäulendeformität ist in typischer Weise bei dem kräftig entwickelten Unterhautfettgewebe des Kindes kaum auffällig (*D. Hohmann*, Archiv)

Abb. 3-200 B Versorgungsbeispiel mit *Lyoner* Derotationskorsett. Die Problematik einer wirksamen Korsettversorgung bei adipösen Kindern mit kurzen Rumpfabschnitten wird hier deutlich.
Vom Ausmaß der Krümmung und von Seiten der schon strukturellen Veränderungen her handelt es sich um eine hinhaltende Behandlung zur Progredienzverlangsamung (*R. Uhlig*, Archiv)

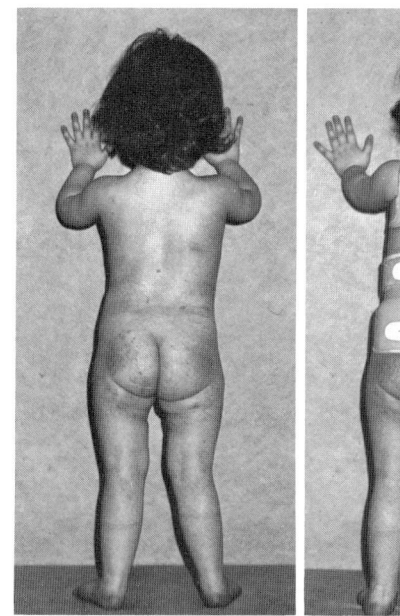
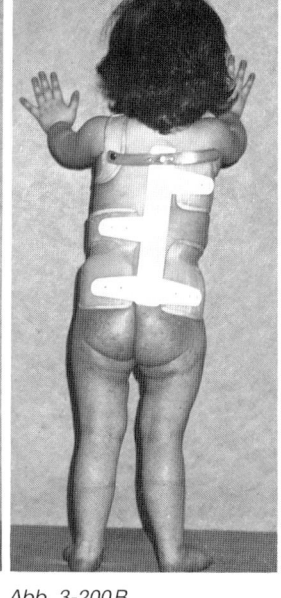

Abb. 3-200A *Abb. 3-200B*

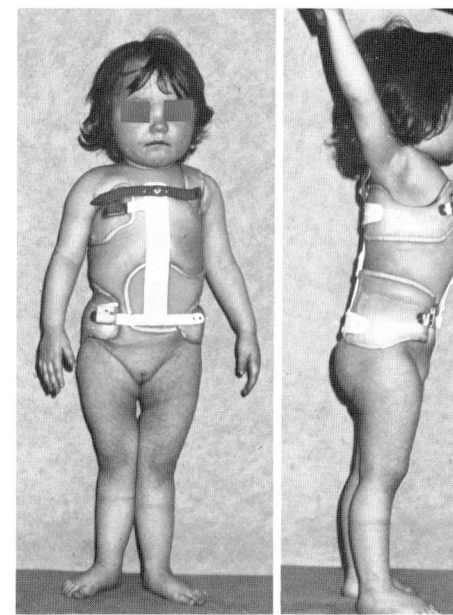
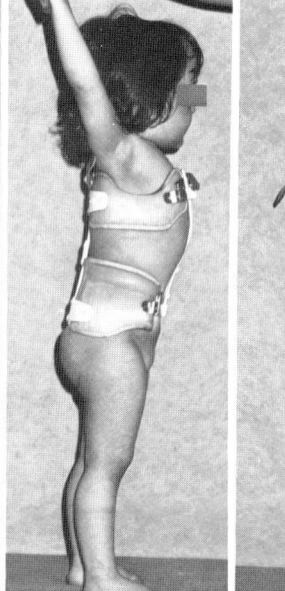
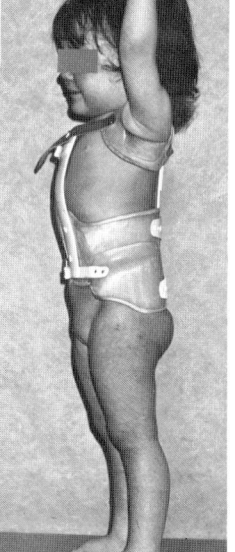

Abb. 3-200C *Abb. 3-200D* *Abb. 3-200E*

Abb. 3-200 C In der Vorderansicht der Korsettversorgung wird die asymmetrische Bauchpelotte als anstützende Gegenhaltzone deutlich, ebenso aber auch ihre nicht besonders markante Kompressionswirkung im Sinne der Entlordosierung (*R. Uhlig*, Archiv)

Abb. 3-200 D In der Seitansicht von rechts werden die Aufrichtung des Beckens und der LWS sowie ein kranial-thorakaler Freiraum in der rechten Axilla erkennbar (*R. Uhlig*, Archiv)

Abb. 3-200 E Von links seitlich erkennt man den ventrokostalen Gegenhalt durch die asymmetrische Pelotte. Der kraniale thorakale Gegenhalt wird hier mit einer Achselschlaufe erreicht (*R. Uhlig*, Archiv)

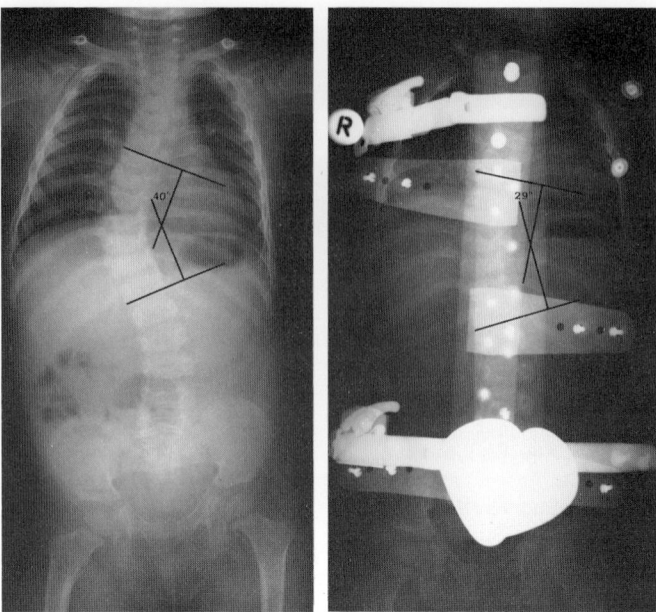

Abb. 3-200 F   Abb. 3-200 G

Abb. 3-200 F Röntgenaufnahme der vorstehenden Patientin im Stand vor Behandlungsbeginn. Strukturelle rechtskonvexe Thorakalskoliose mit beginnender struktureller Umformung der lumbalen Sekundärkrümmung. Als Nebenbefund erkennt man bandartige Mineralisationszonen in Wirbel, Becken und Hüften nach Vitamin-D-Behandlung wegen Rachitis (*D. Hohmann,* Archiv)

Abb. 3-200 G Kontrollaufnahme im *Lyoner* Derotationskorsett: Es wurde eine primäre Aufrichtung der thorakalen Krümmung von 40° auf 29° *Cobb* erreicht (*D. Hohmann,* Archiv)

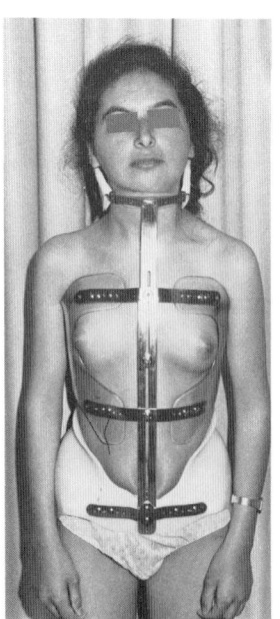 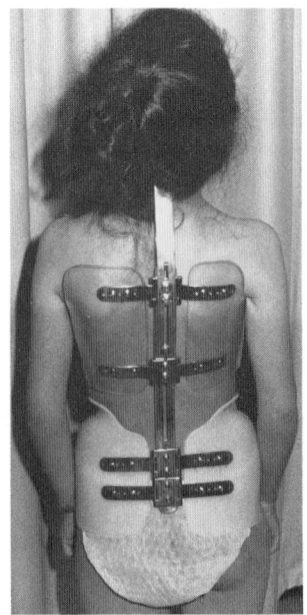 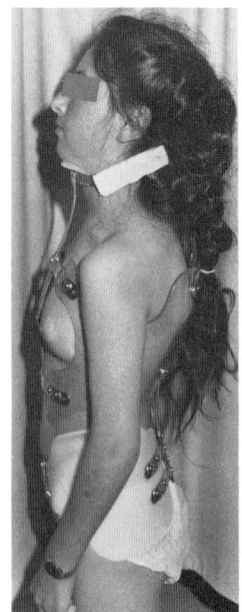

A   B   C

Abb. 3-201 A–C Versorgungsbeispiel mit einem modifizierten *Lyoner* Korsett, als postoperatives Fixationskorsett nach hoher Spondylodese (die Beeinträchtigung der Bodensicht ist in diesen Fällen nicht vermeidbar) (*J. Fuchs,* Archiv, Mannheim)

Versorgungsbeispiele mit TLSO-Rumpforthesen 449

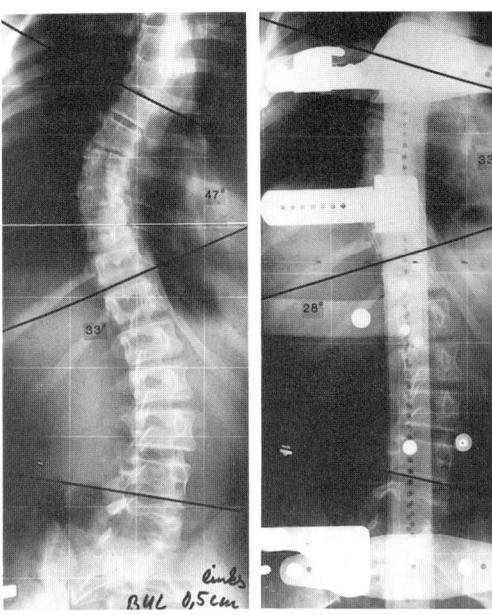

Abb. 3-202 A   Abb. 3-202 B

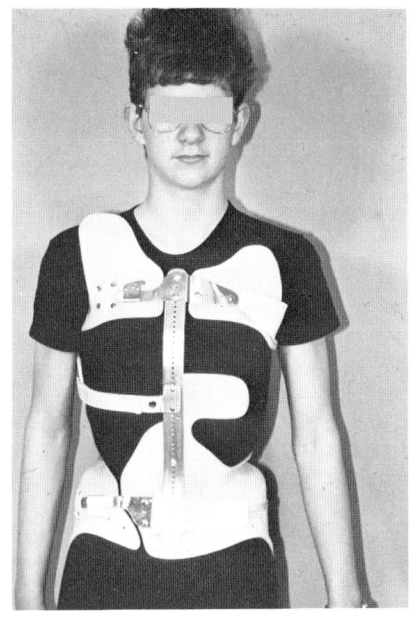

Abb. 3-203 A

Abb. 3-202 A H. St., männlich, 14 Jahre, mit ausgeprägter doppelbogiger idiopathischer Skoliose (thorakale Kurve 47° *Cobb*, lumbale Kurve 33° *Cobb*) (keine vorhergegangenen technisch-konservativen Behandlungsorthesen)

Abb. 3-202 B Röntgenkontrollaufnahmen in einer Derotations-Orthese (Verringerung der thorakalen Kurve auf 33°; der lumbalen Kurve auf 28° *Cobb*)

(Abb. 3-202 A/B *D. Hohmann*, Archiv)

Abb. 3-203 A–D:

Abb. 3-203 A Im Versorgungsbeispiel mit einer modifizierten *Lyoner Derotations-Orthese* (R. Uhlig, 1985, Erlangen) wurde der Beckenkorb im *Milwaukee-Brace-System* gefertigt. Diese Deckenteile arbeiten wir mit einem vorderen seitlichen Verschluß. Mit asymmetrisch gestalteten abdominalen Druck- und Entlastungszonen entsprechen wir in der mittleren Korrekturebene dem Verlauf des Rippenbogens wie er sich durch den dorsolateralen Rotationsdruck im thorakalen Bereich ergibt (im Foto ventralseitig links Freiraum). Ventralseitig rechts ist auf der Gegenseite eine Andruckfläche am Rippenbogen sichtbar, die der Unterstützung der thorakalen Rotationsrichtung in der mittleren Korrekturebene dient. Ventralseitig links

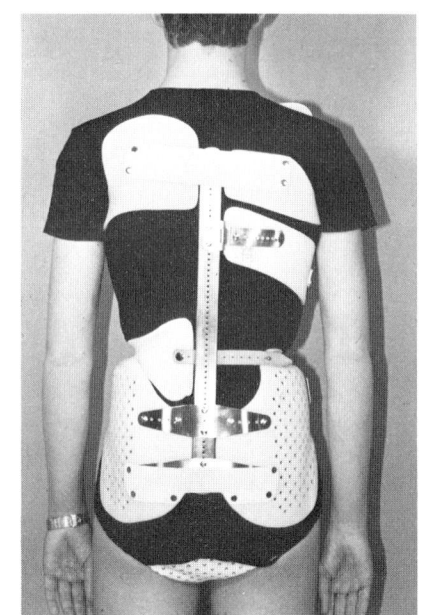

Abb. 3-203 B

oben im Schulterbereich ist eine weitere Druckfläche (Rotationspelotte) sichtbar. Sie wirkt in der oberen Korrekturebene. (Die kosmetische Höhenangleichung dieser Pelotte wird nach der ersten Röntgenkontrolle vorgenommen.) Ventralseitig rechts oben im Schulterbereich bietet eine Pelotte Gegenhalt sowohl in der oberen als auch in der mittleren Korrekturebene

Abb. 3-203 B Orthesen-Details: flächig fest geschlossener Beckenkorb bildet Beckenebene; linksseitig lumbale Druckpelotte für das Rotationsprinzip in der unteren Korrekturebene; rechtsseitig thorakale Rotationspelotte in der mittleren Korrekturebene (dorsolateral wirkend); linksseitig axillare Schulterspange als Rotationspelotte in der oberen Korrekturebene sowie im kompensatorischen Ausgleich als Gegenhalt der mittleren

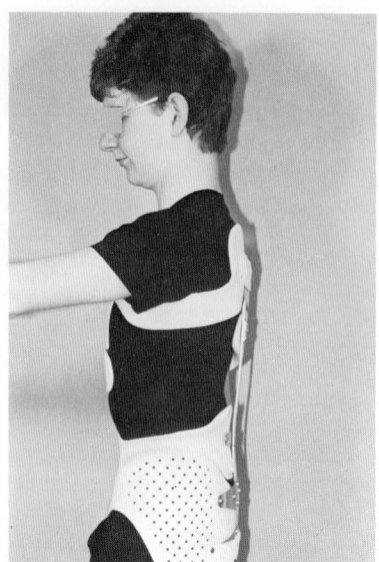 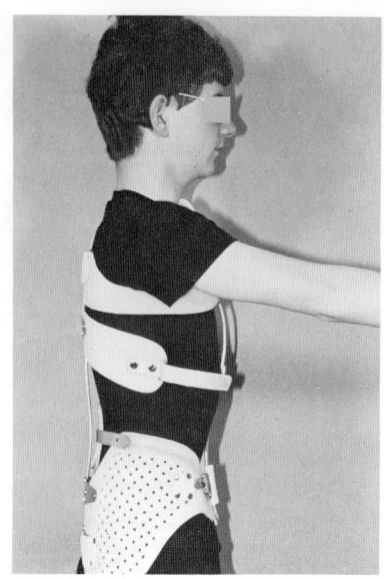

Abb. 3-203 C *Abb. 3-203 D*

Abb. 3-203 C Orthesen-Details: am Beckenkorb integrierte Lumbalpelotte für die untere Korrekturebene; axillare Schulter-Rumpfspange für die obere Korrekturebene (sie dient auch als Verbindungssteg zwischen dorsaler Rotationspelotte im BWS/Schulterbereich und ventraler Gegenhaltfläche

Abb. 3-203 D Orthesen-Details: Rotationspelotte im thorakalen Bereich (mit dorsalem Scharnier und einem Gurt zur abstandshaltenden ventralen Auslegerverbindung gearbeitet) dorsolaterale Rumpfspange ohne axillare Bedeutung (als Führung bzw. Verbindung zum ventralen Gegenhalt im Bereich von Schulter/Schlüsselbein) (Abb. 3-203 A–D *R. Uhlig,* Original)

Derotationsorthese (TLSO-Typ) (nach *Chêneau*)

● *Diese teilaktiv wirkende Rumpforthese (auch CTM-Derotationskorsett = Chêneau-Toulouse-Münster genannt) ermöglicht eine WS-Korrektur durch Derotation im Zusammenhang mit gezielten Atembewegungen.*

Eine dreidimensionale Verformung des Rumpfes, d. h.
– die Verkürzung in vertikaler Richtung,
– die Seitabweichung und
– die Verdrehung um die Längsachse
soll hierdurch korrigiert werden.

Als Vorteil des in Schlüsselbeinhöhe abschließenden Korsetts gilt die geringere psychische Belastung der Patienten im Vergleich zum *Milwaukee*-System.

Die Indikationsbreite umfaßt nach *Matthias* (1979):
– lumbale Skoliosen bis ca. 40 Grad,
– thorako-lumbale Skoliosen bis ca. 50 Grad,
– thorakale Skoliosen bis ca. 45 Grad,

wobei Th 6 als Scheitelwirbel bereits eine Grenzindikation darstellt.

■ Beckengürtel und oberer Thoraxanteil resp. Schultergürtel werden in (der Normalstellung entsprechenden) „Referenzebenen" gegen Rotation und Verkippen fixiert; *Druck- und Entlastungsflächen dienen der Derotationswirkung in allen Ebenen*, d. h., das Wirkungsprinzip besteht in einer dreidimensionalen (mehrfachen) Dreipunktabstützung über den jeweiligen Buckel (thorakal, lumbal, Schulter etc.), wobei mit gezielten Atemübungen unter krankengymnastischer Anleitung eine Expansion der Konkavitäten in die Korrektur durch ausreichend groß dimensionierte Hohlräume bzw. Fenster im Korsett ermöglicht wird.

Das besondere Kennzeichen ist die nahezu uneingeschränkte Thoraxatmung im Korsett, da die „linienhafte" Abstützung in den Achselhöhlen und in Höhe der Schlüsselbeine die Atemexkursionen allenfalls geringfügig beeinträchtigt.

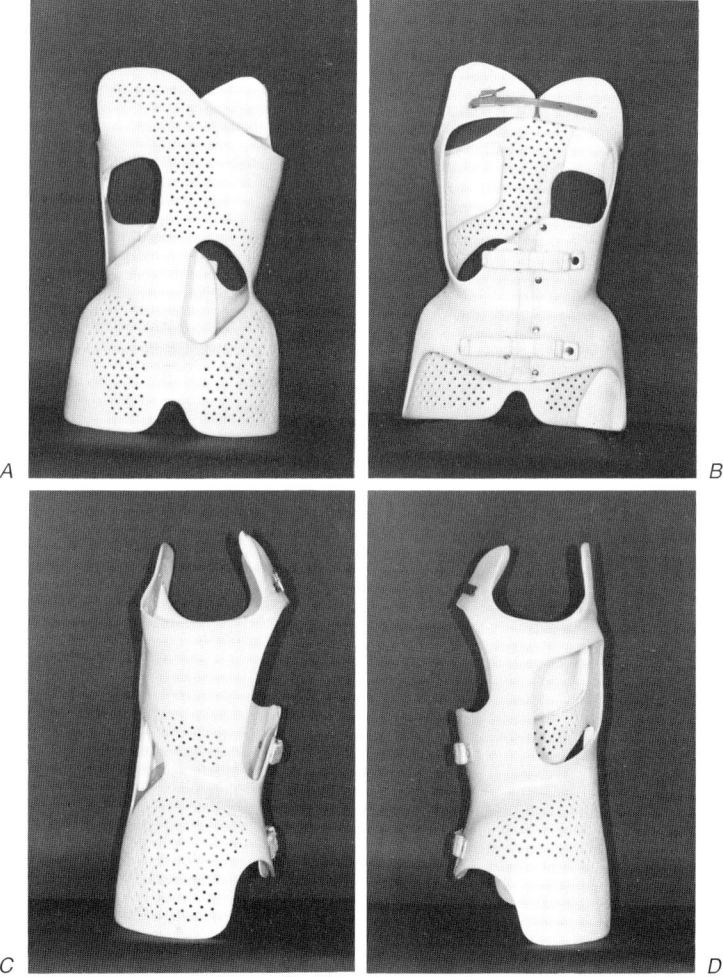

Abb. 3-204 A–D Das Druckflächenkorrekturprinzip des Derotationskorsetts nach *Chêneau* wird hier anhand der schematischen Korsettansichten dargestellt. Das konstruktive Bild der Be- und Entlastungszone (zur Derotation) in den verschieden hohen Rotationsebenen wird optisch durch die Korsettfensterung der Freiräume geprägt (*R. Uhlig,* Archiv)

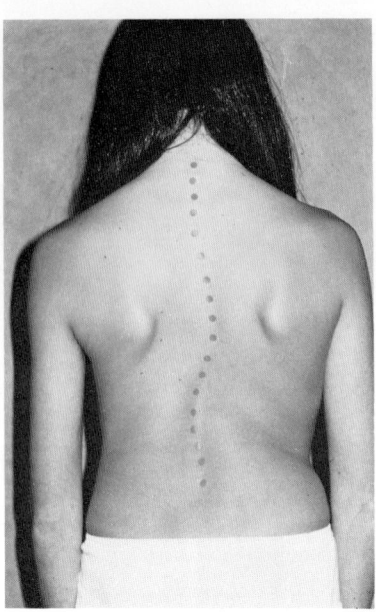

Abb. 3-205 A Das Versorgungsbeispiel der Verordnung, Konstruktion und Fertigung einer modifizierten Rumpforthese im System *Chêneau* ist Ergebnis der idealen Zusammenarbeit von Arzt und Techniker. Über die Rezeptierung hinausgehend erhält der Techniker die Informationen aus der Krankengeschichte, die Röntgenbilder, den spezifischen Muskelstatus sowie Angaben über Lage und Ausmaß der WS-Krümmungen und primärer Aufrichtungen. Farbmarkierungen am Körper des Patienten sind unabdingbare Voraussetzungen für den Orthopädie-Techniker, um die Gipsmodellarbeiten individuell durchzuführen (*D. Hohmann*, Archiv)

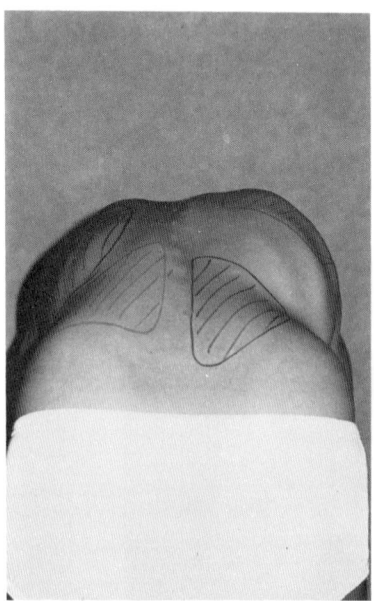

Abb. 3-205 B Lumbale Druck- und Entlastungszonen ergeben die Derotationswirkung in der unteren Korrekturebene und sind sorgfältigst anzuzeichnen. Der Belastungszone (pa: lumbal links) muß ein entsprechend größerer Freiraum (pa: lumbal rechts) gegenübergestellt sein (*D. Hohmann*, Archiv)

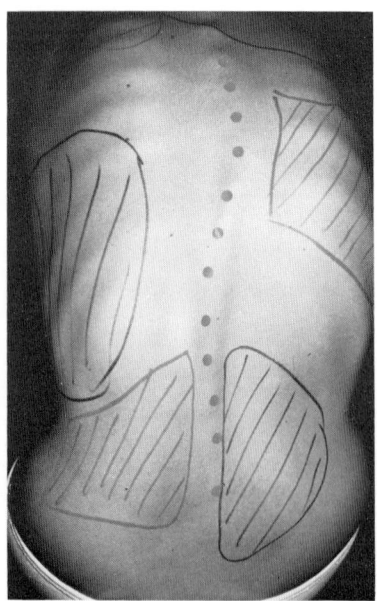

Abb. 3-205 C Für die thorakalen Korrekturebenen gelten die gleichen Grundsätze wie im lumbalen Bereich.
Belastungszonen (pa: thorakal rechts) müssen Entlastungszonen (pa. thorakal links) als Freiraum gegenübergestellt sein (*D. Hohmann*, Archiv)

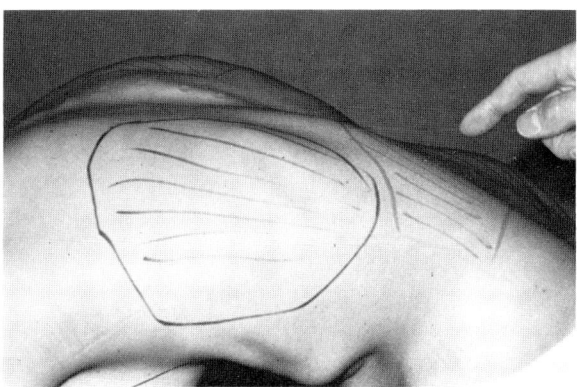

Abb. 3-205 **D** In gebeugter Haltung der Patientin zeigt dieses Seitfoto eindringlich dorsalseitig die Entlordosierung der LWS sowie ventralseitig die markante untere Rippenpartie. Die lumbal notwendige Druckzone am Scheitelpunkt der LWS ist ebenfalls deutlich sichtbar. (*D. Hohmann*, Archiv)

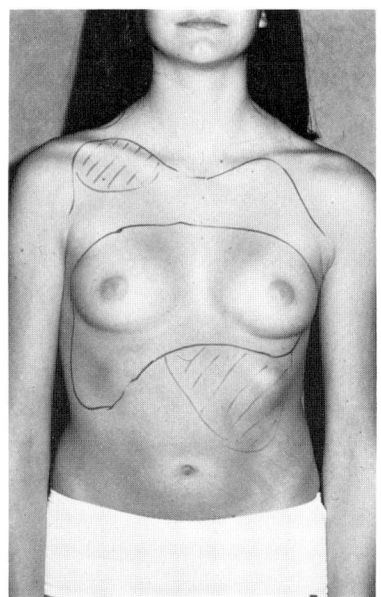

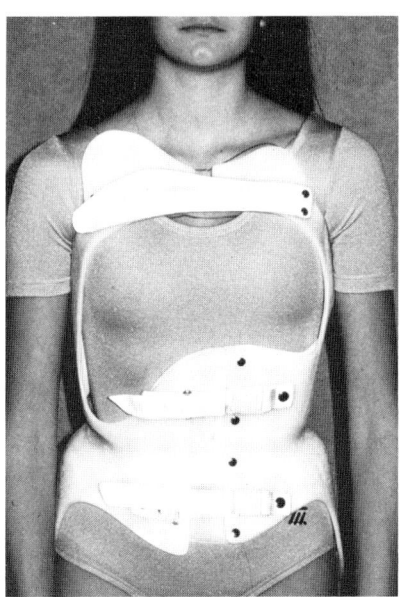

Abb. 3-205 **E** Ventralseitig wird das Korrekturprinzip in der mittleren Thorakalebene und der oberen (Schulter-)Ebene am Patienten angezeichnet (*D. Hohmann*, Archiv)

Abb. 3-205 **F** Konstruktionsmerkmale der Rumpforthese in der ap-Ansicht: großbogige Schenkelausschnitte, Belastungszone am Rippenbogen links, Freiraum Rippenpartie rechts, hohe Schulterführung (Belastungszone) rechts, asymmetrisch hoher Schultergegenhalt links (*R. Uhlig*, Archiv)

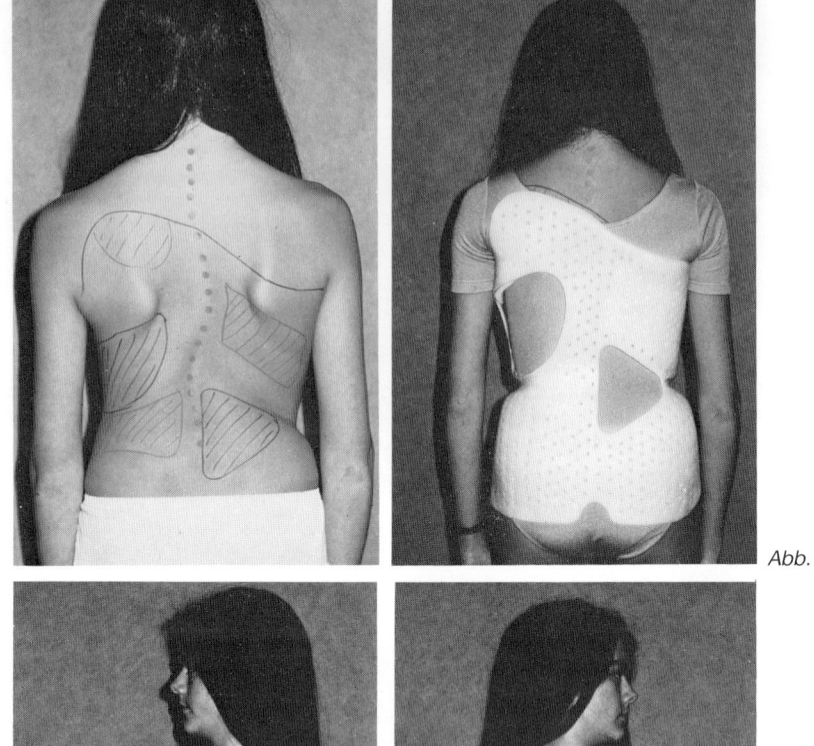

Abb. 3-205 G *Abb. 3-205 H*

Abb. 3-205 I *Abb. 3-205 K*

Abb. 3-205 *G* Dorsalseitige Anzeichnung des Korrekturprinzips in der unteren (lumbalen) Korrekturebene, der mittleren (thorakalen) Korrekturebene und der oberen (thorakalen) Korrekturebene (*D. Hohmann,* Archiv)

Abb. 3-205 *H* Konstruktionsmerkmale der Rumpforthese in der pa-Ansicht: lumbale Belastungszone links, Freiraum lumbal rechts, dorsolaterale Belastungszone thorakal rechts, Freiraum thorakal links, Belastungszone im oberen BWS-Bereich links, Entlastungszone (Korrekturfreiraum) im oberen BWS-Bereich rechts (*R. Uhlig,* Archiv)

Abb. 3-205 *I* Konstruktionsmerkmale der Rumpforthese in Seitansicht links: abdominale Druckzone, Belastungszone am Rippenbogen, Dorsolateraler Freiraum im thorakalen Bereich, umfassende axillare Schulterspange (*R. Uhlig,* Archiv)

Abb. 3-205 *K* Konstruktionsmerkmale der Rumpforthese in Seitansicht rechts: abdominale Druckzone, Entlastungszone im lumbalen Bereich, Belastungszone im thorakalen Bereich, axillarer Freiraum, Materialsteg zur Verbindung mit der Schulter-Schlüsselbeinpelotte (*R. Uhlig,* Archiv)

Kapitel 4
Orthesen für die obere Extremität

Lennart Mannerfelt und *Lutz Biedermann*

Kapitel 4
Orthesen für die obere Extremität

Inhalt

Einführung und Begriffserläuterungen 461

Wesentliche Krankheitsbilder in schematischer Darstellung 466

Anatomie und Funktion

Einführung 469
Schultergelenk 470
Ellenbogengelenk 470
Handgelenk (Radio-ulno-karpal-Gelenk) 471
Hand 472
Ligamente 473
Muskeln und Sehnen 474
    Muskeln von Schulter-Oberarm-Ellenbogen-Gelenken 474
    Muskeln von Unterarm und Handgelenk 474
    Lange Muskeln der Hand 476
    Binnenmuskulatur der Hand 477
Nerven der oberen Extremität 478
Blut- und Lymphgefäße 479
Hautmantel 479
Zusammenfassung 479

Biomechanik und Armorthesen

Biomechanik der oberen Extremität 479
    Langfingergelenke 481
    Daumengelenke 481
    Handgelenk 481
    Finger- und Handgelenksbereiche 482
    Ellenbogen-Handgelenk (Pro-Supination) 482
    Ellenbogengelenk (Flexion – Extension) 482
    Schulter 482
Grundsätzliche Einwirkungen von Hand-Arm-Schulter-Orthesen 483
Biomechanischer Einfluß auf spezielle Indikationen 487
Biomechanischer Einfluß auf konstruktive Details 489
Biomechanisches Beispiel 493

Prinzipielles zur Fertigungstechnik

Einführung 496
    Maßtechnik 498
    Gipstechnik 499
    Modultechnik 500
Konstruktiver Orthesenbau 504

Krankheitsbilder und Versorgungsbeispiele 507

Abschnitt I: Angeborene Handfehlbildungen

    Allgemeine Einführung 508
Radiale Klumphand 508
Kamptodaktylie 509
Madelung-Deformität 510
Polydaktylie 510
    Zusammenfassung 511

Abschnitt II: Läsionen und Verletzungen des Zentralnervensystems

    Allgemeine Einführung 512
Hemiplegie 512
Zerebrale Bewegungsstörungen 514
Tetraplegie 515
Poliomyelitis 518
    Zusammenfassung 519

Abschnitt III: Läsionen und Verletzungen des peripheren Nervensystems

    Allgemeine Einführung 520
Läsionen des Plexus brachialis 521
Läsion des Nervus radialis 523
Läsion des Nervus ulnaris 524
Läsion des Nervus medianus 526
Rekonstruktive Eingriffe bei kombinierten Nervenläsionen 527
    Zusammenfassung 528

Abschnitt IV: Traumen – Knochen, Gelenke, Bänder, Sehnen

    Allgemeine Einführung 529
Handbereich 529
    Strecksehnen 529
    Beugesehnen 531
    Tenolysen 532
    Bänder 533
    Distorsionen 533
Ellenbogenbereich 533
Schulterbereich 534

Abschnitt V: Posttraumatische Zustände

Allgemeine Einführung 536
Sudeck-Syndrom (SHF-Syndrom) 537
Volkmann – Ischämische Kontraktur 538
Gestörte Handkoordination 539
Kontrakturen 540
Pseudarthrosen 543

Abschnitt VI: Progressive chronische Polyarthritis

Allgemeine Einführung 546
Ulnardeviation 546
Extrinsic-Minus-Daumen 548
Knopflochdeformität 549
Schwanenhalsdeformität 550
Handgelenksdestruktionen 551
Zusammenfassung 551

Abschnitt VII: Arthrosis deformans

Allgemeine Einführung 552
Heberdeen-Arthrose 552
Bouchard-Arthrose 552
Daumensattelgelenksarthrose 553
Handgelenksarthrose 553
Zusammenfassung 554

Abschnitt VIII: Dupuytren-Kontraktur

Zusammenfassung 555

Spezielles Literaturverzeichnis Kapitel 4 557

Kapitel 4
Orthesen für die obere Extremität

Einführung und Begriffserläuterungen

In diesem Kapitel werden Hinweise und Anregungen über **Orthesen für die obere Extremität** nach dem heutigen Stand gegeben, gleichzeitig eine Übersicht der gebräuchlichsten Typen, welche sinnvoll konstruiert, ausreichend getestet und daher logisch anwendbar sind. Die Standardisierung der Nomenklatur und der einzelnen orthopädietechnischen Hilfsmittel soll es dem Leserkreis (Arzt – Orthopädietechniker – u. a.) ermöglichen, eine bessere Kommunikation bei der Versorgung von Patienten zu erreichen.

Die alleinige konservative Behandlungsmöglichkeit mit Orthesen tritt, bedingt durch die neuzeitlichen Möglichkeiten der rekonstruktiven Chirurgie der oberen Extremität, immer mehr in den Hintergrund. Diese Situation wurde hier insofern berücksichtigt, als operative Maßnahmen mit der außerordentlich wichtigen prä- und postoperativen Orthesenbehandlung ausführlich beschrieben werden.

Der Leser wird sicher mit Interesse zur Kenntnis nehmen, daß die Autoren in Abänderung zu bisher bekannten Schemata bei der Hand beginnen und über den Ellenbogen zur Schulter gehen. Die Aufteilung dieses Kapitels von distal nach proximal wurde absichtlich gewählt, da es sich anhand der Versorgungsfrequenz gezeigt hat, daß die häufigsten Arbeitsprobleme sich im Handbereich darstellen.

Sehr spezifische und seltene Krankheitsbilder und deren orthopädietechnische Versorgung werden nicht berücksichtigt, da dieser Patientenkreis in Spezialkliniken eine adäquate Versorgung erfährt.

Die obere Extremität, bestehend aus der Funktionseinheit
Hand,
Arm
und *Schulter*,
ist ein wichtiges Organ des Menschen (Abb. 4-1).

Die *Hand* ist als charakteristisches, anatomisch hochdifferenziertes Greiforgan das wichtigste Werkzeug des Menschen. Dieser Aufgabe kann sie nur gerecht werden, wenn ihre Sensibilität, Stabilität, Beweglichkeit und Kraft erhalten sind. Die Bedeutung der Hand darüber hinaus als „Sinnesorgan" findet Ausdruck in zahllosen Beispielen. So hat man etwas „begriffen", wenn man etwas versteht. Seit frühen Zeiten ist die Hand in Wort und Bild ihrer Bedeutung entsprechend Symbol der menschlichen Persönlichkeit (Dürers „Betende Hände", Michelangelos „Hand des Schöpfers" und viele andere). Wir „drücken jemandem den Daumen", „nehmen etwas in die Hand".

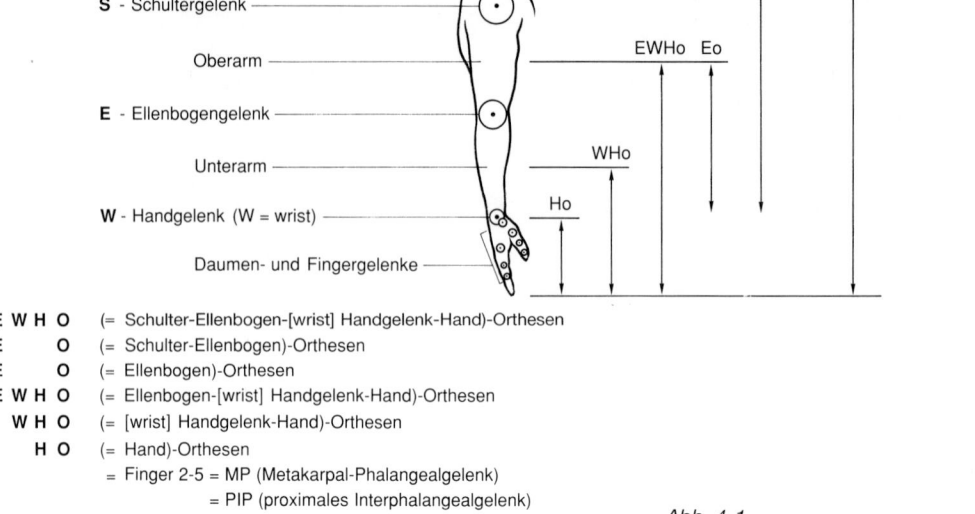

Abb. 4-1
Internationale Kurzbezeichnungen
von Orthesen-Typen
für die obere Extremität

In den Bewegungen von *Hand und Arm* besitzen wir ein starkes Ausdrucksmittel. Eine gesunde Hand ist schön und ästhetisch, sei es die kräftige nervige Hand eines Landmannes oder die zarte feingliedrige Hand einer Frau. Dieser Schönheit ist sich der Mensch bewußt. Neben Gesicht und Hals zeigt er sie unbedeckt, und angelegter Schmuck soll das Auge anziehen.

Die obere Extremität stellt funktionell einen Gegensatz zur unteren Extremität dar, was bedeutet, daß die untere Extremität den menschlichen Körper zu einem Gegenstand hinbewegt, das Körpergewicht dabei tragend, während die obere Extremität die Gegenstände zum Körper bringt und gegen das Körperschwergewicht arbeitet (Stützorgan – Greiforgan). Die Hand als wichtigstes Organ in der Gliederkette der oberen Extremität läßt sich, präzise plaziert durch Ellenbogen und Schulter, vielfältig einsetzen. Sportler schätzen den Krafteinsatz, während z. B. Chirurgen oder Juweliere sich die Feinmotorik zunutze machen. Auf die wichtige Funktion der Hand als „sensorische Antenne" soll hier nicht eingegangen werden, da die Orthopädietechnik keine Methoden des sensiblen Ersatzes kennt. Die Bedeutung des Sensibilitätsverlustes muß aber in einzelnen Versorgungsfällen unbedingt berücksichtigt werden (Gefahr von Druckstellen).

Das *Schultergelenk* mit seinem großen Ausmaß an Bewegungen verbindet Rumpf und Arm. Als Träger der Hand kommt dem Arm die Aufgabe zu, diese in die gewünschte Position zu bringen. Feinmotorische Bewegungen der Hand werden durch die Grobkraft der Arm- und Schultermuskulatur unterstützt. So ist die obere Extremität in der Lage, unseren Körper kurzfristig ganz zu tragen (Handstand) oder langfristig teilweise zu entlasten (Krückengehen).

Bei der oberen Extremität überwiegt das Potential der Beugemuskulatur, die dazugehörigen Bewegungsmuster sind gleichfalls stärker ausgeprägt. Dies bedeutet im Falle einer Schädigung des Zentralnervensystems und dem damit einhergehenden Verlust der Kontrolle der Muskulatur klassische Beugefehlstellungen, welche unbehandelt in Flexionskontrakturen enden.

Anhand der Aufteilung der sensiblen und motorischen Anteile der Gehirnrinde (Homunkulus) läßt sich die Bedeutung der oberen Extremitäten für den Menschen ableiten. Eine deutliche Dominanz der Hand als Organ für Sensibilität, Griff und Kraft und eine Zuteilung des Armes als Verlängerung und Hilfsaggregat wird deutlich.

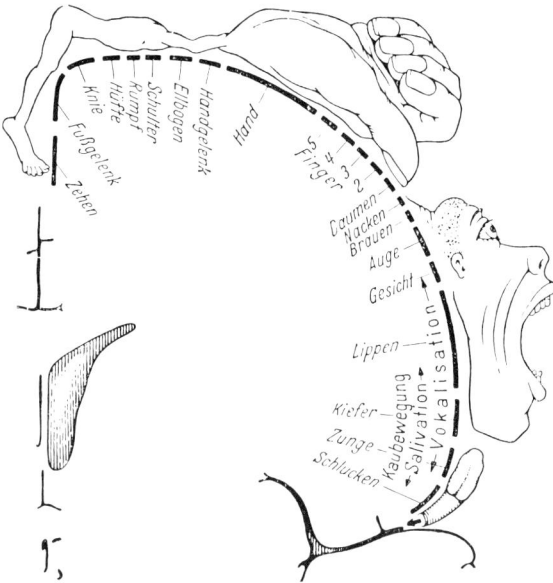

Abb. 4-2 Die Repräsentation des Körpers – hier der Hand – in der Gehirnrinde nach Lenfield und Rasmussen (aus: Benninghoff-Goerttler: Lehrbuch der Anatomie des Menschen. Urban & Schwarzenberg, München, Berlin, Wien 1958, S. 252)

Kommt es zur Bewegungsstörung eines einzelnen Gelenks, so kann diese manchmal durch Trickbewegungen (Sekundärbewegungen) ausgeglichen werden, wirkt aber für das menschliche Auge schon ungewohnt und störend. Bedingt durch die Vielzahl der Gelenke und Muskeln ergibt sich eine große Anfälligkeit gegenüber Krankheiten und Schmerzen. Da die obere Extremität, und hier v. a. die Hand, außerhalb der natürlichen Schutzzone des Körpers bewegt wird, ergibt sich eine zusätzliche Anfälligkeit für Verletzungen von außen. Die resultierenden Bewegungseinschränkungen, Deformierungen und Schmerzen führen rasch zur Kraftlosigkeit, einhergehend mit höheren Kontrakturneigungen, als sie von der unteren Extremität her bekannt sind. Sie verändern den gewohnten Lebensrhythmus und führen bald in die Abhängigkeit von anderen Menschen.

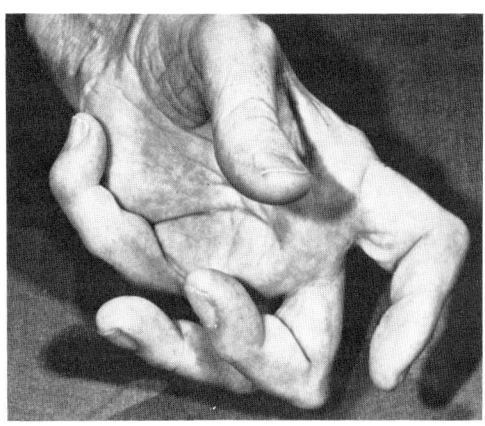

Abb. 4-3 Greifunfähige, kontrakte Hand bei chronischer Polyarthritis im Stadium III (L. Mannerfelt, Archiv)

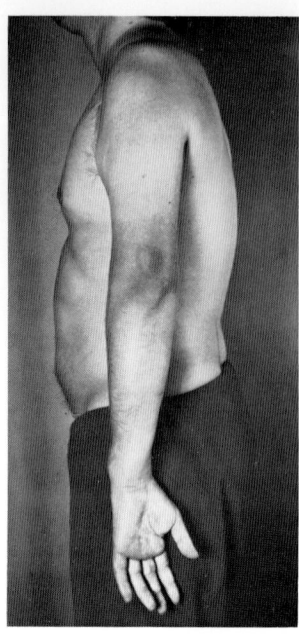

Abb. 4-4 Typische funktionslose obere Extremität nach Plexuslähmung (*NBZ Bellikon,* Archiv)

Der soziale Aspekt in unserer heutigen Gesellschaft tritt dadurch stark in den Vordergrund. Die Umwelt, auf gewisse Normen eingestellt, registriert die Ausfallserscheinungen, welche deutlich sichtbar sind, als unkoordiniert und störend.

Häufig beobachten wir bei Patienten den Teilverlust ihrer Gesamtbeweglichkeit bei Schädigungen der oberen Extremität, weil sie sich nicht mehr mit deren Hilfe und Gestik verständlich machen können.

Angeborene Fehlbildungen, Krankheiten und Unfälle können also die obere Extremität teilweise oder ganz zerstören. Ehe es zu kontrakten Fehlstellungen kommt, ist es unsere Aufgabe, diese zu verhindern oder wenigstens zu vermindern. Eine Orthesenversorgung ist daher nur sinnvoll, wenn die Fehlstellungen redressibel, also nicht kontrakt sind. Deshalb müssen die mit Kontrakturen einhergehenden Fehlstellungen der oberen Extremität frühzeitig erkannt werden.

Zur besseren Beurteilung und Verständnis im Versorgungsteam teilen wir die Fehlstellungen in 3 Stadien ein:

Stadium   *I: Der Patient kann eine beginnende Fehlstellung selbst aktiv korrigieren.*
Stadium *II: Die Fehlstellung ist passiv redressierbar.*
Stadium *III: Die Fehlstellung ist definitiv, irreversibel und kontrakt.*

Durch den Fortschritt der modernen Medizin in den letzten 40 Jahren kann in vielen dieser Fälle eine sinnvolle Therapie in konservativer und/oder operativer Weise hilfreich angewendet werden. Immer häufiger werden in diese Behandlungsschemata bewußt orthopädietechnische Heil-Hilfsmittel *(Orthesen)* integriert.

Die unterschiedlichen Orthesentypen werden abhängig von der Therapiezeit in **Kurzzeitorthesen** (bis zu 4 Wochen) und **Langzeitorthesen** unterteilt. Während bei den *Kurzzeitorthesen* außer der Funktion die schnelle Herstellung und schnelle Einsatzmöglichkeit im Vordergrund stehen, werden bei *Langzeitorthesen* zusätzlich kosmetische Gesichtspunkte berücksichtigt, damit der Patient diese Hilfsmittel tatsächlich über einen längeren Zeitraum verwendet und sie nicht sofort ablehnt.

Einführung und Begriffserläuterungen 465

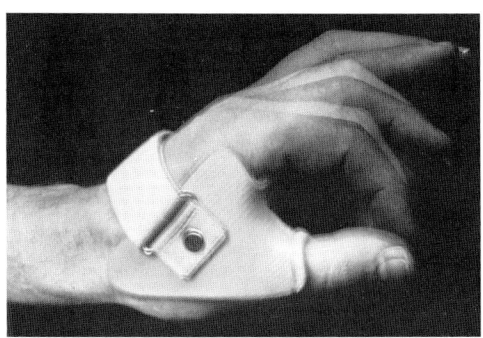

Abb. 4-5 Gelungene Kombination von Funktion und Kosmetik, dargestellt mit der Daumenabduktionsorthese nach *Engen* (L. Biedermann, Archiv)

Nach ihrem Einsatzgebiet und ihrer zugeteilten Funktion unterteilen wir die Orthesen für die obere Extremität.
Eine mechanische Beeinflussung der oberen Extremität erfolgt:
nach **statischen Gesichtspunkten** i. S. einer Fixation oder Lagerung,
unter **dynamischen Gesichtspunkten** i. S. einer Redression und Bewegungsübung.
Als zweckmäßig haben sich kombinierte Orthesen erwiesen, welche bestimmte Gelenkgruppen ruhigstellen und so die Basis bilden für eine dynamische Kraft, welche gezielt auf Einzelgelenke wirkt. Aus Gründen einer schnellen und doch individuellen Verwendbarkeit werden Baukastensysteme favorisiert.

Tabelle 4-1 Aufteilung der Orthesentypen nach den Funktionen

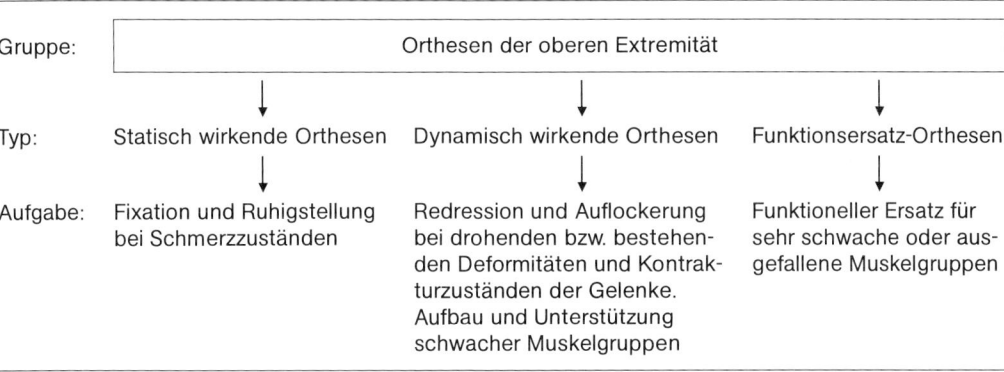

Gruppe:	Orthesen der oberen Extremität		
Typ:	Statisch wirkende Orthesen	Dynamisch wirkende Orthesen	Funktionsersatz-Orthesen
Aufgabe:	Fixation und Ruhigstellung bei Schmerzzuständen	Redression und Auflockerung bei drohenden bzw. bestehenden Deformitäten und Kontrakturzuständen der Gelenke. Aufbau und Unterstützung schwacher Muskelgruppen	Funktioneller Ersatz für sehr schwache oder ausgefallene Muskelgruppen

Die Verordnung einer Orthese ist besonders an der oberen Extremität mit viel Verantwortung verbunden. Der Arzt muß die Indikationsstellung genau verstehen und den richtigen Zeitpunkt für die Verordnung bestimmen. Er muß häufig mit dem Orthopädietechniker in Verbindung stehen. Die Diskussion der gegenwärtigen Probleme medizinischer und orthopädietechnischer Art ist unerläßlich. Mit Hilfe einer adäquaten Terminologie können beide eine gemeinsame Sprache benutzen. Wenn möglich sollten Besprechung und Applikation einer neu verordneten Orthese am Patienten in Gegenwart von Arzt und Orthopädietechniker erfolgen. Zweck und Konstruktion der Orthese müssen dem Patienten genau erklärt werden. Nur so gewinnt man die wichtige Mitarbeit des Patienten und kommt zu befriedigenden Resultaten.

Als Mitarbeiter in diesem Versorgungsteam ist es die Pflicht des Orthopädietechnikers, ausreichend Kenntnisse über Anatomie und Pathologie der oberen Extremität zu besitzen. Beim prä- und postoperativen Einsatz von Orthesen müssen außerdem Kenntnisse über die angewandte Operationstechnik vorhanden sein. Als Konstruktionshilfe ist es zudem unerläßlich, daß klinische Zustände erkannt und Röntgenbilder analysiert werden können.

Eine enge Zusammenarbeit zwischen Medizin und Orthopädietechnik ermöglicht also durch einen regen Gedankenaustausch die Entwicklung, Konstruktion und Anwendung funktioneller und zeitgerechter Hilfsmittel zur Unterstützung der Rehabilitation von Patienten mit Problemen der oberen Extremität.

Zur besseren Benennung der unterschiedlichen Orthesentypen ist es vorteilhaft, eine hausinterne Terminologie auszuarbeiten und zu verwenden. Folgende Benennungsmöglichkeiten sind z. B. bekannt:
– nach den Gelenken, auf welche die Orthese einwirkt, z. B.: *Schulter-Ellenbogen-Orthese* (SEO) (s. S. 40, Abb. 1-31).
– nach der Funktion der Orthese, z. B.: *dynamische Retentionsorthese*.
– nach charakteristischen Krankheitsbildern, z. B.: *Klumphandorthese*.
– nach Eigennamen von Erfindern und Institutionen, z. B.: *Schulterluxationsbandage nach G. Hohmann*.

Im Regelfall erfolgt eine Kombination der o. g. Möglichkeiten. Die Verwendung einer solchen zumindest hausinternen Terminologie erleichtert den Teammitgliedern ihre Arbeit, da jeder Beteiligte weiß, welcher Orthesentyp verwendet werden soll. Verwechslungen mit den daraus resultierenden Schädigungen des Patienten können dadurch ausgeschlossen werden.

Folgende Gesichtspunkte sind bei der Orthesenversorgung in den Vordergrund zu stellen:
die Funktion der normalen oberen Extremität (Physiologie),
die Störungen an der oberen Extremität (Pathologie),
die Behandlungsmöglichkeiten (Therapie),
die mechanische Beeinflussung der oberen Extremität (Biomechanik) und
– *die Anwendung und Herstellung erprobter Orthesentypen (Orthopädietechnik).*
Diese Unterteilung wurde bewußt auch beim Schreiben dieses Abschnittes ausgewählt und soll als roter Faden durch die einzelnen Sachgebiete führen.

Wesentliche Krankheitsbilder in schematischer Darstellung

In der folgenden Übersicht werden Krankheitsbilder nach
Diagnose
Symptomen und funktionellen Störungen sowie
Ätiologie und Besonderheiten
aufgeschlüsselt, bei denen eine Orthesenversorgung als realistisch und erfolgreich betrachtet werden kann.

Im Kapitel „Orthesen für die untere Extremität" begründeten wir die Auswahl bzw. die Begrenzung der Krankheitsbilder auf das Maß des für die Technik Notwendigen. Seltene Krankheitsbilder und deren komplizierte Orthesenversorgung werden also auch in diesem Kapitel nicht aufgeführt.

Tabelle 4-2 Für die Orthopädietechnik wesentliche Krankheitsbilder der oberen Extremität

Diagnose	Symptome und funktionelle Störungen	Ätiologie und Besonderheiten
Angeborene Handfehlbildungen		
Radiale Klumphand, Daumenaplasie	Abweichung der Hand nach radial im Handgelenk	Spontan, selten erblich, durch schädliche Pharmaka
Madelung-Deformität	Fehlstellung des Handgelenks mit Radial- und Palmarabweichung und Prominenz des Ulnaköpfchens	Oft erblich
Kamptodaktylie	Flexionskontrakturstellung, besonders im PIP-Gelenk des 5. Fingers	Oft erblich
Polydaktylie	Mehrfingerigkeit, manchmal funktionelle, häufig kosmetische Störungen	Oft erblich
Läsionen und Verletzungen des zentralen Nervensystems		
Zerebrale Insulte	Hemiplegie, spastische Lähmungen mit drohenden Kontrakturen	Trauma, Gefäßerkrankungen, Tumor
Zerebrale Paresen	Spastische Lähmungen, unwillkürliche Bewegungen	Geburtstrauma, Gehirninfektion, Enzephalitis, Meningitis
Tetraplegie	Hohe Querschnittslähmung mit Sensibilitätsverlust	Trauma, Tumor, Tuberkulose
Poliomyelitis	Schlaffe Muskellähmung mit intakter Sensibilität	Viruskrankheit
Läsionen und Verletzungen des peripheren Nervensystems		
Plexus brachialis	Schlaffe Lähmungen mit Sensibilitätsstörungen	Meistens Trauma, Nervenkompressionen
Nervus radialis	Fallhand, Lähmung der Daumen- und Fingerextensoren, Sensibilitätsstörungen	Nervenkompression, Schnittverletzung, Schädigung durch Humerusfraktur und Ellenbogenverletzung
Nervus ulnaris	Krallenhand, Daumenfehlstellung, Greifinsuffizienz. Sensibilitätsverlust Palmarseite des 5. Fingers und halbe Palmarseite des 4. Fingers und Dorsalseite des Kleinfingers	Nervenkompression Schnittverletzung, Spätsymptom nach in Valgusstellung fehlverheilter Ellenbogenfraktur
Nervus medianus	Greifinsuffizienz, Oppositionsverlust – Opponensparese. Sensibilitätsverlust von der Volarseite des 1. Fingers bis zur radialen Hälfte des 4. Fingers	Nervenkompression, Karpaltunnelsyndrom, Schnittverletzung und in Verbindung mit Ellenbogen- und handgelenksnahen Frakturen
Trauma – Knochen, Gelenke, Bänder und Sehnen		
Frakturen, Luxationen und Ligamentverletzungen	Schmerzen, mangelnde Stabilität, Bewegungseinschränkung, Fehlstellung von Gelenken	–
Beugesehnenverletzungen	Bewegungseinschränkung bis Ausfall der Beugung	–
Strecksehnenverletzung	Bewegungseinschränkung bis Ausfall der Streckung	–

Tabelle 4-2 Für die Orthopädietechnik wesentliche Krankheitsbilder der oberen Extremität (Fortsetzung)

Diagnose	Symptome und funktionelle Störungen	Ätiologie und Besonderheiten
Posttraumatische Zustände		
Sudeck-Syndrom Synonyme: Schulter-Hand-Finger-Syndrom, Sympathetic-reflex-dystrophy-Syndrom	Geschwollene, blau-violett gefärbte, schmerzhafte Hand mit Bewegungseinschränkung und Inkoordination. Oft mit Schulterversteifung und Schulterschmerz kombiniert	Als Komplikation nach nicht adäquat durchgeführter Nachbehandlung in Verbindung mit Frakturen und Handverletzungen
Ischämische Kontraktur (Volkmann)	Flexionskontraktur des Handgelenks, Krallenstellung der Finger 2 bis 5. Fehlstellung des Daumens, Flexionskontrakturen von FPL und FDP II–V. Sensibilitätsstörung	In Verbindung mit einer suprakondylären Humerusfraktur. Achtung: alle 3 Nerven (Nervus radialis, Nervus medianus, Nervus ulnaris) können beteiligt sein
Fehlende Handkoordination	Schwierigkeiten beim Greifakt	Bei ängstlichen Patienten nicht selten in Verbindung mit und nach akuten Handverletzungen
Flexions-, Extensions-, Adduktions-, Abduktions-Kontrakturen	Aktive oder passive Bewegungseinschränkung mit eventueller Fehlstellung der Gelenke	Folgezustand nach spät oder nicht adäquat durchgeführter Behandlung von Frakturen, Luxationen und Ligamentverletzungen. Hautverletzungen, Verbrennungen
Supinations- und Pronationskontraktur	Zunehmende Fehlstellung mit Bewegungseinschränkung	Nerven- und Muskelschädigung, Frakturen, Gelenkläsion
Pseudarthrose	Schmerzen, Achsenabweichungen, Instabilität und Kraftverlust	Folgezustand nach schlecht oder nicht verheilten Frakturen
Progressive chronische Polyarthritis (rheumatische Arthritis)		
Ulnardeviation	Progressive Ulnarabweichung der 4 Langfinger in den MP-Gelenken mit zunehmender Volarluxation. Greifinsuffizienz, Schmerzen	–
Extrinsic-minus-Daumen	Flexionskontraktur des MP-Gelenks I mit Hyperextensionstendenz des IP-Gelenks I, Lockerung des ulnaren Kollateralligaments	–
Schwanenhalsdeformität	Flexionsstellung der MP-Gelenke II–V (Intrinsic-Kontraktur!). Rekurvatumdeformität der PIP-Gelenke II–V, Hammerstellung der DIP-Gelenke II–V	–
Knopflochdeformität	Flexionskontraktur der PIP-Gelenke II–V. Hyperextension der DIP-Gelenke II–V	–
Handgelenksdestruktion	Schmerzen. Schwäche und Greifinsuffizienz wegen aktiver Insuffizienz des Streck- und Beugeapparates	–
Arthrosis deformans		
Daumenrhizarthrose	Schmerzhafte Daumenbewegungen mit Greifinsuffizienz des Sattelgelenkes (CMC-Gelenk)	Altersbedingte Verschleißerscheinung, überwiegend bei Frauen, posttraumatisch

Tabelle 4-2 Für die Orthopädietechnik wesentliche Krankheitsbilder der oberen Extremität (Fortsetzung)

Diagnose	Symptome und funktionelle Störungen	Ätiologie und Besonderheiten
Bouchard- und Heberdeen-Arthrose	Schmerzen und Greifinsuffizienz wegen Destruktion der PIP- bzw. DIP-Gelenke der 4 ulnaren Langfinger	Altersbedingte Verschleißerscheinungen
Handgelenksarthrose	Schmerzen, Kraftlosigkeit, Instabilität	Häufig posttraumatisch nach nicht gut geheilten veralteten Kahnbein- oder Radiusfrakturen, Lunatumluxationen und Lunatummalazie
Dupuytren-Kontraktur	Zunehmende Flexionskontrakturen, meistens von Digiti III–V	Zum Teil erblich, sonst unbekannt

Zusammenfassung

Die medizinische Behandlung der in Tab. 4-2 zusammengefaßten Krankheitsbilder erfolgt teilweise unter konservativen und operativen Gesichtspunkten. Orthopädietechnische Hilfsmittel sind als flankierende Maßnahme in dieses Behandlungsschema integriert. Sie dienen entweder der Unterstützung einer Ruhigstellung, einer gezielten Bewegungstherapie oder einer Bewegungssteuerung. Wir wissen aber, daß eine ausschließliche Behandlung mit Orthesen nicht den gewünschten Erfolg bringen kann. Ergo- und Physiotherapie leisten einen großen Beitrag bei der Behandlung von Patienten mit Schädigungen an der oberen Extremität. Für ein gutes Behandlungsergebnis ist es daher unumgänglich, daß beide Gruppen reibungslos miteinander kommunizieren.

Anatomie und Funktion

Einführung

Die Funktion der Hand und des Armes ist Folge eines sehr komplexen, diffizilen Zusammenwirkens verschiedener anatomischer Strukturen. Deshalb haben wir nur die wichtigsten Aspekte herausgestellt. Um einen tieferen Einblick in dieses sehr spezielle Thema zu gewinnen, empfehlen wir das Studium der einschlägigen Literatur.

Die Hand und der Arm sind durch das Schultergelenk mit dem Rumpf verbunden. Beweglichkeit, Stabilität, Kraft und Sensibilität sind Voraussetzungen für die Funktionstüchtigkeit der oberen Extremität.
Hierbei kann die Hand als Werkzeug und der Arm als Werkzeugstiel betrachtet werden. Dieses Werkzeug – die Hand – ist ein Organ für Griff, Gefühl und Ausdruck. Vergegenwärtigen wir uns, ob es in der heutigen Welt eine vergleichbare Maschine gibt, die so stark, beweglich und gleichzeitig ein solches Präzisionsinstrument ist wie die Hand.

Die wesentlichen Komponenten dieses Greiforgans sind:
Knochen und Gelenke,
Ligamente,
Muskeln mit Sehnen,
Nerven,
Blut- und Lymphgefäße sowie
Hautmantel.

Schultergelenk

Dieses Gelenk ist sehr beweglich und hat 3 Freiheitsgrade. Ein sehr kräftiger Muskel- und Bandapparat führt dieses große Gelenk bei seinen Arbeitsaufgaben.

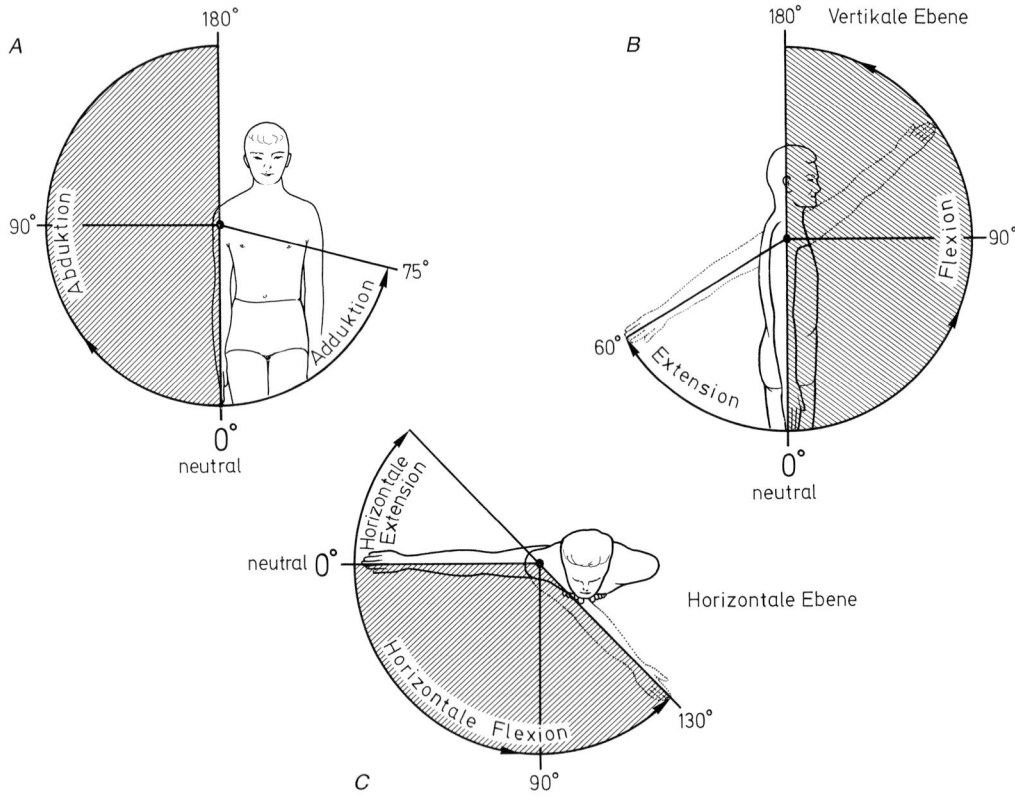

Abb. 4-6 A–C Bewegungsausmaß des Schultergelenks (Neutral-0-Meßmethode) (aus: American Academy of Orthopedic Surgeons: Method of Measuring and Recording, Eigenverlag 1965, S. 33)

Ellenbogengelenk

Der Radius und die Ulna artikulieren in einem Scharniergelenk mit dem Humerus i. S. einer Flexions-Extensionsbewegung, wobei sich der Radius zudem um eine Achse zwischen Radius- und Ellenköpfchen drehen kann, also im Sinne einer Pro-Supinationsbewegung. Diese Pro-Supinationsbewegung ist jedoch nur möglich, wenn das distale Radio-Ulnar-Gelenk intakt ist. Daher hat das Ellenbogengelenk 2 Freiheitsgrade.

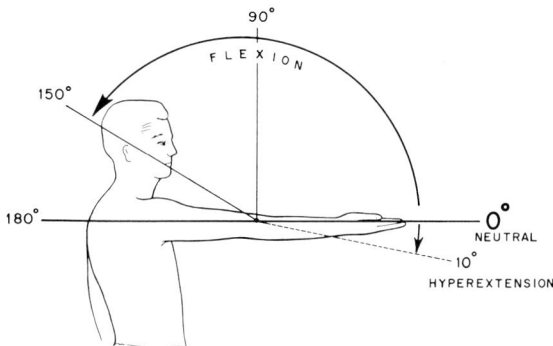

Abb. 4-7 Bewegungsausmaß des Ellenbogengelenks (Neutral-0-Meßmethode) (aus American Academy of Orthopedic Surgeons: Method of Measuring and Recording, Eigenverlag 1965, S. 11)

Handgelenk (Radio-ulno-karpal-Gelenk)

Dieses Gelenk hat 3 Freiheitsgrade, Flexion-Extension, Ab-Adduktion und Pro-Supination. Bei der Pro-Supinationsbewegung des Unterarmes steht die Ulna fest, während der Radius sich im proximalen und distalen Radio-Ulnar-Gelenk dreht.

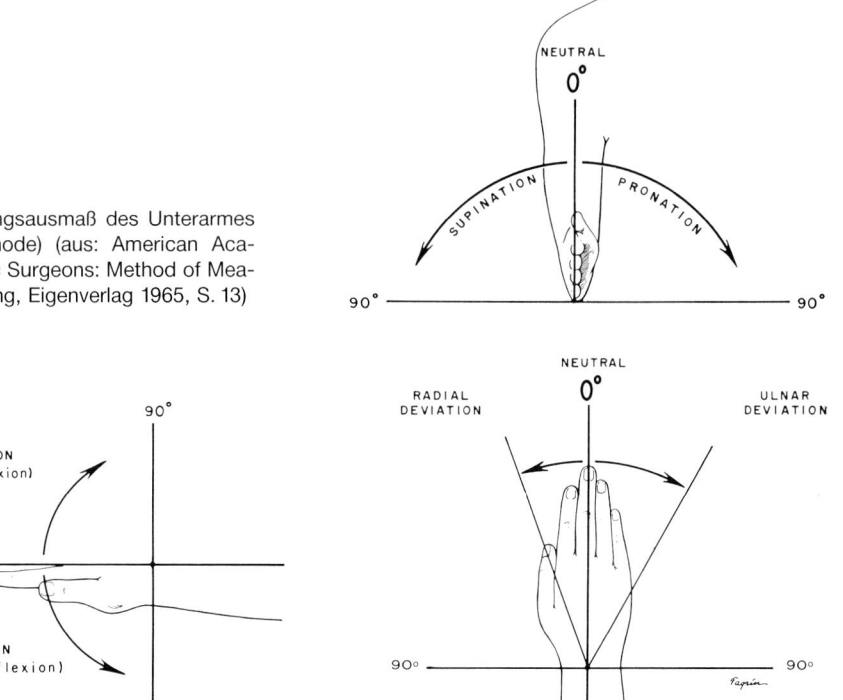

Abb. 4-8 Bewegungsausmaß des Unterarmes (Neutral-0-Meßmethode) (aus: American Academy of Orthopedic Surgeons: Method of Measuring and Recording, Eigenverlag 1965, S. 13)

Abb. 4-9 Bewegungsausmaß des Handgelenks (Neutral-0-Meßmethode) (aus: American Academy of Orthopedic Surgeons: Method of Measuring and Recording, Eigenverlag 1965, S. 15)

Hand

Mehr als 30 Gelenke bilden die Gelenkseinheit der Hand! So besteht z. B. der sehr bewegliche und starke Daumenstrahl aus 4 individuell funktionierenden Gelenken.

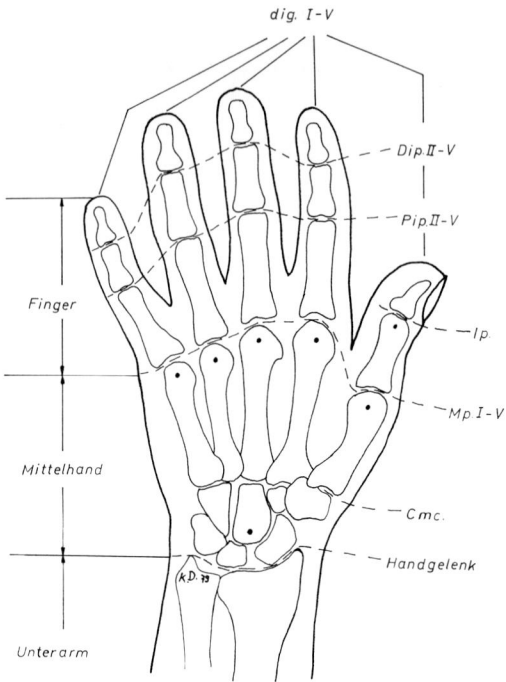

Abb. 4-10 Schematische Darstellung der Hand- und Fingergelenklinien und deren gebräuchlichste Abkürzungen (*L. Biedermann,* Original)

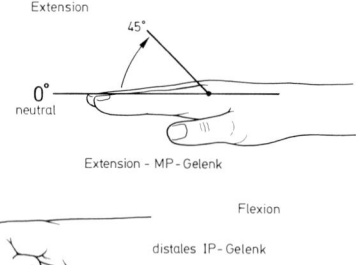

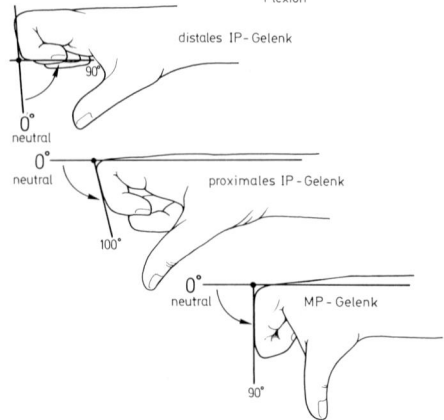

Abb. 4-11 Bewegungsausmaß der Langfingergelenke (Neutral-0-Meßmethode) (aus: American Academy of Orthopedic Surgeons: Method of Measuring and Recording, Eigenverlag 1965, S. 26)

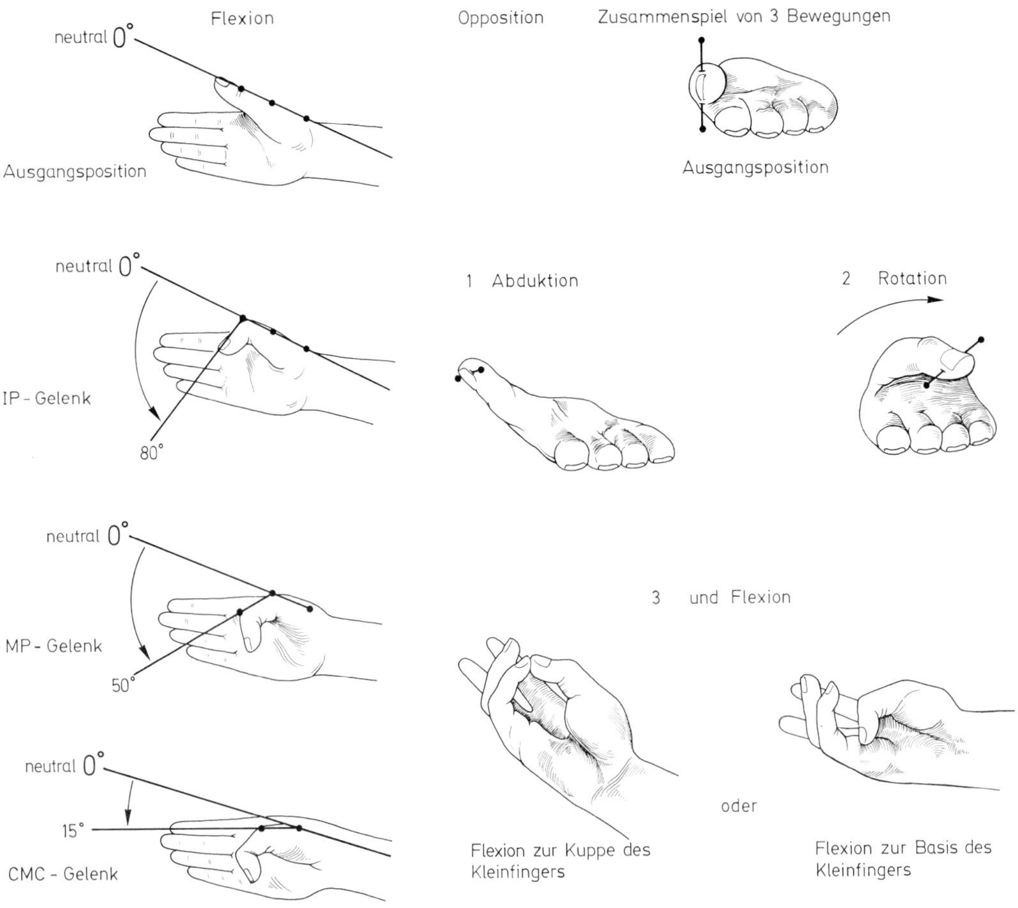

Anatomie und Funktion 473

Abb. 4-12 Bewegungsausmaß der Daumengelenke (Neutral-0-Meßmethode) (aus: American Academy of Orthopedic Surgeons: Methods of Measuring and Recording, Eigenverlag 1965, S. 21)

Ligamente

Nach *Fick* (1854) spricht man von bewegungsführenden und bewegungssteuernden Ligamenten. Seitenbänder (Ligamente) können sich bei fehlerhafter Immobilisationsstellung verkürzen, was zu einer Gelenksteife führt. Kenntnisse über die Konstruktion des Seitenbandapparates der Hand sind daher für das Behandlungsteam notwendig. Man beachte, daß die Seitenbänder der MP-Gelenke II–V in gestrecktem Zustand schlaff und in gebeugtem Zustand straff sind. Dies ist der Grund, warum diese Gelenke grundsätzlich in Flexion gelagert (Handfunktionsstellung) werden.

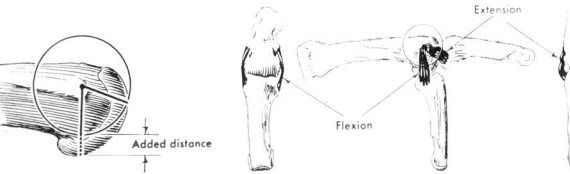

Abb. 4-13 Dehnung der Seitenbänder beim Beugen des Metacarpophalangealgelenks (aus *A. E. Flatt:* The care of the minor hand injuries. C.V. Mosby, St. Louis, 1972, 3 ed.)

Es ist leicht verständlich, wie groß die stabilisierende Rolle der Ligamente bei allen o. g. Gelenken ist. Verletzungen, inflammatorische Prozesse oder degenerative Zustände können die Ligamente zerstören oder lockern. Eine Gelenksinstabilität mit sekundären schmerzhaften Arthrosen wird dabei die Folge sein.

Muskeln und Sehnen

Jeder Muskel hat einen Ursprung und einen Ansatz. Er überspannt immer ein, oft aber mehrere Gelenke. Zwischen Ursprung und Ansatz über ihre Gelenke eingekuppelt, sind die Knochen als zwischengelagerte Komponenten zu betrachten. Die Stabilisierung einer solchen mehrgelenkigen Gliederkette (*Landsmeer* 1976) erfordert eine außerordentlich komplizierte Koordination der Muskeln. Jede Störung unterbricht diese Balance, so daß Deformitäten zustande kommen können.

Muskeln von Schulter-Oberarm-Ellenbogen-Gelenken

Wie schon erwähnt, wird das Schultergelenk mit seinen vielen Bewegungen durch einen starken Muskelapparat gesteuert. Man nennt ihn den Rotatorenapparat. Außerdem sind zu erwähnen:
Musculus deltoideus = Schulterabduktor,
Musculi biceps, brachialis und brachioradialis = Ellenbogenbeuger,
Musculus triceps = Ellenbogenstrecker.

Muskeln von Unterarm und Handgelenk

Der Innendreher des Unterarmes – Musculus pronator teres – ist kräftig und funktionell sehr wichtig, denn die meisten Arbeitsstellungen der Hand werden in Pronation ausgeführt.

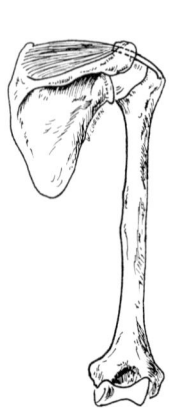
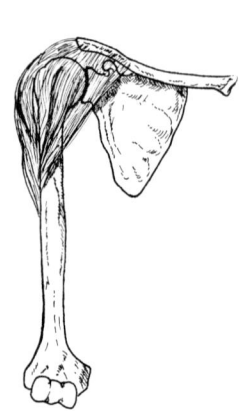
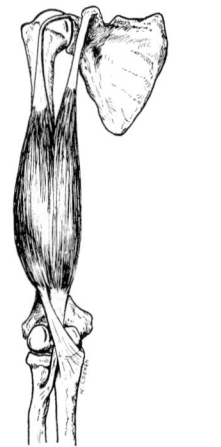
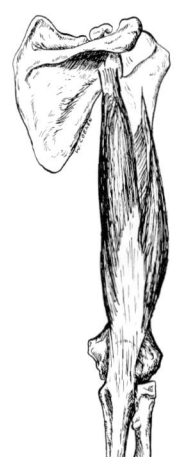

Abb. 4-14 Ursprung und Ansatz des M. deltoideus – von dorsal und ventral gesehen (*W. Coenen*, Original)

Abb. 4-15 Ursprung und Ansatz des M. bizeps (links) und M. trizeps (rechts) (*W. Coenen*, Original)

Der Musculus biceps ist der wichtigste Unterarmaußendreher. Er beugt außerdem im Ellenbogen, führt die Hand in supinierter Stellung zum Mund und wird deswegen als Eßmuskel bezeichnet.
Die Handgelenksbeuger sind der Musculus flexor carpi radialis und Musculus flexor carpi ulnaris.
Als Handgelenksstrecker arbeiten die Musculi extensores carpi radialis longus und brevis und der Musculus extensor carpi ulnaris.

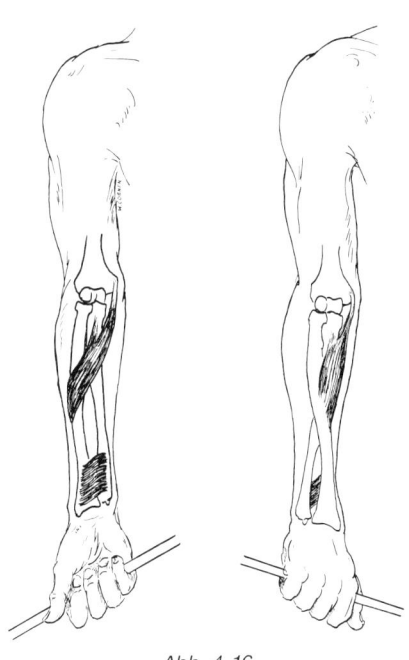

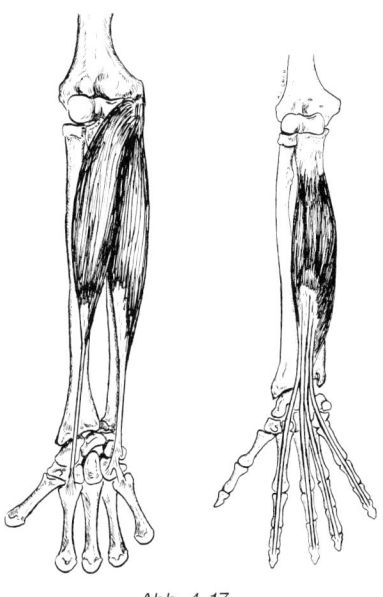

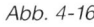

Abb. 4-16

Abb. 4-17

Abb. 4-16 Pronation des Unterarmes aus der kompletten Supinationsstellung (links) mit M. pronator teres und M. pronator quadratus eingezeichnet (rechts) (*W. Coenen*, Original)

Abb. 4-17 Ursprung und Ansatz der Handgelenkflexoren (links) und der tiefen Beugemuskulatur der Langfinger (rechts) (*W. Coenen*, Original)

Abb. 4-18 Ursprung und Ansatz der Extrinsicmuskulatur der Langfinger (links) sowie der Handgelenkextensoren (Mitte und rechts) (*W. Coenen*, Original)

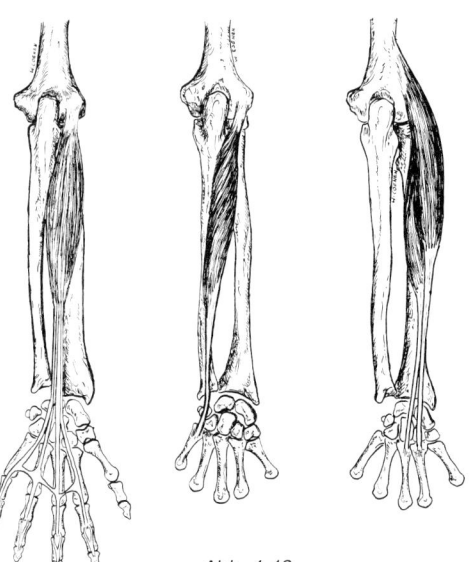

Abb. 4-18

Lange Muskeln der Hand

Diese Muskeln (Beuger und Strecker) werden als *Extrinsic-Muskeln* benannt, da der Ursprung außerhalb der Hand, der Ansatz aber innerhalb der Hand liegt.

Extrinsic-Muskeln des Daumens. Der Musculus flexor pollicis longus beugt den Daumen, während der Musculus extensor pollicis longus den Daumen streckt. Dazu gibt es stabilisierende und nach außen führende Muskeln, den Musculus extensor pollicis brevis und den Musculus abductor pollicis longus.

Extrinsic-Muskeln der 4 Langfinger. Jeder Finger besitzt 2 Beugemuskeln mit den dazugehörigen Beugesehnen. Der Musculus flexor digitorum profundus beugt im PIP- und besonders im DIP-Gelenk, während der Musculus flexor digitorum superficialis somit das PIP-Gelenk beugt.

Der Streckapparat der 4 Langfinger ist eine komplizierte Konstruktion, denn die *Extrinsic*-Extensoren strecken direkt das MP- und PIP-Gelenk, während das DIP-Gelenk in Verbindung mit dem *Intrinsic*-Apparat gestreckt wird (Abb. 4-19).

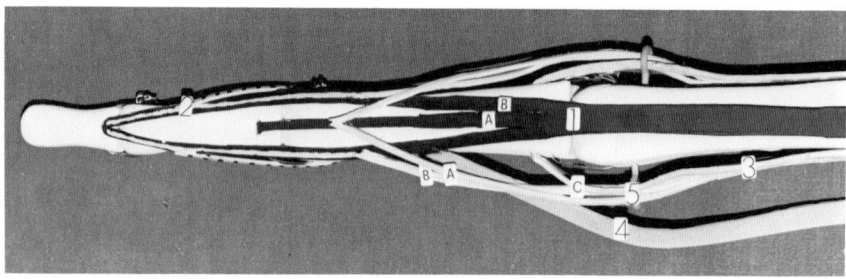

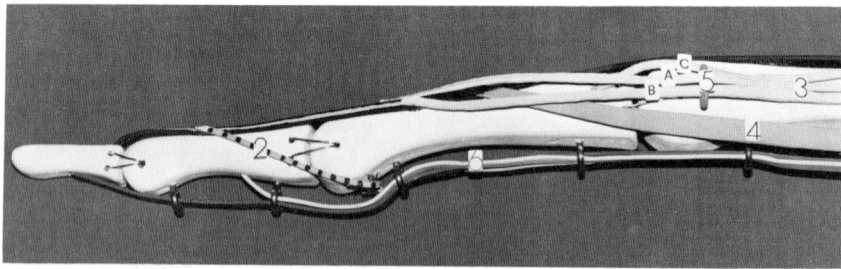

1 Sehne des M. extensor communis
   A) Mittelzügel
   B) Seitenzügel
2 sehniges Landsmeer-Ligament
3 Interosseus-Muskulatur
   A) sehniger Ansatz am Muskelzügel
   B) sehniger Ansatz am Seitenzügel
   C) sehniger Ansatz an der Grundphalanx-Basis

4 Lumbricalis-Muskulatur ansetzend am Seitenzügel
5 transverses Metacarpal-Ligament

Abb. 4-19 Fingerfunktionsmodell nach *Breiden* (*K. Breiden,* Archiv)

Binnenmuskulatur der Hand

Die Kleinmuskeln der Hand werden als *Intrinsics* benannt, da sowohl Ursprung als auch Ansatz innerhalb der Hand liegen. Man unterscheidet diese Muskeln in 3 Typen:
die Thenarmuskulatur = Daumenballen-Muskulatur,
die Hypothenarmuskulatur = Kleinfingerballen-Muskulatur und
die Lumbricalis- und Interosseus-Muskulatur = die koordinierende Muskulatur.

Thenarmuskulatur. Die Oppositions- und Außenführung des Daumens in seinem CMC-Gelenk erfolgt durch den Musculus opponens pollicis und den Musculus abductor pollicis brevis.
Die Führung des Daumens gegen den Zeigefinger und die Beugung im CMC-Gelenk wird ermöglicht durch den Musculus adductor pollicis und den Musculus flexor pollicis brevis.

Eine Integration dieser 4 *Intrinsic-Muskeln zusammen mit der Extrinsic-Muskulatur* des Daumens erlaubt diesem eine große Beweglichkeit mit Kraft und Feinpräzision. Da diese Muskulatur durch alle 3 Nerven gesteuert wird, können bei Nervenläsionen Koordinationsschwierigkeiten des Daumens zustande kommen mit Schwäche, Instabilität und Greifinsuffizienz.

Hypothenarmuskulatur. Diese Muskelgruppe besteht aus dem Musculus flexor brevis, dem Musculus abductor brevis und dem Musculus opponens digiti V. Diese Muskeln steuern die zahlreichen Bewegungen des V. Strahles im CMC-Gelenk und im MP-Gelenk des V. Strahles.

Lumbricalis- und Interosseusmuskulatur. Man unterscheidet zwischen den 4 Musculi lumbricales und den 7 Musculi interossei.
Die Musculi lumbricales haben ihren Ursprung an den Profundussehnen in der Hohlhand und ihren Ansatz im Streckapparat der Langfinger. Die Koordination zwischen Langfingerbeugung und Langfingerstreckung wird dadurch ermöglicht.

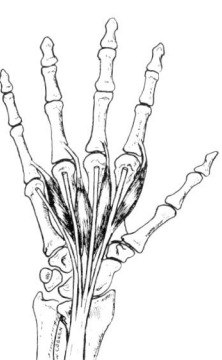

Abb. 4-20 Schematische Darstellung der Lumbricalismuskulatur (*W. Coenen*, Original)

Die Musculi interossei helfen zusätzlich bei der Beugung der MP-Gelenke II und V, bei der Streckung der PIP-Gelenke II–V und besonders der DIP-Gelenke II–V. Resultierend aus diesen Bewegungen spricht man von einer *Intrinsic-Minus-Hand* (Krallenhand) und einer *Intrinsic-Plus-Hand* (Flexion in den MP-Gelenken und Extension der PIP- und DIP-Gelenke) (Abb. 4-21).

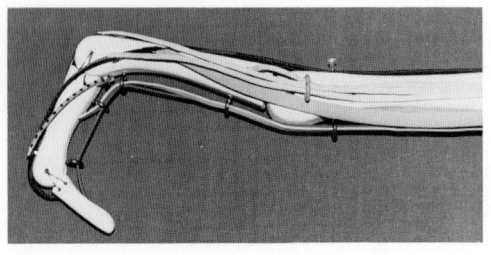 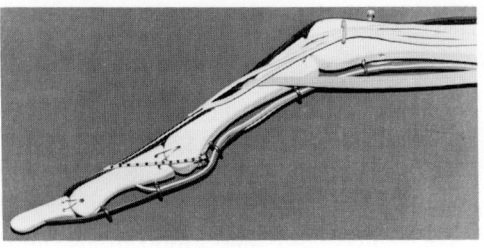

A B

Abb. 4-21 A/B A) Intrinsic-Minus-Position (Lähmung der gesamten Intrinsic-Muskulatur, sog. Krallenhand B) Intrinsic-Plus-Position (Schrumpfung der gesamten Intrinsic-Muskulatur, sog. Volkmann'sche Kontraktur) (*K. Breiden*, Archiv)

Nerven der oberen Extremität

Die Nerven der oberen Extremität enthalten hauptsächlich motorische und sensible, aber auch trophisch-vegetative Fasern.

Die Nerven der Hand entspringen dem Plexus brachialis im Rückenmark in Höhe C 5–Th 1. Man unterscheidet zwischen dem oberen Plexus, „alter Plexus C 5–C 7" und dem unteren Plexus, „junger Plexus C 7–Th 1". Vom Plexus brachialis zweigen die 4 Hauptnerven des Bereiches Arm-Hand ab. Dies sind:

Nervus musculocutaneus,
Nervus radialis,
Nervus medianus und
Nervus ulnaris.

Der *Nervus musculocutaneus* innerviert den Musculus biceps und den Musculus brachialis.

Der *Nervus radialis* innerviert motorisch den Musculus triceps, Musculus brachioradialis, alle 3 Handgelenksstrecker, die Daumen- und Fingerstrecker. Der sensible Ast dieses Nerven versorgt die dorsale Seite des Daumens und die proximalen Segmente der radialen Langfinger.

Der *Nervus medianus* innerviert mit seinem motorischen Ast den Musculus pronator teres, die Beuger des Daumens und der Langfinger II, III und IV, den Musculus flexor carpi radialis, den Musculus opponens, den Musculus abductor brevis des Daumens und die 2 Musculi lumbricales II und III, außerdem die 4 Superficialis-Fingerbeuger. Der sensible Ast des Nervus medianus innerviert die sehr wichtige palmare Fläche des Daumens und der Langfinger II und III sowie die radiale Hälfte des 4. Langfingers.

Der *motorische Zweig des Nervus ulnaris* innerviert den Musculus flexor carpi ulnaris, den Musculus flexor profundus V, alle Interossei und Lumbricales der Langfinger IV und V, Musculus adductor pollicis und den tiefen Kopf des Musculus pollicis brevis. Der *sensible Ast des Nervus ulnaris* innerviert die palmare Fläche des Langfingers V und den ulnaren Teil des Ringfingers zusammen mit den dorsalen Flächen der Finger IV und V.

Die Nerven der Hand sind außerordentlich differenziert in ihren motorischen und sensiblen Funktionen. Zusammen mit Knochen, Gelenken, Ligamenten und der Muskulatur spielen sie eine entscheidende Rolle bei der Koordinierung der Handfunktion – Greifen und Fühlen!

Jede Läsion von einem oder von mehreren dieser 3 Nerven (Nervus medianus, radialis und ulnaris) ergibt Funktionsstörungen von größter Bedeutung. Es entstehen Fehlstellungen mit sekundären Kontrakturerscheinungen, welche mit Greifinsuffizienz einhergehen.

Blut- und Lymphgefäße

Wir unterscheiden zwischen Arterien, Venen und Lymphgefäßen. Für den Arm-Hand-Bereich sind zu erwähnen:
Arteria axillaris,
Arteria brachialis,
Arteria radialis und
Arteria ulnaris.

Die abfließenden Venen verlaufen überwiegend an der Innenseite des Oberarmes in die Achselhöhle, weshalb es bei einer in Adduktion gestellten oberen Extremität häufig zu venösen Blutstauungen kommt. Bei gestauten Lymphgefäßen ergeben sich Lymphödeme mit Schwellungen im Arm- und Handbereich.

Hautmantel

Die Haut ist stark und elastisch und nur in Verbindung mit voller Sensibilität funktionstüchtig. Es ist wichtig zu wissen, daß eine Hautfläche ohne Sensibilität, z. B. nach Nervenverletzungen, keinen Druck verträgt. Darauf muß besonders bei der Versorgung gefühlsgestörter Hände und Arme mit Orthesen geachtet werden, da sonst häufig ein Druckgeschwür entsteht.

Zusammenfassung (Anatomie und Funktion)

Durch eine sinnvolle Konstruktion mit Bewegung, Kraft, Präzision und Gefühl kann der Arm mit der Hand mannigfaltige Arbeitsaufgaben ausführen. Eine Reihe von Rückmeldesystemen gibt der oberen Extremität eine Koordinationsmöglichkeit für Feinpräzisionsbewegungen. Jede Störung in diesem Totalsystem wirkt sich in Funktionsstörungen aus. Die Voraussetzungen hierfür sind die intakten afferenten und efferenten Impulse zu und von einem nicht geschädigten Gehirn.

Biomechanik und Armorthesen

Biomechanik der oberen Extremität

In Ergänzung zur notwendigen indikationsbezogenen Auflistung von analogen Orthesentypen ist eine davon losgelöste biomechanische Darstellung, unter Berücksichtigung der grundsätzlichen mechanischen Möglichkeiten von Orthesen, bezogen auf die einzelnen Gelenke, von Bedeutung. Eine Denkweise dieser Art ermöglicht die klare Abgrenzung

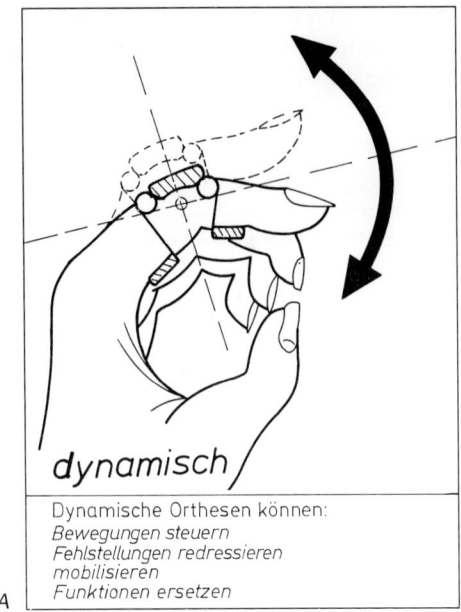 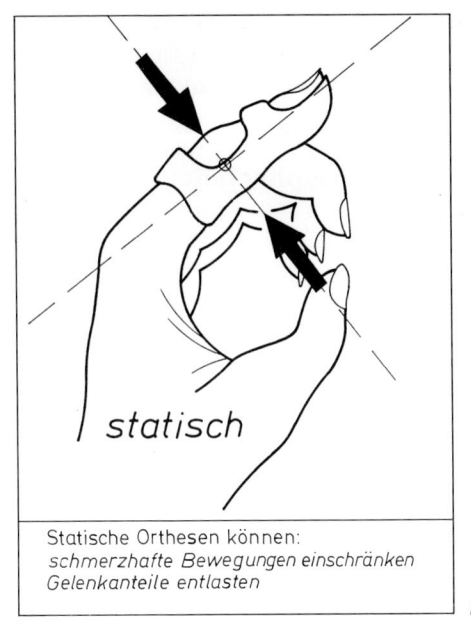

Abb. 4-22 A/B Grundsätzliche Möglichkeiten der mechanischen Beeinflussung von Gelenken der oberen Extremität (*L. Biedermann*, Original)

der Gelenk- und Körperebenen gegeneinander, sie zeigt außerdem mechanische Gesetze auf, welche berücksichtigt werden sollen.

Bei unserer Darstellung von mechanischen Möglichkeiten verschiedener Orthesentypen der oberen Extremität werden nur statische und dynamische Funktionen mit einbezogen. Wir verzichten bewußt auf den Teil des Funktionsersatzes. Auf diesem Gebiet konnten wir bisher keine allgemein gültigen Regeln oder Versorgungsschemata erkennen oder ableiten. Die Bewertung von verbliebener Eigenkraft und funktionssteuernder Fremdkraft ist z. Z. nicht möglich, da nötige kinesiologische und biomechanische Untersuchungen fehlen.

Aufgeschlüsselt nach Gelenkgruppen mit den einzelnen mechanischen Funktionsmöglichkeiten ergibt sich ein klares Konstruktions- und Versorgungskonzept. Ähnlich einem Baukastensystem lassen sich die von uns dargestellten klassischen Bauelemente miteinander kombinieren, v. a. bei mehrere Gelenke überspannenden Konstruktionen.

Die Einordnung des Begriffes Biomechanik in die Orthesenversorgung der oberen Extremität ist bisher nicht klar umrissen gewesen.

Wir sehen darin eine Vertiefung der Möglichkeiten einer mechanischen Beeinflussung von Körperteilen mit Orthesen, abgestimmt auf medizinische Grundindikationen.

Für die Gliederung nach biomechanischen Funktionen unterteilen wir in die Gelenkbereiche:

4 Langfingergelenke (DIP, PIP, MP),
3 Daumengelenke (IP, MP, CMC),
Handgelenk (distales Radioulnargelenk, Radiokarpalgelenk, Interkarpalgelenke),
Ellenbogengelenk (proximales Radioulnargelenk),
Ellenbogengelenk (Humero-ulno-radial-Gelenk),
Schultergelenk (Humero-glenoidal-Gelenk).

Jedes dieser einzelnen Gelenke, meist aber mehrere zusammen, können *statisch oder dynamisch beeinflußt* werden. Dies geschieht in ihren Bewegungsebenen: Extension – Flexion, Adduktion – Abduktion, Pronation – Supination.

Zur Kennzeichnung dieser Funktionen dienen uns folgende Symbole:

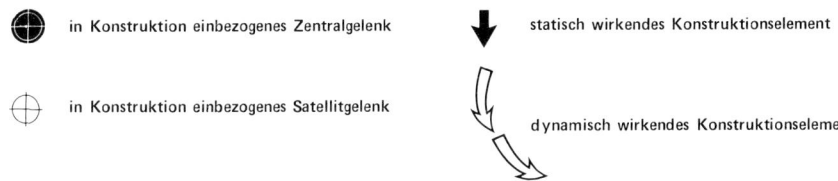

Langfingergelenke

Bei der mechanischen Beeinflussung der Langfinger in statischer oder dynamischer Weise können Orthesen angewendet werden, welche isoliert auf die einzelnen Gelenke wirken. Diese Orthesen bezeichnen wir als kurze Orthesen. Da aber die Kraftauswirkung, bedingt durch den extrem kurzen Hebelarm, sehr gering ist, verwenden wir zum großen Teil in diesem Bereich *gelenküberspannende Konstruktionen, welche die proximal gelegenen Gelenke mit dem Handgelenk stabilisierend einschließen.*

In diesen Fällen sprechen wir von einem *Zentralgelenk,* welches direkt beeinflußt wird, und von *Satellitgelenken,* welche sekundär beeinflußt werden und in der Hauptsache zur Stabilisierung dienen.

Dies wird deutlich, wenn man die Schlüsselfunktion des Handgelenkes bei den koordinierten Bewegungen der Hand (*Bunnell* 1944) berücksichtigt. Durch die Miteinbeziehung der proximalen Gelenke erreichen wir einen direkten Krafteinsatz auf das Zentralgelenk. Weiter ist im Bereich Langfinger zu berücksichtigen, daß die 3 Handgewölbe (*Flatt* 1959) zur besseren Funktionstüchtigkeit unterstützt werden.

Daumengelenke

Bei der Beeinflussung des Daumens und seiner Gelenke nehmen wir *als mechanische Basis die Mittelhand* mit dem *aufgebauten Handgewölbe*. Eine Fixierung des Handgelenkes ist *nicht immer nötig,* da die bewegungsführende Muskulatur des Daumens nicht zur Stabilisierung des Handgelenkes herangezogen wird.

Handgelenk

Bei der mechanischen Beeinflussung des Handgelenkes mit Orthesen ist die *Funktionsstellung* zu berücksichtigen, und hier wird noch einmal auf die Schlüsselfunktion des Handgelenkes hingewiesen, da die langen Fingerextensoren und -flexoren zusätzlich das Handgelenk stabilisieren. Deswegen ist darauf zu achten, daß die *Hand in leichter Dorsalextension* steht. Beim Zuschnitt der palmaren Fläche der Mittelhand ist daran zu denken, daß das *transversale Handgewölbe* aufgebaut ist und die vordere Zuschnittkante eine *einwandfreie Bewegung in den MP-Gelenken ermöglicht.* Patienten mit Orthesenversorgung des Handgelenkes sollen Greifen und Tasten können. Der Daumen soll frei beweglich in einer Abduktions-Oppositionsstellung stehen.

Finger- und Handgelenksbereiche

Bei den gelenküberspannenden klassischen Orthesenkonstruktionen ist auf die Funktionsstellung, v. a. der Immobilisation (Ligamentverkürzungen!), zu achten.

Ellenbogen-Handgelenk (Pro-Supination)

Bei der mechanischen Beeinflussung der Pro- und Supination gehen wir davon aus, daß in keinem Fall die Beweglichkeit des Ellenbogengelenkes in Richtung Extension – Flexion eingeschränkt wird. Wir benötigen aber einen mechanischen Gegenhalt in Rechtwinkelstellung des Ellenbogengelenkes. Zu diesem Zweck verwenden wir die Kondylenanstützung nach *Schmidl* (1965) mit seitlicher Überlappung der Humeruskondylen, wobei gleichzeitig die Beweglichkeit des Ellenbogengelenkes erhalten bleibt. Ein zweites mechanisches *Formteil* faßt die *Mittelhand*. Die Verbindung zwischen den beiden Elementen geschieht nun entweder *dynamisch* mit einem Torsionsstab *oder statisch* mit einer starren Verbindung. Auch hier ist darauf zu achten, daß der Zuschnitt im Mittelhandbereich einen einwandfreien Faustschluß ermöglicht.

Ellenbogengelenk (Flexion – Extension)

Bei der mechanischen Beeinflussung im Bereich des Ellenbogens hat es sich als nützlich erwiesen, die Schulterregion mit einer einfachen ringförmigen Schulteranstützung zu versehen. Diese Schulteranstützung ist im zentralen Bereich der Schulterkugel frei gelegt und ermöglicht eine Teilbeweglichkeit des Schultergelenkes, welche zu Verrichtungen des täglichen Lebens ausreichend ist. Es ist nicht sinnvoll, durch großangelegte, in Kummetform gestaltete Schulterumfassungen das Schultergelenk bei mechanischer Beeinflussung des Ellenbogengelenkes ruhigzulegen. Die von uns gewählte *Schulteranstützung* ist wichtig für die *Reduzierung des Eigengewichtes der Region Oberarm – Unterarm* und ermöglicht gleichzeitig den Einsatz von größeren dynamischen Kräften i. S. einer Extension – Flexion bei der Aufdehnung von Kontrakturen.

Schulter

Die mechanische Beeinflussung der Schulter stellt uns nur dann vor Probleme, wenn es sich nicht um die Adduktions-Abduktionsbewegung handelt. Eine Immobilisierung über längere Zeit ist außerordentlich schwierig, und eine Immobilisations- oder Arthrodesenstellung muß immer mit dem Patienten abgesprochen werden. In diesem Absatz befassen wir uns ausschließlich mit der Schulterabduktion. Dynamisch oder statisch muß das Gewicht des Ober-Unterarmes in Abduktionsstellung in gesicherter Form übertragen werden. Dies kann einerseits geschehen durch eine *Beckenanstützung* und *andererseits durch* eine *Anstützung im halsnahen Schulterbereich nach Blauth* (1978), oder eine ringförmige Fassung der gegenüberliegenden Schulter. Zusätzlich zu den statischen Möglichkeiten können mit Hilfe von hydraulischen, stoßdämpferähnlich arbeitenden Elementen die Abduktionsbewegungen gefördert werden. Wichtig ist hierbei, daß die Hebelverhältnisse berücksichtigt werden. Außerdem sollten diese dynamischen Einheiten selbstverständlich fein dosierbar und einstellbar sein.

Teilweise haben wir Patienten zu versorgen, die nicht nur isoliert an der Schulter, dem Ellenbogen, dem Handgelenk oder den Fingergelenken geschädigt sind. In diesen Fällen erfolgt eine genaue Analyse der befallenen Gelenkregionen und der zu beeinflussenden Gelenke i. S. der vorher aufgezeigten Zentralgelenke.

Anschließend kann nach dem hier angegebenen biomechanischen Wirkungsschema ein Zusammenbau der einzelnen mechanischen Elementgruppen und Bauteile erfolgen. Dies bedeutet z. B. bei einem Sudeck-Syndrom im Stadium II mit eingeschränkter Beweglichkeit in den Langfingern, im Ellenbogengelenk und in der Schulter, daß wir eine Schulterabduktionsorthese verwenden, welche in der Adduktions-Abduktionsbewegung dynamisch arbeitet. Zudem kann eine kleine Feder im Ellenbogengelenk die Ellenbogenbeweglichkeit fördern. Für die Koordination der Hand wird ein im üblichen Sinn gestaltetes dynamisches Handteil aufgesetzt. Da es sich häufig um Trainingsorthesen handelt, ist die kosmetische Gestaltung von sekundärer Bedeutung, da diese Schienen nur temporär getragen werden.

Bei Langzeitorthesen empfiehlt es sich, die individuelle Gestaltung am Patienten vorzunehmen. Vor allem ist zu berücksichtigen, daß zur Anstützung nicht benötigte Flächen freiliegen.

Grundsätzliche Einwirkungen von Hand-Arm-Schulter-Orthesen
(Abb. 4-23 bis 4-32) (Symbole siehe S. 481)

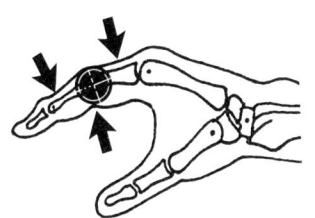

Extensionssperre

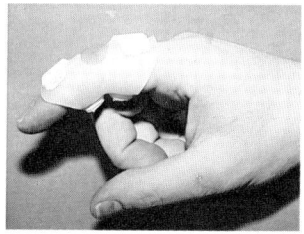

kurze Orthese

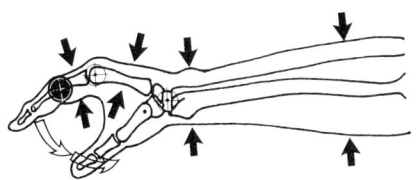

dynamische Flexion

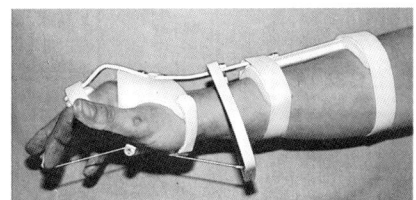

lange Orthese

Abb. 4-23 Die Langfingergelenke mit starrer PIP-Extensionssperre und dynamischer Flexionskomponente (*L. Biedermann*, Original)

484 Orthesen für die obere Extremität

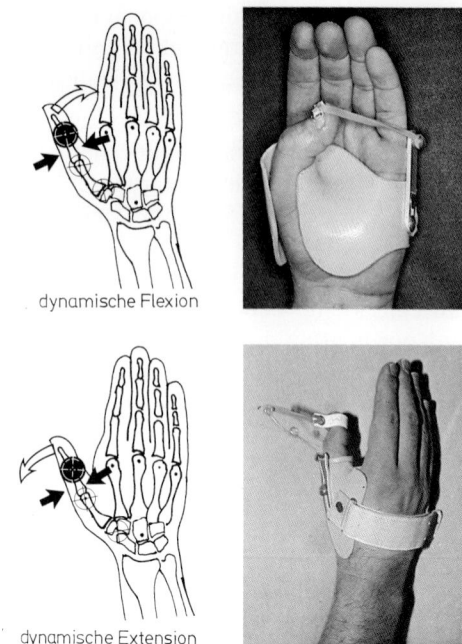

Abb. 4-24 Die Daumengelenke mit dynamischer Flexions- und Extensionskomponente (*L. Biedermann,* Archiv)

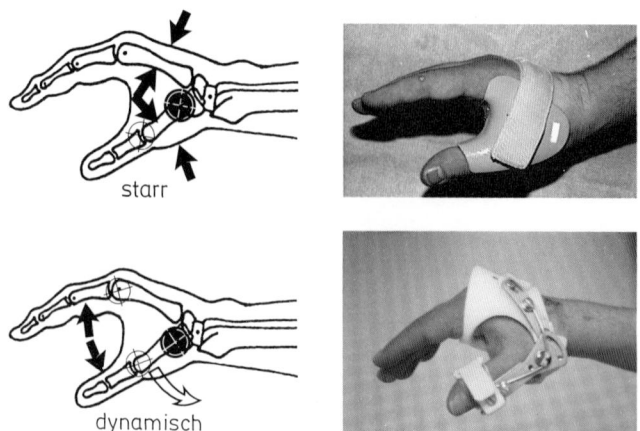

Abb. 4-25 Das Daumengrundgelenk mit starrer und dynamischer Abduktionskomponente (*L. Biedermann,* Archiv)

Biomechanik und Armorthesen 485

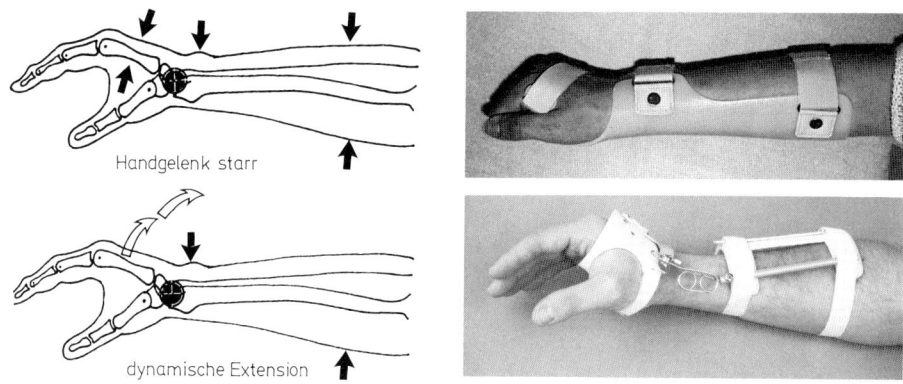

Abb. 4-26 Das Handgelenk mit starrer und dynamischer Komponente (*L. Biedermann*, Original)

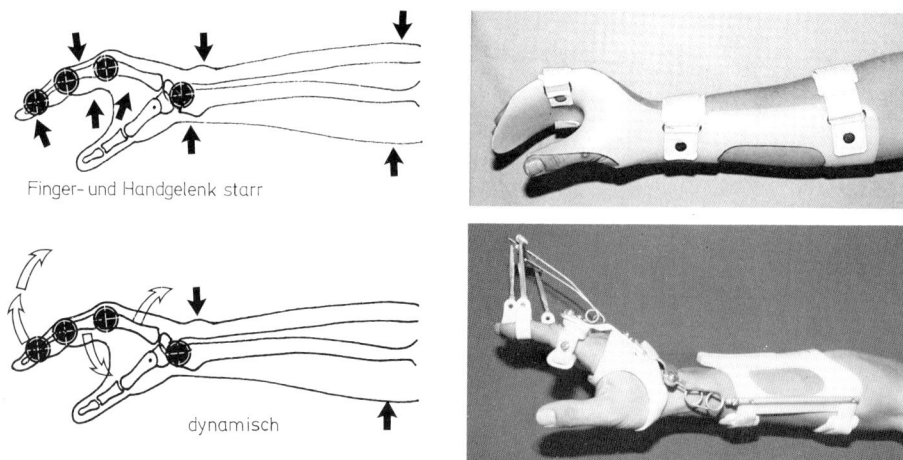

Abb. 4-27 Kombination Finger-Handgelenke, als übergreifende Konstruktion mit starren und dynamischen Komponenten, welche auf alle Gelenke wirken (*L. Biedermann*, Archiv)

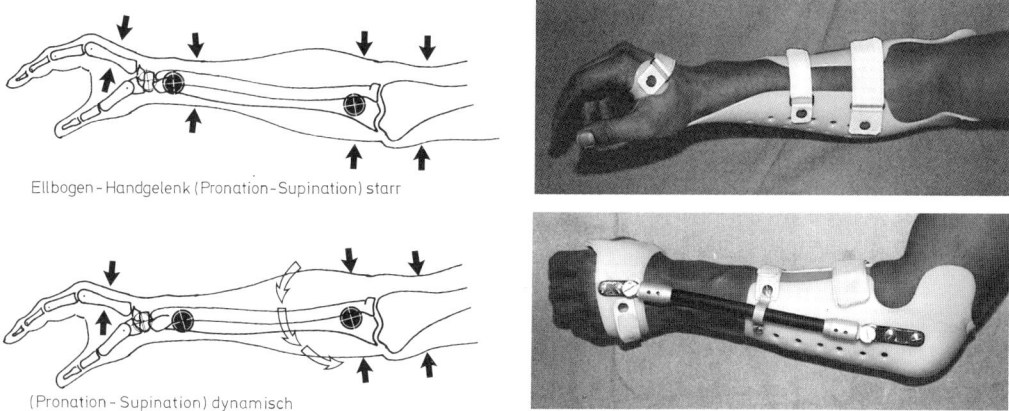

Abb. 4-28 Das Ellenbogen-Handgelenk (Pronation – Supination) mit statischer und dynamischer Komponente (*L. Biedermann*, Original)

486 Orthesen für die obere Extremität

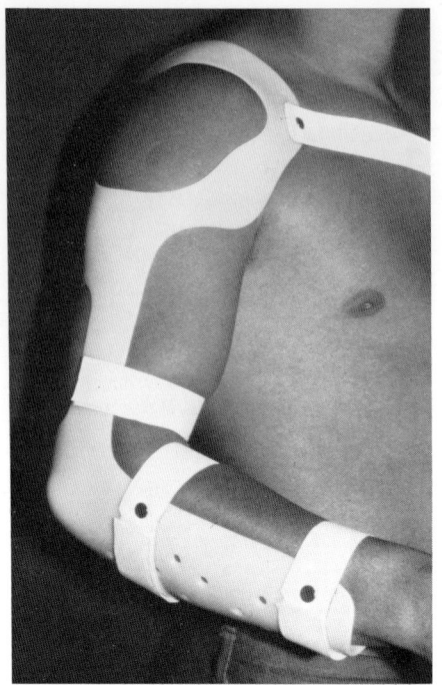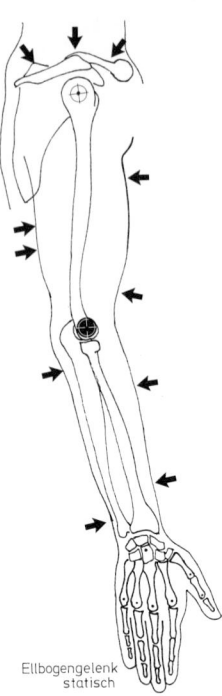

Abb. 4-29 Das Ellenbogengelenk mit statischen Komponenten (*L. Biedermann*, Original)

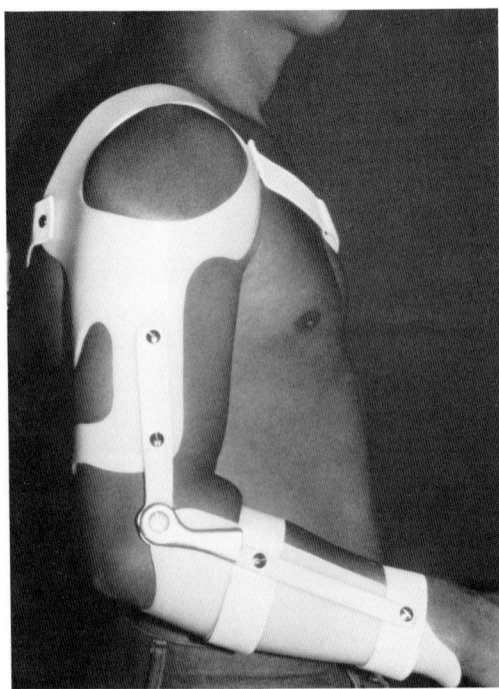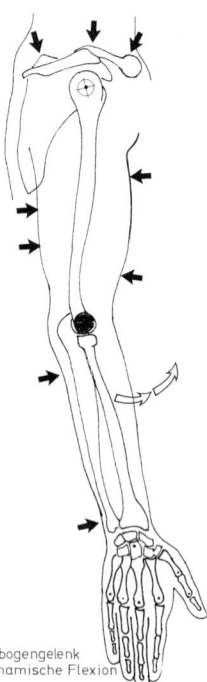

Abb. 4-30 Das Ellenbogengelenk mit dynamischer Flexionskomponente (*L. Biedermann*, Original)

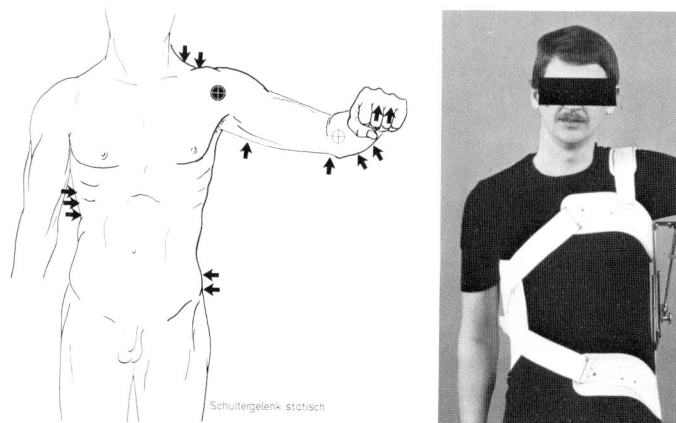

Abb. 4-31 Das Schultergelenk in statischer Abduktionsstellung mit einer Orthese in Modularbauweise (*Otto Bock*, Archiv)

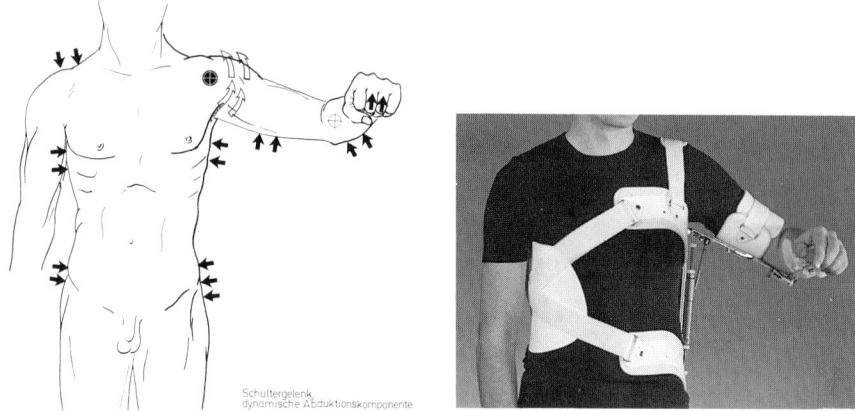

Abb. 4-32 Das Schultergelenk, in einer Orthese mit dynamischer Abduktionskomponente gelagert (*Otto Bock*, Archiv)

Biomechanischer Einfluß auf spezielle Indikationen

Zu den biomechanischen Zielsetzungen gehört, wie schon erwähnt, die Abstimmung dieser mechanischen Wirkungsweise einer Orthese auf die pathologischen Gegebenheiten des menschlichen Körpers. In diesem Zusammenhang interessieren die wichtigsten Informationen über medizinische Grundindikationen, aufgeteilt nach Krankheitsgruppen für den Einsatz von orthopädietechnischen Hilfsmitteln.

Gerade an der oberen Extremität ist aber eine Indikationsschablone mit Vorsicht anzuwenden. Häufig sind die Schädigungen an dieser Körperregion Mischformen bekannter Krankheitsgruppen. Wir wissen bereits jetzt, daß wir auf dem Gebiet der pathomechanischen Kräfte einige der wichtigsten Zusammenhänge erst noch erforschen müssen. Erst wenn wir die tatsächlichen Kräfteverhältnisse im Körper analysiert haben, wird es möglich sein, eine sichere Indikation zu stellen.

Wie differenziert Diagnose und Indikation im Rahmen der Versorgung mit orthopädietechnischen Hilfsmitteln sind, hat *Moberg* am Begriff der *Kontraktur und Gelenksteife* aufgezeigt. Er unterscheidet sehr differenziert diese beiden Gruppen in:

Ursachen der Gelenksteife (nach *Moberg* 1979):
1. *Veränderungen der Haut,*
2. *Skelettveränderungen des Gelenkes oder dessen Umgebung,*
3. *Knorpelveränderungen im Gelenk,*
4. *Synovitis mit oder ohne größerem Erguß,*
5. *Intraartikuläre Verklebungen,*
6. *Periartikuläre Verklebungen,*
7. *Ligamentverkürzungen,*
8. *Störungen im Muskel-Sehnen-Apparat mit Verklebungen,*
9. *Kontraktur, Spastizität usw. im neuromuskulären System,*
10. *Psyche (auch Simulation).*

Verschiedene Ursachen der Kontraktur (nach *Moberg* 1979):
1. *Kontraktionszustand in einem Muskel, welcher noch nicht zur Fibrose führt.*
2. *Kontraktionszustand, der zur intramuskulären Fibrose führt.*
3. *Pathologischer Bindegewebsprozeß unbekannter Genese (z. B. Dupuytren-Kontraktur).*
4. *Muskelnekrose (Volkmann-Kontraktur).*
5. *Zu lange Immobilisierung in extremer Lage.*
6. *Narbenveränderungen nach Trauma oder Infektion in Weichteilen.*
7. *Hautveränderungen nach Trauma, Verbrennungsschäden.*
8. *Narbenkontraktur.*
9. *Psyche (auch Simulation).*

Diese sehr differenzierte Aufteilung der beiden Krankheitstypen zeigt, daß nur bei einem Teil der vorgenannten Schädigungen eine gute Aussicht auf Besserung durch eine gezielte Orthesentherapie besteht.

Die folgende Zusammenstellung verdeutlicht, welche Krankheitsbilder an der oberen Extremität Aussicht auf Besserung haben, wenn sie mit Orthesen versorgt werden.

Kontrakturtendenzen und Gelenksteifen, Muskelschwäche, Einschränkung der Bewegung, Pseudospastizität, Fehlwachstum können im *Stadium I und II* mit guter Aussicht auf Erfolg versorgt werden.

Bei Zuständen nach *inflammatorischen Prozessen, schmerzhaften Verschleißerscheinungen* im Gelenkbereich und *Instabilität* im Gelenkbereich werden statisch wirkende, immobilisierende Orthesen verwendet.

Bei *irreversiblen Ausfällen einzelner oder mehrerer Muskelgruppen* wird der Versuch unternommen, mit Funktionsersatzorthesen eine Wiederherstellung der Bewegung zu ermöglichen. Mit der Anzahl der ausgefallenen Muskelgruppen vermindert sich die Möglichkeit, einfach konstruierte und einfach wirkende Orthesen am Patienten anzupassen. In schwierigen Fällen kann die Verwendung von fremdkraftgesteuerten Funktionsorthesen in die Versorgung miteinbezogen werden. Dies sollte aber in einem Spezialteam mit großer Erfahrung erfolgen, da die Handhabung nicht ganz unproblematisch ist.

Einige Krankheitsbilder können definitiv nicht mit einer Orthese behandelt werden, da das Geschehen nicht beeinflußt werden kann. Alle *Kontrakturen und Gelenkversteifungen im Stadium III*, also im kontrakten Zustand, *Sehnenverkürzungen, fibröse Muskulatur, intraartikuläre Verklebungen, echte Spastizität* und *Athethosen* können nicht oder nur sehr selten mit einer Orthese wesentlich gebessert werden. Allerdings hat es sich als günstig erwiesen, in z. T. nichtoperativen Fällen, den Versuch zu unternehmen, dem Patienten als letzte Möglichkeit eine logisch konstruierte Orthese zu verordnen und mit Hilfe einer intensiven Bewegungstherapie ihm zu helfen, eine Teilbeweglichkeit wiederzuerlangen. Hier kann in seltenen Einzelfällen mit großem Engagement des Behandlungsteams und mit der Aufstellung eines exakten Behandlungsschemas eine Verbesserung erreicht werden. Dieser schwierige Versorgungstyp gehört aber in die Hand eines erfahrenen Teams von Spezialisten.

Biomechanischer Einfluß auf konstruktive Details

Bei der Festlegung des Designs für die Trägerelemente bei orthopädietechnischen Hilfsmitteln spielen die Be- und Entlastungszonen eine nicht zu unterschätzende Rolle. Bei genauer Kenntnis dieser Zonen ergibt sich zwangsläufig die sog. Zweckform.

Belastungszonen dienen der Anstützung und Druckaufnahme und werden bevorzugt angewendet in Körperzonen mit viel Weichteildeckung durch die Muskulatur und mit abgehärteten Hautverhältnissen.

Die Belastungszonen im einzelnen: An der *Schulter* bietet sich die Region um den Musculus deltoideus an, am *Oberarm* die Region über dem radialen und ulnaren Epikondylus. Die Belastung des *Unterarms* erfolgt zweckmäßigerweise in den proximalen zwei Dritteln außerhalb der Ellenbogenbeugefalte. An der *Hand* wird die Mittelhand v. a. palmar bis zur Handbeugefalte herangezogen, die Finger können dorsal und palmar belastet werden.

Entlastungszonen dürfen nicht zur Anstützung herangezogen werden, um Druckstellen mit ihren Folgeerscheinungen zu verhindern. In der Hauptsache sind dies Körperzonen mit wenig Weichteildeckung und ungeschützten, sehr sensiblen Hautverhältnissen. Insbesondere muß der Druck bei direktem Kontakt mit Blutgefäßen wegen der Zirkulationsstörungen, mit Nerven wegen sensibler und motorischer Druckparesen und mit Muskeln und Sehnen wegen Bewegungseinschränkungen und Athropie sowie bei Knochen wegen der Periostreizung und Exostosen vermieden werden. Bei einzelnen Krankheitsbildern treten zusätzliche Probleme durch exakt einzugrenzende Schmerzzonen auf. Auch hier darf unter keinen Umständen eine Belastung erfolgen.

Die Entlastungszonen sind im einzelnen:
Schulter: Clavicula, Acromion, Processus coracoideus, Achselhöhle.
Oberarm: mittleres Drittel des Musculus biceps, Sulcus nervi radialis.
Ellenbogen: Ellenbogenbeugefalte, Olecranon, Epikondylus humeri radialis und ulnaris.
Unterarm: Distales Drittel, besonders palmar (Pulsregion), Radiusköpfchen.
Hand: Dorsale Knöchel der MP-, PIP- und DIP-Gelenke, palmare Hand- und Fingerbeugefalte.
(Abb. 4-33)

Die *Belastungszonen* werden bei der Gestaltung einer Orthese *zweckförmig anmodelliert,* während die *Entlastungszonen,* soweit erforderlich, *freigelegt* werden. Dies muß auch beim Modellieren des Gipspositivs und beim Zuschnitt der Formteile berücksichtigt werden.

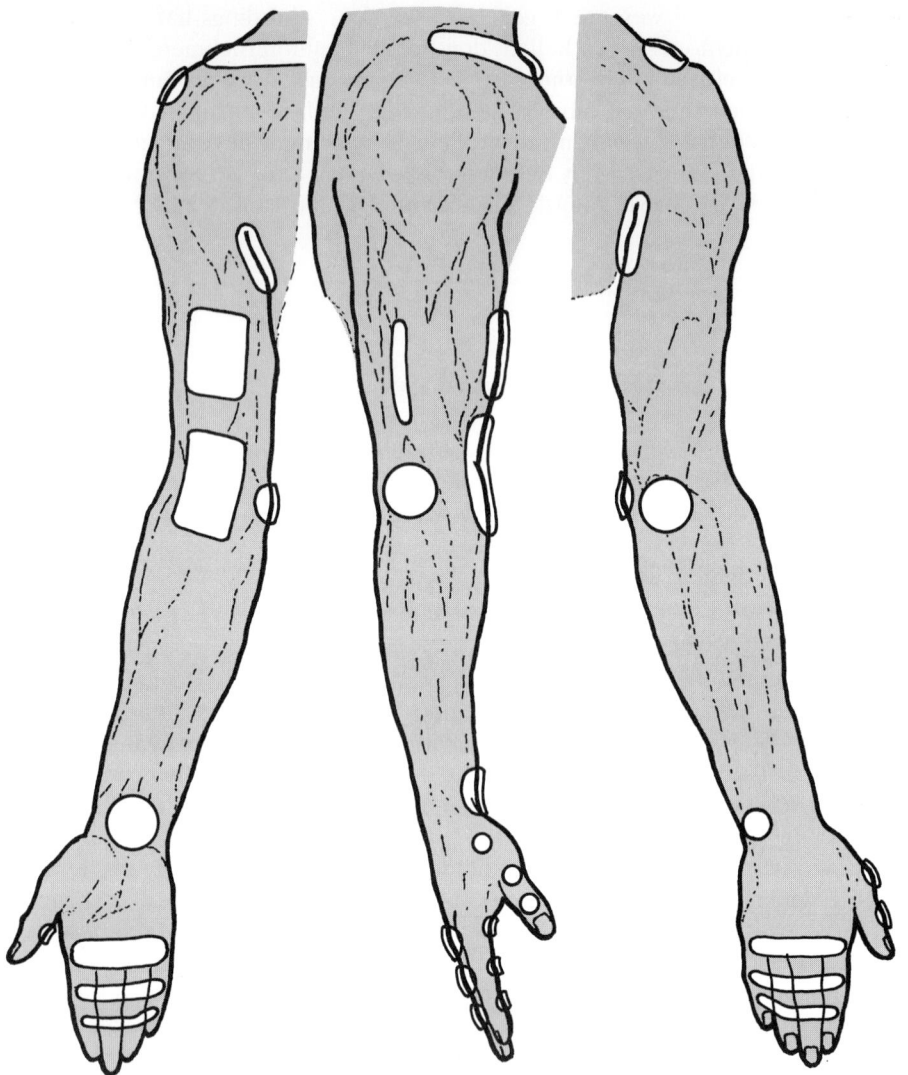

Abb. 4-33 Zeichnerische Darstellung der *Belastungszonen* = grau und der Entlastungszonen = weiß (zur Berücksichtigung beim Zuschnitt von Formteilen) (*L. Biedermann*, Original)

Gelenklagen: Eine der wichtigsten Forderungen bei *dynamisch* wirkenden Orthesen ist die größtmögliche Kongruenz zwischen der Körperachse und der mechanischen Achse.

Diese Übereinstimmung verringert die Reibung, weshalb geschmeidige Bewegungen bei reduziertem Kraftaufwand möglich werden. Patienten mit schwacher Restfunktion können mit exakt abgestimmten Orthesen effektiver arbeiten.

Die Abstimmung der mechanischen Achse auf die Gelenkachse des Körpers kann aber nur dann erfolgen, wenn der Orthopädietechniker diese Körperachse klinisch auffindet und markiert.

Funktionsstellungen: Bei der Konstruktion von *fixierenden* Orthesen ist es unser Bestreben, die beteiligten Körperpartien in der sog. Funktions- oder Arthrodesenstellung zu lagern.

Bei *temporär angewendeten Hilfsmitteln* ist diese Stellung auch als kontrakturprophylaktisch anzusehen. Bei der Festlegung dieser Immobilisationsstellung muß beachtet werden, daß die Restfunktionen erhalten bleiben, damit nicht der ganze Arm beispielsweise wegen einer Fixationsorthese zur Funktionslosigkeit verdammt wird.
Im Zweifelsfall gilt die Forderung, v. a. auch bei *permanent fixierenden Orthesen:*

Der Patient soll möglichst mit der Hand zum Mund kommen!

Die Beispiele zeigen die wichtigsten Immobilisationsstellungen der Finger-, der Hand- und des Ellenbogengelenkes.

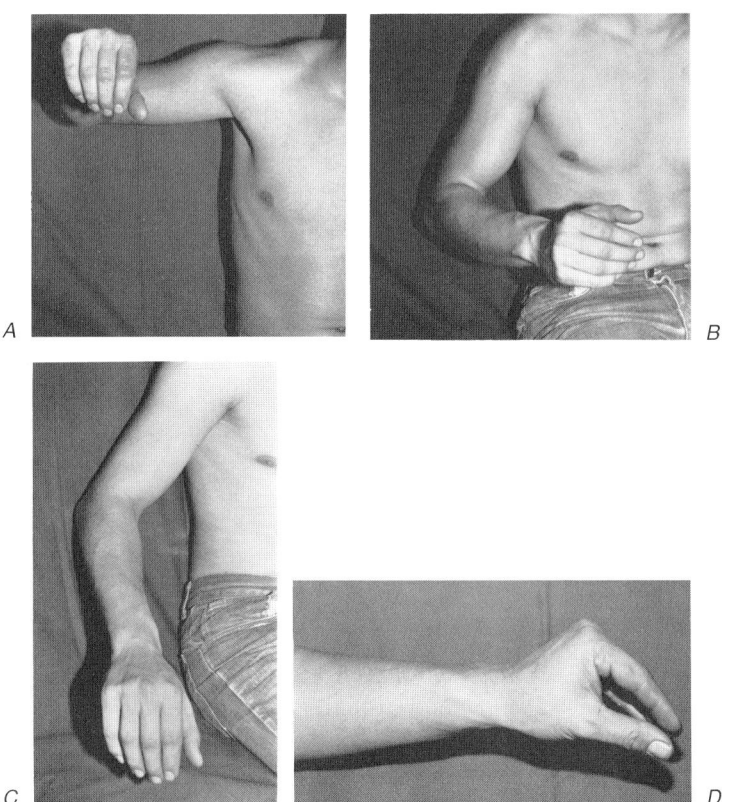

Abb. 4-34 A–D A) Immobilisationsstellung im Schultergelenk, *B)* Immobilisationsstellung im Ellenbogengelenk: hier Eßstellung, *C)* Immobilisationsstellung im Ellenbogengelenk: hier Arbeitsstellung, *D)* Handfunktionsstellung (*L. Biedermann,* Original)

In allen diesen Fällen soll eine Absprache mit dem Patienten erfolgen. Bei schwierigen Fällen z. B. im Ellenbogen- und Schulterbereich ist es zweckmäßig, mit einer einstellbaren simplen Rohkonstruktion die gewünschte Zweckstellung herauszufinden. Dem Urteil des Patienten kommt entscheidende Bedeutung zu, denn er muß die Orthese jeden Tag tragen (Tab. 4-3).

Tabelle 4-3 Immobilisations- und Arthrodesenstellung an der oberen Extremität

Schultergelenk:	60 Grad Abduktion 15 Grad Anteversion Unterarm in Horizontalplan	
Ellenbogengelenk:	2 Möglichkeiten:	a) Arbeitsstellung: 30 Grad Flexion Hand in Pronationsstellung
		b) Eßstellung: 90 Grad Flexion Hand in Mittelstellung
Handgelenk und Finger:	Moderne Handfunktionsstellung: Handgelenk in 15 Grad Dorsalextension MP II–V nahezu volle Flexion PIP und DIP II–V in nahezu voller Extension Daumen in voller Abduktions-Oppositionsstellung, leichte Pronationsstellung	

Bauelemente: Nach Rücksprache mit dem Arzt wird die Art der Konstruktion aufgrund der biomechanischen Gesichtspunkte festgelegt.

Bei der eigentlichen Herstellung der Orthese ist aber auch die Frage der Verwendung von geeigneten Materialien wichtig. Die Anforderungen an die Materialien ergeben sich aus den einzelnen Bauelementen, die unterteilt werden in:

statische Bauelemente = Trägerelemente,
dynamische Bauelemente = Funktionselemente und
Polsterelemente.
(Abb. 4-35 und 4-36)

Das statische Element bildet die Basis für die Kräfte des dynamischen Elements, weshalb eine Abpolsterung des statischen Elements notwendig ist. Es sollte aus Gründen der Druckverteilung breitflächig angelegt sein, wobei jedoch eine unnötige Einengung von taktilen Flächen und funktionsfähigen Muskelgruppen vermieden werden sollte. Der Formgebung kommt also eine große Bedeutung zu.

Bei Orthesen mit dynamisch wirkenden Kräften verwenden wir für das dynamische Element zur Grobjustierung häufig Federdraht und zur Feinjustierung einen Gummizug mit Lederschlaufen. Entsprechend der Zunahme der erforderlichen Rententionskräfte kommen Redressionselemente mit integrierter Federwirkung zum Einsatz. Es sei jedoch noch einmal darauf hingewiesen, daß ein konstanter leichter Redressionszug, über längere Zeit angewandt, mehr Erfolg bringt, als ein spontan kräftiger Zug, der wegen der entstehenden Druckstellen vom Patienten abgelehnt wird.

Bei der Auswahl des Materials spielen folgende Gesichtspunkte ebenfalls eine wichtige Rolle:

die *Hautverträglichkeit,*
die *hohe mechanische Standfestigkeit,*
die *sekundäre Formbarkeit* und
die *gute Nachjustierung.*

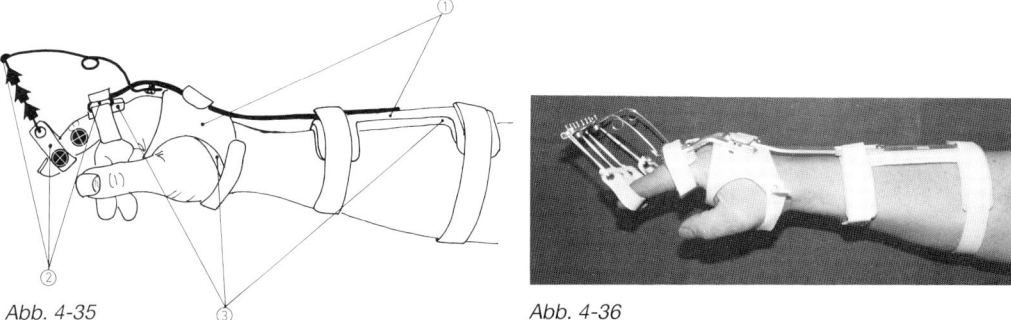

Abb. 4-35 Abb. 4-36

Abb. 4-35 Schematische Darstellung einzelner, materialbedingter Bauelemente einer Handorthese. *1)* Trägerelemente, *2)* Funktionselement, *3)* Polsterelement (*L. Biedermann*, Original)

Abb. 4-36 Bauelemente am Beispiel einer dynamischen PIP-Extensionsorthese nach *DAHO* (*L. Biedermann*, Archiv)

Biomechanisches Beispiel

Es hat sich bei orthopädietechnischen Indikationen als nützlich erwiesen, nachstehendes Denkmodell nachzuvollziehen, um festzustellen, welche Orthese für die aktuell vorliegende Behinderung wirkungsvoll ist:

1. Die Erstellung einer *pathomechanischen Analyse,* aus der hervorgeht, in welcher Form der Körperteil des Menschen geschädigt ist und welche Fehlstellungen daraus resultieren.
2. Die Ergründung der Frage nach den *mechanischen Hauptfunktionen, welche die Orthese erfüllen soll,* und
3. die Zusammenfassung in einer *biomechanischen Analyse* der mechanischen Kräfte der Orthese auf den menschlichen Körper.

Nach diesem Schema wird in diesem Beispiel die Wirkungsweise der Antiulnardeviations-Orthese nach *Mannerfelt/Biedermann* (1974) erklärt.

Pathomechanische Analyse

Bei der rheumatoiden Hand mit Synovitis weichen die 4 Langfinger in ihren MP-Gelenken sowohl in ulnarer als auch in palmarer Richtung ab, während die Mittelhand nach radial abweicht.

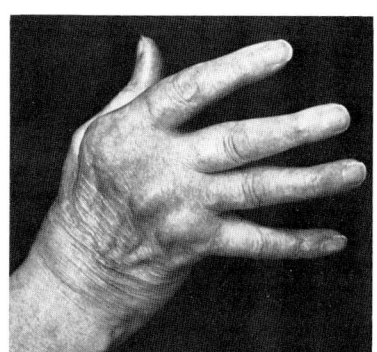

Abb. 4-37 Typische Deformierung einer rheumatischen Hand, mit radialer Abweichung der Mittelhand und ulnarer Abweichung der Langfinger (Handskoliose) (*L. Mannerfelt*, Archiv)

Wir nennen dieses Phänomen die *Handskoliose* (*Mannerfelt, v. Raven* – 1978) und können uns vorstellen, daß das Ligamentum Testut bei dieser Deformität eine Rolle spielt. Da dieses Band auf der radialen Seite der Bewegungsachse des Handgelenks liegt, resultiert bei einer Verlängerung dieses Bandes durch die Synoviitis eine Drehung der Mittelhand in radialer Richtung. Als Reaktion in einer mehrgliedrigen Gelenkkette (*Landsmeer* 1944) erfolgt die Abweichung der 4 Langfinger kompensatorisch in ulnarer Richtung.

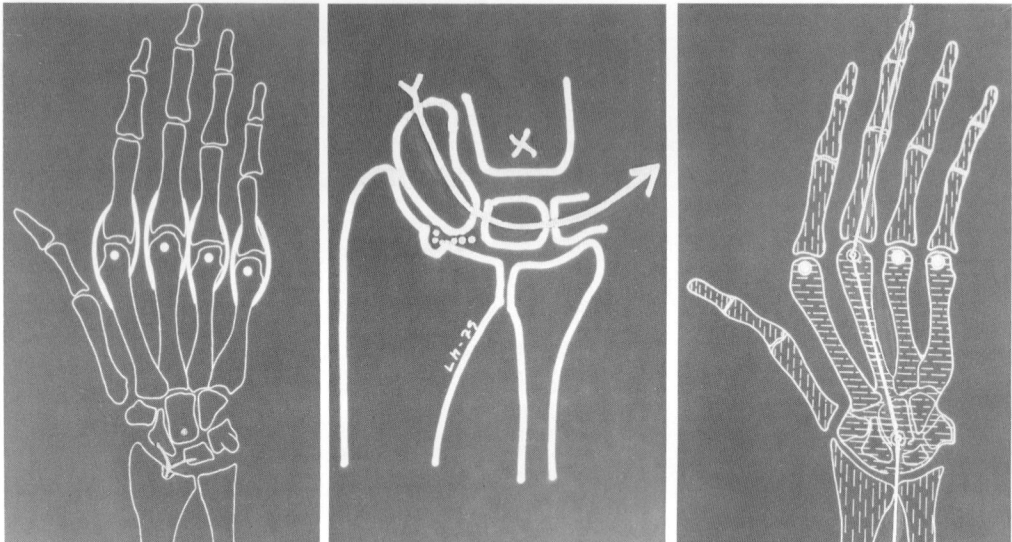

Abb. 4-38 Die Bedeutung von *Testut*'s Ligament bei der kompensatorischen Abweichung von Mittelhand und Langfingern (*L. Mannerfelt*, Original)

Hauptfunktionen der Orthese

Zur Aufrichtung der bestehenden Deformität sind also 2 Faktoren bestimmend:

1. die Aufrichtung der 4 Langfinger in dorso-radialer Richtung,
2. die Aufrichtung der Mittelhand in dorso-ulnarer Richtung.

Die speziellen Gegebenheiten des rheumatischen Krankheitsbildes erfordern eine dynamische Redression, da Lagerungen in statischen Schienen die Gelenke einsteifen lassen.

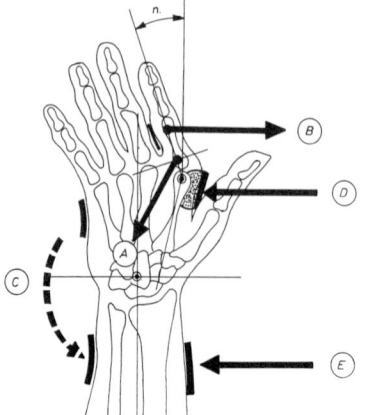

Abb. 4.39 Biomechanische Analyse der Antiulnardeviationsorthese nach *DAHO-Mannerfelt* (*L. Biedermann*, Original)
A = Zugrichtung der Deformierung in Ulnardeviation
B = dorsoradiale Korrektur der Langfinger
C = dorsoulnare Korrektur der Mittelhand
D + E = Gegenlager der Korrekturkräfte B + C

Biomechanische Analyse

Die Verwirklichung dieser mechanischen Anforderungen kann realisiert werden mit dem Einsatz von
2 Trägerelementen: Mittelhand- und Unterarmspange und von
2 dynamischen Bewegungselementen: Redressionsfeder mit 4 Fingerzügen, Redressionsfeder für Handgelenk.

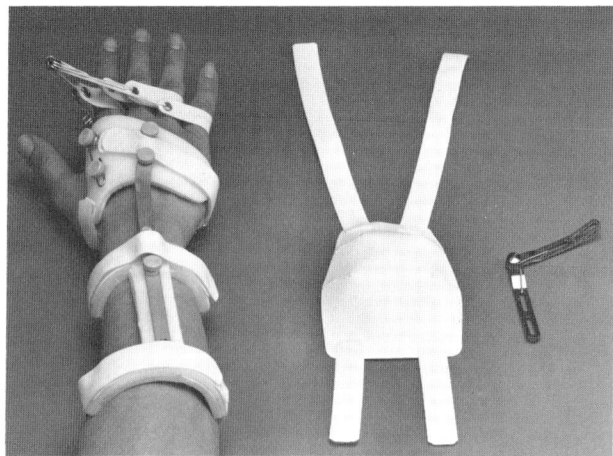

Abb. 4-40 Technische Realisation des Baukastensystems und der Antiulnardeviationsorthese nach *DAHO-Mannerfelt* (*L. Biedermann,* Original)

Zusätzlich ist die Vorgabe von Kraftpotentialen dynamisch wirkender Orthesenelemente von Bedeutung. Eigene Untersuchungen haben gezeigt, daß die erforderliche Retentionskraft in den MP-Gelenken bei 30 p liegt, während die Retentionskraft im Handgelenk 150 p beträgt. Beides sind Mittelwerte und abhängig vom Stadium der Kontrakturen.

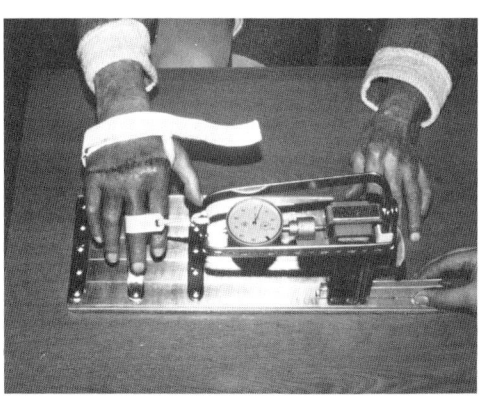
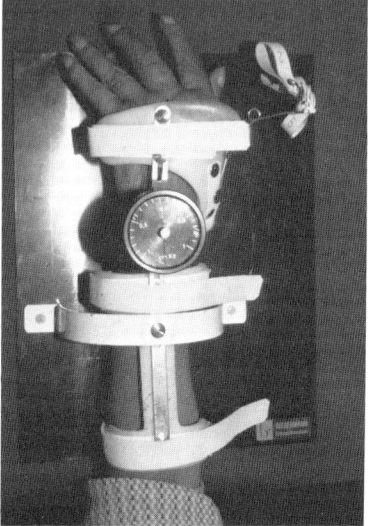

Abb. 4-41 Meßgeräte zur Ermittlung der erforderlichen Retentionskräfte für das Handgelenk und die MP-Gelenke II–V (*L. Biedermann,* Original)

Der Einsatz dieser Orthese ist im konservativen und operativen Behandlungsschema der rheumatischen Hand mit Ulnardeviation voll integriert.

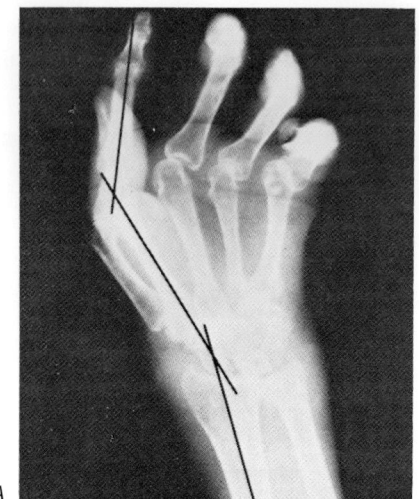
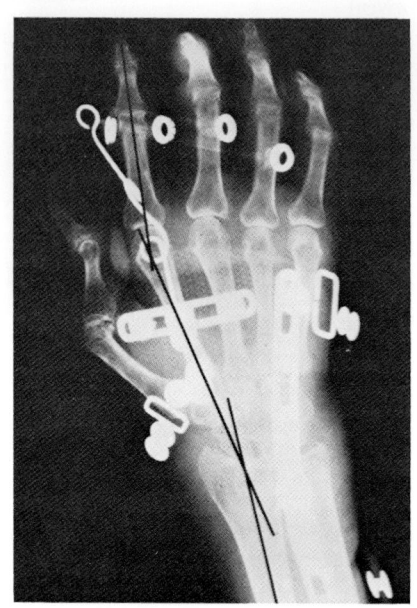

Abb. 4-42 A–B Röntgenologische Überprüfung der Wirkungsweise der Antiulnardeviationsorthese *DAHO-Mannerfelt* A) ohne Orthese, B) mit angelegter Orthese (*L. Biedermann*, Archiv)

Prinzipielles zur Fertigungstechnik

Einführung

Im Vordergrund der Konstruktion und Herstellung von Orthesen der oberen Extremität stehen zwei generelle Fragen:

Welche Aufgabe soll die Orthese erfüllen, und wie können die medizinischen Anforderungen mechanisch umgesetzt werden? Zur Lösung dieser Fragen empfiehlt es sich, wie schon in den technologischen Vorbemerkungen dargestellt, den wissenschaftlichen Weg einzuschlagen, den Dingen auf den Grund zu gehen, damit eine bestmögliche Abstimmung der mechanischen Orthesenelemente in ihrer Wirkungsweise auf Hand, Arm und Schulter erfolgen kann. In der Praxis stellen uns Hand und Schulter vor die größten Probleme.

Eine Bewegungsanalyse der Hand als Ganzes ist durch das multiartikuläre System mit seinen zahlreichen Hebeln und Zügen erschwert.

Bei mangelnder Feinabstimmung der mechanischen Elemente auf die einzelnen Gelenke wird die Koordination der Bewegung empfindlich gestört, Folgeerscheinungen wie Bewegungseinschränkung und Kraftlosigkeit bleiben nicht aus.

Die Schulterbewegungen erfolgen zwar in nur einem Gelenk, doch die Vielzahl der möglichen Bewegungen und v. a. die Schlüsselfunktion als Hebelarm erschweren die Orthesenversorgung.

Das Ellenbogengelenk mit seinen 2 Freiheitsgraden ist mit wenigen Problemen aufgrund seiner einfachen Bewegungsabläufe zu versorgen.

Bei der Anwendung von Orthesen stehen folgende Möglichkeiten der mechanischen Beeinflussung zur Verfügung:

– *mit statischen Elementen die Fixierung und Entlastung durch Bewegungseinschränkung,*
– *mit dynamischen Elementen als Führung, Redression, Mobilisation und Ersatzfunktion.*

Zur Erreichung dieses Ziels verwenden wir statische und dynamische Orthesenelemente.

Isolierte **statische Orthesen** sollen eine sichere Fixation bewirken, zur Vermeidung von Druckstellen werden sie mit flächigen Abstützungen und Polstern versehen. Bei der Fixierung einzelner Gelenke der oberen Extremität müssen außerdem wegen der hohen Kontrakturneigung und dem Gleichgewicht der Kräfte sog. Funktionsstellungen berücksichtigt werden. Bei diesen Funktions- oder Immobilisationsstellungen ist der Kapsel-Band-Apparat gelockert, und es ist ein Höchstmaß an Muskelgleichgewicht gegeben. Dadurch können die verbliebenen freibeweglichen Gelenke mit einem Minimum an Kraftaufwand muskulär bewegt werden. Wegen der großen Bedeutung der Immobilisations- und Funktionspositionen haben wir diese gesondert behandelt.

Bei der **Orthesenversorgung mit dynamischen Elementen** werden einzelne Gelenke in ihren Bewegungen freigegeben, als Angriffspunkt der Kraft muß aber eine Basis in Form eines statischen Orthesenelementes vorhanden sein.

Bei der Konstruktion von Orthesen für die obere Extremität mit dynamischen Elementen ist eine Berücksichtigung der vorerwähnten Muskelfunktion und der mechanischen Drehpunkte unumgänglich. Da wir v. a. an der Hand ein multiartikuläres System mit daraus resultierenden schwierigen Bewegungsabläufen vorfinden, geraten durch eine Inkongruenz eines Gelenkes oder durch die falsche Beeinflussung einer Muskelgruppe häufig das gesamte Gleichgewicht und der koordinierte Bewegungsablauf durcheinander. Mangelnde Funktionen und verbleibende Restschäden sind das Endergebnis. Ausnahmen bilden verlagerte Gelenkpunkte zur Bewegungshemmung oder zur Bewegungsunterstützung i. S. einer Vor- und Rückverlagerung, die aber selten Verwendung finden.

Beim Funktionsersatz gelten die gleichen Voraussetzungen, welche bei der dynamischen Beeinflussung Berücksichtigung finden.

Tabelle 4-4 Produktgruppen: Orthesen der oberen Extremität

Typ	Zusammensetzung	Einsatzgebiet
Individuelle Konstruktion	Individuelle Anfertigung nach Maß oder Gipsabdruck, zum Teil unter Verwendung vorgefertigter mechanischer Paßteile	Langzeitorthese für schwierige Einzelfälle, abnorme anatomische Körperverhältnisse, seltene Krankheitsbilder
Halbfertigfabrikate (Baukastensysteme)	Justierung einzelner Bauelemente nach Maßskizze oder Gipsabdruck zu einem individuellen Hilfsmittel	Langzeitorthesen und Kurzzeitorthesen für akute Verwendungszwecke bei abnormen anatomischen Körperverhältnissen und häufig auftretenden Krankheitsbildern
Fertigfabrikate	Lagerware mit Applikation am Patienten anhand der anatomischen Grundmaße und der Größentabelle des Herstellers	Kurzzeitorthesen mit einfacher mechanischer Konstruktion bei akuter Versorgung und häufig auftretenden Krankheitsbildern

Voraussetzung für die Herstellung einer Orthese ist für den Orthopädietechniker die Reproduzierbarkeit der Maße des Patienten innerhalb der Werkstatt. Hierfür stehen *Techniken des Maßnehmens und des Gipsabdruckes* zur Verfügung.

Die Herstellungsmöglichkeiten von Orthesen der oberen Extremität lassen sich im grundsätzlichen differenzieren (s. S. 497, Tab. 4-4).

Maßtechnik

Während wir bei der Gipsabdrucktechnik ein direktes Abbild des zu versorgenden Körperteiles vor uns haben, lassen sich aus dem Maßblatt nur einfache Abstands-, Längen- und Umfangsmaße ablesen. Zusätzliche Winkelmessungen bezeichnen Fehlstellungen oder Bewegungseinschränkungen von Gelenken. Der Versuch, durch bessere Meßtechniken und Maßblattsysteme die gute Reproduzierbarkeit der Gipsabdrucktechnik zu erreichen, scheitert häufig an zu komplizierten und unübersichtlichen Formularen. Wir verwenden deshalb Formulare, bei denen nur die wichtigsten Maße vermerkt werden. Umfangmaße werden an den Weichteilen gemessen, während Abstandsmaße zwischen

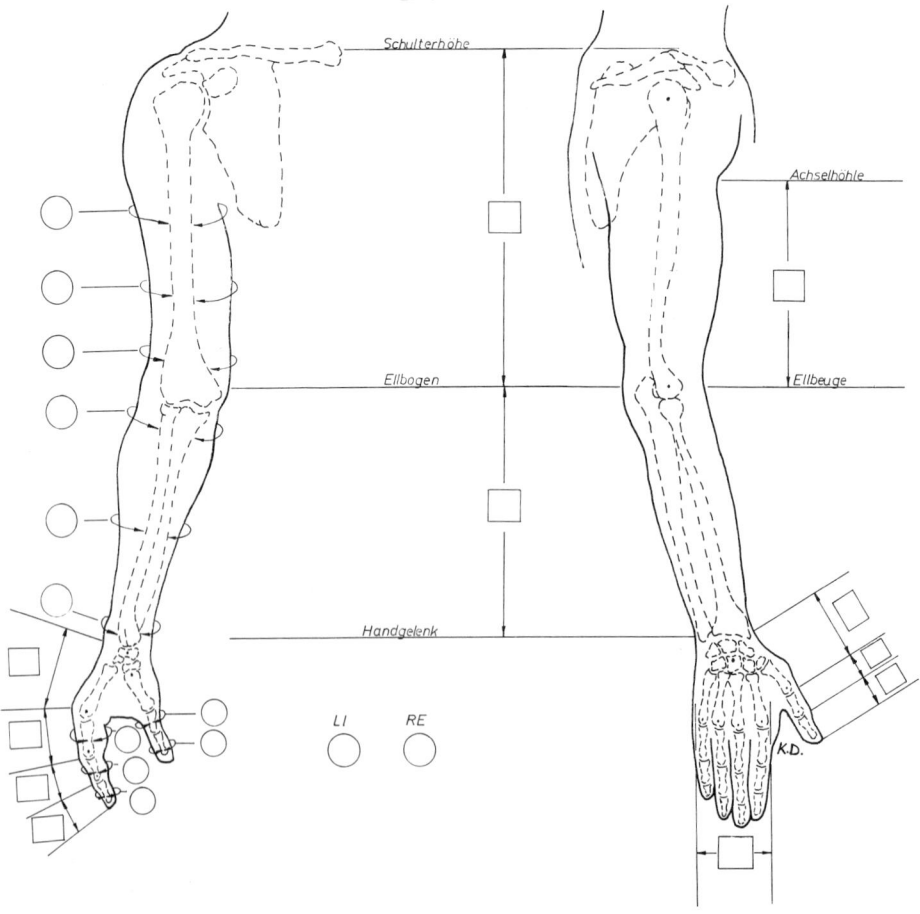

Abb. 4-43 Meßbogen für die obere Extremität *(DAHO)* (*K. Dambeck,* Original)

charakteristischen knöchernen Begrenzungspunkten gemessen werden. Dies erspart Mißverständnisse in der Werkstatt. Als nützlich hat es sich erwiesen, einen Teil des Meßbogens als abtrennbare Patienteninformation zu gestalten. Wird die Dokumentation eines bestimmten Versorgungsbeispieles gewünscht, so kann ein Durchschlag oder eine Kopie des Maßblattes, mit Randbemerkungen versehen, leicht archiviert werden.

Die Maßblattechnik an der oberen Extremität verlangt einige zusätzliche Meßinstrumente, die uns ein exaktes Ablesen der Maße des Patienten erlauben. Unterschiedliche Dimensionen, wie z. B. zwischen Fingerendgelenk und Schultergelenk, müssen Berücksichtigung finden. Wir verwenden dafür ein *Standardmeßset* nach DAHO (Tab. 4-5).

Tabelle 4-5 Standardmeßset für die obere Extremität nach DAHO

Winkelmesser klein mit Längenskala 0–10 cm	Winkel- und Längenmaße der Finger
Winkelmesser groß mit Längenskala 0–20 cm	Winkel- und Längenmaße im Bereich Hand-Ellenbogen-Schulter
Schieblehre mit langem Schenkel	Abstandsmaße im Gesamtbereich obere Extremität
Meßschlaufe mit Längenskala 0–10 cm	Fingerumfangsmaße
Bandmaß	Umfangsmaße im Gesamtbereich obere Extremität
Zollstock	Längenmaße grob im Bereich Unterarm-Ellenbogen-Schulter

Die Maßblattechnik eignet sich ausgezeichnet bei akuten Versorgungen, wenn Baukastensysteme verwendet werden.

Da es bei Versorgungen in der direkten postoperativen Phase meist unmöglich ist, den verbundenen und ruhiggestellten Körperteil des Patienten mittels der Gipsabdrucktechnik abzuformen, notieren wir die entsprechenden Maße der gesunden Seite auf dem Maßblatt, außer bei Fehlbildungen und unilateralen Abweichungen. Die grobe Vorjustierung der Orthese erfolgt dann in der Werkstatt an einem Mitarbeiter, um den Patienten in der Akutphase durch eine größtmögliche Verkürzung der Anprobezeit zu schonen. Nach unseren Erfahrungen eignet sich diese Methode besonders an der oberen Extremität, da die Grobmaße nicht zu stark von den sog. Prototypenmaßen abweichen.

Gipstechnik

Bei der Gipsabdrucktechnik hat sich speziell bei der oberen Extremität die Longuettentechnik im Stufenverfahren als günstig erwiesen. Mit Hilfe dieser Technik sind wir in der Lage, auch schwierigste Abformungen einer vielfach geschädigten Hand zufriedenstellend vorzunehmen. Bei diesem Verfahren legen wir zuerst eine dorsale Longuette an, welche nach dem Aushärten abgenommen wird. Die seitlichen Kanten werden auf halbe Höhe zugeschnitten und isoliert. Nachdem wir diese dorsale Schale auf die Hand aufgelegt haben, erfolgt das Anbringen einer palmaren Longuette, welche die isolierten Kanten der dorsalen Schale überlappt. Nach dem Aushärten lassen sich beide Schalen leicht voneinander trennen und können anschließend paßgerecht aufeinandergelegt werden. Beim Modellieren empfiehlt es sich, den Gesamtumfang des Gipspositivs um etwa 10% zu reduzieren, da im Gegensatz zur zirkulären Gipsabdrucktechnik eine Weichteilkompression nicht erfolgt (Abb. 4-44 und 4-45).

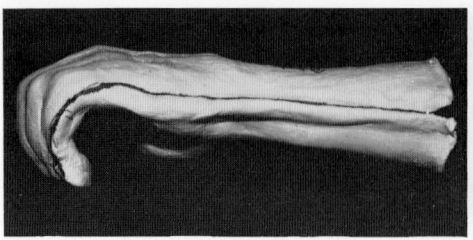
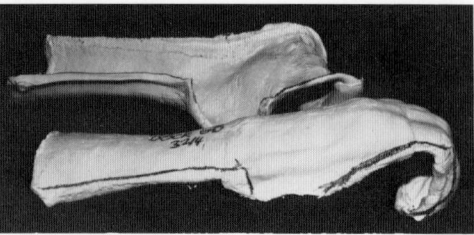

Abb. 4-44 Spezielle Gipsabformtechnik bei kontrakten Fehlstellungen der Finger im 2-Stufen-Verfahren mit Gips-Longuetten (*L. Biedermann*, Archiv)

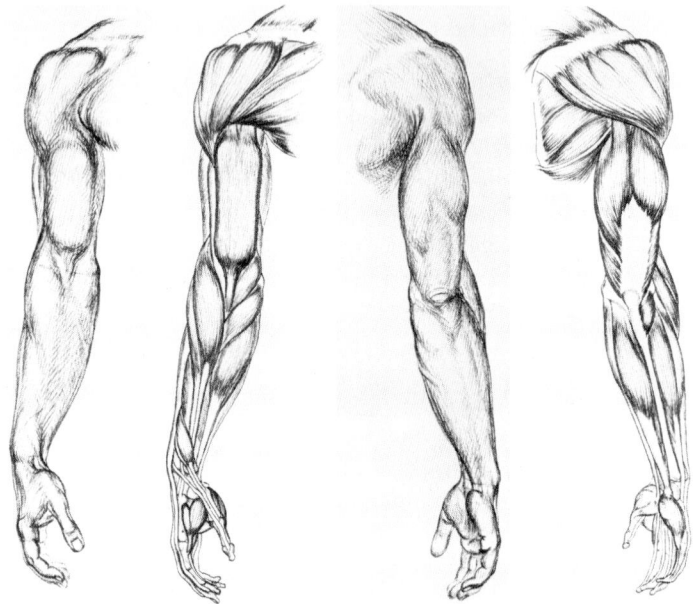

Abb. 4-45 Orientierungshilfe für Modellierarbeiten an Gipsabgüssen der oberen Extremität unter Berücksichtigung markanter Kennlinien von Hautmantel und Muskelrelief (siehe *Uhlig*, Kapitel 1 + 2)

Modultechnik

Bei häufig vorkommenden Therapieformen werden in zunehmendem Maße Modul- bzw. Baukastensysteme eingesetzt, um eine problemlose Versorgung nach internationalen Richtlinien zu gewährleisten. Vor allem in der flankierenden Bewegungstherapie vor und nach chirurgischen Eingriffen kann der einzelne Orthopädietechniker sich auf diese bewährten Orthesensysteme verlassen. Er geht nicht das Risiko ein, mit seiner eigenen Konstruktion Schiffbruch zu erleiden und evtl. beim Patienten irreparable Folgeschäden hervorzurufen.

Zur Anwendbarkeit von Modul-Techniken 3 Beispiele:

Beispiel 1: Der Amerikaner *T. Engen* (1964) hat vor Jahren ein Handmodul entwickelt, welches in einer hervorragenden Zweckform die Mittelhand und den Daumen fixiert. Das Thermoplastmodul kann auf ein Gipsmodell des Patienten genau angeformt und auf die gewünschte Paßform gefräst werden. Betrachtet man nun dieses Modul als Ausgangsbasis für die Herstellung von Handorthesen, dann erkennt man, daß mittels Hinzufügen selbst hergestellter mechanischer Elemente die unterschiedlichsten Orthesentypen angefertigt werden können.

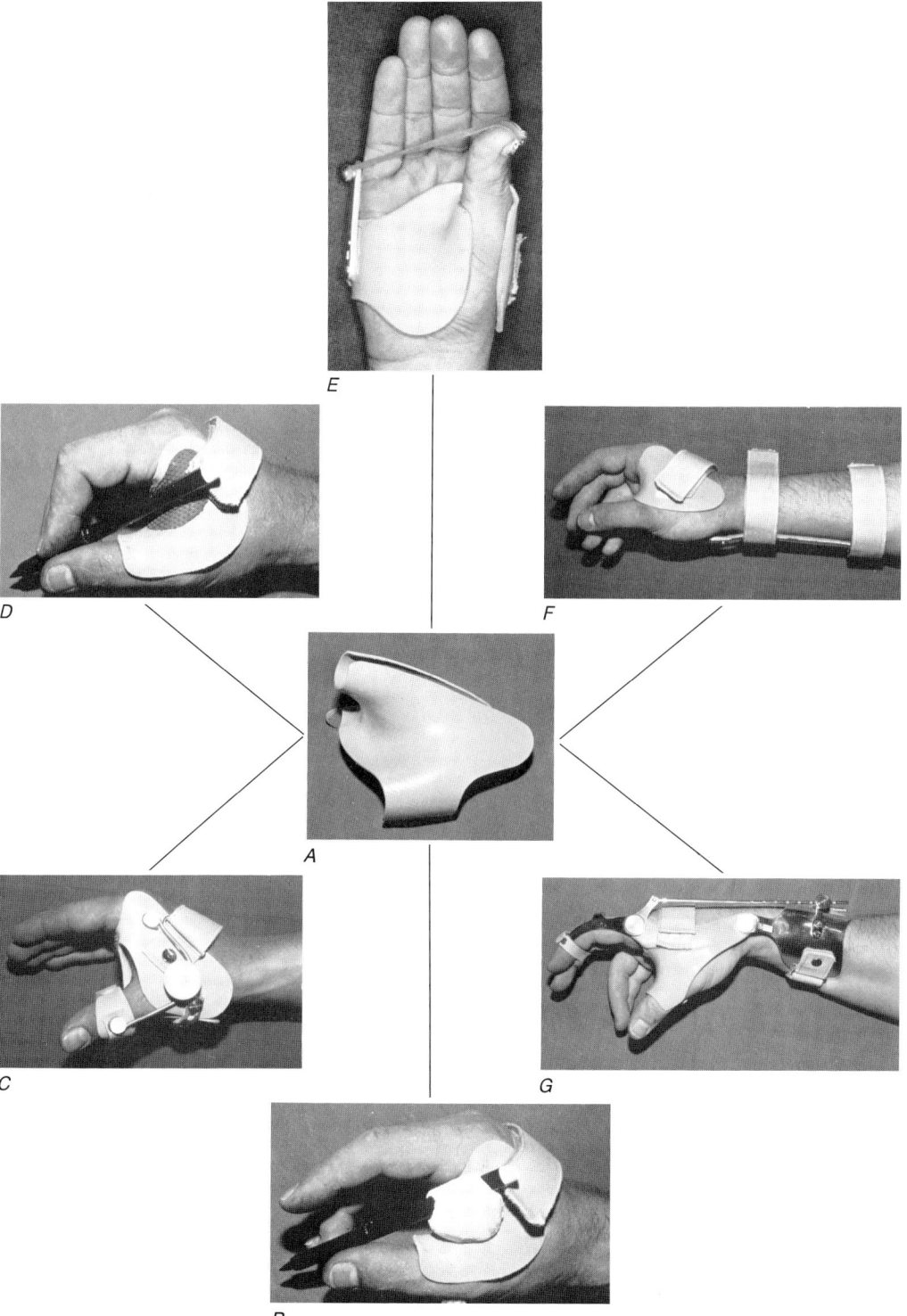

Abb. 4-46 A–G Die Modulartechnik nach *Engen* und einige Anwendungsbeispiele (*L. Biedermann*, Original)

Beim 2. *Beispiel* haben wir die Formmodule für Mittelhand und Unterarm und ein komplettes Set von mechanischen Zusatzelementen zur Verfügung. Diese Funktionselemente sind exakt auf die Trägerelemente abgestimmt und können leicht gegeneinander ausgetauscht werden. Dieses Baukastensystem ist eine Entwicklung des DAHO.

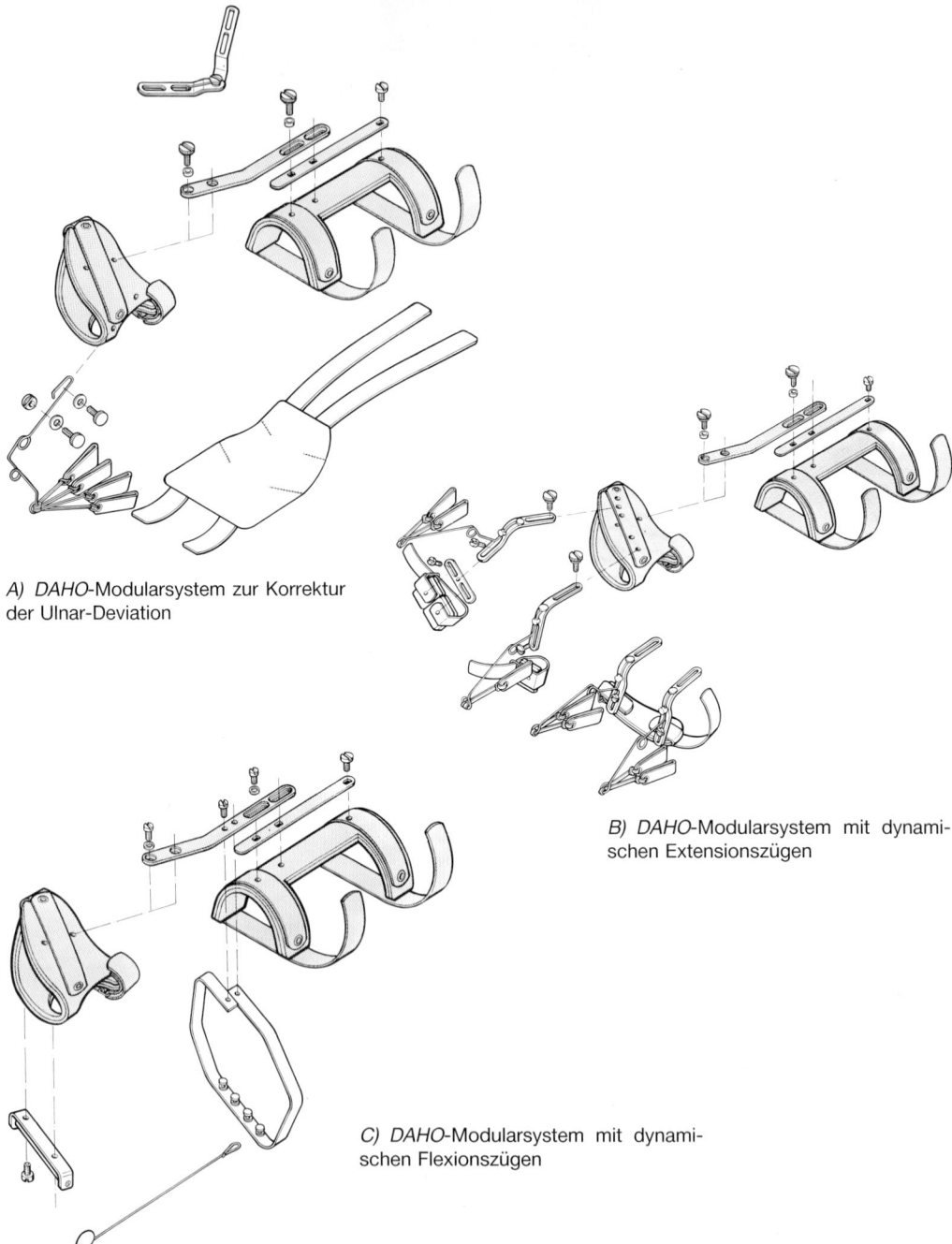

A) DAHO-Modularsystem zur Korrektur der Ulnar-Deviation

B) DAHO-Modularsystem mit dynamischen Extensionszügen

C) DAHO-Modularsystem mit dynamischen Flexionszügen

Abb. 4-47 A–C Modularsystem für dynamische Handorthesen Typ *DAHO* mit schematischer Darstellung der einzelnen Bauteile (*L. Biedermann*, Original)

Bei Fertigprodukten, hier am *3. Beispiel* einer dynamischen Handorthese nach *Bunnell* (1946) demonstriert, können mit etwas Geschick durch minimale Modifikationen zusätzliche Funktionen erreicht werden. Wichtig ist dabei, daß die ursprüngliche Konstruktion und ihre Funktionsweise durch diese Modifikationen nicht zerstört werden.

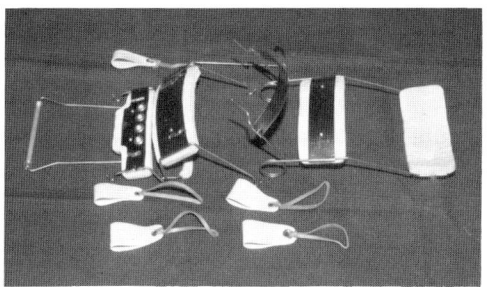

A) Angeliefertes Fertigprodukt in Einzelteilen

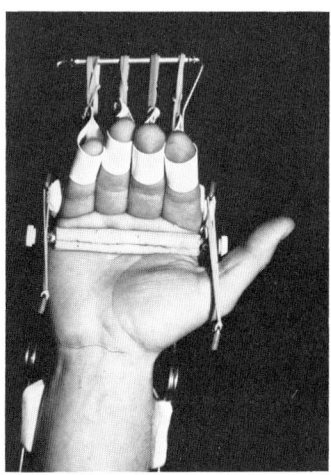

B) Verwendung einer verstellbaren, volaren Schaumstoffrolle mit funktionellem Design zur Verbesserung der Greiffähigkeit und der Justierung

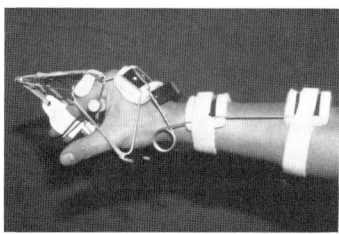

C) Verwendung eines dorsalen, H-förmigen Unterarmteiles, damit Patienten mit teilversteiften Hand-Fingergelenken die Orthese besser anziehen können (schmerzfrei!)

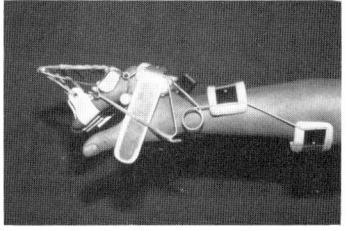

D) Verwendung eines radialen Adduktionssteges zur Verbesserung der Daumenadduktionsstellung

Abb. 4-48 A–D Modifikation eines Fertigprodukts, hier eine dynamische Handschiene nach *Bunnell* (*L. Biedermann,* Original)

Konstruktiver Orthesenbau

Bei der Herstellung von Orthesen für die *untere Extremität* gibt es heute den allgemein gültigen *Konstruktiven Orthesenbau nach Uhlig,* mit Berücksichtigung von Gelenkdrehpunkten, Körperschwerpunkten und dem daraus resultierenden achsen- und lotgerechten Orthesenbau mit Serienschienen und Modul-Teilen.

Die Industrie bietet für dieses Aufbausystem integrierbare Serienteile an, welche leicht adaptierbar sind und bei Bedarf untereinander ausgetauscht werden können.

Aufbauend auf diesen Grundlagen konnten von *L. Biedermann* Richtlinien für den Orthesenbau der *oberen Extremität* abgeleitet werden, die den schon dargestellten biomechanischen Anforderungen entsprechen.

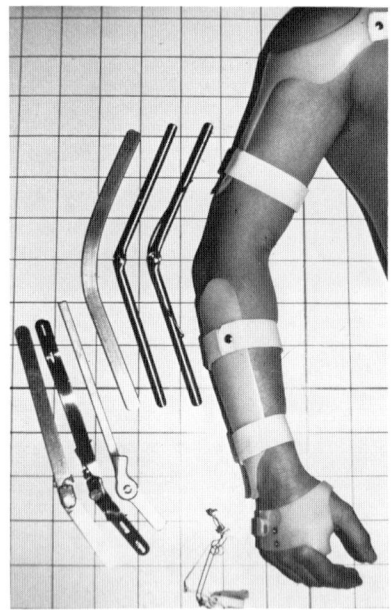

Abb. 4-49 Fotografische Darstellung des Aufbausystems für die obere Extremität nach *L. Biedermann*. Wichtig ist die Austauschmöglichkeit der mechanischen Komponenten, wobei die Orthesenformteile als Basis dienen (*L. Biedermann,* Original)

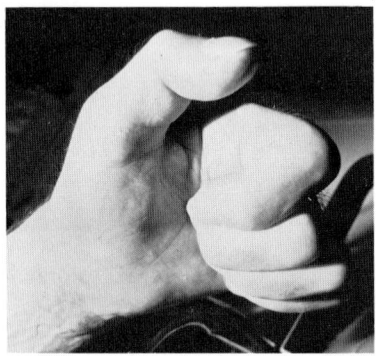

Abb. 4-50 Typische Handfehlstellung einer hemiplegischen Hand (*Hoffmann-Kuhnt,* Trossingen, Archiv)

Am Beispiel einer Finger-Daumen-Hand-Orthese mit Redressionswirkung bei spastischer Hemiparese (Zustand nach Apoplexie) stellen wir das Aufbausystem nach *L. Biedermann* dar. Zweck der Orthese ist eine behutsame Aufdehnung der spastischen Beugefehlhaltung der Hand im Handgelenk, den Finger- und Daumengelenken (Abb. 4-50). Wichtig ist, daß die Aufdehnung im Anfangsstadium unter Mithilfe von sedierenden Medikamenten subtil unter statischen Gesichtspunkten stattfindet, wobei im Behandlungsverlauf nach einiger Zeit im Handgelenk dynamische Elemente Verwendung finden. Die Austauschbarkeit der

Elemente im Bereich der Handgelenkmechanik muß also rasch und problemlos gewährleistet sein.

Als erstes wird das mechanische Wirkungsprinzip anhand des Maßblatts als Arbeitsskizze angefertigt (Abb. 4-51). Die Fixation des Unterarmes erfolgt über die Druckpunkte 1 und 2, die Aufrichtung des Handgelenks mit der Kraft 3. Die Kräfte 4 und 5 öffnen die Hand mit Finger und Daumen in Korrekturstellung.

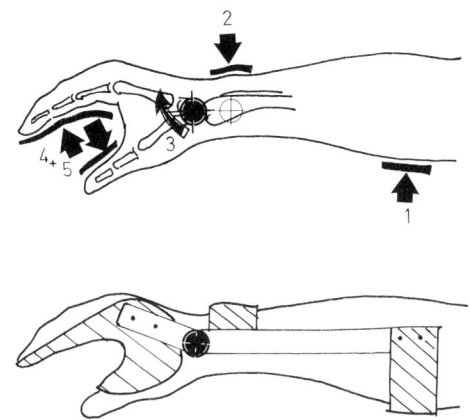

Abb. 4-51 Biomechanische Skizze und daraus resultierende Werkstattskizze zur Konstruktion einer Orthese bei Hemiplegie (Modulsystem) (*L. Biedermann,* Original)

Nach erfolgtem Gipsabdruck in erschlafftem Zustand mittels sedierender Medikamente werden die Hauptdruckzonen am Gipspositiv anmodelliert. Nach den Erkenntnissen der Werkstattskizze werden die Konstruktionslinien und der Drehpunkt des Handgelenks festgelegt. Es gelten hierbei die gleichen Gesichtspunkte, welche auch bei der Festlegung von Konstruktionslinien der unteren Extremität Gültigkeit haben (Abb. 4-52).

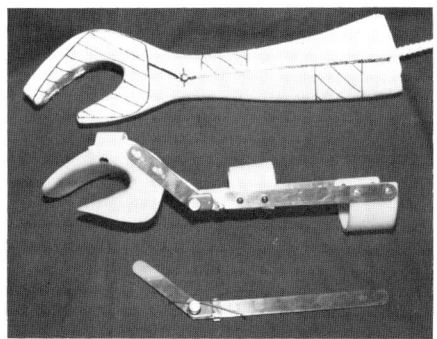

Abb. 4-52 Gipsmodell mit Konstruktionslinien und aufgezeichneten Formteilen, Modell der Orthese mit Hannoverscher Rastenschiene *H. John* (*L. Biedermann,* Archiv)

Bei der Herstellung der Orthese wird zuerst das Formteil für Mittelhand, Daumen und Langfinger II–V angefertigt. Das palmare Aluminiumband, welches die Wirkung der Kraftlinie 1 verwirklicht, wird angerichtet. Die Verbindung zwischen Formteil und Unterarmband erfolgt durch eine radiale und eine ulnare Gelenkeinheit, bestehend aus vorgefertigten Aluminiumbügeln mit einfachem Steckgelenk, welches sich exakt mit der angezeichneten Bewegungsachse des Handgelenks deckt. Die Kraftlinie 2 wird durch ein Klettverschlußteil zur Wirkung gebracht. Die Feinjustierung der Orthese erfolgt am Patienten in der bekannten Art und Weise, desgleichen die Fertigstellung.

Nach Rücksprache mit dem Arzt können nun abhängig von der Situation des Patienten folgende mechanische Elemente am Handgelenk eingesetzt werden: ein einfacher Überleger zur Stabilisierung des Handgelenks, evtl. in bestehender Fehlform; ein Rastergelenk mit Freigabe der Dorsalextension zur Angleichung der erreichten Korrektur; nach erfolgter krankengymnastischer Behandlung, ein einfaches Federgelenk zur Aktivierung der Dorsalextension mit Möglichkeiten der Grobjustierung oder auch ein Glenzack-Gelenk mit integrierter Federwirkung und der daraus resultierenden Feinjustierung.

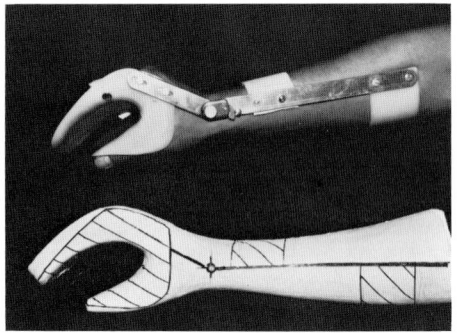
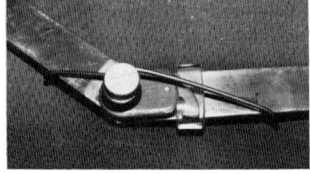

Abb. 4-53 *Abb. 4-54*

Abb. 4-53 Orthese im fertigen Zustand am Patienten im Vergleich zum Gipsmodell mit aufgezeichneten Baulinien (*L. Biedermann,* Archiv)

Abb. 4-54 Technische Erweiterung der Hannoverschen Rasterschiene zum Zwecke der dynamischen Extension im Handgelenk. Der Kunststoffring entsichert den Raster, die Feder ergibt die dynamische Kraft (*L. Biedermann,* Original)

Da es sich hierbei um eine Langzeittherapie handelt, ist ein gutes Resultat nur dann möglich, wenn den funktionellen Wünschen des Arztes und der Physiotherapeutin entsprochen werden kann. Der exakte Aufbau und der einfache Austausch einzelner mechanischer Elemente bringt den gewünschten Erfolg.

Krankheitsbilder und Versorgungsbeispiele

Die Kurzdarstellung und Unterteilung von Krankheitsbildern (s. S. 466–469) bildet die Basis unserer Auswahl spezieller Krankheitsbilder für orthopädietechnische Versorgungsbeispiele an der oberen Extremität.

Thematisch wurden die Sachgruppen wie folgt gegliedert:

Abschnitt I: Spezielle Krankheitsbilder und Versorgungsbeispiele bei
Angeborenen Handfehlbildungen (Seite 508)

Abschnitt II: Spezielle Krankheitsbilder und Versorgungsbeispiele bei
Läsionen und Verletzungen des Zentralnervensystems (Seite 512)

Abschnitt III: Spezielle Krankheitsbilder und Versorgungsbeispiele bei
Läsionen und Verletzungen des peripheren Nervensystems (Seite 520)

Abschnitt IV: Spezielle Krankheitsbilder und Versorgungsbeispiele bei
Traumen – Knochen, Gelenken, Bändern und Sehnen (Seite 529)

Abschnitt V: Spezielle Krankheitsbilder und Versorgungsbeispiele bei
Posttraumatischen Zuständen (Seite 536)

Abschnitt VI: Spezielle Krankheitsbilder und Versorgungsbeispiele bei
Progressiver chronischer Polyarthritis (Seite 546)

Abschnitt VII: Spezielle Krankheitsbilder und Versorgungsbeispiele bei
Arthrosis deformans (Seite 552)

Abschnitt VIII: Spezielles Krankheitsbild und Versorgungsbeispiel bei
Dupuytren-Kontraktur (Seite 555)

Abschnitt I
Angeborene Handfehlbildungen

Allgemeine Einführung

Bei angeborenen Fehlbildungen im Bereich Unterarm-Hand ist eine Versorgung mit Orthesen nicht sehr häufig indiziert. Wir haben bewußt auf die orthoprothetische Versorgung der Amelie und der Dysmelie verzichtet, da Kinder mit diesen Fehlbildungen nur in Spezialzentren aufgenommen und adäquat versorgt werden können. In diesem Abschnitt werden behandelt:
die *radiale Klumphand,*
die *Kamptodaktylie,*
die *Madelung-Deformität* und
die *Polydaktylie.*

Im Vordergrund unserer Bemühungen steht die gezielte Wachstumslenkung, wobei zu berücksichtigen ist, daß eine veränderte kindliche Anatomie mit Weichteil- und Knochenfehlbildungen die Konstruktion der Orthesen erschwert. Obwohl wir häufig dynamische Elemente verwenden, dürfen keine Druckstellen und daraus resultierende Abwehrreaktionen der Kinder entstehen. Wir arbeiten mit miniaturisierten mechanischen Elementen und wenig Kraftanwendung. Wegen der Verletzungsgefahr der Kinder untereinander und sich selbst gegenüber (beim Spielen) werden einfache Konstruktionen bevorzugt.

Kinder mit angeborenen Handfehlbildungen neigen dazu, ihre mißgebildete Hand nicht zu verwenden. In der konservativen und in der prä- und postoperativen Bewegungstherapie ist also darauf zu achten, daß durch die Orthese Greif- und Spielübungen erleichtert werden. Wir beobachten häufig, daß bei adäquater Versorgung Kleinkinder bis zum 4. Lebensjahr regelrecht zur Mitarbeit der geschädigten Hand durch die Orthese animiert werden. Deswegen müssen ausreichend taktile Flächen freibleiben.

Radiale Klumphand

● Typisch für diese Deformität ist, bedingt durch eine **Radiusaplasie mit sekundären radialen Weichteilkontrakturen**, die Radialabweichung der Hand, häufig fehlt auch der Daumen (Abb. 4-55).

■ Sehr frühzeitig vor dem Eintreten von radialen Weichteilkontrakturen beginnen wir eine Redressionsbehandlung mit einer Gipsmanschette analog der Klumpfußbehandlung mit Seriengipsen. Nach 3 Monaten wird eine *leichte Handhülse in Korrekturstellung* appliziert. Beim Fehlen des Daumenstrahls hat sich eine Zwischenlage zwischen 2. und 3. Strahl als nützlich erwiesen, um das Greifmuster für eine spätere Pollizisation vorzubereiten. Viele Kinder mit der radialen Klumphand werden mit einer Ulnazentrierung operiert, wobei später der 2. Strahl durch die Pollizisation zum Daumen umfunktioniert wird. *Prä- und postoperativ* sind in allen Fällen **Redressionsorthesen** unumgänglich.

Die Redression der Hand in Korrekturstellung wird im Dreipunktprinzip erreicht. Wenn möglich, sollte die Hand auch in eine leichte Dorsalextension gebracht werden. Je nach Alter des Kindes werden statische oder dynamische Komponenten verwendet.
(Abb. 4-56 bis 4-58)

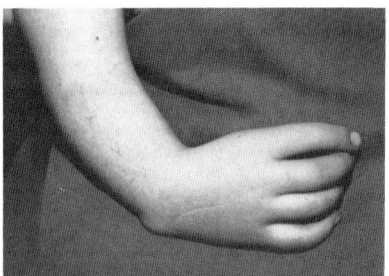
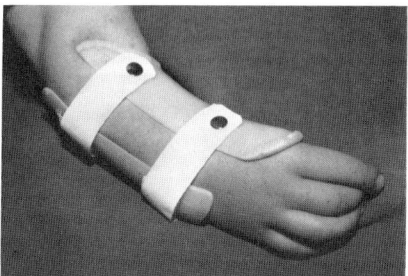

Abb. 4-55 *Abb. 4-56*

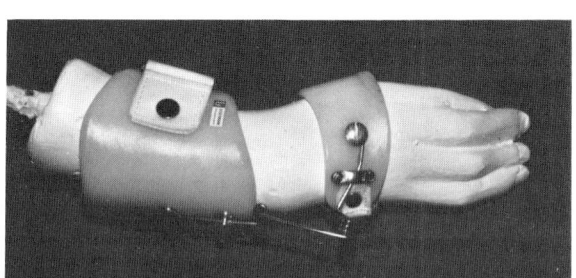
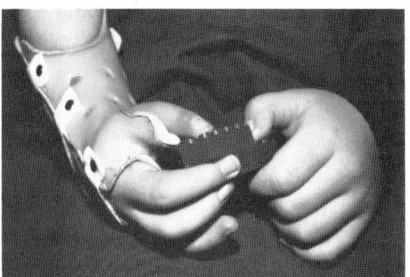

Abb. 4-57 *Abb. 4-58*

Abb. 4-55 Klinisches Bild einer radialen Klumphand mit Daumenaplasie (*L. Mannerfelt*, Archiv)

Abb. 4-56 Fixationsorthese bei Klumphand zur Wachstumslenkung (*L. Biedermann*, Archiv)

Abb. 4-57 Komplizierte – aber – gut justierbare Klumphandorthese mit dynamischen Redressionselementen. Für Kleinstkinder nicht geeignet (*L. Biedermann*, Archiv)

Abb. 4-58 Postoperative Fixationsorthese (nach einer Pollizisation des 2. Strahles) zur Verbesserung der Oppositionsstellung. Beachtung: proximale Anstützung (*L. Biedermann*, Original)

Kamptodaktylie

● Diese **angeborene Beugekontraktur der Finger** befällt oft den 5. Strahl, weniger oft den 4. Strahl. Das klinische Bild zeigt eine primäre Beugefehlstellung im PIP-Gelenk mit kompensatorischer Überstreckstellung des MP-Gelenks. Mögliche Ursache ist ein angeborenes Mißverhältnis zwischen Beuge- und Streckmechanismus des Fingers. Die Kontraktur nimmt mit dem Wachstum zu und endet unbehandelt in einer manifesten Beugefehlstellung des PIP-Gelenkes.

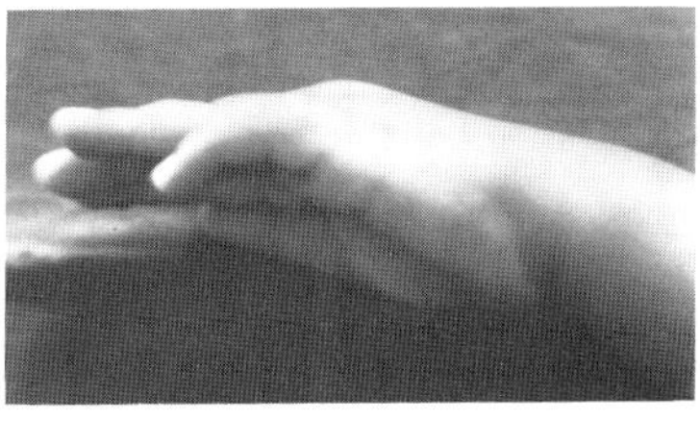

Abb. 4-59 Schema der Kamptodaktylie (*L. Biedermann*, Original)

■ Durch die sehr frühzeitige Redressionsbehandlung der progressiven Kontraktur als Wachstumslenkung verbessert sich die Prognose. Beim Kleinkind ist die Beugefehlstellung noch mobil (Stadium I und II) und wird mit einer **dynamischen PIP-Extensionsorthese** versorgt.

Da es sich um eine kompensatorische, also primäre und sekundäre Fehlstellung handelt, müssen alle betroffenen Gelenke berücksichtigt werden. Mittelhand- und MP-Gelenke werden in Funktionsstellung fixiert und bilden das Trägerelement für den dynamischen Streckzug.

Die Verletzungsgefahr durch mechanische Federelemente und einzeln vorstehende Teile wurde bereits erwähnt und muß unbedingt bei der Konstruktion berücksichtigt werden.

Bei älteren Kindern und Jugendlichen muß wegen der fortgeschrittenen Kontraktur mit größeren Retentionskräften gearbeitet werden. In diesen Fällen verwendet man die **dynamische PIP-Extensionsorthese** *nach DAHO*, wobei man als wichtigstes Detail das Handgelenk fixiert, um eine Konzentration der Eigenkraft auf den Beugemechanismus der Finger zu bewirken.

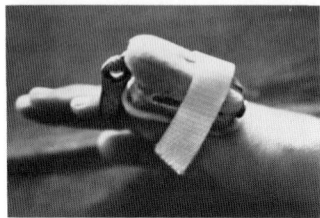

Abb. 4-60

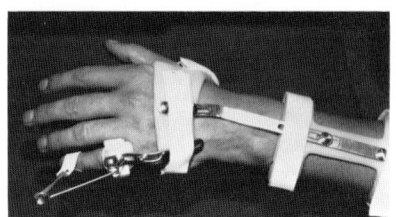

Abb. 4-61

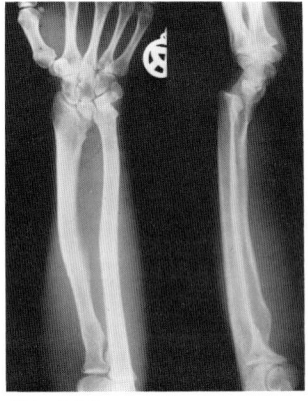

Abb. 4-62

Abb. 4-60 Kurze Redressionsorthese bei Kamptodaktylie des V. Fingers mit dynamischem Streckzug. Berücksichtigt wurde die Verminderung der Verletzungsgefahr bei Kleinkindern (*L. Biedermann*, Archiv)

Abb. 4-61 Dynamische PIP-Extensionsorthese nach *DAHO* mit Fixierung des Handgelenks und des MP-Gelenks in Funktionsstellung (*L. Biedermann*, Archiv)

Abb. 4-62 Klinisches Bild der Madelung'schen Deformität (*L. Mannerfelt*, Archiv)

Madelung-Deformität

● Bei dieser verhältnismäßig seltenen Deformität besteht im **Handgelenk eine Subluxationsstellung**, da das distale Radiusende mit dem Karpalknochen in palmarer und radialer Richtung dislociert und das Ulnarköpfchen prominent ausgeprägt ist.

■ Bei Kleinkindern läßt sich die Deformität passiv redressieren (Stadium II), wobei diese Redressionsstellung in einer **Handgelenksorthese in Funktionsstellung** fixiert wird. In Spätfällen (Stadium III) liegt eine manifeste Fehlstellung durch die Kontraktur des Kapselbandapparates des Handgelenkes vor. In diesen Fällen kann keine Orthese zur Kontrakturaufdehnung verwendet werden.

Polydaktylie

● Bei der **seltenen Mehrfingerigkeit** sind aus kosmetischen und funktionellen Gründen operative Eingriffe zur Entfernung der überzähligen Fingerstrahlen angezeigt (Abb. 4-63).

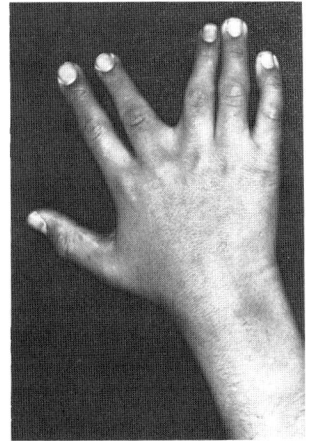 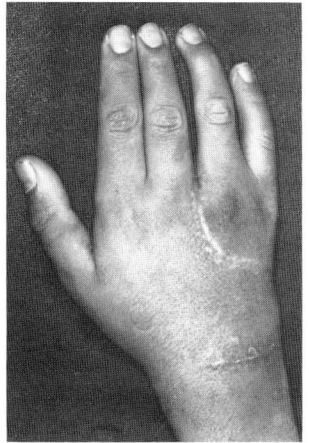

Abb. 4-63 A/B Prä- und postoperatives Bild einer Mehrfingergliedrigkeit mit Entfernung des III. Strahles (*Goldberg*, Archiv)

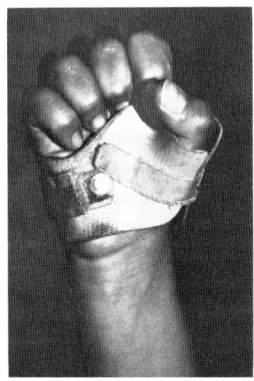 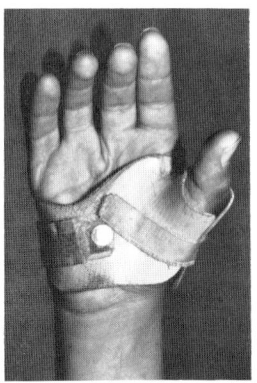

Abb. 4-64 A/B Mittelhandfixationsorthese nach *Engen* zum Aufbau des Hohlhandgewölbes und zur Verbesserung der Handkoordination in der postoperativen Phase (*L. Biedermann*, Archiv)

■ In der postoperativen Bewegungsphase nach der Stabilisierung des Operationsergebnisses verwenden wir zum Aufbau des Mittelhandgewölbes eine **Mittelhandfixationsorthese** *nach Engen*. Als Ergebnis einer solchen Orthesenbehandlung, welche über ½ Jahr postoperativ angewendet wird, sehen wir die Zunahme der Greifkraft und der Handkoordination. Diese resultiert aus der Wiederherstellung des Muskelgleichgewichtes durch die vorgegebene Funktionsstellung der Mittelhand durch die Orthese (Abb. 4-64).

Zusammenfassung (angeborene Handfehlbildungen)

Die erfolgversprechende frühzeitige Korrektur von angeborenen Handfehlbildungen erfordert eine Langzeittherapie mit individuellen Hilfsmitteln. Der kleine Patient kommt häufig in Klinik und Werkstatt und muß deshalb Vertrauen zum Behandlungsteam haben. Ist dieses Vertrauensverhältnis einmal aufgebaut, steht einer konsequenten Benützung der Orthese nichts mehr im Wege, und die Wachstumslenkung bringt einen gezielten Langzeiterfolg. Bedingt durch das rasche Wachstum der Kleinkinder muß die Orthese mindestens im Halbjahresrhythmus neu angefertigt werden, damit Druckstellen vermieden werden.

Abschnitt II
Läsionen und Verletzungen des Zentralnervensystems

Allgemeine Einführung

Das Zentralnervensystem besteht aus Gehirn und Rückenmark. Bei Läsionen oder Verletzungen des Gehirns treten für 2 Wochen schlaffe und danach spastische Paresen auf der kontralateralen Seite auf.

Bei Schädigungen des Rückenmarks treten hingegen, abhängig von der Lokalisation, entweder tetra- oder paraplegische Lähmungen auf. Diese sind kurzfristig schlaff, danach spastisch. Im Gegensatz zu Schädigungen innerhalb des Gehirns (einseitige kontralaterale Ausfälle) sind die Lähmungen aufgrund von Rückenmarksschädigungen beiderseits. Bei Tetraplegien sind alle 4 Extremitäten befallen, bei Paraplegien ausschließlich die Beine. Blasen- und Mastdarmlähmung gehören auch zum Erscheinungsbild der Tetra- und Paraplegie. (Wir verweisen in diesem Zusammenhang auf die ausführliche Information S. 181, Tab. 2-4.)

Bei Läsionen des Zentralnervensystems eignen sich einzelne charakteristische Krankheitsbilder auch an der oberen Extremität für eine Orthesentherapie.

Im Bereich Gehirn:
die Hemiplegie nach Schlaganfall oder als Komplikation nach Schädel-Hirn-Trauma,
die zerebrale Bewegungsstörung als angeborene oder perinatal erworbene Schädigung.

Im Bereich Rückenmark:
die Para- und Tetraplegie nach Trauma oder Tumor,
die Poliomyelitis als Virusinfektion.

Die Orthesenversorgung ist speziell in den genannten Fällen immer nur ein kleiner Beitrag in einem schwierigen Rehabilitationsprozeß. Deshalb darf eine Orthesenbehandlung niemals als ein Störfaktor wirken, sondern sie muß sorgfältig mit dem gesamten Rehabilitationsteam abgestimmt werden.

Die wichtigste Aufgabe ist die Vermeidung von Fehlstellungen der Gelenke, hervorgerufen durch die Spastizität und das Muskelungleichgewicht. Bei Gehirnschädigungen treten zudem Bewegungsförderung und Unterstützung in den Vordergrund. Bei Rückenmarkschädigungen kann eine Orthese Ersatzfunktionen der schwachen oder ausgefallenen Muskelgruppen übernehmen. Außerdem ist wegen der Sensibilitätsverminderung der geschädigten oberen Extremität eine Vermeidung von Druckstellen eine unabdingbare Forderung.

Hemiplegie

● Diese **Läsion des Gehirns** nach Schlaganfall oder Komplikation nach Schädel-Hirn-Trauma wird in 3 Stadien eingeteilt:
– die akute Phase,
– das Stadium der klinischen Rehabilitation,
– die Adaptationsphase zu Hause.

■ Nach *Baumgartner* (1978) ist die orthopädietechnische Versorgung in allen 3 Phasen von Bedeutung. Die Prognose einer Funktionsverbesserung ist allerdings bei der oberen Extremität ungünstiger als bei der unteren.

Das spezielle Aufgabengebiet für die **Orthesenversorgung** ist die frühzeitige Verhinderung von Kontrakturen im Hand- und Ellenbogenbereich, die Verminderung der Spastizität durch geschickte **Lagerung im Handbereich** und die **Entlastung des Schultergelenkes** wegen der Subluxationsgefahr.

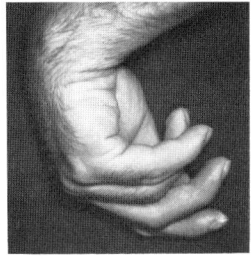
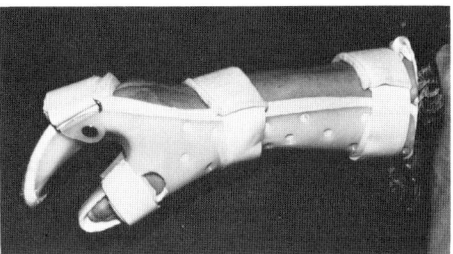

Abb. 4-65 Klinisches Bild der Handfehlstellung bei Hemiplegie (*Hoffmann-Kuhnt*, Trossingen, Archiv)

Abb. 4-66 Konventionelle Handlagerungsorthese bei Hemiplegie (*L. Biedermann*, Original)

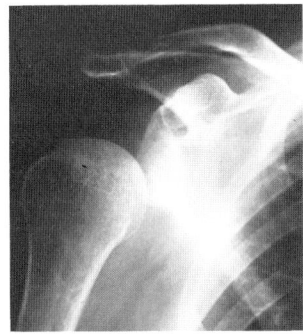
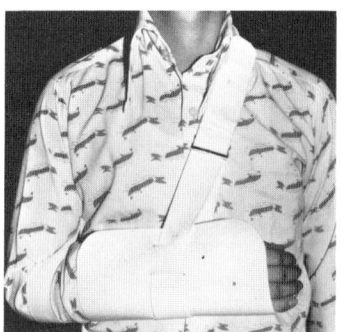

Abb. 4-67 Röntgenbild eines subluxierten Schultergelenks bei Hemiplegie (*Hoffmann-Kuhnt*, Trossingen, Archiv)

Abb. 4-68 Entlastung der Schulter eines Hemiplegikers mit einem Armtragetuch, Modell *Langensteinbach* (*M. Schläfer*, Archiv)

Ein Hemiplegiker soll mit einfach gestalteten Orthesen versorgt werden, deren einzelne mechanische Komponenten leicht austauschbar sind, um den Bedürfnissen des Patienten in der Rehabilitation gerecht zu werden.

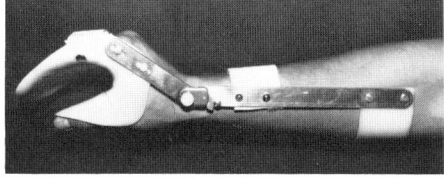

Abb. 4-69 *DAHO*-Modularsystem einer Redressionsorthese für Hemiplegiker mit variablen mechanischen Bauteilen (*L. Biedermann*, Original)

Im Rancho Los Amigos Hospital (USA) werden seit 1975 in der akuten Phase **bewegungssteuernde Orthesen** eingesetzt, welche mit einer Rückkoppelung versehen sind. Auslösendes Moment für diese Rückkoppelung ist ein Potentiometer, welches einstellbar die Muskeltonisierung der Spastizität mißt. Tritt nun als Gegenreaktion auf die Retentionskraft der Orthese eine vermehrte Anspannung des Spasmus auf, wird die Retentionskraft vom Potentiometer ausgekuppelt. Der Ellenbogen kann nun in die Beugestellung zurückgeführt werden. Dieses Beispiel kann als Zukunftsmodell dienen für die immer stärker geforderte Messung von patho- und biomechanischen Kräften als Voraussetzung auch für funktionelle Orthesen.

Zerebrale Bewegungsstörungen

● Zentralbedingte Störungen bei der motorischen Entwicklung von Kindern sind als **infantile Zerebralparese** bekannt. Diese Störungen sind angeboren oder haben perinatale Ursachen. Durch diese Störung der Regelmechanismen der Bewegung ergeben sich neuromuskuläre Fehlstellungen und typische Fehlhaltungen, wobei diese zu irreversiblen Kontrakturen führen.

■ Ziel einer *Orthesenversorgung* ist die *Kontrakturverhinderung* und die *Funktionsverbesserung*. Daher müssen die Orthesen leicht sein, die Restfunktionen müssen vorsichtig ergänzt und die Fehlhaltungen dürfen nur mit einem geringen Druck korrigiert werden.

Eine typische Fehlhaltung an der oberen Extremität ist der sog. „clasped thumb" mit Palmarflexionsspasmus des Handgelenks. Eine solche Hand kann sich zum Greifen nicht öffnen, ihre Funktionsstellung fehlt. Durch eine vorsichtig **aufrichtende Bandage** wird bei kleinen Patienten mit begrenzter Spastizität das Handgelenk in Dorsalrichtung gestellt und der Daumen in eine leichte Abduktionsstellung eingebettet. Diese *Schienen* werden auch im *prä- und postoperativen Zustand* verwendet.

In Fällen von Flexionsspasmen der 4 ulnaren Langfinger mit kompensatorischer Hyperextension in den MP-Gelenken II–V ist es wichtig, bei der Streckanordnung der 4 Langfinger

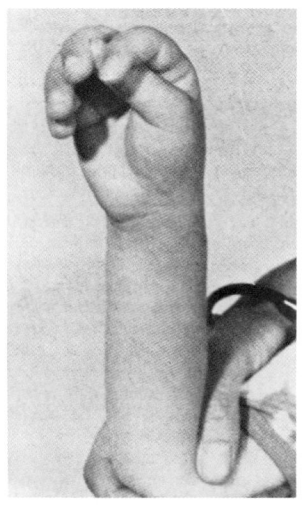 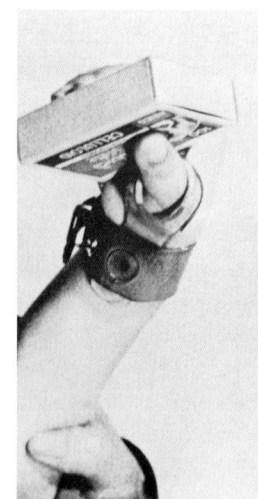 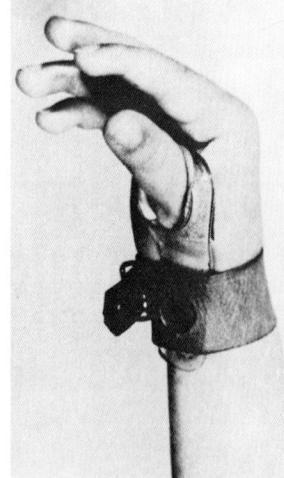

Abb. 4-70 *Abb. 4-71 A* *Abb. 4-71 B*

Abb. 4-70 Fehlstellung der Hand eines Kindes bei Zerebralparese (*R. Volkert,* Orthop. Mainz T. O.)

Abb. 4-71 A/B Daumenabduktionsschienchen nach *Volkert* mit verbesserter Greiffähigkeit (*R. Volkert,* Orthop. Mainz, T. O.)

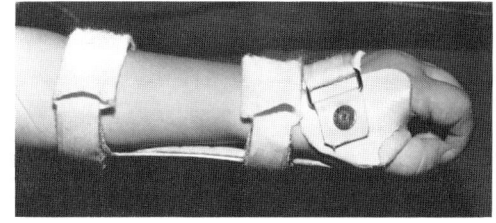

Abb. 4-72 Redressionsorthese bei kindlicher Zerebralparese, mit Unterarmteil zum Ausgleich der Mittelhandfehlstellung und zur Erlangung des Spitzgriffs (*L. Biedermann*, Original)

einen Gegendruck an den Basalphalangen über den MP-Gelenken in 5 Grad Flexionsstellung zu geben. Mit Hilfe dieser Orthesen kann der Patient erste Greifversuche machen, und die Hand wird in das Spielen miteinbezogen (Abb. 4-70 bis 4-72).

Jedes zerebralgeschädigte Kind muß individuell behandelt werden. Druck- und Zugstufen der Orthesen müssen vom Team (Ärzte, Krankengymnast, Orthopädietechniker) immer wieder individuell eingestellt werden. Druckstellen müssen unbedingt verhindert werden.

Die Orthesenversorgung bei diesen kleinen Patienten ist nicht nur kompliziert, sondern auch mit großer Verantwortung verbunden. Es handelt sich immer um einen Balanceakt zwischen echter Funktionsverbesserung einerseits und der Vermeidung einer Vergrößerung der Spastizitätsbereitschaft andererseits.

Tetraplegie

● Unterbrechungen der Rückenmarksbahnen durch Traumen, Tumor oder Tuberkulose führen zu einer vorübergehend schlaffen Lähmung, welche nach einigen Wochen mit gesteigerten Reflexen spastisch wird. Die Hautsensibilität ist stark vermindert. Abhängig von der Höhe der Läsion spricht man von einer Tetraplegie, wenn alle vier Extremitäten betroffen sind.

■ Bei Läsionen des Rückenmarks in Höhe C 5 – C 6 können bestimmte Funktionsersatzorthesen, sog. **Fingergreiforthesen**, eingesetzt werden. Grundvoraussetzung hierfür ist die ausreichende aktive Bewegungsmöglichkeit im Schulter- und Ellenbogengelenk und eine freie passive Bewegungsmöglichkeit in den Hand- und Fingergelenken. Zur Erhaltung der freien passiven Bewegung der Fingergelenke hat sich eine **Beugebandage** (*Moberg* 1978) *als Nachtbandage* gut bewährt.

Der Ersatz der ausgefallenen Hand-Finger-Muskulatur erfolgt entweder durch eine **reziproke Fingergreiforthese**, wenn die Dorsalextensoren des Handgelenkes funktionstüchtig sind, oder durch eine **Fingergreiforthese mit Fremdkraft**, wenn alle Arm-Hand-Muskeln ausgefallen sind.

Wichtige Merkmale bei der Verordnung einer Fingergreiforthese sind:
1. die Orthese muß leicht sein,
2. die einzelnen Komponenten müssen reibungsarm untereinander arbeiten,
3. die Orthese muß justierbar sein: große Öffnung ergibt wenig Greifkraft, kleine Öffnung ergibt große Greifkraft,
4. der Daumen steht häufig in einer Supinations-Adduktions-Kontraktur. Zweck einer frühzeitigen Orthesenversorgung ist daher, die CMC-I-Gelenke passiv freizuhalten und nach Möglichkeit den Daumen in eine leichte Abduktions-Pronationsstellung zu bringen. Dies ist technisch schwierig, eine Derotationsarthrodese im MP-Gelenk i. S. einer Pronation kann in gewissen Fällen von Nutzen sein.

Reziproke Fingergreiforthese: Bei erhaltener Funktion der Handgelenksextensoren wird deren aktives Bewegungsausmaß über eine reziprok arbeitende Schubstange und ein gelenkig befestigtes Fingerteil in eine Greifschlußbewegung umgesetzt. Hierbei bewegen sich die Langfinger II und III zu dem in Pronation fixierten Daumen hin. Die Greiföffnungsbewegung geschieht im umgekehrten Sinn durch die Flexionsbewegung des Handgelenks infolge der Schwerkraft, wenn die Extensoren entspannt sind. Griffstärke und Greiföffnung sind einfach justierbar. Die Modelle nach *Rancho Los Amigos* (*Dillner* 1975) und nach *Engen* (1964), welche im Modularsystem vertrieben werden, haben bisher die besten Erfolge gezeigt.

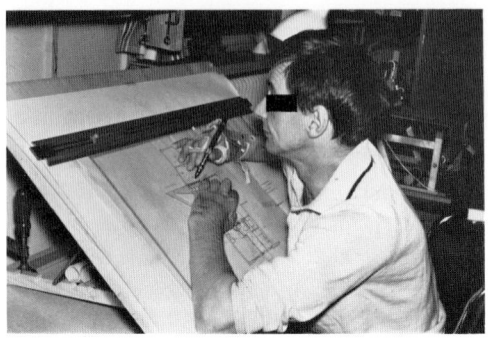

Abb. 4-73 Patient mit einer Fingergreiforthese (sog. Flexorhinge) Modell *Rancho-Los-Amigos* bei seiner Arbeit als technischer Zeichner (*L. Mannerfelt*, Archiv)

Fingergreiforthese mit Fremdkraft: Beim zusätzlichen Ausfall der Handgelenksextensoren wird die gleiche mechanische Basiseinheit verwendet, wobei die fehlende Eigenkraft dieser Muskelgruppe durch eine Fremdkraft ersetzt wird. Dies geschieht entweder in Form eines mit CO_2 betriebenen künstlichen Muskels oder mit einem Elektromotor und einer Schubstange (Abb. 4-74).

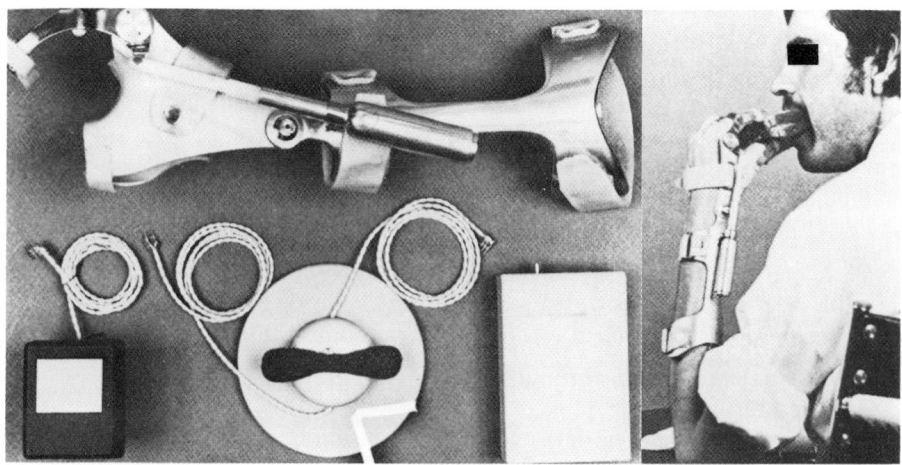

Abb. 4-74 Die elektrisch gesteuerte Fingergreiforthese nach *Engen* (*T. Engen*, Houston, Archiv)

Die Versorgung von Tetraplegikern der Höhe C5–C6 mit Funktionsorthesen verlangt sowohl vom Patienten als auch vom Versorgungsteam großes Engagement. Da die Herstellung der Orthese kompliziert und das Training des Patienten mit der Orthese Energie kostet, resigniert häufig entweder der Patient oder der Orthopädietechniker zu früh.

Durch den Sensibilitätsverlust oder die Sensibilitätseinschränkung führen kleinste Druckstellen rasch zu Ödemen, dies kann nur durch häufige Kontrollen der Paßform verhindert werden.

Am Ende eines erfolgreichen, wenn auch dornenreichen Versorgungsweges kann es aber einen Tetraplegiker geben, der mit Hilfe seiner Orthesenfunktionen unabhängig ist, *(Engen)* sowohl
im Alltagsbereich (Essen mit den Fingern, Essen mit Besteck) als auch
im Bereich der persönlichen Hygiene (Zähneputzen, Zahnpasta auf Zahnbürste anbringen, Gesicht und Nacken waschen, Haare kämmen, Hilfe beim Anziehen, eigenhändige Rasur) sowie
im Freizeitbereich (Karten spielen und ähnliche Spiele, Bücher lesen, Schreiben mit Filzschreibern und ähnlichem, Bedienen von Telefon, Schreibmaschineschreiben, Zeichnen und Malen).

Als Alternative zum Funktionsersatz mit Orthesen sind komplizierte operative Maßnahmen (*Zrubecky* 1976, *Moberg* 1978) bekannt. In der neueren Literatur ist außerdem eine funktionelle elektronische Stimulation bei Paraplegikern der Höhe C 6 beschrieben (*Peckham*, et al. 1980). Mit Hilfe von implantierten Elektroden in der Thenarmuskulatur, den Fingerflexoren und dem Daumenextensor besteht die Möglichkeit einer elektronischen Stimulierung, welche zu einem Greifschluß und zu einer Greiföffnung i. S. eines Tenodesengriffs führt.

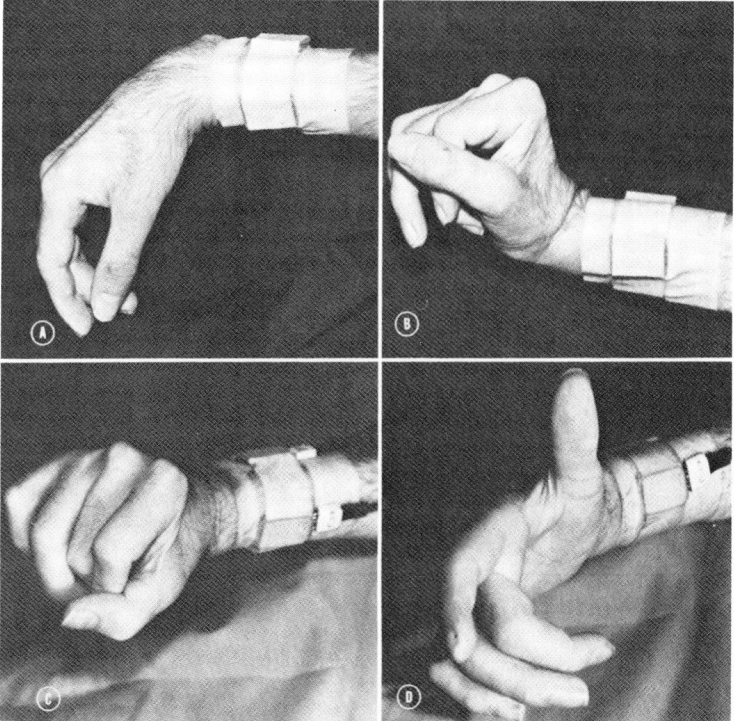

Abb. 4-75 A–D Hand mit und ohne Stimulation. A) Neutralposition ohne Stimulation, B) Tenodesegriff mit Handgelenksextension ohne Stimulation, C) Handgelenksextension mit Stimulation, D) volle Daumenextension mit Stimulation (aus: *Peckham, P., Marsolais, E., Mortimer, J. T.:* Restoration of key grip and release in the C6 tetraplegic patient through functional electrical stimulation. In: The Journal of Hand Surgery, Vol. 5, No. 5, p. 462–469)

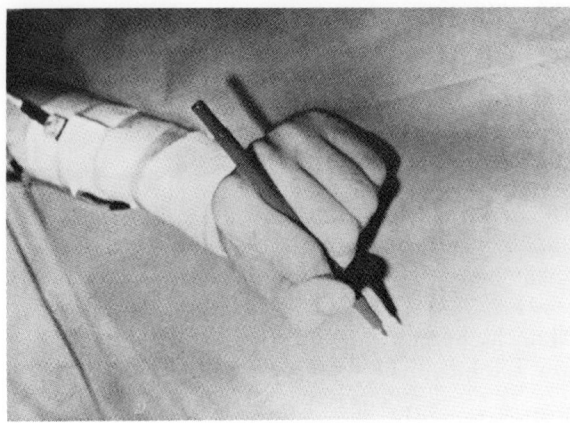

Abb. 4-76 Funktionsübungen mit Stimulation, wobei der Stift zwischen dem 2. und 3. Finger plaziert ist, damit der Daumen das Objekt als Klammer fixieren kann (aus: *Peckham, P., Marsolais, E., Mortimer, J. T.:* Restoration of key grip and release in the C6 tetraplegic patient through functional electrical stimulation. In: The Journal of Hand Surgery, Vol. 5, No. 5, p. 462–469)

Poliomyelitis

● Bedingt durch aktiv durchgeführte Schluck-Schutzimpfungen finden wir immer seltener die **spinale Kinderlähmung** mit ihren resultierenden schlaffen, rein motorischen Lähmungen. Diese Virusinfektion an den Vorderhornganglionzellen des Rückenmarks befällt unregelmäßig verschiedene Muskelgruppen. Daher muß eine Bewegungsanalyse bei jedem Patienten zeigen, wie hoch der tatsächliche Funktionsverlust ist. Danach richtet sich die individuelle Konstruktion der Orthese.

■ Orthesen werden frühzeitig eingesetzt und können sekundär eintretende Kontrakturen, hervorgerufen durch das Muskelungleichgewicht, verhindern. Für definitive Muskellähmungen werden sog. *Funktionsbandagen* verordnet und verwendet.

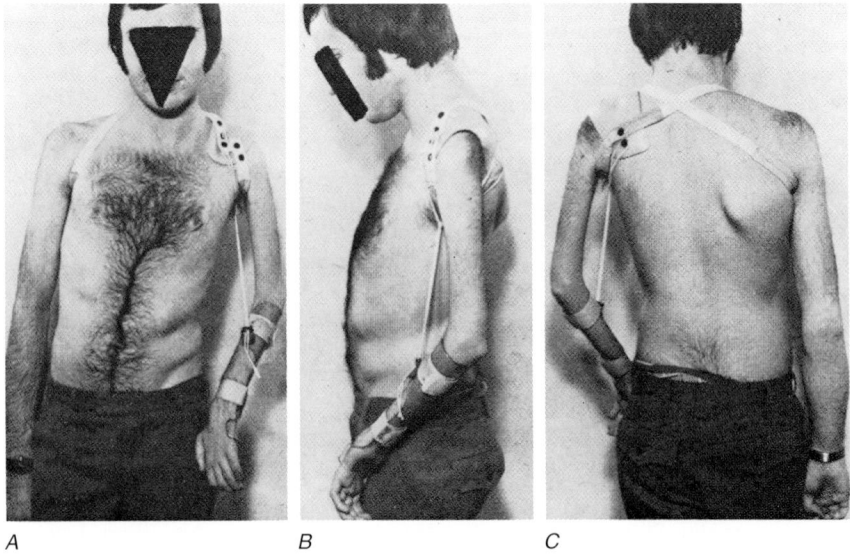

Abb. 4-77 A–C Folgezustand nach Poliomyelitis mit einer Funktionsbandage nach *Volkert* versorgt (*R. Volkert,* Orthop. Mainz, T. O.)

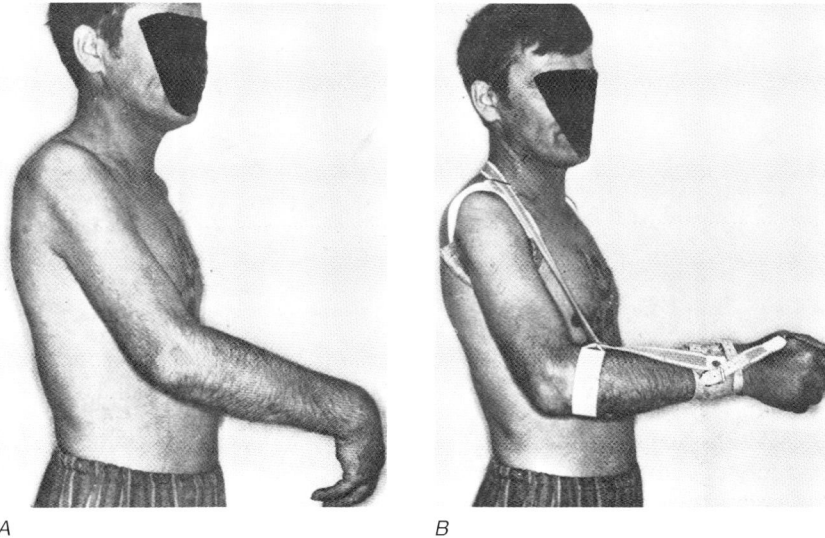

Abb. 4-78 A/B Haltungs- und Funktionsverbesserung durch eine Lähmungsbandage nach *Volkert* (*R. Volkert,* Orthop. Mainz, T. O.)

Zusammenfassung (Läsionen und Verletzungen des Zentralnervensystems)

Die orthopädietechnische Versorgung bei Schädigungen und Verletzungen des Zentralnervensystems im Bereich der oberen Extremität erfordert eine erstklassige Ausbildung. Vor allem muß eine intensive Einarbeitung in diesen diffizilen Bereich der motorischen Rehabilitation dringend empfohlen werden. Ganz besonders bei der Versorgung dieses Patientenkreises mit Orthesen ist der Orthopädietechniker ein untergeordneter Mitarbeiter, der gleichwohl eine ergänzende wichtige Aufgabe zu erfüllen hat. In einem so komplexen und schwierigen Rehabilitationsprogramm, wie es bei der Schädigung des Zentralnervensystems erforderlich ist, darf der Orthopädietechniker nur integrierter Teil sein. Die Autoren sind der Meinung, daß gerade dieses spezielle Gebiet in Zukunft durch eine rasante Weiterentwicklung aus den Anfängen heraus zu einer wesentlich komplexeren Aufgabenbewältigung führen wird. Wichtige Fragen sind hierbei die patho- und biomechanischen Kräfte, welche zur Wirkung kommen. Außerdem werden zukünftige Studien zeigen, wann die Orthesentherapie einsetzen soll und wo Orthesen nicht indiziert sind.

Abschnitt III
Läsionen und Verletzungen des peripheren Nervensystems

Allgemeine Einführung

Bei Schädigungen der peripheren Nerven der oberen Extremität kommt es zu motorischen (schlaffe Paresen) und sensiblen Ausfällen. Durch die motorischen Ausfälle wird das Muskelgleichgewicht gestört, die Gelenke werden instabil, und es kommt zu klassischen Fehlstellungen mit erheblichen Funktionseinschränkungen. Nach der Verletzung eines peripheren motorischen Nervs registriert man in der Regel 3 Wochen nach der Verletzung eine makroskopisch sichtbare Muskelatrophie. Als Folgeerscheinung nach Muskelatrophien treten Muskelkontrakturen auf. In Verbindung mit einer peripheren Nervenläsion sieht man auch sog. trophische Störungen der Haut – diese ist trocken, dünn, glatt und durchscheinend. Die Schweißsekrektion wird vermindert oder eingestellt.

Nach *Seddon* (1972) kann man die peripheren Nervenverletzungen in 3 Grade einteilen:
– *Neurapraxie,*
– *Axonotmesis,*
– *Neurotmesis.*

Als *Neurapraxie* bezeichnet man die geringste Nervenverletzung mit einer guten Prognose. Es liegt hierbei eine Schwellung des Nerven mit Veränderungen an den Markscheiden der Nervenfasern vor. Motorische Ausfälle stehen im Vordergrund. Diese Lähmung ist nicht selten vollständig, aber immer vorübergehend. Die Sensibilität ist selten oder nur i. S. von Parästhesien betroffen. Gelegentlich kommt eine Muskelatrophie vor.

Bei der *Axonotmesis* liegt eine Unterbrechung der Kontinuität der Axonen bei erhaltenen Hüllstrukturen vor. Das „Isolationsmaterial" ist also erhalten. Eine vollständige Restitution der Funktion kann erreicht werden. Diese Regeneration erfolgt von proximal nach distal.

Die *Neurotmesis* ist ein sehr ernster Zustand, da Kontinuität von Nervenfasern und Hülle unterbrochen ist. Es handelt sich also in diesen Fällen um eine totale Nervendurchtrennung. Die Prognose einer solchen unbehandelten Läsion ist schlecht. In diesen Fällen sind Operationen indiziert.

Nach einer Nervenverletzung kommt es peripher davon zu sekundären Veränderungen. Diese sind von Höhe und Art der Nervenverletzung und von der Dauer der Denervation abhängig. Am erwachsenen Knochen kommt es durch Demineralisation zur Strukturänderung, der Osteoporose. Beim Jugendlichen werden Knochenform und Knochenstruktur beeinflußt. Die Gelenke werden durch den Ausfall der Muskeln und durch Dehnung der Bänder schwach und instabil. Fehlstellungen sind Folge des gestörten Muskelgleichgewichts. Die Muskelatrophie, die etwa 3 Wochen nach der Verletzung beginnt, ist innerhalb von 3 Monaten nach der Läsion meistens vollständig. Bei längerdauernder Denervation wird die Muskulatur in ein fibröses Gewebe umgewandelt. Sekundäre Kontrakturen können daher entstehen. Eine Funktion ist danach auch bei regelrechter Nervenregeneration unmöglich. Die passive Gelenkbeweglichkeit wird sekundär eingeschränkt. Muskeln, Sehnen und Gelenkkapseln versteifen, und zwar in der Stellung, in der sie ruhiggestellt worden sind. Während der Denervationszeit kann die Muskulatur durch eine passive Bewegungstherapie und mit einer Elektrostimulation bis zu einem gewissen Grad unterstützt werden. Eine Minderung von Fibrose und Muskelkontraktur kann daraus resultieren. Durch Lagerung in entsprechenden Schienen in Funktionsstellung sind Gelenkfehlstellungen vermeidbar.

Das Aufgabengebiet der Orthopädietechnik ist klar umrissen: Als Kontrakturprophylaxe müssen die vorhandenen Fehlstellungen frühzeitig beseitigt werden.

Die Restfunktion muß verbessert werden, und bei irreparablen Nervenschädigungen wird eine Ersatzfunktion geschaffen. Da eine länger andauernde Immobilisation zur vollständigen Inaktivität, zu Durchblutungsstörungen und degenerativen Veränderungen führt, soll den *dynamisch wirkenden Orthesentypen* der Vorrang gegeben werden. Weitere Vorteile der dynamischen Orthesen sind die freie Beweglichkeit von Gelenken, die normale Funktion nichtgeschädigter Muskeln und die Stärkung der Restmuskulatur. Die sensiblen Greifflächen der Hand sollen freibleiben. Bei der Auswahl der Orthesentypen ist darauf zu achten, daß die Ausführung leichtgewichtig ist und die verbliebenen Muskelgruppen weitmöglichst frei läßt, um eine gute Restfunktion zu fördern. Der rasche unkomplizierte Einsatz solcher Orthesen favorisiert Baukastensysteme.

Die orthopädietechnisch relevanten Komplikationszustände bei Nervenläsion und Verletzungen des peripheren Nervensystem gliedern wir nachstehend wie folgt:
Läsion des Plexus brachialis
Läsion des Nervus radialis
Läsion des Nervus ulnaris
Läsion des Nervus medianus

Läsion des Plexus brachialis

● Die häufigste Form ist die **traumatische Schädigung des oberen Plexus** (Typ *Erb-Duchenne*); mit einer Lähmung der Abduktoren und Außenrotatoren des Schultergelenks, der Oberarmbeuger, mit eventuellem Teilausfall der Ellenbogenstrecker und der Dorsalextensoren der Hand. Das klinische Bild zeigt einen schlaffen herunterbaumelnden Arm mit einer Innenrotationsstellung. Selten kommt es auch zu einem kompletten Ausfall des Plexus (Abb. 4-79).

■ Im Falle einer akuten Plexusläsion ohne Wurzelausriß findet eine **Armabduktionsorthese** zur Entlastung des überdehnten Nerven Verwendung, wobei aktive Übungen im Ellenbogen- und Handbereich nützlich sind. Hierbei ist es möglich, **aktive, dynamisch arbeitende Fingerorthesen** an einer Armabduktionsorthese anzubringen.

Bei einer *irreparablen Plexusläsion* verwenden wir eine **Schulter-Arm-Orthese** nach Fitzlaff (1980), um eine Überdehnung der Schultergelenkskapsel mit resultierender Subluxation des Humeruskopfes zu vermeiden. Gleichzeitig wird die Haltefunktion der ausgefallenen Abduktoren und Außenrotatoren der Schulter ersetzt. Als Basis dient ein Schulterring, welcher zirkulär um den Brustkorb befestigt wird. Ein Unterarmformteil mit leichter Kondylenanstützung ist mit dem Schulterring durch Haltegurte verbunden. Interessant ist die Führung der Haltegurte am Schulterring über einen vorderen und hinteren Metallsteg, welcher dem Gelenkpunkt des Schultergelenks entspricht. Der Verlauf zwischen Metallsteg und Haltegurt soll linear erfolgen (Abb. 4-80).

Die *Schulter-Arm-Orthese nach Fitzlaff* (1980) ermöglicht dem Patienten, seine verbliebene Restfunktion zu nutzen, wobei außerdem die Durchblutung gefördert und eine schmerzhafte Subluxation des Humeruskopfes verhindert wird.

522 Orthesen für die obere Extremität

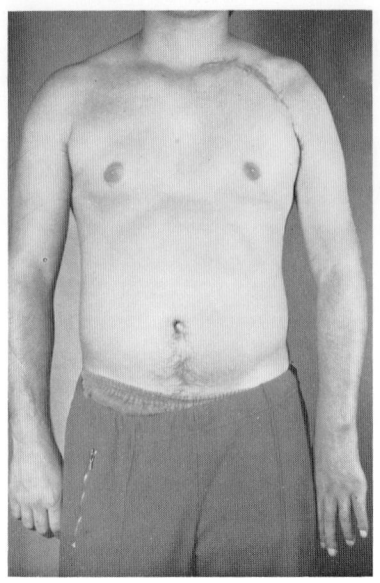
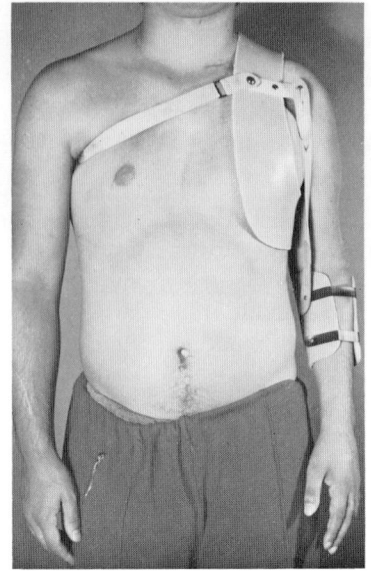
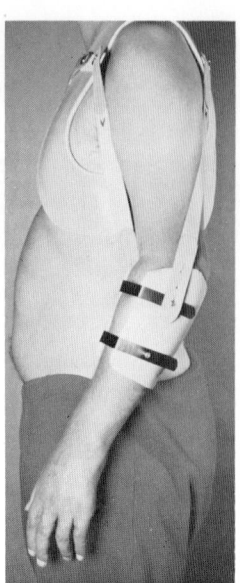

Abb. 4-79 *Abb. 4-80 A* *Abb. 4-80 B*

Abb. 4-79 Klinisches Bild einer Plexuslähmung mit schlaff herunterbaumelndem Arm und Innenrotationsfehlstellung (*Fitzlaff:* Zeitschrift für Unfallmedizin und Berufskrankheiten, 72. Jg., 1979, Sondernummer, S. 252 ff.)

Abb. 4-80 A/B Schultergelenksentlastungsbandage nach *Fitzlaff* bei Plexusparese – in 2 Ansichten (*Fitzlaff:* Zeitschrift für Unfallmedizin und Berufskrankheiten, 72. Jg., 1979, Sondernummer S. 252 ff.)

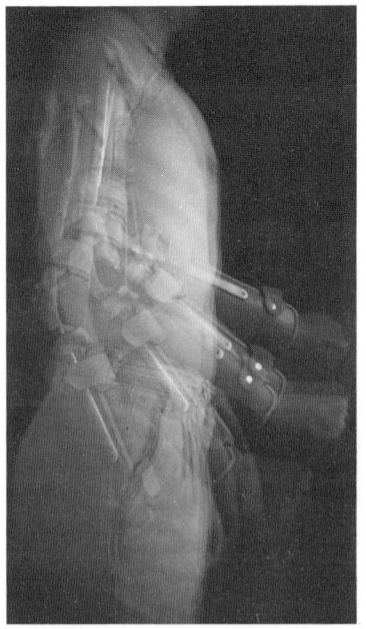
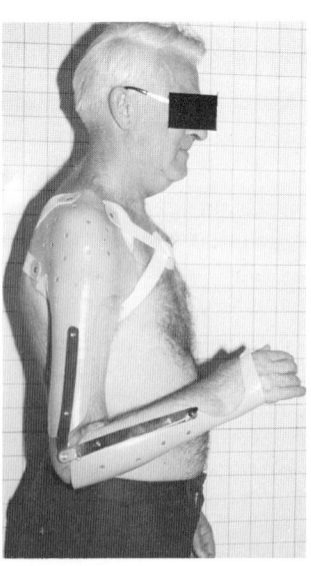
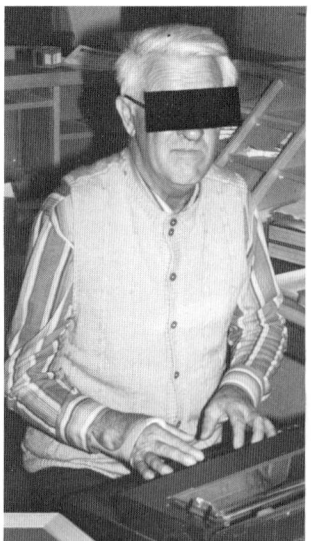

Abb. 4-81 *Abb. 4-82 A* *Abb. 4-82 B*

Abb. 4-81 Bewegungsstudie einer Ersatzfunktions-Orthese bei inkompletter Plexuslähmung (*V. Biedermann,* Archiv)

Abb. 4-82 A/B A) Ersatzfunktions-Orthese, bei Plexuslähmung mit erhaltener Fingerbeweglichkeit (offene Kunststoffschalentechnik). B) Der Patient bei Schreibarbeiten mit angelegter Orthese (*L. Biedermann,* Archiv)

Die Orthese kann durch die Verstellbarkeit der Haltegurte im Ellenbogengelenk gestreckt oder in leichter Beugung getragen werden. Teilweise ist eine Fixierung des Handgelenks notwendig, wobei aber in diesen speziellen Fällen die Meinung des Patienten gehört werden sollte.

Orthesen, welche bei Plexuslähmung eine Ersatzfunktion übernehmen sollen, sind in ihrer Konstruktion und Mechanik sehr kompliziert, da ohne den Einsatz von Fremdkraft keine funktionellen Verbesserungen möglich sind. Nach einschlägigen Erfahrungen ist die Resonanz des Patienten auf ein solches Wunderwerk der Technik gering, denn er will so wenig wie möglich mit seinem Leiden konfrontiert werden.

Einfache Konstruktionen, welche tatsächlich verwendet werden, sind daher zu bevorzugen (Abb. 4-81 und 4-82).

Eine Zwischenlösung ist der sog. **Roehampton-Flail-Splint**, welcher aus leichtem Material besteht und Ober- und Unterarm mit einer ventralen Schulteranstützung faßt. Mit Hilfe eines Rastergelenkes ist die passive Bewegungsmöglichkeit im Ellenbogen gegeben.

Läsion des Nervus radialis

● Wir unterscheiden zwischen einer **proximalen** und einer **distalen Schädigung des Nervus radialis**. Bei der *proximalen kompletten Schädigung* sind folgende Muskeln ausgefallen: Musculus triceps, Musculus brachioradialis, Handgelenksextensoren, Fingerextrinsic-Extensoren, Daumenstrecker und Abduktoren. Bei der *distalen Schädigung* des Nervus radialis im Unterarmbereich können sämtliche o. g. Muskeln, außer Musculus triceps und Musculus brachioradialis, geschädigt sein. Das klassische klinische Bild einer distalen Radialisschädigung ist die Fallhand mit Ausfall der Handgelenksstrecker, der Langfingerstrecker und der Daumenabduktoren.

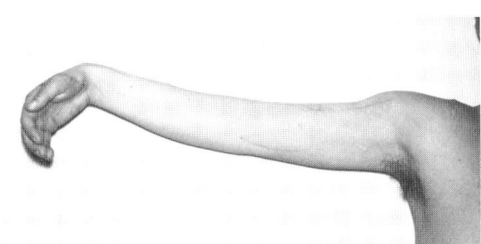

Abb. 4-83 Klinisches Bild einer Radialislähmung (*L. Mannerfelt*, Archiv)

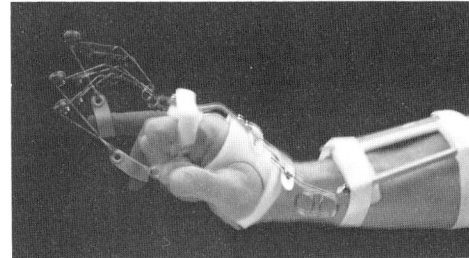

Abb. 4-84 Dynamische Handorthese nach *DAHO*, mit polyaxialer Handgelenks-Extensionsfeder und polydynamischer Finger-Extensionseinheit, bei Zustand nach Radialislähmung (*L. Biedermann*, Archiv)

■ Wir verwenden in diesen Fällen eine **dynamisch wirkende Orthese nach DAHO** zur Verhinderung von Fehlstellungen und zur *Aktivierung der Hand bei partiellen Lähmungen* (Abb. 4-84).

Bei der isolierten Schädigung der Handgelenksstrecker verwenden wir eine *dynamische Orthese nach dem Cock-up-Prinzip*. Da man verschieden starke Federelemente verwenden kann, ist der Ausgleich des dynamischen Widerstandes proportional zur Kraftzunahme der Muskulatur gewährleistet. Die **Orthese** besteht aus **Mittelhand-Unterarm-Teilen**, welche durch Federelemente schraubbar verbunden sind (s. S. 524, Abb. 4-85).

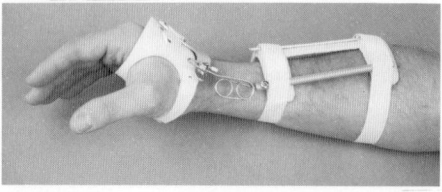

Abb. 4-85 Dynamische Handorthese nach *DAHO*, mit polyaxialer, justierbarer Handgelenks-Extensionsfeder, bei inkompletter Radialislähmung (*L. Biedermann,* Archiv)

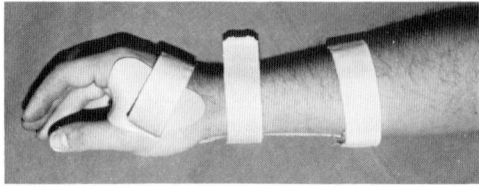

Abb. 4-86 Statische Orthese für das Handgelenk Modell *Engen*, leichte Ausführung bei Radialislähmung (*L. Biedermann,* Original)

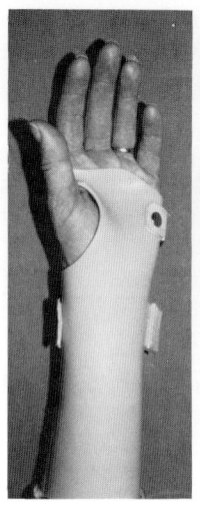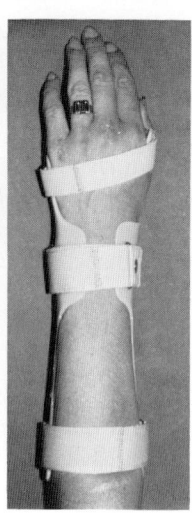

Abb. 4-87 Zuschnitt einer stabilen Handgelenksorthese mit dorsalem Einstieg in 2 Ansichten, bei Radialislähmung (*L. Biedermann,* Original)

Bei *irreparablen Schädigungen* des Nervus radialis ohne Operationsindikation kann eine **statische Orthese für das Handgelenk** aus leichtem Material verwendet werden. Bedingt durch Einsatzgebiet und Wunsch des Patienten sind mehrere Zuschnitte und Varianten möglich.

Läsion des Nervus ulnaris

● Das klinische Bild ist von der Höhe der Läsion abhängig. Bei Verletzungen des Nervus ulnaris in Oberarmhöhe wird die Handgelenksbeugung schwach, Ring- und Kleinfinger können nicht ausreichend gebeugt werden. Die typische Fehlstellung für die **Ulnarislähmung** ist auch die sog. Krallenstellung. Hierbei werden die MP-Gelenke III, IV und V in Hyperextension und die proximalen und distalen Interphalangealgelenke in Flexion gestellt. Eine solche Krallenstellung ist typisch für eine distale Ulnarisverletzung (Abb. 4-88).

■ Bei dieser Krallenstellung schrumpft die dorsale Kapsel der MP-Gelenke III, IV und V sehr schnell, und eine Orthesenbehandlung ist rasch anzusetzen. Hierbei sollen die MP-Gelenke II–V in leichte Flexion gestellt werden. Nach Möglichkeit soll eine solche **Fingerorthese** dynamisch arbeiten, um einer Rückführung der Bewegung dieser Hand nicht im Wege zu stehen. Eine Extension der proximalen und distalen Interphalangealgelenke III–V ist teilweise erforderlich, gleichfalls eine Dorsalextensionsstellung des Handgelenks zur Herbeiführung der Funktionsstellung. Eine solche *Schiene* wurde von *Bunnell* (1946) beschrieben (Abb. 4-89).

Postoperative Fälle erfordern eine differenziertere Versorgung (Abb. 4-90).

Läsionen und Verletzungen des peripheren Nervensystems 525

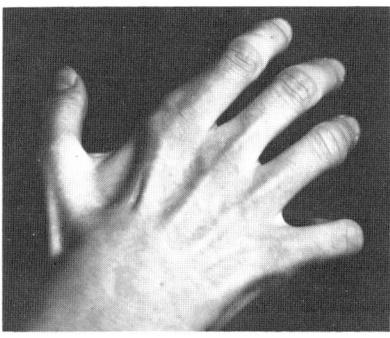
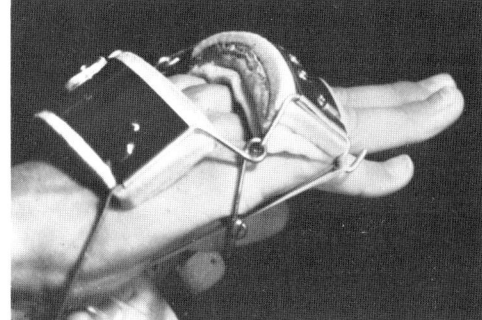

Abb. 4-88   Abb. 4-89

Abb. 4-88   Klinisches Bild einer Ulnarisparese (*L. Biedermann*, Archiv)

Abb. 4-89   Orthopädietechnische Versorgung einer Ulnarisparese mit einer dynamischen Fingerorthese nach Bunnell (*L. Biedermann*, Archiv)

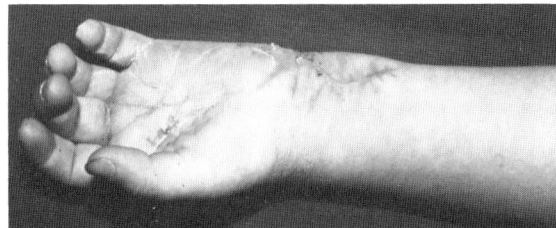

A

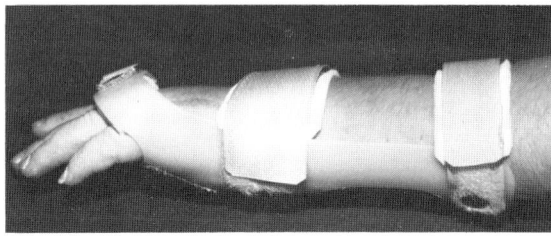

B

Abb. 4-90 A–C A) Beispiel einer postoperativen Orthesentherapie eines Kindes nach primärer Nervennaht bei Ulnarisdurchtrennung durch Schnittverletzung (*R. Albersmeyer*, Archiv), B) 6 Wochen nach der Operation und Gipsruhigstellung erfolgt eine Lagerung in entspannter Stellung des N. ulnaris in minimaler Handgelenksbeugung und Gegenlagern über den MP-Gelenken II–V. Beachtung: Langfinger sind frei beweglich, können jedoch nicht überstreckt werden (*R. Albersmeyer*, Original), C) 6 Monate nach Operation und Lagerung erfolgen Bewegungsübungen mit einer dynamischen Extensionsorthese nach *DAHO* zur Kräftigung der Muskulatur und zur Verbesserung der Handkoordination (*R. Albersmeyer*, Archiv)

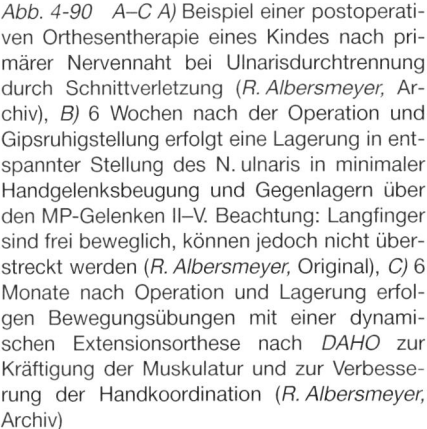
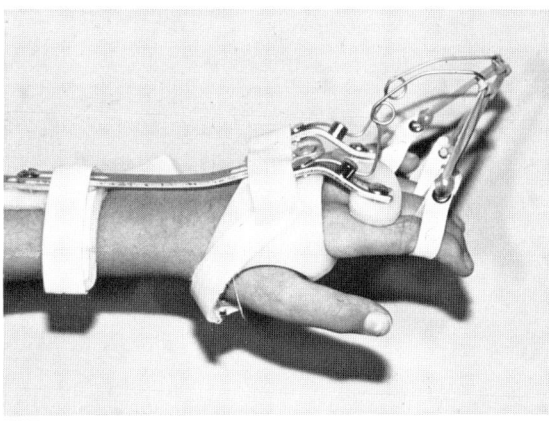

C

Läsion des Nervus medianus

● Der funktionelle Ausfall durch eine **Medianusschädigung** ist groß. Aufgehoben ist die Pronationsmöglichkeit des Unterarms, die Beugung im Handgelenk ist eingeschränkt. Besonders betroffen ist die Daumenfunktion, wobei die Beugung im Endgelenk, die Daumenabduktion und v. a. die Daumenopposition ausfallen. Das Beugevermögen der Zeige-, Mittel- und Ringfinger ist ausgeschaltet. Alle Greifarten, welche den abduzierten Daumen beinhalten, sind nicht mehr möglich. Besonders klinisch wichtig ist der Sensibilitätsverlust der Finger I – Hälfte des IV Fingers! (Abb. 4-91).

■ Die Aufgabe der Orthese ist die Wiederherstellung der Daumenabduktion-Opposition. Bei vorübergehenden Paresen und postoperativ nach rekonstruktiven chirurgischen Eingriffen verwenden wir eine **Daumenorthese mit Federelement**, welche den 2. Strahl und den Daumen dynamisch auseinanderhält. Finger- und Daumenfassung müssen also gelenkig verbunden sein (Abb. 4-92).

Bei irreparablen Schädigungen kann in einigen Fällen eine **Kunststoffspange** nach der Originalbeschreibung von G. Hohmann (1946) gute Dienste leisten (Abb. 4-93).

Zusätzlich können Befestigungsmöglichkeiten für Eßbestecke oder Schreibstifte angefertigt werden.

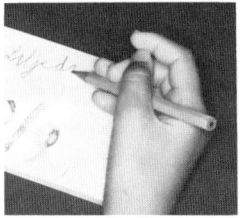
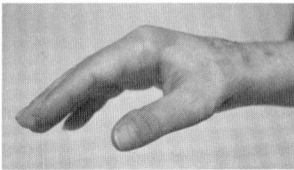
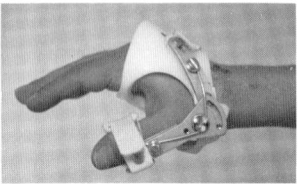

Abb. 4-91   Abb. 4-92 A   Abb. 4-92 B

Abb. 4-91 Klinisches Bild einer Medianusparese mit resultierender Unfähigkeit zum Spitzgriff (L. Mannerfelt, Archiv)

Abb. 4-92 A/B Dynamisch wirkende Daumenorthese nach DAHO zur Aktivierung der Abduktions- und Oppositionsgreifbewegung (L. Biedermann, Original)

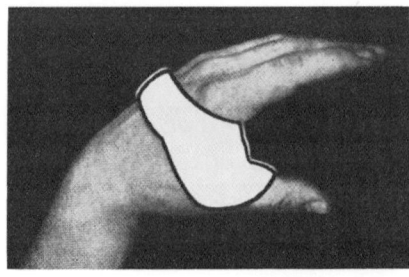

Abb. 4-93 Schienenspange bei Opponenslähmung (aus: G. Hohmann: Orthopädie-Technik. Enke Verlag Stuttgart, 1965)

Rekonstruktive Eingriffe bei kombinierten Nervenläsionen

● Bei schweren Traumen kommt es häufig zur Schädigung mehrerer Nerven. Das klinische Bild zeigt in diesen Fällen Kombinationen der typischen Fehlstellungen, welche orthopädietechnisch in der vorher beschriebenen Weise versorgt werden.

Kombinierte Nervenschädigungen kommen in folgender Zusammensetzung vor:
Medianus – Ulnaris,
Radialis – Ulnaris,
Radialis – Medianus.
Am häufigsten ist die distale Medianus-Ulnaris-Schädigung.

■ Bei umfangreichen Wiederherstellungsoperationen (Nervennaht, freie Nerventransplantation mit oder ohne Muskel-Sehnen-Verlagerungen) empfiehlt sich ein intensives prä- und postoperatives Übungsprogramm. Für diesen Zweck verwenden wir die bereits erwähnte **dynamische Schiene** *nach Bunnell*. Mit Hilfe dieser Orthese wird das Handgelenk in leichte Dorsalextension gestellt, die Fingergrundgelenke II–V werden leicht gebeugt und dabei die PIP- und DIP-Gelenke dynamisch gestreckt. Aufgrund der hervorragenden Konstruktion dieser Orthese ergibt sich ein physiologisch exakter Funktionsablauf der Beuger und Strecker und damit eine gute Handkoordination. Die Orthese ist einfach in der Handhabung und hat sich ausgezeichnet zur präoperativen Kontrakturprophylaxe und zum postoperativen Krafttraining bewährt.

Bei kombinierten, hochsitzenden, schweren Nervenschädigungen sind außerdem die Pro- und Supination eingeschränkt. Beim Ausfall des Nervus medianus ist die Pronation nicht möglich, während beim Ausfall des Nervus musculocutaneus die Supination in Mitleidenschaft gezogen wird. Nach den erforderlichen rekonstruktiven Eingriffen mit Sehnenverlagerungen, Nervennähten und Nerventransplantationen beinhaltet das Nachbehandlungsschema die Mobilisierung von Pro- oder Supinationsbewegungen mit einer **Unterarmorthese** *nach DAHO-Albersmeyer* (1980). Diese dynamisch wirkende Orthese besteht aus einem Ellenbogen-Unterarmteil mit einer **Kondylenanstützung** *nach Schmidl* (1964) und einer Mittelhandspange. Die *Mittelhandspange* ist mit der Ellenbogenhülse *mit einem Torsionsstab* gelenkig verbunden. Mit Hilfe dieses Torsionsstabes kann eine Vorspannung in Richtung Pronation oder Supination gegeben werden. Außerdem können sehr einfach Extensionsfedern für die Langfinger angebracht werden (Abb. 4-94 A–E).

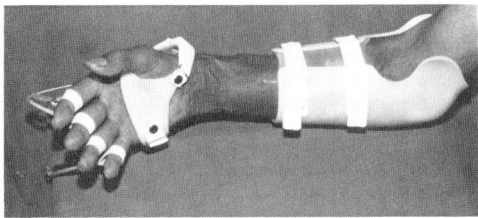

Abb. 4-94 A

Abb. 4-94 B

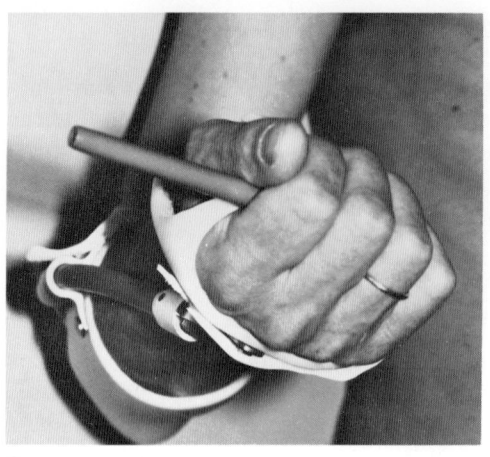

C

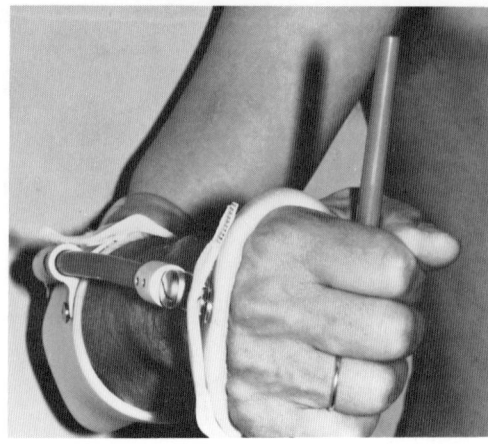

D

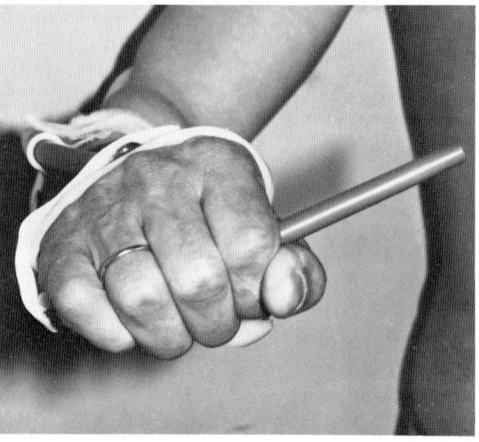

E

Abb. 4-94 A–E Nachbehandlungsorthese nach rekonstruktiven Eingriffen bei Pro- oder Supinationseinschränkungen, Modell DAHO-Albersmeyer (L. Biedermann, Original)

Zusammenfassung (Läsionen und Verletzungen des peripheren Nervensystems)

Orthopädietechnische Maßnahmen haben bei Schädigungen des peripheren Nervensystems der oberen Extremität eine ergänzende und verantwortungsvolle Aufgabe. Im Vordergrund stehen die Wiederherstellung der Funktion und der Ausgleich der Muskelimbalance i. S. einer Kontrakturprophylaxe und bei irreparablen Schädigungen der Funktionsersatz. Bedingt durch die mangelnde Durchblutung sind sorgfältige Anpassung der Orthese und fortwährende Kontrolle Pflicht. Druckstellen werden wegen des sensiblen Ausfalls vom Patienten nicht registriert und führen rasch zu Ulzerationen. Eine schnellstmögliche Orthesenversorgung ist speziell in diesen Fällen angezeigt. Wir empfehlen daher den Einsatz von Baukastensystemen.

Abschnitt IV
Traumen – Knochen, Gelenke, Bänder und Sehnen

Allgemeine Einführung

In diesem Abschnitt werden Möglichkeiten der unterstützenden Orthesentherapie im konservativen als auch im postoperativen Bereich nach traumatischen Schädigungen der oberen Extremität beschrieben. Nervenverletzungen und posttraumatische Komplikationen werden in zwei weiteren Abschnitten ausführlich behandelt.

Bei Verletzungen der oberen Extremität ist meistens die Hand betroffen, da diese sich bei der Arbeit oft außerhalb der natürlichen Körperschutzzone des Menschen befindet. Zudem werden Hand und Arm als Schreckreaktion spontan vom Körper weggestreckt, um vermeintliche Schäden abzuhalten. Dies ist auch der Grund, weshalb die Schulterregion häufiger als die Ellenbogenregion von Verletzungen betroffen ist.

Wegen der Vielfalt der Verletzungsarten unterteilen wir diesen Abschnitt zur besseren Verdeutlichung in:
Verletzungen der Streck- und Beugesehnen,
der Ligamente, außerdem in
Frakturen,
Distorsionen und
Luxationen.

Zur besseren Übersicht der unterschiedlichen Ortheseindikationen werden die Verletzungsarten in 3 Körperregionen aufgeteilt:
Handbereich,
Ellenbogenbereich und
Schulterbereich.

Die Aufgaben von Orthesen bei Verletzungen der oberen Extremität sind mannigfaltig, sie reichen über die gesamte Palette von Stabilisierung, Ruhigstellung bis zu Bewegungsförderung und Bewegungsunterstützung. Häufig läßt sich die Orthesenbehandlung in 2 Stufen unterteilen:
Stufe 1: *Ruhigstellung zur Abheilung* und *Konsolidierung*
Stufe 2: *Bewegungsförderung zur Wiederherstellung*
von Kraft und Beweglichkeit nach dem Stadium der Ruhigstellung.

Handbereich

Strecksehnen

● Die häufigste Strecksehnenverletzung im Handbereich ist der **subkutane Strecksehnenriß** im Endglied mit oder ohne Knochenbeteiligung. Das klinische Bild zeigt eine Hammerstellung im DIP-Gelenk mit geringer aktiver Extensionsbeweglichkeit, welche durch die nichtverletzten Seitenzügel verbleibt.

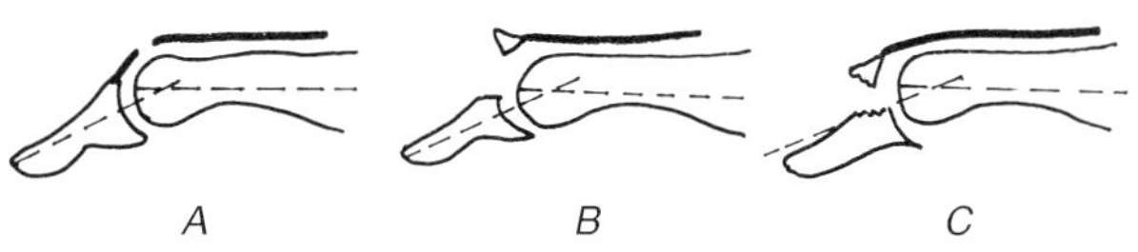

Abb. 4-95 A–C Subcutaner Abriß der Strecksehne über dem Endglied, *A)* ohne Knochenbeteiligung, *B)* mit knöchernem Ausriß ohne Luxation, *C)* mit knöchernem Ausriß mit Luxation in palmarer Richtung (*L. Biedermann,* Original)

■ Ab dem ersten Tag bis zur 7. Woche leistet ein exakt angelegtes **Fingerstreckschienchen** gute Dienste. Für weitere 2 Wochen wird dieses Schienchen dann noch zur Nachtlagerung verwendet.

Wichtig ist die Fixierung des DIP-Gelenkes in leichter Hyperextensionsstellung. Wie schon von *G. Hohmann* (1946) und von *Stack* (1979) angegeben, muß das PIP-Gelenk frei beweglich bleiben, da die lateralen Züge als Strecker die Fixation in der Extensionsstellung unterstützen. Eine Fixation des PIP-Gelenkes ist also unlogisch und ergibt außerdem Kontrakturen in diesem Gelenk.

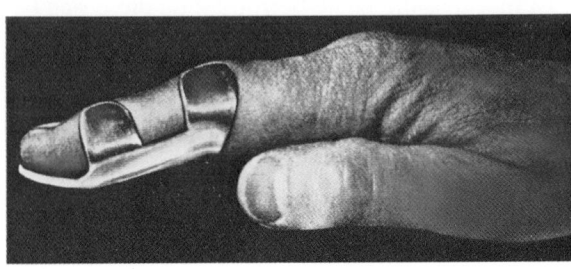

Abb. 4-96 Fingerschienchen nach *Hohmann* am Zeigefinger angelegt (aus: G. Hohmann: Orthopädietechnik, Enke Verlag, Stuttgart 1965, S. 145)

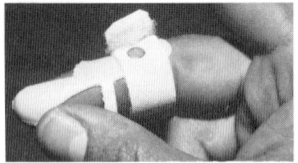 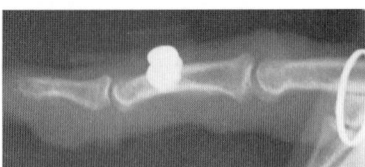

Abb. 4-97 Vom *DAHO* modifizierte Fingerschiene nach *Stack* mit freigelegter taktiler Fläche im palmaren Bereich (klinisches und röntgenologisches Bild (*L. Biedermann*, Archiv)

■ Bei **veralteten Strecksehnenabrissen** mit bestehenden massiven Beugekontrakturen können *präoperativ* vor rekonstruktiven Eingriffen **dynamische DIP-Extensionsorthesen** zur Mobilisierung und Aufrichtung der Fehlstellung eingesetzt werden.

■ **Subkutane Strecksehnenverletzungen über den PIP-Gelenken** ergeben das klinische Bild einer Knopflochdeformität (Abb. 4-98), mit einer evtl. dorsalen Kapselsprengung. Die lateralen Züge wirken dann als Beuger, weshalb ab dem 1. Tag bis zur 6. Woche **PIP-Streckschienchen** verwendet werden. Das DIP-Gelenk muß freibleiben, da die lateralen Züge nach der Wiederherstellung der Streckstellung im PIP-Gelenk das Endglied aktiv strecken. Auch hier führt eine übertriebene Fixation eines nichtbeteiligten Gelenkes zu Kontrakturen. Es sind mehrere *Orthesenkonstruktionen von Bunnell* (1946) *und Capener* (1973) zu empfehlen (Abb. 4-99 und 4-100).

■ Bei **veralteten Strecksehnenverletzungen über dem PIP-Gelenk** mit *massiver Beugefehlstellung* erfolgen Aufrichtung und Mobilisierung *präoperativ mit einer* **PIP-Extensionsorthese** *(Mannerfelt)* vor der sekundär rekonstruktiven Chirurgie.
Als postoperative Bewegungstherapie findet die gleiche Orthese Verwendung.

● Ein häufig **isoliertes Strecksehnentrauma** über der MP-Gelenkreihe mit resultierender Ulnarluxationstendenz der Strecksehne ergibt das klinische Bild der Ulnardeviation eines einzelnen Langfingers.

■ Im konservativen als auch im postoperativen Bereich findet dann eine **dorsoradial ziehende dynamische Orthese** Verwendung.

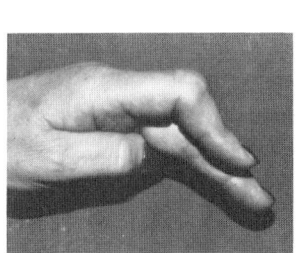 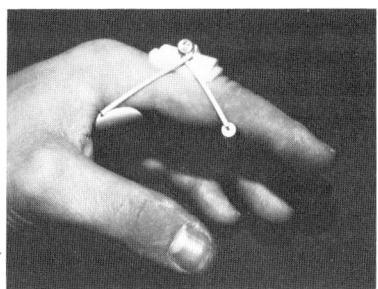 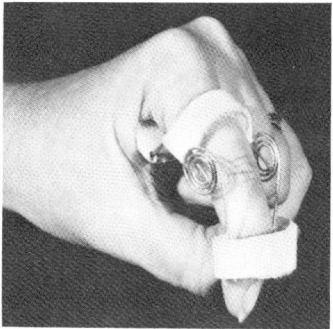

Abb. 4-98 *Abb. 4-99* *Abb. 4-100*

Abb. 4-98 Klinisches Bild einer Knopflochdeformität nach Strecksehnenverletzung über dem PIP-Gelenk (*L. Biedermann*, Archiv)

Abb. 4-99 Kurze PIP-Extensionsorthese Modell *Steeper* bei Knopflochdeformität (*L. Biedermann*, Archiv)

Abb. 4-100 Modell *Capener* als kurze PIP-Extensionsorthese (*L. Biedermann*, Archiv)

● Neben **Strecksehnenverletzungen im Handrücken- und Handgelenksbereich** bestehen häufig Nervenverletzungen. Nach Wiederherstellungsoperationen mit Strecksehnennähten wird die Hand für 5 Wochen ruhiggestellt.

■ Nach geordneter Wundheilung kann als Bewegungsunterstützung eine **dynamische Flexionsorthese** verwendet werden. Bei gestörter Gesamtbeweglichkeit der Hand wird zur Koordination der Funktion eine von *Bunnell* beschriebene Orthese eingesetzt. Wichtig ist, daß bei Beginn der dynamischen Orthesenbehandlung eine minimale Kraft zwischen 10 und 20 p/Finger zum Einsatz kommt. Die Einstellung dieser Kraft erfolgt nur durch den Operateur (Abb. 4-101).

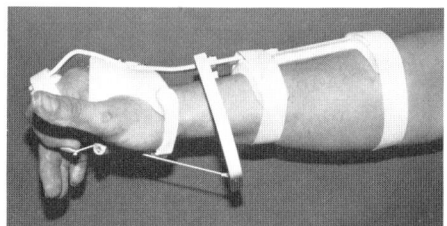

Abb. 4-101 Dynamische Flexionsorthese nach *DAHO* zur postoperativen Bewegungsförderung nach Strecksehnenverletzung im Mittelhandbereich (*L. Biedermann*, Original)

Beugesehnen

● Bei **Beugesehnenverletzungen** unterscheiden wir 3 klassisch operative Eingriffe, die *primäre* und *sekundäre Beugesehnennaht* sowie die *zweizeitige Beugesehnenoperation* mit freier Sehnentransplantation. In allen Fällen sind dynamisch wirkende Orthesen fest in das Behandlungsschema integriert.

■ Bei der *primären und sekundären Beugesehnennaht* beginnen die Bewegungsübungen nach der Operation im *Verband nach Kleinert* (1975), welcher leichte Extensionsübungen erlaubt. In diesem Verband sind das Handgelenk und die MP-Gelenke in Palmarflexionsstellung zur Entlastung des Flexorsehnenapparates gestellt (Abb. 4-102).

Nach 5 Wochen wird der in Palmarflexion gestellte Gips abgenommen und das Handgelenk bleibt für weitere 2 Wochen frei beweglich. Nach diesen 7 Wochen kann bei Bedarf eine **dynamisch wirkende PIP-Extensionsorthese lang** zu Flexionsübungen gegen progres-

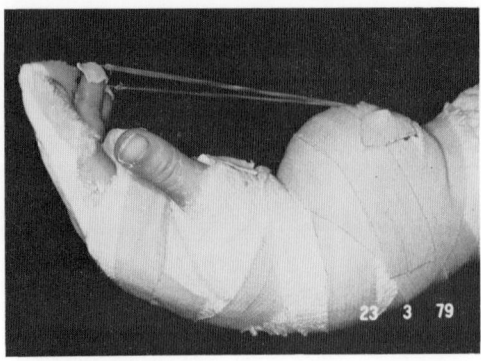 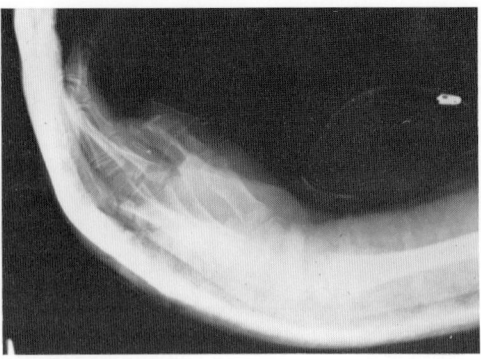

Abb. 4-102 Postoperativer Verband nach *Kleinert* zur leichten Frühmobilisierung nach Beugesehnennaht (*R. Albersmeyer*, Villingen, Archiv)

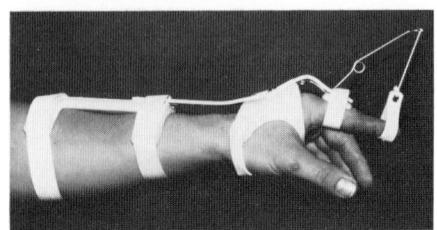 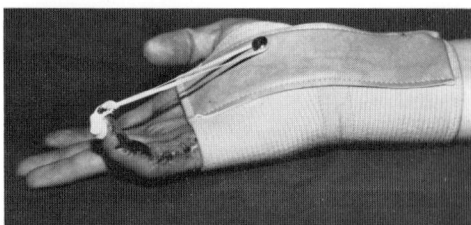

Abb. 4-103 *Abb. 4-104*

Abb. 4-103 Dynamische Extentionsorthese nach *DAHO* mit Fixation der Mittelhand und der MP-Gelenke (*L. Biedermann*, Original)

Abb. 4-104 Dynamische Beugebandage zur Erhaltung der Fingerbeweglichkeit im Stadium I bei der zweizeitigen Beugesehnentransplantation (*L. Biedermann*, Original)

siven Widerstand und zur Stärkung der Muskulatur eingesetzt werden. Auch hier sollte die Erstbelastung mit dynamischen Schienen nur vom Operateur vorgenommen werden. Zu Beginn sollten nicht mehr als 10 p dynamische Extensionskraft angewendet werden (Abb. 4-103).

■ Die *zweizeitige Beugesehnenoperation* wird in 2 Stufen unterteilt. In der Stufe I erfolgt das Einbringen eines Silastic-Stäbchens, wobei wir eine **Beugebandage** zum Training der Strecker und zur Erhaltung der Beweglichkeit als Antagonistenersatz der Beuger verwenden (Abb. 4-104). In der Stufe II (freie Beugesehnentransplantation) erfolgen die Bewegungsübungen, wie bei der primären und sekundären Beugesehnennaht bereits beschrieben, im *Verband nach Kleinert*. Danach kann bei Bedarf wiederum eine **dynamische Extensionsschiene** zur Mobilisierung, Koordinierung und Verbesserung der Beweglichkeit eingesetzt werden. Die MP-Gelenke sollten hierbei nicht gestreckt werden.

Tenolysen

● Bei **Tenolysen von Beuge- oder Strecksehnen** im Handbereich kann postoperativ nach geordneter Wundheilung eine gezielte Orthesentherapie die krankengymnastischen Bewegungsübungen unterstützen.

■ Nach Beugesehnentenolysen erfolgt das Training der Beugung durch *dynamische Extensionszüge*, nach Strecksehnentenolysen erfolgt die Aktivierung der Strecker durch **dynamisch wirkende Flexionsorthesen**.

Bänder

● Eine häufige Verletzung hierbei ist der **An- oder Abriß des radialen oder ulnaren Kollateralligamentes** in Höhe des PIP-Gelenkes, oft fehlerhaft als Prellung oder Distorsion bezeichnet. Durch die mangelnde Seitenstabilität kann eine Luxation in diesem Gelenk resultieren.

■ Wenn keine Knochenabsplitterungen vorliegen, wird vom 1. Tag bis zur 5. Woche mit Hilfe eines **seitenstabilisierenden Fingerschienchens** eine Luxation verhindert, und die Heilung der Weichteile kann erfolgen. Das PIP-Gelenk kann in dem Schienchen bewegt werden, allerdings sollte eine Extensionssperre in 15 Grad Beugestellung zur Entlastung des Kollateralligamentes erfolgen. Das Modell von *Capener* (1973) hat sich gut bewährt (Abb. 4-100).

Distorsionen

● Bei Sportverletzungen sehen wir am häufigsten **Distorsionen, v. a. in den PIP-Gelenken.** Meist werden diese Verletzungen vom Patienten nicht richtig eingeschätzt, die mangelnde Beweglichkeit der PIP-Gelenke wird durch Kompensationsbewegungen der MP-Gelenke überbrückt. Daraus resultiert nach einiger Zeit eine Gelenkeinsteifung, womit der Patient dann meistens einen Arzt aufsucht.

■ Nach Distorsionen kann mit einer **dynamisch wirkenden PIP-Extensionsorthese** dieses Gelenk mit unterstützender krankengymnastischer Behandlung wieder beweglich gemacht werden. Durch die Blockierung von Hand- und MP-Gelenk sowie der gleichzeitigen dynamischen Extensionskraft wird der Patient gezwungen, sein PIP-Gelenk wieder gegen Widerstand zu bewegen. Bei hartnäckigen Fällen hat es sich als günstig erwiesen, eine palmare Gegenpelotte an die Basalphalangen zu setzen.

Ellenbogenbereich

● Bei Verletzungen im Ellenbogenbereich ergeben sich *posttraumatische Zustände*, welche auf S. 536 abgehandelt werden. Der Vollständigkeit halber sei in diesem Zusammen-

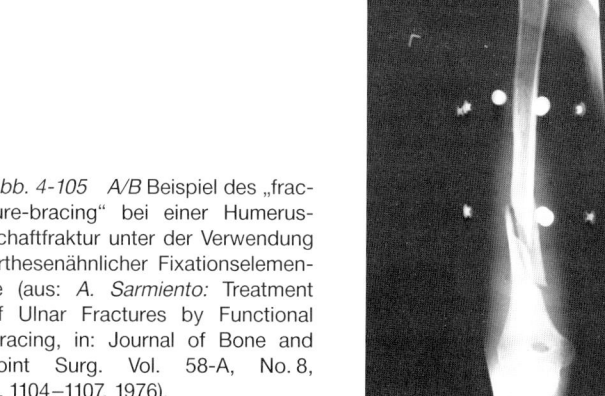
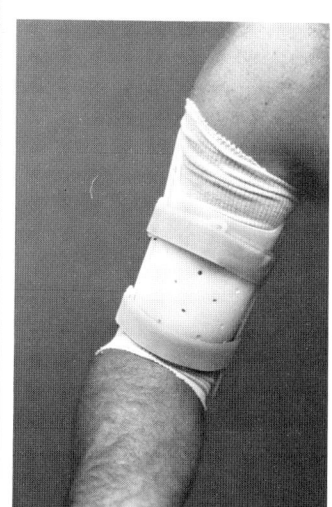

Abb. 4-105 A/B Beispiel des „fracture-bracing" bei einer Humerusschaftfraktur unter der Verwendung orthesenähnlicher Fixationselemente (aus: *A. Sarmiento:* Treatment of Ulnar Fractures by Functional Bracing, in: Journal of Bone and Joint Surg. Vol. 58-A, No. 8, S. 1104–1107, 1976).

A   B

hang auf das „fracture bracing" (*Sarmiento-Latta* 1981) hingewiesen, welches in den USA Verwendung findet. Hierbei werden als Gipsersatz vorgeformte, leichte orthesenähnliche Fixationselemente für den Unterarm- und Oberarmbereich verwendet und mit gutem Erfolg eingesetzt (s. a. Kapitel 5, Abschnitt IV).

Schulterbereich

● Bei der Behandlung der kopfnahen Oberarmfrakturen, nach stumpfem Trauma der Schultermuskulatur und nach Luxationen mit deren Operationen im Schultergelenk werden zur *postoperativen Lagerung* häufig mit gutem Erfolg Orthesen eingesetzt.

■ Bei den Konstruktionen der **Schulter-Abduktionsorthesen** sind einige wichtige Kriterien hervorzuheben. Eine gute Fixation und Ruhigstellung des Schultergelenkes in einstellbarer Abduktionsstellung ist Voraussetzung. Dies sollte in einer stabilen Ausführung realisiert werden, da mechanische Überbeanspruchungen in Form von Materialermüdungserscheinungen zu größeren Problemen (Frakturbehandlung) führen können. Außerdem ist eine erstklassige Fixation gegen die Schwerkräfte der oberen Extremität auf den Thorax beim Stehen und Liegen eine unabdingbare Forderung. Flächige Abpolsterungen im Bereich von Knochenvorsprüngen und Nervenkontaktstellen verhindern Drucknekrosen und Paresen. Eine weitere Forderung ist ein individuell einstellbares Baukastensystem, welches kurzfristig eingesetzt werden kann, wie dies z. B. in der Konstruktion von *L. Biedermann / O. Bock* verwirklicht wurde (1984).

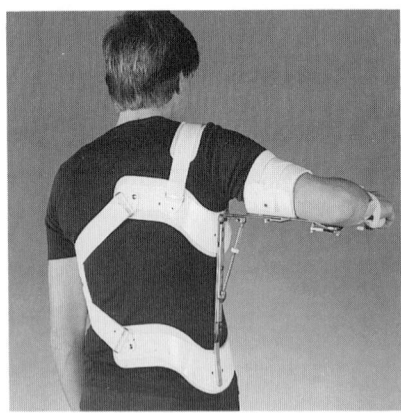

Abb. 4-106 Schulterabduktions-Orthese in Modularbauweise, mit auswechselbarer Funktionseinheit in statischer oder dynamischer Abduktionswirkung (*Otto Bock*, Archiv)

● Bei der **rezidivierenden (habituellen) Schulterluxation** werden häufig rekonstruktive Eingriffe vorgenommen.

■ In Einzelfällen bei inoperablen oder bei nicht operationswilligen Patienten ist ein seltenes Einsatzgebiet für sog. **Führungsorthesen** gegeben.

Die von *G. Hohmann* (1946) angegebene Konstruktion wird heute noch mit gutem Erfolg verwendet, da sie hohen kosmetischen Anforderungen gerecht wird und einfach unter der Kleidung getragen werden kann (Abb. 4-107).

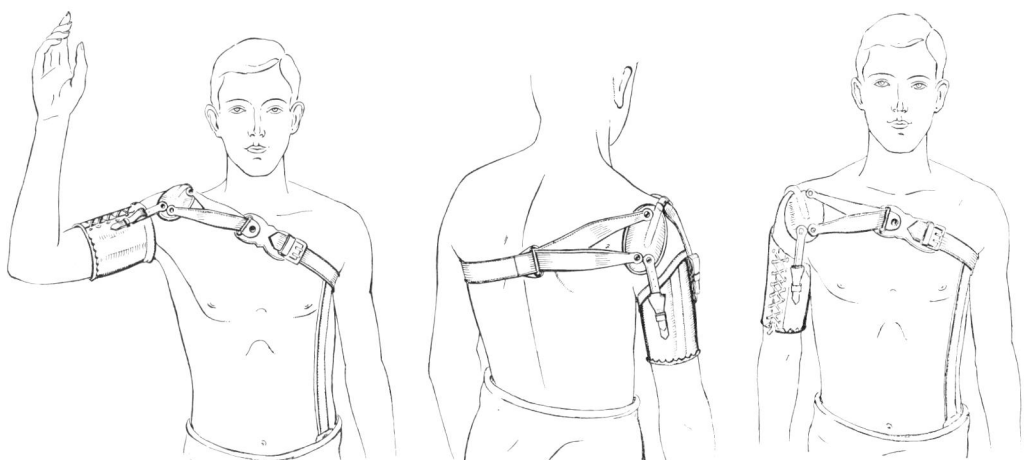

Abb. 4-107 3 Ansichten der Bandage nach *G. Hohmann* zur Verwendung bei der habituellen Schulterluxation (aus: *G. Hohmann:* Orthopädietechnik, Enke Verlag, Stuttgart 1965)

Eine weitere Konstruktion, die bewegungshemmend wirkt, ist von *Fitzlaff* (1980) bekannt. Über einen **Thoraxgürtel** ist die **Oberarmmanschette** mit einem bewegungshemmenden Gurt verbunden. Das Einsatzgebiet dieser Orthese ist bei Patienten gegeben, welche in vereinzelten Fällen auf eine solche Bandage zurückgreifen (Sportler) oder auf eine geplante Operation warten (Abb. 4-108).

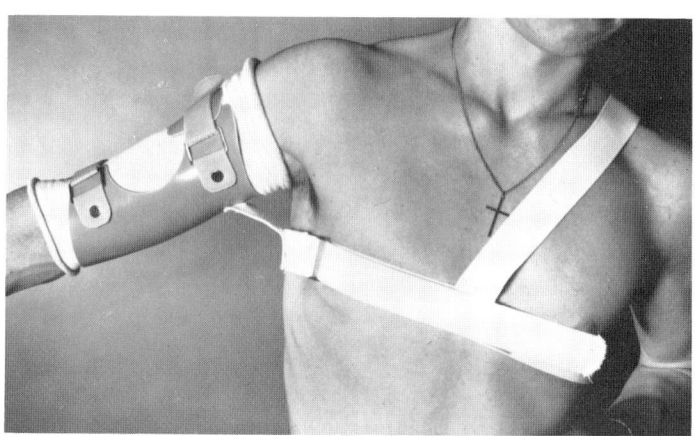

Abb. 4-108 Bandage bei habitueller Schulterluxation nach *Fitzlaff* (NBZ Bellikon, Archiv)

Abschnitt V
Posttraumatische Zustände

Allgemeine Einführung

Nach Verletzungen der oberen Extremität und im besonderen der Hand sind mehrere Komplikationszustände bekannt, welche durch eine inadäquate Nachbehandlung entstehen. Häufig sehen wir als Folge von warmen Handbädern, mangelnder Bewegungstherapie und übertriebener Angst des Patienten bei überhöhter Schmerzempfindlichkeit progressive Bewegungseinschränkung, welche rasch zu Weichteilkontrakturen, Durchblutungsstörungen und zur Demineralisation von Knochen führen.

Durch den frühzeitigen *Einsatz von mobilisierenden bewegungsfördernden Orthesen* können diese Folgeschäden verhindert werden, es kommt zur Kräftigung der schwachen Muskelgruppen und zur Normalisierung der Gesamtfunktion.

Lagerungsschienen sind hierbei nicht indiziert, da die Kontrakturneigung dadurch gefördert wird. Ausnahmen bilden die *Fixationsorthesen bei Pseudarthrosen*, wobei die Ruhigstellung Sinn und Zweck der Orthesenbehandlung ist.

Die verwendeten dynamischen Orthesentypen sollen über kräftige Züge oder Federn verfügen, da die Aufdehnung von Kontrakturen und Fehlstellungen ein großes Kraftpotential für die Korrekturen erfordert. Stabile Ausführungen mit breitflächigen weichen Abpolsterungen und eine fein dosierbare Einstellbarkeit der dynamischen Kraft verhindern Schmerzen.

Das Prinzip der Quengelung ist nicht mehr aktuell, da der zu behandelnde Körperteil des Patienten während der Aufdehnungsphase im Quengel statisch fixiert bleibt. Beim dynamischen Behandlungsprinzip wird die gewonnene Bewegung sofort in ein Krafttraining miteinbezogen, es reduziert sich die erforderliche Korrekturkraft erheblich gegenüber einer Quengelbehandlung.

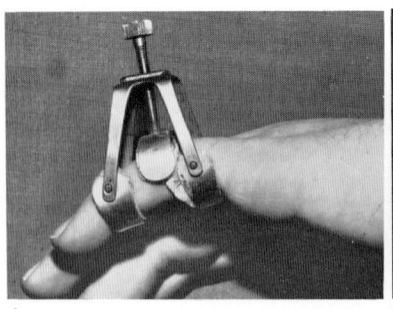
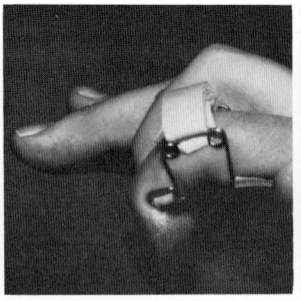
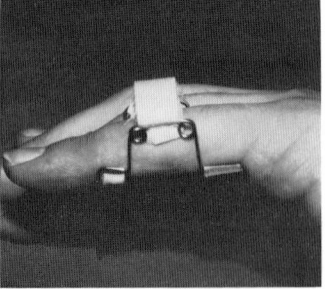

A   B   C

Abb. 4-109 A–C Gegenüberstellung von 2 Redressionsprinzipien am Beispiel einer Knopflochdeformität: *A)* alte Quengelschiene, *B, C)* dynamisch wirkendes PIP-Extensionsschienchen (*L. Biedermann*, Archiv)

Die orthopädietechnisch relevanten Komplikationszustände nach Verletzung der oberen Extremität gliedern wir nachstehend wie folgt:
Sudeck-Syndrom (SHF-Syndrom)
Volkmann-ischämische Kontraktur
Gestörte Handkoordination
Kontrakturen
Pseudarthrosen

Sudeck-Syndrom (SHF-Syndrom)

● Vorwiegend bei ängstlichen Patienten kann sich als Folge einer **Frakturbehandlung** im Bereich Unterarm-Mittelhand das **Sudeck-Syndrom** (Abb. 4-110) einstellen. Die Ätiologie ist nicht ganz geklärt. Der Krankheitsverlauf wurde von *Sudeck* in 3 Stadien eingeteilt:

1. Stadium: Zustand der akuten Entzündung, Rötung, Schwellung, Überwärmung, beginnende Einsteifung der Fingergelenke.
2. Stadium: Zustand der chronischen Entzündung mit Dystrophie, Mangeldurchblutung, Glanzhaut, teilweise manifeste Versteifungen der Fingergelenke.
3. Stadium: Zustand der Atrophie, blasse Haut, Kapselschrumpfung, Muskelatrophie, manifeste Gelenkversteifung.

■ Aufgabe einer Orthese ist es, so frühzeitig wie möglich, mit sparsamen Kräften und ohne jeglichen Schmerz hervorzurufen, eine allmähliche und konsequente Aufdehnung der Gelenkversteifungen zu erreichen. Die Förderung der Durchblutung und die Verbesserung der Restmuskulatur sind erfreuliche Begleiterscheinungen.

Im *Stadium 1* wird als prophylaktische Maßnahme gegen die beginnende Gelenkversteifung und Mangeldurchblutung eine **bewegungsfördernde Orthese** nach *Bunnell* (1946) angegeben. Bedingt durch beginnende Bewegungseinschränkungen im Handgelenk kann der Patient aber bei der Originalkonstruktion nicht seine Hand zwischen Unterarm- und Mittelhandteil dieser Orthese einfädeln. Es empfiehlt sich daher eine Modifikation, bei welcher das bestehende Unterarmteil gegen eine H-förmige dorsale Spange ausgetauscht wird. Das Anziehen der Orthese wird dadurch erheblich erleichtert (Abb. 4-111).

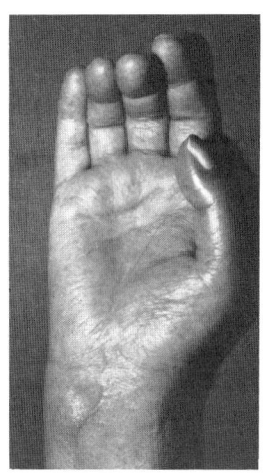

Abb. 4-110 Klinisches Bild einer Hand mit Sudeck-Syndrom Stadium 1 (*L. Biedermann*, Archiv)

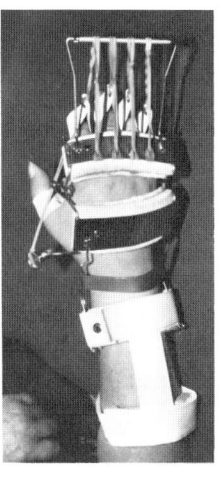

Abb. 4-111 Bewegungsfördernde dynamische Handorthese nach *Bunnell* mit H-förmiger Unterarmspange beim Patienten mit Sudeck (*L. Biedermann*, Original)

Im *Stadium 2* kommt es entweder zu Streck- oder Beugekontrakturen der Fingergelenke, wobei die Mittel- und Endgelenke am stärksten betroffen sind. Bei der therapeutischen Mobilisierungsunterstützung unterscheiden wir nun zwischen einer dynamischen Streck- oder Beugebehandlung. Im Falle einer *Beugekontraktur* findet die oben beschriebene **Orthese** nach Bunnell Anwendung. Zur *Aktivierung der Streckung* hat sich die **Orthese nach DAHO-Blauth** (1979) wegen ihrer logischen Konstruktion bewährt. Als Basis dient eine gut abgepolsterte und sorgfältig anmodellierte palmare Hülse mit Fixation des Handgelenks und der MP-Gelenke in möglicher Funktionsstellung. Dynamische Beugezüge, an den Fingernägeln befestigt, werden zur Verringerung der mechanischen Reibung über zwei Umlenkrollen geführt. Mit Hilfe dieser Orthese kann der Patient seine Strecker aktivieren, die passive Kraft der Orthese dehnt die beginnenden dorsalen Kapselverkürzungen auf.

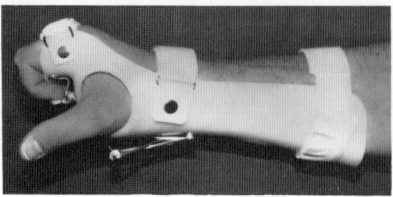 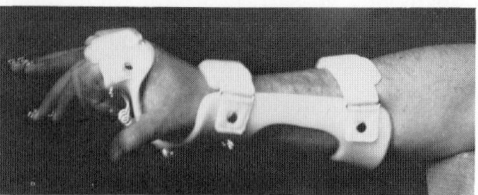

Abb. 4-112 2 Ansichten der dynamischen Flexionsorthese nach *DAHO*-Blauth zur Verhinderung von Extensorkontrakturen beim Sudeckpatienten. MP-, PIP- und DIP-Gelenke sind in einer guten Flexionsposition (*L. Biedermann*, Original)

Im *Stadium 3* richten wir unser Augenmerk zusätzlich auf das Ellenbogen- und Schultergelenk, da hier oft eine beginnende Bewegungseinschränkung zu erkennen ist. Mit Hilfe einer **Armabduktionsorthese** wird der Arm in Intervallen hochgelagert, wobei bewußt Mobilisierungsübungen im Ellenbogengelenk durchgeführt werden. Außerdem ist es in einigen Fällen vorteilhaft, *dynamische Komponenten* für die Fingerbeugung oder -streckung in eine solche Armabduktionsorthese zu integrieren.

Zusammenfassung (Sudeck-Syndrom)

In allen 3 Stadien darf keinesfalls dem Patienten der geringste Schmerz zugefügt werden, da bei ihm oft eine psychosomatische Schmerzüberempfindlichkeit vorliegt. Nach Zwischenfällen mit Schmerzeinwirkung durch die Orthese ist der Patient oft nicht mehr zur Mitarbeit zu bewegen. Eine Unterbrechung der Therapie, aus welchem Grund auch immer, macht aber die vorausgegangene mühselige Arbeit bald zunichte. Vergessen wir nicht, daß diese Langzeitbehandlung nur sinnvoll ist, wenn permanent gegen die beginnenden Kontrakturen und Atrophien angegangen wird.
„Wer einem Sudeck-Patienten Schmerz zufügt, dem wächst die Hand aus dem Grab."
Dieser alte Spruch ist immer noch aktuell.

Volkmann – Ischämische Kontraktur

● Dieses Krankheitsbild ist sehr gefürchtet und tritt besonders in Verbindung mit gewissen Ellenbogenfrakturen bei Kindern auf (suprakondyläre Humerusfrakturen).

Die Ursache einer **Volkmann-Kontraktur** ist in einer **Kombination verschiedener Nerven- und Gefäßläsionen** zu sehen; was primär oder sekundär geschieht, ist oft schwierig zu beurteilen. Gewisse Verfasser meinen, daß ein zu stark oder zu hart angelegter Gipsverband eine der Ursachen dieser Volkmann-Kontraktur sei.

Da nicht nur Nerven, sondern wahrscheinlich primär besonders Arterien geschädigt sind, gerät die Muskulatur in einen ischämischen Zustand mit drohenden Kontrakturen. Dazu kommen Muskelnekrosen, welche am Ende mit einer irreversiblen Muskelvernarbung und ebensolchen Verkürzungskontrakturen einhergehen. Durch diese Muskelvernarbung werden Nerven und Gefäße wiederum verklemmt, und der Prozeß geht weiter i. S. eines Circulus vitiosus. Die typische Fehlstellung einer definitiven ischämischen Kontraktur *(Volkmann)* besteht aus der sog. Intrinsic-Minus-Hand mit Hyperextension der MP-Gelenke, Extrinsic-Flexor-Plus-Stellung mit einer federnden Flexionskontraktur der Musculi flexor pollicis longus sowie flexores digitorum profundus und superficialis II–V. Außerdem steht das Handgelenk gleichfalls in Flexionsstellung. Die Hand ist zyanotisch und die Sensibilität stark vermindert. Alle drei Arm-Hand-Nerven können dabei beteiligt sein, meistens jedoch der Nervus medianus und der Nervus ulnaris.

Als beste Therapie empfiehlt es sich, das Stadium III mit irreversibler Kontraktur frühzeitig zu verhindern. Chirurgisch werden bei drohenden ischämischen Kontrakturen entlastende Inzisionen der tiefen Unterarmfaszie und Gefäßeingriffe vorgenommen.

■ Postoperativ werden *logisch konstruierte Orthesen* verordnet und verwendet. Dabei steht das *Handgelenk in Dorsalextension*, die *MP-Gelenke in leichter Flexion* und die *Dorsalzüge der PIP- und DIP-Gelenke in Extension*.

Bei drohenden ischämischen Kontrakturen ohne Operationsindikation werden gleichfalls ähnliche, **dynamisch arbeitende Orthesen** frühzeitig verordnet und verwendet. Nicht selten kann damit ein Fortschreiten der Kontrakturen vermieden werden. Bei allen Formen von ischämischen Kontrakturen *(Volkmann)* muß immer an die veränderte und verminderte Sensibilität gedacht werden. Falsch angelegte oder zu stark aufliegende Pelotten und Züge führen durch den zu starken Druck auf nicht genügend sensibilitätstragende Hautflächen zu Geschwüren.

Gestörte Handkoordination

● Bei Patienten mit labiler Psyche treten nach akutem Handtrauma teilweise **Koordinationsschwierigkeiten beim Greifakt** auf. Während bei einem normalen Bewegungsmuster beim Faustschluß das Handgelenk automatisch sich in Dorsalextension und bei der Fingerextension sich in Palmarflexion stellt, zeigen sich bei einer unkoordinierten Hand Abweichungen davon. Bei einem solchen Patienten stellt sich beim Versuch, die Hand zur Faust zu schließen, das Handgelenk spontan in Palmarflexion, beim Versuch der Fingerextension stellt sich das Handgelenk gleichzeitig in eine Dorsalextension. Bei sehr stark inkoordinierten Fällen sieht man sogar fahrige Massenbewegungen der ganzen oberen Extremität, wobei offensichtlich versucht wird, den gewünschten Faustschluß durch eine unkontrollierte Bewegung der oberen Extremität vom Patienten zu erzwingen.

Ursache dieses Krankheitsbildes ist häufig eine Überempfindlichkeit des Patienten, weshalb er seine Hand nicht bewegt. Gezielte und dringend notwendige Physiotherapie scheitert bei solchen Patienten nicht selten an ihrer panischen Angst vor Schmerzen. Dies reicht bis zur Hysterie. Im weiteren Verlauf fehlt dem Patienten dann das Vermögen, seine Hand koordiniert zu bewegen, es gelingen nur noch ungenaue Bewegungen mit starkem Zittern. Die Weiterentwicklung ist wie oben schon beschrieben.

■ Sehr frühzeitig, mit großem psychologischen Einfühlungsvermögen des Versorgungsteams, ist es vorteilhaft, in diesen Fällen eine **Mobilisierungsorthese** nach Bunnell (1946) zu verwenden. Diese Orthese ermöglicht eine gezielte Bewegungstherapie zur Förderung der Handkoordination durch feinjustierbare dynamische Elemente. Diese wirken auf das Handgelenk i. S. einer Dorsalextension, auf die Grundgelenke i. S. einer Flexion und auf die Fingerzwischen- und -endgelenke i. S. einer Extension (ähnlich der „modernen" Funktionsstellung der Hand). Die gezielte feinabgestimmte Ansprache der kurzen und langen Extensoren und Flexoren durch eine unterschiedlich dynamische Belastung der einzelnen Gelenkgruppen erzielt eine Rückführung in das normale Bewegungsmuster bei gleichzeitiger Kräftigung der Muskulatur.

Kontrakturen

● **Isolierte Kapsel-Band-Kontrakturen** stellen sich nach verspäteter oder nicht adäquat durchgeführter Behandlung von Brandverletzungen, Frakturen, Luxationen und Ligamentverletzungen ein. Bei der großflächigen Verletzung der Hautpartien sieht man zudem Narbenkontrakturen, welche unbehandelt gleichfalls zu massiven Fehlstellungen führen (Abb. 4-113).

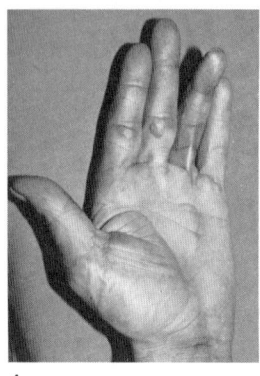
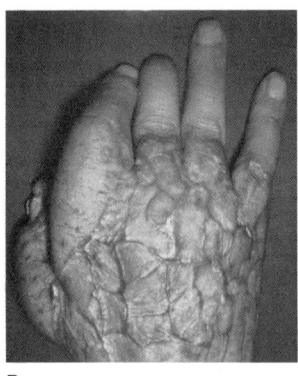

A   B

Abb. 4-113 A/B Kontrakturen im Handbereich nach Verletzung *(A),* nach Verbrennung *(B) (L. Mannerfelt,* Archiv)

■ Als Behandlungsprinzip mit Orthesen gilt die *Kontrakturprophylaxe im Frühstadium* und die *Aufdehnung der Kontraktur im Mittelstadium* als vorrangig. *Im Spätstadium ist eine konservative Orthesenbehandlung sinnlos.* Bei vorgesehenen Operationsfällen mit rekonstruktiven Maßnahmen (Tenotomie, Kapsulotomie mit nachfolgenden Muskel-Sehnen-Verlagerungen usw.) werden **prä- und postoperativ unterstützende Orthesen** verwendet. Im präoperativen Übungsstadium wird der Patient mit Sinn und Zweck der Orthese vertraut gemacht und kann in der direkten postoperativen Phase gut vorbereitet und ohne Scheu mit den weiteren Orthesenübungen beginnen.

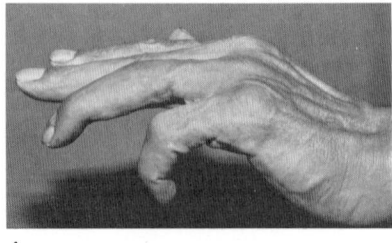
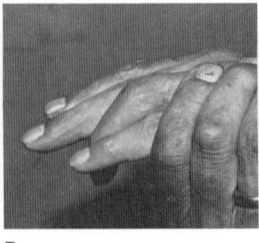
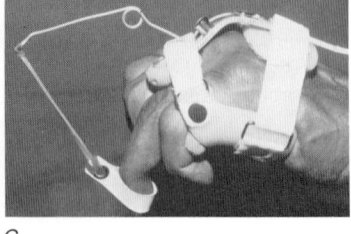

A   B   C

Abb. 4-114 A–C Beispiel der Mobilisierung eines kontrakten PIP-Gelenks mit einer dynamischen Orthese: *A)* ohne Fixation des MP-Gelenks, keine Flexion möglich, *B)* mit Fixation des MP-Gelenks, leichte Flexion möglich. *C)* durch Fixation des MP-Gelenks und dynamischem Zug – Verbesserung der Flexion *(L. Biedermann,* Original)

Wenn im Stadium I und II eine Aufdehnung der Kontraktur erreicht ist, richtet sich unser Augenmerk auf die Kräftigung der Muskulatur. Bei der Verwendung **dynamischer Orthesen zur Mobilisierung** muß je nach Stadium der Kontraktur bis an die Schmerzgrenze, aber niemals darüber, gegangen werden. Bei der Aufdehnung isolierter Kontrakturen an einzelnen Fingergelenken müssen die proximalen Gelenke und das Handgelenk unbedingt ruhiggestellt werden, um eine möglichst große Kraftentfaltung auf das kontrahierte Gelenk zu ermöglichen. (Abb. 4-114)

Eine *Ausnahmestellung* in der orthopädietechnischen Versorgung nehmen *Pro- oder Supinationskontraktur* ein, welche u. a. durch Muskel- oder Nervenschädigungen ausgelöst werden. In der direkten postoperativen Behandlungsphase nach rekonstruktiven Eingriffen wird der Ellenbogen in Flexionsstellung ruhiggestellt. Wegen der Kontrakturneigung dieses Gelenkes ist es in der anschließenden dynamischen Bewegungstherapie von Bedeutung, daß das Ellenbogengelenk aktiv i. S. einer Extension bewegt werden kann. Dies wird ermöglicht durch die **dynamische Pro-Supinations-Orthese** *nach DAHO-Albersmeyer* (1980), welche den Unterarm im proximalen Drittel mit einer *Kondylenfassung nach Schmidl* fixiert. Eine *Mittelhandspange* in bekannter Ausführung dient als sekundäres Fixationselement, die beiden Formteile werden durch einen *Torsionsstab* mit Vorspannung miteinander verbunden. Je nach Vorgabe des Torsionswiderstandes ergibt sich nun eine dynamische Pro- oder Supinationskräftigung. Zur Kräftigung der Fingermuskulatur kann eine zusätzliche dynamische Extensionseinheit adaptiert werden.

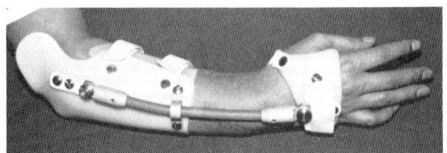

Abb. 4-115 Dynamische Orthese nach *DAHO-Albersmeyer* bei Pro- oder Supinationskontrakturen im Unterarmbereich (*L. Biedermann*, Original)

Im Ellenbogenbereich sind *Flexionskontrakturen in Verbindung mit Frakturen und Luxationen im gelenknahen Bereich* bekannt. Sehr selten sind hingegen Extensionskontrakturen, z. B. in Verbindung mit kindlichen Ellenbogenverletzungen und bei einem Teil zerebral-spastischer Zustände. In diesen Fällen haben sich zur Aufdehnung und Kontrakturprophylaxe **dynamisch arbeitende Ellenbogenorthesen mit leichter Schulteranstützung** als vorteilhaft erwiesen. Je nach Indikation arbeiten austauschbare dynamische Federelemente i. S. einer Extension bzw. Flexion. Bei diesen Versorgungen hat sich eine Schulteranstützung in leichter dorsaler Ringform bewährt, da bei einer verbliebenen Teilbeweglichkeit des Schultergelenkes durch die Fassung der Schulter als sog. Satellitanstützung eine bedeutend höhere dynamische Kraftausnützung am Ellenbogengelenk ermöglicht wird. (Abb. 4-116 und 4-117)

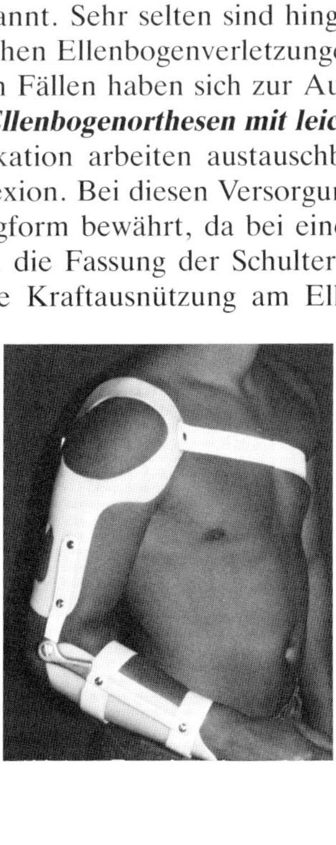

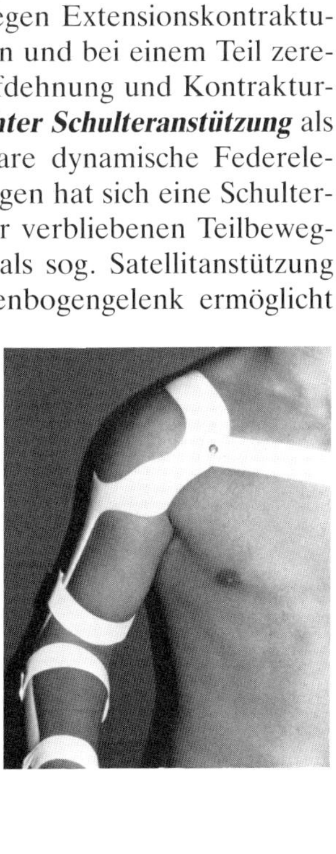

Abb. 4-116 Leichte Schulteranstützung für Orthesen im Bereich Oberarm-Unterarm zur besseren Verteilung der Korrekturkräfte, ohne das Schultergelenk in der Bewegung einzuschränken (*L. Biedermann*, Original)

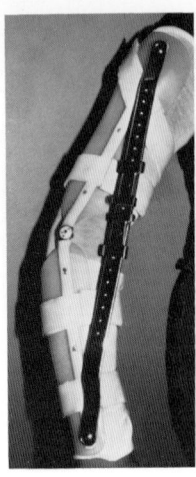 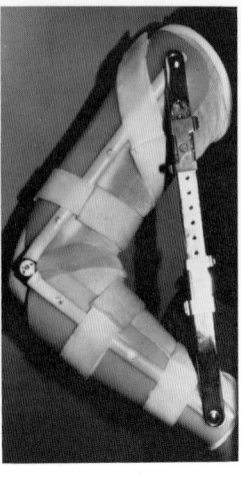

Abb. 4-117 Umlagerungs-Orthese für das Ellenbogengelenk mit einfachem Schnellverschluß (*L. Biedermann*, Original)

An der *Schulter* stellen uns häufig die *Adduktionskontrakturen* in Verbindung mit Schulter-Hand-Finger-Syndrom, gelenknahen Frakturen und Luxationen vor Probleme. In der dynamischen Bewegungsphase nach Konsolidierung des primären Traumas hat sich im Stadium I und II eine **dynamische Schulterabduktionsorthese** bewährt. Ein hydraulisch arbeitendes Abduktionselement, zwischen Oberarmteil und Beckenanstützung eingefügt, ermöglicht es dem Patienten, seine Schulter gegen diesen Widerstand zu bewegen. Zu Beginn der Aufdehnungsphase wird die Abduktionskraft des dynamischen Elementes sehr leicht eingestellt, um die Schwerkraft der oberen Extremität beim Gehen in leichte Ad- und Abduktionsbewegungen umzusetzen. Im weiteren Behandlungsverlauf wird die dynamische Kraft forciert, so daß schlußendlich aktive Abduktionsbewegungen gegen diesen Widerstand zur Kräftigung der Muskulatur möglich sind. Hierbei werden die Vorteile des dynamischen Behandlungsprinzips mit Orthesen auch im Schulterbereich eingesetzt. Auch hier ist es wiederum von Vorteil, daß die gewonnene Aufdehnung des Gelenkes und seiner Muskeln sofort in dynamisches Bewegungstraining gegen Widerstand umgesetzt werden kann. Dies ist ein entscheidender Vorteil gegenüber dem statischen Prinzip der Quengelung.

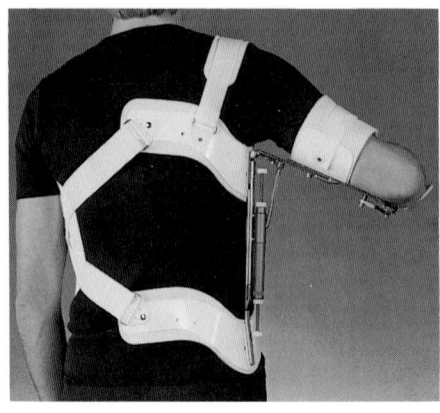

Abb. 4-118 Dynamisch wirkende Schulterabduktions-Orthese mit justierbarem Abduktionsfederelement im Stoßdämpferprinzip (*L. Biedermann*, Archiv)

Posttraumatische Zustände 543

Pseudarthrosen

● Nach nicht verheilten Frakturen im Bereich von Handgelenk, Ellenbogen und Schulter kennen wir den **Zustand der Pseudarthrose** mit resultierender Instabilität, Fehlstellungen, Bewegungseinschränkungen und Schmerzen.

Zum großen Teil werden diese Pseudarthrosen mit rekonstruktiven Eingriffen in Form einer inneren oder äußeren Fixierung, Osteotomie mit Sperrknochen u. ä. zufriedenstellend fixiert (Abb. 4-119).

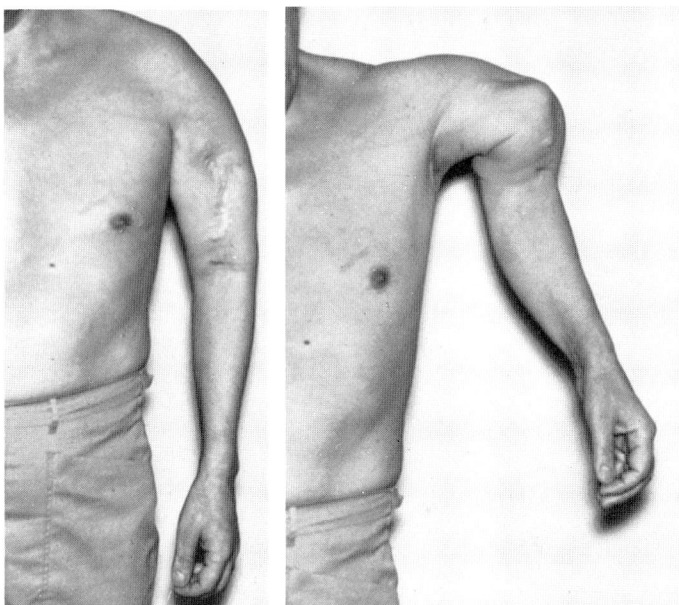

Abb. 4-119 Beispiel einer Oberarmpseudarthrose (L. Mannerfelt, Archiv)

■ Bei den seltenen inoperablen Fällen wird als konservative Maßnahme eine **fixierende Orthese** die Methode der Wahl sein.

Nach schweren Traumen mit mehrfacher Schädigung im unmittelbaren Gelenkbereich kann es als Folgezustand von nicht perfekten Arthrodesen gleichfalls zu Pseudarthrosen kommen. Auch in diesen Fällen wird der Pseudarthrosenbereich mit einer Orthese stabilisiert.

Für eine Konstruktion ist es von entscheidender Bedeutung, ob es sich um eine *Pseudarthrose* im *gelenkfernen* oder im *unmittelbaren Gelenkbereich* handelt.

Bei einer *Pseudarthrose im gelenkfernen Bereich* werden mit Hilfe der Orthese die beiden benachbarten Gelenke ruhiggestellt.

Die Fixierung erfolgt in Funktionsstellung, bestehende Fehlstellungen können meist ohne Schmerzen redressiert werden. Das Beispiel zeigt eine veraltete Pseudarthrose im mittleren Bereich des Oberarms. Die Orthese fixiert Schulter- und Ellenbogengelenk. Im vorliegenden Fall war eine Verbesserung der Funktionsstellung i. S. einer Ellenbogenbeugung wegen bereits bestehender Bewegungseinschränkungen nicht mehr möglich (s. S. 544, Abb. 4-120).

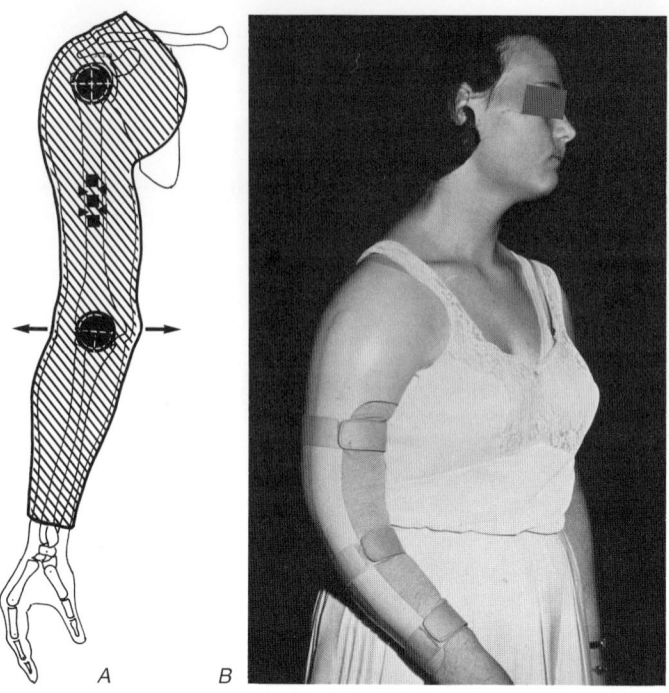

Abb. 4-120 A/B A) Schematische Darstellung einer Orthesenversorgung bei Pseudarthrose im *gelenkfernen* Bereich mit Ruhigstellung der benachbarten Gelenke. Hier Ellenbogen- und Schultergelenkfixation bei Humerusschaftpseudarthrose (*L. Biedermann,* Original), B) Orthesenversorgung in erreichbarer Beugestellung. (*NBZ Bellikon,* Archiv)

Bei *Pseudarthrosen im unmittelbaren Gelenkbereich* werden nur die beiden artikulierenden Knochenanteile bis zu ¾ ihrer Länge zur Fixation herangezogen.

Im Gegensatz zur Pseudarthrose im gelenkfernen Bereich liegt hier oft eine manifeste Achsenabweichung im Gelenk vor. Deswegen ist dann eine Lagerung in Funktionsstellung nicht möglich (Abb. 4-121).

Im Beispiel einer *Humeruskopfpseudarthrose mit Bewegungsausfall des Oberarmbeugers,* bedingt durch eine Lähmung des Nervus musculocutaneus, wurde das Schultergelenk großflächig fixiert. Zwischen der Schulterfixationshülse und der mit beweglichen Gelenken verbundenen Unterarmmanschette wurde eine dynamische Beugeeinheit in Form eines einstellbaren pneumatischen Zylinders adaptiert. Die gezeigte *Orthese* besteht somit aus einer gelungenen *Kombination von Pseudarthrosenfixierung der Schulter und Funktionsersatz des Musculus biceps brachii* (Abb. 4-122).

Speziell im gelenknahen Bereich der Schulter tritt das Problem der Eigenschwerkraft des Armes in den Vordergrund. Dieses Eigengewicht muß über eine Schulteranstützung ringförmig abgefangen werden, wobei eine Teilbeweglichkeit im Schultergelenk erhalten werden soll.

Obwohl diese Art der Orthesenversorgung bei Pseudarthrosen, bedingt durch die Verbesserung der rekonstruktiven Chirurgie, weniger häufig vorkommt, müssen jedoch die klassischen Grundsätze der Fixation von Körperteilen mit Pseudarthrosen unbedingt beachtet werden. Durch Ausnützung leichtester und dennoch stabiler Materialien und dem Freilassen nicht benötigter Hautanteile kann für den Patienten ein vernünftiger Tragekomfort geschaffen werden. Die sichere Stabilisierung von Pseudarthrosen mit Hilfe von Orthesen beseitigt zuverlässig Schmerzzustände und ermöglicht dem Patienten, seine verbliebene Restfunktion zu benützen. Voraussetzung ist immer eine exakte Fixierung der beteiligten Körperpartien, wobei es vorteilhaft ist, lieber mehr zu fixieren als zu wenig.

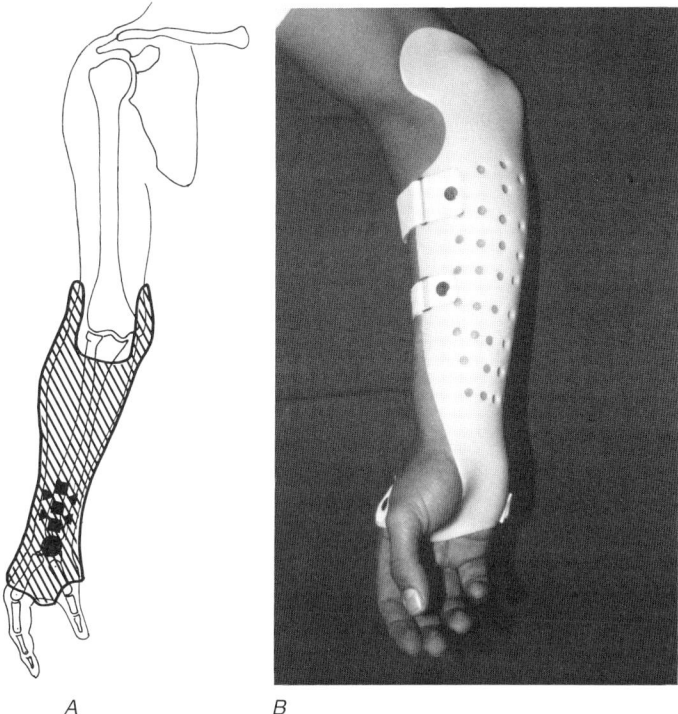

Abb. 4-121 A/B A) Schematische Darstellung einer Orthesenversorgung bei Pseudarthrose im gelenknahen Bereich mit Ruhigstellung der beiden artikulierenden Knochenanteile. Hier Pseudarthrose im handgelenksnahen Bereich mit Fixation der Mittelhand, des Unterarmes und zusätzlicher Kondylenanstützung, zur Vermeidung der Pro-Supinationsbewegung im Unterarm, *B)* Orthesenversorgung (*L. Biedermann,* Original)

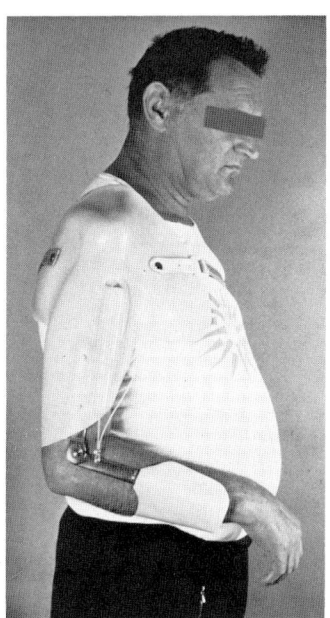

Abb. 4-122 Orthesenversorgung mit Pseudarthrosenfixierung im Schulterbereich und Funktionsersatz des Musculus bizeps brachii durch eine pneumatische Beugeeinheit (*NBZ Bellikon,* Archiv)

Abschnitt VI
Progressive chronische Polyarthritis

Allgemeine Einführung

Die chronische Polyarthritis ist eine progressive Systemerkrankung, wobei in *90% der Fälle die Hand* betroffen ist. Eine rheumatische Hand leidet an Bewegungshemmungen, Stabilitätsmangel, verminderter Kraft, gestörter Sensibilität und ist außerdem schmerzhaft. Als klassische Deformitäten sind besonders die *Ulnardeviation*, der *Extrinsic-Minus-Daumen*, die *Schwanenhals-* und *Knopflochdeformität* und dazu verschiedene *Handgelenksdestruktionen* zu erwähnen. Unbehandelt nehmen diese Deformierungen rasch zu und führen im Endstadium zu einer totalen Funktionsunfähigkeit.

Das Fortschreiten der Deformierungen wird von *Fearnly* (1951) in 3 Stadien eingeteilt:
Stadium   I: *aktive Redression der Deformierung möglich.*
Stadium II: *passive Redression der Deformierung möglich.*
Stadium III: *kontrakter Zustand mit verschiedenen Fehlstellungen der Finger.*

Es ist bekannt, daß präventive und rekonstruktive chirurgische Eingriffe möglich sind. Außerdem kann die Progressivität der rheumatischen Hand mit *konservativ präventiv angewandten Orthesen* behandelt werden (*Mannerfelt-Fredriksson* 1976). Es gibt heute standardisierte Kriterien für die Behandlung der rheumatischen Hand mit Orthesen. Dynamische Orthesen werden außerdem zur notwendigen Unterstützung handchirurgischer Eingriffe sowohl prä- als auch postoperativ verwendet.

Bei der Behandlung der rheumatisch geschädigten Hand gilt als *wichtigstes Prinzip, daß schmerzfrei bewegliche Gelenke durch Orthesen nicht fixiert werden dürfen.* Gelenke mit Bewegungsschmerzen sollen dagegen nicht dynamisch behandelt werden.
Bedingt durch die bereits vorhandenen Bewegungseinschränkungen der rheumatischen Hand verwenden wir somit hauptsächlich dynamische Komponenten, um die Restfunktion zu erhalten und um die Gesamtfunktion zu steigern. Statische Komponenten werden nur zur Fixierung einzelner Gelenke bei akuten Schmerzzuständen verwendet, da die rheumatische Hand eine extrem hohe Kontrakturneigung hat und bewegliche Gelenke innerhalb von Wochen durch Ruhigstellung erhebliche Funktionseinschränkungen erfahren.
Bei den erforderlichen Kontrolluntersuchungen, welche kontinuierlich durchgeführt werden müssen, erfolgt stets eine Nachjustierung der Korrekturkraft der Orthese.

Ulnardeviation

● *Bei der progredienten Ulnardeviation weichen die 4 Langfinger in ihren MP-Gelenken in Richtung Elle ab.* Der Greifakt mit dem Daumen wird dadurch verschlechtert. Die Ulnardeviation ist am Anfang aktiv, später passiv redressierbar und im Endstadium kontrakt (*Fearnly* 1951). Häufig ist diese Deformität mit einer Palmarreflexionskontraktur in den MP-Gelenken verbunden. Eine Radialdeviation des Handgelenks führt oft kompensatorisch zu einer Verstärkung der Ulnardeviation, man nennt dies **Handskoliose** (*Mannerfelt* u. *von Raven* 1978). Dies muß bei der Korrektur Berücksichtigung finden.

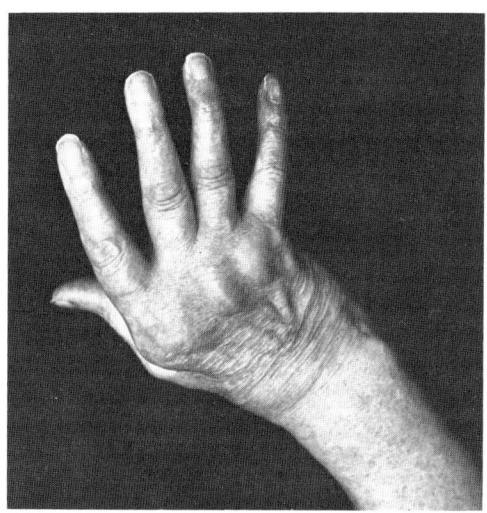 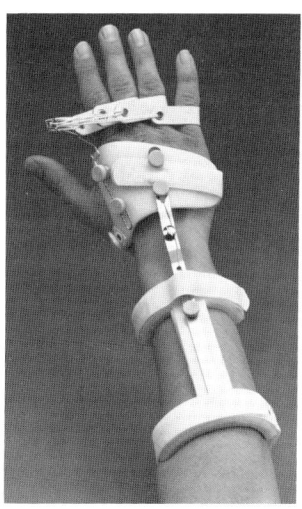

Abb. 4-123 Klinisches Bild einer Ulnardeviation mit Handskoliose (L. Mannerfelt, Archiv)

Abb. 4-124 Die Antiulnardeviationsorthese nach DAHO-Mannerfelt (L. Biedermann, Original)

■ Im Stadium II mit Progredienz liegt eine klare Indikation für die konservative Behandlung mit einer **Anti-Ulnardeviationsorthese** vor, um den Defomierungsprozeß zu stoppen, Konktrakturen zu vermeiden und um die Hand zu reaktivieren. Man verwendet diese Orthese prä- und postoperativ, bei Weichteiloperationen mit oder ohne endoprothetische Versorgung, besonders bei Silastic-Platzhaltern (*Swanson* 1973). Im präoperativen Stadium erreicht man die Aktivierung der funktionsgestörten Hand und eine Reduzierung der ulnaren Weichteilkontrakturen. Postoperativ wird die Orthese für weitere 6 Monate angewendet. Dies dient der Erhaltung des Operationsergebnisses und zur Unterstützung der Bewegungstherapie.

Diese Orthese besteht aus einer Mittelhand- und Unterarmspange, welche gelenkig oder starr miteinander verbunden sind. Das Handgelenk wird mittels Federwirkung in ulnarer Richtung korrigiert, während die Langfinger mit einer Redressionsfeder und Fingerschlaufen nach dorso-radial gezogen werden. Die Orthese ermöglicht dem Patienten eine freie Beweglichkeit der Langfinger in Korrekturstellung und eine Teilbeweglichkeit im Handgelenk, i. S. einer radial-ulnaren Abduktion und Flexion-Extension. Speziell für die postoperative Behandlung werden zusätzliche Bauteile adaptiert, um im unmittelbaren postoperativen Zustand zusätzlich erforderliche Korrekturmaßnahmen erfüllen zu können (Abb. 4-124).

Bei einer postoperativen Beugeinsuffizienz der MP-Gelenke wird *nachts eine* **Beugebandage mit dynamischen Zügen** verwendet (Abb. 4-125).

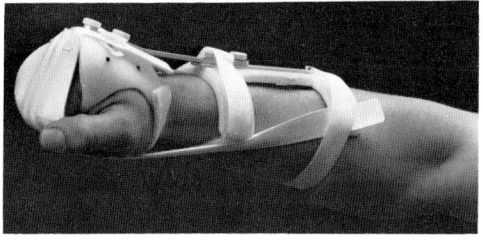

Abb. 4-125 Die Antiulnardeviationsorthese nach DAHO-Mannerfelt mit angelegter dynamischer Beugebandage bei postoperativer Beugeinsuffizienz (L. Biedermann, Original)

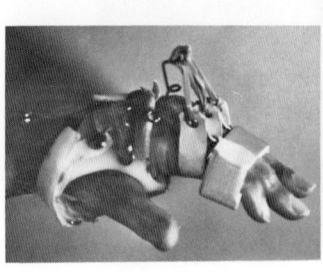 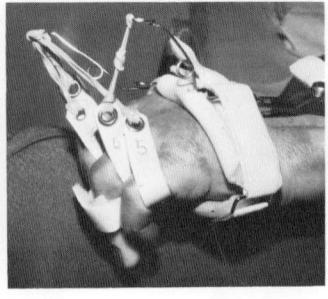

Abb. 4-126 A/B A) Blockierung der PIP-Gelenke zur Verlagerung der Kraft auf die MP-Gelenke in Kombination mit der Antiulnardeviationsorthese nach *DAHO-Mannerfelt*.
B) Blockierung des DIP-Gelenkes des 4. Fingers mit einer Steck-Schiene zur Verlagerung der Kraft auf das PIP-Gelenk in Kombination mit der Antiulnardeviationsorthese nach *DAHO-Mannerfelt* (*L. Biedermann*, Original)

A B

Bei mangelnder Streck- und Beugebeweglichkeit der MP-Gelenke werden die PIP-Gelenke temporär blockiert, damit die vorhandene Kraft voll auf die MP-Gelenke wirkt. Bei Bewegungshemmung der PIP-Gelenke blockiert man temporär in ähnlicher Weise die DIP-Gelenke und erzielt die gleiche Wirkung (Abb. 4-126).

Extrinsic-Minus-Daumen

● *Diese Deformität äußert sich in einer Flexionsstellung im MP-Gelenk I und einer kompensatorischen Hyperextensionsstellung des IP-Gelenks.* Der Extrinsic-Minus-Daumen führt zu einer verminderten Greiföffnungskapazität. Wegen der Instabilität wird der Greifvorgang kraftlos und schmerzhaft. Im Endstadium ist der Daumen nahezu nutzlos, nur der sog. Schlüsselgriff bleibt erhalten.

■ Ein progredient sich entwickelnder Extrinsic-Minus-Daumen muß konservativ mit einer Orthese behandelt werden, um eine Verschlechterung der Greiffunktion zu verhindern. Zweck der **Extrinsic-Minus-Daumenorthese** ist die Wiederherstellung der Greiffunktion durch die dynamische Aufrichtung des Daumens in Funktionsstellung im Dreipunktprinzip. Diese Orthese ermöglicht eine freie Beweglichkeit des Handgelenks in allen

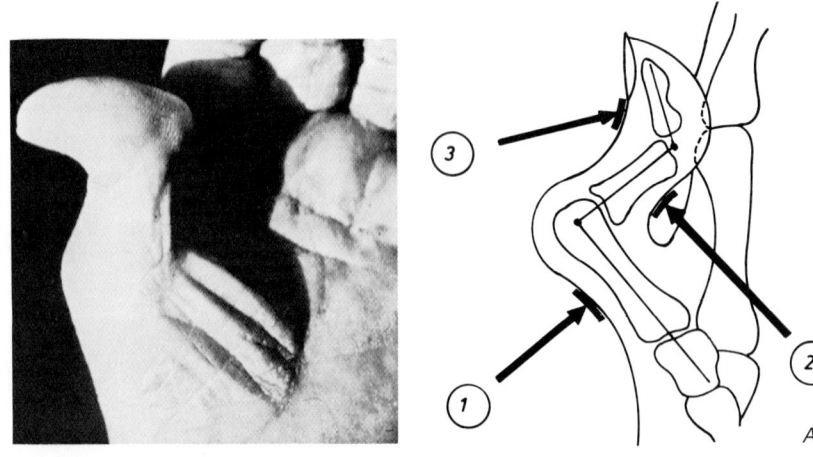

Abb. 4-127   Abb. 4-128

Abb. 4-127   Klinisches Bild des Extrinsic-Minus-Daumens (*L. Mannerfelt*, Archiv)

Abb. 4-128   Korrekturschema einer Extrinsic-Minus-Daumen-Orthese *(DAHO-Mannerfelt)* im Dreipunktprinzip (*L. Biedermann*, Original)

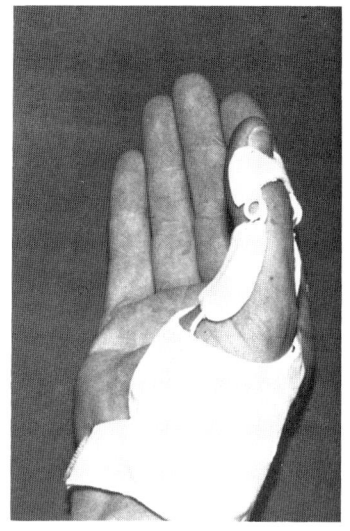
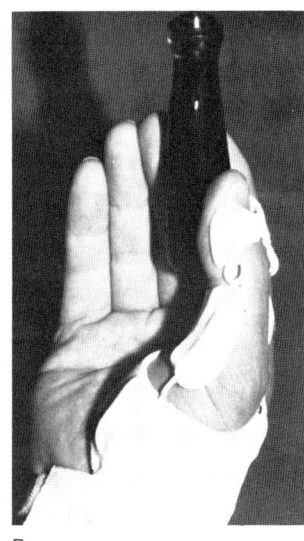

Abb. 4-129 A/B Greifstudie mit der Extrinsic-Minus-Daumen-Orthese nach *DAHO-Mannerfelt* (*L. Biedermann*, Original)

Bewegungsebenen und eine ausreichende Oppositionsbewegung im Daumensattelgelenk. Die Kombination der freien Beweglichkeit dieser Gelenke mit der dynamischen Aufrichtung der Daumenfehlstellung verbessert die Greiffunktion des Daumens erheblich.

Knopflochdeformität

● *Diese Deformität der Langfinger II–V ähnelt im Ansatz stark dem Extrinsic-Minus-Daumen.* Das PIP-Gelenk steht hierbei in Flexion bei einer kompensatorischen Hyperextensionsstellung des DIP-Gelenks.

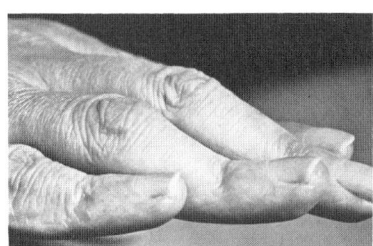

Abb. 4-130 Klinisches Bild der Knopflochdeformität (*L. Mannerfelt*, Archiv)

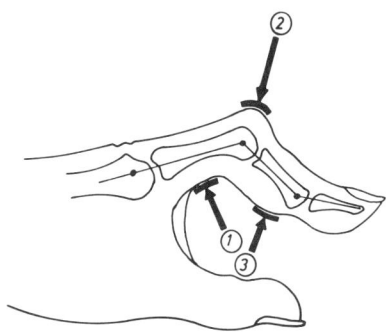

Abb. 4-131 Korrekturschema der kurzen PIP-Extensionsorthese (*L. Biedermann*, Original)

■ In der konservativen Therapie im Stadium I und in den Übergangsformen zu Stadium II verwenden wir eine **kurze PIP-Extensionsorthese** *zur Kontrakturprophylaxe*. Zur *Nachbehandlung* bei Weichteiloperationen mit oder ohne endoprothetische Versorgung hat sich die **lange PIP-Extensionsorthese** bewährt (s. Abb. 4-132 und 4-133).

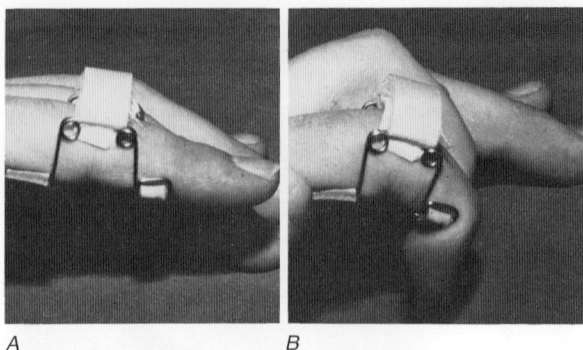

Abb. 4-132 A/B Bewegungsstudie mit angelegter kurzer PIP-Extensionsorthese (*L. Biedermann*, Original)

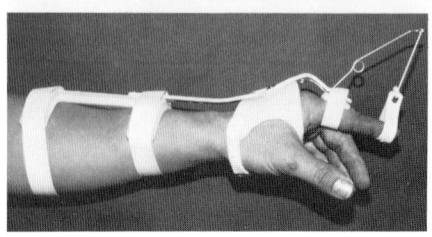

Abb. 4-133 Angelegte lange PIP-Extensionsorthese *DAHO-Mannerfelt* (*L. Biedermann*, Original)

Durch eine dynamische Aufrichtung ermöglicht die kurze PIP-Extensionsorthese eine aktive Flexion und eine passive Extension. Das DIP-Gelenk darf nicht blockiert werden, damit durch den koordinierten Bewegungsablauf die Hyperextensionsstellung verringert wird. Die dynamische Aufrichtung erfolgt im Dreipunktprinzip.

In der postoperativen Phase verwenden wir eine aufwendigere Konstruktion mit fein dosierbaren Retentionskräften und einer großflächigen Druckverteilung. Diese Konstruktion erlaubt eine frühzeitige postoperative Behandlung, um durch die frühe Beweglichkeit die Kräftigung der Fingermuskulatur und einen koordinierten Bewegungsablauf zu erzielen. Achsenabweichungen der behandelten Gelenke in ulnarer oder radialer Richtung können außerdem redressiert werden. Es resultiert eine dauerhafte, gute Beweglichkeit bei gleichzeitiger Kräftigung des operierten Gelenks.

Schwanenhalsdeformität

● Das klinische Bild zeigt eine Hyperextension des PIP-Gelenks mit einer kompensatorischen Hammerstellung des DIP-Gelenks.
(Abb. 4-134 und 4-135)

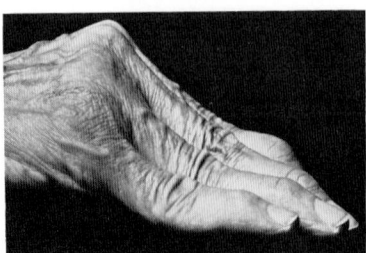

Abb. 4-134 Klinisches Bild der Schwanenhalsdeformität (*L. Mannerfelt*, Archiv)

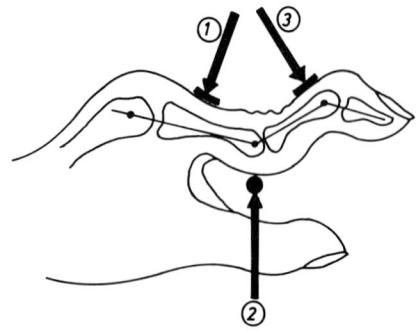

Abb. 4-135 Korrekturschema der kurzen PIP-Flexionsorthese im Dreipunktprinzip (*L. Biedermann*, Original)

■ Für die Orthesenversorgung im Stadium II verwendet man eine **kurze PIP-Flexionsorthese, statisch oder dynamisch wirkend**, welche im Dreipunktprinzip die Fehlstellung korrigiert. Dadurch wird das PIP-Gelenk in 10 Grad Flexion gesperrt und ermöglicht dem Patienten eine aktive Beugung.
(Abb. 4-136)

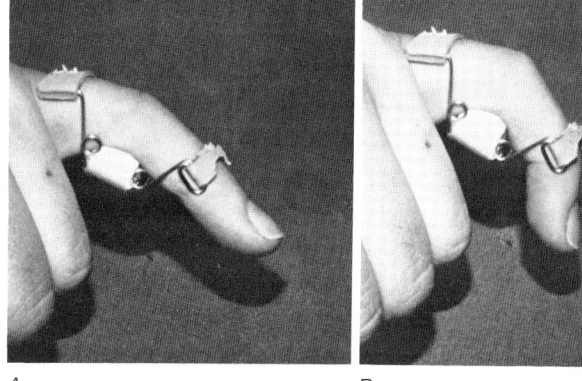

Abb. 4-136 A/B Bewegungsstudie mit angelegter Orthese (*L. Biedermann*, Original)

A   B

Handgelenksdestruktion

● Vereinzelt sehen wir rheumatische Handgelenksdestruktionen mit Schmerzen und Greifinsuffizienz infolge Schwäche und mangelnder Gleitfähigkeit des Streck- und Beugeapparates. Außerdem findet eine Achsenabweichung nach palmar-radial statt.

■ Konservativ wird diese Deformierung als einzige mit einer **Lagerungsschiene** in *schmerzfrei erreichbarer Funktionsstellung* behandelt. Mit Hilfe dieser Lagerung kann der Patient schmerzfrei seine Hand gebrauchen, wobei Pro- und Supinationsbewegung im Unterarm eingeschränkt sind. Außerdem steht der Daumen in Antepulsionsstellung.

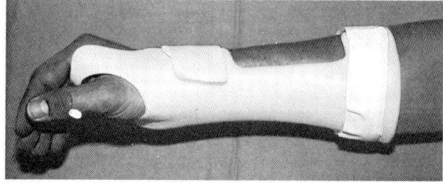

Abb. 4-137 Darstellung einer Lagerungsschiene für den Handgelenksbereich bei rheumatischen Handgelenksdestruktionen (*L. Biedermann*, Original)

Zusammenfassung (chronische Polyarthritis)

Die Behandlung der rheumatisch geschädigten Hand mit dynamisch wirkenden Orthesen ist besonders erfolgversprechend zur Verbesserung der Handfunktion und zur Kontrakturprophylaxe einzusetzen. Dies geschieht entweder als konservativ präventive Maßnahme oder als Unterstützung der Bewegungstherapie in der prä- und postoperativen Phase bei handchirurgischen Eingriffen. Die Erhaltung der Beweglichkeit der geschädigten Gelenke steht im Vordergrund unserer Bemühungen, um der hohen Kontrakturneigung der rheumatischen Hand entgegenzuwirken, und es sollten daher nur schmerzhafte Gelenke fixiert werden. Da es sich bei allen Deformierungen um kombinierte oder resultierende Fehlstellungen handelt, müssen die primären und sekundären Abweichungen unbedingt bei der Orthesenversorgung der rheumatischen Hand berücksichtigt werden.

Abschnitt VII
Arthrosis deformans

Allgemeine Einführung

Arthrosezustände als Verschleißerscheinungen der Gelenkfläche finden wir auch an der oberen Extremität. Die Zerstörung des Gelenkknorpels erfolgt entweder altersbedingt oder durch eine hormonelle Störung oder als Folgeschäden nach einem Gelenktrauma. Im Verlauf des Zerstörungsprozesses sind Entzündungen mit Weichteilschwellung und Ergußbildungen im Gelenk bekannt. Man spricht von einer sekundären Entzündung, der Arthritis deformans. Typisch sind der Start- und Belastungsschmerz.

Im Vordergrund der orthopädietechnischen Bemühungen stehen Entlastung und Ruhigstellung der befallenen Gelenke.

Im Frühstadium werden die fixierenden Orthesen nur temporär, vorwiegend nachts getragen, und tagsüber nur bei zu erwartender starker Belastung. Im Mittel- und Endstadium wird der Patient zur Schmerzbefreiung die Orthese ganztags verwenden. Häufig werden die Patienten im Mittelstadium in Form einer Gelenkarthroplastik oder einer Arthrodese operiert.

Für die orthopädietechnische Versorgung kommen daher hauptsächlich die
DIP-Gelenksarthrose (Heberdeen-Arthrose),
PIP-Gelenksarthrose (Bouchard-Arthrose)
die *Daumensattelgelenksarthrose (Rhizarthrose)* und
die *Handgelenksarthrose* in Frage.

Heberdeen-Arthrose

■ Die Heberdeen-Arthrose befällt oft einzelne, weniger häufig alle 4 Fingerendgelenke. Zur *Ruhigstellung* verwenden wir eine **Fingerstreckschiene**, wie sie auch beim Strecksehnenabriß verwendet wird. Bei der Herstellung des Schienchens ist zu berücksichtigen, daß die Freilegung eines gewissen Anteils der *taktilen Palmarfläche* der Fingerkuppe ausgearbeitet werden muß. Ganz wichtig ist dies bei der Versorgung des 2. und 3. Strahls, da hierdurch der sensible Dreipunktspitzgriff erhalten bleibt. Beim Halten von empfindlichen Gegenständen, z. B. Glas, ist uns der Patient für die Freilegung der Sensibilität dankbar.

Bouchard-Arthrose

■ Diese Form befällt die PIP-Gelenke. Dadurch wird häufig eine seitliche Bandinstabilität hervorgerufen, wobei im Beuge- oder Streckvorgang die Phalangen der Finger im PIP-Gelenk nach ulnar oder radial abweichen. Daraus ergibt sich zwangsläufig eine starke Verminderung der Greifkraft.

Konservativ bzw. nach Eingriffen mit oder ohne endoprothetische Versorgung wird eine **bewegliche PIP-Führungsschiene** abgegeben. Mit Hilfe dieser kleinen Fingerschiene kann eine gute *übungsstabile Seitenführung* des PIP-Gelenkes erreicht werden.

Daumensattelgelenksarthrose

■ Basierend auf den Richtlinien für die Konstruktion *fixierender Orthesen* wird die Mittelhand mit ihrem transversalen Quergewölbe aufgebaut. Der *Daumen wird in Abduktions-Oppositionsstellung* gehalten. Zur sicheren Ruhigstellung des Daumensattelgelenkes werden die Metakarpalknochen des I. und II. Strahls gegeneinander fixiert, am Daumenstrahl wird zusätzlich zur Erreichung eines besseren Hebelarmes die Grundphalanx einbezogen, wobei das IP-Gelenk frei beweglich bleibt.

Um die Funktion zu überprüfen, berührt der Patient bei angelegter Daumenabduktionsorthese mit der Fingerkuppe des Daumenstrahls die Fingerkuppen des 2.–5. Strahls. Mit Hilfe einer exakt sitzenden Orthese kann der Patient nach unseren Beobachtungen die meisten täglich benötigten Greifbewegungen schmerzfrei ausführen. Dies erscheint uns wichtig für sein Verbleiben am bisherigen Arbeitsplatz (Achtung: kontraindiziert beim Umgang mit rotierenden Industriemaschinen – Verletzungsgefahr).

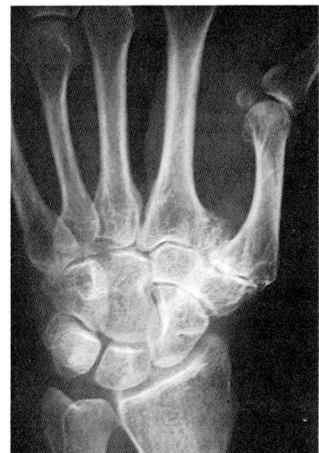
Abb. 4-138

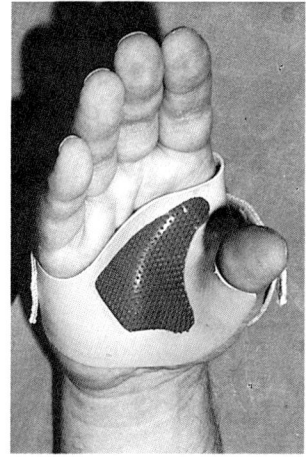
Abb. 4-139

Abb. 4-138 Röntgenbild einer Daumenrhizarthrose (*L. Mannerfelt*, Archiv)

Abb. 4-139 Orthesenversorgung einer Daumenrhizarthrose mit einer Daumenabduktionsorthese nach *Engen* zur Ruhigstellung des Daumensattelgelenkes (*L. Biedermann*, Archiv)

Handgelenksarthrose

■ Wir berücksichtigen bei der **Fixation des Handgelenks durch eine Orthese** die Funktionsstellung, eine exakte Einbettung mit möglichst wenig Einengung der Muskulatur und der taktilen Flächen. *Mehrere Ausführungen* sind möglich, wobei auch kombinierte Handorthesen bei gleichzeitiger Handgelenks- und Daumensattelgelenksarthrose Verwendung finden.

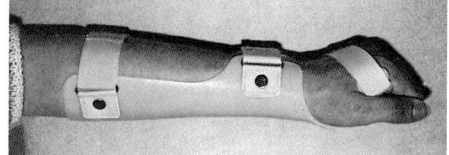

Abb. 4-140 Handgelenksfixationshülse aus Kunststoff bei Handgelenksarthrose (*L. Biedermann*, Original)

Zusammenfassung (Arthrosis deformans)

Die Konstruktionsrichtlinien zum Bau von Fixationsorthesen finden auch in der Ruhigstellung von Arthrosezuständen Berücksichtigung. Da es sich hierbei um die Ruhigstellung und Entlastung von Gelenken handelt, werden ausschließlich die beiden benachbarten gelenkbildenden Knochenanteile mit einbezogen. Mit einem möglichst geringen mechanischen Aufwand wird das befallene Gelenk in Funktionsstellung gehalten. Im Frühstadium kann durch temporäres Tragen einer Orthese die Zunahme der Deformität gestoppt werden. Im Mittel- und Spätstadium können wir die Schmerzen des Patienten lindern, wenn die Orthese immer getragen wird. Bei Operationen mit oder ohne endoprothetische Versorgung gelten die gleichen Richtlinien der postoperativen Orthesenbehandlung, welche bei Patienten mit progressiver chronischer Polyarthritis (pcP) Anwendung finden.

Abschnitt VIII
Dupuytren-Kontraktur

● Die Dupuytren-Kontraktur findet man an der oberen Extremität ausschließlich im Hand-Finger-Bereich. Mit ungeklärter Ätiologie befällt diese Hyperplasie der Palamaraponeurose häufig männliche Patienten jenseits des 50. Lebensjahres. Charakteristisch für das klinische Bild ist die Schwurhand, da Klein- und Ringfinger in Flexionskontraktur stehen.

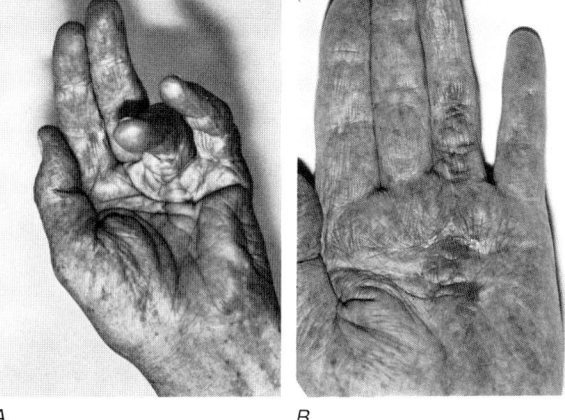

Abb. 4-141 A/B Klinisches Bild einer Hand mit Dupuytren-Kontraktur des IV. Fingers, *A)* prä- und *B)* postoperativ (*R. Albersmeyer,* Archiv)

Weniger häufig sehen wir die radiale Form der Dupuytren-Kontraktur mit Befall von Daumen und Zeigefinger. Die Einteilung des Krankheitsverlaufs orientiert sich an der Stellung der Fingergelenke.

Stadium 0: *Verdickung der Hohlhandfaszie und der darüber liegenden Haut (Knoten und Stränge) ohne Flexionskontraktur der Finger.*
Stadium I: *Zusätzliche Beugekontraktur in den MP-Gelenken.*
Stadium II: *Zusätzliche Beugekontraktur in den PIP-Gelenken.*
Stadium III: *Zusätzliche Überstreckung in den DIP-Gelenken.*

Die Fehlstellung der Gelenke wird durch Weichteiloperationen beseitigt, wobei je nach Schweregrad verschiedene Schnittführungen zur Anwendung kommen. Bei Zweiteingriffen mit oft schlechten Hautverhältnissen sind Exstirpationen des pathologischen Gewebes und Rekonstruktionen mit freier Vollhauttransplantation erforderlich. In diesen Fällen ist der totale Sensibilitätsmangel in diesen Hauttransplantaten in der frühen postoperativen Phase zu beachten. Daher dürfen in diesem Zustand keine Druckpelotten auf freie Hauttransplantate angewendet werden.

■ *Die konservative Behandlung der Dupuytren-Kontraktur mit dynamischen Handschienen zur Aufdehnung der zunehmenden Beugefehlstellung hat sich auch in der Langzeittherapie als nutzlos erwiesen.* Die mechanischen Kräfte einer solchen Orthese sind nicht in der Lage, die Progressivität der Kontraktur zu verhindern oder sie gar zu vermindern. Die Ursache liegt vielleicht in der noch ungeklärten Ätiologie.

Zur *funktionellen postoperativen Nachbehandlung* sind **dynamische Orthesen** *nützlich* und sinnvoll. Bedingt durch die längerfristige Bewegungseinschränkung in Beugefehlstellung müssen die Gelenke – und im speziellen die Weichteile der Beugeseite – wieder aktiviert

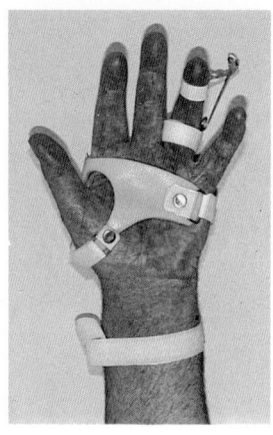
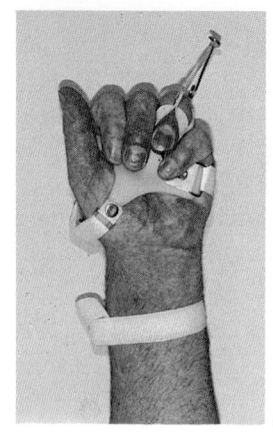

Abb. 4-142 A/B Korrespondierende Nachbehandlung des Falles Abb. 141 mit einer dynamischen Handorthese (PIP-Extension DAHO) (R. Albersmeyer, Archiv)

werden. Dies geschieht durch einen dynamischen Beugewiderstand, welcher auf die DIP- und PIP-Gelenke wirkt. Die MP-Gelenke und das Handgelenk sind fixiert, um eine größtmögliche Konzentration der Krafteinwirkung auf die Mittel- und Endgelenke der Finger zu bewirken. (Abb. 4-142)

In Einzelfällen wird nach Operationen im Stadium I eine dynamische Streckhilfe verwendet, welche auf die MP-Gelenke II–V einwirkt.

Nach dem 7. postoperativen Tag beginnt die Orthesenbehandlung mit 30minütigen Trainingssitzungen bei minimaler Zugstufe. Es empfiehlt sich, die Einstellung der dynamischen Kraft dem Operateur zu überlassen, um Folgeschäden zu vermeiden. *Scharizer* (1981) hat gute Erfahrungen mit einem Behandlungsschema gemacht: „10 Minuten zu jeder vollen Stunde aktiv beugen". Er legt Wert auf eine Erholungsphase, wodurch zu aktive Patienten gebremst werden. Wundheilungsstörungen sind kein Grund, diese Übungsbehandlung hinauszuschieben. Die Orthese wird über einen Zeitraum von 8–10 Wochen als Trainingsgerät verwendet. In der direkten postoperativen Phase muß evtl. eine Abpolsterung und Freilegung der Orthese im palmaren Operationsgebiet erfolgen. Unter Umständen beziehen wir den benachbarten, nicht operierten Finger in die dynamische Orthesenbehandlung ein, wenn dieser, hervorgerufen durch die Mangelbewegung der Hand vor der Operation, funktionelle Bewegungseinschränkungen erkennen läßt.

Zusammenfassung (Dupuytren-Kontraktur)

Als Kurzzeitorthese empfiehlt sich die Verwendung von Baukastensystemen mit dynamischem Beugewiderstand. Die Fixation des Handgelenkes, des MP-Gelenks und die breitflächige Abpolsterung der Hohlhand ermöglichen eine unkomplizierte sichere postoperative Bewegungstherapie bei der *Dupuytren-Kontraktur*. Ein weiterer Vorteil dieser funktionellen Nachbehandlung ist nach einer Untersuchung von *Mannerfelt* u. Mitarb. (1978) eine Verkürzung der Arbeitsunfähigkeit des Patienten.

Die beiden Autoren des vorliegenden Kapitels bedanken sich für die außerordentliche Mitarbeit bei:

Herrn Dr. *Ernst Scharizer*, Handchirurg. Abteilung, Oststadtklinik, Mannheim, für das Durchlesen des Manuskripts und seine positive Kritik,
Herrn Dr. *Wilfried Coenen*, Villingen, für seine anatomischen Zeichnungen auf den Seiten 444, 445, 447 und 457,
Herrn Dr. *Karl Breiden*, Villingen, für die Darstellungen seines Fingerfunktionsmodelles,
Herrn Dr. *Rolf Albersmeyer*, Villingen, für seine Unterstützung auf dem Gebiet der Neuentwicklungen.

Villingen, Sommer 1982 *L. Mannerfelt, L. Biedermann*

Spezielles Literaturverzeichnis Kapitel 4

Albersmeyer, R.: Diagnostik und operative Therapie der hemiplegischen Lähmung der oberen Extremität. Medizinisch-Orthopädische Technik, 3: 107–109, 1978

Albersmeyer, R., und *L. Biedermann:* Übersicht, Behandlungsmöglichkeiten, Indikationsstellung zur Orthesenversorgung bei posttraumatischen Lähmungen an der oberen Extremität. Zeitschrift f. Unfallmedizin und Berufskrankheiten, 72: 244–251, 1979

Albersmeyer, R.: Persönliche Mitteilungen, 1980

American Academy of Orthopaedic Surgeons: Joint Motion – Method of Measuring and Recording. American Academy of Orthopaedic Surgeons, Chicago, Illinois, 1965

American Academy of Orthopaedic Surgeons: A.A.O.S.: Atlas of Orthotics. Biomechanical principles and application. The C.V. Mosby Company, St. Louis, 1975

Barr, N. R.: The Hand – principles and techniques of simple splintmaking in rehabilitation. Butterworths, London and Boston, 1978

Baumgartner R.: Die orthopädietechnische Versorgung des Hemiplegikers. Medizinisch-Orthopädische Technik, 3: 95–98, 1978

Biedermann, L.: Möglichkeiten der Orthesenversorgung der oberen Extremität. Zulassungsarbeit als staatl. geprüfter Techniker der Fachrichtung Orthopädie, Frankfurt, 1973

Biedermann, L.: Die Orthesenversorgung der geschädigten oberen Extremität. Vortrag: Jahreshauptversammlung des Bundesinnungsverbandes für Orthopädie-Technik, Trier, 1977

Biedermann, L.: Principles of orthosis for the rheumatoid hand. Vortrag: Fortbildungsveranstaltung der Rheumaorthopäden in Oslo, 1979

Biedermann, L., und *L. Mannerfelt:* Die Orthesenversorgung der geschädigten Hand. Vortrag: Südwestdeutscher Orthopädiekongreß in Baden-Baden, 1979

Biedermann, L.: Die Orthesenversorgung der traumatisch geschädigten Hand. Vortrag Basiskurs II, Baden-Baden, Dez. 1979

Biedermann, L.: Splinting the rheumatoid hand. Vortrag: Jahrestagung der International Federation of Societies for Surgery of the Hand, Rotterdam, June 1980

Blauth, W.: Die Kieler Abduktionsschiene, Medizinische Orthopädische Technik, 6 – 222–223, 1978

Boyes, Joseph H.: Bunnell's Surgery of the Hand. J. B. Lippincott Company, Philadelphia, Toronto, 1970

Breiden, K.: Anatomie und Funktion des Strecksehnenapparates. Vortrag Basiskurs III, Baden-Baden, Dez. 1980

Breiden, K.: Persönliche Mitteilungen, 1980–1981

Bullinger, H.-J.: Forschungsbericht – Gestaltungssystematik für Arbeitsmittel. Einflußfaktoren und Vorgehensweise. Humanisierung des Arbeitslebens. Der Bundesminister für Arbeit und Sozialordnung. Referat: Presse- und Öffentlichkeitsarbeit, Bonn, Februar 1979

Bunnell, S.: Surgery of the hand. J. B. Lippincott Company, Philadelphia, Toronto, London, 1944

Bunnell, S.: U. S. Army, Medical Bulletin, p. 230, 1946

Capener, N. C.: Vide WYNN PARRY, C. B., S. 65–67. Rehabilitation of the hand. Butterworth & Co., Ltd. 1973, = 3. Aufl.

Dillner, S.: Handortoser – Inventering och Provning. EFTO-rapport No. 5/1975 – arbetsmiljö 74. International rehabiliteringskonferens ELMIA, Jönköping, 2.–6. 9. 1974.

Dillner, S., und *L. G. Ottoson:* Proposed Requirement Specification for Wrist-Driven Hand Orthoses EFTO-report No. 7/77, 1977. Unit of Applied Orthotics (EFTO) Department of Rehabilitation Medicine Central Hospital, Jönköping, Schweden

Dillner S., B. Hansen und *L. G. Ottoson:* Test Records of 5 Wrist-Driven Hand Orthoses. EFTO-report No.8/77, 1977. Unit of Applied Orthotics (EFTO) Department of Rehabilitation Medicine Central Hospital, Jönköping, Schweden

Engen, T. J.: Development of Upper Extremity Orthotics. Social and Rehabilitation Service Grant No. RD-1564 Reprint from Orthotics and Prothetics

Fearnley, G. R.: Ulnar Deviation of the Fingers. Ann. Rheum. Dis., 1951, 10, 126–136

Fick, L.: Physiologische Anatomie des Menschen. Verlag von Christian Ernst Kollman, Leipzig, 1845

Fillauer, C.: Persönliche Mitteilungen, 1980

Fitzlaff, G.: Schultergelenk-Entlastungsbandage bei Plexusaparese. Zeitschrift f. Unfallmedizin und Berufskrankheiten, 72: 252–255, 1979

Fitzlaff, G.: Persönliche Mitteilung, 1980

Flatt, A. E.: Minor Hand Injuries. The C. V. Mosby Company, St. Louis, 1959

Flatt, A. E.: The Pathomechanics of Ulnar Drift. A biomechanical and clinical study. Final Report Social and Rehabilitation Services Grant No. RD 2226 M, 1971

Flatt, A. E.: The care of the rheumatoid hand. The C. V. Mosby Company, Saint Louis, 1974

Frankel, V. H., und *M. Nordin:* Basic Biomechanics of the Skeletal System. Lea & Febiger, Philadelphia, 1980

Hardegger, F., und *D. Bianchini:* Nachbehandlungsfibel. Springer-Verlag, Berlin, Heidelberg, New York, 1979

Hohmann, G.: Orthopädische Technik. Ferdinand Enke Verlag Stuttgart, 1946

Hunter, J. M., L. H. Schneider, E. J. Mackin and *J. A. Bell:* Rehabilitation of the hand. The C. V. Mosby Company, Saint Louis, 1978

International Federation of Societies for Surgery of the Hand: Terminology for Hand Surgery. June 1970

Kay, H. W.: Clinical Evaluation of the Engen Plastic Hand Orthosis. Artificial Limbs, Spring, 1969 issue

Kleinert, H. E.: In: Symposium on Tendon Surgery on the Hand. The C. V. Mosby Company, St. Louis, 1975

Landsmeer, J. M. F.: Studies in the anatomy of articulation, I. The equilibrium of the „intercalated bone". Acta Morphologica Neerlando Scand. 3, 288 (1961)

Lehneis, H. R.: Upper Extremity Orthose. Institute of Rehabilitation Medicine New York University Medical Center, Orthotics, September 1967

Lehneis, H. R.: Application of External Power in Orthotics. Institute of Rehabilitation Medicine, New York University Med. Center Orthotics and Prosthetics, September 1968

Lehneis, H. R.: Upper Extremity Orthoses. Institute of Rehabilitation Medicine New York University Medical Center, Orthotics and Prosthetics, September 1971

Le Veau, B.: Williams and Lissner: Biomechanics of Human Motion. W. B. Saunders Company, Philadelphia, London, Toronto, 1977

Mannerfelt, L.: Studies of the hand in ulnar nerve paralysis A clinical-experimental investigation in normal and anomalous innervation. Acta Orthopaedica Scandinavica, Suppl. 87. Munksgaard, Copenhagen, 1966

Mannerfelt, L., und *K. Fredriksson:* The Effect of Commercial Orthoses on Rheumatically Deformed Hands. STUs information section STU Report no. 47-1976. Liber Tryck Stockholm, 1976

Mannerfelt, L., und *M. v. Raven:* Die Ätiologie und Bedeutung der Radiuskrypte im rheumatischen Handgelenk. Verh. Dtsch. Ges. Rheumatol. 5, 94–96 (1978)

Mannerfelt, L.: Handveränderungen bei chronischentzündlichen Gelenkerkrankungen, in: Chronisch-entzündliche Gelenkerkrankungen, herausgegeben von D. Wessinghage. MMW Medizin Verlag GmbH. München, 1980

Mansat, M., und *J. Delprat:* Les orthèses de la main: de leur conception à leur réalisation. Annales de Médicine physique 3: 272–308, 1977

Moberg, E.: The Upper Limb in Tetraplegia. Georg Thieme Publishers Stuttgart 1978

Moberg, E., et al.: Ortosbehandlung för händer, AWE, Gebers. Berlings, Lund, 1979

Neff, G., und *L. Biedermann:* Die Bedeutung von Halbfertigprodukten für die Orthopädietechnik. Vortrag: Südwestdeutscher Orthopädiekongreß in Baden-Baden, 1979

Ottoson, L. G.: Indikationen för Hand- och Armortoser vid Förlamningar. EFTO-Rapport no. 3/1975 – arbetsmiljö 1974 i Jönköping 2.–6. 9. 1974

Pahle, K., and *P. Raunio:* The influence of Wrist Position on Finger Deviation in the Rheumatoid Hand. J. Bone Joint Surg., 1969, 51 B, 664–676

Pahle, J., und *M. Traneus:* Handortheser vid Rheumatoid Arthrit. Almqvist & Wicksell Förlag 1982

Peckham, P. H., E. B. Marsolais and *J. T. Mortimer:* Restoration of key grip and release in the C 6 tetraplegic patient through functional electrical stimulation. Journal of Hand Surgery, 5: 462–469, 1980

Sarmiento, A.: Fracture Bracing. Clinical Orthopaedics, 102: 152–158, 1974

Sarmiento, A., P. B. Kinman, R. B. Murphy and *J. G. Philips:* Treatment of ulnar fractures by functional bracing. Journal of Bone and Joint Surgery, 58-A, 8: 1104–1107, 1976

Sarmiento, A., P. B. Kinman, E. G. Galvin, R. H. Schmitt and *J. G. Phillips:* Functional Bracing of Fractures of the Shaft of the Humerus. Journal of Bone and Joint Surgery, 59-A, 5: 596–601, 1977

Sarmiento, A., und *L. L. Latta:* Closed Functional Treatment of Fractures. Springer-Verlag Berlin, Heidelberg, New York, 1981

Seddon, Herbert: Surgical disorders of the peripheral nerves. Churchill Livingstone, Edinburgh, London, 1972

Shapiro, J. S.: A New Factor in Etiology of Ulnar Deviation. Clin. Orthop., 68, 32–43, 1970

Swanson, Afred B.: Flexible implant resection arthroplasty in the hand and extremities. The C. V. Mosby Company, Saint Louis, 1973

Scharizer, E.: Persönliche Mitteilung 1981

Schmidl: Persönliche Mitteilung 1978

Stack, H. G.: Mallet Finger. The Hand, 1: 83, 1969

Steinmann, B.: Hemiplegie: Verlag, Prognose, Begleitläsionen. Medizinsich-Orthopädische Technik, 3: 85–87, 1978

Volkert, R., und *W. Schön:* Individuelle orthopädisch-technische Hilfsmittel zur Funktionsverbesserung der behinderten Hand. Orthopädietechnik 2: 13–16, 1978

Volkert, R.: Therapieunterstützende Maßnahmen aus dem Bereich der Technischen Orthopädie. Krankengymnastik, 30: 285–290, 1978

Zrubecky, G.: Die Hand des Tetraplegikers. Unfallheilkunde 79: 45–54, 1976

Kapitel 5
Segment-Orthesen und Orthesen-Bandagen für instabile Körpersegmente

mit Beiträgen von *Lutz Biedermann, Loren L. Latta* et al. sowie *Klaus-Dieter Stoltze*

Kapitel 5
Segment-Orthesen
und
Orthesen-Bandagen für instabile Körpersegmente
mit Beiträgen von *Lutz Biedermann*, *Loren L. Latta* et al. sowie *Klaus-Dieter Stoltze*

Inhalt

Einführung und Begriffserläuterungen

Begriffsbestimmung der Segment-Orthesen 565
Begriffsbestimmung der Orthesen-Bandagen 565
Kriterien der Indikation und Rezeptierung 566
Biomechanische Zielsetzung 567
Maßbögen 568

Krankheitsbilder und Versorgungsbeispiele

Übersicht 569

Abschnitt I:	Orthesen-Bandagen für instabile Körpersegmente	
	Ia: Instabilität des Hüftgelenkes (im Erwachsenenalter)	569
	Ib: Instabilität des Hüftgelenkes (kindliche Luxationshüfte)	589
	Ic: Instabilität der Beckengelenke	599
	Id: Instabilität der haltungsschwachen Rumpfmuskulatur	607
	Ie: Instabilität im Schultergürtelbereich	612
	If: Asymmetrien im Wirbelsäulen- und Brustbereich	616
Abschnitt II:	Segment-Orthesen für das Kniegelenk (*Klaus-Dieter Stoltze*)	620
Abschnitt III:	Segment-Orthesen für verletzte Sportler (*Lutz Biedermann*)	646
Abschnitt IV:	Segment-Orthesen zur Frakturbehandlung (*Loren L. Latta* et al.) ..	663

Abschnitt I: Orthesen-Bandagen für instabile Körpersegmente

Abschnitt Ia: Instabilität des Hüftgelenkes (im Erwachsenenalter)

Überblick 569

Versorgungsbeispiele bei Koxarthrosen
    Hüftgelenk-Rotationsbandage (nach *G. Hohmann*) 571

Versorgungsbeispiele bei schweren Koxarthrosen, schmerzhaften Total-Alloplastiken sowie ein- oder doppelseitiger Endoprothesenentfernung
    Erlanger Orthesen-Bandage (nach *D. Hohmann* und *R. Uhlig*) 575
    Indikationsmöglichkeiten für die Erlanger Orthesen-Bandage 579
    Empfehlungen für Rezeptierung und Maßnahmen der Erlanger Orthesen-Bandage 580
    Technische Ausführung der Erlanger Orthesen-Bandage 580

Abschnitt I b: Instabilität des Hüftgelenkes (kindliche Luxationshüfte)

Überblick 589

Versorgungsbeispiele bei sog. angeborener Hüftgelenksluxation
    Spreizhosen (u. a. nach *F. Becker/Mittelmeier/Hildebrandt/Graf*) 592
    Spreizschalen (u. a. nach *Mittelmeier/Hildebrandt*) 592
    Riemen-Zügel-Bandage (nach *Pavlik*) und Flexionsbandage (nach *Fettweis*) 593
    Funktionelle Bandage und Schiene (nach *Hoffmann-Daimler*) 596
    Retentions-Schienen in Sitz-Hockstellung 597
    Zusammenfassung 598

Abschnitt I c: Instabilität der Beckengelenke

Versorgungsbeispiele bei Lockerungen im Kreuz-Darmbein-Gelenk und im Symphysenbereich sowie bei Symphysenrupturen
    Beckenkreuzgurtspange (nach *G. Hohmann* und *A. Habermann*) 599
    Beckenbandage (nach *H. Habermann*) 604

Abschnitt I d: Instabilität der haltungsschwachen Rumpfmuskulatur

Versorgungsbeispiele bei kindlicher Haltungsschwäche
    Mahnbandage (nach *G. Hohmann*) 607
    Mahnbandage (nach *Teufel-Gerzer*) 609

Versorgungsbeispiel bei muskulär teilfixiertem Rundrücken
    Geradehalter-Retentionsbandage (nach *G. Hohmann*) 609

Abschnitt I e: Instabilität im Schultergürtelbereich

Versorgungsbeispiel bei habitueller Luxation des Sternoklavikular-Gelenkes
    Schlüsselbein-Bandage (nach *Faber*) 612

Versorgungsbeispiel bei Serratuslähmung
    Serratus-Bandage (nach *G. Hohmann*) 613

Abschnitt I f: Asymmetrien im Wirbelsäulen- und Brustkorbbereich

Versorgungsbeispiele bei Brustkorbasymmetrien (z. B. Hühnerbrust)
    Brustkorb-Pelottenbandage (nach *G. Hohmann*) 616
    Druckpelotten-Bandage (nach *Reitz*) 617

Versorgungsbeispiel bei Säuglingsskoliose
    Umkrümmungs-Bandage (nach *Barwell*, modifiziert nach *Kallabis*) 618

Abschnitt II: Segment-Orthesen für das Kniegelenk
(Klaus Dieter Stoltze)

Überblick 620

Medizinische Definitionen
   Instabilität/Laxizität 621
   Schweregrade der Bandverletzungen 621
   Einteilung und Definition der Kapselbandinstabilitäten 622

Diagnostik 623

Frühfunktionelle Therapie 628

Indikation von Segment-Orthesen 629

Klassifikation von Segment-Orthesen 630

Versorgungshinweise bei traumatisch bedingten Knie-Instabilitäten
   Schäden am Kapsel-Band-Apparat 636

Versorgungshinweise bei lähmungsbedingten Knie-Instabilitäten
   Muskulo-ligamentäre Schäden 638

Versorgungshinweise bei strukturell bedingten Knie-Instabilitäten
   Arthrosen, rheumatische Arthritis, hämophile und tabische Gelenkschäden 642

Zusammenfassung 643

Spezielle Literatur 644

Abschnitt III: Segment-Orthesen für verletzte Sportler
(Lutz Biedermann)

Überblick 646

Begriffsbestimmungen 647

Zusammenfassung 648

Versorgungsbeispiele im Bereich der unteren Extremität 649
   Kniegelenk 649
   Sprunggelenk 652

Versorgungsbeispiele im Bereich der Wirbelsäule 654
   Halswirbelsäule 654
   Lendenwirbelsäule 655

Versorgungsbeispiele im Bereich der oberen Extremität 657
   Schultergelenk 658
   Handgelenk und Fingergelenke 660

Spezielle Literatur 661

Abschnitt IV: Segment-Orthesen zur Frakturbehandlung
(*Loren L. Latta* et al.)

Überblick 663
Bedeutung des Weichteilmantels für die Stabilisierung von Frakturen 663
Bedeutung der Materialeigenschaften von Segment-Orthesen 666
Versorgungshinweise zur funktionellen Frakturbehandlung
    Oberarm-Frakturen 670
    Unterarm-Frakturen 671
    Frakturen im Handgelenkbereich 674
    Oberschenkel-Frakturen 674
    Frakturen im Kniebereich 677
    Unterschenkel-Frakturen 677

Zusammenfassung und Schlußfolgerungen 679

Spezielle Literatur 679

Kapitel 5
Segment-Orthesen
und
Orthesen-Bandagen für instabile Körpersegmente

Einführung und Begriffserläuterungen

Begriffsbestimmung der Segment-Orthesen und Orthesen-Bandagen

Bie der Sichtung und Neubearbeitung konstruktiver Voraussetzungen in der Orthesentechnik für „Rumpf", „untere Extremität" und „Bein-Becken-Bereich" mußten wir fast zwangsläufig zur Auffassung gelangen, daß sich zusätzlich zu früheren Begriffsbestimmungen ein weiterer Orthesen- bzw. Bandagentyp ausgebildet hat. Er dient vorwiegend rehabilitativen und teilaktiven, somit dynamischen Behandlungsprinzipien.

Fast mit den Merkmalen medizinischer Behandlungsgeräte versehen (kurativer Charakter, gewichtsleicht, kosmetisch akzeptabel, optisch mehr auf Rehabilitation als auf Krankheit hinweisend), sind diese Orthesen bzw. Bandagen von vornherein in der Zielsetzung begrenzt. *Sie sollen auch nicht dem komplexen Versorgungsanspruch eines orthopädietechnischen Allround-Hilfsmittels entsprechen.*

Wie schon im Kapitel 2 (Seite 53) erwähnt, ist der bisherige Sammelbegriff „Bandage" nicht speziell genug und andererseits die Bezeichnung als „Orthese" zu umfangreich.
Die Zukunft wird erweisen, ob die von uns gewählten Wortkombinationen zutreffender sind:

Segment-Orthesen (nach Maß oder Körperformmodell) beeinflussen die Biomechanik einzelner Bewegungssegmente (Gelenke) und Körperregionen. Je nach Funktion haben sie bewegungssteuernde, belastungsregelnde, richtungsbeeinflussende und wachstumslenkende Einzelaufgaben.
In unterschiedlicher Kombination und Begrenzung haben die Grundelemente dieser Orthesen sowohl statische (stabilisierende) als auch dynamische (elastische) Merkmale.

Orthesen-Bandagen (nach Maß oder Formmodell) sind – im deutschen Sprachraum – die *Segment-Orthesen,* welche ganz speziell auf Körpergelenke mit mehreren Bewegungsebenen Einfluß nehmen (z. B. Hüfte, Schulter oder auch Amphiarthrosen). Bewegungen werden gesteuert und gegebenenfalls in ihren Verlaufsebenen begrenzt, Wachstumsperioden werden beeinflußt.
Besonderes Merkmal dieser Konstruktionsgruppe ist meist die technische Verbindung dynamisch-elastisch wirkender Grundelemente und kleinerer standardisierter Körperformteile.

Wir haben durch diese Begriffsbestimmung auch die Möglichkeit gefunden, mittels ergänzender Angaben wie beispielsweise *„Orthesen-Bandage für das Hüftgelenk"* oder *„Segment-Orthese für den Kniebereich"* die speziell behandelten Körperregionen klar einzugrenzen und verständlich zu kennzeichnen. Außerdem kann jeder Eigenname einer Firma, Stadt oder Klinik dem Begriff zugefügt werden.

Kriterien der Indikation und Rezeptierung

Im Zusammenhang mit der Rezeptierung einer Orthese dieser neuen Klassifizierung sind im Detail einige Überlegungen hervorzuheben:
Die bekannten klassischen Bein-, Arm- oder Rumpf-Orthesen sind selbstverständlich in vielen schwierigen Krankheitsfällen zur individuellen Einzelversorgung nach wie vor indiziert. Im vorliegenden Buch haben diese Versorgungen deswegen auch breiten Darstellungsraum erhalten. Ihre konstruktiv oft recht umfangreichen Grundkonzeptionen können aber verständlicherweise nicht allein der notwendigen Verordnungsvielfalt entsprechen.

Orthopädietechnisch müssen *Orthesen-Bandagen* bzw. *Segment-Orthesen* Alternativlösungen ermöglichen, welche der ärztlichen Auffassung nach benötigt werden, um bei eventuellen präoperativen Wartezeiten, bei einem stark erhöhten Operationsrisiko, aber auch bei einer Erkrankung ohne zwingende Operationsindikation eine sinnvolle Behandlung zu unterstützen. Gleichermaßen gilt dies auch postoperativ zur Sicherung der Ergebnisse.

Auch prophylaktische Maßnahmen im Bereich des Leistungssports sowie im Bereich des allgemeinen Fitness-Trainings erweitern die vorstehenden Behandlungsprinzipien.

Im Rahmen dieser neueren Behandlungskonzepte sollten also mehr als bisher die ärztlichen, krankengymnastischen, pflegerischen und anderen Maßnahmen durch individuelle abgestufte Orthesen-Typen ergänzt werden.

Der gezielte technische Einfluß gilt dabei:
einzelnen Gliedmaßenabschnitten,
ganz bestimmten Gelenkbereichen,
lokalisierbaren Muskelaktionen,
statisch abzusichernden Bewegungsfunktionen
und evtl. auch in Wachstumsperioden.

Für diese speziellen technischen Aufgaben ergeben sich somit eine Menge ineinander verzahnter konstruktiver Merkmale und Wirkungen.
Die zur Bewertung am Patienten notwendige Differenzierung kann u. E. nach durch Indikationsmodifizierungen erfolgen. Dazu ist eine bewußte Handhabung der jeweils vorrangigen Wertigkeiten, evtl. im zeitlichen Wechsel der Reihenfolge, nötig. dies ist bei gegenseitiger Information zwischen Arzt und Orthopädietechniker eine voll erreichbare Vorstellung.

Biomechanische Zielsetzung

Die dynamische **Belastungssteuerung** kann u. a. auch eine auftrittsgedämpfte Unterstützung der Skelettbelastbarkeit oder die Stabilisierung der Belastbarkeit bedeuten.

Die **Bewegungssteuerung** bedeutet u. a. auch die Sicherung oder Begrenzung von Bewegungs- und Gelenkkongruenzen und damit die eventuelle Wiederherstellung einer achsengerechten Angleichung des Bodendruckes.

Durch **Richtungsbeeinflussung** kann sowohl die Wachstumstendenz (u. a. im Extremitätenverlauf) als auch eine Bremsung von Rotationsbewegungen im Stand und Gang angesprochen sein.

Zur **Wachstumslenkung** können u. a. Maßnahmen einer mahnenden Streckunterstützung aber auch kurative Lagerungen gehören.

Die **Funktionsunterstützung** ist sehr vielseitig möglich und kann beispielsweise im einen Fall die Verringerung fehlwirksamer Muskelspannungen bedeuten, im anderen Fall dem Training von Bewegungsmustern oder auch der Überlagerung derselben dienen. Auch eine fast punktuell gezielte Immobilisation kann letzthin ergänzend zu einer übergeordneten Funktionsunterstützung beitragen.

Mit der Erläuterung von Begriffen, mit den Hinweisen auf spezielle Rezeptierungen und biomechanische Details wollen wir keine Wortspielerei betreiben, sondern hauptsächlich die dringende Notwendigkeit einer gemeinsamen Sprachregelung und -auslegung, zur übereinstimmenden Gestaltung einer **Orthesen-Bandage bzw. einer Segment-Orthese,** unterstreichen.

Letzthin ist im Einzelfall in gegenseitiger Absprache eine Wertfrage möglich, die im Behandlungsplan und in der Zielsetzung zwischen jeweils mehr oder weniger wichtigen Detaillösungen unterscheidet.

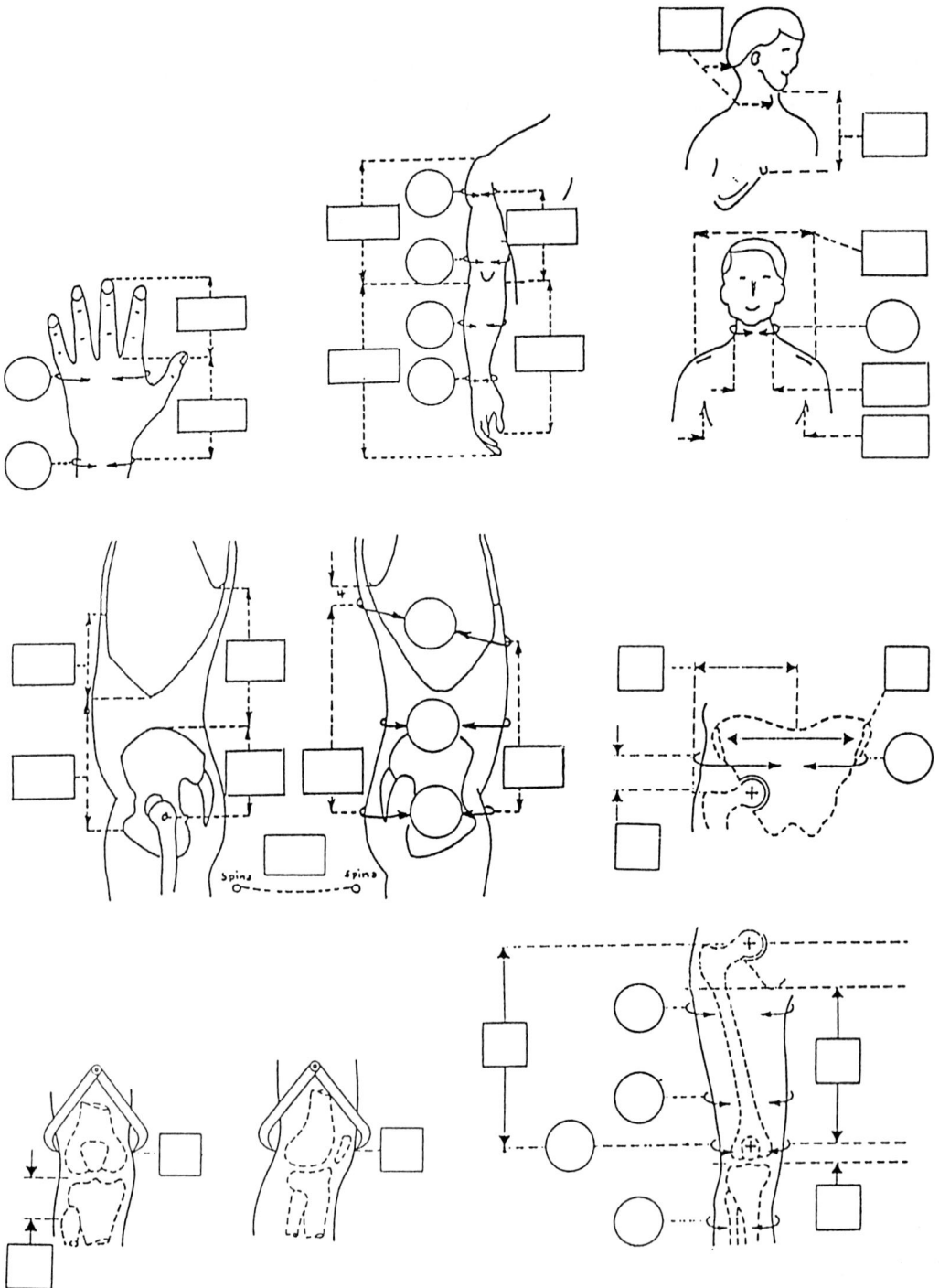

Abb. 5-1 Details in Maß-Bögen für Orthesen-Bandagen und Segment-Orthesen (Angabe von Skelettpunkten, Gelenkachsen, Umfangmaßen, usw. ○ = Umfangmaße, □ = Längen- und Abstandsmaße)

Krankheitsbilder und Versorgungsbeispiele

Eine Kurzdarstellung und Unterteilung von Krankheitsbildern bildet die Basis unserer Auswahl spezieller Krankheitsbilder für orthopädietechnische Versorgungsbeispiele mit Orthesen-Bandagen und anderen Segment-Orthesen.

Thematisch wurde in vier Sachgruppen gegliedert:

Abschnitt I: **Orthesen-Bandagen für instabile Körpersegmente** (S. 569)
- I a Instabilität des Hüftgelenkes (im Erwachsenenalter) (S. 569)
- I b Instabilität des Hüftgelenkes (kindliche Luxationshüfte) (S. 589)
- I c Instabilität der Beckengelenke (S. 599)
- I d Instabilität der haltungsschwachen Rumpfmuskulatur (S. 607)
- I e Instabilität im Schultergürtelbereich (S. 612)
- I f Asymmetrien im Wirbelsäulen- und Brustbereich (S. 616)

Abschnitt II: **Segment-Orthesen für das Kniegelenk** (S. 620)
(K. D. Stoltze)

Abschnitt III: **Segment-Orthesen für verletzte Sportler** (S. 646)
(L. Biedermann)

Abschnitt IV: **Segment-Orthesen zur Frakturbehandlung** (S. 663)
(L. L. Latta et al.)

Abschnitt I
Orthesen-Bandagen für instabile Körpersegmente

Abschnitt I a
Instabilität des Hüftgelenkes (im Erwachsenenalter)

– Koxarthrosen (S. 571)
– schmerzhafte Totalalloplastiken (S. 575)
– ein- oder doppelseitige Endoprothesenentfernung (S. 576)

Überblick

Apparative Versorgungen *kontrakturbildender Hüftgelenkserkrankungen* in Einschienen-Leichtbauweise von *Sayre* u. *Tamplin* werden schon bei *Schanz* (1923) beschrieben.

1932 hat *G. Hohmann* eine Hüftgelenksbandage angegeben, die bei typischen Rotations- und Belastungsschmerzen fortgeschrittener Koxarthrosen durch Führung des Gelenkes in einer Bewegungsebene sicher vielen Patienten eine spürbare Erleichterung gebracht hat.

Francillon (1955) hat eindrucksvolle subjektive und objektive Besserungen *invalidisierender Koxarthrosen* durch Adduktorentenotomie und anschließende Versorgung mit einer Rotationsbandage beschrieben. Dabei ist er auf die Wirkungsprinzipien des geführten Bewegungsablaufes für ein bewegungsgestörtes Gelenk eingegangen.

Er weist u. a. auf die in weiteren Fällen beobachtete Verbesserung der muskeldynamischen Situation hin, z. B. auch Stabilitätsgewinn bei *Teillähmungen der Hüftmuskulatur* oder bei *straffen Schenkelhalspseudarthrosen.*

In der Zwischenzeit haben wir alle den beispiellosen Siegeszug der Alloarthroplastik des Hüftgelenkes, aber auch teilweise ihr Ausufern in eine fast kritiklose Monotherapie erlebt.

Schmerzhaft gewordene Hemi- oder Totalalloplastiken sind zu einer neuen therapeutischen und damit auch orthopädietechnischen Aufgabe geworden. Ihr Umfang wird mit steigenden Implantationszahlen wachsen und die endgültige Größenordnung ist heute noch nicht abzusehen.

In der Regel muß die *Implantatlockerung* als wichtigste Schmerzursache gesehen werden. Technisch aufwendige und damit auch risikoreichere Wechseloperationen sind dann nötig. Im hohen Lebensalter oder bei schlechtem Allgemeinzustand kann diese Therapiemöglichkeit verschlossen sein, eine konservative Alternativmaßnahme muß dann zur Verfügung stehen.

Größte Probleme einer klinischen Rehabilitation bieten derzeit die *endgültige ein- oder sogar doppelseitige Prothesenentfernung* in der Regel wegen tiefer Infektionen.

Es ist somit klar, daß nicht das operative Primärergebnis gewertet werden kann, sondern daß nur der Langzeiterfolg und damit letztlich die langfristige Rehabilitation des Patienten zählt.

Des weiteren stellt sich unverändert die Frage nach orthopädietechnischen Maßnahmen bei *inoperablen Patienten mit schmerzhaften Koxarthrosen und zur Überbrückung oft schwer erträglicher präoperativer Wartezeiten.*

Aus sehr vielschichtigen, zumeist aber kosmetischen Gründen, werden oft orthopädietechnische Behandlungssysteme abgelehnt, weil Patienten und Arzt sich in aller Regel schwere entlastende Geräte vorstellen. Die Versorgung mit der *Hüftgelenksrotationsbandage nach G. Hohmann* hatte zwar einer großen Patientenzahl Erleichterung gebracht; Zahlenangaben über Behandlungserfolge sind aber nicht bekannt. Auf breiterer Basis waren die Behandlungsergebnisse bei der Natur des Leidens sicher nicht immer befriedigend.

Für orthopädietechnische Behandlungsmaßnahmen der Hüftgelenksinstabilitäten im unmittelbaren klinischen Arbeitsbereich gilt es, evtl. auch von vornherein nur technische Teillösungen und begrenzt mögliche Situationsverbesserungen anzustreben.

Prä- bzw. postoperative oder auch nichtoperative orthopädietechnische Behandlungen von Hüftgelenksschäden müssen im technischen Indikationsbereich individuell variiert werden. Dabei sollten schwere Kompaktversorgungen durch Tubersitzentlastungsapparate vermieden, eine Rollstuhlabhängigkeit eingegrenzt und auch die Benutzung von 2 Gehstützen möglichst erübrigt werden.

Grundlage für mögliche Rezeptierungen bilden die 3 unterschiedlichen Problemkreise mit
- **Orthesen-Bandagen bei Koxarthrosen und bei schweren Koxarthrosen** (stark erhöhtes Operationsrisiko, präoperative Wartezeiten),
- **Orthesen-Bandagen bei schmerzhaften Totalendoprothesen** (Prothesenlockerung ohne derzeit zwingende Operationsindikation),
- **Orthesen-Bandagen nach** endgültiger ein- oder doppelseitiger **Totalendoprothesenentfernung.**

Versorgungsbeispiele bei Koxarthrosen

Hüftgelenk-Rotationsbandage (nach *G. Hohmann*)

● *Das **Ziel jeder Koxarthrosenbehandlung** ist zunächst die Gelenkerhaltung.* Das gilt vor allem für „jüngere" Patienten, die, wenn irgend möglich, das kalkulierbare Risiko des Gelenkersatzes im mittleren Erwachsenenalter nicht eingehen sollten. Für den Orthopäden ist es selbstverständlich, daß heute die Möglichkeiten gelenkerhaltender Osteotomien des koxalen Femurendes bzw. der Pfanne ausgeschöpft werden. Auch die Hüftarthrodese stellt bei der einseitigen Koxarthrose des jungen Erwachsenen nach wie vor eine akzeptable Therapie dar.

Die Wirkungsprinzipien der gelenkerhaltenden nichtoperativen Behandlung bestehen nicht in einer absoluten Gelenkfixierung und Gelenkentlastung, man sollte vielmehr die Adduktion, Beugestellung und Außenrotation korrigieren bzw. diesen Kontrakturneigungen entgegenwirken und den Bewegungsablauf im arthrotischen Hüftgelenk auf einfache (Scharnier-)Bewegungen reduzieren.

G. Hohmann schreibt dazu: „... Bei der chronischen deformierenden Hüftarthrose handelt es sich meist nicht um eine echte Entzündung, sondern um chronische Veränderungen des Gelenks von degenerativem Charakter, mit Knorpelschwund, Verengung des Gelenkspalts, zackigen Auswüchsen an Pfannenrändern und Hüftgelenkskopf sowie Verbreiterung und pilzförmiger Mißgestalt desselben, Schrumpfung der Gelenkskapsel und infolgedessen Fehlstellungen des Hüftgelenks i. S. der Hüftbeuge- und Hüftadduktionskontraktur. Die Bewegungen des Hüftgelenks sind nicht mehr wie die eines Kugelgelenks nach allen Seiten hin möglich, sie sind eingeschränkt. Nicht nur die Abspreizung, die Abduktion, ist teils durch die Schrumpfung der Gelenkskapsel, teils durch Verkürzung der Adduktorenmuskeln, sondern v. a. auch die Rotation ist erheblich eingeschränkt. Da der Gelenkkopf walzenförmig geworden ist, ist in den meisten Fällen eine Bewegung nur um eine Achse, die eben durch den Walzenkopf gehende, möglich, so daß nur die Beugung im Hüftgelenk einigermaßen frei ist. Auch die Streckung im Hüftgelenk kann in schwereren Fällen gehemmt sein, es besteht dann eine gewisse Beugekontraktur. Diese Veränderung der Form der das Hüftgelenk bildenden Knochen und der Eigenschaft der Gelenkkapsel, welche ihre Elastizität eingebüßt hat und zur Schrumpfung neigt, bedingen zwangsläufig einen Fehlgang des Hüftgelenks. Durch diesen wiederum wird das Gelenk ungünstig belastet und beansprucht. Der Kranke geht mit stark auswärts gedrehtem Hüftgelenk und vermag dasselbe auch nicht mehr völlig zu strecken. In manchen Fällen vermag er das Bein nicht mehr zu spreizen, das Hüftgelenk steht in Adduktionsstellung. Vor allem treten Schmerzen bei Drehbewegungen und besonders beim Einwärtsdrehen auf. Hierbei wird offenbar die krankhaft veränderte Gelenkkapsel, welche verdickt, adhärent, geschrumpft und zottig entartet ist, gespannt. Dies verursacht offenbar die Schmerzen beim Gehen. Aber auch die das Gelenk umgebenden Muskeln werden durch den Fehlgang des Gelenks betroffen, an dem sie entsprechende Mehrarbeit zu leisten haben und dadurch in Dauerspannung sind, um das Gelenk zur Schmerzverhütung festzustellen. Darum finden wir auch diese Muskeln, v. a. die Gesäßmuskeln, oft genug druckschmerzhaft und mit Muskelhärtung durchsetzt..."

■ Als wichtige orthopädietechnische Konstruktionsziele bei Koxarthrosen gelten nach *G. Hohmann:*
- Mögliche Stellungskorrektur im Hüftgelenk von Adduktion in Richtung Abduktion;
- mögliche Stellungskorrektur im Hüftglenk von Flexion in Richtung Extension;
- mögliche Stellungskorrektur im Hüftgelenk von Außenrotation in Richtung Innenrotation;
- Führung der Gelenkbewegung im Hüftgelenk;
- Beckenaufrichtung zur Überwindung der Hüftbeugekontraktur!

G. Hohmann schreibt dazu: „... Auf diesen Tatsachen beruht die Konstruktion der Hüftbandage.

Sie soll *Adduktion, Beugestellung und Auswärtsrotation* des Hüftgelenks, soweit dies noch möglich ist, *korrigieren,* zum mindesten ihr entgegenwirken, um eine Zunahme derselben zu verhindern.

Die Hüftbandage beruht nicht, wie der Original-Hessing-Apparat für das ganze Bein, auf dem Prinzip der absoluten Fixierung und Entlastung des Hüftgelenks, einem Prinzip, das unerläßlich ist für die echte Entzündung des Hüftgelenks, besonders für die tuberkulöse Hüftgelenksentzündung.

Von einem Beckenreifen geht auf der Seite eine Stahlschine aus, welche etwa in Trochanterhöhe ein Scharniergelenk, für Beugung und Streckung offen, trägt. Diese Schiene läuft an der Außenseite des Oberschenkels nach abwärts, endigt in einer länglichen ovalen Pelotte und wendet sich kurz oberhalb des Kniegelenks in einem Bogen nach der Vorderseite hin, über die sie etwa quer nach der Innenseite hinzieht. Hier an der Innenseite des Oberschenkels, etwa handbreit oberhalb des Kniegelenks, genauer lokalisiert vom oberen fühlbaren Vorsprung des medialen Femurkondylus ab nach kopfwärts, endigt dieser quere Teil der Schiene in einer zweiten Pelotte, länglich oval wie die laterale. Zwischen diesen beiden ovalen Pelotten wird der Oberschenkel wie in einer Zwinge gefaßt und gehalten. Besonderen Wert lege ich darauf, daß an der Oberschenkelschiene, die der lateralen Seite des Oberschenkels anliegt, etwas unterhalb des Trochanter major, eine rundliche Pelotte angebracht wird, welche am Oberschenkel fest anliegen muß. Durch ihre konkave Innenfläche umfaßt sie diesen Teil des Oberschenkels etwas. Ein breiter Ledergurt geht von ihr hinten ab und zieht um den Oberschenkel nach vorn, wo er an dieser runden Pelotte angehängt wird. Desgleichen zieht ein Gurt zwischen den beiden unteren ovalen Pelotten hinten herum. Sehr wichtig ist der miederartige Aufbau am Beckenring.

Die Wirkung der sog. **Hüftgelenksrotationsbandage** sehe ich darin, daß mit ihr die Bewegungen im arthrotischen Hüftgelenk geführt werden, daß eine schädliche und schmerzhafte Auswärtsrotation im Hüftgelenk vermieden wird.

Der Hüftarthrotiker ist von der Art des Bodens, auf dem er geht, insofern sehr abhängig, als Unebenheiten desselben, Steine, die im Wege liegen, oder eine schräge Richtung desselben, ihn nötigen, eine Ausweichbewegung im Hüftgelenk zu machen, und zwar geht diese immer in Form einer Rotation vor sich. Dies wird durch die Bandage gebremst. Eine wirkliche Einwärtsrotation ist ja bei der gegebenen Hüftkopfdeformierung nicht recht möglich. Höchstens kann durch Entspannung der reflektorisch gespannten Muskeln, hauptsächlich der Adduktoren, eine gewissen Zunahme der Beweglichkeit erzielt werden.

Eine weitere Wirkung der Hüftbandage ist die Streckung des Hüftgelenkes zur Überwindung der Hüftbeugekontraktur.

Um das durch Beugekontraktur vorwärts geneigte Becken wieder mehr aufzurichten, füge ich der Bandage einen hinteren Streckzug bei, ähnlich wie bei Hüftmuskellähmung zum Ersatz des gelähmten Musculus glutaeus maximus.

Dieser Riemen wird beim Gehen, wobei wir die Streckung des Hüftgelenks wünschen, eingehängt, während er beim Sitzen ausgehängt wird, damit man mit gebeugtem Hüftgelenk sitzen kann. Zu diesem Zweck verschiebt man den Streckriemen an einem hinten am Beckenreifen angebrachten drehrunden oder, damit er weniger aufträgt, flachen Querbügel.

Dieser Querbügel geht vom Beckenreifen aus, und zwar etwas nach außen von der Mittellinie hinten und verläuft von da an schräg nach oben kopfwärts. Hier knickt er in einem Winkel von 145 Grad um und verläuft schräg nach abwärts vorn, wo er wieder an den Beckenreifen angenietet ist. Zwischen ihm und dem Beckenreifen klafft ein Spalt von etwa Fingerbreite, damit sich in diesem der Streckriemen hin und her verschieben kann. Der Streckriemen gleitet auf ihm und wird zum Gehen vom Patienten nach rückwärts geschoben, über den Winkel hinüber auf das kurze hintere Stück des Bügels, wo er festhält. Will der Patient ihn ausschalten, so muß er ihn denselben Weg wieder zurück nach vorne führen. Diese einfache Vorrichtung hat sich noch als das Beste bewährt, um das Hüftgelenk festzuhalten. Der Patient kann hierdurch mit dem kranken Bein nur kurze Schritte machen, gerade soviel, als der Halteriemen zuläßt. Der Riemen muß sehr stark sein.

Eine einfachere Vorrichtung zur Hüftstreckung besteht darin, daß der Streckzug am Beckenring hinten etwa handbreit von der Mitte entfernt festgenäht ist und unten an der Oberschenkelschiene etwa in ihrer Mitte an einem Knopf eingehängt wird.

Es wird also durch den hinteren Streckzug eine gewisse Sperrung für die Hüftbeugung beim Gehen bewirkt. Durch das nach hinten und vorn unbeschränkt offene Scharniergelenk an der Oberschenkelschiene ist eben diese Möglichkeit der Streckung gegeben. Oft sehen wir unter der Wirkung der Bandage allmählich die Streckung des Gelenks wieder freier werden, teils durch Dehnung der vorderen verkürzten Hüftgelenkskapsel und -bänder, teils auch durch ein Nachlassen der reflektorischen Muskelspannung.

Zur besseren Fixierung des Beckens und zum Halten des Bauches, was besonders bei stärkerer Hüftbeugekontraktur und bei Fettleibigkeit nötig ist, bringe ich am Beckenreifen hinten und seitlich je zwei vertikale Streben an, gegen die eine gutsitzende Leibbinde fest angezogen werden kann. In besonders schweren Graden von Hüftbeugekontraktur habe ich bisweilen auch noch eine hinten am Kreuz angreifende Pelotte gegeben.

Wiederholt habe ich diese Hüftbandage auch bei beiderseitiger Hüftarthrose gegeben, also mit zwei Schienen. In diesen Fällen wandten die Kranken den Streckzug wechselseitig an, bald am rechten, bald am linken Bein, je nach den da oder dort stärkeren Beschwerden.

In jedem Falle ist ferner die Stellung des Fußes zu beachten, eine Knickfußstellung entsprechend auszugleichen und ebenso auch eine Verkürzung des Beines.

Die Wirkung der Bandage besteht in Verminderung oder Beseitigung der Schmerzen, größerer Gehfähigkeit und oft in einer Zunahme der Beweglichkeit, falls das Leiden noch nicht zu sehr fortgeschritten ist. Daß es nicht geheilt werden kann, wurde bereits gesagt.

Falls man bei diesem Leiden keine Versteifungsoperation machen will oder kann, wodurch das erkrankte Hüftgelenk ausgeschaltet würde, bleibt m. E. die Anwendung der Hüftbandage als bestmögliche Behandlung. Ihre Anwendung erstreckt sich außer auf die chronisch deformierende Hüftarthrose auch auf einzelne Formen chronisch entzündlicher Hüftgelenkserkrankungen, wie die unspezifische Infektarthritis, ferner auf einzelne Fälle von Coxa vara und Coxa valga luxans der Erwachsenen, ferner auf Fälle von Schenkelhalspseudarthrosen, die für eine Operation nicht in Frage kommen ..." (Abb. 5-2 bis 5-4).

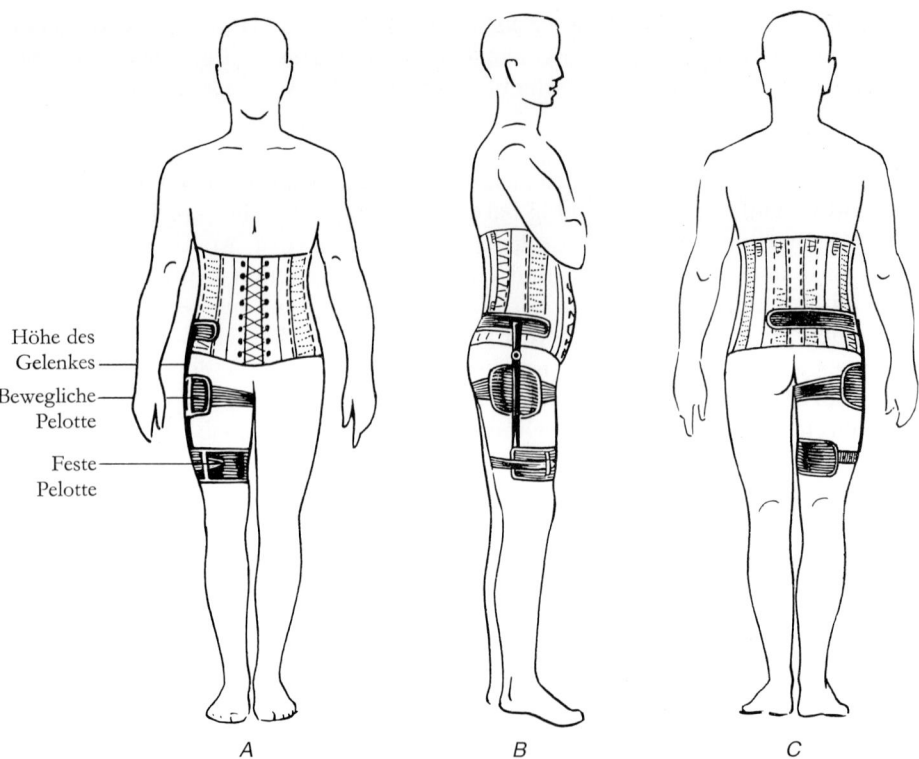

Abb. 5-2 A–C *Hüftrotationsbandage nach G. Hohmann* in der Darstellung von *M. R. Francillon*. Wahlweise Anwendung mit und ohne mechanischem Hüftgelenk (z. B. bei Arthrodesennachbehandlung). Variable Miederhöhe je nach Konstitution des Patienten. Seitliche Trochanterpelotte im ventralen und dorsalen Anteil flexibel gearbeitet (aus *M. R. Francillon, H. U. Debrunner:* Orthopädie der Coxarthrose Documenta rheumatologica 13, Geigy, Basel, 1957, S. 66)

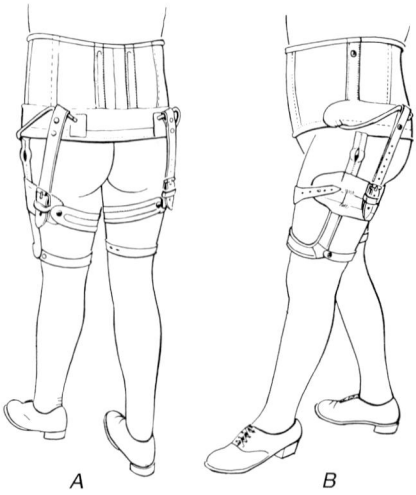

Abb. 5-3 A/B Schema einer doppelseitigen Hüftrotationsbandage mit Glutaeus-Streckzug, noch ohne suprakondylärer Pelottenfassung (aus *G. Hohmann:* Orthopädische Technik. Enke, Stuttgart 1965, S. 164)

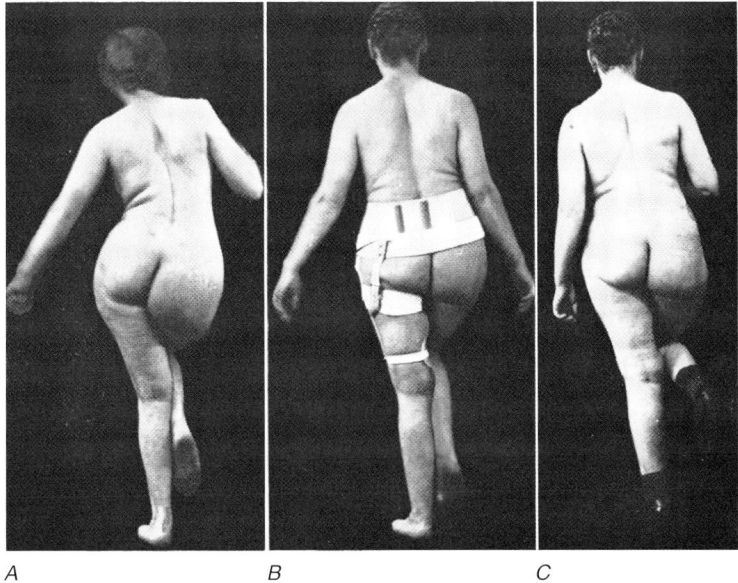

Abb. 5-4 A–C Patientin mit linksseitiger Luxationshüfte: A) Im Stand auf der kranken Seite sinkt die Schwungbeinseite des Beckens herab, der Oberkörper wird über das Standbein geneigt (*Trendelburg*'sches und *Duchenne*'sches Phänomen). B) Nach Anlegen der Hüftrotationsbandage konnte der Rumpf über dem Standbein deutlich besser ausbalanciert werden. C) Nach halbjährigem Tragen der Bandage ist das Absinken der rechten Beckenhälfte auch ohne Bandage wesentlich besser (aus: G. Hohmann: Orthopädische Technik. Enke, Stuttgart 1965, S. 166)

Versorgungsbeispiele bei schweren Koxarthrosen, schmerzhaften Total-Alloplastiken sowie ein- oder doppelseitiger Endoprothesenentfernung

Erlanger Orthesen-Bandage (nach *D. Hohmann* und *R. Uhlig*)

● Wir werten bei der **Koxarthrosebehandlung** unter Berücksichtigung aller derzeitigen Erkenntnisse die Zielsetzung für eine Orthesen-Bandage heute so:

Verminderung der Schmerzen, der Fehlstatik und Fehlhaltung sowie Verbesserung der Belastungssicherheit im Gang durch:
– Prophylaxe einer Beugekontraktur bzw. Aufdehnung einer bestehenden leichten Beugekontraktur mittels individuell dosierbarer Bewegungssteuerung (u. U. mit Streckunterstützung in der Sagittalebene).
– Ausschaltung schmerzhafter Drehbewegungen mittels Rotationsbremsung in der Stand- und Gangphase.
– Verringerung fehlwirksamer Muskelanspannungen bei Adduktion oder Abduktion im Hüftgelenk und damit denkbare Reduktion des Gelenkinnendruckes.
– Beeinflussung der Gelenkkongruenz und Änderung der Größe und Richtung resultierender Kräfte im Rahmen der Kontrakturlockerung.
– Bremsung kompensatorischer schmerzbedingter Bewegungsabläufe durch Wiederherstellung achsengerechter Skelettübertragungen zum Boden mittels Beeinflussung anormaler Muskelspannungen über dem Muskelmantel (z. B. bei Duchenne-Hinken).

● **Schmerzhafte Endoprothesenlockerungen** auf dem Boden einer schleichenden Infektion, einer biomechanischen Fehlbeanspruchung oder einer Gewebsreaktion auf Abriebprodukte können eine Reoperation zwingend notwendig machen. Dies gilt v. a. dann, wenn fortschreitende Knochenresorptionen eine zukünftige Prothesenverankerung gefährden. Diese zwingende Operationsindikation ist jedoch bei weitem nicht immer gegeben. Häufig genug steht nur der schwer erträgliche Belastungs- oder Bewegungsschmerz im Vordergrund. Bei Patienten mit erhöhtem Narkose- bzw. Operationsrisiko ohne derzeit zwingende Operationsindikation kann versucht werden, die Fehlbeanspruchung des lockeren Implantates zu vermindern und durch eine Bewegungsführung Rotationsschmerzen zu verringern. Muskelkrafteinsparung kann hier zur Verringerung muskulärer Beschwerden, vielleicht aber auch zu einer Herabsetzung der Gelenkbelastung führen.

Es ergeben sich bei enger Indikationsstellung folgende orthopädie-technische Konstruktionsaufgaben:

Zeitlich begrenzte Unterstützung eines Operationsergebnisses mit Verminderung der Schmerzphasen und Verminderung von Fehlhaltungen durch:
– Gezieltere und individuell nachregulierbare, unterstützende Bewegungssteuerung in der Sagittal- und Rotationsebene.
– Breitflächige Kompression über dem Muskelmantel zur Verhinderung von fehlbelastenden Ausweichbewegungen.
– Dämpfende Unterstützung der Skelettbelastbarkeit (auch Standphasenveränderung) und Verringerung des Trendelenburg-Duchennne-Phänomens.

● Tiefe Infektionen und große Knochensubstanzverluste an Pfanne und Oberschenkel, beispielsweise nach mehrfachem Endoprothesenwechsel, zwingen bei einer Reihe von Patienten schließlich zur **endgültigen ein- oder doppelseitigen Endoprothesenentfernung.** Dadurch entsteht eine hochgradige, z. T. auch schmerzhafte Belastungsinstabilität. Wir finden erhebliche Beinverkürzungen, deren Betrag vom Ausmaß des Knochenverlustes und der Längsverschieblichkeit des Femur gegen das Becken abhängt. Bei straffer Vernarbung und Abstützung des Trochanterstumpfes im Pfannenbereich können sich Instabilität und Verkürzung in Grenzen halten.

Entsteht aber keine derbe tragfähige Narbenplatte zwischen Pfanne und Trochanter, so gleitet das Femur bei jeder Belastung am Becken entlang nach kranial, lateral, dorsal. Dieser Gleitweg wird allenfalls noch durch die erhaltene Muskelschlinge des Musculus iliopsoas und Musculus rectus femoris begrenzt. Die entscheidenden hüftstabilisierenden Muskelgruppen Musculus gluteus maximus, Musculus gluteus medius und minimus, lange Adduktoren und Ischiokruralmuskeln erfahren einen hochgradigen Spannungsverlust durch Annäherung von Ansatz und Ursprung. Hebelarme und Zugrichtung verändern sich in vielfältiger, schwer übersehbarer Weise (Abb. 5-5).

Besonders ins Gewicht fällt die Abstützung des Beckens lateral und dorsal des Pfannenzentrums. Das bedingt eine vermehrte Beanspruchung der hüftstabilisierenden Muskeln bei herabgesetzter Leistung (Abb. 5-6).

Klinisch finden wir ein hochgradiges *Trendelenburg-* bzw. *Duchenne-Hinken* als Zeichen der maximalen Glutäalinsuffizienz und eine mehr oder weniger ausgeprägte Beckenkippung mit Hohlkreuzbildung. Die Führung des Beines ist durch die unterschiedlich starke Entspannung und Schädigung der Rotatoren erheblich beeinträchtigt. Kontrakte Fehlstellungen fehlen meist, Fistelbildungen und wechselnde Weichteilschwellungen komplizieren die lokale Gewebssituation, die Verkürzung verursacht vertiefte Weichteilfalten. Der

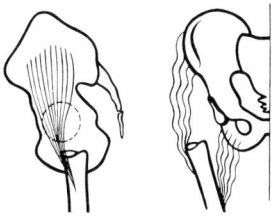

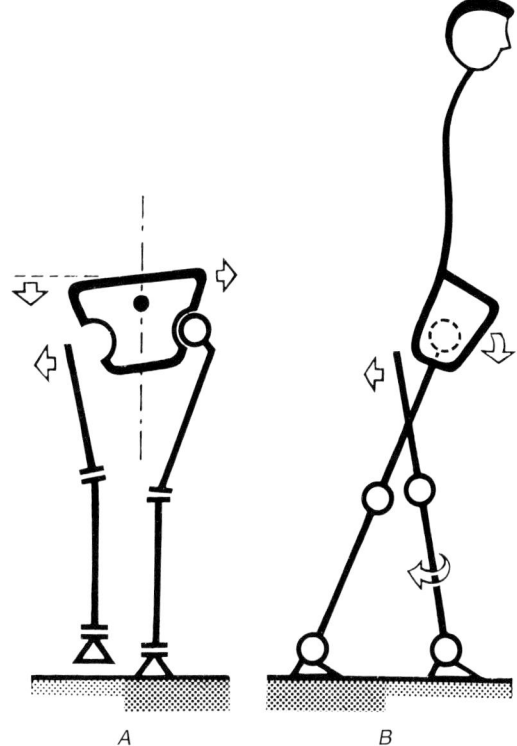

Abb. 5-5 Schematische Darstellung der globalen Instabilität, die nach einer endgültigen Endoprothesenentfernung infolge des großen Substanzverlustes entsteht. Das stabilisierende und steuernde Gegenspiel von kleinen Glutaeen und Adduktoren ist aufgehoben (Abb. 5-5 und 5-6 *D. Hohmann, R. Uhlig,* Originalschema)

Abb. 5-6 A/B Komponenten der Auswirkung des Stabilitätsverlustes im Hüftbereich nach TEP-Entfernung: Beckensenkung, Lateralisierung des Trochanterstumpfes, Adduktionsstellung der gesunden Hüfte mit Valgusbelastung des Kniegelenks, Beckenkippung und Verschiebung des Trochanterstumpfes nach dorsal, Rotationsinstabilität bzw. Außenrotationsstellung

Gang ist, auch bei relativ aktiven Patienten, in der Regel nur mit Gehstützen möglich. Alte und resignierte Patienten werden nach doppelseitiger TEP-Entfernung vollkommen vom Rollstuhl abhängig werden.

Es gilt nun gerade dieser schwer betroffenen Patientengruppe mit Orthesenhilfe eine Wiedereingliederung ins häusliche Leben zumindest für eng umrissene Funktionen, wie Toilettengang und Fortbewegung im Zimmer, zu ermöglichen.

Wir unterstützen daher eine begrenzte, mehr rehabilitativ zu wertende Fortbewegung im häuslichen Bereich mittels Nutzung kontrolliert ablaufender Pseudarthrosenbewegungen zwischen Femur und Becken durch:
- Medialisierung des Trochanterstumpfes zur Beckenunterstellung des infolge Substanzverlustes nicht mehr skelettgeführten Beines.
- Bremsung der vertikalen Längsverschieblichkeit des Beines, um die Becken-Bein-Belastung an die Bodenverhältnisse und an die Gangphase anzupassen.
- Verminderung des Spannungsverlustes bei Muskelkontraktion.
- Steuerung der in mehreren Ebenen pseudarthrotisch verlaufenden Beinbewegungen im Hüftbereich.
- Bildung unterstützender Kräfte zur Minderung des Trendelenburg-Phänomens und zur allgemeinen Stabilisierung des Körpers während der Belastung in Stand und Gang.

■ *Für die speziellen technischen Zielsetzungen der vorerwähnten Problemkreise ergaben sich mehr gemeinsame konstruktive Übereinstimmungen, als wir angenommen hatten. Die notwendige Differenzierung liegt u. E. vorwiegend in der Verschiebung der Wertigkeit bzw. Reihenfolge der aufgeführten Konstruktionswünsche.*

Um möglichst mit einem Orthesentyp der vielfältigen Aufgabenstellung bei Hüftschäden zu dienen, müssen zusammengefaßt folgende Eigenschaften beziehungsweise Einwirkungen angestrebt werden:

- **Dynamische Bewegungssteuerung,**
- **Sicherung der Gelenks- bzw. Bewegungskongruenz,**
- **Verringerung fehlwirksamer Muskelspannungen,**
- **Rotationsbremsung,**
- **mahnende Streckunterstützung,**
- **Stabilisierung der Belastung,**
- **achsengerechte Bodendruckangleichung,**
- **Reduktion des Gelenkbinnendruckes,**
- **dämpfende Unterstützung der Skelettbelastbarkeit,**

zusätzlich bei Endoprothesenentfernung oder Hüftkopfresektion:

- **Medialisierung des Trochanterstumpfes,**
- **Bremsung vertikaler Längsverschieblichkeit.**

Bei diesen Zielvorstellungen wird die Leistungsfähigkeit der vorerwähnten und seit 1932 bekannten *Hüftgelenks-Rotationsbandage nach G. Hohmann* eindeutig überschritten. Andererseits stehen krasse Inaktivität und Bewegungsinkongruenz eines vom Boden bis zum Tuber ossis ischii orthesengeführten Beines auch kaum in einem vernünftigen Verhältnis zur sog. Tuberentlastung des Skeletttragegerüstes. Muskelkontraktionen und „gewebspseudarthrotische" Einflüsse lassen oft das Becken medialwärts vom Tubersitz abgleiten. Die Nachteile überwiegen dann plötzlich sehr markant.

Wir wissen heute besser als in der Vergangenheit, daß durch Orthesen eine echte Fixierung im Bereich eines knochengeführten Hüftgelenkes oder im Bereich der Bewegungsachsen eines nicht mehr knochengeführten Hüftgelenkes wohl kaum zu erzielen ist. Die fehlwirksamen Kräfte sind so groß, die Kraft-Lastarm-Übersetzung so ungünstig, daß zumindest bei kurzen Distanzen (Becken-Oberschenkel) eine individuelle Stabilisierung (bei zeitweiliger Freigabe von Bewegungen) keinesfalls sicher erreichbar ist.

Auch der Gedanke an gleichzeitige Allgemeinverbesserungen der Rumpfstatik durch Anbringung eines flächigen Stoffmieders an der Orthese ist zu weitgehend. Für Schäden im Bereich der Hüftgelenke mit vordergründiger Beeinträchtigung der Lauf- bzw. Standsicherheit kann der Erhaltung einer unphysiologischen, aber möglichst großen lumbosakralen Pendelfähigkeit primäre Wichtigkeit zugedacht werden auch gegenüber beginnenden oder befürchteten, aber letzthin sekundären Wirbelsäulenschäden.

Bei den biomechanischen Grundvoraussetzungen unserer Orthesen-Bandage für das Hüftgelenk wurden deshalb der Konstruktion, abweichend vom bisherigen Gedankengut zur Rotationsbandage, primär weder mögliche äußere Maßnahmen der Hüftfixation, noch der vertikalen Entlastung des Knochenskeletts oder der Einschränkung der Rumpfbeweglichkeit im lumbosakralen Übergang zugeordnet.

Diese Maßnahmen sind als zu umfangreich und als technisch nicht erreichbar anzusehen. Keine technisch noch so zufriedenstellende Orthese mit mechanischen Gelenken kann außerdem die Vorteile der menschlichen Fußgelenke, die Vielschichtigkeit der Kniebewegung, die Muskelvielfalt oder die Kompensationsfähigkeit bei pathologischen Zuständen, d. h. also die physiologischen Einsatzmöglichkeiten des kranken Beines, bieten.
Deswegen setzen wir auf Bewegungssteuerung, Funktionsunterstützung und eingegrenzte technische Teillösungen.

Die gedankliche Verbindung dieser einzelnen Konstruktionsmerkmale ergibt die direkten und indirekten Wertigkeiten unserer *Erlanger Orthesen-Bandage.*
Wir wollen mehr eine dynamische Bewegungs- und Belastungssteuerung erreichen als eine doch kaum erzielbare Entlastung oder gar Fixierung.
Wir hoffen Schmerzen zu verringern, die dann weniger zu Fehlhaltungen und Funktionseinschränkungen führen.
Wir wollen bei Beinbelastung auf fehlwirksame Bodendruckverhältnisse korrigierend Einfluß nehmen.
Wir versuchen eine nicht stabile, evtl. verkürzte Gliederkette bei den Übergängen zwischen Sitz-, Stand- und Gangphasen teleskopähnlich abzufangen bzw. zu bremsen.
Die vertikale Distanzhaltung durch die Orthesen-Bandage soll desweiteren die Auftrittsdämpfung und Längenstabilisierung begünstigen.
Nicht zuletzt wird auch die Mobilisierung unterstützender Muskelkräfte und eine gezielte Schwungphasenführung (unter möglicher Belassung und Unterstützung der unphysiologischen Becken-Bein-Drehung schwerst betroffener Patienten) etwas Hilfe bringen.

Der unterschiedlichen Problematik von Hüftschäden, insbesondere des hier angesprochenen und erfreulicher Weise so kleinen Patientenkreises, kann wahrscheinlich nur durch die mosaikartige Zusammensetzung der vorerwähnten kleinen Hilfen und Unterstützungen entsprochen werden.
Wir setzen die Erlanger Orthesen-Bandage bei einer begrenzten Gruppe ausgewählter Patienten eines hohen Behinderungsgrades ein.

Indikationsmöglichkeiten für die Erlanger Orthesen-Bandage:

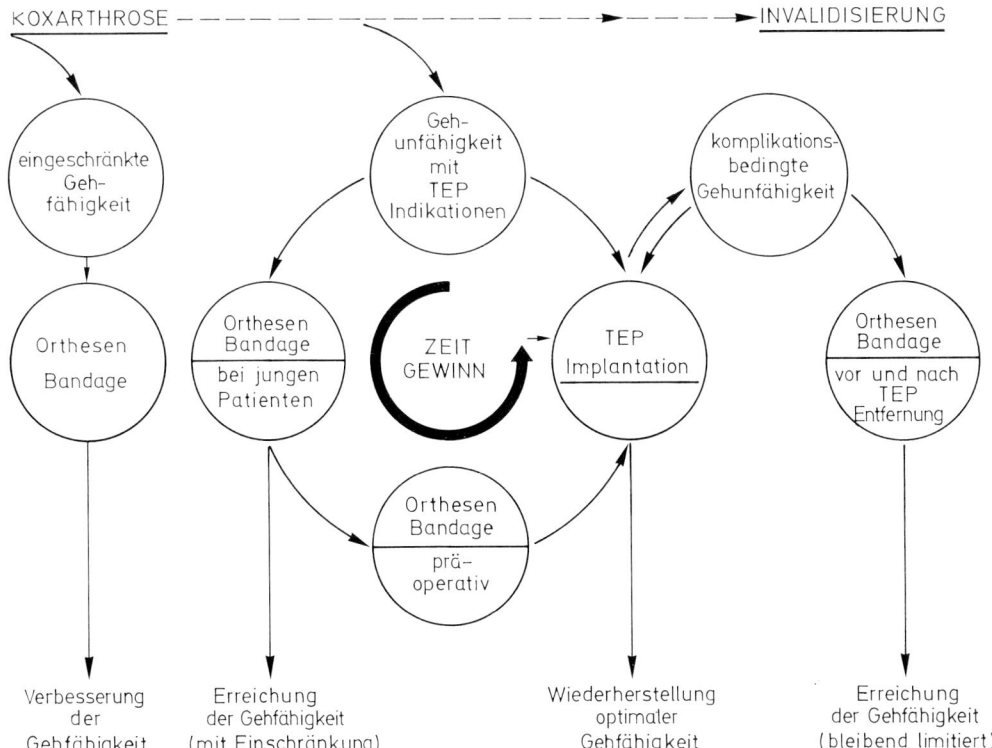

Abb. 5-7 Indikationsschema für die *Erlanger Orthesen-Bandage (EOB)* nach *D. Hohmann/R. Uhlig*

Konstruktionsüberblick

Standard-Ausführung als

● postoperative Maßnahme nach endgültiger Prothesenentfernung im Hüftbereich (ein- und auch beidseitig) und auch nach Girdlestone-Operation etc.

Standard-Leicht-Ausführung zur

● Sicherung des Ergebnisses von Hüftoperationen, z. B. bei Totalendoprothesen oder Prothesenwechsel und bei Schenkelhalsfrakturen, Osteosynthesen, etc.
● konservativ-technischen Behandlung bei schmerzhaften Instabilitäten nach ein- oder beidseitiger Endoprothesenoperation
● konservativ-technischen Maßnahme bei schweren und auch bei inoperablen Koxarthrosen

Empfehlungen für Rezeptierung und Maßnehmen der Erlanger Orthesen-Bandage:

Vor der ärztlichen Rezeptierung bei *Koxarthrose* sollte erfahrungsgemäß ganz besonders die Bereitschaft des Patienten zur Annahme und zum Gebrauch der Erlanger Orthesen-Bandage (EOB) ergründet werden.

Psychologische bzw. kosmetische Wunschvorstellungen können manches Mal die funktionellen Notwendigkeiten und technischen Möglichkeiten überlagern. Dies gilt besonders bei weiblichen Patienten.

Bei *Koxarthrose*, bei schmerzhafter *Instabilität* und auch zur *postoperativen Ergebnissicherung* ist eine *ambulante* Anpassung der EOB erfahrungsgemäß mit wenig Schwierigkeiten verbunden. Wenn der Orthopädie-Techniker einmal einen EOB-Bausatz zusammengestellt und am Patienten justiert hat, lassen sich weitere Versorgungen relativ rasch durchführen. Die industriell vorgefertigten Einzelteile erübrigen eine aufwendige Nacharbeitung.

Bei Reoperationen *(Endoprothesenaustausch oder -entfernung)* ist postoperativ die *stationäre* Anpassung und Eingewöhnung der EOB empfehlenswert. Dem möglichen Schwierigkeitsgrad dieser orthopädie-technischen Versorgung entsprechend, ist die stationäre Fürsorge und ärztlich begleitende Beratung hilfreich.

Die Maßtechnik, eine erste Justierung und Anprobe sowie der Funktionstest sollte bereits präoperativ nach Aufnahme in der Klinik erfolgen.

Die individuelle Maß- und Anprobetechnik der EOB am Patienten wird anhand der vorliegenden arbeitstechnischen Anleitungen durchgeführt.

Die Arbeitstechnik erfolgt bei den meisten Indikationen in einer Standposition des Patienten.

Nach TEP-Entfernung sollte allerdings eine hohe Sitzposition (gesunde Seite) mit gestreckt hängendem Bein (kranke Seite) der postoperativen Liegeposition nach Möglichkeit vorgezogen werden.

Technische Ausführung der Erlanger Orthesen-Bandage:

Laterale Schienenführung: Für die Orthesen-Bandage wurde ein geringstmögliches Starrelement mittels einer lateralen Schiene zwischen Becken und Knie gebildet. Die Schiene dient zur Distanzsicherung für die anatomischen Gegebenheiten und die technischen Maßnahmen.

Die Schiene ist so stabil, daß punktuell angesetzte Druck- oder Zugelemente sich nicht verlagern können. Die Schiene kann dennoch soweit federn, daß Stand- oder Schwungphasen bzw. Drehbewegungen mit unterschiedlichen Kräften gesteuert werden.

Für den Facharzt und den Fachtechniker ist die Einstell- bzw. Nachstellmöglichkeit wenig zeitaufwendig, einfach und ggf. in der Praxis möglich. Dieser Gedanke wurde durch die Erfahrungen z. B. mit der *Hoffmann-Daimler*-Schiene begünstigt. Wir verwenden deshalb eine doppelte Stabführung als Schiene (s. Abb. 5-10 B, S. 583).

Beckenfassung: Am proximalen Ende der Schienenführung befindet sich ein sehr formstabiler Beckenring aus Stahlband und eine markante Kreuzbein-Steißbein-Pelotte aus Kunststoff (s. Abb. 5-13 A/B, S. 584).
Die anatomisch geformte Pelotte ist an einem Mittelsteg des Beckenringes in der Höhe verstellbar. An diesem Mittelsteg sind wiederum rechts und links vertikale Gelenke mit den horizontalen Stahlbändern verschraubt. Diese Stahlbänder werden individuell handgetrieben, um die Gesäßmuskelprofilierung so zu gestalten, daß ein wesentliches Wegdrücken und Verrutschen des Beckenteiles vermieden wird.

Erstmalig wird mit diesem Gliedersystem, d. h. der Gelenkanordnung und einem dreiteiligen, sehr stabilen Beckenring, eine den Beckenbewegungen nachgehende Bindung der Orthese zum Körper erzielt. Die daraus resultierende „Pseudarthrosearmut" soll aber nicht statischen Gesamtkörperkorrekturen dienen. Krankheitsbedingte fehlerhafte Gleichgewichtslagen müssen nicht unbedingt korrigiert, sondern nur kontrollierbarer werden.
Im Normallfall ist deshalb auch kein rumpfaufrichtendes Mieder vorgesehen.
Beispielsweise wird eine zum Hüftschaden gleichzeitig bestehende Anus-praeter-Anlage sogar die Gegenindikation zur Orthesenbandage bedeuten, weil dann der Beckenring nicht markant genug gestaltet werden kann. Ein Miederteil mit einer Anus-praeter-Bandage führt zu „pseudarthrotischen Ungenauigkeiten" und damit zur Unwirksamkeit der Erlanger Orthesen-Bandage, genau wie das Miederteil der Hohmann-Rotationsbandage derart auf diese einwirken kann.

Kondylenkorb: Am distalen Teil der Schiene ist eine formstabile Kunststoffhülse angebracht, welche trapezförmig die Kondylen von oben seitlich bis zum Kniespalt umfaßt und, unter Aussparung der Kniescheibe, flächig Druck aufnimmt (s. Abb. 5-14 A/B, S. 584).
Zur erstmaligen Anwendung eines derartigen Kondylenkorbes in der Orthesentechnik mit Distraktionswirkung zwischen Kniebasis und Becken wurden wir durch eine von *Fajal* (1967) angegebene französische Prothesentechnik ermutigt.
Diese sehr markante suprakondyläre Unterschenkelfassung (bzw. Kniescheibenumfassung mit stark eingreifenden Druckaufnahmezonen oberhalb der Kniescheibe) wird erfahrungsgemäß bei leichter Kniebeugestellung (Bereitschaftsstellung) sehr gut vertragen.
Unser sozusagen im Umkehrverfahren konzipierter Kondylenkorb erhält dem Patienten bei Hüftschäden die volle polyzentrische Kniebewegung und ermöglicht dadurch im weiteren den bewegungsgesteuerten, fast physiologischen Einsatz der vorhandenen kranken Beinseite.
Zur Orthesenangleichung an unterschiedliche Gleichgewichtslagen, Muskelprofile, Beinlängen, Weichteilverhältnisse – z. B. in Stand-, Gang- und Sitzphasen hüftgeschädigter

Patienten – haben wir die kardanähnliche Lagerung des Kondylenkorbes mit Gummielementen in einer stählernen Halbringschiene gewählt.

Dieser horizontal oberhalb der Kniescheibe verlaufende Lagerungsbügel kann verständlicherweise nicht vollschlüssig dem Beinverlauf angepaßt werden. Somit ist die Kosmetik in diesem Bereich nur nachrangig lösbar.

Gegenindikationen zur Erlanger Orthesen-Bandage sind deshalb schmerzhafte Retropatellararthrosen sowie eine schwere Stammvenenvarikose.

Hüftgelenk: Mit der exakten neuartigen Beckenfassung sowie mit der Konzeption des Kondylenkorbes wird ein optimal sicherer Paßsitz der Orthesen-Bandage erzielt.
Auf dieser Grundlage werden die weiteren Konstruktionselemente wirksam, wie eine „Anti-Trendelenburg-Fassung", ein mechanisches Hüftgelenk und eventuelle Hüftstreckunterstützung.
Zu diesem Zweck wird die Schienenführung im Hüftbereich mit dem Anschlußteil eines Systemgelenkes verbunden. Dieses Gelenk wird im Drehmittelpunkt zur queren Hüftachse etwas vorverlagert um mittels einer geringen Bewegungsinkongruenz die Beckenkippung zu verzögern.
In Fällen mit schmerzhaften Gelenkbewegungen, insbesondere aber auch nach TEP-Entfernung dient eine Gummistreckhilfe am Hüftgelenk der mahnenden Streckunterstützung im Hüftbereich. Damit sind Flexions- und Extensionsbewegungen in der Sagittalebene geführt bzw. gezielt möglich und durch zusätzliche Schienenjustierung abduktions- und adduktionswirksam einstellbar (s. Abb. 5-10B, S. 583).
Die bewegungsabhängige und unterschiedliche Torsionsneigung der Beinachse wird wiederum über den kardanähnlich gelagerten Kondylenkorb gebremst.

„Anti-Trendelenburg-Fassung": Zwischen dem mechanischen Hüftgelenk und dem Kondylenkorb verwenden wir zur lateralen Anlage (am Oberschenkel unterhalb des Trochanter major) ein Kunststoff-Formteil.
Diese laterale Femurspange mit ihren halbringförmigen Kompressionsflächen ist auf der Vertikalschiene mittels eines Gleitschiebers höhenverstellbar angebracht.
Ein weiterer einstellbarer Gleitschieber auf dieser Schienenführung wirkt als Hypomochlion für die am Oberschenkel anliegende Femurspange und dient damit der individuellen Druckregulierung mit medialisierender Richtung.

Die breitflächige Kompression der Femurspange am und über dem Muskelmantel dient auch einem lateralen Belastungsanschlag, d. h. einer Muskelverspreizung, ähnlich der von *Menzel* (1951) im Oberschenkelprothesenbau angegebenen Wirkung.

Die fehlende oder verringerte Bodenstabilität, Unsicherheiten im Gleichgewicht, auch das daraus resultierende Duchenne-Hinken oder das Trendelenburg-Phänomen werden durch die der Körperform nachgehende Kompressionsanlage positiv beeinflußt.

Im speziellen Falle einer TEP-Entfernung dient dies der Unterstützung des Beckens durch technische Ausnutzung einer kontrollierbar gewordenen Pseudarthrosebewegung, der gezielten Verringerung des vertikalen Glissements sowie der Steuerung in der Schwungphase (s. Abb. 5-9, S. 583).

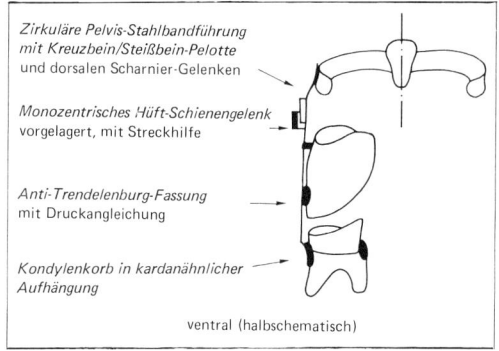 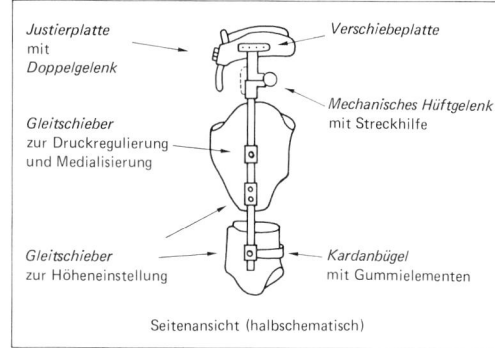

Abb. 5-8 System der *Erlanger Orthesen-Bandage*: (nach *D. Hohmann, R. Uhlig:* Erlanger Orthesen-Bandage für das Hüftgelenk, ein rehabilitives Behandlungsprinzip. In Zeitschrift Orthopädie 117/2 [1979] 261)

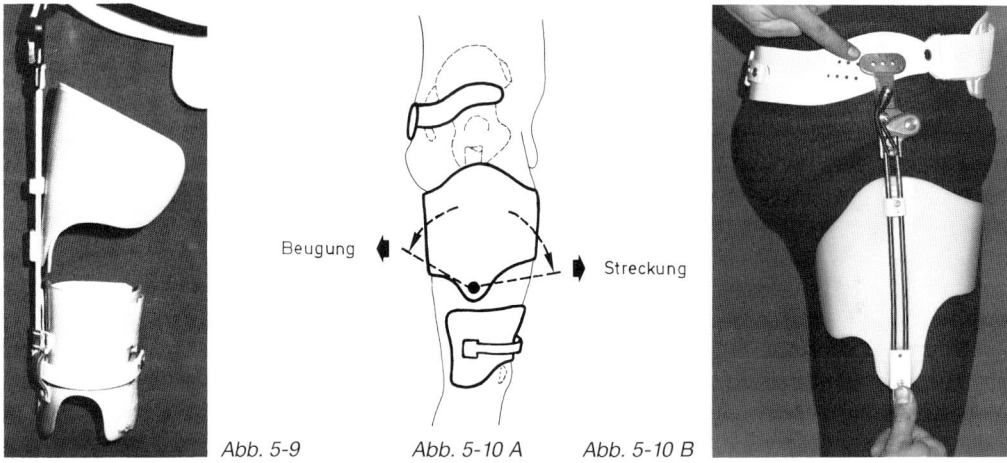

Abb. 5-9 System der *Erlanger Orthesen-Bandage*: Einstellmöglichkeit zur Medialisierung mittels Femurspange und oberen Gleitschieber im Blick von ventral

Abb. 5-10 A/B Femurspange und untere Gleitschieber-Befestigung dienen auch einer individuellen Einstellung von Flexion oder Extension

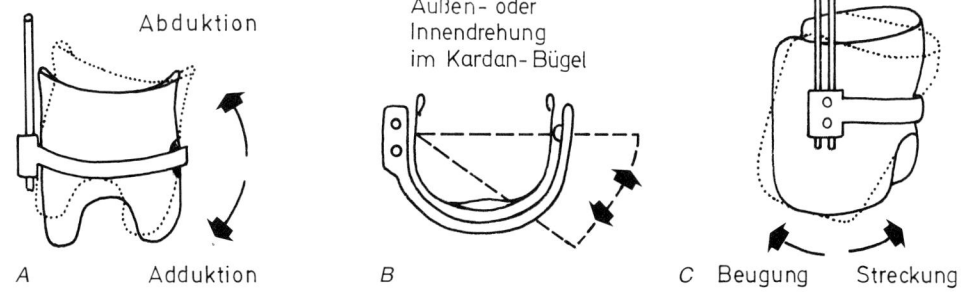

Abb. 5-11 A–C Funktion des Kondylenkorbes: *A)* Am inneren Ende des horizontal angeordneten Kardanbügels ist der Kondylenkorb gummielastisch verschraubt, um Adduktions- bzw. Abduktionsbewegung begrenzt zu ermöglichen. *B)* In der Draufsicht ist die indirekte Rotationsmöglichkeit des Kondylenkorbes erkennbar. *C)* Der Kardanbügel ist außen mit einem Gleitschieber für die Stabschienen versehen und liegt dem Kondylenkorb nicht formschlüssig an. Flexions- und Extensions-Bewegung sind etwas möglich

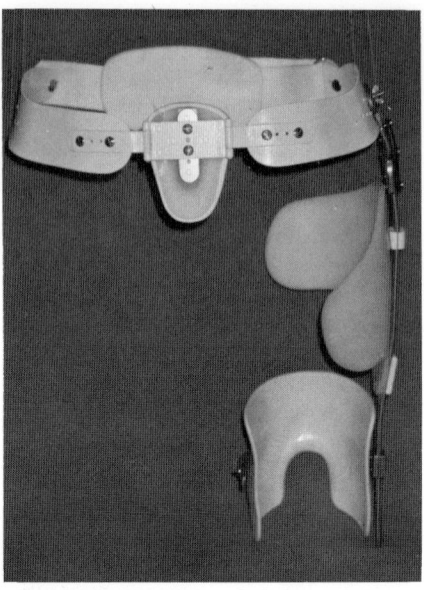

Abb. 5-12 Konstruktionsteile der EOB im Blick von dorsal

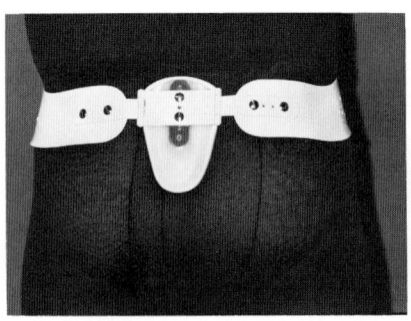 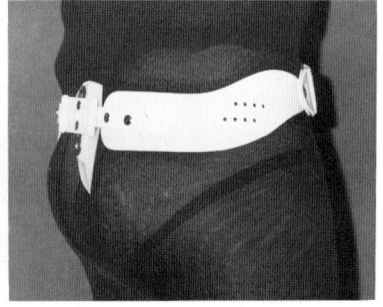

A B

Abb. 5-13 A/B Beckenring der *Erlanger Orthesen-Bandage* im dreiteiligen Gliedersystem: *A)* Position am Körper mit Justiermöglichkeit. *B)* Eingreifende Pelotte im Kreuzbeinbereich

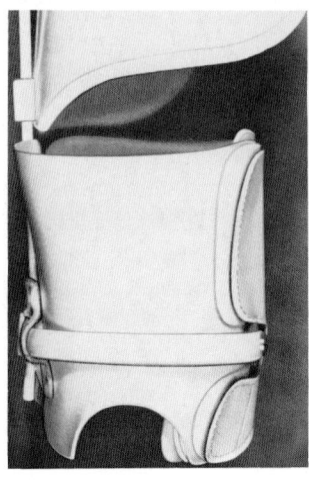 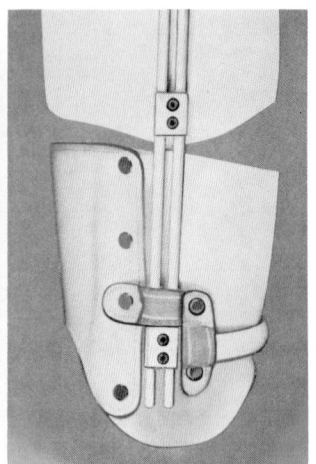

A B

Abb. 5-14 A/B Kondylenkorb mit kardanähnlicher Führung am distalen Bügel

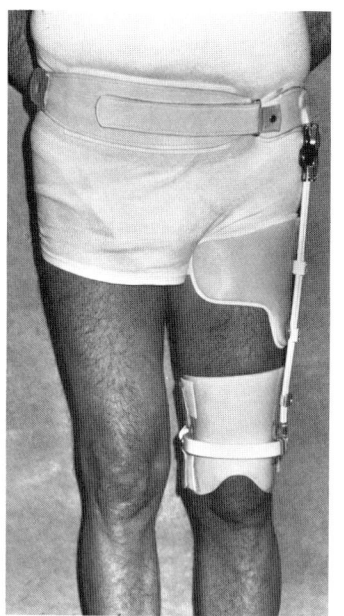
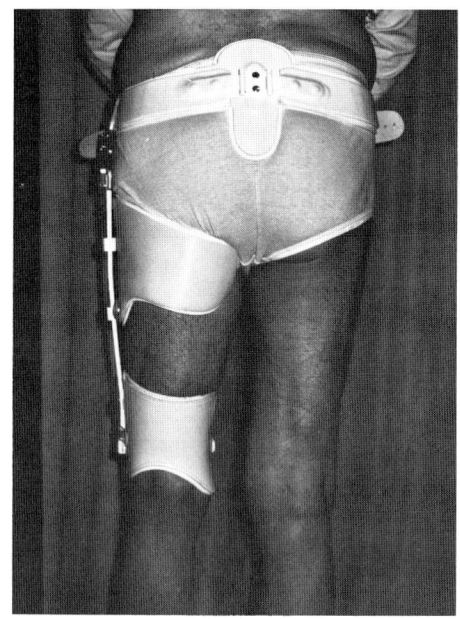

Abb. 5-15
Abb. 5-16

Abb. 5-15 Erlanger Orthesen-Bandage im Versorgungsbeispiel einer schweren Koxarthrose (als hinhaltende Behandlungsmaßnahme) (Abb. 5-15 bis 5-18 *D. Hohmann, R. Uhlig,* Archiv)

Abb. 5-16 Erlanger Orthesen-Bandage im Versorgungsbeispiel bei schmerzhafter TEP-Lockerung mit Beugekontraktur

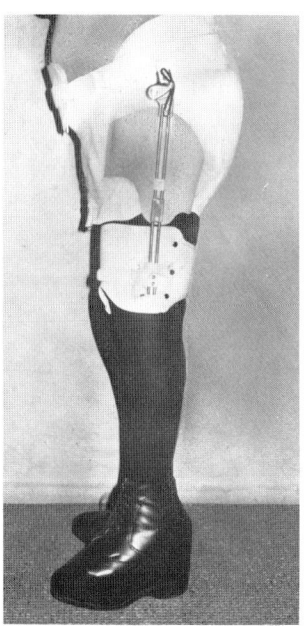
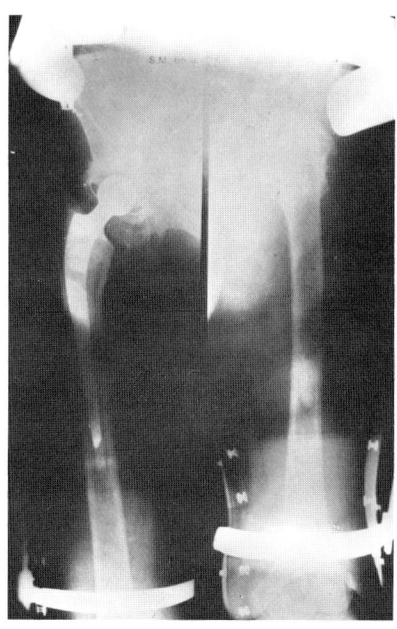

Abb. 5-17
Abb. 5-18
A   B

Abb. 5-17 Erlanger Orthesen-Bandage im Versorgungsbeispiel nach TEP-Entfernung bei einer übergewichtigen 68jährigen Frau (erhebliche Beinverkürzung war auszugleichen)

Abb. 5-18 A/B Paßsitzkontrolle des Kondylen-Korbes und des dreigliedrigen Beckenringes von Erlanger Orthesen-Bandagen im Röntgenbild (Standaufnahme) bei: *A)* TEP-Lockerung, *B)* nach TEP-Entfernung

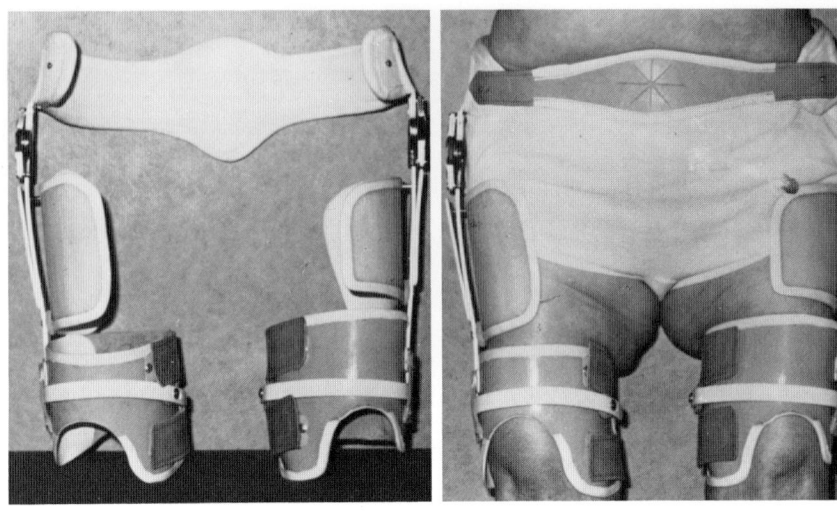

Abb. 5-19 A/B Doppelseitige Versorgung mit einer *Erlanger Orthesen-Bandage* wegen beidseitiger TEP-Entfernung nach Spätinfekt mit chronischer Fisteleiterung beidseits: *A)* Dieses ältere Modell (1976) weist noch keine dreigliedrige Beckenfassung auf. *B)* Durch die Verbandsnotwendigkeiten sind die medialisierenden Femurspangen unterschiedlich geformt (*D. Hohmann, R. Uhlig,* Archiv)

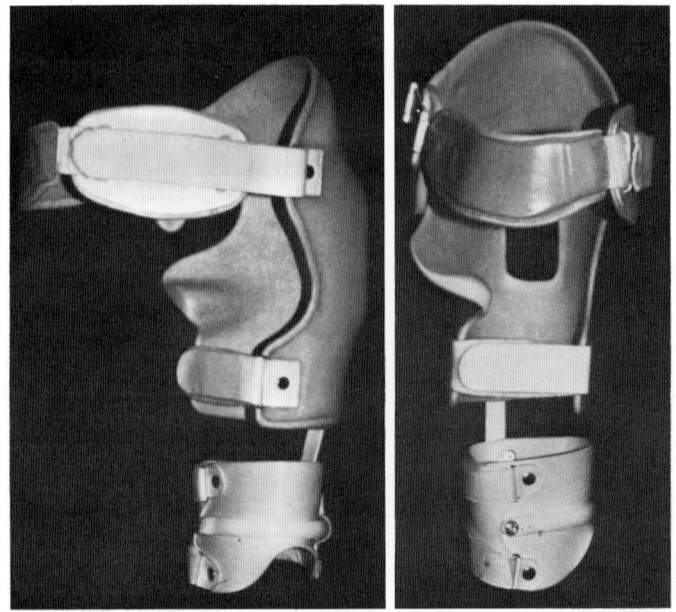

Abb. 5-20 A–D Spezialausführung der *Erlanger Orthesen-Bandage: A)* Die Beckenhälfte ist flächig, schalenförmig gefaßt. *B)* Die Distanz zwischen Becken- und Kniebasis wird hier markant durch eine zusätzliche Tuberfassung und den Kondylen-Korb gehalten. Dies trägt zur Bremsung der axialen Verkürzung bei Belastung bei (*R. Uhlig,* Archiv)

Abb. 5-20 C/D Patientenversorgung mit der Spezialausführung der EOB. Hochgradige, schmerzhafte Instabilität und anhaltende Fistelung nch TEP-Entfernung links (*R. Uhlig,* Archiv)

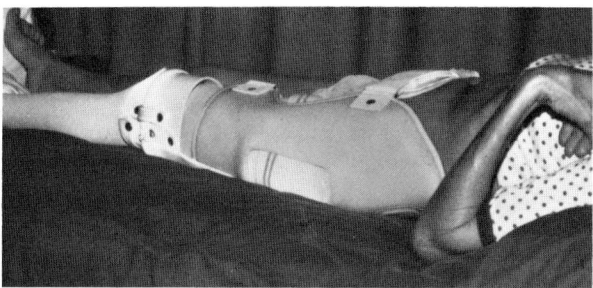
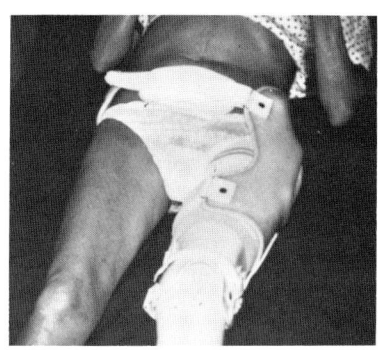

Abb. 5-20 C Abb. 5-20 D ▶

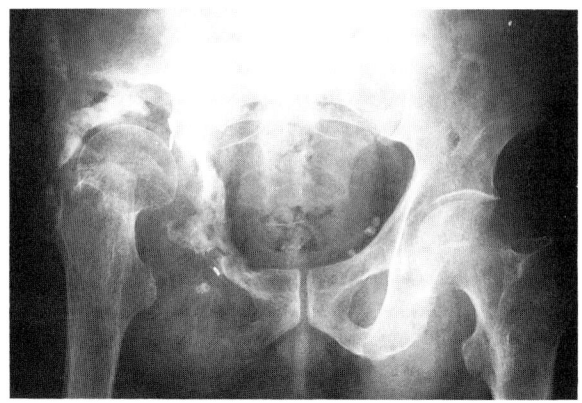

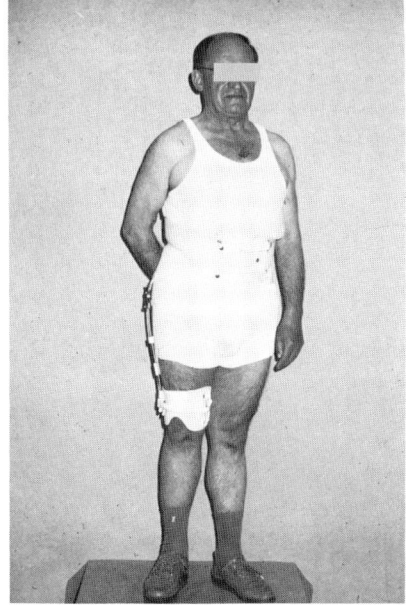
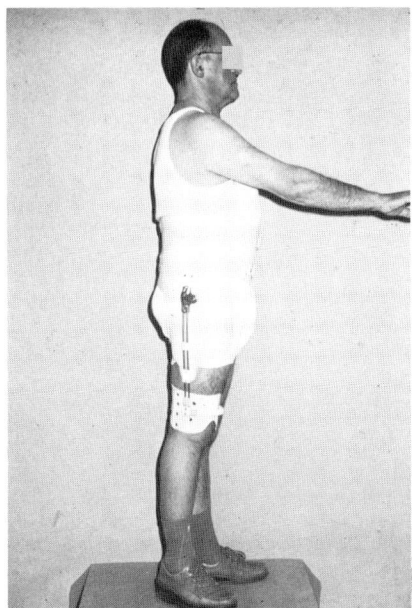

Abb. 5-21 A–C A) Patient nach Becken-Teilresektion wegen low-grade Chondrosarkom, Hüftgelenksinstabilität. B, C) Versorgung mit *Erlanger Orthesen-Bandage* (erweitert um flächige Beckenfassung). Mit einem Gehstock und Verkürzungsausgleich 3 cm am Schuh ausdauernd gehfähig (*R. Uhlig*, Archiv)

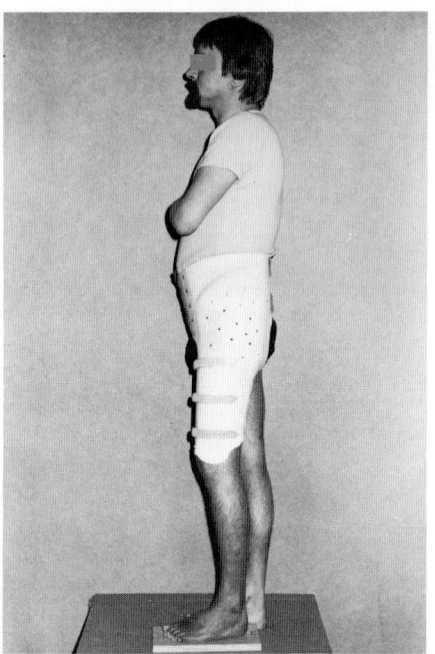
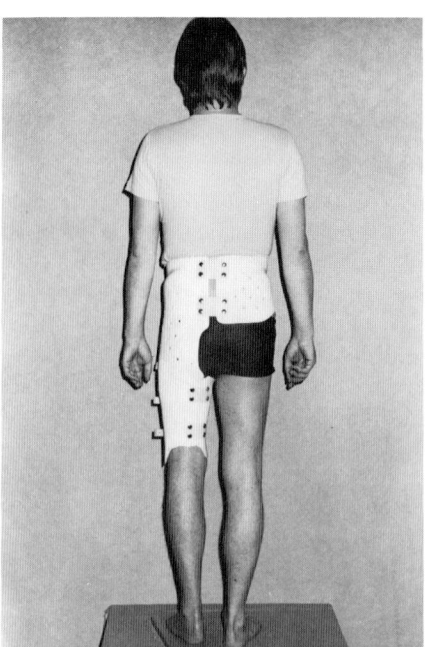
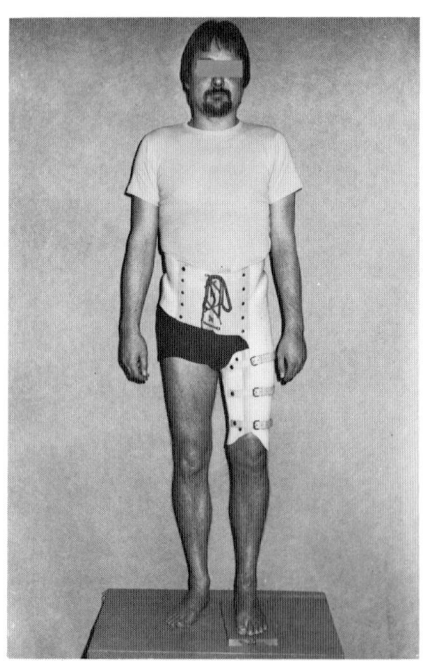

Abb. 5-22   A–C Beispiel der Patientenversorgung mit einer *klassischen Hüftgelenks-Orthese*, die, mit Rippen-Beckenfassung und Kondylenabstützung, eine stabilisierende, fixierende Behandlungsmaßnahme darstellt (Patient mit Zustand nach aseptischer Hüftkopf- und Tibiakopfnekrose; Arthrodese linkes Hüftgelenk, nachfolgend nicht sicher konsolidierte subtrochantäre Trümmerfraktur, 3 cm Beinverkürzung; orthopädietechnische Kurzzeitversorgung)

Abschnitt Ib
Instabilität des Hüftgelenkes (kindliche Luxationshüfte)

– sog. angeborene Hüftgelenksluxationen

Überblick

Wenn die **Therapie der sog. angeborenen Hüftgelenksluxation** (Luxationshüfte) unter dem Gesichtspunkt orthopädietechnischer Maßnahmen betrachtet wird, so steht dabei die funktionelle Behandlung des Leidens im Vordergrund.

Bis zur Einführung funktionell wirkender Hilfsmittel war die Behandlung der Luxationshüfte in erster Linie auf das Anlegen starr fixierender Gipsverbände nach Reposition in Narkose beschränkt. Auch die postoperative Nachsorge beschränkte sich auf diese skizzierten Maßnahmen.

Erste Ansätze zur funktionellen Therapie unter Benutzung von orthopädischen Hilfsmitteln stellte die Entwicklung der Spreizhose dar (*Freyka* 1941), die im deutschsprachigen Raum durch *F. Becker* (1948) eingeführt und durch *Mittelmeier* (1961) u. a. weiterentwickelt wurde.

Anfang der 40er Jahre führte *Pavlik* (1944) die funktionelle Behandlung mit der Riemen-Zügel-Bandage ein (*Pavlik*-Bandage). Auch die Behandlung der Hüftgelenksluxation mit der Overhead-Extension hatte eine schonende, nicht abrupt durchgeführte, etwa über einen Zeitraum von 2–3 Wochen zu erreichende Reposition zum Ziele.

1964 führte *Hoffmann-Daimler* die nach ihm benannte funktionelle Behandlung der sog. angeborenen Hüftgelenksluxation ein. Hierbei werden zur Reposition eine Bandage und zur Retention eine Schiene angelegt. Das Bemühen um eine möglichst schonende Reposition luxierter Hüften wurde durch die Entwicklung des *Hanausek*-Apparates (*Plzakova* 1959) komplettiert. Dieses Behandlungsgerät wird für die Reposition und auch Retention und somit für eine Langzeittherapie benutzt. Schließlich bleibt noch eine Behandlung der Luxationshüften mit der Extensions-Reposition nach *Krämer* (1975) zu erwähnen. Er fußt auf der Methode von *Pravaz* (1847). Dabei kommt ein Heftpflaster-Extensionsverband in Anwendung, der ein allmähliches Reponieren gestattet. Die Weiterbehandlung in der Retentionsphase erfolgt im *Hanausek*-Gerät.

Ergänzend – für die orthopädietechnischen Aspekte immer mehr relevant – seien auch die Behandlungen der kindlichen Luxationshüfte in Sitz-Hockstellung nach *Fettweis* (1975) erwähnt, denn die klassische Lorenzstellung ist endgültig verlassen.

Für Befunde im sog. Grenzbereich (Schweregrad I) empfiehlt *Fettweis* (1975) eine Flexionsbandage, die eine Fixation der Hüften in mäßiger Abduktion, Außenrotation und v. a. Beugung gewährleistet. Diese Bandage ist aber nicht zur Behandlung von Subluxationen oder Luxationen und ebenfalls auch nicht bei schlechten Pfannenverhältnissen (kombiniert mit stärkerer Abduktionsbehinderung) gedacht. Die Indikation zur Flexionsbandage nach *Fettweis* ist also enger, als sie vielfach für die Spreizhose angegeben wird.

Durch die Einführung der Hüftsonographie (*Graf* 1980) haben sich bessere Einblicke in Reifung, Form und Funktion der noch weitgehend knorpeligen Hüftgelenke des Neugeborenen und Säuglings ergeben, als sie die konventionelle Röntgendiagnostik erlaubte. Die

Typeneinteilung nach *Graf* (nicht zu verwechseln mit den Luxationsgraden an Hand der Röntgenbilder) erlaubt schon sehr früh prognostische Bewertungen von einiger Sicherheit.

Die sonographische Untersuchung erlaubt die Beurteilung der Gelenkweichteile, besonders des Knorpels, nicht nur was seine Form, sondern auch was seine feingeweblichen Veränderungen betrifft. Darüberhinaus ist eine dynamische Untersuchung zur Prüfung der Gelenkstabilität möglich. Dagegen verliert die Sonographie mit zunehmender Verknöcherung ihre Bedeutung für die Luxationsdiagnostik. Ab dem 12. Lebensmonat muß das Röntgenbild zur Diagnostik und Verlaufsbeurteilung eingesetzt werden.

Sonographische Verlaufskontrollen erlauben die Beurteilung der allmählichen Reifung, so z. B. einer sogennanten „physiologisch unreifen Hüfte" *(Graf/Schuler)* deren Spontanentwicklung man abwarten kann, sowie des Therapieerfolges.

An Hand eines „*Sonometers*" (Abb. 5-23) läßt sich die für ein gesundes Gelenk zu fordernde Entwicklung der Werte in den ersten 12 Lebenswochen ablesen. Die überwiegende Zahl der Neugeborenen-Hüften ist zunächst unter dem Typ II einzuordnen und muß nach 3 (spätestens 4) Monaten die Kriterien von Typ I erreichen.

Damit stellt die Hüftsonographie in der Hand des erfahrenen Untersuchers ein hervorragendes Screening- und Kontrollverfahren dar, das ohne Strahlenbelastung eine gut überwachbare Frühestbehandlung möglich macht.

Für die Indikation zu unterschiedlich stark fixierenden Retentionsmaßnahmen spielen Dezentrierung und vor allem Instabilität eine entscheidende Rolle. Je stabiler die Zentrierung des dysplastischen Gelenkes aufrecht erhalten werden kann, desto schneller erfolgt nach *Tönnis* die Erholung des Pfannenknorpels. Der vorerwähnten Sitz-Hock-Stellung wird heute prinzipiell der Vorzug gegeben. Bei stabilen Hüften kann die Retention bei sehr kleinen Säuglingen in einer *Spreizhose*, bei größeren in einer *Sitz-Spreizschiene* erfolgen, bei instabilen Gelenken bedient man sich besser eines *Sitz-Hock-Gipses*, der eine rigidere Fixation darstellt.

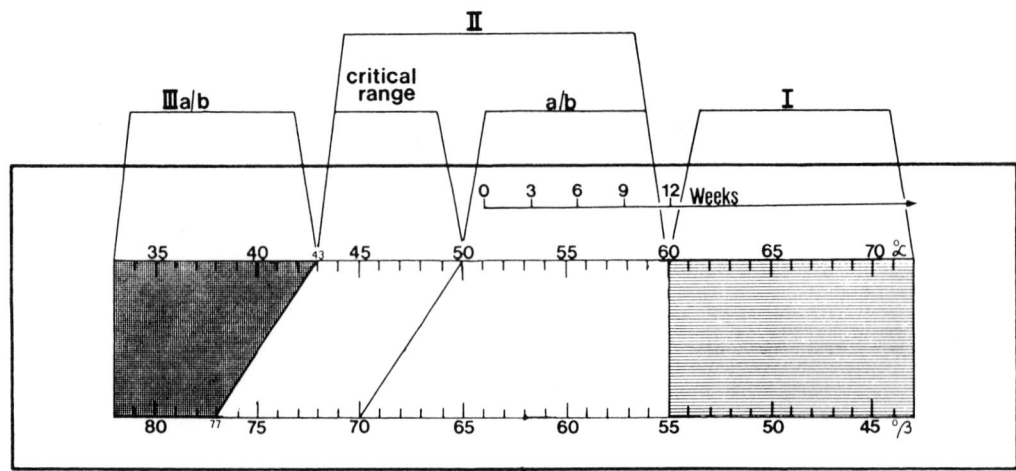

Abb. 5-23   Hüfttypen im Sonometer nach *Graf:* I = Hüfttyp I, II = Hüfttyp II, III = Hüfttyp III und Hüfttyp IV. Die Werte für den Knochenwinkel α sind auf der oberen Skala, die β-Werte auf der unteren Skala eingetragen. Bei Geburt (0) liegen die Winkelwerte der meisten gesunden Hüften im Bereich von Typ II. Innerhalb der ersten 3 (bis höchstens 4) Monate (12 Wochen) müssen sie den Kriterien von Typ I entsprechen. Hüften im kritischen Bereich (critical range) und Typ III bedürfen sofortiger Behandlung (aus *R. Graf, P. Schuler:* Sonographie am Stütz- und Bewegungsapparat bei Erwachsenen und Kindern, Edition medizin VCH-Verlag, Weinheim 1988)

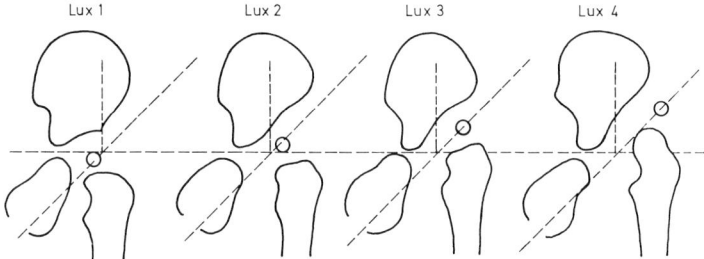

Abb. 5-24 Schematische Darstellung der Luxationsgrade des Hüftgelenkes (nach den Empfehlungen des AK Hüftdysplasie, Einteilung nach Röntgen-Kriterien:
Lux. Grad I = Kopfkern noch innerhalb der Pfanne. Pfannendach dysplastisch.
Lux. Grad II = Kopfkern lateral der *Ombredanne*'schen Linie, unterhalb Pfannenerker.
Lux. Grad III = Hüftkopf in Höhe Erker.
Lux. Grad IV = Kopf oberhalb Pfannenerker (*D. Hohmann*, Archiv)

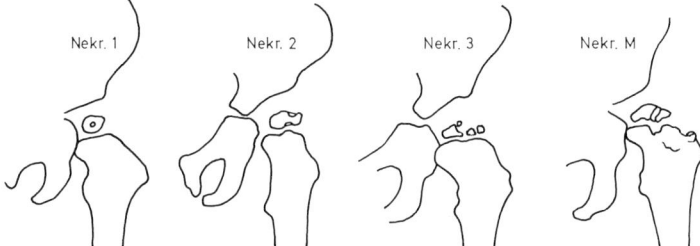

Abb. 5-25 Schematische Darstellung der graduellen Einteilung der Hüftkopfnekrosen im Kindesalter:
Grad I = Unscharfer Rand, körnige Zeichnung
Grad II = Rand unregelmäßig, Teildefekte
Grad III = Kopf fragmentiert oder ganz aufgelöst
Grad IV = Beteiligung der Metaphyse mit Wachstumsstörung von Hüftkopf und Hals
(*D. Hohmann*, Archiv)

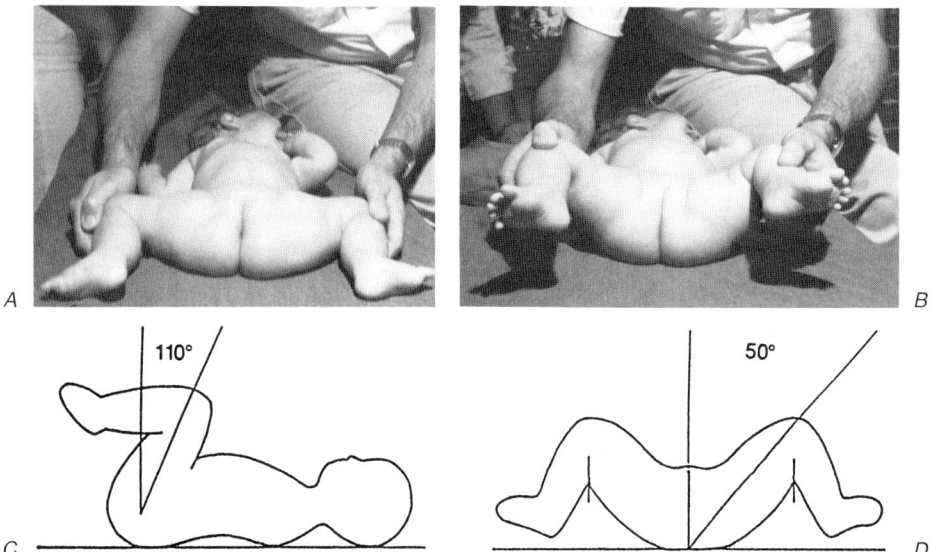

Abb. 5-26 A–D A) Klassische *Lorenz*stellung = 90° Hüftbeugung und 90° Abduktion
B) Sogenannte mitigierte *Lorenz*stellung = 90° Hüftbeugung, 60–70° Abduktion
C, D) Sitz-Hock-Stellung nach *Fettweis* ≈ 110° Hüftbeugung, 50° Abduktion

Untersuchungen über Ausheilungszeiten mit verschiedenen Bandagen- bzw. Schienensystemen werden derzeit von dem Arbeitskreis „Hüftdysplasie" der deutschen Gesellschaft für Orthopädie und Traumatologie durchgeführt.

Versorgungsbeispiele bei sog. angeborener Hüftgelenksluxation

Spreizhosen (u. a. nach *F. Becker / Mittelmeier / Hildebrandt / Graf*)
Spreizschalen (u. a. nach *Mittelmeier / Hildebrandt*)
Riemen-Zügel-Bandage (nach *Pavlik*) und Flexionsbandage (nach *Fettweis*)
Retentions-Schienen in Sitz-Hockstellung

■ *Spreizhosen-/Spreizschalen-Behandlung.* Sie hat sich in erster Linie für die Frühbehandlung der kindlichen Luxationshüfte im Neugeborenen- und frühem Säuglingsalter sowie zur Behandlung des älteren Säuglings durchgesetzt.

Die Spreizhose (u. a. Aktiv-Spreizhose nach *Becker / Mittelmeier / Hildebrandt*; Idealspreizhose bzw. Neugeborenen-Spreizbandage nach *Mittelmeier / Graf*) findet bei den Kindern Verwendung, bei welchen die ersten Untersuchungen nach der Geburt u. a. mittels Echosonographie, den Verdacht auf das Vorliegen einer reifungsgestörten sowie dysplastischen Hüfte bestätigt haben (Hüfttyp Graf 2a + b).

Die Spreizschale (u. a. Optimalspreizschale bzw. Hüft-Lagerungsschale mit festen Beuge-Vorhalteeinsätzen nach *Mittelmeier / Hildebrandt*) kann der Behandlung älterer Säuglinge dienen falls 3–4 Monate nach der Geburt die Spreizhosenbehandlung noch nicht erfolgreich ab geschlossen werden konnte.

Die Spreizhosenbehandlung (evtl. mit auswechselbaren Pelotten) ist jedoch in vielen Fällen in der Lage, den Befund zur Ausheilung zu bringen, namentlich wenn es sich um *Dysplasien* handelt.
Der Nachteil der Spreizschale für eine längerfristige Behandlung liegt in erster Linie darin, daß ab dem 10. Lebensmonat eine sinnvolle Behandlung nicht mehr möglich ist, da die Kinder zu krabbeln und zu stehen beginnen.
Für die Spreizhose selbst sind in den letzten 2 Jahrzehnten zahlreiche Modelle entwickelt worden, die industriell gefertigt im Sanitätsfachhandel erhältlich sind und die von der ursprünglich strengen Lorenz-Stellung mit vollständiger Abduktion in Hüftbeugung abweichen. Durch diese Hosen soll nur eine schonende Kopfeinstellung mittels speziell geformter Spreizhosenteile erreicht werden, und die Beine eher in eine mitigierte *Lorenz-Stellung* kommen, die auch eine gewisse Adduktion bzw. Streckung in der Hüfte gestattet. Die Autoren dieser Modelle wollen hierdurch ein schonenderes Verfahren zur Vermei-

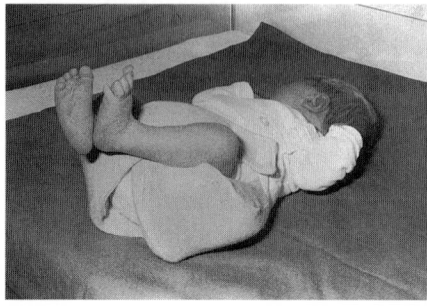

Abb. 5-27 Neugeborenes mit speziell für das Neugeborenenalter entwickeltem „Ideal-Spreizhöschen". Ausgangsstellung mit überkreuzten Beinteilen und mit verschmälerten Bauchteilen, nur mäßige Abspreizstellung, aber stärkere Beugestellung durch Schrägstellung der Oberschenkel-Halteteile. Zuverlässige „Weichlagerung" durch dorsale hinterfütterte Schaumgummi-Vorhaltekeile und Schaumstoffeinlage in den Beinteilen, federnde Gummibandaufhängung (aus H. Mittelmeier: Behandlung der Hüftdysplasie mit der „Aktiv"-Spreizhose und neueren Modifikationen. Med. Orth. Tech. 108 [1988] 42–46)

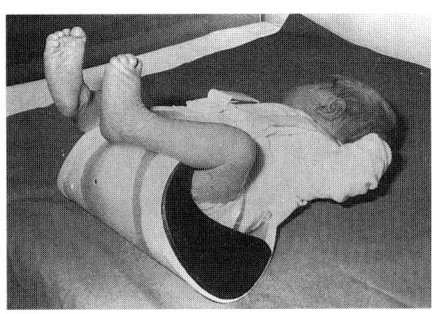

Abb. 5-28 Säugling in der „Optimal-Spreizschale" mit relativ hohen, weniger komprimierbaren innenliegenden und festsitzenden Vorhaltekeilen (schwarz). Primärstellung im Bereich des verschmälerten Bauchteiles mit stärkerer Beugestellung und geringer Abspreizung, Spielraum bis zur gemäßigten *Lorenz*-Stellung (aus H. Mittelmeier: Behandlung der Hüftdysplasie mit der „Aktiv"-Spreizhose und neueren Modifikationen. Med. Orth. Tech. 108 [1988] 42–46)

dung von Hüftkopfnekrosen anbieten. Die vorgelegten Ergebnisse sprechen für diese Annahme. Unbestritten ist, daß für die erwähnten Frühbefunde die Spreizbehandlung in dieser Form die Methode der Wahl darstellt.

■ *Riemen-Zügel-Bandage nach Pavlik:* Diese klassische Orthesen-Bandage verkörpert ein über jahrzehntelang bewährtes funktionelles Behandlungsprinzip in der ambulanten und auch in der klinischen Frühtherapie von Hüftluxationen. Allerdings begrenzen nicht selten der zeitlich hohe Aufwand zur Therapiekontrolle, die Zuverlässigkeit des Elternhauses und auch einige Pflegeprobleme die Rezeptierung.

Die Pavlik-Bandage hat, im Vergleich zu anderen Orthesen-Bandagen mehr Freiheit für Ausgleichs- und Strampelbewegungen (*Tönnis* 1988), birgt andererseits aber bei Adduktion die Gefahr der Reluxation des Hüftkopfes oder der laufenden Aus- und Einrenkung. Ein zu starkes Abspreizen der Beine in die strenge Lorenzstellung, wie es im Schlaf eintritt, begünstigt die Hüftkopfnekrose. Dies kann durch die Modifikation nach *Fettweis* (1975) vermieden werden.

Die Kombination der Pavlik-Bandage mit einer Spreizhose (*Rütt, Breitenfelder* 1988) oder auch mit einer Retentions-Schiene kann die Hüftbeugung und die Abspreizung dosierbar sichern.

Befürworter der Luxations-Frühbehandlung nach *Pavlik* (1958) wählen die Riemen-Zügel-Bandage nach Pavlik wegen einiger Vorteile. *Glauber* u. *Vizekelety* (1972) schreiben dazu: „... Das Verfahren scheint physiologischer als alle anderen angewandten Behandlungsmethoden. Es behindert die Extension, ermöglicht jedoch alle anderen Bewegungen in den Hüftgelenken. Die Adduktionskontraktur im Hüftgelenk wird schonend gelöst und die Reposition kommt zustande. Das Kind abduziert spontan während des Strampelns innerhalb der Schmerzgrenze und die Kontraktur läßt infolge dieser wiederholten Bewegungen nach. Die Gravitation wirkt als positiver Faktor in derselben Richtung. Der gesteigerte Druck auf den Femurkopf nimmt nach der Reposition ab. Nach einer Reposition verläßt der Femurkopf wiederum das Azetabulum und wird von dem gesteigerten Druck frei. Infolge der wiederholt möglichen Repositionen lockern sich die kontrahierten Hüftmuskel und verringern so den Druck auf den Hüftkopf. Die Riemen-Zügel-Bandage ermöglicht außerdem eine mühelose Pflege des Kindes und bereitet weder der Mutter noch dem Kinde Schwierigkeiten..."

Bei kindlichen Luxationshüften (Hüfttyp nach *Graf* III + IV) beginnt 2–3 Wochen die Behandlung mit der Pavlik-Bandage. Die Riemen werden meist nach der Vorschrift von *Pavlik* (1958) aus weichem Leder verfertigt und so angelegt, daß die Hüft- und Kniegelenke in etwa 90gradiger Beugung stehen (Zügelung heute meist bei 100–110 Grad).

Die **Pavlik-Bandage** ist individuell einstellbar und es kann, abhängig vom Grad der Adduktionskontraktur, in gewissen Grenzen die Flexionsstellung im Hüftgelenk verändert werden. Ebenso kann durch Spannung und Lockerung der dorsalen Riemenzügel auch die Rotationsstellung einjustiert werden.

Es ist wahrnehmbar, in welchen Flexions- und Rotationsgraden die Reposition am leichtesten zu erreichen ist. Diese Stellung wird mit der Bandage gesichert. Es wird dadurch erreicht, daß die Behandlung auf schonendste Weise schmerzlos, ohne Muskelkontraktion zustandekommt. Wenn die angestrebte Retentionsstellung des Femurkopfes im Azetabulum nicht innerhalb weniger Tage eintritt, muß durch Umstellung der Riemenführung jene Lage gesucht werden, in welcher der Femurkopf im Azetabulum die größte Stabilität zeigt.

Unabhängig davon sollte auch eine Nachstellung der *Pavlik*-Bandage erfolgen, wenn man feststellt, daß die Gurtführung bzw. die Riemen sich ausgedehnt haben. Erst wenn die Reposition voll erreicht ist, kann im Abstand einer 4–6wöchigen Kontrolle auch damit die Nachstellung der Bandage verbunden werden.

Der Repositions- und Retentionserfolg mit der *Pavlik*-Bandage ist dann erreicht, wenn die Sonographie- oder Röntgenkontrolle normalisierte anatomische Verhältnisse anzeigt.

Reiter (1962) beschreibt die*Pavlik*-Bandage sehr prägnant: „... Die Bandage besteht aus 2 Schulterriemen, die sich auf dem Rücken kreuzen und an einem breiten Brustgurt befestigt sind, der vorne mit einer Schnalle geschlossen werden kann. An diesem Brustgurt werden nun beide untere Extremitäten, jede für sich, mit dem Riemenbügel eingehängt.

Die Gurte oder Riemen, die jeweils ein Füßchen steigbügelartig umfassen, ziehen nach aufwärts zum breiten Brustgurt und werden ventral und dorsal mit Hilfe einer Schnalle verstellbar fixiert. Die Gurte oder Riemen sind auch noch am Unterschenkel zirkulär abgesichert, daß sie nicht von der Ferse abrutschen können..."

Die Bandage sollte permanent getragen werden, also nicht, wie *Pavlik* ursprünglich vorgeschlagen hat, zum Baden entfernt werden. Das Abnehmen der Zügel zum Baden sollte erst nach 6 Wochen erlaubt werden. Das Tragen von Strampelhosen ist ungünstig, da der gewünschte Bewegungsspielraum nicht gewährleistet ist.

Nach Angaben in der Literatur sollte die Reposition in Tagen bis Wochen abgeschlossen sein. Nach unseren vergleichenden Erfahrungen mit der Hoffmann-Daimler-Bandage sollte ein Repositionsversuch besser abgebrochen werden, wenn nach 2–3 Tagen noch

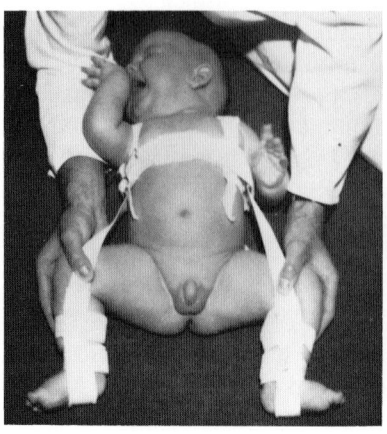
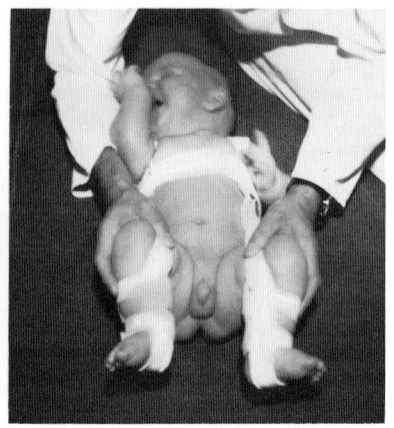

A   B

Abb. 5-29 A/B Zügelbandage nach *Pavlik* (*D. Hohmann,* Archiv)

keine Repositionsneigung besteht. Ein erneuter Versuch sollte erst nach 2tägiger Pause erfolgen, um die Gefahr der Hüftkopfnekrose gering zu halten.

Bei wiederholten Luxationen durch spontane Adduktionen wird teilweise eine zusätzliche Spreizhose empfohlen. Diese letzterwähnten Maßnahmen erfordern jedoch große Erfahrungen und sind prinzipiell mit Zurückhaltung zu empfehlen.

■ *Flexionsbandage nach Fettweis:* Nach *Fettweis* (1975) ist als Modifikation der *Pavlik*-Bandage die Flexionsbandage entstanden, und zwar dadurch, daß „um die Oberschenkel direkt über den Kniegelenken ein zusätzlicher querer Gurt angelegt und durch Schlaufen geführt wird. Dadurch werden die Beine in eine vorwiegende Beugung gebracht. Das Ausmaß von Flexion und Abduktion kann genau eingestellt werden. Die Abspreizung sollte nicht über 45 Grad gehen, die Beugung etwas über 90 Grad. Unter dem querverlaufenden Gurt wird ein dickes Windeltuch oder ein Kissen gelegt. Das Kind darf nur auf dem Rücken liegen. Durch diese Maßnahmen wird eine Abduktion verhindert. Es muß darauf geachtet werden, daß die hintere Tour des queren Gurtes um die Oberschenkel und nicht um das Gesäß geht. Die Bandage darf nicht zur Pflege des Kindes entfernt werden. Nur die Schultergürtel können einzeln zum Wechseln der Wäsche heruntergestreift werden, ohne daß dabei zugelassen wird, daß die Beine gestreckt werden. Nach 6–7 Wochen wird die Bandage erstmals entfernt und eine Röntgenaufnahme in Streckstellung angefertigt, die ohne Gewaltanwendung eingenommen werden kann. Bei guter Entwicklung der Pfannen sollte die Bandage jedoch nicht sofort weggelassen werden, sie wird zunächst nur bezüglich der Streckung weitergestellt. Jede Woche etwas mehr, sodann wird erlaubt, die Bandage täglich kurzfristig fortzulassen, eine Woche lang 1–2 Stunden pro Tag, diese Zeit wird wöchentlich langsam gesteigert. Nach 3–6 Wochen, als Entwöhnungszeit bezeichnet, kann die Bandage tagsüber ganz fortgelassen werden; nachts bleibt sie noch für 2–4 Wochen in weitergestellter Position.

Zur Indikation der Flexionsbandage wurde schon eingangs Stellung genommen.

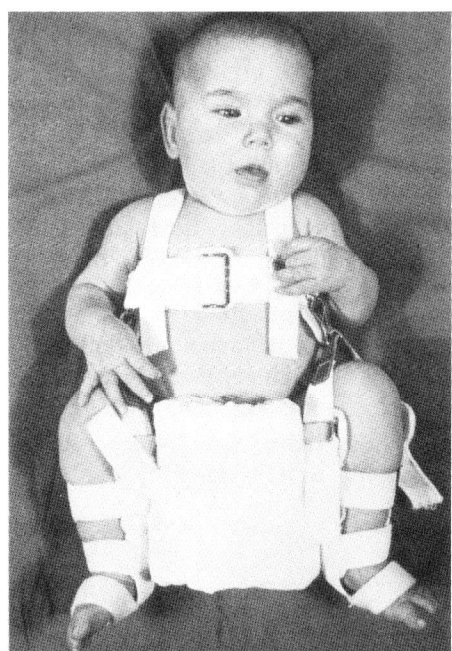

Abb. 5-30 Modifikation der Pavlik-Bandage nach Fettweis. Es wurde ein Gurt zwischen beiden Kniegelenken angebracht, der die Lorenz-Stellung vermeidet, und ein Spreizpolster eingelegt, das eine stärkere Adduktion nicht zuläßt (aus *D. Tönnis:* Die angeborene Hüftdysplasie und Hüftluxation im Kindes- und Erwachsenenalter. Springer-Verlag, Berlin 1984, S. 184)

■ **Funktionelle Bandage nach Hoffmann-Daimler:** Die Oberschenkel werden in maximaler Beugung gezügelt. Aufgabe der Beugebandage ist es, unter Umkehrung der Muskelwirkung, durch Hinführen des Kopfes unterhalb der Pfanne die Reposition vorzubereiten.

In der Phase der Außenrotationsstellung der Beine, wenn der Kopf in den Bereich der Incisura acetabuli geglitten ist, muß die Bandage gelockert werden. Durch dorsierte Freigabe der Streckung und Abduktion bis zur mitigierten Lorenz-Stellung stellt sich der Kopf in der Pfanne ein.

In dieser Phase wird die Spreizschiene angelegt.

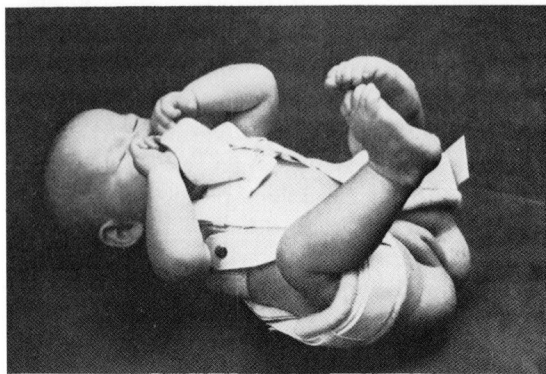

Abb. 5-31 A

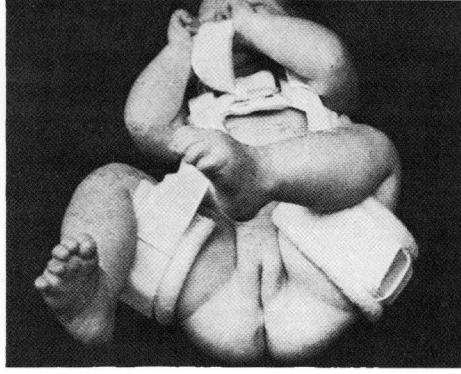

Abb. 5-31 B

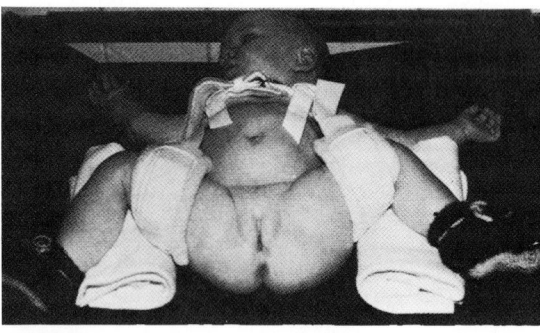

Abb. 5-31 C

Abb. 5-31 A–C Behandlung nach Hüftluxation mit der *Beugebandage nach Hoffmann-Daimler:*
A) Anlegen der Bandage in einer Beugestellung von zunächst 90–100°. Das luxierte Beinchen steht dann in Adduktions-Innenrotationsstellung.
B) Die allmähliche Verkürzung der Bandage muß wegen möglicherr Reizzustände des Hüftgelenkes (Leistenschwellung, Nekrosegefahr!) sorgfältig überwacht werden.
C) Zur Verlangsamung der Abduktion können Polster unter die Knie gelegt werden
(aus *D. Tönnis:* Hüftluxation und Hüftkopfnekrose. Enke, Stuttgart 1978, S. 13/14)

■ **Spreizschiene nach Hoffmann-Daimler:** Bei der durch die Schiene vorgegebenen Beuge-Abspreizstellung des Beines wird der Hüftkopf in die Pfanne tiefer eingestellt und der Pfannenerker entlastet. Durch die im beschränkten Maße freigegebene Beweglichkeit wird eine intermittierende Druckbelastung des Gelenkes erzeugt, die als Formationsreiz zur Ausbildung der Pfanne angesehen wird.

Wichtig erscheint aufgrund unserer Erfahrungen, daß nach Anlegen der Spreizschiene die Beugebandage noch zusätzlich etwa 2 Wochen verbleibt, um eine etwaige Reluxation zu verhindern.

Es bleibt besonders zu vermerken, daß die strenge Lorenz-Stellung in dieser Phase der Behandlung nicht eingenommen, sondern vielmehr eine mitigierte *Lorenz*-Stellung (ca. 70°) durch die Spreizschiene gegeben werden sollte. Durch diese Behandlung ist es in den meisten Fällen möglich, bereits nach 14 Tagen die Beugebandage abzunehmen, so daß dann nur noch die Spreizschinee als Retentionsmittel getragen wird.

Mit dieser Spreizschiene ist bei älteren Kindern späterhin auch ein Stehen und Gehen möglich.

Eigene Untersuchungen haben gezeigt, daß durch sorgfältige Überwachung die Hüftkopfnekroserate auf das Maß, wie sie bei anderen Verfahren beobachtet werden, beschränkt werden können. Dabei muß gleichzeitig erwähnt werden, daß eine hohe Kopfnekroserate auch dann in Erscheinung tritt, wenn zu lange und frustran versucht wird, eine Reposition zu erreichen. Das bedeutet, daß ein Repositionsversuch abgebrochen werden muß, wenn nach 2–3 Tagen keine Repositionsneigung erkennbar ist. Die Bandage muß dann für 1–2 Tage abgenommen und ein erneuerter Repositionsversuch begonnen werden. Die schädigende Wirkung einer anfangs zu lange belassenen Bandage wird klinisch in einer Gelenkkontraktur erkennbar. Nach etwa 3 vergeblichen Versuchen sollte eine offene Reposition ins Auge gefaßt werden.

Die Hoffmann-Daimler-Behandlung eignet sich sowohl für Dysplasien als auch für alle – auch hohe – Luxationen.
In aller Regel sollte die Repositionsbehandlung stationär durchgeführt werden, um den Repositionsvorgang schonend und kontrolliert ablaufen zu lassen.
Kontrollen sind in 4wöchigem Abstand erforderlich; eine sonographische Kontrolle erfolgt in 6wöchigen Abständen.
An unserer Klinik wird die Behandlung maximal bis zum 18. Lebensmonat durchgeführt. Restdysplasien werden dann operativ angegangen.
Hoffmann-Daimler behandelte Kinder bis zum 4. Lebensjahr.

■ ***Retentionsschienen in Sitz-Hockstellung:*** Seit der Erkenntnis (*Fettweis* 1968), daß die fetale Sitz-Hockstellung die physiologischste und damit beste Retentionsstellung für das dysplastische Hüftgelenk sei, sind zahlreiche Retentions-Schienen in Beuge-Spreizstellung entwickelt worden.

Die Schienen sind nicht für die Reposition des dezentrierten Hüftgelenkes gedacht sondern ausschließlich für die Retention des ausreichend stabilen, reifungsgestörten beziehungsweise dysplastischen Hüftgelenkes (Lux. Grad 1) und von reponierten Luxationshüften bis zum Ende des 1. Lebensjahres.

Von der physiologischen Sitz-Hockstellung kann eine entscheidende Senkung der Nekroserate erwartet werden. Die (z. B. gegenüber der Hoffmann-Daimler-Schiene) deutlich stärkere Fixation (Bewegungseinschränkung) wird, wegen der dauerhaften sicheren Zentrierung als ein wichtiger Faktor für eine schnellere Ausheilung der Dysplasie angesehen (*Tönnis* 1988).
Die Beuge-Spreiz-Schienen erlauben eine spitzwinklige Hüftbeugung bei einstellbarer Abduktion bis etwa 50 Grad.
Für stabile Hüften genügen Oberschenkel-Lagerungsschalen, die an stufenlos verstellbaren Schienen befestigt sind.
Bei unsicherer Stabilität werden Rotationsbewegungen durch knieübergreifende Fixierung (Lagerungsschalen, Unterschenkelmodule) gehemmt.
Im Laufe der Behandlung und Befundverbesserung kann auf die Unterschenkelfixierung verzichtet werden.
Der Einsatz der Schienen wird durch die Steh- und Gehbereitschaft gegen Ende des 1. Lebensjahres begrenzt.

Schienen in Sitz-Hockstellung sind auch für die Fortführung der Behandlung nach operativer Reposition bzw. nach Beendigung der Gipsfixationszeit geeignet. Sie eröffnen durch die stabile Retention in physiologischer Stellung den Weg zu risikoärmerer operativer Reposition bei problematischen, sogenannten teratologischen Luxationen.

Für den Behandlungsverlauf und Erfolg ist eine korrekte Anpassung und gewissenhafte Anleitung der Eltern von ausschlaggebender Bedeutung. Deshalb müssen Kontrollen anfangs engmaschig (wöchentlich) erfolgen.

Sonographische Kontrollen werden in etwa 6wöchigen Abständen empfohlen.

Zusammenfassung:

Aus dem vorhergehend Gesagten wird deutlich, daß es zur funktionellen Behandlung der Hüftluxation, auch ihrer leichten Grade, keine einheitliche, einfache und absolut ungefährliche Methode gibt.

Die funktionelle Therapie erfordert eine kritische Anwendung der genannten Behandlungsprinzipien unter steter Beachtung des Luxationsgrades, der jeweiligen Behandlungsphase sowie eine stete Kontrolle des gesamten Behandlungsablaufes. Als gefährlich erkannte Gelenkstellungen müssen beachtet und mit geeigneten Maßnahmen vermieden werden.

Abschnitt Ic
Instabilität der Beckengelenke

Versorgungsbeispiele bei Lockerungen im Kreuz-Darmbein-Gelenk und im Symphysenbereich
sowie bei Symphysenrupturen

Beckenkreuzgurtspange (nach *G. Hohmann* und *A. Habermann*)
Beckenbandage (nach *H. Habermann*)

● *G. Hohmann* schreibt: „... *Lockerungen des Beckens in seinen Gelenken betreffen v. a. das Ileosakralgelenk, das Schiebegelenk zwischen Kreuz- und Darmbein*, das insbesondere i. S. der Vor- und Rückwärtsbewegung (Drehung um eine frontale bzw. schräge Achse) beansprucht wird.

Außerdem ist aber das Kreuzbein in diesem Gelenk noch um eine von vorn nach hinten gerichtete Neigungsachse und um eine der Länge nach verlaufende Drehungsachse bewegbar, wenn auch diese Bewegungen hinter der Drehung um die quere Beugungsachse zurückstehen (Abb. 5-32, 5-33, S. 600/601).

Mit starken rückwärtigen Bändern ist es in seiner Lage befestigt und ist außerdem schon durch seine keilförmige Gestalt zwischen die Gelenkflächen der Darmbeine eingeklemmt, so daß es schwer nach abwärts, etwa ins kleine Becken, abrutschen kann.

Nur wenn die vordere Beckenverbindung, die Schamfuge oder Symphyse, gelockert oder zerrissen ist, könnte es nach hinten verlagert oder verschoben werden. Diese Gefahr ist aber, scheint es, nicht groß, wie Untersuchungen an angeborenen Spaltbecken durch *Kron* (1936) zeigten. Hier hat die Natur durch eine ausgleichende stärkere Entwicklung der hinteren Darmbein-Kreuzbein-Verbindung vorgebeugt.

Bragard (1933) hat sich in anatomisch-mechanischen Untersuchungen mit der Lockerung der Kreuzbein-Darmbein-Gelenke beschäftigt und am Skelett-Bänder-Modell gezeigt, wie sich bei den verschiedenen Bewegungen des Körpers das keilförmig zwischen die Darmbeine eingefügte Kreuzbein bewegt.

Die Amerikaner *Goldthwait* u. Mitarb. (1913) haben seinerzeit wegen Beschwerden von seiten dieses Gelenkes einen **festen Ledergurt** angegeben.

Es handelt sich bei den Beschwerden wohl um eine Reizung der Gelenkkapsel, der Bänder und der in dieser Gegend ansetzenden Muskeln. Allmählich pflegt sich der Gelenkknorpel durch Abnutzung zu verändern und die übrigen Zeichen der chronisch deformierenden Arthritis oder Arthrosis stellen sich ein. Diese werden im Röntgenbild an Zackenbildungen und oft in einer mehr oder weniger starken Verschmälerung des Gelenkspaltes erkannt. Der Gelenkspalt kann nach Entzündungen völlig verschmolzen sein.

Unfälle, besonders beim Sport, Geburtstraumen, statische Überlastungen bei schwerer körperlicher Arbeit, Einwirkungen einer Lendenwirbelskoliose, Beinverkürzungen mit Schiefstand des Beckens, Fehlstellungen des Hüftgelenks durch eine Koxitis oder eine Hüftluxation schädigen dieses Gelenk. Ein Hängeleib mit Lendenlordose und Vorwärtskippung des Beckens erzeugt eine scherende Verschiebung in diesem scheibenförmigen Kreuz-Darmbein-Gelenk..."

Die straff-elastische Verbindung des Beckenringes ist sowohl durch die bänderführten, wenig beweglichen *Amphiarthrosen der Kreuz-Darmbein-Gelenke* als auch der *Symphyse* bestimmt.

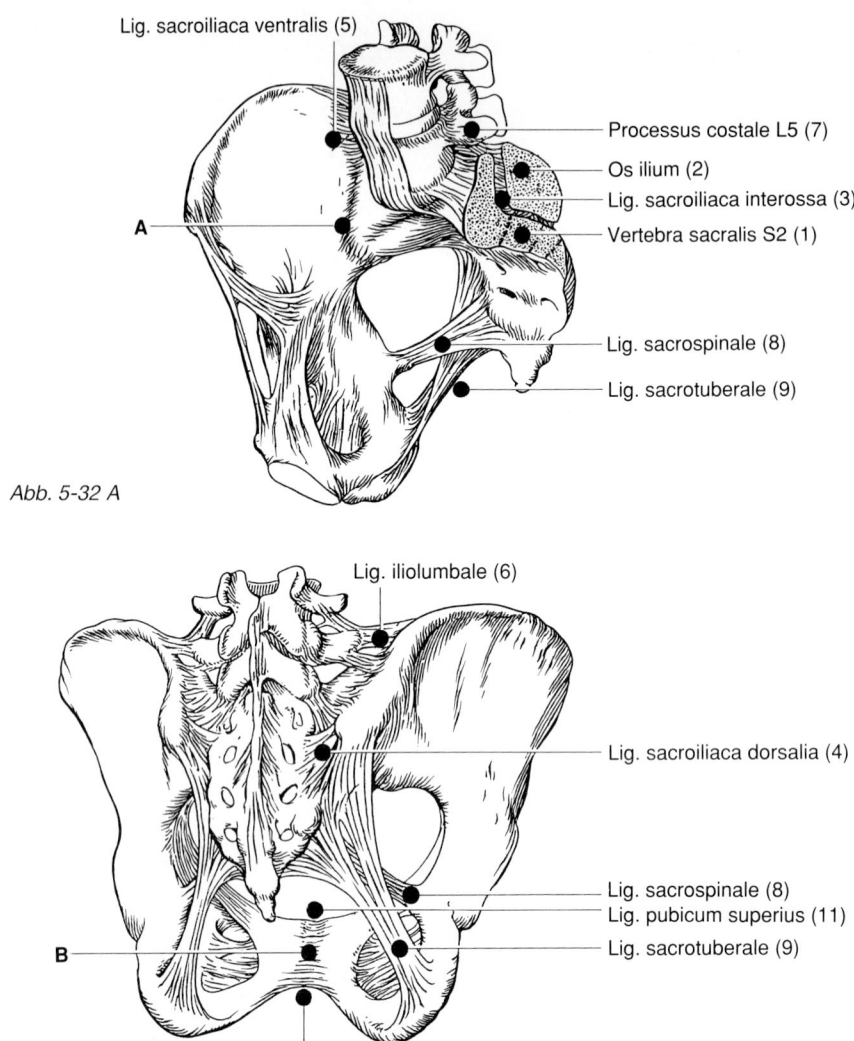

Abb. 5-32 A

Abb. 5-32 B

Abb. 5-32 A/B Das *Kreuzdarmbeingelenk* (Articulatio sacroiliac *[A]*) ist ebenso wie die *Symphyse* (Symphysis pubica *[B]*), funktionell gesehen eine *Amphiarthrose (Synchondrose)*.
Die sogenannten Gelenkflächen des Kreuzdarmbeingelenkes sind Druckübertragungsflächen zwischen den oberen drei Sakral-Wirbeln *[1]* und dem Darmbein *[2]*. Diese „Flächen" werden durch die Facies auricularis des Os coxae und des Os sacrum verkörpert.
Die geringe Eigenbewegung bzw. vor- oder rückwärtsgerichtete schraubige Drehung (*Kapandji* 1975) wird durch kräftige Bänder gebremst (Lig. sacroiliaca interossea *[3]*, Lig. sacroiliaca dorsalia *[4]*, Lig. sacroiliaca ventralis *[5]*). Unterstützt werden diese Bänder durch das Lig. iliolumbale *[6]*, es verbindet den Darmbeinkamm mit der Lendenwirbelsäule, d. h. Processus costales L 4 und L 5 *[7]*.
Das Lig. sacrospinale *[8]* und das Lig. sacrotuberale *[9]* stabilisieren ebenfalls.
Die sogenannten Gelenkflächen der Symphyse, d. h. die Ossa coxae, sind durch den Discus interpubicus (Faserknorpel) miteinander verbunden. Diese Verbindung verstärken das Lig. arcuatum pubis *[10]* und das Lig. pubicum superius *[11]* (mod. Zeichnung nach *W. Platzer:* Taschenatlas der Anatomie, Band 1, S. 185. Thieme, Stuttgart 1979)

Die Lage der Skelett- und der Bewegungsachsen des Kreuzdarmbeingelenkes definieren *Schönbauer / Polt / Grill* (1979) wie folgt:

„... Bei aufrechtem Stand liegt die Achse des Kreuzbeines schräg von ventral-kranial nach dorsal-kaudal mit variablem Neigungswinkel..."

Bewegungen in den Kreuzdarmbeingelenken sind nur passiv um eine quere Achse in Höhe des zweiten Sacralwirbels möglich (Nutationsbewegungen). Dabei gleitet der proximale Anteil (S 1) nach ventral kaudal, der distale Anteil nach dorsal.

Die Bewegung des distalen langen Hebelarmes nach dorsal wird durch die sacrotuberalen und sacrospinalen Bänder gebremst. Gleichzeitig findet beim Gehen eine Rotationsbewegung um eine senkrechte Achse statt, wobei das Kreuzbein bei Belastung des rechten Beines nach links rotiert..."

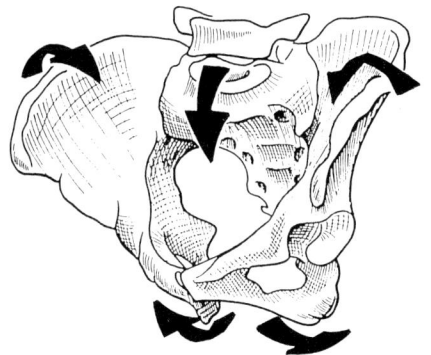

Abb. 5-33 Bewegungsmechanismen im Iliosakral-Gelenk: schematisierte Zeichnung der orthopädie-technisch relevantesten Nutationsbewegung (schraubige Drehung) des Beckengürtels; bei Belastung im Stand verlagert sich oft das Promontorium (LWK 5 / S 1) nach unten und vorn; die Darmbeinschaufeln nähern sich einander; die Sitzbeinhöcker streben auseinander (aus *I. A. Kapandji:* Funktionelle Anatomie der Gelenke Band 3, S. 57, Enke, Stuttgart 1985)

Die besondere Biomechanik der Lastübertragung des Rumpfes auf das Becken sowie die unteren Extremitäten – bei symmetrischer und asymmetrischer Unterstützung im Stehen und Gehen – bewirkt *wechselnde Zug- und Druckspannungen im Symphysenbereich.*

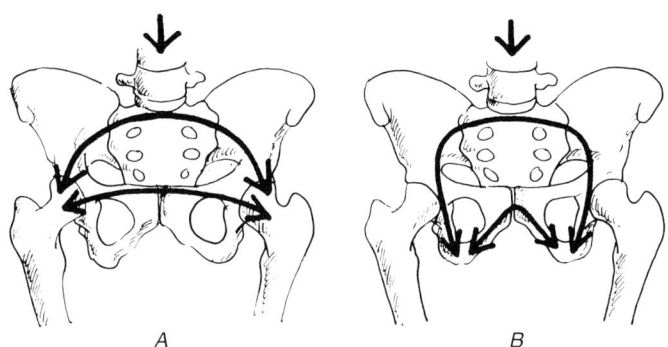

Abb. 5-34 A/B Belastungsverlauf im Becken, A) im Stehen, B) im Sitzen. Im Stehen wirken die Schambeine wie Strebepfeiler, die Gegenkraft wird über die Hüftköpfe eingeleitet (nach *Töndury*) (aus *M. Rizzi:* Die menschliche Haltung und die Wirbelsäule. Hippokrates, Stuttgart 1979, S. 110)

Unter gleichmäßiger Lastverteilung im Zweibeinstand müssen Zugkräfte aufgefangen werden, im Einbeinstand wird Druck aufgenommen. In Abhängigkeit von der geschlechtsbestimmten unterschiedlichen Beckenbreite und Tuberdistanz wird bei Männern im Sitzen Druck, bei Frauen (mit ihrer größeren Tuberdistanz) Zug gefunden.

Störungen der Beckenringstabilität bedingen in der Regel belastungsabhängige Beschwerden im Iliosakral- und Kreuzbereich.

Häufigste Ursache dieser Instabilitäten sind traumatische oder geburtsbedingte Symphysensprengungen. Frisch diagnostizierte Symphysenzerreißungen bedürfen dabei einer primären (operativen) Stabilisierung (Abb. 5-35, 5-36).

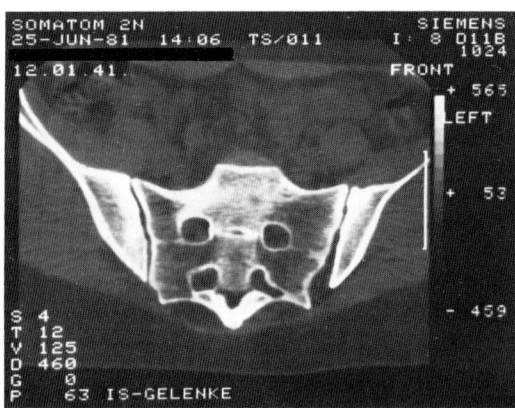
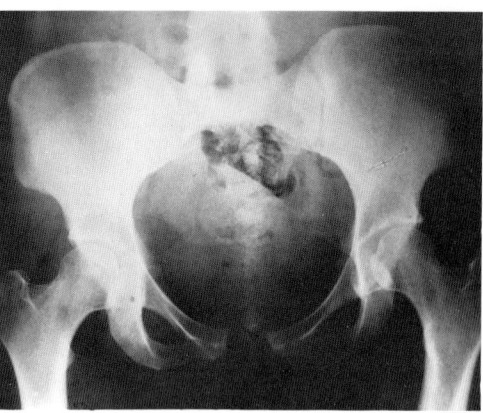

Abb. 5-35   Abb. 5-36

Abb. 5-35 Darstellung der Kreuz-Darmbeinfugen im CT-Bild mit regelrechten Gelenkspaltweiten und einer linksseitig leichten Arthrose (*D. Hohmann*, Original)

Abb. 5-36 Geburtstraumatische Symphysensprengung im Röntgenbild dargestellt (*D. Hohmann*, Archiv)

Die uns hier interessierenden chronischen Instabilitäten können sich aus echten Unfallschäden oder auch aus einer zunächst physiologischen Beckenringlockerung im Rahmen einer Schwangerschaft herleiten.

Unter hormoneller (Östrogen-)Einwirkung kommt es während der Schwangerschaft zur Auflockerung der Bandverbindungen als Vorbereitung zum Geburtsakt. Diese zeitweilige Instabilität kann während der Schwangerschaft temporär Beschwerden verursachen, sie bildet sich aber in der Regel spontan zurück und ist nicht weiter behandlungsbedürftig.

Ungenügende Erweichung der Beckenbänder und die schnelle Geburt eines großen Kindes können eine Symphysenzerreißung bewirken, die anhaltende Beschwerden bis zur Belastungsunfähigkeit zur Folge haben kann.

Bevor operative Maßnahmen bei diesen meist einige Zeit zurückliegenden Verletzungen erwogen werden, sollte v. a. bei Sprengungen unter 3 cm eine konservative Kompressionsbehandlung mit **Orthesen-Bandagen für die Beckenregion** durchgeführt werden.

■ *G. Hohmann* schreibt: „... Ein **querer Beckengurt** kann aus Zylinderleder oder festem Gurt in etwa 10 cm Breite unter genauer Anpassung an die Konfiguration des Beckens hergestellt werden, liegt zwischen den großen Rollhügeln und dem Darmbeinkamm und wird fest angezogen. Sollte er bei besonders steilem Becken nach oben rutschen wollen, so braucht man noch Schenkelriemen zum Festhalten.

In gewissen Fällen fügt man noch eine hintere Pelotte aus Walkleder oder Duraluminium als Druck und Gegenhalt ein.

Um den Beckengurt noch wirksamer zu gestalten, habe ich ihn mit *A. Habermann* als **Becken-Kreuzgurt-Spange** so gearbeitet, daß ich der erwähnten hinteren Pelotte aus Duraluminium die Form einer etwa 5 cm breiten und 30–35 cm langen Spange, je nach Beckenumfang, gegeben habe (Abb. 5-37).

Diese Spange hat eine nach vorn konvexe Krümmung, welche sich in die Einsattelung des Kreuzbeines fest hineinlegt und hier eine gewisse Druckwirkung ausübt. Nach den Seiten, nach rechts und links läuft sie in umgekehrten Krümmungen aus, also konkav nach vorne, entsprechend dem Relief des Körpers. Diese so geformte spangenartige Pelotte hat eine dicke Fütterung aus Filz und ist mit Waschleder bezogen; die Aluminiumspange ist mit zwei Überlegern daran befestigt. Von den seitlichen Enden der Spange und auf diesen angenietet, geht der Beckengurt aus und greift so um das Becken zwischen Beckenkamm und Trochanteren nach vorn, wo er mit einer Schnalle geschlossen wird. Man zieht den Gurt beim Anlegen so fest wie möglich an, um die Pelotte in das Relief der Kreuzgegend einzupressen.

Ich habe auch eine Reihe von Kranken mit Kreuzschmerzen unbestimmter Entstehung (ohne wesentliche Röntgenbefunde außer etwa einer stärkeren Hohlkreuzbildung) damit versehen und gute Wirkung gesehen..."

Die Konstruktion der Becken-Kreuzgurt-Spange dient zur:
– Gegenwirkung, u. a. bei Lockerung der Kreuzbein-Darmbein-Gelenke (Articulatio sacroiliaca / Schiebegelenk in mehreren Achsen).
– Verminderung des Schmerzzustandes bei leichter Muskelreizung im Iliosakralbereich (auch bei Gelenkkapsel- oder Bänderreizung).
– Beeinflussung bei Gelenkschädigungen u. a. durch Fehlstellungen des Hüftgelenkes.

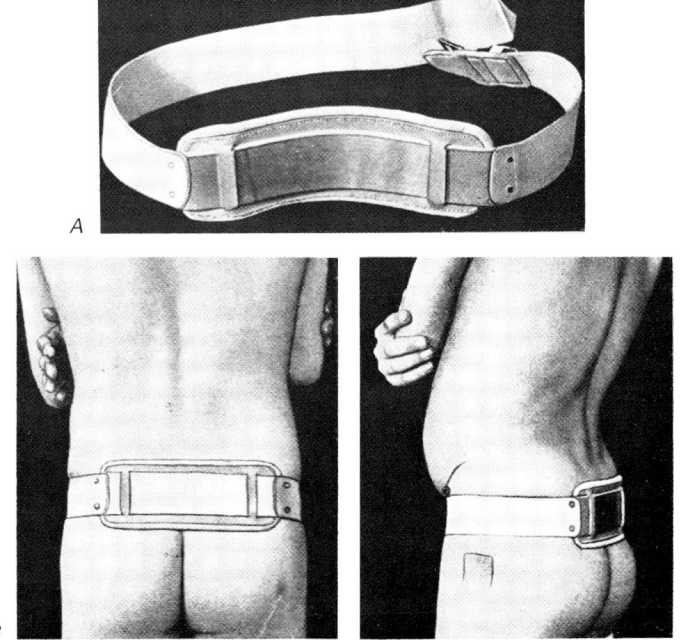

Abb. 5-37 A–C Becken- und Kreuzgurtspange *(A)*, am Körper angelegt von hinten *(B)* und von der Seite *(C)* (aus *G. Hohmann:* Orthopädische Technik. Enke, Stuttgart 1965, S. 73)

- *Bei Symphysenrupturen hat der Beckengurt eine besonders stark stabilisierende (damit komprimierende) Aufgabe. Es ist konstruktiv dabei wichtig, unter Belastungsbedingungen auf die Biomechanik im Symphysenbereich zu achten.*

Gegenüber der vorerwähnten Becken-Kreuzgurt-Spange muß die Kompressionswirkung differenziert werden und erfolgt wesentlich unterhalb des Darmbeinkammes in der Trochantergegend, um eine fehlwirksame hebelartige Belastung im Diskusbereich beider Schambeine zu vermeiden.

H. Habermann (1974) hat für diese Zwecke die **Beckenbandage für Symphysenrupturen** entwickelt und schreibt u. a. dazu: „...Für den Patienten führt die Symphysenruptur zu erheblichen Gehbehinderungen, die bis hin zur Gehunfähigkeit reichen können. Da eine Ruptur sehr oft mit einer Dislokation, also einer Stufenbildung der beiden Schambeinäste verbunden ist, kommt es zu einer unphysiologischen Belastung der gelockerten Iliosakralgelenke. Die hierbei auftretenden Rückenschmerzen sind ein wichtiger Hinweis auf die Symphysenlösung, da Röntgenuntersuchungen in dieser Körperregion nicht unproblematisch und in der Schwangerschaft nicht ratsam sind.

Durch die Lösung der Verbindung der beiden Schambeinäste ist der vorher geschlossene Beckenring ventral geöffnet. Mit der Bandage wird ein weiteres Auseinandergleiten und Verschieben verhindert, und der knöcherne Ring weitgehend wieder geschlossen. Daher ist die Lage der seitlichen Pelotten mit großer Sorgfalt zu bestimmen. Das in der Geburtshilfe bekannte und leicht feststellbare Maß des größten Abstandes der beiden Beckenkämme, die Distantia cristarum, kann uns hier als Anhaltspunkt dienen. Erfolgt der Andruck zu weit dorsal, also weit hinter der Distantia cristarum, so wird der Ring eher geöffnet als geschlossen. Sind die Pelotten zu weit ventral angebracht, dann verringert man zwar den Abstand der beiden Schambeinäste, ein Schließen des Ringes aber, ausgehend von den anatomischen Verhältnissen, wäre richtiger. Das bedeutet, daß die noch bestehenden dorsalen Verbindungen der beiden Beckenhälften, die Iliosakralgelenke, mit in die Konstruktion einbezogen werden müssen (Abb. 5-38).

Die Pelotten müssen daher etwas von dorsal und in Höhe der Distantia cristarum, die Konturen nach ventral umfassend den geöffneten knöchernen Beckenring, schließen.

Die Bandage neigt zum Verrutschen nach oben, was unbedingt korrigiert werden muß, da bei einem zu hohen Sitz genau die gegenteilige, falsche Wirkung erreicht wird. Bei

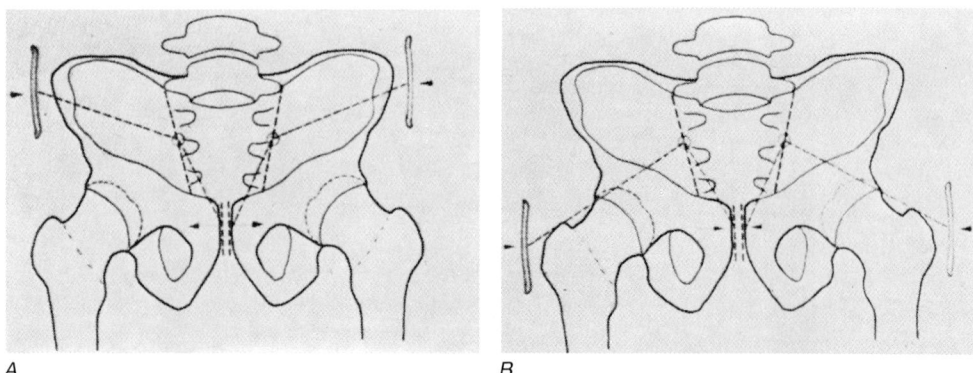

Abb. 5-38 A/B Kompressionswirkung auf die Symphyse (schematisch): *A)* Bei Kompression im oberen Darmbeinbereich kommt es durch Hebelwirkung zum Klaffen der Symphyse. *B)* Eine Krafteinleitung über die Hüftgelenke (d. h. über die Trochantere) kann zur Kompression im Symphysenbereich beitragen (aus H. Habermann: Die Beckenbandage bei Symphysenruptur. In: Orthopädie Technik 25/4 [1974] 55)

Andruck in Höhe der Darmbeinschaufeln setzt der Druck allein an den Iliosakralgelenken an und bewirkt einen Zug auf die Schambeinfuge.

Bei Andruck in Höhe des Trochanter major dagegen wirkt der gesamte Druck auf die Schambeinfuge. Die Zugbeanspruchung auf die durch starke Bänder gefestigten Amphiarthrosen der Iliosakralgelenken fällt dagegen nicht ins Gewicht.

Die orthopädisch-technische Versorgung, die natürlich aus der postoperativen Stabilisierung dienen kann, erfolgt in unserem Hause durch eine nach Maß angefertigte Beckenbandage mit zwei lateralen Pelotten (Abb. 5-39).

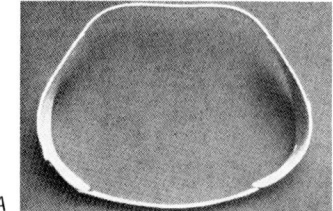 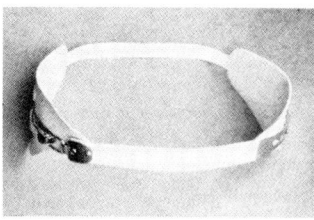

A B

Abb. 5-39 A/B Beckenbandage bei Symphysenruptur (nach H. Habermann): Über einen Federbandstahl-Reifen *(A)* wird mittels flächiger Pelotten *(B)* unterhalb der Spinae Druck in der Trochantergegend ausgeübt und die Symphyse stabilisiert (aus *H. Habermann*: Die Beckenbandage bei Symphysenruptur. In Orthopädie Technik 25/4 [1974] 55)

Folgende Maße müssen hierzu vom Patienten genommen werden:
– *Der Gesamtumfang in Höhe des Trochanter major,*
– *der Abstand der beiden vorderen oberen Spinen;*
– *außerdem wird die Länge der seitlichen Pelotten festgelegt.*

Dorsalseitig wird ein Federbandstahl verwendet, der entsprechend den Maßen und der Gesäßform vorgerichtet wird. Beim Vortreiben der seitlichen Duraluminium-Pelotten sind die Weichteilverhältnisse, wie sie beim Ausüben des Andruckes entstehen, genau zu berücksichtigen. Der ventrale Verschluß erfolgt mittels einer Duraluminium-Spange, die an der einen Pelotte mit einem Scharnierteil, an der anderen mit Schlitzlöchern und einem Pelottenknopf verstellbar, angebracht ist.

Die Verstellbarkeit ist unbedingt erforderlich, weil die Patientin im Stehen und im Sitzen einen unterschiedlichen Andruck verträgt, den sie nachstellen sollte. Der Andruck muß immer so stark wie nur irgend verträglich gehalten und unbedingt auch beim Sitzen ausgeübt werden. Wie vorher schon erwähnt, ist, bedingt durch die Anatomie des weiblichen Beckens, die Zugbeanspruchung beim Sitzen besonders groß. Desweiteren wird beim Auftreten der Beschwerden schon während der Schwangerschaft nach einiger Zeit eine Formveränderung des vorderen Spangenteils notwendig. Damit aber der Andurck verträglich bleibt, ist ein Weiterstellen unvermeidlich.

Abb. 5-40A zeigt die angelegte Bandage von ventral. Die Spange ist noch nicht geschlossen und nur am Pelottenknopf eingehängt. Deutlich ist zu sehen, daß bei den seitlichen Pelotten die Weichteilkonturen, wie sie nach Schließen der Spange auftreten, berücksichtigt sind. Die lateralen Pelotten üben bei geschlossener Spange (Abb. 5-40B) einen starken, aber verträglichen Druck auf das Becken aus. Abb. 5-40C zeigt die Seitenansicht der Pelotten mit Scharnierteil. Die Pelotte sollte die Konturen des Trochanter major noch gut umfassen, wobei der hintere Bügel, soweit es nicht störend ist, in die Weichteile eingreift und so ein Verrutschen weitgehend verhindert..."

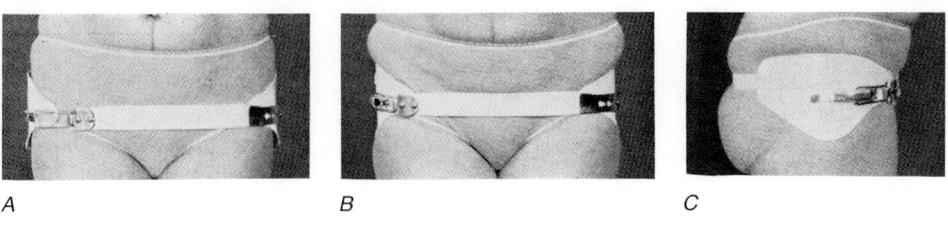

Abb. 5-40 A–C Versorgungsbeispiel mit der *Beckenbandage nach Habermann:* A) Beckenspange noch nicht gespannt, B) Beckenspange gespannt, C) Scharnier-Spannteil und Pelottenform

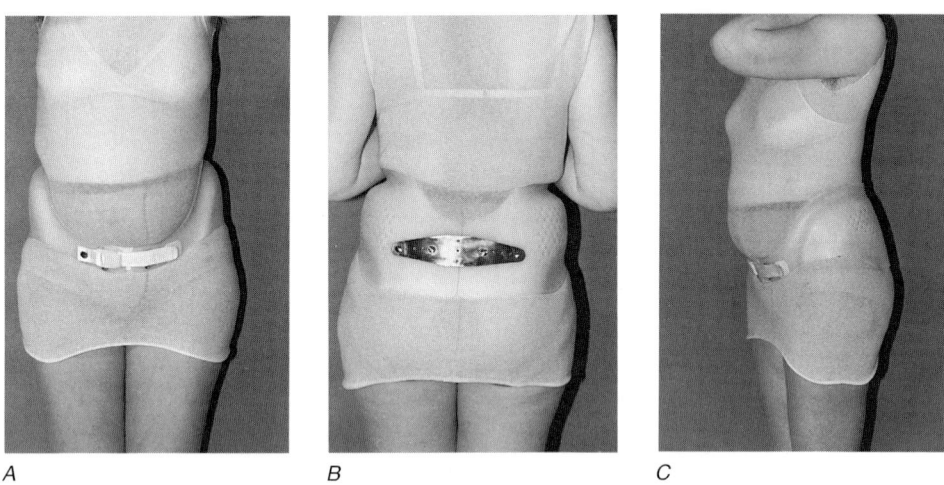

Abb. 5-41 A–C Patientin in der Schwangerschaft (2. Kind), bei geburtsbedingter Symphysenruptur (1. Kind). Im Versorgungsbeispiel, mit einer *Orthesen-Bandage für die Beckenregion*, wurde eine zufriedenstellende Stabilisierung im Beckenbereich erzielt, obwohl sich nicht immer maximale Forderungen realisieren lassen (*R. Uhlig,* Archiv)

Abschnitt I d
Instabilität der haltungsschwachen Rumpfmuskulatur

- kindliche Haltungsschwäche (S. 607)
- muskulär teilfixierter Rundrücken (S. 609)

Versorgungsbeispiele bei kindlicher Haltungsschwäche

Mahnbandage (nach *G. Hohmann*)
Mahnbandage (nach *Teufel-Gerzer*)

● Bleibende Formabweichungen der Wirbelsäule können ihren Ursprung auch in einer unbehandelten **kindlichen Haltungsschwäche** haben. Das haltungsinsuffiziente Kind wechselt häufig die Position, wir nennen das unsichere Haltung. In seiner Ruhehaltung steht es in der Regel muskelkraftsparend unter Rückverlagerung des Körperschwerpunktes.
Vermehrtes Hohlkreuz oder Hüftüberstreckung, Froschbauch, Seitverlagerung der Schulterblätter, schlaffer Rundrücken, diese Zeichen sind Ausdruck einer komplexen Rumpfmuskelschwäche (Abb. 5-42).

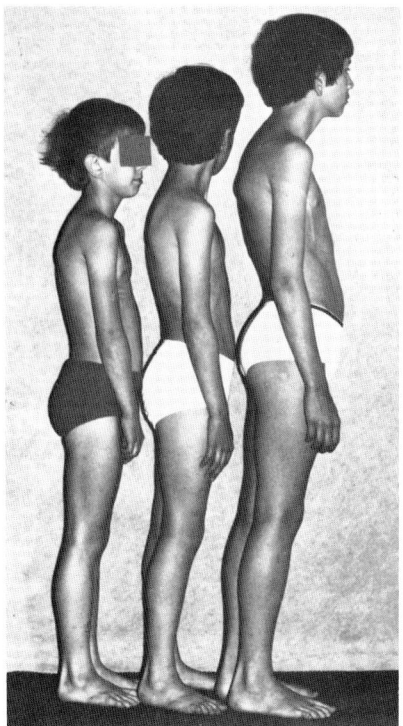
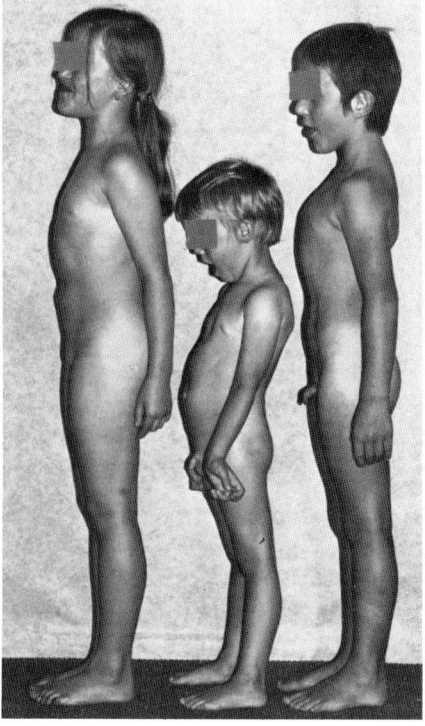

Abb. 5-42 A/B Die unterschiedlichen Haltungstypen lassen ohne funktionellen Test eine Haltungsschwäche nicht ohne weiteres erkennen. Zwischen den einzelnen Haltungstypen bestehen fließende Übergänge (*D. Hohmann*, Archiv)

Unbehandelt kann sich aus der reversiblen Haltungsschwäche über einen teilkontrakten Haltungsverfall eine fixierte Fehlform entwickeln, die später einmal Ursache haltungsbedingter Schmerzzustände werden kann. Frühes Zeichen einer beginnenden Kontraktur ist die Verkürzung der Brustmuskeln, die zu einer dauernden Seitverlagerung der Schulterblätter und damit zu einer Ausschaltung der wichtigen Hilfsstreckmuskulatur des Rückens führt (Musculus trapezius).

Durch den *Armvorhaltetest nach Matthias* (1961) läßt sich eine Haltungsinsuffizienz objektivieren und differenzieren. Die Leistungsfähigkeit der rumpfaufrichtenden Muskeln wird durch die Zusatzbelastung der horizontal erhobenen Arme geprüft.

Die Beibehaltung der korrekten Haltung *länger als 30 Sekunden* bedeutet *haltungsgesund*, *weniger als 30 Sekunden haltungsschwach*. Die Unmöglichkeit, mit erhobenen Armen sich aufzurichten, zeigt den Haltungsverfall an.

Die Behandlung besteht in langjähriger muskelkräftigender Haltungsschulung (aktive Übungsbehandlung) und ggf. in passiver Dehnung von Kontrakturen.

Eine *Mahnbandage* führt die Schulter zur Seite und nähert so die Schulterblätter unterstützend der Wirbelsäule.

Liegt bereits eine Teilfixation der Fehlhaltung vor, so kann zur Verbesserung der Ausgangslage auch einmal eine *Geradehalter-Korrekturbandage* angewandt werden. Durch eine Leibkompression wird dann die Lordose abgeflacht und über die Atmung eine Streckung der Brustwirbelsäule angestrebt.

Mahnbandage und Geradehalter sind Maßnahmen, die ihre Berechtigung nur bei gleichzeitiger intensiver Übungsbehandlung haben, und diese erhaltend und motivierend unterstützen können.

■ Durch eine **Mahnbandage** (motivierend und teilaktiv beeinflussend) wie sie ähnlich von *Lange* (1922), *Spitzy* (1926) u. a. angegeben wurde, kann der Schultergürtel zurückgedreht sowie die Brustatmung gefördert werden (Abb. 5-43). Dies wird verständlicherweise nur dem lockeren muskelschwachen Rundrücken (Hohlrundrücken) mit vorhängendem Schultergürtel gelten.

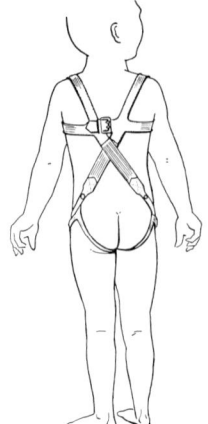

Abb. 5-43 *Mahnbandage nach G. Hohmann* bei lockerem Rundrücken (für den Gebrauch im kindlichen Schulalter) (aus *G. Hohmann:* Orthopädische Technik. Enke, Stuttgart 1965, S. 35)

G. Hohmann schreibt: „...Die Bandage besteht aus zwei Armringen, aus Gurten, die vorn am Musculus pectoralis major und in der Achselhöhle etwas gepolstert, mit Waschleder bezogen und hinten mit einer Schnalle miteinander verbunden werden. Von ihnen gehen hinten längere Gurte aus, die sich überkreuzend nach abwärts ziehen und an Schenkelriemen angeknüpft werden. Durch Zwischenschaltung eines Stückes Gummigurt erlauben diese Gurtzüge die Vorwärtsbeugung des Oberkörpers. Doch muß wegen einer zu starken Rückwärtsbeugung des Oberkörpers und dadurch entstehender Hohlkreuzbildung vermieden werden, diese Gurte zu straff anzuspannen. Diese Gurtbandage ist nicht imstande, eine passive Korrektur der Rundrückenhaltung zu bewirken, sie soll auch nur eine gewisse „Ermahnung" zur Einnahme einer richtigen Haltung dadurch bewirken, daß jedesmal, wenn etwa das Kind wieder in die falsche vorwärtsgeneigte Haltung mit dem Schultergürtel sinken will, der Druck der Armschlingen an der vorderen Muskelkulisse der Achselhöhle, am Musculus pectoralis major es daran erinnert und zur aktiven Anspannung der hinteren Schulterblattmuskeln veranlaßt, um diesem Druck auszuweichen. Größere, umständlichere oder starre Apparate sind bei diesen Fällen von Haltungsschwächen zu vermeiden."

Bei Haltungsschwächen im Jugendlichen- und Erwachsenenalter können diese Mahnbandagen für das haltungsinsuffiziente Kind nicht gleichermaßen wirksam eingesetzt werden. Hier können dann vereinfachte Geradehalter-Gurtbandagen Anwendung finden.

Mahnbandagen aller Art sollten nicht als Konfektionsartikel ohne individuelle Anpassung und ohne einführende Erklärung abgegeben werden. Bei Vorschul- und Schulkindern sind regelmäßige Wachstumsanpassungen vorzunehmen.

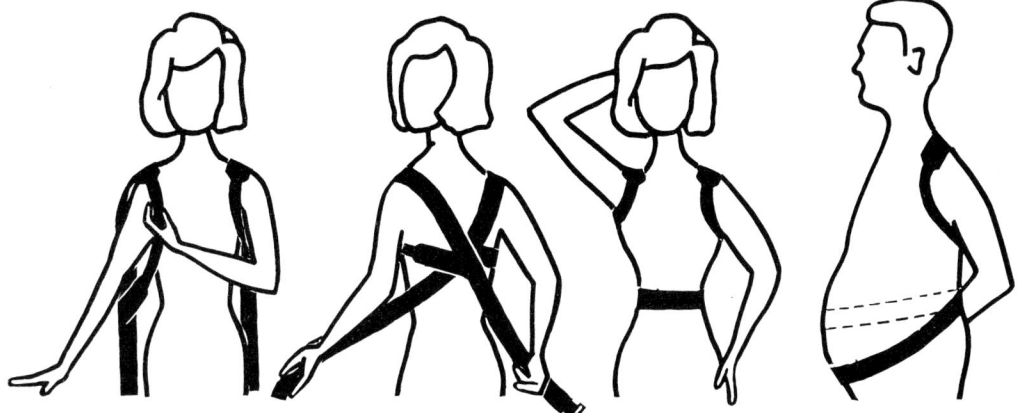

Abb. 5-44 *Mahnbandage nach Teufel-Gerzer* dargestellt im Anlegen der Gurtbandage und in ihren Möglichkeiten der Anwendung (*W. J. Teufel*, Archiv)

Versorgungsbeispiel bei muskulär teilfixiertem Rundrücken

Geradehalter-Retentionsbandage (nach G. *Hohmann*)

● *G. Hohmann* schreibt: „... War die ältere Orthopädie mehr geneigt, den sog. schwachen Rücken ganz allgemein mit mechanischen Hilfsmitteln, d. h. einem Korsett zu stützen, in der Vorstellung etwa von *Hessing* (1903), daß man die schwache Wirbelsäule wie ein Bäumchen anbinden müsse, so gewann immer mehr im Laufe der Entwicklung des orthopädischen Faches die funktionelle Anschauung die Oberhand über die rein mechanische.

Insbesondere gilt dieses für den jugendlichen, den wachsenden Körper. Man sah die schädlichen Wirkungen der starren Fixierung auf die Ausbildung der Muskulatur des Rückens und Bauches, die den Körper nicht mehr halten kann, wenn ihm das Korsett weggenommen wird. Aus der Beobachtung solcher Kümmerlingsgestalten, die jahrzehntelang von Kindheit oder Jugend an wegen oft geringfügiger Haltungsfehler in Korsette gesteckt, welche in Zeitungsannoncen dem Publikum angepriesen und ohne ärztliche Verordnung von ängstlichen Eltern gegeben wurden, sind wir heute zu einer grundsätzlichen Einschränkung der Anwendung des Korsetts für diese Fälle, namentlich der jugendlichen, gekommen und suchen diese Haltungsschwächen vielmehr mit den Mitteln der aktiven Gymnastik zu überwinden. Dazu ist oft ein langdauerndes Training notwendig, um dem Betreffenden ein richtiges Haltungsgefühl beizubringen.

Immer wieder sinkt der Körper in die falsche Haltung zurück, der Schultergürtel mit den Armen wird immer wieder nach vorn verlagert, und wenn der Betreffende versucht, sich gerade zu halten, wirft er den Oberkörper nach rückwärts, ohne jedoch die Schultern zu korrigieren. Diese gewohnheitsmäßige Haltungsschwäche erfordert es, öfters mit einer Bandage nachzuhelfen..." (Abb. 5-45).

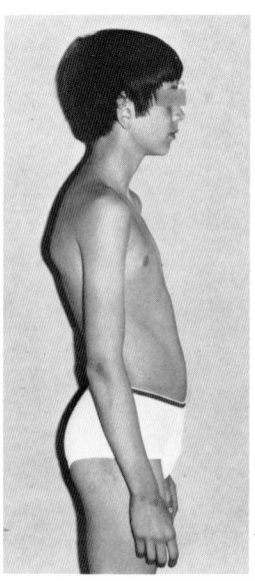

Abb. 5-45 Abbildung eines haltungsschwachen Jungen. Das Becken ist nach vorne gekippt, die Lendenlordose ist merklich vermehrt. Über dem thorakalen Rundrücken sind die Schulterblätter nach lateral abgerutscht, der M. pectoralis major ist verkürzt (*D. Hohmann*, Archiv)

■ *G. Hohmann* schreibt weiter: „... Um mit einer **Geradehalter-Korrekturbandage** eine Wirkung durch direkten Pelottendruck auf die Krümmung auszuüben, muß man von einer festen Basis ausgehen, d. h. man muß mit einem breiten festen Ring aus Stahlblech das Becken fassen und die meist vorhandene Lendenlordose auszugleichen versuchen, indem man den vorgestreckten Leib mit einer Leibbinde gegen diese Beckenfixierung anzieht. Von diesem breiten Beckenring geht hinten in der Mitte eine Schiene senkrecht in die Höhe, welche an ihrem oberen Ende eine kleine gepolsterte Pelotte trägt. Gegen diese, die nur bis dicht unterhalb des Scheitels der Rückenkrümmung reichen darf und die Brustkrümmung nach vorwärts drückt, wird der obere Brustkorbteil zusammen mit dem Schultergürtel mittels Armschlingen gezogen. Die vom Beckenring hinten senkrecht aufsteigende Stange, die die Korrekturpelotte an ihrem oberen Ende trägt, wird am besten an ihrem Ausgangspunkt am Beckenring drehbar nach den Seiten befestigt, um Seitwärtsbewegungen des Rumpfes zu ermöglichen. Diese „Korrekturbandage" wird nur zeitweise, z. B. besonders beim Schulsitzen, getragen. Unter ihrer Wirkung können sich die Rückenmuskeln wieder aktiv anspannen und so korrigierend wirken. Neben dieser Bandagenkorrektur ist eine energische Anwendung aktiver und passiver Übungsbehandlung unerläßlich..." (Abb. 5-46, 5-47)

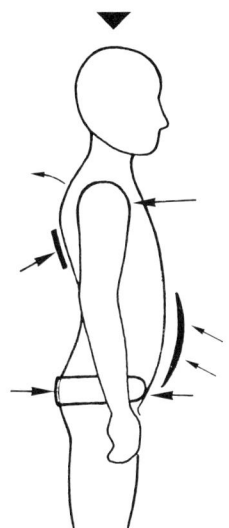

Abb. 5-46 Schematisch dargestellte Wirkungsweise der *Geradehalter-Retentionsbandage nach G. Hohmann*. Ausgehend von einer Fixation am Becken wird der Leib komprimiert. Eine Pelottenanstützung erfolgt unterhalb des Krümmungsscheitels der Brustkyphose. Gegen diese werden die Schultern mit der Gurtbandage zurückgezügelt

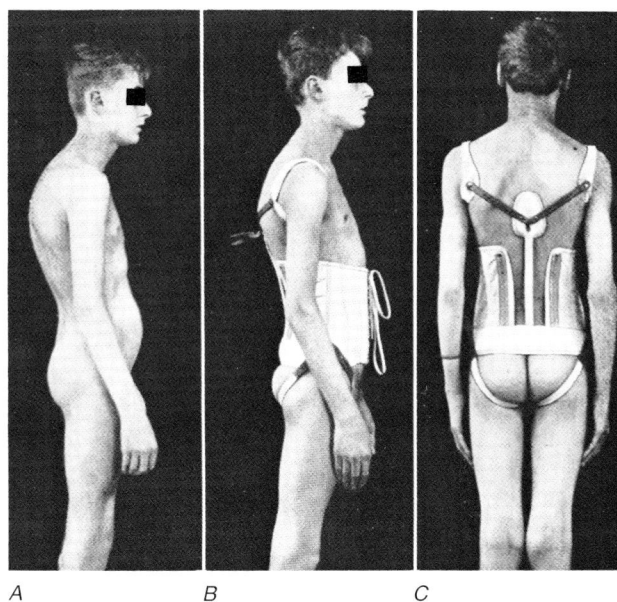

A   B   C

Abb. 5-47 A–C A) Starrer Rundrücken bei Adoleszentenkyphose. *B)* Geradehalter-Retentionsbandage nach *G. Hohmann* in der Seitansicht (Schenkelschlaufe, Achselschlaufe und kurzes Mieder mit Vorderschnürung zu beachten. *C)* Bandage von hinten (Beckenring unterhalb Spinae, überbrückte LWS und Scheitelpunkt der medianen Pelotte sind zu beachten (aus *G. Hohmann:* Orthopädische Technik. Enke, Stuttgart 1965, S. 36)

Der Erfolg einer Geradehalter-Korrekturbandage kann letzthin nur dann gewährleistet sein, wenn der Rundrücken durch den jugendlichen Patienten selbst aktiv aufrichtbar ist. Er muß auch wirklich gewillt sein mitzuarbeiten und somit wissen, wie er die kyphotische Haltung aufrichtet, ohne dabei die Lordosierung der Lendenwirbelsäule zu verstärken.

Unter diesen vorgegebenen Voraussetzungen kann eine Geradehalter-Korrekturbandage den Leib komprimieren und somit die Lordose vermindern. Gleichzeitig wird die Zwerchfellatmung vermindert und die Brustatmung gefördert. Damit ist die Grundlage für eine passive Rückführung und Fixierung des Schultergürtels vorhanden.

Abschnitt I e
Instabilität im Schultergürtelbereich

– habituelle Luxation des Sternoklavikular-Gelenkes (S. 612)
– Serratus-Lähmung (S. 613)

Versorgungsbeispiel bei habitueller Luxation des Sternoklavikular-Gelenkes

Schlüsselbein-Bandage (nach *Faber*)

● Gewalteinwirkungen auf die Schulter nach hinten unten können Kapselbandzerreißungen des Sternoklavikulargelenkes mit nachfolgender Verrenkung verursachen. Die Primärbehandlung einer solchen frischen Zerreißung sollte in der Operation (Kapselbandnaht) bestehen. Nicht selten wird die Verletzung aber auch übersehen.

G. Hohmann schreibt: „Andererseits haben wir bisweilen eine nach der Verletzung zurückgebliebene **gewohnheitsmäßige Ausrenkung** zu bekämpfen, in der Erwartung, durch eine Dauerfixation die erschlafften, zu lang gewordenen Gelenkbänder zum Schrumpfen und damit zu einer Fixierung des Gelenkes zu bringen. Schließlich sind auch angeborene Unterentwicklungen des Gelenkes beobachtet worden. Am häufigsten sehen wir die Verrenkung nach vorne, besonders bei Jugendlichen mit konstitutioneller Schwäche des Muskel- und Bandapparates, bei denen auch andere Gelenke schlaff und überstreckbar sind. Die gewohnheitsmäßige Verrenkung kann einseitig, sie kann auch doppelseitig sein."

Die operative Behandlung posttraumatischer, konstitutioneller oder degenerativer Instabilitäten des Sternoklavikulargelenkes ist nicht in allen Fällen erfolgreich. Nicht selten bleibt neben der fortbestehenden Instabilität eine störende Operationsnarbe zurück. Dies kann Grund für eine orthopädische Versorgung sein.

■ Zur orthopädietechnischen Versorgung schreibt *G. Hohmann:* „Bei der gewohnheitsmäßigen *Luxation nach oben* hat *Faber* (1935) die Aufgabe so gelöst, daß er eine **Spange** anfertigte, die vom luxierenden Schlüsselbein unter der gleichseitigen Achsel über den Rücken zur gesundseitigen Schulterhöhe verläuft. Hier endigt sie in einer schnallenlosen Schlinge, die von einem angenieteten Lederriemen gebildet wird. Man schlüpft mit dem gesunden Arm in die Schlinge und zieht das Pelottenende der Bandage unter der krankseitigen Achsel hindurch. Diese Pelotte wird durch eine muldenförmige Vertiefung der Spange gebildet, wodurch eine Art Haken entsteht, mit dem das Gelenkende des Schlüsselbeins gefaßt wird. Durch den Druck der Stahlspange wird es fixiert. Da sich in diesem Falle allmählich auch auf der anderen Seite die gleiche Luxation entwickelte, löste *Faber* das Problem so, daß er eine Spange vom rechten Schlüsselbeinende unter der rechten Achsel hindurch über den Rücken unter der linken Achsel hindurch zum linken Schlüsselbeinende verlaufen ließ und die beiden Spangenenden mit ihren mulden- oder hakenförmig gestalteten Pelotten versah. Die einfache Bandage beseitigte das Ausschnappen der Schlüsselbeinenden und die damit verbundenen Beschwerden, sie hinderte im übrigen die Armbewegungen nicht" (Abb. 5-48).

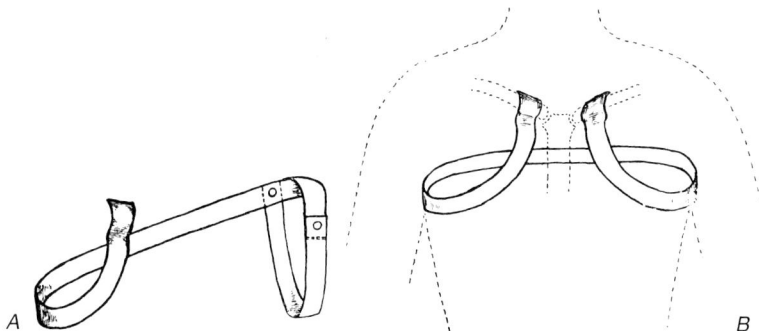

Abb. 5-48 A/B Schlüsselbein-Bandage nach Faber: A) Bandage zur Fixation des rechten Schlüsselbeines im Sternoklavikular-Gelenk. *B)* Bandage zur Fixation beider Schlüsselbeine im Sternoklavikular-Gelenk (aus G. Hohmann: Orthopädische Technik. Enke, Stuttgart 1965, S. 120)

Versorgungsbeispiel bei Serratuslähmung

Serratus-Bandage (nach G. Hohmann)

● G. Hohmann schreibt: „Der Musculus serratus anterior entspringt vorn seitlich am Brustkorb bzw. an den Rippen und zieht zum unteren Winkel und zum medialen Rand des Schulterblattes bis zu dessen oberem medialen Winkel, wo er sich anheftet. Mit Hilfe seiner Zusammenziehung drückt er das Schulterblatt an den Brustkorb an und zieht es nach vorn und außen, besonders aber dreht er mit seiner Anheftung am unteren Winkel des Schulterblattes dieses um seine sagittale Achse so, daß sein medialer Winkel gesenkt, der laterale gehoben wird. Mit anderen Worten wirkt dieser Muskel durch seinen Einfluß auf das Schulterblatt bei der Armhebung im Schultergelenk von dem Augenblick an mit, wo der Arm über die Waagrechte hinaus gehoben werden soll. Bis zur Waagrechten hebt der Deltamuskel den Arm, wobei der Kapuzenmuskel das Schulterblatt festhält. Gegen diesen festen Punkt hebt dann der Deltamuskel.

Ist der **Serratus gelähmt**, was durch Druck auf den ihn versorgenden Nerven, durch Überanstrengung bei der Arbeit oder sonstige Schädigungen geschehen mag, so kann der Arm über die Waagrechte hinaus nicht mehr nach vorn oder seitlich gehoben werden. Das Schulterblatt steht dann beim Versuch der Armhebung mit seinem medialen Rand erheblich vom Brustkorb ab, so daß man mit der Hand zwischen Rippenkorb und unterer Schulterblattfläche tief hineingreifen kann. Ist also die Hebung des Armes über die Waagrechte bei Lähmung des Serratus unmöglich, so ist oft selbst die Hebung bis zur Waagrechten wegen der mangelhaften Feststellung des Schulterblattes erschwert oder kraftlos.

Die ärztliche Behandlung besteht in Massage und Elektrisieren des Muskels oder des Nerven. Darüber hinaus ist es aber von Bedeutung, die *Überdehnung des geschädigten Muskels* durch die falsche Schulterblattstellung, insbesondere durch die Abhebung des medialen Randes vom Brustkorb *zu beseitigen*, um den Muskel dadurch eher zur Wiedererholung zu bringen. Alle geschädigten gelähmten Muskeln müssen vor dauernder Überdehnung geschützt werden, so z. B. auch der Deltamuskel durch Lagerung des Armes auf der rechtwinkligen Abduktionsschiene. Für den Musculus serratus anterior bedeutet nun einmal das Abstehen des medialen Randes vom Rippenkorb schon beim gewöhnlichen Herabhängen des Armes eine Dehnung, die noch stärker wird, wenn der Kranke versucht, den Arm zu heben, weil hierbei das Schulterblatt noch erheblich nach der Wirbelsäule zu rückt. Diese Dehnungen aber verzögern und hindern die Wiederherstellung des Muskels.

■ Aufgrund dieser Beobachtung und Überlegung konstruierte ich folgende einfache **Serratus-Bandage:**
Ein nach Gipsabdruck des Brustkorbes genau angebogener schmaler fester Reif aus Stahlblech umfaßt den Rippenkorb von hinten her, geht unter den Achseln nach vorn und endigt hier in zwei kleinen Pelotten. Von diesen reicht die auf der kranken Seite bis dicht unterhalb des Schlüsselbeins, unweit vom Schlüsselbein-Brustbein-Gelenk, worauf sich die Schiene schräg aufsteigend nach der Mitte des Brustkorbes vorn zieht. Hinten läuft der Reif über das Schulterblatt etwa an seiner unteren Drittelgrenze und preßt dasselbe mit Hilfe einer etwa nierenförmigen, dünnen, gepolsterten Pelotte an den Rippenkorb an, während die vordere schmale Pelotte am Ende der Reifschiene den Gegenhalt gibt. *Zwischen hinterer und vorderer Pelotte wird also das Schulterblatt an den Rippenkorb angedrückt.* Der Reif zieht unter der gesunden Achsel durch nach vorn, wo er in der unterhalb des Schlüsselbeins befindlichen sog. infraklavikularen Grube ebenfalls mit einer schmalen Pelotte endigt. Von dieser aus geht ein kleiner gepolsterter Riemen über die Schulter nach hinten zum Reif, um diesen zu halten, damit er sich nicht bei der Armbewegung nach abwärts verschiebt (Abb. 5-49).

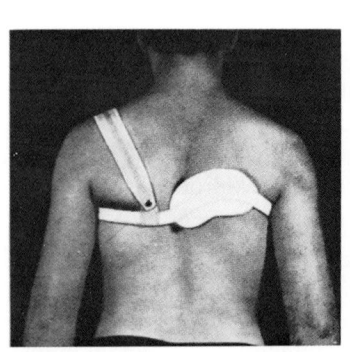
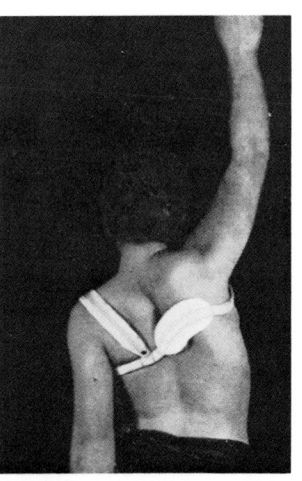

Abb. 5-49 A/B Serratus-Bandage nach G. Hohmann: A) Bandage von hinten (am Patienten), *B)* Hebung des Armes unter Wirkung der angelegten Bandage (historische Abbidlung aus *G. Hohmann:* Orthopädische Technik. Enke, Stuttgart 1941)

Mit dieser einfachen, unter den Kleidern unauffälligen Bandage gelingt es nun dem Kranken oft *sofort* nach dem Anlegen, den Arm wieder leicht über die Waagrechte zu heben. Oft sieht man, daß nach verhältnismäßig kurzdauernder Anwendung der Bandage der Arm bereits wieder auch ohne Bandage gehoben werden kann. Diese wiederholt gemachte Beobachtung spricht für die günstige Einwirkung der Dauerfixierung des Schulterblattes in seiner normalen Haltung auf den geschädigten Muskel, der dadurch vor Überdehnung geschützt wird und sich wieder leichter erholen kann. Die Bandage ist ferner eine Art *Übungsbandage.* Ich lasse mit ihr die Armhebung konsequent üben. Sie hat sich in vielen Fällen immer wieder bewährt.

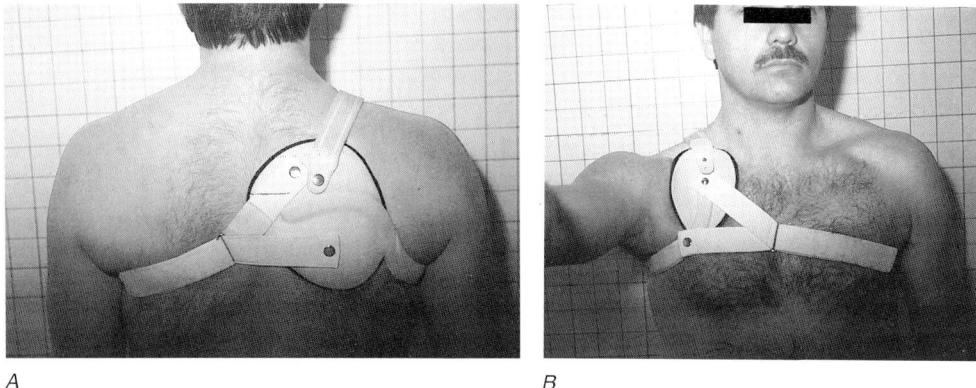

Abb. 5-50 A/B Orthopädietechnische Versorgung bei Serratuslähmung: *A)* Breitflächige Abstützung der unteren Schulterblattspitze und *B)* entsprechende vordere Gegenlagerung in Form einer Pectoralis-Pelotte (*L. Biedermann*, Archiv)

Die Amerikaner *Johnson* u. *Kendall* (1955) haben ebenfalls eine Bandage bei isolierter Lähmung des Musculus serratus anterior beschrieben, die, nach den Abbildungen zu urteilen, wesentlich komplizierter konstruiert ist als meine mitgeteilte Bandage. Sonst habe ich im Schrifttum keine anderen Angaben oder Vorschläge finden können."

Abschnitt I f
Asymmetrien im Wirbelsäulen- und Brustkorbbereich

- Brustkorb-Asymmetrie (S. 616)
- Säuglingsskoliose (S. 618)

Versorgungsbeispiele bei Brustkorbasymmetrie (z. B. Hühnerbrust)

Brustkorb-Pelottenbandage (nach G. *Hohmann*)
Druckpelotten-Spange (nach *Reitz*)

● *G. Hohmann* schreibt: „Meist als *Folge frühkindlicher Rachitis* sehen wir nicht selten an der Vorderseite des Brustkorbs buckelartige *Vorwölbungen im Bereich der Rippen*, am häufigsten an zwei typischen Stellen.
Einmal als sog. „parasternalen Gibbus", eine knickartige Vorwölbung mehrerer Rippen, die zum Brustbein direkte Beziehungen haben, also der „wahren" Rippen, so daß ein leisten- oder kammerartiger Vorsprung seitlich neben dem Brustbein entsteht.
Die andere Stelle sitzt am unteren Ende der Rippen vorn, den sog. Flanken, oberhalb deren sich die bei Rachitis bekannte *quere Einziehung der Rippen* befindet, deren Entstehung auf den Zug des hier ansetzenden Zwerchfells zurückgeführt wird. Der untere Rippenrand, der dadurch nach vorn abgebogen ist, kann mitunter an seinem Ende nach vorn konvex verbogen buckelartig vortreten.

Diese beiden Erschienungsformen des vorderen Rippenbuckels zeigen sich oft nur auf einer Seite, also asymmetrisch. Die dadurch erscheinende leichte **Asymmetrie des Brustkorbs** ist aber von keinerlei funktionellen Nachteilen begleitet, sondern hat überwiegend kosmetisches Interesse. Der einfache Weg, die Vorbuckelung zu vermindern oder ganz zu beseitigen, ist eine konsequent für mehrere Monate bis zu einem Jahr anzuwendende Druckpelotte. Das Wesentliche ist aber nicht allein die direkte Druckwirkung auf den Buckel, sondern eine *intensive Atemgymnastik bei angelegter Pelotte*, um den übrigen Brustkorb entsprechend von innen heraus zu erweitern, während die Pelotte ihn an der bereits vorgebuckelten Stelle zurückhält.

Bei der *Hühnerbrust* ist das Brustbein kielartig vorgeschoben, während die an ihm ansetzenden Rippen schräg nach rückwärts ziehen und erst dann mehr frontal verlaufen. Hierdurch ist die Entwicklung des Brustkorbs v. a. in der Breite gehindert und die Korrektur aus funktionellen Gründen angezeigt.

■ Die von uns angewandte **Brustkorb-Pelottenbandage** besteht aus einer der betreffenden Vorwölbung in der Form angepaßten, bald mehr länglich oval, bald mehr rund geformten, dem Buckel gegenüber leicht konkav gebildeten Pelotte aus Duraluminium, welche mittels einer den Brustkorb halbseitig umfassenden Schiene an ihrem Ort gehalten wird. Um eine Verschiebung zu verhüten, endigt diese Schiene am Rücken an einer etwa zungenförmigen Blechplatte, die sich über die Dornfortsätze und Rückenmuskeln legt und in der Mitte leicht konvex gestaltet ist. Zwei Gurte, einer über der Schulter, einer über die schienenfreie Hälfte des Brustkorbes laufend, dienen ebenfalls zur Befestigung. Um den Druck auf die Vorbuckelung allmählich verstärken zu können, ist die Pelotte mittels einer kleinen Schraube entsprechend stärker anzupressen (Abb. 5-51).

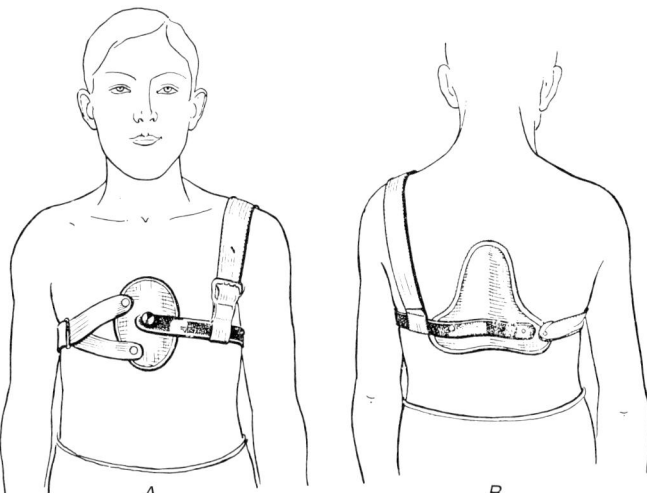

Abb. 5-51 A/B Brustkorb-Pelottenbandage nach G. Hohmann (aus G. Hohmann: Orthopädische Technik. Enke, Stuttgart 1965, S. 122)

Ein anderes Modell habe ich angewandt, das der Leiter der Werkstätte der Orthopädischen Klinik München, Herr *Reitz*, geschaffen hat und das sich vornehmlich für Mädchen mit stärker entwickelten Brüsten eignet. Während das vorhin beschriebene Modell aus einem den Thorax zur Hälfte umfassenden Duraluminium-Reifen bestand, an dem vorn die Druckpelotte und hinten eine Platte zum Gegenhalt befestigt ist, zeigt die **Druckpelottenspange**, so möchte ich sie nennen, folgenden Bau: Von der vorderen auf Sternum bzw. parasternalen Gibbus drückenden Pelotte gehen nach beiden Seiten je zwei schmale Spangen, aus dünnen schmalen Duraluminiumstreifen bestehend, und zwar bogenförmig die Mammae umkreisend, um diese nicht zu drücken, aus. Nach außen von den Mammae vereinigen sich dieselben in einem kurzen 5–8 cm langen Stück, welches der seitlichen Thoraxwand anliegt und hier den nötigen Halt gegen Verschiebung gewinnt. Von diesen bandartigen Seitenstücken geht ein mit Gummieinlage versehener Gurt aus, der hinten geschnallt wird. Um ein Abrutschen der Bandage nach unten zu verhindern, sind ferner zwei Riemen, vorn an einem Druckknopf einzuhängen, angebracht, die sich hinten kreuzen. Diese Spange ist sehr leicht und bequem. Man muß, um der Erweiterung des Brustkorbs bei der Atmung Spielraum zu lassen, einmal bei der Anpassung hierauf achten und bei Kontrolluntersuchungen evtl. ausbiegen..." (Abb. 5-52).

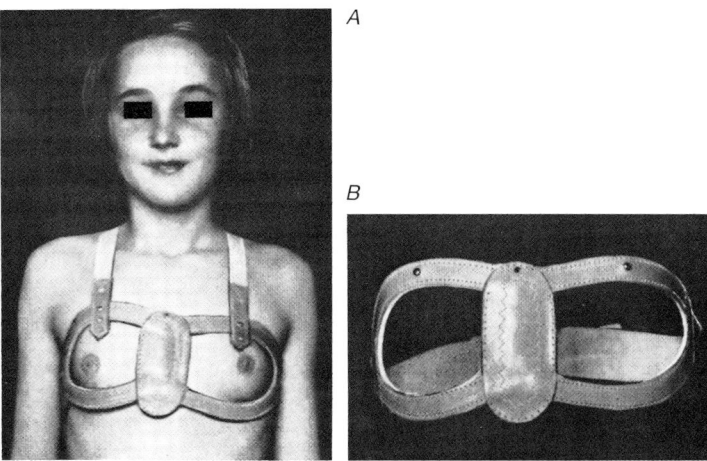

Abb. 5-52 A/B Druckpelotten-Spange nach Reitz (aus *G. Hohmann:* Orthopädische Technik. Enke, Stuttgart 1965, S. 122)

Versorgungsbeispiel bei Säuglingsskoliose

Umkrümmungs-Bandage (nach *Barwell*, modifiziert von *Kallabis*)

● In den ersten Lebensmonaten kann sich noch ohne Einfluß einer statischen Wirbelsäulenbeanspruchung z. T. als Folge einer Schräglage eine kontrakte **Seitverbiegung der Wirbelsäule** entwickeln.

Die C-förmige, meist linkskonvexe Skoliose weist auch eine leichte Torsion, verbunden mit Schädel-, Thorax- und Beckenasymmetrie sowie lumbodorsaler Kyphose, Schiefhals, Abduktionskontraktur der Hüfte und Hackenfußbildung, auf (Siebener-Syndrom nach *Mau* 1968). Die Diagnose wird u. a. durch eine Seitbeuge-Röntgenaufnahme gesichert. Ursache scheint bei einer Reifungsverzögerung des Zentralnervensystems ein Überwiegen der rechten Schräglage zu sein *(Schräglagedeformität)*. Behandlung und Vorbeugung bestehen in Vermeidung der ausschließlichen Rückenlage.

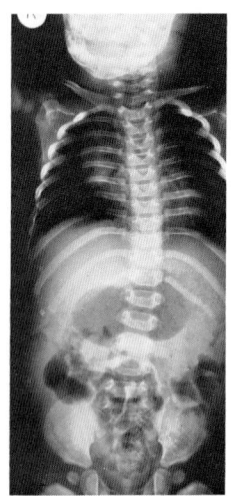
Abb. 5-53

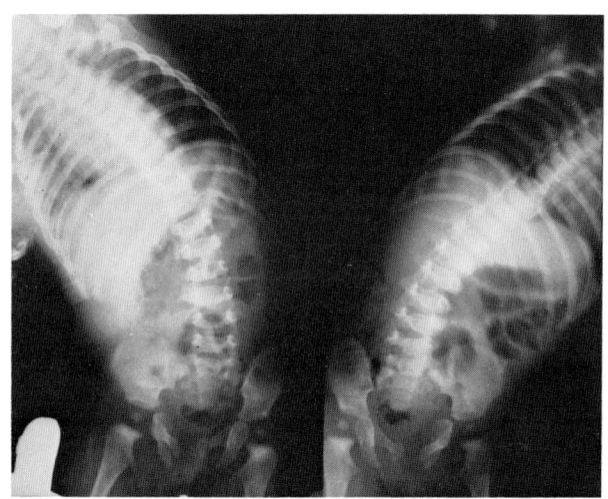
Abb. 5-54 A/B

Abb. 5-53 Röntgenaufnahme einer linkskonvexen, C-förmigen Säuglingsskoliose im Liegen. Derartige Aufnahmen sind nicht beweiskräftig für das Vorliegen einer echten skoliotischen Wirbelsäulenkontraktur (*D. Hohmann*, Archiv)

Abb. 5-54 A/B Funktionsaufnahmen einer Säuglingsskoliose in gehaltener Seitbeuge (sog. Bending-Aufnahme) lassen die linkskonvexe Kontraktur im Bereich der unteren BWS erkennen (*D. Hohmann*, Archiv)

Die Prognose ist meist günstig. Spontanheilungen kommen vor (resolving scoliosis). Eine krankengymnastische Übungsbehandlung wirkt unterstützend.

Von den gutartigen Formen der Säuglingsskoliosen lassen sich die seltenen (rund 5%) idiopathischen infantilen Skoliosen mit schlechter Prognose zunächst nicht trennen. Man erkennt sie schließlich an ihrer Therapieresistenz und ihrer Progredienz während der Wachstumsschübe.

■ Neben der funktionellen Übungsbehandlung und der Lagerung z. B. auf einem *Bauchliegebrett* kommen auch **umkrümmende Bandagen** wie z. B. die *Kallabis*-Bandage in Betracht. Mit verstellbaren Riemenzügeln werden Schultergürtel und Becken gefaßt und auf der Konvexseite der Krümmung einander genähert. Das Tragen der Bandage ist mit aktiven Übungen zu verbinden. Die Korrektur erfolgt durch Weichteildehnung der konkaven Seite, wobei allerdings eine stauchende Wirkung auf der Konvexseite nicht vermieden wird.

Wegen der spontanen Rückbildungstendenz von etwa 95% dieser Säuglingsskoliosen ist eine klare Aussage über die Wirksamkeit dieser Behandlungsmethode nicht möglich (Abb. 5-53 bis 5-56).

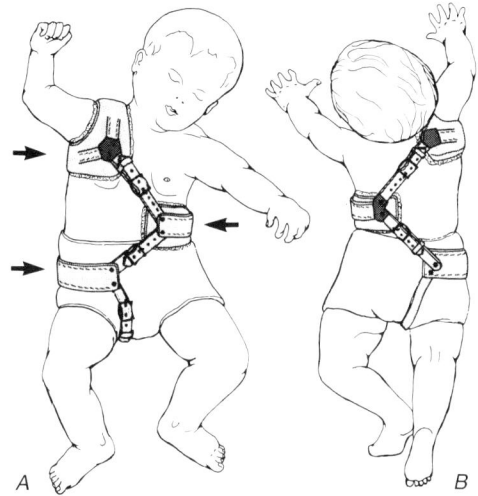

Abb. 5-55 A/B Umkrümmungsbandage nach Barwell (modifiziert von Kallabis) zur Behandlung der Säuglingsskoliose. Die Skoliose wird umgekrümmt, lediglich die Seitneigung mit einem Ausweichen in die Skoliose ist gesperrt. Alle anderen Bewegungen sind frei. Anwendung bei C-förmigen Skoliosen (aus R. Baumgartner: Orthesen. Orthopädie in Praxis und Klinik Band 2. Thieme, Stuttgart 1981, S. 188)

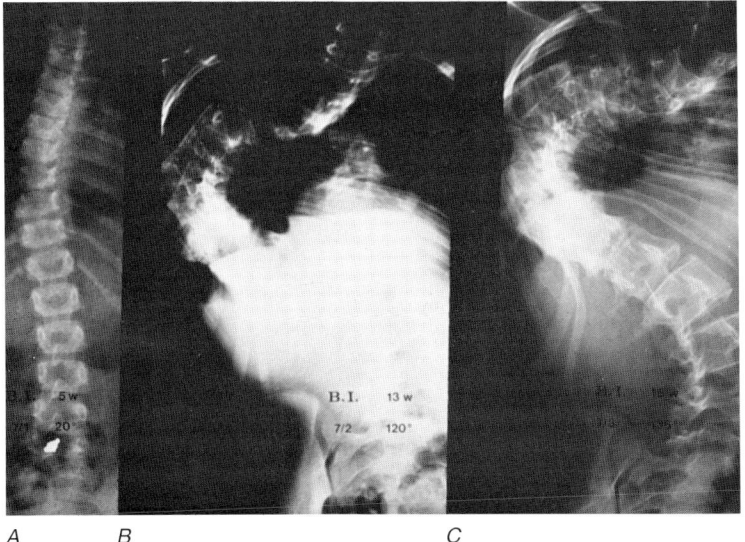

Abb. 5-56 A–C Verlaufsbeobachtung einer inkonsequent behandelten idiopathischen infantilen Skoliose. Die unaufhaltsame Progredienz hat von einer Verkrümmung von 20° im Alter von 5 Jahren (A) zu einer Skoliose von 136° im Alter von 15 Jahren (C) geführt (D. Hohmann, Archiv)

Abschnitt II
Segment-Orthesen für das Kniegelenk

Klaus-Dieter Stoltze

Überblick

- traumatisch bedingte Knieinstabilitäten (s. S. 636)
- lähmungsbedingte Knieinstabilitäten (s. S. 638)
- strukturell bedingte Knieinstabilitäten (s. S. 642)

Auf keinem Gebiet der Kniegelenkerkrankungen und -verletzungen haben sich in den letzten Jahren so grundsätzliche Änderungen der pathogenetischen, aber auch der funktionell-anatomischen Vorstellung ergeben wie bei den *Instabilitäten des Kniegelenkes*. Sie haben Diagnostik und Therapie genauso beeinflußt, wie sie auch zur Entwicklung wirksamer **Segment-Orthesen bzw. Orthesen-Bandagen** motiviert haben.

Strukturell bedingte Instabilitäten (z. B. im Gefolge von Verschleißprozessen oder bei systemischen Erkrankungen) sind bei deutlich gestiegener Lebenserwartung häufiger zu beobachten. Bei schwerwiegenden statischen Funktionseinbußen wird heutzutage die operative Therapie (gelenkerhaltende Eingriffe, Endoprothetik) indiziert. Orthopädie-technische Maßnahmen sind zur Schaffung einer Belastungsfähigkeit oder zur Schmerzreduktion jedoch unverändert alternativ oder ergänzend erforderlich.

Lähmungsbedingte Instabilitäten sind heute dank des Rückganges der Poliomyelitis ausgesprochen selten geworden. Ausmaß und zukünftige Versorgungsnotwendigkeiten der PPMA (Post-Poliomyelitis-Muskel-Atrophie) lassen sich zur Zeit noch nicht konkret einschätzen.

Posttraumatische Kapselbandschäden sind heute die eindeutig dominierende Hauptursache von Kniegelenkinstabilitäten.
Das Kniegelenk ist das beim Sport am häufigsten verletzte Gelenk. Bis zu 70% der Sportverletzungen treffen die untere Extremität, allein 30% das Kniegelenk. Arbeitsunfallstatistiken weisen eine Frequenz von 15% bis 20% nach (*Biener* u. *Fasler* 1978, *Schlepckow* 1989). Regional unterschiedlich finden sich in der Spitzengruppe die Sportarten Fußball, Skilaufen, Leichtathletik, Basketball, Handball, Volleyball und Eishockey.
Die Zuwachsrate frischer und veralteter Kapselbandläsionen am Kniegelenk lag in den letzten Jahren über 30% (*Wirth* 1985).
Die Ausweitung des Freizeit- und Breitensportes erklärt die weitere Zunahme dieser Verletzungen.
Im europäischen Raum sind **Verletzungen des vorderen Kreuzbandes** am häufigsten, Fußball und Skilaufen als Ursache dominieren.
Verletzungen des hinteren Kreuzbandes ereignen sich häufiger im Rahmen von Verkehrs- oder Arbeitsunfällen.
In den USA ist die Situation durch die sehr beliebten und verbreiteten Kontaktsportarten wie American Football und Rugby deutlich anders. Da es die Regeln erlauben, einen Gegenspieler z. B. durch einen sogenannten „Cross-Body-Block" außer Gefecht zu setzen, sind häufiger schwere Komplexverletzungen zu sehen mit signifikanten zahlreichen Verletzungen des hinteren Kreuzbandes. Deshalb kamen auch aus den USA die ersten

Impulse und Forschungsarbeiten bezüglich der Biomechanik des Kniegelenkes und Verbesserungen der Operationstechniken.

Die grundlegenden modernen Erkenntnisse über die Anatomie, Biomechanik, Pathophysiologie und Diagnostik von Kniegelenksverletzungen sind gebunden an die Namen *Slocum* und *Larson* (1966, 1988), *Lemaire* (1967), *Kennedy* (1971, 1974, 1978), *Nicholas* (1973), *Hughston* (1973, 1976, 1980), *Markolf* (1976, 1978, 1981, 1984), *Jakob* (1981), *Menschik* (1974, 1975, 1984) und *Müller* (1982).

In die Diagnostik wurden viele differenzierte Tests und Untersuchungsverfahren eingeführt. Nur über eine klare Diagnose sind verletzungsadäquate Behandlungskonzepte zu erstellen.

Der Therapieplan muß zwischen den beteiligten Therapeuten (Arzt, Krankengymnast und Orthopädietechniker) abgestimmt sein. Es bedarf also generell einer gemeinsamen Sprache zur Definition von Funktionsstörungen im Kniebereich.

Medizinische Definitionen

Für die Besprechung der Gelenkschädigungen sind einige Begriffe und Informationen besonders wichtig:

Instabilität/Laxizität:

Bei der Untersuchung eines Gelenkes muß zwischen einer physiologischen und damit nicht therapiebedürftigen Bandlockerheit (physiologische Laxizität) und einer traumatisch bedingten Laxizität unterschieden werden (*Strobel* u. *Stedtfeld* 1988). Die gesamte Laxizität nach einer Verletzung resultiert demnach aus der *physiologischen Laxizität* mit großen individuellen Unterschieden und der *verletzungsbedingten Laxizität*. Die Laxizität ist also ein meßbares Maß einer Bandlockerung bzw. einer Bandinsuffizienz.

Modernerweise wird dann von einer Instabilität gesprochen, wenn die Bandlockerung zu einer subjektiv behindernden Funktionseinbuße wie Unsicherheitsgefühl und Stabilitätsverlust führt.

Eine physiologische Laxizität kann durch **Mikrotraumen** erhöht werden, aber auch durch bestimmte Sportarten wie Ballett und Kunstturnen. **Neurologische Erkrankungen** mit muskulärem Defizit können ebenso zu einer erhöhten Bandlaxizität führen wie einige **Systemerkrankungen** (Kollagenstoffwechselstörungen).

Das Maß der Instabilität ist abhängig vom Schweregrad der Bandverletzung (u. a. *Müller* 1982).

Schweregrade der Bandverletzungen:

Bandverletzung Grad 1: „Dehnung". – Die Kontinuität des Bandes ist erhalten. Durch die Dehnung ist es locker und schlaff. Hier ist eine geringe pathologische Verschiebbarkeit des Gelenkes möglich.
Intraoperativ sieht man gequollenes und leicht von Hämatom durchsetztes Gewebe.

Bandverletzung Grad 2: „Zerrung / Teil-Ruptur". – Das verletzte Band ist gleichfalls in seiner Kontinuität erhalten. Es finden sich zerrissene und aus dem Band heraushängende Faserbündel. Neben gerissenen Anteilen finden sich überdehnte Stellen mit Hämatomdurchsetzung und ödematöser Verquellung. Insgesamt ist das Band verlängert und gestattet eine pathologische leichte Verschiebbarkeit des Gelenkes.

Bandverletzung Grad 3: „Ruptur". – Es besteht eine vollständige Kontinuitätstrennung. Die Ruptur kann gerade oder treppenförmig sein. Die gerissenen Bandenden können umgeschlagen sein oder im Gelenk liegen.

Die Bandverletzungen *Grad 1 und 2* werden in der Regel konservativ behandelt. Die erhaltene Bandkontinuität sichert eine Restitution im normalen Bandverlauf bei normaler Länge. Es bedarf jedoch für 4–8 Wochen des Schutzes vor funktioneller Belastung.

Bei monoligamentärer Bandverletzung *Grad 3* kann ebenfalls eine konservative Behandlung durchgeführt werden. Dies gilt jedoch nur bedingt für die zentralen Kardinalligamente, die Kreuzbänder.
Hier besteht die Gefahr einer behindernden Dauerinstabilität.

Die Schweregrade einer Bandverletzung hängen von Dauer und Stärke der einwirkenden Gewalt ab. Von diesen Faktoren wird auch das Ausmaß der Schädigung im Sinne einer monoligametären oder komplexen Bandverletzung bestimmt.

Einteilung und Definition der Kapselbandinstabilitäten:

Durch die Untersuchung muß zunächst eine Quantifizierung des Instabilitätsausmaßes angestrebt werden und nachfolgend die Identifizierung der verletzten Strukturen. Das Ausmaß der Instabilität wird eingeteilt in leicht bzw. eingradig positiv mit Aufklappbarkeit bzw. Verschieblichkeit um 3 bis 5 mm, in mittel oder zweifach positiv mit Aufklappbarkeit bzw. Verschieblichkeit um 5 bis 10 mm und in schwer oder dreifach positiv mit Verschieblichkeit bzw. Aufklappbarkeit über 10 mm.

Eine sehr praktikable Instabilitätseinteilung, besonders im Hinblick auf das weitere therapeutische Vorgehen, haben *Muhr* und *Wagner* 1981 angegeben:
– *frische Kapselbandverletzungen ohne Instabilität,*
– *frische Kapselbandverletzungen mit nur geringer Instabilität (in einer Ebene),*
– *frische Kapselbandverletzungen mit starker Instabilität (in zwei oder mehreren Ebenen),*
– *chronische kompensierbare Instabilität,*
– *chronische dekompensierte Instabilität.*

Besonders für die operative Behandlung bedarf es aber einer fortführenden Definition einer Instabilität bezogen auf die verletzten Bandstrukturen.
Slocum und *Larson* berichteten 1966 über einen *Verletzungsmechanismus mit Flexions-Abduktions-Außenrotationstrauma mit medialem Kapselbandriß und signifikantem Anstieg der Außenrotation des Kniegelenkes.* Sie prägten den Begriff der „Rotationsinstabilität" („Rotatory instability"). Sie zeigten auf, daß bei zusätzlichem Riß des vorderen Kreuzbandes die Rotationskomponente bei dieser Verletzungskombination zunahm. *Nicholas* weitete 1973 die Beschreibung dieser Verletzungsmechanismen auf die übrigen Abschnitte des Kniegelenkes aus.

Einteilung der Kapselbandinstabilitäten:

1. Gerade, einfache Instabilitäten
    – medial
    – lateral
    – vordere
    – hintere

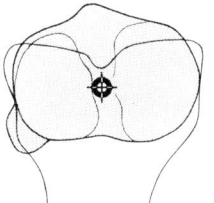
normale Kniegelenksposition

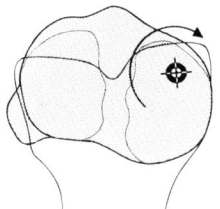
anterolaterale Instabilität

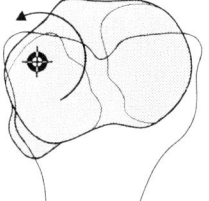
anteromediale Instabilität

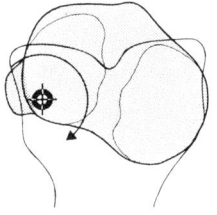
posteromediale Instabilität

Abb. 5-57 Die vier Komplexinstabilitäten des Kniegelenks nach *Nicholas*. Typische Verdrehung des Tibiakopfes gegen die Femurkondylen mit Angabe des aus der Mitte verlagerten Drehpunktes (aus *M. Jäger, C. J. Wirth:* Kapselbandläsionen. Thieme, Stuttgart 1978, S. 130)

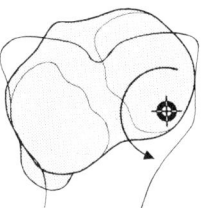
posterolaterale Instabilität

2. **Rotationsinstabilitäten – Komplexinstabilitäten** (Abb. 5-57)
   - antero-medial
     (verletzt: mediales Seiten- und Kapselband, dorso-mediale Kapsel und vorderes Kreuzband),
   - antero-lateral
     (verletzt: Arkuatumkomplex, Iliotibialisband, vorderes Kreuzband),
   - postero-lateral
     (verletzt: Arkuatumkomplex, hinteres Kreuzband),
   - postero-medial
     (verletzt: mediales Seiten- und Kapselband, dorso-mediale Kapsel, hinteres Kreuzband)
3. **Kombinierte Instabilitäten**
   - antero-lateral – postero-lateral
   - antero-lateral – antero-medial
   - antero-medial – postero-medial

Diagnostik

Anamnese. Zu einem hohen Prozentsatz kann aus der Schilderung des Unfallherganges auf die Lokalisation der Bandverletzung rückgeschlossen werden. Ein Flexions-Außenrotations-Valgisierungstrauma (z. B. Sturz beim Skifahren) führt immer zu einer Verletzung der dorso-medialen Kapselschale und bei ausreichender Gewalteinwirkung fortführend über den Riß des Innenbandes zur Ruptur des vorderen Kreuzbandes. Häufig beschreibt der Verletzte ein Krachen oder lautes Geräusch zum Verletzungszeitpunkt. Bei Belastungsversuch wird nicht selten ein Wegknicken des Gelenkes beschrieben. Für eine schwere Bandverletzung spricht ein schnelles Auftreten eines posttraumatischen Ergusses.

Klinische Untersuchung. Nachdem inspektorisch nach Verletzungszeichen wie Schwellungen, Hämatom oder Erguß gefahndet wurde, sind palpatorisch Schmerzpunkte als Hinweis für den Verletzungsort nachweisbar.

Danach erfolgt die Überprüfung der Laxizität bzw. Instabilität beginnend mit Ab- bzw. Adduktionsstreß in 20° Flexion zur Beurteilung der Seitenbänder. In dieser Stellung sind die übrigen Kapselabschnitte relativ entspannt. Die graduelle Schädigung kann nun bei Übergang in die volle Extension abgeschätzt werden. Bei Aufklappbarkeit in Streckstellung ist von einer Kombinationsverletzung auszugehen mit Rißbildung vom dorsalen Kapseleck über das Innenband in das Kreuzband reichend. Somit gibt bereits die Überprüfung der Seitenbänder Hinweis auf eine mögliche Verletzung der Kreuzbänder (Abb. 5-58).

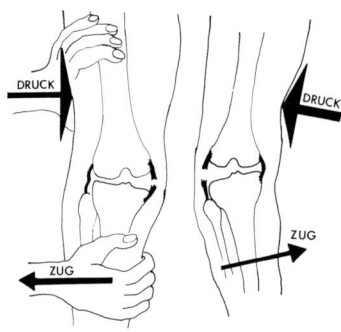

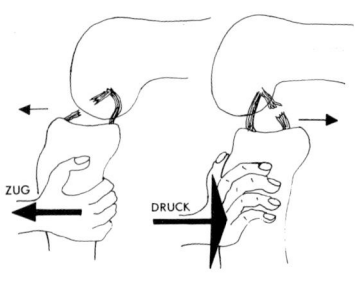

Abb. 5-58 Der Halt des inneren und äußeren Seitenbandes (Kollateralband) wird in 20° Beugestellung (zur Entspannung der hinteren Gelenkkapsel) geprüft. Eine federnde Aufklappbarkeit bei X-(Valgus)Belastung bedeutet Schädigung des inneren, eine Aufklappbarkeit unter O-(Varus)Belastung eine Schädigung des äußeren Seitenbandhaltes (aus *K.-F. Schlegel*: Orthopädie. Enke, Stuttgart 1978, S. 209)

Abb. 5-59 Ein Riß des vorderen Kreuzbandes (meist zusammen mit Seitenband und Kapsel) führt zum sogenannten vorderen Schubladen-Zeichen, der entsprechende Riß des hinteren Kreuzbandes zum hinteren Schubladenphänomen. Die Prüfung erfolgt in Beugestellung des Kniegelenkes von 60–90° bei fixiertem Fuß. Die Prüfung in Innen- und Außenrotation erlaubt die Erkennung von sogenannten Rotationsschubladen (Komplexinstabilität!) (aus *K.-F. Schlegel*: Orthopädie. Enke, Stuttgart 1978, S. 209)

Die Kreuzbänder werden im klassischen Vorgehen durch den Schubladentest in 90° Flexion überprüft. Rotationsinstabilitäten werden durch Überprüfung in Neutralstellung sowie Innen- und Außenrotation des Unterschenkels geprüft (Abb. 5-59).
Der wichtigste Stabilitätstest ist jedoch der sogenannte *Lachmann*-Test. Dieser Test prüft die Stabilität in der funktionell wichtigsten Position, d. h. extensionsnahe bei 30°. In dieser Gelenkstellung wirkt sich eine vordere Kreuzbandinsuffizienz durch das laterale Subluxationsphänomen der proximalen Tibia (Pivoting) besonders auffällig aus. Auch dieser Test hat in den unterschiedlichen Unterschenkelrotationsstellungen zu erfolgen. Hinweis für eine Kreuzbandverletzung ist die Qualität des ventralen Anschlages. Ein weicher Anschlag spricht für eine komplette oder inkomplette Kreuzbandruptur. Die Prüfung der ventralen dynamischen Subluxationsphänomene (Pivot-shift-Test) ist bei frischen Verletzungen nicht sicher auslösbar. Der positive Ausfall ist pathognomonisch für die Insuffizienz des vorderen Kreuzbandes. Extensionsnah (20°–30°) subluxiert das laterale Tibiaplateau nach ventral (Abb. 5-60).

Narkoseuntersuchung. Gerade bei frischen Verletzungen können schmerzbedingte Muskelanspannungen falsch-negative Stabilitätsteste provozieren. Hat der bisherige Untersuchungsgang hinreichende Hinweise für eine Bandverletzung oder eine Meniskusschädigung ergeben, so ist die Untersuchung in Narkose anzuschließen. Diese Untersuchung soll in Operationsbereitschaft und nach entsprechender Aufklärung des Patienten über eventuell notwendige operative Maßnahmen erfolgen (Abb. 5-60).

Überblick: Segment-Orthesen für das Kniegelenk

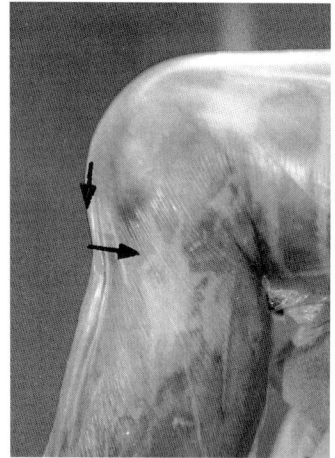
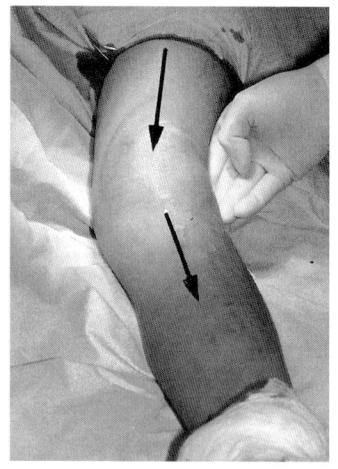
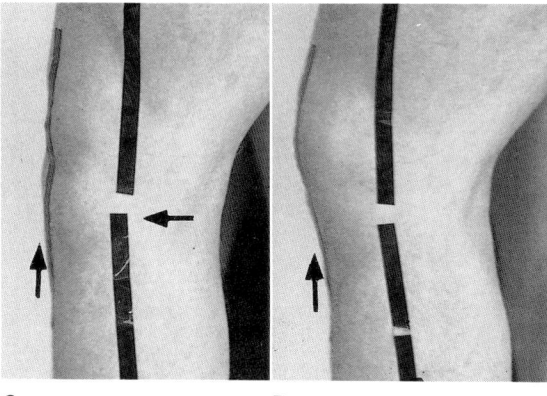

Abb. 5-60 A–D A) Narkose-Untersuchung. Rückverlagerung des Tibiakopfes bei zweitgradiger dorso-lateraler Instabilität. Riß des hinteren Kreuzbandes und des Arkuatum-Komplexes. *B)* Narkose-Untersuchung in Streckstellung. Drittgradige mediale Instabilität (Riß dorso-mediales Kapselband, Innenband und vorderes Kreuzband). *C, D)* Positives Pivot-Zeichen (Subluxationsphänomen) bei Insuffizienz des vorderen Kreuzbandes. Ventral-Verschiebung lateraler Tibiakopf *(C)* bei Gelenkstreckung aus 30° Flexion *(D)* *(Stoltze, Archiv)*

Arthroskopie. Die diagnostische und operative Arthroskopie ist aus der Kniegelenkchirurgie nicht mehr wegzudenken. Sowohl bei frischen als auch bei veralteten Bandverletzungen decouvriert sie Detailverletzungen und kann wesentliche Hinweise für das operationstaktische Vorgehen geben. Gerade zur Abklärung eines frischen Hämarthros ohne wesentliche Instabilitätskennzeichen (z. B. isolierte vordere Kreuzbandverletzung) ist diese Methode äußerst hilfreich. Bei der Sanierung von komplexen Bandverletzungen kann sie assistiv eingesetzt werden (z. B. Meniskusnähte).

Bei isolierten vorderen Kreuzbandverletzungen ist die Naht oder Ersatzplastik arthroskopisch möglich.

Ergänzende Untersuchungsverfahren:

Konventionelle Röntgendiagnostik. Die Diagnose einer Knieinstabilität ist klinisch zu stellen. Die Röntgenuntersuchung vervollständigt lediglich die klinische Untersuchung zum Ausschluß von frischen oder alten knöchernen Begleitverfahren oder degenerativen Veränderungen. Sie kann wichtig sein zur Bestimmung von Achsfehlstellungen und bei unklaren Beschwerden zum Ausschluß von freien Gelenkkörpern, Fremdkörpern oder Knochentumoren.

Zur Beurteilung und Definition einer Instabilität mit den notwendigen unterschiedlichen Gelenkpositionen sind 10 Röntgenaufnahmen je Gelenk notwendig.
Von Aufwand und Strahlenbelastung ist dies in der Routinediagnostik nicht vertretbar. Lediglich wissenschaftliche Fragestellungen rechtfertigen heute die Indikation für die aufwendige und strahlenbelastende Diagnostik mit gehaltenen Röntgenaufnahmen. Die Überprüfung der Effektivität einer Segment-Orthese für das Kniegelenk ist bei definierter Instabilität eine der Ausnahmeindikationen (Abb. 5-61, 5-62).

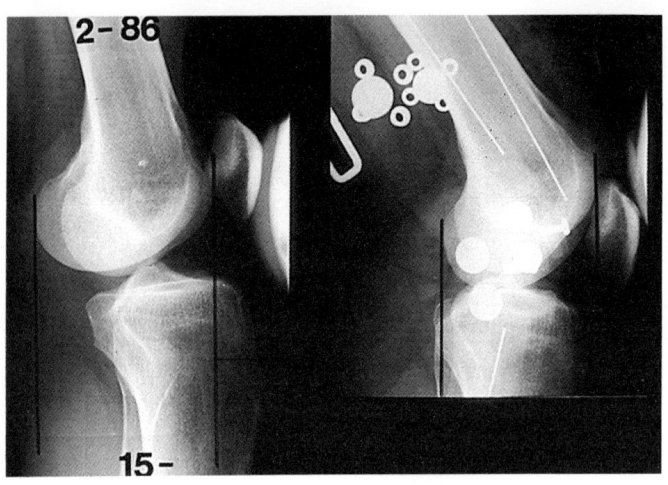

Abb. 5-61 A/B Apparativ gehaltene Röntgenaufnahme bei zweitgradiger antero-medialer Instabilität *(A)* und präoperative Funktionskontrolle einer Rehabilitations-Orthese vom Typ IOWA-Biedermann-Uhlig *(B)* (*Stoltze*, Archiv)

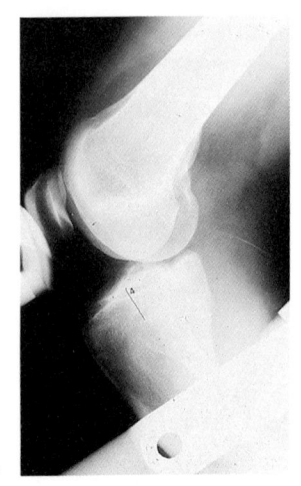 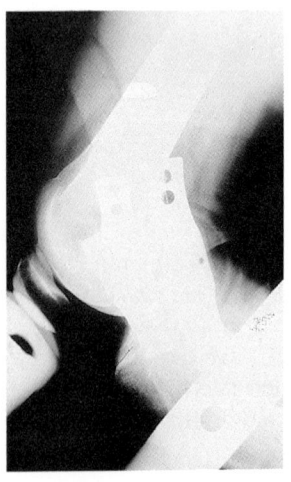

Abb. 5-62 A/B Apparativ gehaltene Röntgenaufnahmen in 90° Schublade. Konservativ behandelte zweitgradige antero-mediale Instabilität (Insuffizienz vorderes Kreuzband und narbige Elongation mediales Seitenband und dorsomediales Kapseleck). Stabilisation *(B)* mittels Kniefunktions-Orthese (Typ C.Ti.). Bei entspannter Muskulatur Reduktion des anterioren Shiften über 50% (*Stoltze*, Archiv)

Computertomographie bzw. CT-Arthrographie. Die Indikation zur CT bzw. CT-Arthrographie ist bei klinisch unsicheren Untersuchungsbefunden gegeben. Insbesondere bei fraglichen Kniegelenkinstabilitäten mit langer Verletzungsanamnese und Verdacht auf isolierte Kreuzbandruptur kann diese Methode wesentlich zur Therapieentscheidung beitragen und die Operationsplanung erleichtern. Spezielle Untersuchungspositionen sind erforderlich. Über die Dichtemessung können partielle Bandschädigungen, narbenbedingte Elongationen und rekonstruktive Ergebnisse aussagekräftig erkannt bzw. überprüft werden (*Reiser* 1982). Die Methode ergibt auch klare Aussagen bei der Überprüfung der

Schlüssigkeit von Körperformteilen von Segmentorthesen in den unterschiedlichen Funktionsstellungen.

MR-Tomographie. Die Magnet-Resonanz-Tomographie (Kernspin-Tomographie) ist eine leistungsfähige Methode zur Darstellung der Kniegelenkbinnenstrukturen. Die Aussagesicherheit liegt zwischen 80% bis 100%. Es können klare Aussagen zur Lage einer Bandruptur, zu Teilrupturen und zum Zustand des Synovialschlauches bei inkompletten Kreuzbandrupturen getroffen werden (*Haller* et al. 1989). Damit können in Zukunft zumindest bei problematischen Komplexverletzungen hilfreiche Erkenntnisse für die operative Sanierung gewonnen werden. Die Methode ist auch hervorragend geeignet, Operationsmethoden und -ergebnisse zu überprüfen (Abb. 5-63).

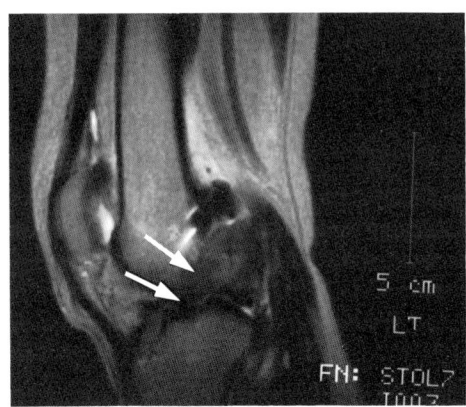
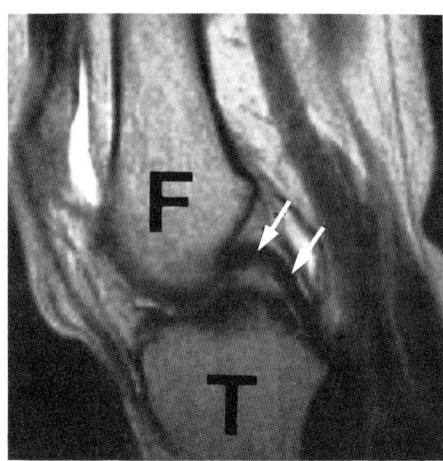

Abb. 5-63 *A/B* Kernspintomographie. *A)* 4 Jahre nach Plastik des vorderen Kreuzbandes (freie Patellar-Sehne nach *Brückner-Wirth*). Kräftige Bandstruktur mit deutlichen Unregelmäßigkeiten im Signalverhalten (s. Pfeil). *B)* Normalbefund eines hinteren Kreuzbandes (Pfeile). Signalintensität zum Vergleich zu *A* gering. F = Oberschenkel, T = Unterschenkel (*Stoltze*, Archiv)

Sonographie. Soll die Kernspintomographie für spezielle Fragestellungen reserviert bleiben, so hat die Sonographie von den bildgebenden Verfahren her die größten Chancen, allgemeine klinische Bedeutung zu erlangen. Strecksehnen und Kollateralbandapparat sowie die Meniskusverletzungen sind in der Hand des geübten Mediziners sicher beurteilbar. Gerätetechnische Verbesserungen werden sicherlich diese nichtinvasive und beliebig reproduzierbare Methode an Bedeutung gewinnen lassen. Die Möglichkeit einer dynamischen Untersuchungstechnik wird zukünftig auch die Quantifizierung einer Instabilität gestatten (*Hawe* 1989).

Sonstige apparative Diagnostik. Zur Therapieplanung und auch zur Überprüfung rekonstruktiver Methoden ist nicht nur die einfache Verifizierung einer Verletzung und der allgemeine Nachweis einer Instabilität ausreichend, sondern es bedarf der exakten Definition und vor allem auch Quantifizierung einer Instabilität. Reproduzierbarkeit ist unabdingbar für Diagnostik und Verlaufskontrollen. Nichtradiologische Verfahren sind deshalb zu bevorzugen.

Fortschritte auf diesem Gebiet sind in der Zukunft durch den Einsatz der Mikroprozessortechnik zu erwarten.

Das Hauptproblem aller nichtradiologischer apparativer Verfahren ist der das Kniegelenk umgebende Weichteilmantel. Hierdurch sind zum Teil erhebliche Meßungenauigkeiten programmiert. Besonders schwierig ist die exakte Erfassung mehrdimensionaler Instabilitäten. Standardisierung ist schon durch die Fixierung der Apparatur am Unterschenkel schwierig und die theoretisch notwendige Bestimmung der Nullposition am gesunden Kniegelenk. Derzeit können deshalb nur sogenannte totale Schubladenbewegungen bzw. Aufklappbarkeiten vermessen werden. Die bekanntesten und gebräuchlichsten Geräte sind das KT-1000 (*Daniel, Malcom* 1984, 1985), das KTL (Strykar Knee Laxity Tester) und das Calt-Testgerät. Eine Sonderstellung unter den apparativen nichtradiologischen Verfahren zur Laxizitätsbestimmung nimmt das Goniometer Genucom ein. Computergestützt sind die Meßwerte in beliebigen Flexions- und Rotationsstellungen graphisch auf einem Monitor darstellbar und reproduzierbar. Handhabung, Aufwand und Kosten beschränken derzeit den Einsatz jedoch auf wenige Spezialabteilungen oder Forschungseinrichtungen.

Frühfunktionelle Therapie

Einer präzisen, morphologisch fundierten Diagnose folgt der Therapieplan.
Das therapeutische Konzept hat die Persönlichkeitsstruktur des Patienten und die Möglichkeiten der Behandler (Arzt, Physiotherapeut, Orthopädietechniker) zu berücksichtigen.
Sowohl im Rahmen einer konservativen Behandlung als auch operativer rekonstruktiver Maßnahmen hat sich in den letzten Jahren die sogenannte **frühfunktionelle Therapie** durchgesetzt.
Hierdurch können die zum Teil ausgeprägten Immobilisationsschäden infolge mehrwöchigen Gipsruhigstellungen mit Atrophie der Muskulatur, Gelenksteifen, Knorpelschädigungen, d. h. die dystrophischen Veränderungen der betroffenen Extremität weitestgehend vermieden werden.
Voraussetzung für eine frühfunktionelle Behandlung sind adäquate Operationsverfahren mit Wiederherstellung aller verletzten Strukturen, die Wiederherstellung in isometrischen Bandspannungsverhältnissen, atraumatische Nahttechniken und sichere Verankerung von freien Bandersatzplastiken. In der postoperativen Bewegungstherapie ist unabdinglich eine funktionelle Belastung der rekonstruierten Bänder zu vermeiden.
Burri und *Helbing* haben im deutschsprachigen Raum 1974 und 1980 die frühfunktionelle Behandlung mit dem sogenannten **Bewegungsgips** eingeleitet. Voraussetzung war der experimentelle Nachweis, daß in einem Bewegungsausmaß von 20° bis 60° (Neutralnullmethode) eine ausreichende Entspannung der Kniebänder erfolgt, so daß frische Nähte oder Bandplastiken ohne Spannung aus- bzw. einheilen können. Diese limitierte postoperative Bewegungstherapie wird zunächst über **motorbetriebene Bewegungsschienen** garantiert und ist im Rahmen der Patientenmobilisation über **Segment-Orthesen** zu sichern.

Für die moderne frühfunktionelle Behandlung von Kniebandverletzungen (konservativ oder operativ) ergeben sich folgende Voraussetzungen:
– ein „geeigneter", d. h. zur Kooperation bereiter Patient,
– ein adäquates Operationsverfahren,
– eine abgestimmte Physiotherapie (Krankengymnastik),
– eine Segment-Orthese mit allseitiger Gelenkstabilisation, akzeptaler Gelenkführung und variabler Bewegungslimitierung (Abb. 5-64).

Abb. 5-64 A/B Rehabilitative Orthese Typ *IOWA-Biedermann-Uhlig* im Rahmen der frühfunktionellen Bewegungstherapie nach Bandrekonstruktion, *A)* zur Gelenkführung in Kombination mit der passiven Bewegungs-Maschine, *B)* zur Gelenkführung im Rahmen der krankengymnastischen Behandlung (*Stoltze*, Archiv)

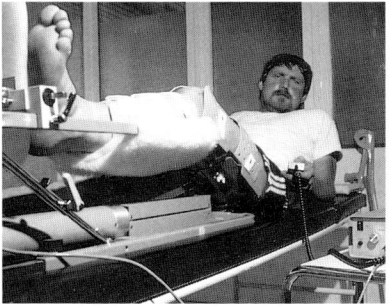
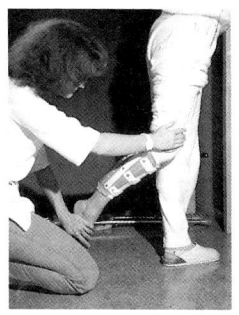

A B

Indikation von Segment-Orthesen

Segment-Orthesen für das Kniegelenk müssen dem Funktionsausfall bzw. dem Verletzungs- und Instabilitätsmuster des Gelenkes entsprechen und vor allem unterschiedlichen biomechanischen Ansprüchen gerecht werden.

Orthesen zur Versorgung frischer Kniebandverletzungen mit u. a. notwendiger hoher Körperformschlüssigkeit unterscheiden sich wesentlich von

Orthesen die zur Gelenkstabilisation und Führung für die Arbeit, das tägliche Leben oder die sportliche Betätigung benötigt werden. Bei den letztgenannten Orthesen ist eine möglichst unbehinderte Muskelarbeit bei physiologischer Gelenkbeweglichkeit zu erreichen.

Unabhängig von der Ätiologie einer Kniegelenkfunktionsstörung müssen somit vor der Rezeptierung einer Segment-Orthese folgende Fakten geklärt sein:
– *Verwendungszweck und Aufgabe der Orthese,*
– *Art der Instabilität (evtl. Fehlstellung),*
– *Patiententyp.*

Bezogen auf **traumatische Kniegelenkschädigungen** mit ihren Funktionsstörungen sind, wie bereits aufgezeigt, wesentliche Unterschiede zu sehen
a) im Einsatz während der therapeutischen Phase und
b) bei verbleibenden Schäden als Funktionsunterstützung für den Arbeits- und Freizeitbereich.
Eine führende und achsenkorrigierende Aufgabe kann für die Orthese bei **strukturell bedingten Instabilitäten** wie eine Varus oder Valgusgonarthrose oder auch sekundären Instabilitäten z. B. im Rahmen einer Neuro-Lues im Vordergrund stehen.
Die Konstruktionsmerkmale bezüglich der Körperformgebung sind wesentlich anders bei der Versorgung eines **Rheumapatienten** oder bei **Funktionsstörungen im Rahmen neurologischer Erkrankungen** zentraler oder peripherer Natur (Poliomyelitis, Polyneuropathie, Paraparese, Plexus lumbalis-Schädigung oder N. femoralis-Paresen).

Die Art und Ursache einer Instabilität beeinflußt also die notwendige *Körperfassung*, die *Pelottenpositionierung*, die *Gurtungstechnik* und die *Gelenkkonstruktion* und Justierung.

Vom **Patienten-Typ**, d. h. der Persönlichkeit mit der zu erwartenden Compliance, ist grundsätzlich eine sinnvolle Verordnung und Versorgung abhängig. Der Patient muß sich mit dem Hilfsmittel identifizieren, um es auch als Funktionshilfe anzunehmen und einzusetzen.

Übertriebene Erwartungen gefährden eine sinnvolle Versorgung ebenso wie die Vernachlässigung einer akzeptablen Kosmetik und den Einsatz von Materialien, die dem heutigen Stand der Technik nicht mehr entsprechen (z. B. Orthesengewicht).

Formgebung und Material können auch bei dystrophischen oder atrophischen Weichteilverhältnissen oder sensiblen neurologischen Störungen besondere Aufmerksamkeit und Modifikationen erfordern. Funktionell störende Narbenbildungen oder gar Neurome sensibler Hautäste müssen besonders beachtet werden.

Sind die Aufgaben der Orthese bezüglich Funktionsstörung und Patient individuell definiert, so muß die adäquate Segment-Orthese in enger Kooperation Arzt-Orthopädietechniker bestimmt werden. Die Marktsituation ist durch die Explosion dieses Hilfsmittelsektors kaum noch überschaubar und die Versorgungsprinzipien nicht immer klar erkennbar. *Wie bei der Definition der Kniebandinstabilitäten muß auch auf dem Sektor der Segment-Orthesen eine gemeinsame Sprachreglung gesucht werden.*

Klassifikation von Segment-Orthesen:

Die nationale und internationale Problematik beginnt mit der bisher unklaren Abgrenzung zwischen Bandagen und Orthesen. (Im allgemeinen Teil des vorliegenden Buches werden erstmals von *Hohmann* und *Uhlig* ordnende Begriffsbestimmungen vorgenommen; s. Kapitel I, S. 42.)

Die orthopädietechnischen Klassifizierungen im Kniebereich wurden in der Vergangenheit noch vorwiegend von Material-Merkmalen bestimmt.

Die Merkmale von *Kniegelenkbandagen* sind ihre Herstellung aus elastischem Material und ihre Wirkungsweise über Kompression ohne stabilisierenden Effekt auf eine Kniebandinstabilität (*Schmickal* et al. 1989).

Für den Bau von *Kniegelenkorthesen* wird starres bzw. halbstarres Material verwendet. Die Fassung der Extremität erfolgt über Körperformteile, die nach Gipsmodell oder Maß gefertigt sind, die Verbindung der Orthesenteile erfolgt über mechanische Gelenke und daraus resultiert eine stabilisierende Gelenkführung.

Konstruktionsmerkmale (Bauteile) der Segment-Orthese sind somit

– Körperformteile,
– Gelenkschienen,
– Vergurtung

(ausführlich beschrieben unter „*Funktionelle Segment-Orthesen*", S. 632).

Je nach Funktionsstörung hat eine **Segment-Orthese im Kniebereich** die allgemeinen Aufgaben Führung, Fixierung, Redression oder Protektion zu erfüllen.

Muskelmantel und Orthese sind dabei die zwei sich ergänzenden stabilisierenden Faktoren vor allem bei permanten Knieinstabilitäten. Diese Wechselwirkung ist beim Orthesenbau zu berücksichtigen.

Entsprechend den unterschiedlichen Aufgaben und konstruktionstechnischen Anforderungen hat die *Akademie der amerikanischen orthopädischen Chirurgen* (AAOS) 1984 eine Einteilung inauguriert, die sich in der Praxis bewährt und Grundlage der Therapieziele ist:

Typ 1 **Präventive Orthesen**
Aufgabe: Schutzfunktion

Typ 2 **Rehabilitative Orthesen**
Aufgabe: Kontrollierte Führung und limitierte Bewegung in der postoperativen Therapie oder konservativen Behandlung

Typ 3 **Funktionelle Orthesen**
Aufgabe: Gelenkführung bei Instabilität

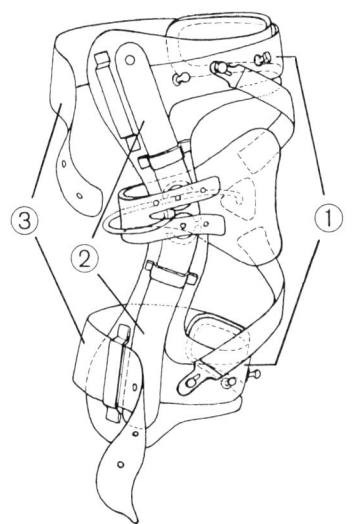

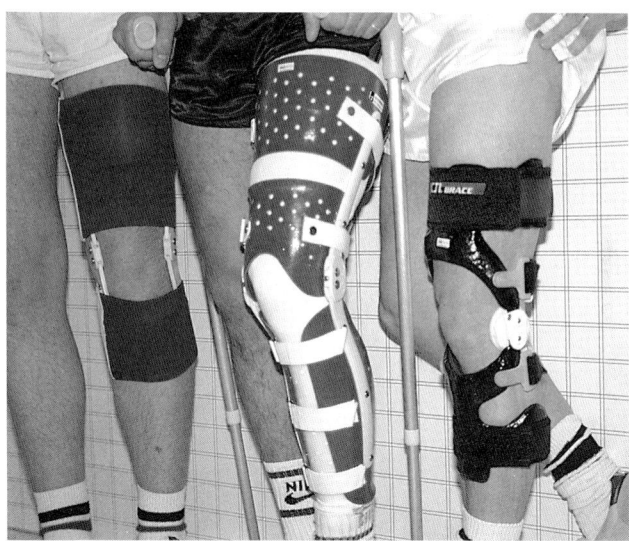

Abb. 5-65 Unterteilung der funktionell wichtigen Bauteile von Segment-Orthesen für das Knie am Beispiel der Orthese nach *Angermann-Römer-Willen:* 1 = Körperformteile, 2 = Gelenkschienen, 3 = Vergurtung (nach *K. Römer* in Hohmann/Uhlig 1982, S. 543)

Abb. 5-66 Gruppenbild mit Darstellung der unterschiedlichen Orthesen-Typen n. AAOS, von li. n. re. = präventive Orthese, rehabilitative Orthese, funktionelle Orthese (*Biedermann,* Archiv)

Präventive Segment-Orthesen (Typ 1). Hohe Verletzungsraten im amerikanischen Football veranlaßten 1979 *Anderson* eine **präventive Segment-Orthese** zur **Verhütung von Kniebandverletzungen** zu entwickeln.
Seitdem sind zahlreiche Modelle bekannt geworden (s. a. Kap. 5, Abschnitt III: „Segment-Orthesen für verletzte Sportler", S. 651).
Die Diskussion über ihre Verordnung und Einsatz wird äußerst kontrovers geführt (Abb. in Gruppenbild 5-66).

Rehabilitative Segment-Orthesen (Typ 2). Die **rehabilitative Segment-Orthese** hat die Aufgabe, postoperativ oder bei konservativer Behandlung einer **frischen Kniebandverletzung vor sekundären Bandlockerungen zu schützen.** Die Orthese muß funktionelle Belastungen der verletzten Strukturen sicher verhindern.
Bei erstgradigen oder monoligamentären Verletzungen kann diese Schutzfunktion durch eine abnehmbare **dorsale Gips- oder Kunststoff-Halbschale** als einfachsten Bautyp erfolgen. Krankengymnastisch ist somit in vorgegebenen Bewegungsausmaßen eine funktionelle Behandlung möglich.

Die allgemeinen Anforderungen an eine **rehabilitative Segment-Orthese** *(Typ 2)* sind:
- allseitige Gelenkstabilisation
  (mit 2/3 langen Körperformteilen),
- akzeptable Gelenkführung
  (möglichst mit Doppel-Zahnsegmentgelenken),
- variable Bewegungslimitierung,
- leichte Nachpaßbarkeit,
- annehmbare Kosmetik und geringes Gewicht.

Die Grundkonzeption dieses Orthesentypes wurde an der *Universität Iowa* erarbeitet (s. a. Kap. 5, Abschnitt III: „Segment-Orthesen für verletzte Sportler", S. 651).
Rehabilitative Orthesen sind zu tragen bis zur Regeneration bzw. Heilung der reparierten Bandstrukturen und Wiederherstellung einer ausreichenden muskulären Gelenkstabilisation. Die traumatisch bedingte Störung der propriozeptiven Schutzfunktionen, der muskulären Koordination und das konsekutive Muskeldefizit müssen ausreichend behoben sein. Die Tragezeit für eine rehabilitative Orthese liegt zwischen 8 und 16 Wochen (Abb. 5-67).

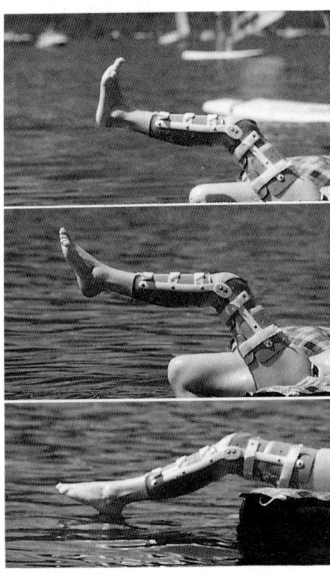

Abb. 5-67 Rehabilitative Orthese Typ *IOWA-Biedermann-Uhlig* zur postop. Gelenkführung im Rahmen der Hydrotherapie (*Stoltze*, Archiv)

Funktionelle Segment-Orthesen (Typ 3). Für die Langzeitbehandlung mit einer **funktionellen Segment-Orthese** sind zwei generelle Indikationsgruppen zu sehen.
Zum einen handelt es sich um **Störungen im Bereich des Knochen-Ligament-Apparates** (Anlagestörungen des Kniegelenkes sowie angeborene Knieluxationen oder Subluxationen, traumatisch bedingte Instabilitäten, postentzündliche Fehlstellungen oder Instabilitäten, sekundäre Funktionsstörungen bei Achsfehlstellungen oder Gelenkdegeneration).
Zum anderen handelt es sich um **Störungen im Nerven-Muskel-Apparat** (zentrale oder periphere Lähmungen oder Teillähmungen, Polyneuropathien, multiple Sklerose o. a.).

Die Konstruktionsprinzipien, d. h. die Bauteile der Orthese sind, wie bereits eingangs der Klassifikation erwähnt, der Ursache der Funktionsstörung anzupassen, und unterteilen sich in *Körperformteile, Gelenkschienen* und *Vergurtung*.
Die Körperformteile unterscheiden sich grundsätzlich in ihren Konstruktionsprinzipien als *offene Rahmenkonstruktion* und als *geschlossene Körperformkonstruktion*.

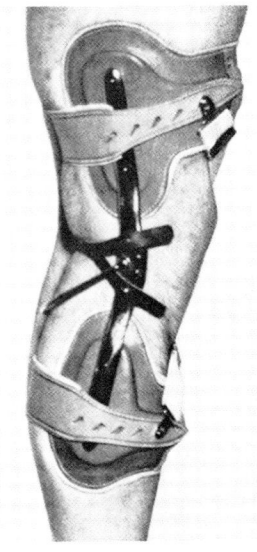 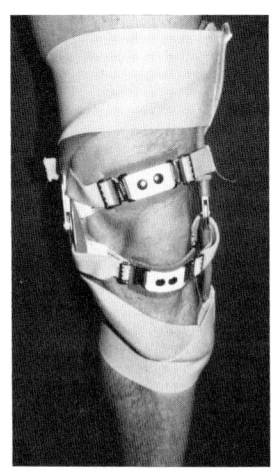 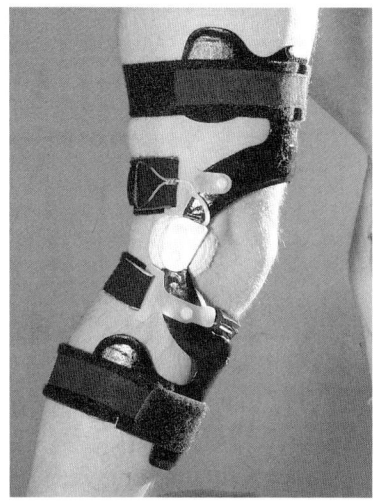

A B C

Abb. 5-68 A–C Die Entwicklung von funktionellen Knie-Orthesen mit offener Rahmenkonstruktion unter Berücksichtigung neuer Materialien.
A) Typ *Angermann-Römer-Willen* von 1938 bereits mit polyzentrischen Zahnsegment-Gelenken, stabile Ausführung aus rostfreiem Stahl und starrer Vergurtung (Gewicht: 1200 g) (aus *J. Bayerl, H. Schubje:* Die orthopädietechnische Versorgung VEB Volk und Gesundheit, Berlin, 1964, S. 210).
B) Typ *Lenox-Hill* von 1976 mit monoaxialem Gelenk, Aluminium-Schienenteilen und flexibler Vergurtung (Gewicht: 900 g) (*L. Biedermann*, Archiv).
C) Typ *C.Ti.* von 1982 mit polyzentrischen Zahnsegmentgelenken, Carbonfaserformteilen und starrer Vergurtung (Gewicht: 450 g) (*L. Biedermann*, Archiv)

Die **offenen Rahmenkonstruktionen** setzen einen ausreichend ausgeprägten Muskelweichteilmantel voraus ohne gravierende neuromuskuläre Störungen, Störungen der Tiefensensibilität oder trophische Störungen des Weichteilmantels. Es erfolgt eine partielle Drei- oder Vierpunkt-Anstützung. Entsprechend der Dominanz der antero-medialen Instabilität erfolgt im Ober- und Unterschenkel eine laterale Abstützung mit einer zusätzlichen Anstützung an der proximalen Tibia und im mittleren Quadricepsbereich. Die Länge dieser Körperformteile ist kurz bzw. ⅓ lang (Abb. 5-68).

Bei zusätzlichen neurologischen oder Weichteilschädigungen oder bei gleichzeitigen Funktionsstörungen der proximalen Bewegungszentren sind **geschlossene Körperform-Konstruktionen** von ⅔ bis ³⁄₃ Länge einzusetzen.

Bei exakter Körperformgebung mit hinterschneidender suprakondylärer Abstützung sind meistens additive Fußteile vermeidbar. Da besonders bei diesen Patienten das Gewicht der Orthese wesentlichen Einfluß auf die Funktionstüchtigkeit haben kann, sind Hochleistungsverbundstoffe als Material empfehlenswert. Dystrophische Hautverhältnisse können jedoch den Einsatz klassischer Werkstoffe erfordern (Abb. 5-69, S. 634).

Gelenkschienen. Relativ elastische und energieabsorbierende Kunststoffgelenkschienen werden bei der Konstruktion der vorerwähnten *rehabilitativen Segment-Orthesen* eingesetzt.

Für die Konstruktion von *funktionellen Segment-Orthesen* sind jedoch Metallschienen erforderlich.

Als Gelenkkonstruktion stehen mono- und polyaxiale bzw. mehrachsige sogenannte phy-

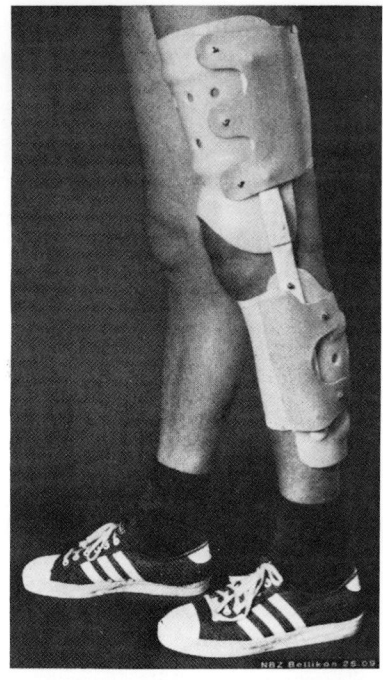
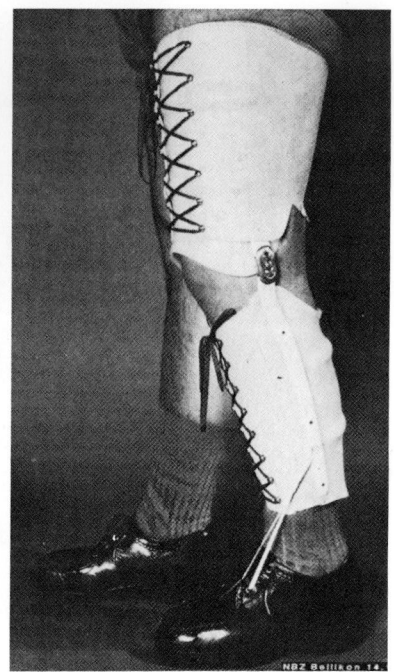
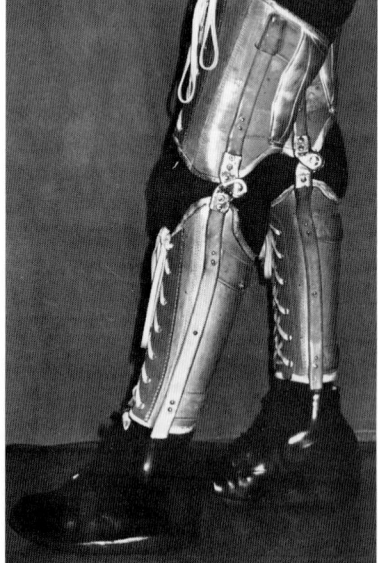

Abb. 5-69 A–C Funktionelle Knie-Orthesen mit geschlossenen Körperformteilen unterschiedlicher Länge.
A) Typ IOWA mit polyzentrischen Gelenken aus Kunststoff mit kurzem Beinformteil (*NBZ Bellikon*, Archiv).
B) Typ IOWA modifiziert mit polyzentrischen Stahlgelenken und mittellangen Beinformteilen (*NBZ Bellikon*, Archiv).
C) Knie-Orthese mit rückverlagerten Gelenken aus Stahl und langen Beinformteilen mit Fußfassung (*D. Hohmann*, Archiv)

siologische Gelenke zur Verfügung. Keine der bekannten Gelenkkonstruktionen ist allerdings fähig, den komplizierten Bewegungsablauf des Kniegelenkes mit seinem Rollgleitvorgang und den wechselnden Rotationsfreiheiten in der Praxis ausreichend nachzuahmen (s. a. Kapitel 2, S. 87–94).

Zusätzlich bereitet der unterschiedlich stark ausgeprägte Weichteilmantel Probleme bei der Justierung und Fixierung der Gelenke.

Eine der Aufgaben der Orthesenversorgung des Kniegelenkes ist es, den Kompromißdrehpunkt zu finden, der seine Lage über eine längere Flexions-/Extensionsbewegung nicht verändert.
Die Kompromißachse projiziert sich in die Mitte der Fossa intercondylaris in den Bereich der proximalen Insertionsstelle des hinteren Kreuzbandes. Die Achse liegt nach *Nietert* (1975) in Patellahöhe mit Teilung des saggitalen Durchmessers im Verhältnis 6:4 von vorn nach hinten und die vertikale Höhe liegt 19 mm über dem Gelenkspalt (Abb. 5-70).

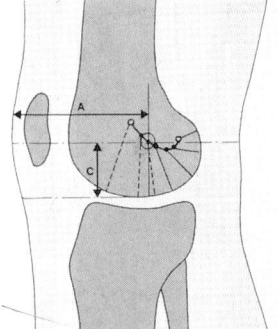

Abb. 5-70 Nach *Nietert* liegt die Kompromißachse in der Horizontalebene bei 60% +/– 4% der gesamten Breite. Die vertikale Höhe über dem Kniespalt liegt bei 19 mm +/– 0,15 mm (aus *A. Bähler:* Die biomechanischen Grundlagen der Orthesenversorgung des Knies. Orthopädie-Technik Heft 2 [1989])

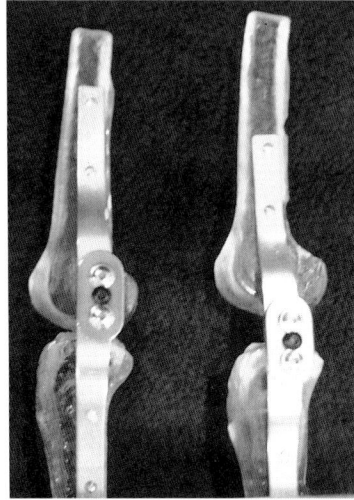
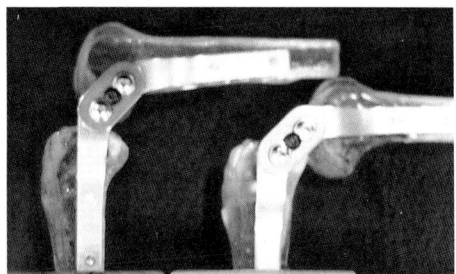

Abb. 5-71 A/B Vereinfachte Darstellung der Fehlbewegung zwischen femoraler und tibialer Gelenkfläche bei richtiger und falsch plazierter Gelenkschiene. A) in Streckung, B) in Beugung (*Stoltze,* Archiv)

Forderung für den Orthesenbau muß die höchstmögliche Kongruenz zwischen mechanischem Gelenk und Kompromißachse sein. Falsche Positionierungen führen zu erheblichen pathologischen Bandbelastungen, so bei Ventralisation und Kaudalisation für das vordere Kreuzband (Abb. 5-71).
Zur Zeit ist für die Praxis das **polyzentrische Doppelzahnsegmentgelenk** die beste Kompromißlösung. Dieser Gelenktyp kompensiert noch am besten die anatomisch bedingte Wanderung des Oberschenkelanteils der Orthese zwischen Streckung und Beugung.
Ein **Einachs-Gelenk** ist lediglich vertretbar mit zurückversetzter und kaudalisierter Achse (*Bähler* 1989). Exakt modulierte Körperformteile erfordern exakt justierte mechanische Gelenke. Die Verwendung von Einachs-Gelenken auch nach den Angaben von *Bähler* (1989) ist deshalb besonders bei stärkerem Weichteilmantel problematisch und gefährdet sehr leicht die Aufgabe der Orthese.
Vierachs-Gelenke und **sogenannte physiologische Gelenke** mit wandernder Achse sind bei den derzeit zur Verfügung stehenden Konstruktionen zu unsicher in der Positionierung und damit im harmonischen Verhalten zum anatomischen Gelenk (Abb. 5-72, S. 636).

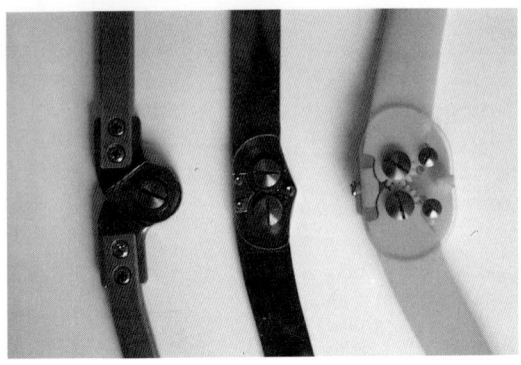

Abb. 5-72 Gelenkschienen in unterschiedlichen Konstruktionen und Materialvielfalt v. li. n. re. = rückverlagertes monoaxiales Gelenk aus Metall, polyzentrisches Zahnsegmentgelenk aus rostfreiem Stahl, polyzentrisches Zahnsegmentgelenk mit Extensions- und Flexionsbegrenzung aus Kunststoff (*Biedermann*, Archiv)

Vergurtung. Zur Vergurtung der Körperformteile werden starre und elastische Materialien eingesetzt. Elastische Gurte führen nachweislich bei Streßsituation zum Wandern und Ausweichen der Orthese. Limitierungen der Gelenkbeweglichkeit können wirkungslos werden (z. B. Gefährdung des vorderen Kreuzbandes durch Hyperextension). Es kann zum Shiften der Tibia kommen im Sinne des „Giving-Way-Phänomens". Bei stärker einwirkenden Kräften beim Einsatz einer Funktionsorthese in Arbeit oder Sport ist deshalb *starren Gurtungen mit stabilisierender Verspannung gegen die Muskulatur* der Vorzug zu geben. Es muß aber individuell bedacht werden, daß – bei Weichteilproblemen oder Schwierigkeiten der Positionierung des mechanischen Gelenkes – die elastische Gurtung ausgleichende Verschiebungen der Orthese ermöglicht.

Versorgungshinweise bei traumatisch bedingten Knieinstabilitäten (Schäden am Kapsel-Band-Apparat)

■ Rehabilitative Segment-Orthesen.
Geschlossene Körperformkonstruktionen mit polyzentrischem Zahnsegmentgelenk und Kunststoffschiene basierend auf dem System der *Iowa-Universität*.
Bekannteste Modifikationen im deutschsprachigen Raum sind Typ *Hellersen* und *Biedermann*.
Die Indikation ist gegeben im Rahmen einer postoperativen frühfunktionellen Behandlung zur Sicherung und Führung des Gelenkes mit limitierter Beweglichkeit bis zur ausreichenden ligamentären und muskulären Stabilisation. Die Indikation ist gleichfalls gegeben bei konservativer Behandlung von monoligamentären Verletzungen oder erst- bis zweitgradigen Instabilitäten, wenn keine OP-Indikation gegeben oder die Operation nicht erwünscht ist. Gleichfalls ist die orthetische Versorgung ohne Operation angezeigt im höheren Lebensalter, bei allgemeinen Kontraindikationen und bei Mehrfachverletzten.

■ Funktionelle Segment-Orthesen.
Offene Rahmenkonstruktion mit polyzentrischen Zahnsegmentgelenken und Metallgelenkschienen.
Versorgung veralteter Kniebandinstabilitäten mit Beschwerden und Funktionsstörungen (Giving-Way-Phänomen) ohne Indikation zur bandplastischen Versorgung wegen Lebensalter, bescheidener Leistungsanforderung an das Kniegelenk oder manifesten Verschleißerscheinungen. Versorgung von Restinstabilitäten nach primären oder sekundären Bandrekonstruktionen mti funktionellen Beschwerden oder zur Sicherung des Ergebnisses bei

exponierenden Belastungen im Beruf oder bei Wiederaufnahme von sportlicher Tätigkeit. Die auf dem Markt befindlichen Orthesen sichern mit unterschiedlicher Effektivität die seitliche Stabilität und die ventro-dorsale Instabilität wird differierend reduziert. Derotierende Effekte sind nicht erzielbar. Die Entwicklung von sog. Hybrid-Segment-Orthesen, d. h. die Kombination von rehabilitiver und funktioneller Orthese, ist wünschenswert.
In Einzelfällen sind Funktionsorthesen mit temporärer Bewegungslimitierung für Extension und Flexion einsetzbar (zu beachten ist die kurze Fassung) (Abb. 5-73).

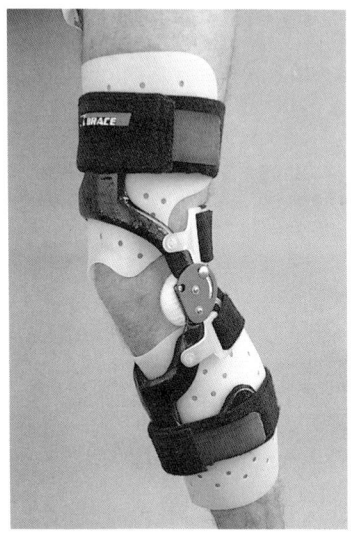

Abb. 5-73 Experimentelles Modell einer Hybrid-Orthese zur Verwendung als primär rehabilitative und sekundär funktionelle Orthese (*Biedermann*, Archiv)

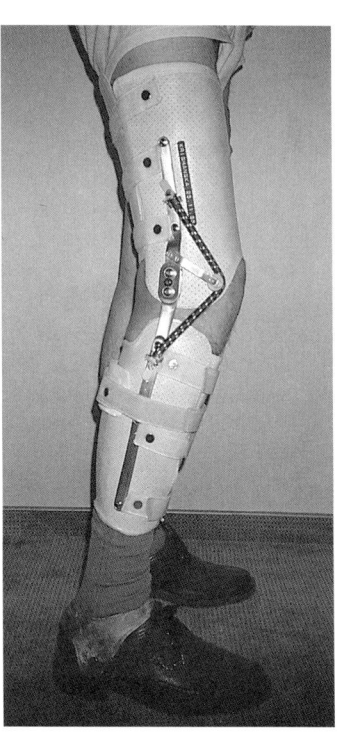

Abb. 5-74 Knie-Orthese mit langen Beinformteilen und polyzentrischen Zahnsegmentschienen zur Führung und Stabilisierung bei Kombinationsverletzung, zusätzliche dynamische Extensionszüge bei Quadrizepsschwäche (*Biedermann*, Archiv)

■ *Funktionelle Segment-Orthesen.*
Geschlossene Körperformkonstruktion mit polyzentrischem Doppelzahnsegment-Gelenk und Metallschiene.
Versorgung von Kombinationsverletzungen am Bein mit gleichzeitigem Ober- oder Unterschenkelbruch postoperativ oder bei konservativer Behandlung der Kniebandverletzung. Kombination der Kniebandverletzung mit peripheren Nervenverletzung (Plexuslumbalis- oder Femoralisparese) (Abb. 5-74), zentraler Lähmung im Sinne einer inkompletten Paraplegie oder im Sinne eines Schädelhirntraumas mit isolateraler Hemiparese oder Störungen im Sinne eines Durchgangssyndromes. Die Länge der Körperformteile ist dem individuellen Verletzungs- bzw. Krankheitsbild anzupassen.

Versorgungshinweise bei lähmungsbedingten Knieinstabilitäten (muskulo-ligamentäre Schäden)

■ In der Betreuung von Patienten mit Paresen unterschiedlichster Genese durch Rezeptierung von Segment-Orthesen lassen sich entsprechend der Zielsetzung zwei Gruppen unterscheiden. In der ersten Phase, in der sogenannten Regenerationsphase, sind *temporäre bzw. Interimsversorgungen* angezeigt, während nach Abschluß der Regenerationsphase bei Defektheilungen die *Orthesen definitiven Charakter* haben.
Entsprechend dieser Unterscheidung, können wir auch nach **rehabilitativen** und **funktionellen Segment-Orthesen** unterscheiden.

Bei den *temporären Versorgungen* soll der Lähmungsschaden nicht in vollem Umfange ausgeglichen werden, sondern ein Großteil an Aktivitäten soll im Rahmen der Rehabilitation dem Patienten überlassen werden. Damit können Restpotentiale aktiviert werden. Die tragenden Skeletteile und Stützorgane sind funktionstüchtig. Zur Festlegung der Aufgabe der Orthese bedarf es eines exakten neurologischen Befundes und Erhebung eines exakten Muskelstatus. Nicht selten werden Teillähmungen funktionell kompensiert. Sekundäre Bänderschwächen und Abweichungen der Skelettachsen (vorwiegend zum Genu valgum sowie Genu recurvatum) erfordern jedoch orthopädietechnische Versorgung funktionell konzipierter Segment-Orthesen. Entsprechend der genauen Funktionsanalyse (Muskelstatus) kann die Orthese mit dynamischen Bandagen bzw. elastischen Gurten kombiniert werden.

Orthopädietechnische *Versorgungen definitiver Art* werden meist mehr im Zusammehang mit Mehrfachschädigungen sowie sekundären Lähmungsfolgen (z. B. Arthrosen) verordnet. Die (Lähmungs-)Segment-Orthese für das Kniegelenk hat dann teilstabilisierende Aufgaben zur Funktionsunterstützung im mehreren Ebenen. Als Folge der wiedergewonnenen Kontrolle der Kniesicherheit verbessert sich sichtbar auch die Gesamtkörperstatik im Hinblick auf statisch-dynamische Hüftbeugestellungen und andere Beeinträchtigungen.

Prinzipiell sollten einachsige mechanische Kniegelenke an zu kurzen Knieschienen vermieden werden, da sich besonders bei Lähmungen starke Inkongruenzen zwischen Orthese und Bein ergeben. Die Pseudarthrose zwischen Bein und Orthese ist besonders ausgeprägt, da die Weichteilfassung bei atrophischer Muskulatur und gewebeschwachen Patienten schwierig ist.
Ausnahme ist die Versorgung mit einer externen Kniegelenksperre entsprechend der Konstruktion der Schweizer Sperre, da derzeitig noch keine Version mit polyzentrischem Gelenk hergestellt wird.

Überblick: Segment-Orthesen für das Kniegelenk 639

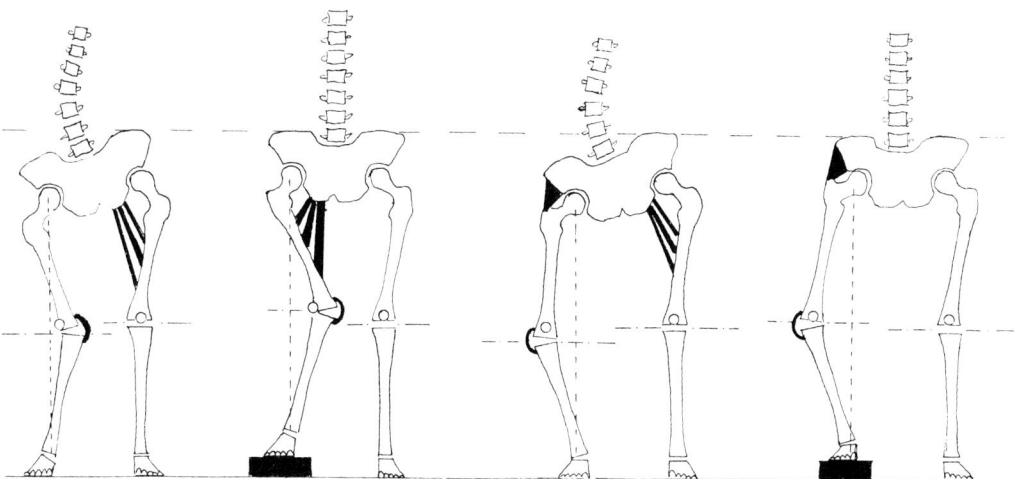

X-Bein:	X-Bein:	O-Bein:	O-Bein:
Relative Beinverkürzung, Beckenschiefstand Wirbelsäulenverbiegung.	Ausgleich der relativen Beinverkürzung führt zu Beckengeradstand und homolateraler Adduktionskontraktur.	Relative Beinverkürzung, Beckenschiefstand, Wirbelsäulenverbiegung.	Der Ausgleich der Beinlängendifferenz kann die Wirbelsäulenstatik beeinflussen und kontralaterale Hüftfehlstellung verhindern.
Lateralisation des Streckzuges.		Außenbanddehnung.	
Innenbanddehnung.	Die Innenbanddehnung und der Knickfuß bleiben durch den Beinlängenausgleich unbeeinflußt.	Knickfuß.	Die Hüftabduktionskontraktur homolateral bleibt bestehen.
Knickfuß.		Homolaterale Abduktionskontraktur und kontralaterale Adduktionskontraktur.	
Bei längerem Bestehen: Kontralaterale Hüftadduktionskontraktur.			

Abb. 5-75 Einige Aspekte der gestörten Becken-Bein-Fehlstatik in der Frontalebene: Einfluß von X- und O-Bein auf Beinlänge, Kniebandapparat und Hüftgelenk (aus *K.-F. Schlegel*: Orthopädie. Enke, Stuttgart 1978, S. 218)

● Bei Folgezustand nach **Poliomyelitis** sind Paresen unterschiedlicher Schweregrade zu beobachten.

Bei primären oder dominierendem Ausfall der Kniestrecker führen die Kompensationsmechanismen (z. B. Kniestabilisation in Überstreckung) zu konsekutiver Bänderschwäche infolge Überdehnung und zu Abweichungen der Skelettachse (Genu recurvatum, Valgusfehlstellung). Es kommt zur funktionellen Dekompensation, die der orthetischen Versorgung mit Verhinderung der Überstreckung bedarf (Abb. 5-76).

Schmerzen durch die sekundäre Gelenkarthrose können ein weiterer Grund zur **Verordnung einer bewegungssteuernden Orthese** sein. Kommt es im Spätstadium zu einer Geh- und Standunsicherheit mit Sturzgefahr, so sollte eine **Segment-Orthese mit hoher Körperformschlüssigkeit** (Kondylenfassung), rückverlagerten Gelenken und einer Gelenksperre konzipiert werden (Abb. 5-77).

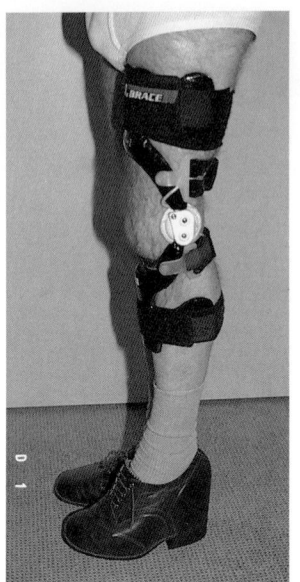
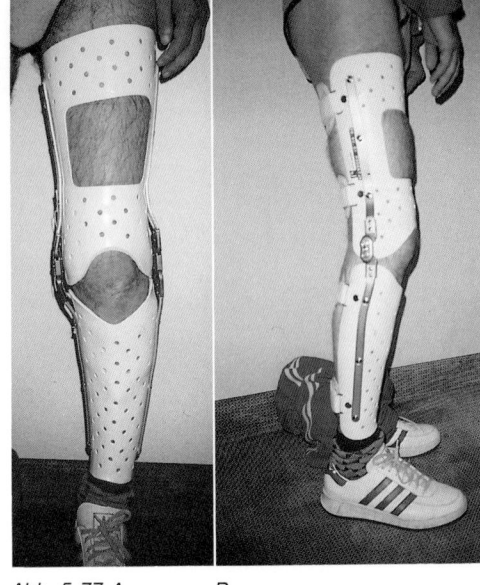

Abb. 5-76   Abb. 5-77 A   B

Abb. 5-76   43jähriger Patient, Zustand nach Polio mit 4 cm Beinverkürzung in Spitzfußstellung und Hüftgelenksarthrose, dadurch mediale Instabilität Grad II und starke Hyperextensionsstellung (10°) beim Abrollen; die C.Ti.-Orthese belastet die beanchbarten Gelenkstrukturen wenig und stabilisiert das Kniegelenk unter Belastung und begrenzt die Hyperextension (*Biedermann*, Archiv)

Abb. 5-77   A/B Orthesen-Typ IOWA modifiziert mit langen Beinformteilen und polyzentrischen Gelenkschienen aus Metall zur Knieführung und Stabilisierung bei traumatisch bedingter drittgradiger Komplexinstabilität und inkompletter Quadrizepsparese. Die großflächige Abstützung verhindert Druckstellen (*Biedermann*, Archiv)

● **Quadrizepsparesen und Paresen des Plexus lumbalis** können durch retroperitoneale Raumforderungen wie Tumoren und Abszesse (Spondylitis, paranephritischer Abszeß) oder posttraumatische Hämatome und Beckenfrakturen hervorgerufen sein.

Isolierte Quadrizepslähmungen, meist temporärer Natur, sind postoperativ nach Hüftgelenkoperationen (Totalendoprothetik, operative Frakturenbehandlung) durch (Druck-)Schädigung des N. femoralis möglich. Auch neurologische Erkrankungen (periphere Neuropathie) führen zu isolierten Quadrizepslähmungen. Abhängig vom Lähmungsgrad (Muskelstatus) und der Ausdehnung der Lähmung (isoliert, gemischt) ist die *segmentorthetische Versorgung* kurz oder langfassend, in offener oder geschlossener Konstruktion auszuführen und durch additive Hilfen (z. B. elastische Streckzügel) zu ergänzen (Abb. 5-78).

Da gerade bei Lähmungen Restfunktionen voll ausgenutzt werden müssen, ist dem Gewicht der Orthese besondere Aufmerksamkeit zu widmen. Leichtbauweisen sind durch zwischenzeitlich erprobte Materialien (Carbonfaser, Glasfasern, Titan) realisierbar.

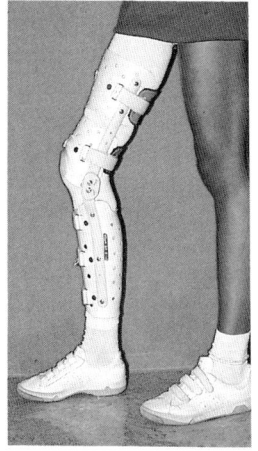 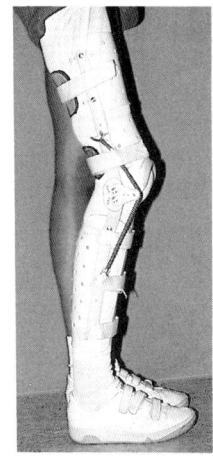 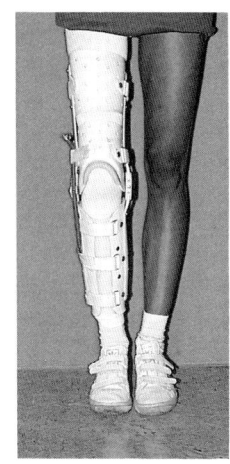

Abb. 5-78 A–C Sportunfall. Anteromediale Instabilität (Ruptur dorsomediale Kapselschale, Innenband, vorderes Kreuzband) und retroperitoneales Haematom mit Parese N. femoralis (Kraftgrad 2). Postoperativ wurde eine Orthese Typ *IOWA-Biedermann-Uhlig* zur Knieführung und Bewegungsbegrenzung mit dynamischem Extensionszug angepaßt (*Stoltze,* Archiv)

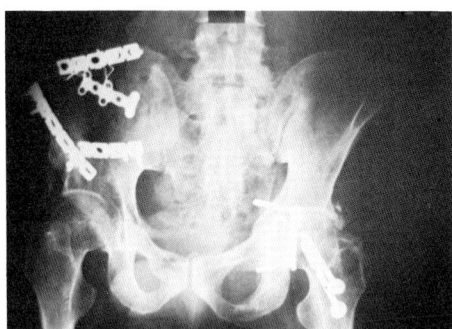

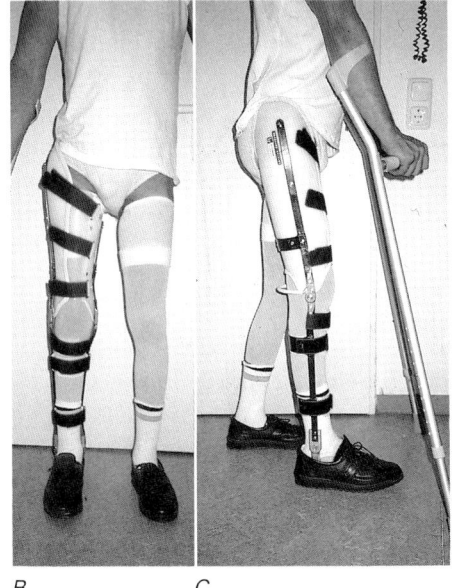

Abb. 5-79 A–C A) Pat. männl., 26 J., multiple Beckenfrakturen mit rechtsseitigem Ausriß des Plexus sacralis – li. nur Teilbelastung der Osteosynthese möglich. *B, C)* F.C.P.-Schienenhülsen-Orthese mit Trochanterfassung, Schw. Sperre und OSG-Doppelfedergelenk. Orthesengewicht 980 g (*Biedermann,* Archiv)

■ Insgesamt ist festzustellen, daß der Indikationsbereich von **Segment-Orthesen für das Kniegelenk** bei **lähmungsbedingten Instabilitäten** sehr begrenzt ist und vorwiegend der horizontalen Bewegungssicherung in der Saggitalebene und einer vertikalen Belastungsnormalisierung durch Gelenkstabilisierung in der Frontalebene gilt.

Versorgungshinweise bei strukturell bedingten Knieinstabilitäten (Arthrosen, rheumatische Arthritis, hämophile und tabische Gelenkschäden)

● **Angeborene (Anlage-)Störungen** des Kniegelenkes sind wesentlich seltener als Hüftgelenkdysplasien. Als präarthrotische Deformität sind sie jedoch bedeutungsvoll. Bei **angeborener Luxation** ist die geschlossene oder offene Reposition notwendig und nachfolgend eine *orthetische Versorgung mit Streckanschlag*. Bei **Subluxationen bzw. Dysplasien** ist die *orthopädietechnische Versorgung zur Stabilisation und Führung* zur Vermeidung eines Fehlwachstums bis zur Normalisierung oder Skelettausreifung notwendig.

● **Neurogene bzw. neuropathische Arthropathien** mit dominierender Affektion des Kniegelenkes sind selten. Die Tabes dorsalis (Lues) hat ihre Bedeutung verloren. Die tabische Arthropathie kann anfänglich schwer von einer Arthrosis deformans, besonders röntgenologisch (produktive Knochenneubildung), zu unterscheiden sein. Die Destruktion des Kniegelenkes wird durch Fehlbelastung in Folge (Tiefen-)Sensibilitäts- und trophischer Störungen zusätzlich hervorgerufen. Subluxationen, x-Bein, Genu recurvatum und schließlich ein sogenanntes Schlotterknie (Charcot-Gelenk) führen zu schwerer Funktionsstörung. Der „orthetische Aufwand" ist individuell dem Grad der Funktionsstörung anzupassen. Unterschiedlich können Gelenkstabilisation zum schmerzfreien Führen oder Bewegungskontrolle (evtl. Extensions- oder Flexionsbegrenzung) gewichtet sein.

● **Die Arthropathie bei Hämophilie** manifestiert sich bevorzugt am mechanisch und funktionell besonders stark beanspruchten Kniegelenk. Destruktion mit Instabilität durch Kapselüberdehnung als auch Kontrakturen können sich im Verlauf entwickeln. Vor operativen Maßnahmen sind *führende und entlastende Bein-Orthesen* auch zum äußeren Gelenkschutz angezeigt. Diese orthopädietechnische Versorgung ist dann häufig mit einer *Kniesegmentorthese nicht mehr möglich*.

● **Postentzündliche Gelenkdestruktionen** können eine *temporäre orthetische Versorgung im Sinne von Führung und evtl. Entlastung* erfordern. Definitive orthopädietechnische Hilfsmittel sind selten indiziert. Operative Maßnahmen im Sinne der Arthrodese oder Arthroplastik stehen hier im Vordergrund. Rarität ist die Gelenktuberkulose im Kindes- bzw. Wachstumsalter. Hier hat die Orthese auch achserhaltende, d. h. wachstumslenkende Aufgaben bis zum Abschluß der Skelettreifung.

● **Die degenerativen Gelenkveränderungen** sind die Hauptursache **strukturell bedingter Instabilitäten.** Pathogenetisch sind biomechanische Faktoren (statische Fehlbelastung durch Achsfehler), strukturelle Knorpel-Knochen-Schwäche, Überbelastung oder posttraumatische Veränderungen (Gelenkfrakturen, traumatische Instabilität) verantwortlich. Die Manifestation der Gonarthrose in einem Kompartiment führt häufig zur sekundären Instabilität mit kontralateraler Bandüberdehnung.
Die Funktionsstörung kann vordergründig schmerz- oder instabilitätsbedingt sein. Dementsprechend muß eine *Segment-Orthese stabilisierend und redressierend* zur Entlastung der schmerzhaften Belastungszone angreifen (Abb. 5-80).
Abhängig vom Weichteilmantel können offene oder geschlossene Körperformteile unterschiedlicher Länge eingesetzt werden.

Abb. 5-80 A–C Dekompensierte Varusgonarthrose (72-jähriger Mann). *A)* Aufnahme im Liegen links. *B)* Unter Belastung Zunahme der Varusfehlstellung mit Verschmälerung des medialen Gelenkspaltes. „Giving way" durch Schmerz und sekundäre Bandinstabilität. *C)* mit Funktionsorthese. Achskorrektur mit Entlastung des medialen Kompartimentes. Akzeptable Mobilität (*Stoltze*, Archiv)

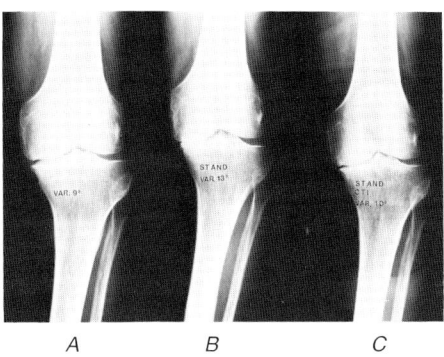

Die orthopädietechnische Behandlung dieser Patienten ist eine dankbare Aufgabe, wenn eine operative Sanierung (Umstellungsosteotomie, Alloarthroplastik) nicht durchführbar ist. Auch bei operativen Fehlschlägen oder behindernder Restinstabilität kann die additive Orthese in Leichtbauweise hilfreich sein.

Zusammenfassung

Mit der Fortentwicklung der Kniegelenkchirurgie, insbesondere der Traumatologie, sind auch die Anforderungen an die Kniegelenk-Segment-Orthesen gestiegen.
Die Einführung neuer Werkstoffe und neue biomechanische Erkenntnisse sind wesentliche Hilfen für die Orthopädie-Technik.

Eine Systematisierung und Klassifizierung von Indikation, Orthesensystemen und Konstruktionsprinzipien ist wünschenswert, zumal neben halbindustriell nach Gipsabdruck oder Meßbogen gefertigten Hilfsmitteln ein hoher Prozentsatz von orthetischen Versorgungen individuell erfolgt.

Das Ergebnis bzw. die Effektivität einer Orthese bedarf einer kritischen Beurteilung bezüglich
– Stabilität,
– Akzeptanz der Gelenkführung,
– Handling (Kosmetik),
– Funktionsverbesserung (Kraftzunahme).

Die *Funktionskontrolle* umfaßt subjektive Angaben des Patienten (Stabilitätsgefühl, Schmerzreduktion, Rutschfestigkeit, Bewegungsfreiheit, Druckstellen u. a.).

Die *Funktionsprüfung* durch den Arzt und Orthopädie-Techniker gilt zunächst der Überprüfung der Körperformschlüssigkeit (ohne verdeckende Vergurtung), der Position des mechanischen Gelenkes (evtl. Röntgenkontrolle) und einer eventuellen Bewegungslimitierung (Verlust durch Weichteilmantel).
Gangbild einschließlich Treppensteigen, In-die-Hocke-Gehen, evtl. Rennen-auf-der-Stelle und Hüpfen können wesentliche Hinweise bezüglich der Funktionalität der Orthese geben.
(s. S. 644, Abb. 5-81)

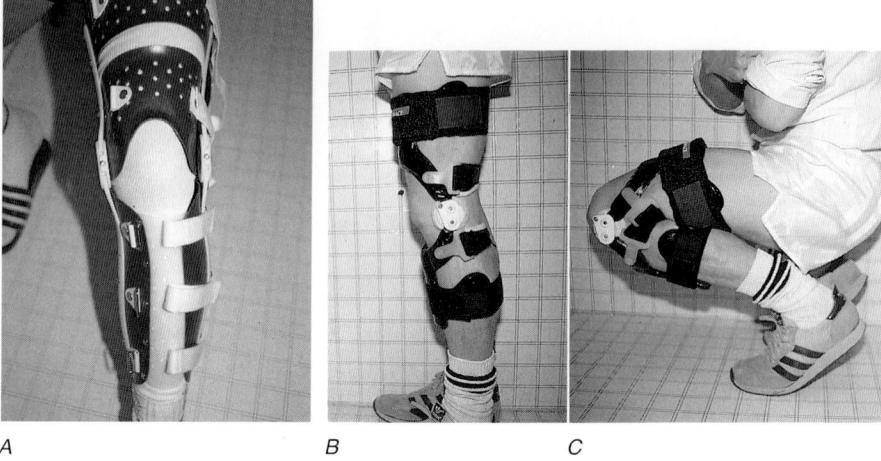

A B C

Abb. 5-81 A–C Funktionskontrolle von Segment-Orthesen für das Kniegelenk. *A)* Überprüfung der Körperformschlüssigkeit ohne die Gurte zu verschließen. *B, C)* Überprüfung der Orthesen-Funktion in Extension und Flexionstellung unter statischer und dynamischer Belastung (*Stoltze*, Archiv)

Objektive Parameter stehen für die tägliche Praxis routinemäßig noch nicht zur Verfügung. Röntgenologische Tests sind zu aufwendig für den Einzelfall (s. Abb. 5-61, 5-62, 5-81), nicht radiologische apparative Meßmethoden (s. Abschnitt Diagnostik) sind noch zu unsicher in der Aussage oder gleichfalls zu aufwendig.
Die Messung der Bodenreaktionskräfte (dynamische Druckverteilungsmessung) und biokinetische Meßmethoden (z. B. Cybex) können zukünftig die Verfahren der Wahl sein.
Die Reduktion oder die Beseitigung der Gelenkfunktionsstörung ist durch harmonisierten Bewegungsablauf und Kraftzunahme als Zeichen der Effizienz einer Orthese nachweisbar.

Spezielle Literatur

AAOS: Knee-Braces – Seminar Report. August 17–18, 1984. AAOS, Chicago, Illinois 1985
Bähler, A.: Die biomechanischen Grundlagen der Orthesenversorgung des Knies. Orthopädie-Technik 2, (1989) 52–59
Biedermann, L.: Orthopädie-technische Versorgung von Knieband-Instabilitäten mit einer Leichtbau-Orthese. Orthopädie-Technik 3 (1989) 119–124
Biener K., Fasler, S.: Sportunfälle, Epidemiologie und Prävention. Verlag Hans Huber, Bern 1978
Böckelmann, J., Meiners, T., Emmerich, A.: Knieführungsorthese System Hellersen. Orthopädie-Technik 4 (1986) 202–206
Burri C., Helbing, G., Rüter, A.: Die Behandlung der posttraumatischen Bandinstabilität am Kniegelenk. Orthopädie 3 (1974) 1984–1992
Daniel, D. M., Malcom, L. L., Losse, G. et al.: Instrumented measurement of anterior laxity of the Knee. J. Bone Jt. Surg. 67 A, (1985) 720–726

Daniel, D. M., Stone, M. L., Sachs, R. et al.: Instrumented measurement of acute ACL disruption. Annual meeting of the AAOS, Atlanta, Georgia 1984
Einsingbach, T., Klümper, A., Biedermann L.: Sportphysiotherapie und Rehabilitation, Thieme, Stuttgart 1988
Haller, W., Gradinger, R., Lehner, K.: Die Aussagekraft der MR-Tomographie bei Kreuzbandverletzungen. Prakt. Sport-Traumatologie u. Sportmed. 1 (1989) 42–46
Hawe, W., Dörr, A., Bernett, P.: Sonographische Befunde am verletzten hinteren Kreuzband. Prakt. Sport-Traumatologie und Sportmed. 1 (1989) 28–31
Helbing, G., Burri, C.: Die Nachbehandlung nach Bandnähten und -plastiken am Kniegelenk. Unfallheilkunde 83 (1980) 426–430

Hughston, J. C., Andrews, J. R., Cross, M. J. et al.: Classification of knee ligament instabilities. Part I: The medial compartment and cruciate ligaments. Part II: The lateral compartment. J. Bone Jt. Surg. 62 A (1976) 159–179

Hughston, J. C., Eilers, A. F.: The role of the posterior oblique ligament in repairs of acute medial (collateral) ligament tears of the knee. J. Bone Jt. Surg. 59 A (1973) 923–940

Hughston, J. C., Norwood, L. A.: The posterolateral drawer test and external recurvatum test for posterolateral rotatory instability of the knee. Clin. Orthop. 147 (1980) 82–87

Jakob, R. P., Hassler, H., Staeubli, H.: Observations on rotatory instability of the lateral compartment of the knee – experimental studies on the functional anatomy and the pathomechanism of the true and reversed pivot-shift-sign. Acta orthop. scand. Suppl. 191 (1981) 1–32

Kennedy, J. C.: Classification of knee joint instability resulting from ligamentous demage. In: *K. P. Schulitz, H. Krahl, W. H. Stein* (Hrsg.): Late reconstruction of injured ligaments of the knee. Springer, Berlin – Heidelberg – New York 1978

Kennedy, J. C., Fowler, J. P.: Medial and lateral instability of the knee – an anatomical and clinical study using stress machines. J. Bone Jt. Surg. 53 A (1971) 1257–1270

Kennedy, J. C., Weinberg, M. W., Wilson, A. S.: The anatomy and function of the anterior cruciate ligament. J. Bone Jt. Surg. 56 A (1974) 223–235

Lemaire, M.: Ruptures anciennes du ligament croise anterior du genou. J. Chir. Paris 93 (1967) 311–320

Malcom, L. L., Daniel, D. M., Stone, M. L., Sachs, R.: The measurement of anterior knee laxity after ACL reconstructive surgery: Clin. Orthop. 196 (1985) 35–41

Markolf, K. L.: Measurement of knee stiffness and laxity in patients with documented absence of the anterior cruciate ligament. J. Bone Jt. Surg. 66 A (1984) 242–253

Markolf, K. L., Graff-Radford, A., Amstutz, H. C.: In vivo knee stability a qantitative assessment using an clinical testing apparatus. J. Bone Jt. Surg. 60 A (1978) 664–674

Markolf, K. L., Mensch, J. S., Amstutz, H. C.: Shiffness and laxity of the knee, the contributions of the supporting structures. J. Bone Jt. Surg. 58 A (1976) 583–594

Menschik, A.: Mechanik des Kniegelenkes, Teil 1. Z. Orthop. 112 (1974) 481–495

Menschik, A.: Mechanik des Kniegelenkes, Teil 2. Z. Orthop. 113 (1975) 388–400

Menschik, A.: Grundsätzliches zur Kinematik und Selbstverwirklichung der unbekannten biologischen Bewegungssysteme unter besonderer Berücksichtigung des Kniegelenkes. Hefte Unfallheilk. 167 (1984) 23–47

Müller, W.: Das Knie. Springer, Berlin – Heidelberg – New York 1982

Münch, E. O., Gärtner, U.: Die frühfunktionelle Weiterbehandlung operativ versorgter antero-medialer Knie-Instabilitäten. Z. Krankengymnastik (KG) 37 (1985) 457–461

Muhr, E., Wagner, M.: Kapsel-Band-Verletzungen des Kniegelenkes – Diagnostikfibel. Springer, Berlin – Heidelberg – New York 1981

Nicholas, J. A.: The five-one reconstructions for anteromedial instability for the knee. J. Bone Jt. Surg. 55 A (1973) 899–922

Nietert, M.: Untersuchungen zur Kinematik des menschlichen Kniegelenkes im Hinblick auf ihre Approximation in der Prothetik. Dissertation, TU Berlin 1975

Reiser, M., Rupp, N., Karpf, P. M., Feuerbach, St., Paar, O.: Erfahrungen mit der CT-Arthrographie der Kreuzbänder des Kniegelenkes. Fortschr. Röntgenstr. 137 (1982) 372–379

Schlepckow, P.: Kapselbandverletzungen des Kniegelenkes. Therapiewoche (1989) 204–213

Schmickal, T., Settner, M., Ludolph, E.: Stellen elastische Knieorthesen eine sinnvolle Ergänzung der konservativen Behandlung veralteter Kniebandschäden dar. Orthopädie-Technik 2 (1989) 61–64

Slocum, D. B., Larson, R. L.: Rotatory instability of the knee. J. Bone Jt. Surg. 48 A (1966) 1221

Slocum, D. B., Larson, R. L.: Rotatory instability of the knee. J. Bone Jt. Surg. 50 A (1968) 211–225

Stoltze, K. D.: Aktuelle Therapiekonzepte bei Kniebandläsionen und orthopädietechnische Versorgung. Orthopädie- u. Rehatechnik international, Nürnberg 1988

Stoltze, K. D., Biedermann, L.: Medizinische Anforderungen an Orthopädie-technische Versorgungen bei Kniestabilitäten und aktuelle konservative Versorgungsmöglichkeiten. 73. Tagung Deutsche Ges. Orthopädie-Traumatologie, Erlangen 1986

Stoltze, K. D., Biedermann, L.: CT-Untersuchung zur Funktionsüberprüfung der C.T.-Knie-Orthese. Techn. Information Heft 6 (1988)

Stoltze, K. D., Lindemer, E., Biedermann, L.: Indikation und Voraussetzung für eine frühfunktionelle Behandlung von komplexen Kniebandverletzungen. 3. orthopädisches Symposium Würzburg 1986

Strobel, M., Stedtfeld, H.-W.: Diagnostik des verletzten Kniegelenkes. Hans Marseille, München 1988

Wirth, C. J., Jäger, M., Kolb, M.: Die komplexe vordere Knieinstabilität. Thieme, Stuttgart – New York 1984

Wirth, C. J., Schmidt, J.: Die Therapie frischer und veralteter antheromedialer Knieinstabilitäten und generelle Aspekte zur postoperativen Weiterbehandlung. Z. Krankengymnastik (KG) 37 (1985) 447–450

Abschnitt III
Segment-Orthesen für verletzte Sportler

Lutz Biedermann

Überblick

In dem Kapitel über **Segment-Orthesen** wird die *Orthesenversorgung des verletzten Sportlers* gesondert beschrieben, da sowohl die Parameter für die Konstruktionen als auch die funktionellen Ansprüche an orthopädietechnische Konstruktionen nicht immer mit denen einer Normalversorgung vergleichbar sind.

Die zu versorgende Patientengruppe umfaßt Athleten auf unterschiedlichem Leistungsniveau mit Schädigungen des Bewegungsapparates.

Oft ist es nicht die Art der Verletzung, die uns vor Probleme stellt, sondern der Status und das Leistungsniveau des Patienten. Nach unserer Erfahrung steigen die persönlichen Ansprüche und die konstruktiven Anforderungen an ein orthopädietechnisches Hilfsmittel proportional zum Leistungsniveau des Patienten. Bei Gesprächen mit Spitzen-Sportlern ist diese erhöhte Sensibilität zu berücksichtigen.

Die Anwendung von Orthesen beim Sportler wurde lange Zeit nur mit großer Skepsis von allen Beteiligten betrachtet. Als Hauptproblem stand dabei die funktionelle Beeinträchtigung des Sportlers durch das Hilfsmittel im Vordergrund und der Orthopädie-Techniker war nicht für die speziellen Ansprüche dieser Patientengruppe ausgebildet. Im Zeitalter der Spezialisierung war es nur noch eine Frage der Zeit bis sportbegeisterte Mediziner, Physiotherapeuten und Orthopädie-Techniker sich in Arbeitsgruppen mit diesem Thema auseinandersetzten. Die Berücksichtigung von neuen wissenschaftlichen Gesichtspunkten zur Biomechanik von Sportarten, die Hinwendung zur frühfunktionellen Bewegungstherapie und der Einsatz von neuen Baumaterialien führte zu Orthesenkonstruktionen, die einerseits ihre Aufgabe sicher erfüllen können und andererseits auch von den Sportlern akzeptiert und angewendet werden.

Das Therapieziel ist die externe mechanische Beeinflussung des geschädigten Bewegungsapparates, insbesondere von Weichteil- und Gelenkstrukturen. *Für die Orthesenkonstruktionen stehen dabei Schutz, Stabilisierung und Entlastung als Aufgaben im Vordergrund.*

Wegen des veränderten beruflichen Umfeldes der Sportmedizin (Sportmediziner – Sportphysiotherapeut – Trainer) gilt es die diesbezüglichen Anforderungen an die technische Orthopädie darzustellen.

Alle beteiligten Berufsgruppen kennen aus ihrer Sicht die fachspezifischen Anforderungen des Patienten an die orthopädietechnische Konstruktion und können diese Information an den Orthopädie-Techniker weitergeben. Bei der konservativen und postoperativen Rehabilitation werden Forderungen des Operateurs und des Physiotherapeuten im Vordergrund stehen, während bei der Verwendung von orthopädietechnischen Konstruktionen im Training oder im Wettkampf auch die Vorstellungen des Trainers und die Wettkampfbestimmungen berücksichtigt werden müssen.

Wenn sich der Orthopädie-Techniker bei der konservativen oder postoperativen Versorgung noch in seiner gewohnten Arbeitswelt befindet, so verläßt er diese bei der Versorgung von Athleten im Training oder Wettkampf. Mit persönlichem Engagement muß sich der Orthopädie-Techniker über die speziellen Bewegungsabläufe und pathomechanischen Einwirkungen der Sportart seines Patienten informieren. Biomechanische Studien über die Krafteinwirkung und Kraftentfaltung bei speziellen Sportarten sind erhältlich und lassen exakte Rückschlüsse auf die orthopädietechnische und mechanische Realisierung einer Versorgung zu.

Der Orthopädie-Techniker sollte die Therapiemöglichkeiten seiner Orthese realistisch einschätzen und dies seinem Patienten in Form von gesundem Optimismus erklären! Der Grad zwischen Über- und Untertreibung der funktionellen Wirkungsweise ist schmal und entscheidet oft darüber, ob eine Versorgung akzeptiert und erfolgreich sein wird. In besonders kritischen Fällen kann mit Hilfe einer einfach konstruierten Probe-Orthese der Funktionsanspruch des Athleten bestimmt werden.

Begriffsbestimmungen

Eine ausgewogene Orthesen-Versorgung von Sportlern kann nur in der Zusammenarbeit von Arzt, Physiotherapeut, Trainer und Orthopädie-Techniker erfolgreich sein.
Der Versuch einer Systematisierung bisher erfolgreicher Versorgungsbeispiele soll dazu beitragen, daß die beteiligten Gruppen effektiv zusammenarbeiten können.
Orthopädietechnische Hilfsmittel wurden 1985 am Beispiel der Knie-Orthesen von einer Arbeitsgruppe der *American Academy of Orthopedic Surgeons* (AAOS) übersichtlich eingeteilt in solche mit präventiver, rehabilitativer und funktioneller Wirkung:

- **Präventive Orthesentypen** schützen den Körper bei Überlastung und verringern das Verletzungsrisiko.
- **Rehabilitative Orthesentypen** werden im Bereich der konservativen oder operativen Behandlung eingesetzt, meist als unterstützende Maßnahme in der Bewegungstherapie oder als Schutzfunktion.
- **Funktionelle Orthesentypen** unterstützen den Bewegungsapparat bei verbleibender funktioneller Bewegungs- oder Belastungsstörung.

Diese Einteilung kann für den Arzt als Ausgangsbasis zur Indikation von Orthesenkonstruktionen dienen und muß nicht dogmatisch angewendet werden, denn Überschneidungen und Kombinationen sind möglich. Sie enthält zudem wichtige Kriterien für den Orthopädie-Techniker für die Auswahl der geeigneten Konstruktion, denn es sind Rückschlüsse möglich über: *Verwendungszweck, Anforderungen an Stabilität und Funktion, Tragedauer, kosmetische Gesichtspunkte.*

Aufgrund ihrer unterschiedlichen Funktionsweisen können Konstruktionen von **Segment-Orthesen für den verletzten Sportler** in zwei Gruppen, als

- *Orthesen zur aktiven Bewegungssteuerung* und
- *Orthesen zur passiven Bewegungssteuerung,*

gegliedert werden.

Orthesen zur aktiven Bewegungssteuerung sind komplexe Konstruktionen und bestehen aus Körperformteilen, externen Verbindungselementen und Gelenken. Bei diesen Konstruktionen werden die *Bewegungen vom Patienten aktiv ausgeübt,* die Orthese übernimmt ausschließlich die Bewegungsführung, i. S. von Begrenzung oder achsengerechter Stabilisierung.

Als Material bieten sich heute Leichtbaustoffe wie Titan, hochfestes Aluminium und Hochleistungsverbund-Werkstoffe (Karbonfaser-Kunststoff-Matrix) an, damit eine stabile aber dünnwandige und somit kosmetisch akzeptable Orthese realisiert werden kann.

Da die Körperformteile und externen Gelenkkonstruktionen in der Lage sind, hohe Kräfte aufzunehmen und umzuleiten, wirken diese Orthesen *schützend, stabilisierend* und *entlastend* auf Gelenkstrukturen des menschlichen Körpers. Selbst bei High-Impact-Sportarten (z. B. Am. Football, Motocross und Eishockey), wo sich hohe Geschwindigkeit und Kraft zu großen Risikofaktoren multiplizieren, können die externen Krafteinwirkungen durch die Auswahl der geeigneten Werkstoffe kontrolliert werden.

Wenn die Muskulatur durch die Körperformteile nicht abgeschnürt wird und die externen Gelenkachsen eine vertretbare Kongruenz zu den anatomischen Gelenkachsen bilden, ist eine aktive Bewegungssteuerung auch im Sinne der Bewegungseingrenzung für den verletzten Sportler gegeben.

Je nach Therapiekonzept werden Orthesen zur aktiven Bewegungssteuerung sowohl im Stadium der Rehabilitation, des Trainings und des Wettbewerbs als auch im täglichen Leben verwendet.

Orthesen zur passiven Bewegungssteuerung sind entwickelt worden, um die frühfunktionelle Bewegungstherapie nach Gelenkoperationen in der ersten postoperativen Phase zu unterstützen. An präoperativ angepaßte Körperformteile werden mechanische Bewegungselemente in Form von Motoren zugeschaltet, mit denen die *Gelenke passiv durchbewegt* werden können. Damit wird verhindert, daß trotz der Bewegungstherapie aktive Muskelkräfte in diesem Stadium auf die Gelenke einwirken.

Diese von *Salter* (1979) in Toronto entwickelte Therapie der „Continuous-passive-motion" (Kurzform CPM) war ursprünglich für die postoperative Behandlung von Rheumapatienten nach gelenkerhaltenden Operationen konzipiert worden. Speziell in der frühfunktionellen Bewegungstherapie beim Sportler erweist sich die unmittelbare Verwendung dieser CPM-Orthesen als positiv zur Verbesserung der Durchblutung der Gelenkweichteile und zur Verhinderung von Gelenkkontrakturen bzw. Adhäsionen. Der wissenschaftliche Nachweis, daß es bei dieser passiven Bewegungstherapie zu einer Verbesserung des Knorpelstatus kommt, ist das Ziel von aktuellen Untersuchungen und soll nur am Rande erwähnt werden.

CPM-Orthesen werden zur Zeit in der unmittelbaren postoperativen Phase zur Verbesserung der Heilung und Gelenkbeweglichkeit und zur Schmerzverringerung nach Gelenkoperationen mit bewegungsstabilen Zuständen verwendet.

Zusammenfassung

Bei der biomechanischen Wirkungsweise von **Segment-Orthesen für den verletzten Sportler** sind eindeutig Parallelen zur Normalversorgung festzustellen, wobei der erhöhte Anspruch der Athleten an die Funktion der Segment-Orthese die Verfeinerung bisher bekannter biomechanischer Konzepte erkennen läßt.

Die erweiterten Erkenntnisse, auch in der Materialwahl, lassen sich, in Rückwirkung, ohne großen Aufwand für die klassischen Aufgabenbereiche anwenden.

Im nachfolgenden werden spezielle Versorgungsbeispiele aus den versorgungsrelevanten Gruppen verletzter Sportler dargestellt und nach Körperbereichen wie folgt geordnet:

Untere Extremität	**Wirbelsäule**	**Obere Extremität**
– Kniegelenk	– Halswirbelsäule	– Schultergelenk
– Sprunggelenk	– Lendenwirbelsäule	– Handgelenk und Fingergelenke.

Versorgungsbeispiele im Bereich der unteren Extremität

– Kniegelenk
– Sprunggelenk

● Die mehrgelenkige Gliederkette der unteren Gliedmaße, aus Fuß-, Knöchel-, Knie- und Hüftgelenk bestehend (s. Kapitel 2, S. 70 und 71), ist auch bei Sportverletzungen als funktionelle Einheit zu betrachten.

Über die untere Gliedmaße gibt der Sportler die meiste Eigenkraft ab, im Sinne von Beschleunigung, Stabilisierung und Balance. Isolierte Schmerz- oder Instabilitätszustände in einem Teil dieser Gliederkette können zu kompensatorischen Reaktionen der anderen Gelenke führen. Daraus resultiert, selbst bei geringer Läsion, eine oft massive Beeinträchtigung des Sportlers in seinem gesamten Bewegungsablauf.

Für die orthopädietechnische Versorgung stehen Patienten mit **Läsionen am Kapselband-Apparat des Kniegelenkes und des oberen Sprunggelenkes** im Vordergrund, wobei neben der postoperativen Bewegungsführung auch die konservative Behandlung von chronischen Instabilitäten zunehmend an Bedeutung gewinnt.

Kniegelenk

■ Als mittleres Gelenk in einer dreiachsigen Gliederkette zwischen Sprung- und Hüftgelenk gelegen, ist das Kniegelenk großen mechanischen Belastungen ausgesetzt (Kapitel 2, S. 75–80, S. 87–94).
Durch die langen Hebelarme von Tibia und Femur und die hauptsächliche Gelenkführung durch einen komplizierten Bandapparat sind weitere Voraussetzungen für eine hohe Verletzungsanfälligkeit bei Überlastung oder massiver Krafteinwirkung von außen geschaffen. Aus diesen Gründen werden vermehrt Sportler mit Problemen der Kniebandinstabilitäten (s. a. Kapitel 5, S. 620 und 631) orthopädietechnisch versorgt.

Im **postoperativen Bereich nach Kniebandrekonstruktionen** hat sich durch die vermehrte Hinwendung zur frühfunktionellen Bewegungstherapie eine Gruppe von Segment-Orthesen entwickelt, bei der die sichere Bewegungseingrenzung und Führung im Vordergrund steht. Aufgabe einer solchen *rehabilitativen Segment-Orthese* ist die zuverlässige Stabilisierung der medio-lateralen Aufklappbewegung und die einstellbare Begrenzung der Flexions-Extensionsbewegung. Durch die Verwendung von Kunststoff-Formteilen für Oberschenkel und Unterschenkel, Kunststoffschienen und -Gelenkkonstruktionen sind leichte (ca. 600 g) und wasserfreundliche Konstruktionen entstanden. Beim Duschen und in der Hydrotherapie müssen sie nicht mehr ausgezogen werden.
Auch wenn solche Segment-Orthesen individuell nach Abdruck angefertigt werden, kann der Patient innerhalb von 48 Stunden versorgt werden.

Interessante Konstruktionen stammen aus der Universität Iowa von Shurr und Miller (1983) (s. Abb. 5-69 A,B) und aus der deutschen Sportklinik Hellersen von *Schuchard* und *Emmerich* (1986), beide **Segment-Orthesen** verfügen über ausreichend ⅔ **lange Körperformteile** für Ober- und Unterschenkel. Durch **suprakondyläre Fassungen** (bei beiden Konstruktionen) und einer zusätzlichen **suprapatellaren Abstützung mit drehbar gelagertem Kondylenkorb** *(Uhlig / Biedermann)* wird im Oberschenkelbereich eine ausgezeichnete mechanische Basis zur Stabilisierung des Kniegelenkes erzielt. Zur Verbesserung der Kongruenz zwischen mechanischem und anatomischem Kniegelenk werden polyzentrische Zahnsegmentgelenke verwendet. Die sukzessive Justierung der Flexions- und Extensionsanschläge ist einfach und kann auch während der ambulanten Sprechstunde vorgenommen werden (Abb. 5-82).

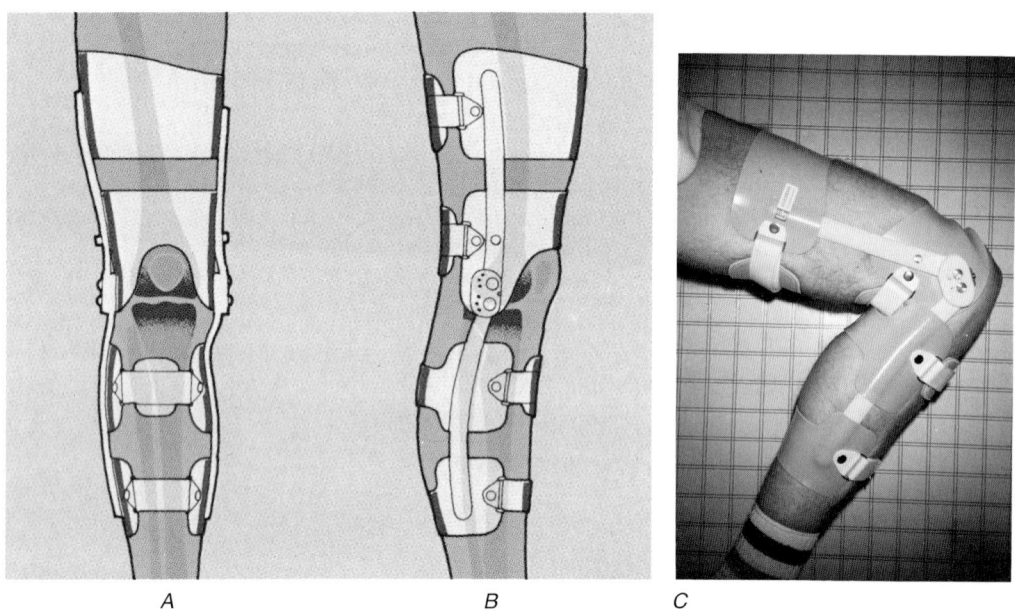

Abb. 5-82 A–C A/B) Wirkungsprinzip der postoperativen Segment-Orthese Typ IOWA, in modifizierter Form mit beweglichem Kondylenkorb. *C)* Segment-Orthese Typ IOWA am Sportler (*A–C* nach *L. Biedermann, A/B* aus *Th. Einsingbach, A. Klümper, L. Biedermann:* Sportphysiotherapie und Rehabilitation. Thieme, Stuttgart 1988)

Wenn **Sportler nach komplexeren Kniebandoperationen** wieder aktiv in das Stadium von Training und Wettbewerb zurückkehren, kann es sinnvoll sein, den Kapselbandapparat der operierten Seite **mit einer Segment-Orthese zu führen und zu stützen**, bis eine ausreichende Eigenstabilität erreicht ist. In diesen Fällen werden Konstruktionen verwendet, die in der Lage sind das *Kniegelenk medio-lateral zu stabilisieren und bei freier Flexion die Extensionsbewegung zwischen 30–5° zu begrenzen.* Damit das Muskelspiel nur wenig beeinträchtigt wird, sind sogenannte **offene Rahmenkonstruktionen** zu bevorzugen. Sie vereinigen einen guten Stabilisierungseffekt bei freiem Muskelspiel, sind thermoplastisch an die Verbesserung des Muskelstatus anpaßbar und leicht im Gewicht.

Als Beispiel kann hier die *C.Ti.-Orthese* genannt werden, die von *Steadman* und *Castillo* (1981) zu diesem Zweck entwickelt wurde.

Die vorgenannten Anforderungen an Segment-Orthesen für das Kniegelenk werden noch erweitert, wenn ein **Athlet mit verbleibenden ein- oder mehrachsigen Kniebandinstabilitäten** orthopädietechnisch versorgt werden soll. Neben der medio-lateralen Bewegungsführung muß eine *sichere Kontrolle der vorderen bzw. hinteren Schublade* erreicht werden. Der physiologische Bewegungsablauf und der Zeittakt der athletischen Ausübung dürfen nicht beeinträchtigt werden, da es sonst (z. B. beim Trick-Skifahren) zum Sturz und zu weiteren Verletzungen kommen kann. Die Untersuchungen von *T. Iglehart* (1983) zeigen, daß die C.Ti.-Orthese keinen negativen Einfluß auf das Reaktionsverhalten des Athleten ausübt.

In weiteren wissenschaftlichen Arbeiten von *R. Hunter* (1985) konnte der Nachweis einer guten Stabilisierung der vorderen und medialen Instabilität beim Sportler erbracht werden.

Die **Segment-Orthese des C.Ti.-Types** besteht aus extrem stabilen Karbonfaser-Rahmenteilen für Ober- und Unterschenkel und ist durch polyzentrische Zahnsegmentgelenke aus Titan verbunden. Eine dorsale Verspannung des vorderen Rahmens erfolgt über ein starres Gurtsystem. Seitliche Kondylenpolster mit pneumatischer Wirkung verhindern ein Verrutschen der Orthese auch unter extremen Bedingungen (Eishockey, Skirennen, Motocross) und reagieren energieabsorbierend auf starke seitliche Schläge. Die Segment-Orthese wird in 3 unterschiedlichen Grundtypen gefertigt, mechanische Zusatzteile erweitern die Wirkungsweise auch für Problempatienten. Durch die kompromißlose Verwendung von Leichtbauwerkstoffen konnte ein interessantes Verhältnis von geringem Gewicht (450 g) und extrem hoher Stabilität geschaffen werden (Abb. 5-83).

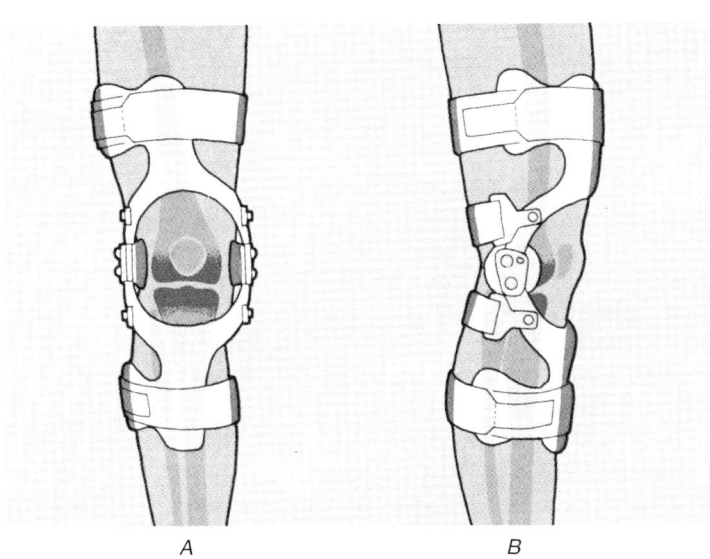
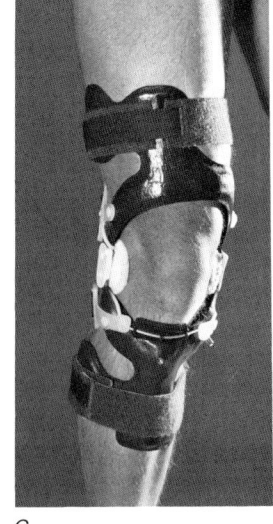

Abb. 5-83 A–C A/B) Wirkungsprinzip der Knieführungs-Orthese Typ C.Ti. (*Ca*rbon *Ti*tanium Knee brace) als Beispiel einer offenen Rahmenkonstruktion. C) Knieführungs-Orthese Typ C.Ti. am Patienten. Im Detail sind die funktionellen Zuschnitte der Körperformteile zu erkennen sowie die kniegelenksnahe dorsale Verspannung der ventralen Rahmenteile (A–C nach *L. Biedermann*, A/B aus *Einsingbach* et al. 1988)

Die Verwendung von Segment-Orthesen für das Kniegelenk als **Präventiv-Maßnahme** begann 1979 als amerikanische Footballspieler, bedingt durch die hohe Verletzungsrate, mit dem *lateralen "Knee-Stabilizer"* von *Anderson* ausgerüstet wurden. Diese Konstruktion bestand aus einem einachsigen Gelenk und zwei Schienenteilen, die auf die jeweils laterale Seite der Kniegelenke mit Tape fixiert wurden. Dadurch sollte der gefährliche Seitenschlag auf das Knie abgefangen werden.

1983 wurde an der Universität Iowa unter Mithilfe von Sportmedizinern und Trainern von dem Physiotherapeuten *D. Shurr* und dem Orthopädie-Techniker *H. Miller* eine Vollkunststoff-Orthese als Präventiv-Maßnahme entwickelt. Die **AM-PRO-Orthese** besteht aus je einer Ober- und Unterschenkel-Schale, die durch zwei polyzentrische Zahnsegmentgelenke verbunden sind.

In einer Studie konnte 1985 nachgewiesen werden, daß durch die Verwendung von Nylon-Schienen eine teilweise Energieaufnahme von seitlichen Kräften möglich war. Außerdem zeigten 1986 Untersuchungen an Leichenteilen, daß für die seitliche Stabilisierung die Verwendung von lateralen und medialen Schienen den Einschienen-Konstruktionen überlegen war.

Beim professionellen Footballspieler gehört heute der **Kniegelenksschutz in Form einer Segment-Orthese** zur Standardausrüstung, und die internationalen Topfahrer beim Motocross verwenden spezielle *C.Ti.-Motocross-Konstruktionen* zum Schutz der Kniegelenke.

Für die **zukünftigen Entwicklungen von Segment-Orthesen** im Bereich des Kniegelenkes stehen zwei wichtige Forderungen im Vordergrund:

– 1. Die Verbesserung der externen Gelenke im Sinne eines deutlich verbesserten physiologischen Bewegungsablaufes,
– 2. die Kombination von rehabilitativen und funktionellen Segment-Orthesen mit Hilfe von auswechselbaren Modularsystemen.

Wenn diese Anforderungen erfüllt sind, ist der Einsatz der Konstruktionen auch bei äußerst komplizierten rekonstruktiven Maßnahmen, speziell im Bereich des hinteren Kreuzbandes, denkbar.

Sprunggelenk

■ Die häufigste Sportverletzung an den Sprunggelenken (s. a. Kapitel 2, S. 95–99) ist das Supinationstrauma mit Distorsionen, Dehnungen oder Riß des lateralen Kapselband-Apparates. Je nach Schwere der Verletzung und unter Berücksichtigung der sportlichen Aktivitäten des Patienten erfolgt eine konservative Behandlung in Form einer Ruhigstellung, oder es werden rekonstruktiv-chirurgische Eingriffe vorgenommen.

Wesentlichstes Ziel der orthopädietechnischen Versorgung des instabilen Sprunggelenkes ist die Verhinderung der Pronation und Supination und die Begrenzung und Führung der Plantar-Dorsalbewegung. Diese Ruhigstellung bzw. Bewegungsbegrenzungsführung kann, je nach Konstruktion der Segment-Orthese oder eines Spezialschuhes, im Wirkungsgrad von schwach bis sehr stark ausgewählt werden.

In der postoperativen Phase nach Bandrekonstruktionen setzt sich vermehrt die frühfunktionelle Nachbehandlung durch. Ziel ist frühzeitige Bewegung und Belastung mittels äußerer Stabilisierungshilfen. Zur rascheren Heilung sollen moderierte Spannungsreize auf den fibulären Bandapparat einwirken. Das *Bewegungsausmaß* wird auch unter Belastung so *begrenzt*, daß es nicht zu einer erhöhten Zugspannung des verletzten Bandapparates kommt. Aufgrund der Untersuchungen von *Wirth* (1986) und *Segesser* (1986) ergibt sich dabei ein erlaubtes Bewegungsausmaß des oberen Sprunggelenkes von dorsal-plantar 10-0-20 Grad ohne Pronations-Supinationskomponente.

Die bekannteste Konstruktion zur frühfunktionellen Behandlung von fibulären Bandverletzungen des oberen Sprunggelenkes ist der **Adimed-Schuh nach Spring** (1981), wobei die Knöchelstabilisierung über spezielle Stützelemente erfolgt.

Einen anderen Weg mit gleichem funktionellen Rehabilitationsziel geht die Gruppe von *Kohlberg* (1986) mit dem **Orbimed-Innenschuh**. Dieser nach Gipsabdruck gefertigte Lederinnenschuh kann im Konfektionsschuh getragen werden. Seitlich eingebrachte Kunststoffplatten verhindern die Drehbewegungen des Fußes und die laterale Aufklappbarkeit im oberen Sprunggelenk. Eine deutliche Verkürzung der Heilungszeit konnte in einer Studie nachgewiesen werden.

Eine vergleichende Studie von *Zwipp et al.* (1986) zum funktionell-sportphysiologischen Ergebnis der operativen bzw. konservativen Therapie zeigte einen Vorteil der Orthesen-Therapie auf.

Bei **chronischer Instabilität bzw. bei der Rückkehr von operierten Risikopatienten in das Trainings- und Wettkampf-Stadium** verwenden wir die **ADA-Orthese** (*a*djustable *a*nkle orthosis), eine Konstruktion aus dem Bereich der funktionellen Segment-Orthesen. Hierbei werden Mittel- und Rückfuß in einer Schale gefaßt und über ein Gelenk mit einem Unterschenkelteil verbunden. Die Befestigung am Körper erfolgt über Klettverschlüsse. Um den speziellen Bedürfnissen des Sportlers entgegenzukommen, wurde die Auftrittsfläche der Ferse freigelegt, damit diesem Bereich eine ungestörte Rückmeldung für die Muskelsteuerung beim Fersenauftritt erhalten bleibt. Die Unterschenkelfassung stützt medial und lateral in ausreichender Höhe, wobei der hintere tiefe Ausschnitt die Wadenmuskulatur freilegt. Das mechanische Gelenk ist in mehreren Ebenen justierbar und ermöglicht eine kongruente Einordnung zur anatomischen Gelenkachse. Aus Hochleistungsverbundwerkstoff gefertigt, wiegt eine solche Orthese ca. 250 g, thermoplastische Anpassungen an den sich verändernden Muskelstatus sind möglich (Abb. 5-84).

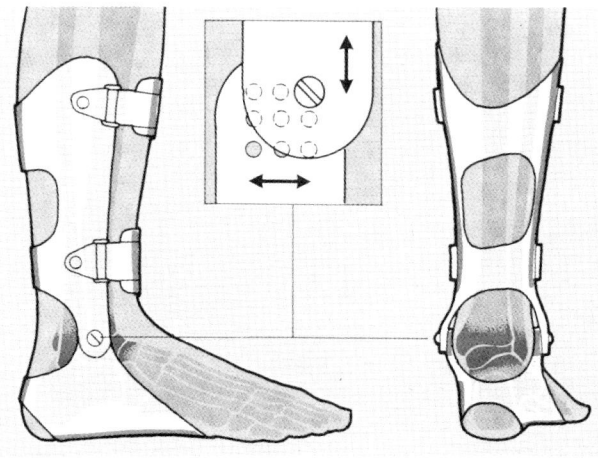
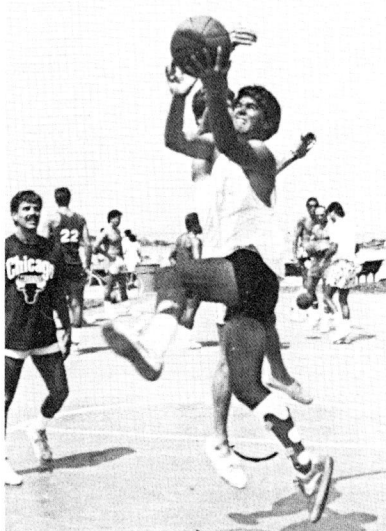

Abb. 5-84 A/B A) Wirkungsprinzip der funktionellen ADA-Knöchelorthese zur Stabilisierung der Pro-Supinationsbewegung bei weitgehend uneingeschränkter Dorsal-Plantar-Beweglichkeit. Die Gelenkachse ist thermoplastisch einjustierbar. *B)* Knöchelorthese Typ ADA bei Anwendung im Sport; ohne Behinderung der sportspezifischen Bewegung

(*A:* nach *L. Biedermann,* aus *Einsingbach et al.* 1988, B: Action Dynamics, Archiv)

Versorgungsbeispiele im Bereich der Wirbelsäule

- Halswirbelsäule
- Lendenwirbelsäule

● Der passive und aktive Bewegungsapparat des Rumpfes ist exakt zueinander ausbalanciert und arbeitet, einfach ausgedrückt, nach dem Verspannungsprinzip. Dabei stabilisieren sich Bauch- und Rückenmuskulatur in Ruhe und Bewegung (s. a. Kapitel 1, S. 23 und 24).
Speziell dem Athleten dient der Rumpf als stabilisierendes Element zur Körperbalance und Kopfkontrolle einerseits und zur kontrollierten Bewegungsführung der oberen und unteren Extremität andererseits. Die multisegmentale Gliederkette von Hals-, Brust- und Lendenwirbelsäule ermöglicht feindifferenzierte Bewegungen in mehreren Ebenen gleichzeitig, wirkt aber auch über die Bandscheiben als Stoßdämpfung für die Schulter- und Kopfregion.
Bedingt durch die o. g. Zentrumsfunktion für Kraftentfaltung und Körperkontrolle ist der Rumpf für zahlreiche Läsionen anfällig. Durch körperbezogene Über(be)lastung oder Krafteinfluß von außen (z. B. Sturz, Zusammenprall) ergeben sich **Muskel-, Weichteil- und Knochenverletzungen mit unterschiedlichem Schweregrad.**

Zur Zeit sind standardisierte Lehrmeinungen bzw. international akzeptierte Behandlungsschemata bei der Behandlung von Wirbelsäulenverletzungen der Sportler nicht erkennbar. Aus diesem Grund ist es angezeigt, sich hier auf die Darstellung einzelner gebräuchlicher Bandagen- und Rumpforthesentypen zu beschränken, und ihre biomechanischen Funktionen aufzuzeigen. Zudem erfolgt eine Abstufung der Wirkungsweise in leicht, mittel und stark. Dies erleichtert eine Zuordnung für gewünschte Indikationen und spezielle Diagnosen.
Für die orthopädietechnische Versorgung beschränkte sich der Text zudem auf die beiden exponierten Bereiche Halswirbelsäule und Lendenwirbelsäule, wobei der Übergang zur Brustwirbelsäule berücksichtigt wird. Beide Wirbelsäulenbereiche sind zum einen sehr starken Bewegungen und zum anderen extremen Krafteinwirkungen ausgesetzt. Diese sind oft nicht kompensierbar und führen zu Läsionen wie: Zerrungen, Wirbelblockierungen, Wirbellockerungen, Wirbelgleiten und Frakturen.

Halswirbelsäule

■ Orthopädietechnische Konstruktionen für die Halswirbelsäule können anstützend, fixierend und gewichtsentlastend wirken.
Hauptsächliche Anstützpunkte sind Schulter-, Brust- und Rückenpartie einerseits und Hinterhauptbein und Kinnbereich andererseits. Unbedingt zu vermeiden ist jede Art von zirkulärer Fassung, bei der es zu Klaustrophie-Erscheinungen (speziell im Schlaf) bzw. Atemnot und Schluckbeschwerden kommt. Je nach Konstruktionsart und Materialverwendung kann die Effektivität der Orthesen von leicht über mittel bis stark variiert werden.
Eine *leichte Wirkungsweise* können wir von sog. **Zervikalstützen** bzw. **Halskrawatten** aus trikotüberzogenem Schaum erwarten. Je nach dem anatomischen Zuschnitt der Kinn- bzw. Hinterhauptregion kann die Flexions- bzw. Extensionsbewegung eingeschränkt werden. Die Seitbewegung kann limitiert werden, eine Gewichtsentlastung oder die Kontrolle der axialen Rotation ist nicht möglich. Erwähnenswert ist die wärmende Wirkung zur Weichteillockerung.

Eine *mittlere Wirkungsweise* im Sinne der Kontrolle von Flexion/Extension/Seitbeugung und axialer Rotation erfolgt durch sog. **Zervikal-Orthesen in Halbschalenbauweise** unterschiedlicher Bauart. Die Wirksamkeit von solchen Konstruktionen ist abhängig von der Materialauswahl und der Größe der Anstützungsflächen im Rumpf- und Kopfbereich. Als generelle Regel gilt, daß die Wirkungsweise durch die Verwendung von starren Materialien und großflächigen Körperanstützungen verbessert wird.

Die *wirkungsvollste, zuverlässigste Bewegungseingrenzung und Gewichtsentlastung* bei komplizierten Zuständen der Halswirbelsäule erfolgt nach Untersuchungen von *R. M. Johnson* (1977) durch die Fixation im **Halo-Apparat** bzw. dem **Minerva-Gipsverband**. Beide Versorgungen sind in ihrer perfekten Wirkungsweise durch orthopädietechnische Lösungen bisher nicht zu verwirklichen.

Lendenwirbelsäule

■ Da die Lendenwirbelsäule mit der geringsten Eigenbeweglichkeit der drei Wirbelsäulenabschnitte ausgestattet ist, gleichzeitig aber das meiste Gewicht aufnehmen muß und zudem als Verbindungselement zwischen Bein/Becken- und Rumpfelement dient, sind folgende Aufgaben an Rumpfbandagen und -Orthesen zu stellen: Kontrolle von Flexion/Extension, Seitbiegung, axiale Rotation, Teilentlastung von Körpergewicht. Zusätzlich kann eine Redressionskontrolle im Sinne der Entlordosierung oder Hyperlordosierung erfolgen (s. a. Kapitel 3, S. 372–374).

Als *Segment-Orthesen mit leichter Wirkungsweise* sind **Bandagen aus Drell oder Neopren** (s. a. Kapitel 3, S. 353–357) einzustufen. *Hierbei wird der Abdominalbereich gefaßt und gegen eine dorsale Druckpelotte verspannt.* Diese Wirkung kann durch die Bandage an sich bzw. durch differenzierte Zuggurtungssysteme zwischen Rückenpelotte und Bauchfassung erfolgen.
Bandagen aus Neopren liegen exakt am Körper an, sie verfügen außerdem über eine gute Wärmewirkung zur Lockerung der Weichteilstrukturen. Durch die Vielzügigkeit dieses Materials ist jedoch eine kontrollierte und dosierbare Verspannung zwischen Rückenpelotte und Bauchteil nicht möglich. Die Kraftwirkung verpufft speziell in den Seitenteilen.

Ein von *Biedermann* und *Harms* (1986) (s. Abb. 5-85) entwickeltes **Stützmieder** kombiniert als Neopren-Rückenteil zur körperformschlüssigen Anlage der Wirbelsäulenpelotte und zwei Seitenteile mit abdominaler Anstützung aus einzügigem Gummigewebe. Dadurch wird die Zugkraft und Richtung zwischen Vorder- und Rückenteil exakt vorgegeben. Außerdem wird die Wärmewirkung des Neoprenmaterials auf den Rückenbereich konzentriert. Die hohe Körperformschlüssigkeit des vielzügigen Neoprenmaterials ermöglicht die Verwendung einer dünnen teilflexiblen Lumbosakralpelotte. Ergänzend können die von *Uhlig* entwickelten und in Kapitel 3, S. 347–351 dargestellten Pelottenmodule zur differenzierten Wirkungsweise dieses Mieders Verwendung finden. Rumpfbandagen in der beschriebenen Art können jedoch keinen Einfluß auf das Becken oder den thorakolumbalen Übergang ausüben (Abb. 5-85).

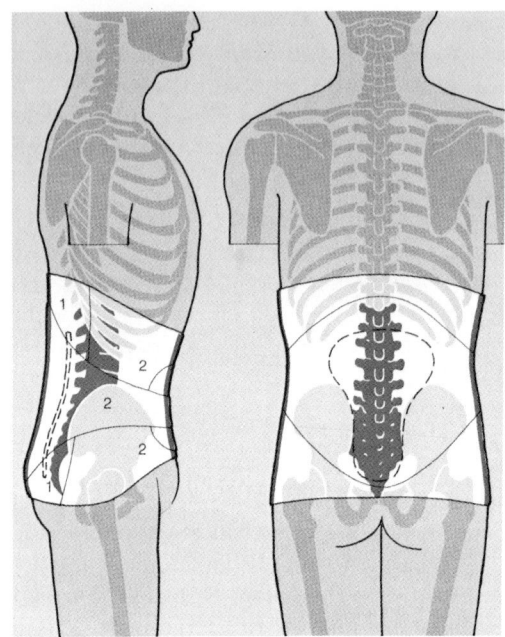
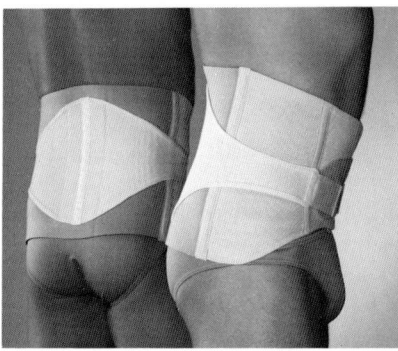

Abb. 5-85 A/B A) Wirkungsweise des Stützmieders nach *Harms* mit unterschiedlich elastischen Bauteilen (1 = vielzügig, 2 = einzügig) und abdominaler Anstützung. *B)* Stützmieder nach *Harms* am Patienten (nach *L. Biedermann*, aus *Einsingbach* et al. 1988)

Für eine *mittlere bis starke Wirkungsweise* im Sinne einer Fixation, Redression und Reklination der lumbosakralen Wirbelsäulensegmente bietet sich aus dem Rumpf-Orthesensystem Boston das **Boston-Overlap-Brace (BOB)** an. Dieses Modularsystem wurde an der Boston-Harvard-Medical-School von *J. Hall* und *L. Micheli* sowie von *B. Miller* (1985) entwickelt und wirkt auf eine einfache, jedoch äußerst effektive Weise. In einer stabilen, aber nicht unbequemen Polyäthylenschale werden das Becken, die Wirbelsäulensegmente und der Brustkorb von hinten-seitlich gefaßt und mittels eines sich überlappenden Vorderverschluß gegen das Abdomen verspannt. Je nach eingebautem Lordosegrad (0° oder 15°) kann über den intra-abdominalen Druck eine Fixation oder entlordosierende Redression auf den LWS-Bereich erfolgen. Zudem wird durch eine Verblockung von Beckenfassung und Brustkorbfassung eine extendierende Wirkung auf den LWS-Bereich ausgeübt. Damit diese Wirkung erzielt werden kann, muß die Orthese unbedingt im entspannten Zustand, also im Liegen, an- und ausgezogen werden. Die biomechanische Funktion der BOB-Körperformmodule kann also von stabilisierender, entlordosierender und/oder extendierender Wirkung sein.

Durch die Verwendung von mechanischen Zusatzteilen, wie Reklinationsbügel oder Kinn- und Hinterhauptanstützung kann auf den thorakalen Wirbelsäulenabschnitt stabilisierend und reklinierend eingewirkt werden. Die Effektivität einer solchen Orthese läßt sich durch die Verlängerung der Auflageflächen und die Körperformschlüssigkeit des Moduls steigern.

Speziell für die Orthesenverwendung bei verletzten Sportlern weisen wir auf die Arbeiten von *L. Micheli*, *J. Harms* und *D. Stoltze* (1986) hin (Abb. 5-86).

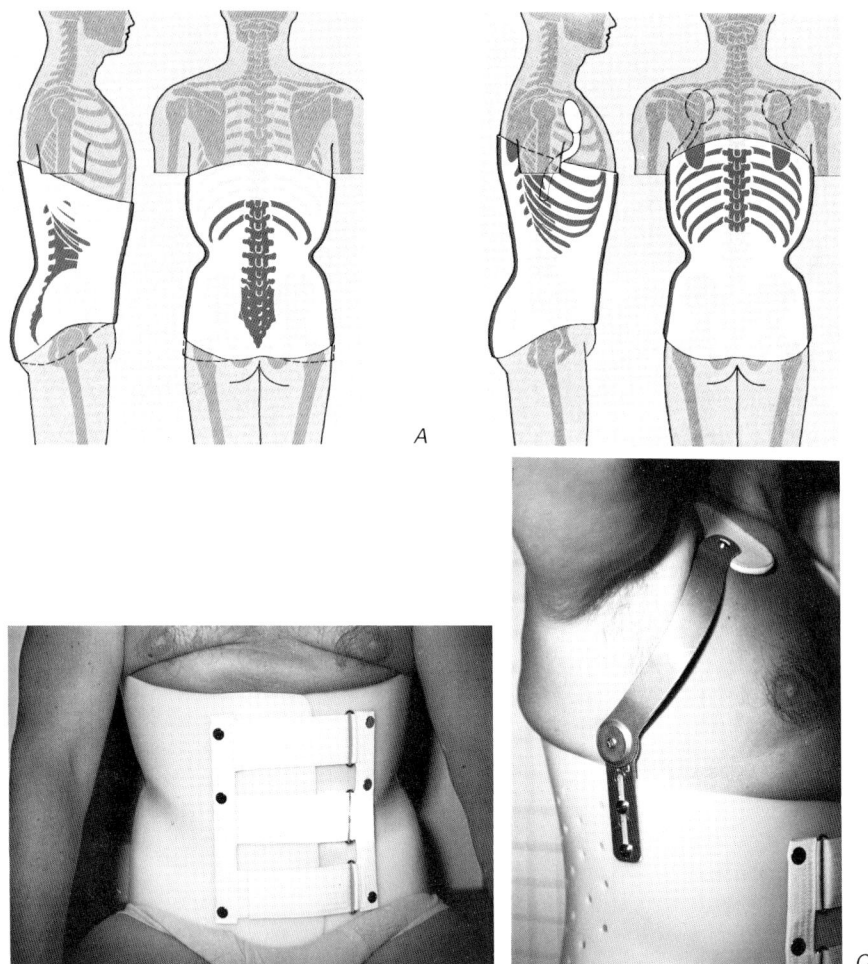

Abb. 5-86 A–C A) Wirkungsweise des BOSTON-OVERLAP-BRACE (BOB) in der Grundfunktion zur Beeinflussung lumbosakraler und lumbothorakaler Segmente. B) Das BOB am Körper angelegt. C) Das BOB am Körper angelegt; im Detail sind die Brustringbügel zu erkennen, sie dienen der lumbothorakalen Einwirkung (A–C L. Biedermann, Archiv)

Versorgungsbeispiele im Bereich der oberen Extremität

- Schultergelenk
- Handgelenk und Fingergelenke

● Bei der Sportausübung spielt die obere Gliedmaße eine wichtige Rolle um den Körper z. B. zu einem Sportgerät zu ziehen oder sich von ihm abzudrücken, außerdem werden die Arme zur Körperbeschleunigung oder Abbremsung und zur Balance verwendet. **Überlastungsschäden** sind möglich und spätestens beim Sturz wird die mehrgelenkige Gliederkette der oberen Extremität stark verletzungsgefährdet. Aufgrund der funktionell-anatomischen Gelenkstrukturen und der Verletzungshäufigkeit stehen für die orthopädietechnische Versorgung das Schultergelenk, das Handgelenk und die Fingergelenke im Vordergrund.

Schultergelenk

■ Als Verbindungsgelenk zwischen Rumpf und Arm ist das Schultergelenk hohen mechanischen Belastungen ausgesetzt. Bedingt durch ein Mißverhältnis zwischen Größe des Gelenkkopfes und einer zu kleinen Gelenkpfanne, und der vorwiegend muskulären Gelenkführung und Stabilisierung ist dieses Gelenk stark luxationsgefährdet. Tatsächlich ist eine vordere subkorakoidale Schulterluxation bei weitem die häufigste Form der Verrenkung eines Körpergelenkes beim Sport.
Speziell bei Sportarten, wo die Gefahr des Hängenbleibens bei hoher Geschwindigkeit (Skistock – Eishockeyschläger) gegeben ist, oder bei Kontaktsportarten, kann es zur ventralen Schulterluxation kommen. Im Laufe der Zeit, z. B. nach unsachgemäßer Reposition, als Folge von Begleitverletzungen oder nach mehrfachem Luxations-Trauma ergibt sich der Zustand der habituellen Schulterluxation.

Nach einer **rekonstruktiven chirurgischen Maßnahme** wird der Arm in einer **Abduktions-Orthese** fixiert und in übungsstabilem Zustand die Schultermuskulatur zuerst passiv später aktiv durchbewegt. Neben den bekannten *Gipsabduktionsschienen* bietet sich eine sichere postoperative Lagerung in einer vorgefertigten *Abduktions-Orthese im Baukastensystem* an. Der Vorteil einer Orthese ist in der exakten Justierung der einzelnen Bewegungsebenen zu sehen.

Zudem kann die statische Abduktionssperre gegen eine dynamische Federeinheit ausgetauscht werden, dafür stehen drei Federstärken zur Verfügung. Durch weitere mechanische Zusatzteile kann das Ellbogengelenk fixiert oder dynamisch bewegt werden (Abb. 5-87; s. a. Kapitel 4, S. 542, Abb. 4-118).

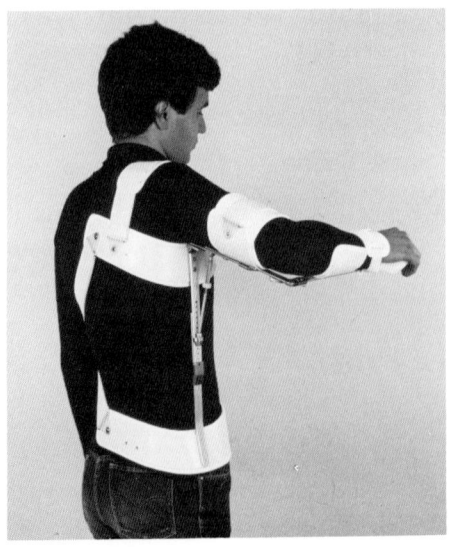

Abb. 5-87 Schulterabduktions-Orthese mit dynamischer Feder, exakter Paßform am Körper und guter Lastverteilung (*Otto Bock*, Archiv)

Bei **gelenkstabilen Operationsergebnissen** (z. B. humeruskopfnahe Osteosynthese) kann die *Bewegungsförderung* durch eine *tragbare CPM-Orthese* erfolgen, wobei das gewünschte Bewegungsausmaß einstellbar ist. Über Nacht wird die Orthese in angelegtem Zustand mit ihrer Vorderseite am Bettgalgen fixiert (Abb. 5-88).

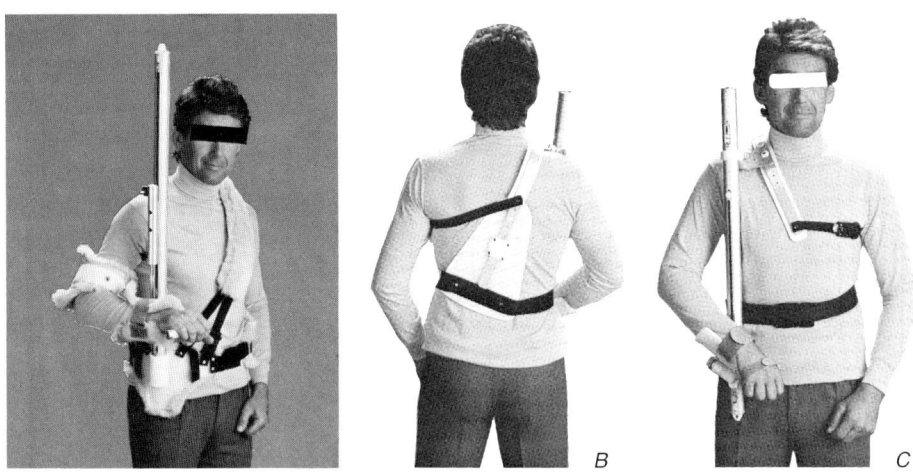

Abb. 5-88 A–C A) Tragbare Segment-Orthese System CPM zur passiven Bewegungstherapie der Schulter. Der Vorteil gegenüber stationären Geräten ist in der Beweglichkeit des verletzten Sportlers und einer kontinuierlichen Anwendung zu sehen. B) Rückansicht der Segment-Orthese System CPM (continuous passive motion from Salter). C) Tragbare Segment-Orthese System CPM zur passiven Bewegungstherapie des Ellenbogens (Toronto Medical Corp., Archiv)

Bei Eingriffen an der Rotatorenmanschette ist die Anwendung von **stationären Bewegungsaggregaten** vorzuziehen, da die Begrenzung der Ante- und Retroversion besser gewährleistet ist.

Die *Rückkehr zur sportlichen Aktivität* kann unterstützt werden durch eine **bewegungsführende, schützende Segment-Orthese**.
Neben der Bewegungsführung und Begrenzung des Schultergelenkes erfüllt die Orthese den *Zweck einer psychologischen Überaktivitätsbremse*. Nach unseren Erfahrungen werden hierdurch Gefahrensituationen, wie sie im Übereifer des Trainings oder im Wettkampf passieren, eingegrenzt. Auf einem elastischen Schulterstrumpf aus Neopren mit bewegungsfreundlichem Zuschnitt ist eine obere Plastikspange befestigt. Diese Spange ist zur Axilla und zur gegenüberliegenden Schulter über teilelastische Gurte verspannt. Durch die Anstützung der Spange auf dem vorderen und hinteren Teil der Schultermuskulatur wird ein erneutes Verschieben des Gelenkkopfes aus der Pfanne nach vorne oder hinten verhindert. Die funktionell wichtigen Bewegungen i. S. von Abduktion und Adduktion als auch Ante- und Retroversion sind ungehindert möglich (Abb. 5-89).

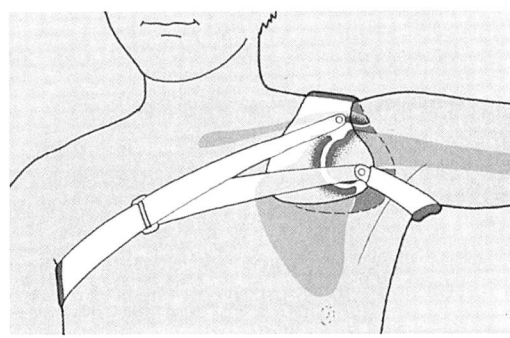

Abb. 5-89 A–C
A) Wirkungsweise einer Segment-Orthese zur Verhinderung der Schulterluxation.

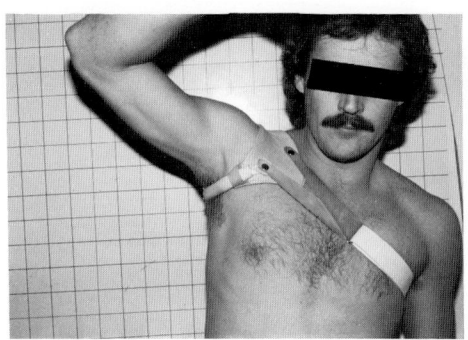 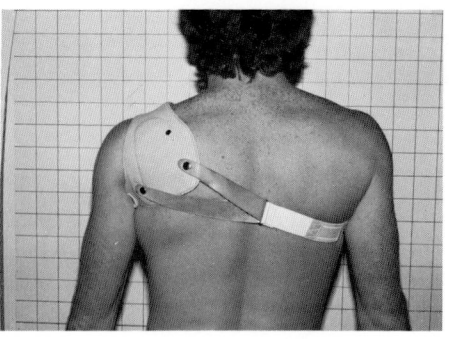

Abb. 5-89 A–C B) Segment-Orthese zur Bewegungsführung und Begrenzung des Schultergelenkes (Frontal-Ansicht). Auf einem Schulterstumpf aus Neopren ist eine Spange befestigt und über teilelastische Gurte verspannt. *C)* Segment-Orthese am verletzten Sportler (Dorsal-Ansicht) (*L. Biedermann*, Archiv; A aus *Einsingbach* et al. 1988)

Eine *verstärkte Version der vorerwähnten Segment-Orthese* für das Schultergelenk wird bei Athleten mit bestehender habitueller Schulterluxation verwendet. Diese Orthesenversorgung ist nur als vorübergehende Stabilisierungsmaßnahme gedacht, wenn sich der Sportler während der Wettkampfsaison nicht zu einer notwendigen Operation entschließen kann. Unsere Erfahrungen mit dieser Segment-Orthese sind positiv bei Leistungssportlern im alpinen und nordischen Skilauf und beim Eishockey. Bei allen drei Sportarten ist eine volle Beweglichkeit des Schultergelenkes zur Ausübung notwendig. Trotzdem muß darauf hingewiesen werden, daß nach unserer Ansicht die Orthesenversorgung kein Ersatz für die Operation sein kann (Abb. 5-90).

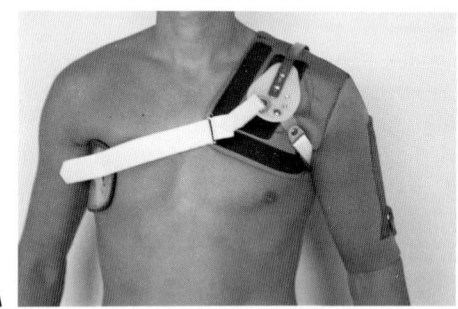 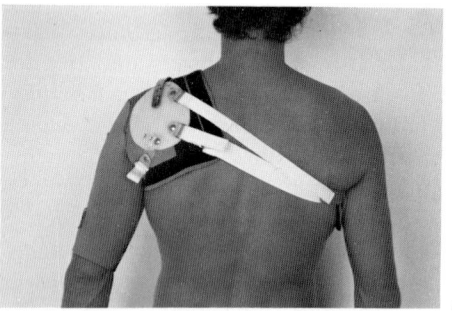

Abb. 5-90 A/B A) Segment-Orthese zur präoperativen Anwendung bei habitueller Schulterluxation (Frontal-Ansicht). Es handelt sich dabei um eine verstärkte Version der in Abb. 5-86 B und C dargestellten Konstruktion. *B)* Segment-Orthese zur präoperativen Anwendung bei habitueller Schulterluxation (Dorsal-Ansicht) (*L. Biedermann*, Archiv)

Handgelenk und Fingergelenke

■ Das Handgelenk und die Fingergelenke bilden eine wichtige funktionelle Einheit. Als zwischengelagertes Gelenk kommt dem Handgelenk die Schlüsselrolle zur Stabilisierung und Ausbalancierung der Kräfte zu. Orthopädietechnisch versorgungsrelevante Störungen sind **Sehnenläsionen wie Rupturen im DIP-Gelenk** oder **Sehnenscheidenentzündungen im Handgelenk, Distorsionen** mit und ohne Ligamentverletzungen bis hin zum Ausriß der Seitenbänder der Fingergelenke.

Nach **rekonstruktiven handchirurgischen Eingriffen** bei schweren Verletzungen werden verstärkt *dynamisch wirkende Handorthesen* zur Verbesserung der Handkoordination, zur Kräftigung der Muskulatur und zur Erhaltung des Operationsergebnisses angewendet. Wir bevorzugen Modularsysteme, die eine exakte Justierung der dynamischen Züge und eine Anpassung an die postoperativen topographischen Veränderungen der Hand kurzfristig ermöglichen (Abb. 5-91).

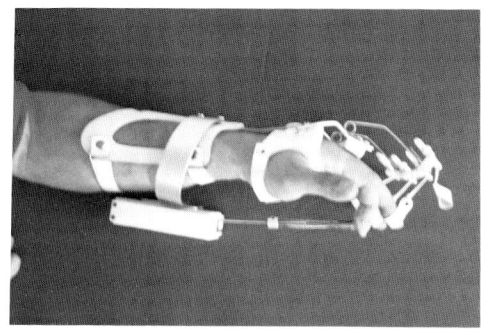

Abb. 5-91 Hand-Orthese System DAHO, wahlweise mit passivem Bewegungsmotor für die Fingergelenke und dynamischer Low-profil-Redressionseinheit einsetzbar (*L. Biedermann*, Archiv)

Bei **Läsionen von Sehnen oder Bändern** ist orthopädietechnisch eine *Lagerung oder Fixierung* der befallenen Gelenke zur Ruhigstellung notwendig. Abhängig von der Lokalisation verwenden wir vorwiegend dünne aber **stabile Körperformteile**, die ausschließlich das gewünschte Gelenk und seine Strukturen ruhigstellen. Funktionelles Design der Formteile und deren enges Anliegen am Körper sind anzustreben. Nach Möglichkeit sollten die *taktilen Flächen der Fingerbeere* (s. a. Kapitel 4, Abb. 4-97) und die *Hohlhandfläche* (Abb. 4-87) für Greiffunktionen frei bleiben.

Im Sinne der Prävention können wir uns vorstellen, daß speziell die Läsion der Finger- und Daumengelenke durch Überdehnung oder Schlag dort eingegrenzt werden können, wo bereits wegen des erhöhten Risikos Handschuhe getragen werden (Torwart – Skiläufer). Wenn solche *Spezialhandschuhe mit energieaufnehmenden und bewegungsbegrenzenden Miniatur-Orthesenelementen* kombiniert werden können, so scheint eine Verminderung der Verletzungsanfälligkeit realisierbar. Erfahrungen zeigen, daß in Zusammenarbeit zwischen Sportärzten, Trainern, Orthopädie-Techniker und der Industrie diese Pläne zu verwirklichen sind, denn die pathomechanischen Auslösefaktoren sind bekannt und die Materialauswahl ist im High-tech-Zeitalter nur eine Frage von intensiven Nachforschungen.

Spezielle Literatur

Andriacchi, P.: The biomechanics of running and knee injuries. In: Sports medicine: the knee. Mosby, St. Louis 1982

Beck, C., Drez, D.: Instrumented testing of functional knee braces. Amer. Sports Med. 14, No. 4, 8/86

Böckelmann, J., Meiners, T., Emmerich, A.: Knieführungsorthese System Hellersen. Orthopädie-Technik (Dortmund) 4 (1986) 202

Branch, T., Hunter, R., Reynolds, P.: Comparison of the Lenox Hill and the C.Ti.-Brace in controlling anterior tibial displacement under static load. Amer. J. Sports Med. 11/85

Cook, F.: A dynamic analysis of the C.Ti.-Brace. J. Bone Jt. Surg. 5/85

Einsingbach, T.: Funktionelle Behandlung bei Knieinstabilitäten. Krankengymnastik 38, Nr. 6 (1986)

Frederick, E.: Anforderungen an die Konstruktion von Laufschuhen. Nike-Sport-Research-Laboratory, 10/82

Harms, J., Stoltze, D.: Orthesen und Wirbelsäulenläsionen beim Leistungssportler, pers. Mitteilung 1986

Heidinger, F.: Einsatzmöglichkeiten eines Druckverteilungsmeßgerätes zur anthropometrischen und orthopädischen Fußdatenerfassung. Z. Orthop. 125 (1987) 201–205

Hohmann, D., Uhlig, R.: Orthopädische Technik, 7. Auflage. Enke, Stuttgart 1982, Kapitel I + IV

Iglehart, T.: Strength and motor task performance as effected by the Carbon Titanium Knee Brace in normal healthy males. Colorado State University, study for Master of Education. Fort Collins, Colorado, Spring 1985

Johnson, R. M. et al.: Cervical orthosis, a study comparing their effectiveness in restricing cervical motion in normal subjects. J. Bone Jt. Surg. 59 A (1977) 332

Kohlberg, E.: Die fibulare Kapselbandläsion des oberen Sprunggelenkes. Indikation, Technik und Ergebnisse einer frühfunktionellen Nachbehandlung mit einer gelenkstabilisierenden Knöchelbandage. Referat Juni 1986, Jahreshauptversammlung BIV, Sylt

Lunsford, T.: Comparative study of knee orthoses. He has tested the effectiveness of 8 knee orthoses for varum, valgum, and rotational support. Clinical Prosthetics & Orthotics 5 (1986) 12–17

Mannerfelt, L., Biedermann, L.: Orthopädische Technik, 7. Auflage, Enke, Stuttgart 1982, Kapitel 4, 431–525

Micheli, L.: Sportsmedicine – back injuries in athletes. Coach + Athlete 3 (1982) 11–17

Micheli, L.: Back injuries in dancers. Children's Hospital, Boston, Massachusetts/USA, 6/1982

Micheli, L.: The Boston brace for back injuries in athletes: Mechanics. Sports Medicine Division, Children's Hospital, Boston, MA 2/82

Micheli, L.: The use of the modified Boston brace system (B.O.B.) for back pain: Clinical indications, AOPA 1985. Orthotics and Prosthetics 39, No. 3 (10/85) 41–46

Micheli, L.: Spinal deformities and the athlete. Current Therapy in Sports Medicine 158, 1985–1986, ISBN 0-941158-33-0

Müller, W.: Das Knie. Springer, Heidelberg 1986

Münch, O. E., Bär, H. W.: Sportspezifische Verletzungen, Ski, GOTS-Vortrag, München 1987

Nigg, B.: Biomechanics of running shoes. Human Kinetics Publishers, Inc., 1987

Pässler, H. H.: Gips oder Spezialschuh zur Nachbehanlung operierter frischer fibularer Bandläsionen. Prakt. Sport-Traumatol. Sportmed. Heft 4 (1986) 217–225

Petersen, L., Renström, P.: Handbuch der Sportverletzungen und Sportschäden für Sportler, Übungsleiter und Ärzte. 2. Aufl. Deutscher Ärzte-Verlag, Köln 1987

Pförringer, W., Rosemeyer, B., Bär, H. W.: Sport – Trauma und Belastung. Perimed Fachbuch-Verlagsges. mbH, Erlangen, Bd. 24, 1986

Pförringer, W., Rosemeyer, B.: Sporttraumatologie – Sportartentypische Schäden und Verletzungen. Perimed Fachbuch-Verlagsges. mbH, Erlangen 1981

Refior, H. J., Plitz, W., Jäger, M., Hackenbroch, M. H.: Biomechanik der gesunden und kranken Schulter, Ergebnisse praxisbezogener Grundlagenforschung. 7. Münchner Symposion für experimentelle Orthopädie. Thieme, Stuttgart 1985, 110–158

Salter, R. B.: Motion vs. Rest: Why immobilize joints? Presidential adress Can. Orthop. Assoc., Halifax, June 1981. J. Bone, J. Surg. 64 B, No. 2 (1982) 251–254

Salter, R. B.: Regeneration of articular cartilage through continuous passive motion – past, present and future. Chapt. 12 in: *Straub, R. Wilson, P. D.* (ed.), Clinical Trends in Orthopaedics. Thieme-Stratton Inc., New York 1982

Salter, R. B., Harris, D. J.: The healing of intra-articular fractures with continuous passive motion. Am. Acad. Orthop. Surg. Lecture Series. Chapt. 6, Vol. 28 (1979) 102–117

Schuchardt, E.: Zur Technik und Nachbehandlung von Kreuzbandersatzoperationen bei chronischen Knieinstabilitäten. Orthopädie-Technik (Dortmund) 3 (1986) 136

Schultz, W.: Der Laufschuh. Orthopädie-Schuhtechnik 6/87, Kap. 6, Überlastungsschäden (Teil 8)

Segesser, B.: Wirkung äußerer Stabilisationshilfen (Tape/Bandage/Stabilschuh) bei fibulärer Distorsion. Orthopädie-Schuhtechnik 7 (1986) 17–21

Spring, R., Hardegger, F.: Die frische Ruptur der fibulotalaren Bänder, operative Therapie und gipsfreie Nachbehandlung mit Spezialschuh. Helv. chir. Acta 48 (1981) 709–715

Steiner, M. E., Micheli, L.: Treatment of symptomatic spondylolysis and spondylolisthesis with the Modified Boston Brace. Children's Hospital, Boston, Okt. 1984

Steininger, K.: Zum Sport mit schwachen oder geschädigten Sprunggelenken. Physikalische Therapie in Theorie und Praxis 4 (1986) 38–45

Williams, H., Lissner, R.: Biomechanics of human motion. W. B. Saunders, Philadelphia 1983

Wirth, C. J., Jäger, M.: Praxis der Orthopädie. Thieme, Stuttgart 1986

Zwipp, H., Tscherne, H., Hoffmann, R., Wippermann, B.: Therapie der frischen Bandruptur. Orthopädie 15 (1986) 446–453

Abschnitt IV
Segment-Orthesen zur Frakturbehandlung

Loren L. Latta, Joseph B. Zagorski, Gregory A. Zych und Alan R. Finnieston

Überblick

Bei der *Knochenbruchbehandlung* werden in zunehmendem Maße **Segment-Orthesen** verwendet. Dies ist auf den Erfolg der frühfunktionellen Behandlung zurückzuführen, deren Ziele

- *frühe Muskelaktivität,*
- *Frakturheilung bei minimalem operativen Eingriff,*
- *Vorbeugung von Muskelatrophie und Gelenkeinsteifung,*
- sowie *minimale Morbidität* aufgrund geringerer Komplikationen

sind.

Das Behandlungskonzept wurde von zahlreichen Wissenschaftlern, unter Einbeziehung nichtärztlicher Fachberufe des Gesundheitswesens, erarbeitet. Es wurden dazu verschiedene Orthesenarten unterschiedlichster Form und Materialien erprobt.

Der Behandlungserfolg scheint in erster Linie mit der zeitlichen Koordinierung von funktionellen Aspekten während der Anfangsphasen der Bruchheilung verbunden zu sein.

Die erforderliche Muskelaktivität wird durch die Bewegung von Gelenken stimuliert. *Segment-Orthesen* sollen deshalb die Beweglichkeit von Gelenken, die Muskelaktivität und die funktionelle Belastbarkeit des Frakturbereiches unterstützen und fördern. Auf diesen Anforderungen basieren die Grundprinzipien für die Konstruktion und Anwendung von **Segment-Orthesen zur Frakturbehandlung**.

Bedeutung des Weichteilmantels für die Stabilisierung von Frakturen

Der Hauptunterschied zwischen der hier beschriebenen konservativ-funktionellen Frakturbehandlung und anderen Behandlungsmethoden liegt in der Erkenntnis, daß Bewegung am Frakturspalt wünschenswert ist, da diese zur Bildung von großflächigem, periostalem Kallus führt, was als Zeichen für den guten Fortschritt bei der Bruchheilung gilt. Bei den meisten anderen Behandlungsmethoden gehen die Bemühungen dahin, die Bewegung am Frakturspalt einzuschränken und dadurch wird die Kallusmenge vermindert.

Man muß sich aber darüber im klaren sein, daß nur durch die kontrollierte Beweglichkeit der Frakturstelle eine Kallusanreicherung und keine Fehlheilung erreicht wird (s. S. 664, Abb. 5-92 bis 5-94).

Da die *funktionelle Knochenbruchbehandlung mit Orthesen* die Beweglichkeit am Frakturspalt mit Muskelaktivität und Gelenkbewegung in den Anfangsphasen der Frakturheilung erlaubt, ist es entscheidend zu verstehen, wie diese Bewegung kontrolliert werden kann, damit während des Heilungsprozesses zunehmende Verschiebungen der Knochenfragmente vermieden werden können.

Studien ergaben, daß über 80% der Druckkräfte bei frühen Belastungen des Beins mit einer Tibia-Fraktur über den Weichteilmantel in dieser Extremität aufgefangen werden. Unter Berücksichtigung dieser Ergebnisse ist die Stabilisierung der Knochenfragmente durch den umgebenden Weichteilmantel ein wichtiger Bestandteil der konservativ-funktionellen Knochenbruchbehandlung.

Es wurde festgestellt, daß der Weichteilmantel die Knochenfragmente durch zwei Mechanismen stabilisiert: durch das Prinzip des hydrostatischen Druckes und durch die Eigenstabilität.

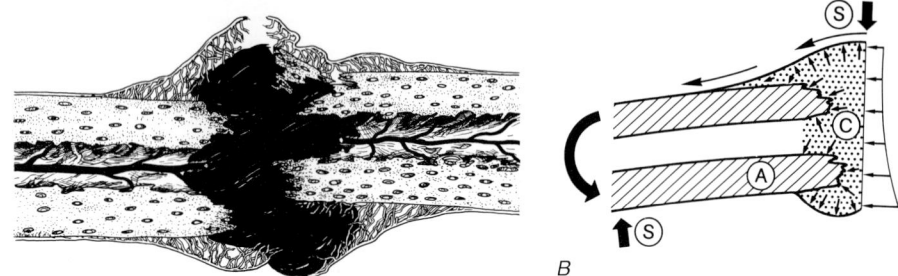

Abb. 5-92 A/B Frakturkallus-Stadium I: Während des Stadiums der Instabilität spielen die umgebenden Weichteile eine wesentliche Rolle bei der Aufrechterhaltung der Stellung und der Regulation der Bruchstellen-Beweglichkeit, weil sich zwischen den Knochenenden nur Hämatom, Knochenfragmente und durchtrennte Weichteile befinden. A = benachbarte Kallusregion, C = zentrale Kallusregion, P = periphere Kalluszone, S = Weichkalluszone (Univ. Miami Dept. of Orthopaedics and Rehabilitation, Archiv)

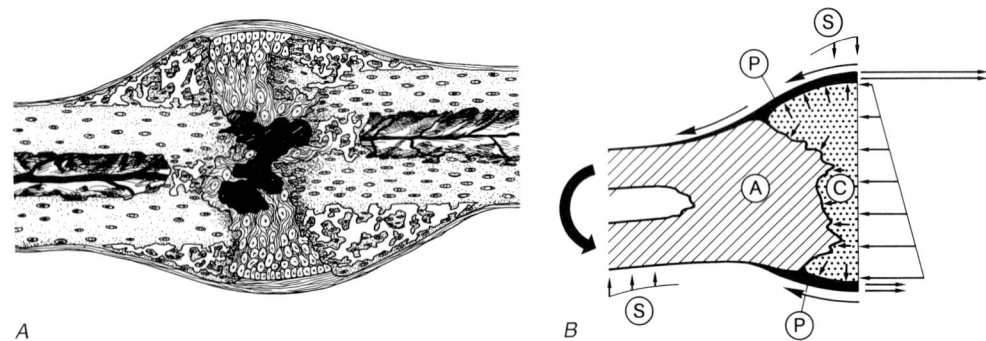

Abb. 5-93 A/B Frakturkallus-Stadium II: Innerhalb einiger Tage nach der Fraktur sorgen die Weichteile für eine Wiederherstellung der Kontinuität zwischen den Knochenenden und bilden für die Knochenenden eine dehnbare Koppelung. An dieser Stelle klingen die Akutsymptome ab und der Patient zeigt Bereitschaft zur ersten funktionellen Aktivität, Bewegung des Gelenks etc. (Erläuterungen s. Abb. 5-92) (Univ. Miami Dept. of Orthopaedics and Rehabilitation, Archiv)

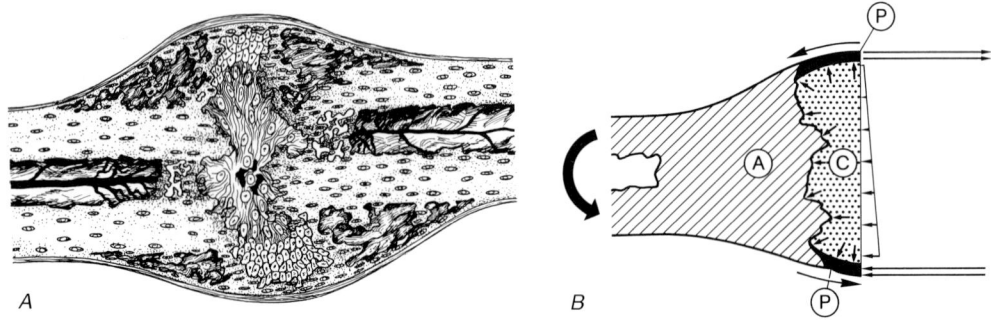

Abb. 5-94 A/B Frakturkallus-Stadium III: Auch wenn Röntgenaufnahmen nicht sehr gut belichtet sind, zeigen sich jetzt Strukturierungen im äußersten Teil des Kallus, wodurch eine strukturell sehr feste und harte Verbindung zwischen den Knochenenden entsteht (Erläuterungen s. Abb. 5-92) (Univ. Miami Dept. of Orthopaedics and Rehabilitation, Archiv)

Durch Einengung und Kompression des Weichteilmantels mittels einer externen Abstützung wird durch den Aufbau des inneren hydrostatischen Druckes über die Weichteilmasse eine erhöhte Stabilisierung der Knochenfragmente erzielt.

Am Frakturspalt muß die Eigenstabilität entweder durch einen intakten Weichteilmantel oder bei vorverletzten Weichteilen durch deren abgeschlossene Heilung gegeben sein, um so eine Verkürzung der Extremität im Frühstadium zu vermeiden. Durch gelegentliches Nachstellen der Orthese, um Änderungen des Umfangs der Extremität aufgrund von abklingenden Wundödemen, Muskelatrophie usw. auszugleichen, läßt sich die zufriedenstellende Achsenstellung der Knochenfragmente ohne Schwierigkeiten erhalten. Dies ist bei einer Stabilisierung mit dem zirkulären Gipsverband nicht möglich (Abb. 5-95).

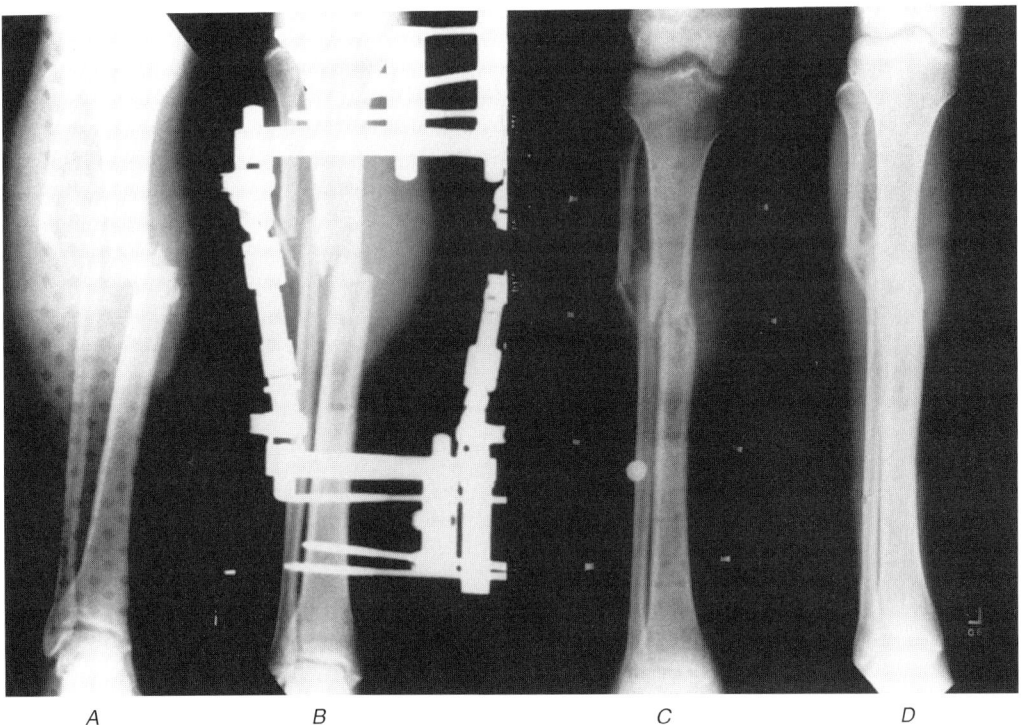

Abb. 5-95 A–D Falls die anfängliche Knochenverschiebung zum Zeitpunkt der Verletzung zu einer nicht annehmbaren Verkürzung führt, können bis zum Eintreten des Heilungsstadiums II andere Stabilisierungsmaßnahmen zur Erhaltung der Länge erforderlich werden. Bei offener Wunde entschied man sich in diesem Falle für das Anlegen eines Fixateur externe für die Dauer von 4 Wochen zur Erhaltung der Länge, um so eine Heilung der Weichteile in dieser Stellung zu erzielen. Die innere Stabilität war dann ausreichend, um dem Patienten einen Gipsverband anzulegen und mit der Gewichtsbelastung zu beginnen. Nach der 6. Woche konnte der in Winkelstellung gehaltene Knochen in einer Fraktur-Orthese vollständig ausheilen (Univ. Miami Dept. of Orthopaedics and Rehabilitation, Archiv)

Der Effekt des hydrostatischen Druckes des Weichteilmantels dient primär der Kontrolle von Achsabweichung und bis zu einem gewissen Grad der Rotationsstabilität während der frühfunktionellen Behandlung.

Orthesen ermöglichen eine sehr gute Längsachsenstabilität, eine gewisse Rotationsstabilität und geringe Längenstabilität. Daher ist die frühe Heilung der Weichteilmasse Voraussetzung um in einer Orthese kraftvolle funktionelle Aktivitäten zu ermöglichen. Glücklicherweise wird die Rotationsstabilität zu einem recht frühen Zeitpunkt während der Heilung des Weichteilmantels erreicht. Wenn die Akutsymptome der Verletzung abgeklungen sind und der Patient sich ausreichend beschwerdefrei für frühzeitige Muskelaktivität fühlt, ist nach unserer Erfahrung die Rotationsstabilität ausreichend, um während der konservativ-funktionellen Behandlung in der Orthese die Rotationsstellung des Knochens aufrecht zu erhalten.

Bei akzeptabler Ausgangslänge der Extremität ist schon eine frühe Funktion nach Abklingen der Akutsymptomatik möglich, wobei diese Länge dann in der Orthese erhalten bleibt. In Fällen, in denen die Länge der Gliedmaße korrigiert werden muß, sind in der Regel 4 bis 6 Wochen erforderlich, um eine ausreichende Eigenstabilität des Weichteilmantels zu erreichen und um mit der Bewegungstherapie in einer Orthese beginnen zu können.

Aus diesen geschilderten Gründen kommen allerdings in der Mehrzahl der Fälle Fraktur-Orthesen und frühe Muskelaktivität nicht sofort in Frage. Die Patienten zeigen noch zu viele Beschwerden, um angemessen mitzuarbeiten, und Wundödeme verhindern den einwandfreien Sitz einer Orthese während des Akutstadiums.

Nach Abklingen der Akutsymptome zeigt der Patient eine gewisse Geschicklichkeit und Bereitschaft, mit der Beübung der verletzten Gliedmaße zu beginnen (üblicherweise lange vor dem radiologischen Nachweis, daß eine Heilung eingetreten ist) und ist bereit für die Versorgung mit einer Orthese und zur frühzeitigen Bewegungstherapie. Vor der Anwendung einer Orthese muß die Lage der Fragmente in einem Gipsverband oder in einer Extensionsvorrichtung akzeptabel sein. Eine unzureichende Fragmentstellung im Gips läßt sich später durch die Orthese nicht korrigieren (die einzige Ausnahme bildet hier der Humerus).

Im Zeitpunkt der Orthesenversorgung ist die größte Instabilität in der Extremität die der Achsenstellung. Die Beeinflussung der Achsenstellung erfolgt in der Orthese durch die größtmögliche Abstützung über die Weichteilkompression und die Zweck-Modellierung der Weichteile.

Bei den meisten Schaftbrüchen ist der mechanische Einfluß einer Orthese für die Achsenstabilität ausreichend. Die Wiederherstellung der Achsenstabilität wird schlußendlich aber von innen durch eine starke und feste Kallusbrücke erreicht. Ein solcher Kallus bildet sich erst viele Wochen nach Abklingen der Akutsymptome. *Die Orthese ist daher mehrere Wochen im Anschluß an die Akutsymptome erforderlich.*

Bedeutung der Materialeigenschaften von Segment-Orthesen

Die konservativ-funktionelle Behandlung von Knochenbrüchen stellt sehr hohe Anforderungen an Gipsverbände, Schienen und Orthesen, da das Ziel der Versorgung eher in der Muskelaktivierung als in der Immobilisation liegt.

Dem Orthopädie-Techniker bietet sich heute eine Vielzahl Materialien an, um daraus Fraktur-Orthesen nach dem Prinzip der Weichteilkompression herzustellen.

Um die Wirkungsweise dieser Orthesen zu erhöhen, ist es notwendig, daß Materialcharakteristik und biomechanische Anforderungen vom Orthopädie-Techniker verstanden sind (Abb. 5-96).

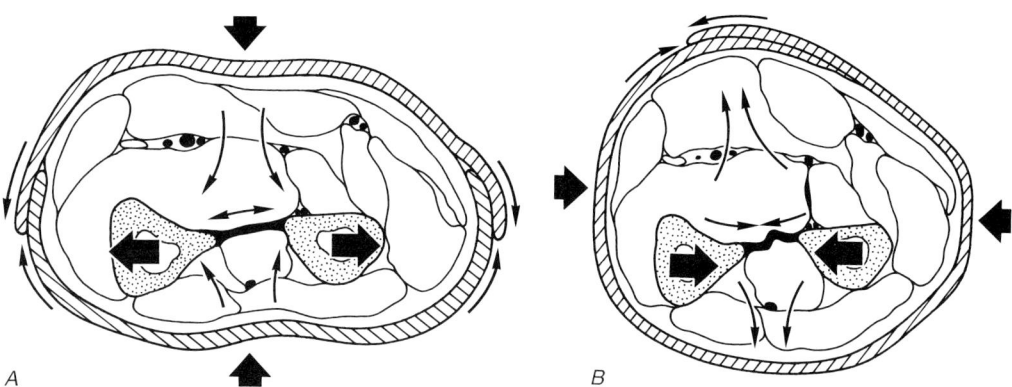

Abb. 5-96 A/B Das 2-Schalen-System (A) im Vergleich zum Hülsensystem (B) beim Prinzip der Weichteilkompression: Der bedeutendste funktionelle Unterschied zwischen einem Gipsverband und einer Orthese liegt darin, daß die Orthese dazu geeignet ist, eine Weichteilkompression aufrechtzuerhalten. Eine wiederholte Anpassung der sich überlappenden Schalen (A) fördert die Formschlüssigkeit und führt zur Aufrechterhaltung der Weichteilkompression und der Querschnittsform. Auf diese Weise läßt sich die für die Stabilität der Knochenfragmente kritische Weichteilmodellierung während den Anpassungen sowie dem Anbringen von Schalen verschiedenster Größe aufrechterhalten. Im Unterschied hierzu verändern sich Hülsen bei Nachpassungen in ihrer Form und im Querschnitt (B) (Univ. Miami Dept. of Orthopaedics and Rehabilitation, Archiv)

Die biomechanischen Anforderungen an diese vorerwähnten Konstruktionen folgen im allgemeinen den logischen technischen Grundsätzen. Bei zylindrischen Strukturen z. B. ist sehr wenig Material und Festigkeit erforderlich, um dennoch die strukturelle Steifigkeit und Festigkeit zu bieten, die für die Stabilisierung von Frakturen innerhalb eines Extremitätenabschnitts notwendig ist (Abb. 5-97, s. S. 668).

Zum Schutz des Weichteilmantels bei dessen Heilung im betreffenden Fraktur-Abschnitt oder im Bereich der Gelenke müssen häufig die benachbarten Gelenke kurzzeitig ruhiggestellt werden, um während der Muskelaktivität die Bewegung und die auf die Weichteile einwirkenden Kräfte möglichst gering zu halten.

Zylindrische Konstruktionen, die die Gelenke überbrücken, um diese zu immobilisieren oder die Bewegung im Bereich dieser Gelenke einzuschränken, sind notwendigerweise viel größeren Biegungskräften ausgesetzt als zylindrische Teile innerhalb eines Extremitätenabschnitts.

Fixierende und ausgesparte Abschnitte in Gips- und Schienenverbänden sind fast immer darauf ausgelegt, die Bewegung eines Gelenks durch Blockieren eines Teils des Bewegungsspielraums dieses Gelenks einzuschränken. Bei solchen Anwendungen sind die Biegungsbelastungen sehr groß, und an die Orthesenkonstruktion werden sehr hohe Forderungen in bezug auf Steifigkeit und Festigkeit zur Erhaltung der Weichteilkompression gestellt.

Belastungsmessungen bei einem Unterschenkelgips unter Einschluß des oberen Sprunggelenks und bei einem Gipsverband, der die freie Beweglichkeit der Gelenke zuläßt, haben die größten Unterschiede in den Biegungsbelastungen des Materials zwischen den gelenküberbrückenden und den nicht-gelenküberbrückenden Teilen aufgezeigt.

Weitere Studien ergaben, daß der Stabilitätsgrad des Knochens einen sehr großen Einfluß auf die Belastbarkeit in der Orthese hat (Abb. 5-98, s. S. 669).

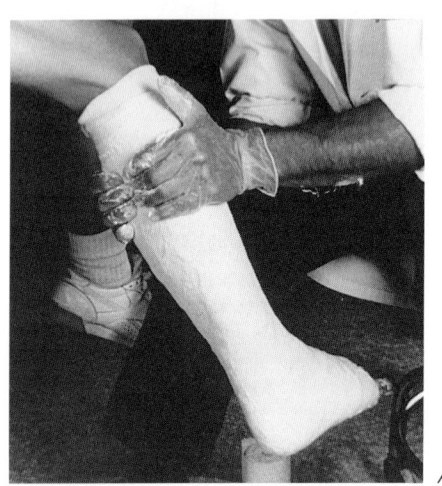
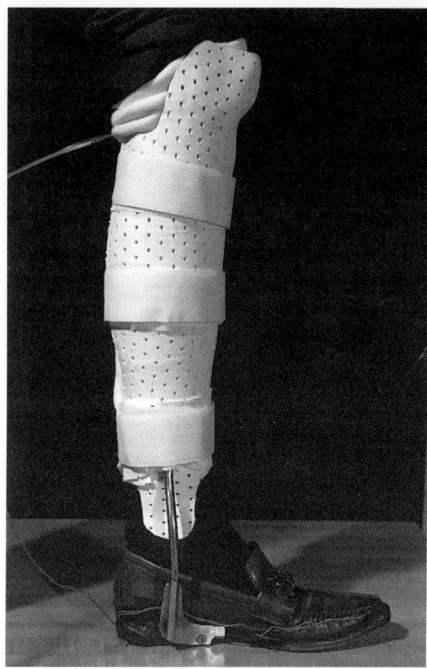
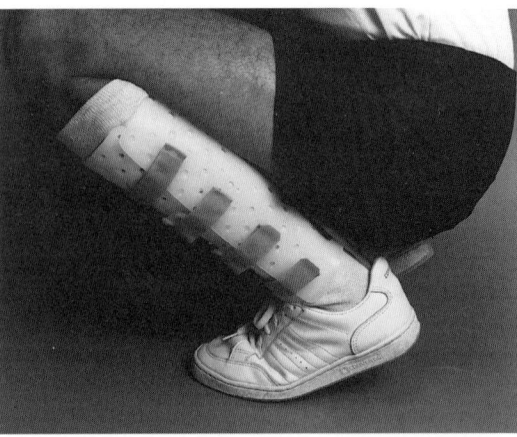

Abb. 5-97 A–C Gipsverband *(A)*, individuell angefertigte Orthese *(B)* und vorgefertigte Orthese *(C)* im Vergleich: Die funktionelle Behandlung von Frakturen in einem straff an die Weichteile angelegten Gipsverband *(A)* erfordert zur Kompensation des abklingenden Ödems und der Muskelatrophie häufigen Verbandswechsel, um so die Weichteilkompression aufrechtzuerhalten. Die Immobilisation des distal gelegenen Gelenks führt ebenfalls zu einer für die periphere Kallusstrukturierung kritischen verminderten Muskelaktivität nahe der Bruchstelle. Segment-Orthesen lassen die Bewegung benachbarter Gelenke zu und sorgen für eine Anpassung zur Aufrechterhaltung der Weichteilkompression. Solche Orthesen lassen sich aus den verschiedensten Materialien herstellen. Für speziell angefertigte Orthesen kommen Gipsersatzstoffe und thermoplastische Materialien *(B)* zur Anwendung. Vorgefertigte Orthesen stehen in einer Vielzahl von thermoplastischen Werkstoffen zur Verfügung *(C)* (Univ. Miami Dept. of Orthopaedics and Rehabilitation, Archiv)

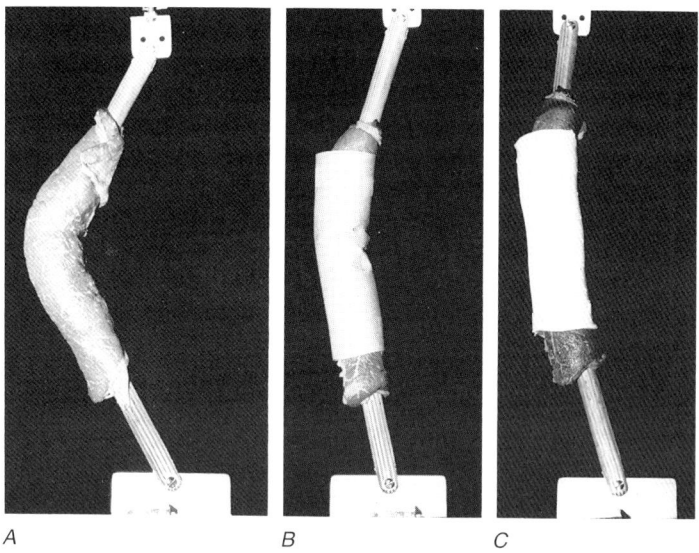

Abb. 5-98 A–C Zur Veranschaulichung der Rolle der Weichteilkompression beschreibt Dr. *Sarmiento* das „Hot dog"-Prinzip. Die Simulation erwies sich als guter Maßstab für die Wirksamkeit. Es wurde ein Stück Fleisch um ein Gelenk gewickelt; anschließend wurde die Biegefestigkeit gemessen *(A)*. Straffes Einwickeln des Fleisches in einem dünnem Behältnis (wie in den Metzgereien verwendetes braunes Einwickelpapier) erhöhte die Biegefestigkeit nahezu um das Hundertfache *(B)*. Die Kompression der Weichteile mit sehr viel festerem Fraktur-Verband-Material (Thermoplast) führte lediglich zu einer Verdoppelung der Festigkeit *(C)*, womit nachgewiesen ist, daß die Festigkeit des für Orthesen verwendeten Werkstoffes nicht so ausschlaggebend ist wie das generelle Anstützungsprinzip zur Aufrechterhaltung der Weichteilekompression (Univ. Miami Dept. of Orthopaedics and Rehabilitation, Archiv)

Die sorgfältige Bestimmung des frühesten Zeitpunktes, zu dem ein stützender Verband nach dem Anlegen belastet werden kann, ist von großer Bedeutung.

Gipsmaterialien benötigen normalerweise 60 Stunden oder mehr, um nach dem Anlegen bei einer Dicke von 8 bis 10 mm ihre maximale Festigkeit zu erreichen.

Synthetische Form-Materialien erreichen in der Regel ihre maximale Festigkeit innerhalb weniger Minuten nach dem Anlegen.

In den meisten Fällen ist es wichtig, daß der Patient diese frühe Form der funktionellen Behandlung mit Muskelaktivität und Gewichtsbelastung toleriert. Deshalb ist es unbedingt erforderlich, ihn so bald wie möglich nach dem Anlegen des stützenden Verbandes bzw. der Orthesen zur Beübung der verletzten Gliedmaße zu ermuntern. Aus diesem Grund sollte bei den Materialien die Festigkeit so bald wie möglich erreicht werden, um die Muskelaktivität nicht auszusetzen und um die Therapie nicht zu unterbrechen.

Versorgungshinweise zur funktionellen Frakturbehandlung

- Oberarm-Frakturen,
- Unterarm-Frakturen,
- Frakturen im Handgelenkbereich,
- Oberschenkel-Frakturen,
- Frakturen im Kniebereich,
- Unterschenkel-Frakturen.

Oberarm-Frakturen

■ *Humerusfrakturen* eignen sich in idealer Weise für die Behandlungsform mit Orthesen, da sie eine ausreichende Blutversorgung haben, schnell heilen und die Fragmentstellung nur selten zu funktionellen oder optischen Beeinträchtigungen führt.

Der Oberarmknochen ist von einem gut entwickelten Weichteilmantel umgeben, aber er liegt in einem von Natur aus instabilen Bereich. Aus diesem Grund finden sich bei Patienten, die mit einer Armschlinge versorgt werden, typische Innenrotations- und Varusfehlstellungen. Hält der Patient den Arm weiterhin in dieser Position, wird die Fraktur nur in Fehlstellung heilen.

Die Orthesen-Behandlung macht sich unter Nutzung der Schwerkraft und gezielter Weichteilmodellierung die natürliche Instabilität des Armes zunutze, um die Fragmente so bald wie möglich nach Abklingen der Akutsymptome zu reponieren, so daß die endgültige Fragmentstellung in fast allen Fällen, sowohl optisch als auch funktionell, sehr akzeptabel ist (Abb. 5-99).

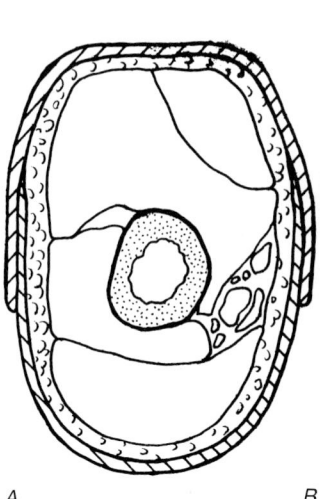
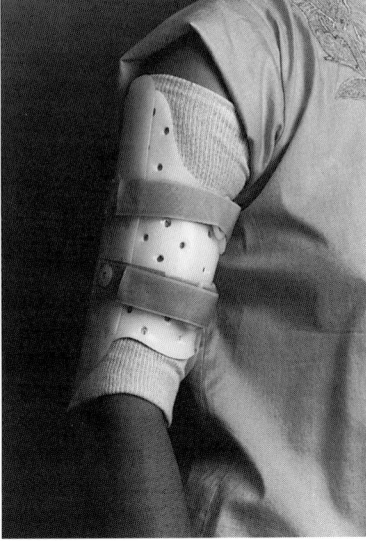

Abb. 5-99 A–E Der Humerus ist von einer großen Weichteilmasse sowie manchmal von einer dicken Fettschicht umgeben, was eine Stabilisierung des Knochens mit Hilfe einer Orthese schwierig macht *(A)*. Die Einwirkung von Schwerkraft und frühzeitiger Muskelfunktion sorgen somit primär für die Wiederherstellung, wobei die Orthese bequem ist und die Weichteilmodellierung als Abstützung für die Orthese dient *(B)*. Die Versorgung des Patienten mit der Orthese kann direkt am Tag der Verletzung erfolgen *(C)*. Die Aktivität in der Orthese beginnt mit Abklingen der Akutsymptome *(D)* und wird bis zur klinischen Heilung fortgesetzt *(E)* (Univ. Miami Dept. of Orthopaedics and Rehabilitation, Archiv)

A   B

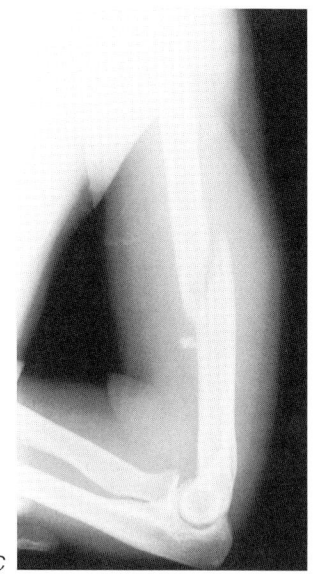
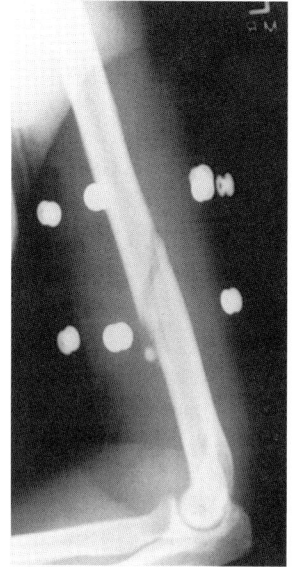
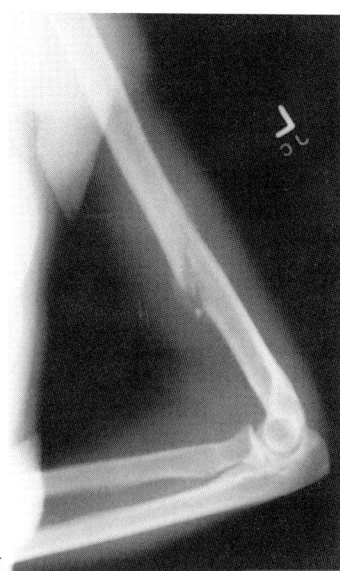

C   D   E

Die Orthesen müssen somit die Extension des Ellenbogens erlauben, damit die Einstellung der Fragmente zueinander durch das Eigengewicht erreicht wird, indem man den Arm natürlich an der Seite hängen läßt. *Die Orthese sollte die Beweglichkeit des Schulterbereiches nicht einschränken,* da durch eine beschwerdefreie Schulterbeweglichkeit die Fragmentstellung nicht gefährdet wird und eingeschränkte Beweglichkeit zu Gelenkeinsteifung und Bewegungsverlust führen kann.

Eine **Oberarm-Hülse im 2-Schalen-Prinzip** – die kontinuierlich nachgepaßt werden kann, um ohne Verlust der Weichteilkompression einen Rückgang der Schwellung, eine Atropie etc. zu berücksichtigen, ist daher ausreichend.
Bei allen Patienten mit normalen Weichteilmassen lassen sich vorgefertigte Orthesen mühelos anpassen.

Unterarm-Frakturen

■ Im Unterarm sind *Radius, Ulna* und die Membrana interossea von einem Weichteilmantel umgeben, der sowohl im Bereich des Handgelenkes als auch des Ellenbogengelenkes sehr sehnig wird. Dieser Bereich ist von Natur aus stabil und kann bei Frakturen ohne Schwierigkeiten mit einer Orthese umfaßt werden, die die Achsenstabilität gewährleistet.

Da aber die Rotation des Unterarmes eine bedeutende Relativ-Beweglichkeit von Radius und Ulna bedingt, ist das volle Bewegungsmaß der Pronation und der Supination mit einer Orthese kaum möglich.

Bei entspannter Supinationsstellung des Armes sind Radius und Ulna relativ parallel angeordnet, maximieren den interosseären Raum und sorgen somit für die optimale Ausgangsposition zur einfachen Fragmentreposition.
Orthesen, welche die Weichteile in den interosseären Spalt pressen, ermöglichen eine stabile Knochenstellung, indem sie den Weichteilmanteldruck ausnutzen. Durch diesen Druck werden Radius und Ulna auseinandergedrängt und eine Spannung der Membrana interossea erzeugt; die ermöglicht die größtmögliche stabilisierende Wirkung der zwei Grundprinzipien des Weichteilmantels: den hydrostatischen Druck und die Eigenstabilisierung.

Für die Erhaltung dieser mechanischen Verhältnisse ist es wichtig, daß die **Segment-Orthese in Form von einander überlappenden dorsalen und volaren Schalen** ausgebildet ist, damit beim Festziehen der Orthese die Kontur des Unterarmquerschnitts erhalten bleibt und Druck auf die Membrana interossea ausgeübt wird (s. a. Abb. 5-96). Dies verhindert fehlwirksame mediale und laterale Kompressionskräfte, die zu einer Dislokation von Radius und Ulna im interosseären Raum führen würden.

Bestimmte isolierte Frakturen der Ulna bieten sich gut zur konservativ-funktionellen Behandlung mit einer Orthese an, durch die der Weichteilmantel in den interosseären Raum gedrückt wird. Hierbei können Ellenbogen- und Handgelenk vollkommen frei bewegt werden, wenn die notwendige Fragmentstabilität mit einer *Hülse im 2-Schalen-Prinzip* erreicht wird, wobei die Orthesen den Arm vom *distalen Radio-Ulnar-Gelenk bis zur Ellenbogenbeuge* umschließt (Abb. 5-100).

Da diese vorerwähnten Verletzungen in der Regel relativ geringfügig sind, kann die Versorgung mit einer Orthese zu einem sehr frühen Stadium der Behandlung erfolgen (in einzelnen Fällen sogar wenige Stunden nach der Verletzung).

Frakturen mit Sprengung des proximalen oder distalen Radio-Ulnar-Gelenks sind jedoch ohne Osteosynthese zu instabil für die Versorgung mit einer Segment-Orthese.

Obwohl in der Vergangenheit über orthetische Erfolge bei *isoliert gebrochener Speiche* sowie *Frakturen beider Unterarmknochen* berichtet wurde, ist diese Versorgung aufgrund der Probleme und Schwierigkeiten bei diesen Knochenbrüchen nicht praktikabel. Wir behandeln diese Frakturen mit Osteosynthese.

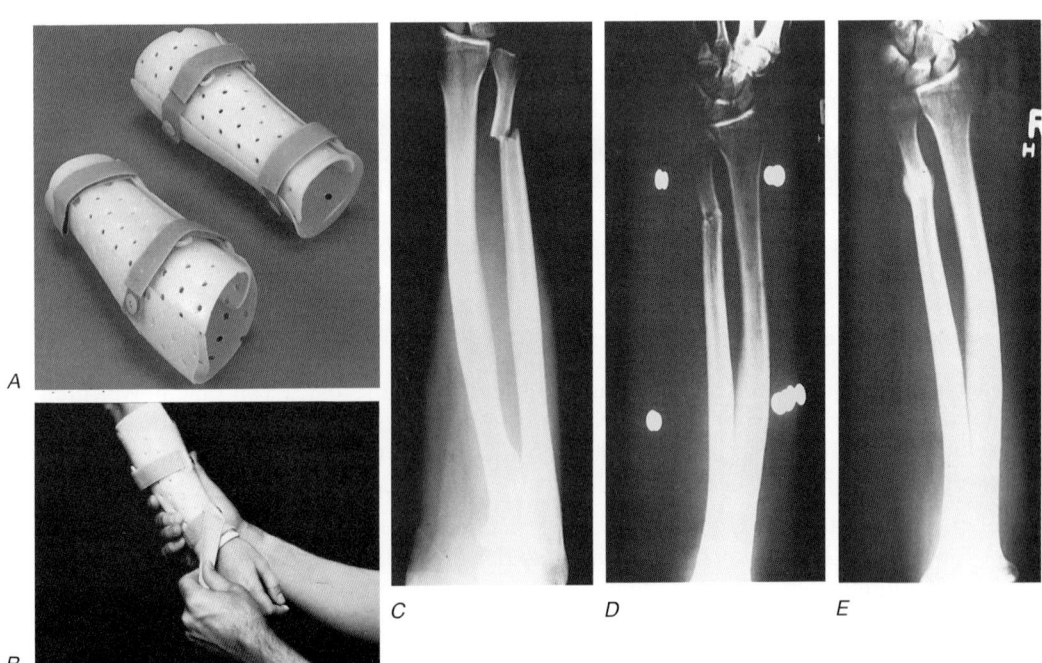

Abb. 5-100 A–E Bei der Ulnafraktur-Orthese *(A, B)* handelt es sich um eine einfache 2-Schalen-Manschette, die so geformt ist, daß die Weichteile entsprechend dem interosseären Raum geformt werden (s. Abb. 5-96), und bei eingeschränkter Rotation des Unterarmes gleichzeitig die vollständige Beweglichkeit des Handgelenkes und des Ellenbogens erlauben. In den meisten Fällen kann die Versorgung des Patienten mit der Orthese am Tag der Verletzung *(C)* erfolgen und der Patient kann mit Abklingen der Akutsymptome *(D)* bis zur klinischen Heilung *(E)* zur Aktivität in der Orthese ermutigt werden (Univ. Miami Dept. of Orthopaedics and Rehabilitation, Archiv)

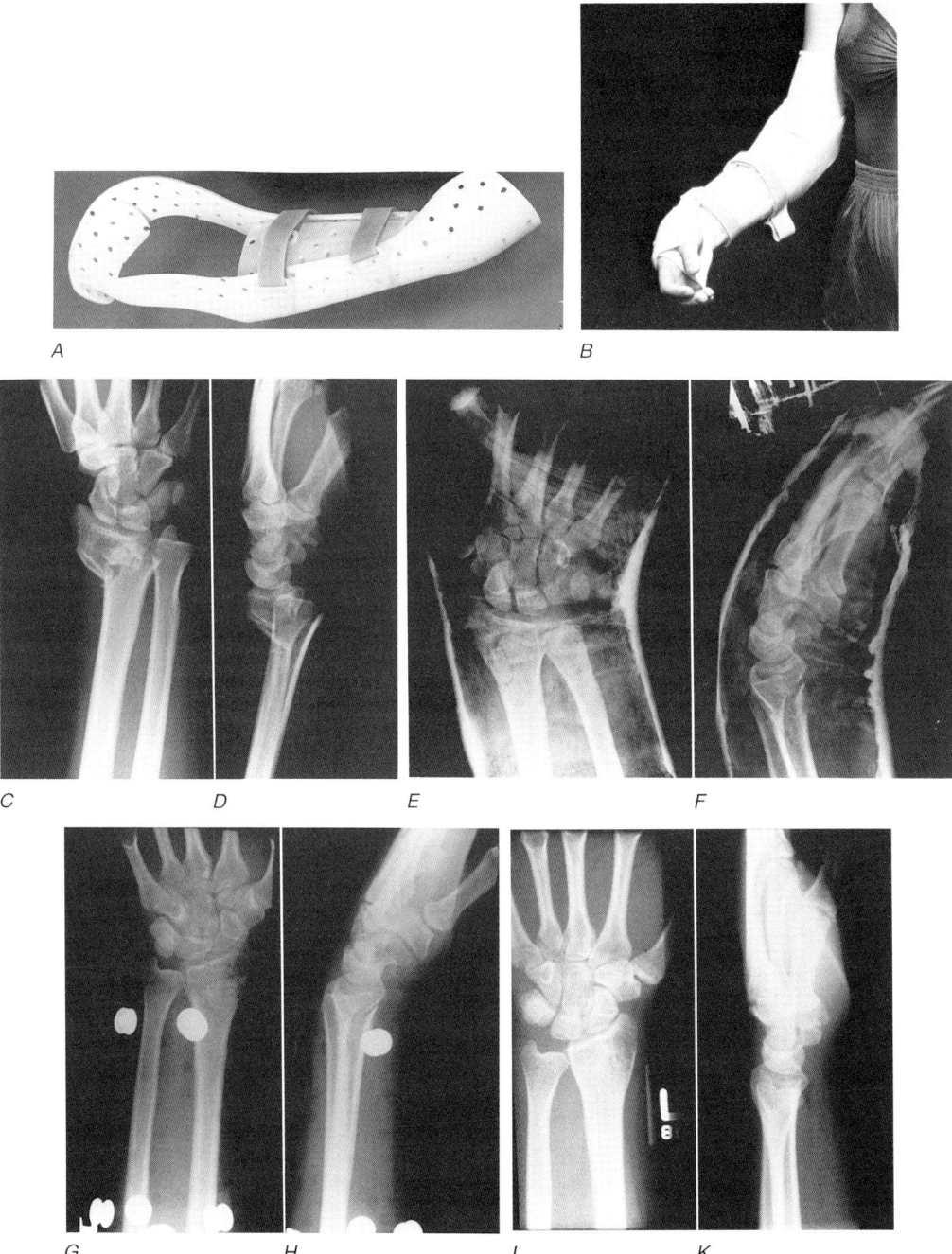

Abb. 5-101 A–K Die distale Radiusfraktur-Orthese *(A, B)* (Colles-Faktor) ist zur Einschränkung der Pronation/ Supination durch die suprakondyläre Fassung zur Blockierung der Dorsalflexion des Handgelenks sowie der radialen Deviation der Hand durch die dorsale Mittelhandfassung ausgelegt. Der Arm wird in entspannter Supinationsstellung fixiert. Die Fraktur *(C, D)* muß durch gute volare Abstützung bei Versorgung des Patienten mit einem Gipsverband *(E, F)* für 10 bis 14 Tage entsprechend reponiert werden. Die Orthese wird nach Abklingen des akuten Stadiums angelegt *(G, H)* und bis zur vollständigen Heilung getragen *(I, K)* (Univ. Miami Dept. of Orthopaedics and Rehabilitation, Archiv)

Frakturen im Handgelenkbereich

■ *Frakturen des Handgelenks* treten in der Mehrzahl bei älteren Menschen auf, wobei die Frakturen (in der Regel geschlossene Verletzungen) ursächlich oft mit Osteoporose und Mehrfachfrakturen verbunden sind.
Aufgrund dieser Tatsache bedeuten die interne oder externe Osteosynthese oft sehr schwierige Maßnahmen und machen die orthetisch-funktionelle Behandlung zu einer häufig angewendeten Methode in den USA.

Bei **Frakturen des Handgelenks** ist es entscheidend, daß während der Behandlung die Supinationsstellung erhalten wird, um die dislozierenden Kräfte möglichst gering zu halten.
Es ist ebenfalls von großer Bedeutung, daß die Patienten während der Frühphase der Behandlung das Handgelenk nicht dorsalflektieren oder radial deviieren können.
Es gilt die passiven und aktiven Repositionskräfte zu erhalten und die dislozierenden Kräfte zu verringern.
Die Knochenbrüche befinden sich im Bereich der Metaphyse, und da sie von einem sehr geringen Weichteilmantel umgeben sind, ergibt die Weichteilkompression keinen zusätzlichen verbessernden Faktor für die Stabilisation durch Orthesen.
Bei Frakturen des Handgelenks ist auch der Druck des Weichteilmantels in den interosseären Spalt zur Erhaltung der Fragmentposition nicht ausschlaggebend, er trägt aber immerhin dazu bei, den Unterarm in der gewünschten Supinationsstellung zu halten.
Ein metaphysärer Knochen stabilisiert sich in den Anfangsphasen der Frakturheilung recht schnell und da diese speziellen Knochenbrüche von Natur aus instabil und meist intraartikulär sind, ist zu Beginn die Gipsimmobilisation erforderlich. Nach 10 bis 14 Tagen ist eine genügende Stabilität erreicht, die Akutsymptome sind abgeklungen und Segment-Orthesen können angelegt werden (Abb. 5-101).

Eine **Segment-Orthese mit suprakondylärer Fassung** muß daher die Dorsalflexion und radiale Deviationen des Handgelenks sowie die Pronation des Unterarms verhindern, wobei die Beweglichkeit der Hand so wenig wie möglich eingeschränkt werden sollte.
Die Funktion der Orthese dient somit primär der Einschränkung von Gelenkbewegungen und nicht zur exakten Modellierung des Weichteilmantels.
Konstruktionsbedingt wird bei der von uns verwendeten Orthese durch eine exakte Kondylenfassung mit hochgezogenem hinteren Schaftrand, die Extensionsbewegung des Ellenbogengelenkes auf 30° begrenzt, wodurch gleichzeitig die Pronation gesperrt wird. Mit der Mittelhandfassung der dorsalen Schale wird das Handgelenk in 30° Volarflexion und 40° Ulnardeviation fixiert, um die schädliche Dorsalflexion bzw. Radialbewegung zu verhindern. Der Unterarm ist in einer entspannten Supinationsstellung von ca. 70° gelagert, aktive Bewegung im Sinne der Ellbogenflexion, Handgelenk-Volarflexion und Ulnardeviation ist möglich.
Vorgefertigte Orthesen bieten daher in vielen Fällen den adäquaten Paßsitz.

Oberschenkel-Frakturen

■ Der *Femur* heilt, wie auch der Humerus, aufgrund der reichlich vorhandenen Blutversorgung aus dem umgebenden Muskelmantel sehr schnell. Er liegt aber dadurch von Natur aus in einem instabilen Bereich.
Da es sich beim Femur um einen durch das Körpergewicht schwer belasteten Knochen handelt, ist aufgrund der natürlichen Instabilität die konservativ-funktionelle Behandlung schwierig.

Die Osteosynthese, in den USA, üblicherweise die Markraumnagelung, ist daher bei den meisten *Femurfrakturen* das Verfahren der Wahl.
In bestimmten Fällen wird jedoch bei einer Femurfraktur auch die Orthesenbehandlung angewendet, z. B. als Kombinationsversorgung von Mehrfachverletzten bei Adaptations-Osteosynthese.

Bei Oberschenkel-Frakturen ist zu Beginn der Therapie die Extension oder Immobilisation für etwa 6 Wochen erforderlich, um die Torsion in der Längsachse zu beeinflussen und eine gewisse Achsenstabilität durch die Heilung von Weichteilmantel und Knochen aufrechtzuerhalten.

Aufgrund der erwähnten instabilen Umgebung in dieser Extremität, d.h. der großen varisierenden Kräfte, die bei den Muskelaktivitäten durch die Abduktoren hervorgerufen werden sowie den einwirkenden Kräften über den Femur als einem wichtigen Trägerelement des Körpergewichts, ist es sehr schwierig, über den fettschichtigen Weichteilmantel auf den *proximalen Femurabschnitt* einzuwirken. Bei der funktionellen Orthesen-Behandlung proximaler Frakturen muß der Abduktion entgegengewirkt werden, um einer Varus-Fehlstellung vorzubeugen.

Im *distalen Femurbereich* enthält der umgebende Weichteilmantel weniger Fett und ist dünner als im proximalen Bereich, und die durch den Weichteilmantel auf das distale Fragment einwirkenden Kräfte sind wesentlich kleiner.
Es ist viel einfacher, einer Varus-Fehlstellung bei Frakturen des distalen Femurs als bei Frakturen des proximalen Femurs entgegenzuwirken.

Die erwünschte Weichteilkompression, mit ihrer direkten Einwirkung auf den Femur, kann über die **hülsenförmige Gestaltung der Segment-Orthese** angestrebt werden. Die Zweckformung im oberen Orthesenteil (im Bereich unterhalb des Tuber ossis ischii) soll durch eine lateral abgeflachte Anlage und eine mediolaterale Kompressionsrichtung einer Varus-Fehlstellung entgegenwirken.

Das *Oberschenkelteil der Orthese muß einstellbar sein,* da sich durch Schwund des Fettgewebes, Muskelatrophie und Abklingen der Wundödeme der Umfang des Oberschenkelquerschnittes entscheidend verändern kann. Zur Erhaltung eines zweckmäßigen Oberschenkelquerschnittes sollte die **Oberschenkelhülse aus zwei übereinanderlappenden Schalen** gefertigt werden und in der Größe verstellbar sein.
Vorgefertigte Orthesen sollten ebenfalls aus diesen medialen und lateralen Schalen bestehen (Abb. 5-102).

Distale Femur-Frakturen können also in der Regel mit Orthesen versorgt werden, auch dem Kniegelenk wird damit eine gewisse mediolaterale Stabilität gegeben.
Für die Führung des Kniegelenkes sorgen die zwei das Kniegelenk überbrückenden, seitlichen Schienen, die die Oberschenkel- und Unterschenkelteile der Orthese verbinden.
Das mechanische Kniegelenk muß die ungehinderte und vollständige Streckung des Knies ermöglichen.
Die endgültige Formung des Oberschenkelteiles, um die Kniebeugung zu ermöglichen, kann erst einige Wochen nach dem Anlegen der Orthese erfolgen, da die volle Kniebeugung in der Regel am Tag der Versorgung noch nicht möglich ist.
Mehrachsige mechanische Kniegelenke sind leichter anzupassen, da einachsige Kniegelenke eine sehr genaue anatomisch angenäherte Achsenübereinstimmung erforderlich machen. Es gilt, die bei Beugung und Streckung des Kniegelenkes mögliche Hebelbewegung zwischen Orthese und Bein zu vermeiden.

Wenn keine ipsilaterale Schienbein-Fraktur vorliegt dient das Unterschenkelteil der Orthese vorwiegend nur dazu, eine seitliche Führung des Schienenverlaufes zwischen Oberschenkelteil und Fußteil zu gewährleisten.

Zur Längsstabilisierung der Unterschenkel- und Oberschenkel-Formteile dient ein über Scharniergelenke bzw. Schienen verbundenes Fußteil im Sinne einer Orthesensandale. Dieses Fußteil wird über einen Schnürschuh mit dem Fuß fest verbunden.

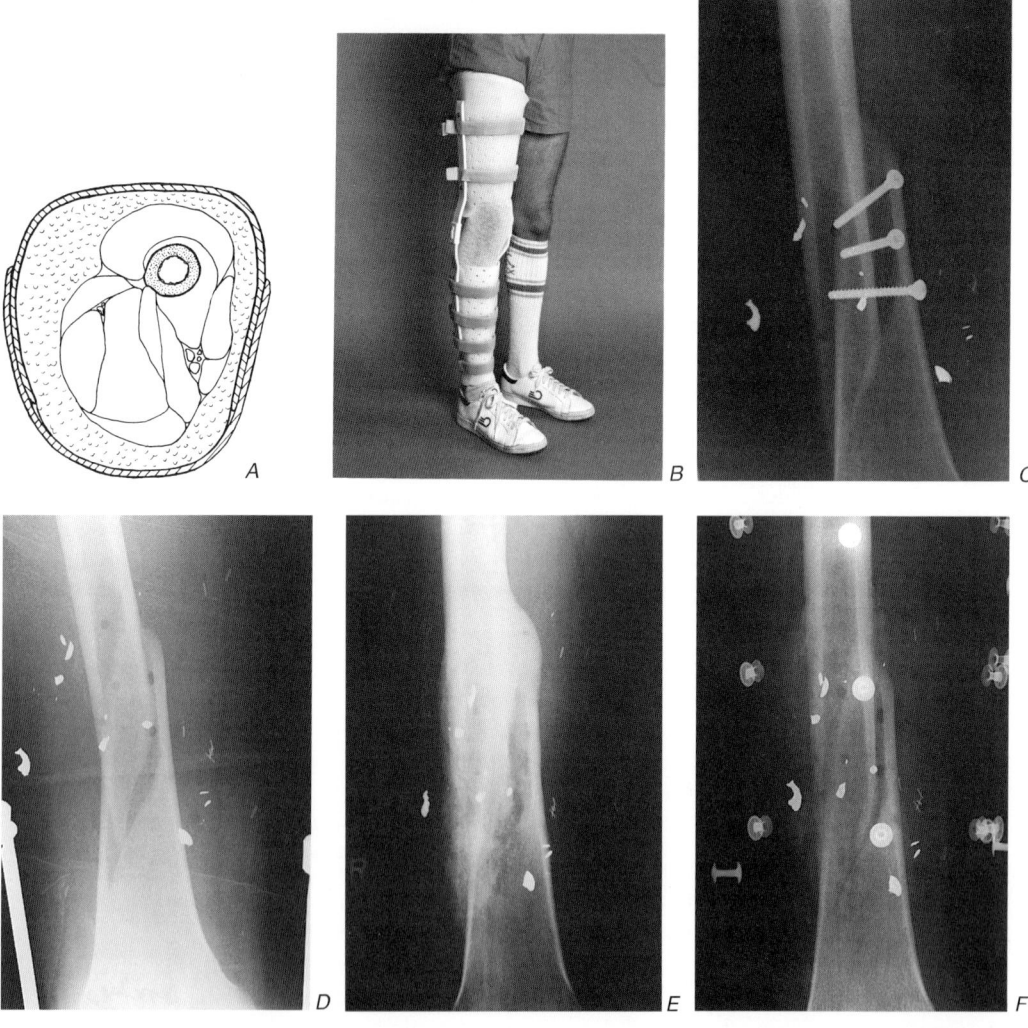

Abb. 5-102 A–F Der Oberschenkelknochen ist von einer Weichteilmasse sowie häufig von einer dicken Fettschicht – ähnlich wie beim Humerus – umgeben (A), wodurch z. B. die Kontrolle von Achsenabweichungen durch die Weichteilkompression schwierig ist. Somit sind die Indikationen für eine Orthesen-Behandlung (B) bei einer Fraktur des Femur begrenzt, da der Oberschenkelknochen mit interner Fixierung wesentlich leichter stabilisiert werden kann (in diesem Beispiel wurde die Orthesen-Behandlung für einen Patienten gewählt, bei dem die interne Fixierung (C) erfolglos war). Aufgrund der Instabilität mußte bis zum Erreichen des Heilungsstadiums III ein anderes Stabilisierungsmittel verwendet werden (in diesem Fall die Traktionslagerung), um für angemessene Biegefestigkeit des Kallus (D) zu sorgen. Die Orthesenbehandlung (E) sorgt anschließend für eine entsprechende Abstützung zum Schutz der Extremität bis zur vollständigen Heilung und Rehabilitation (F) (Univ. Miami Dept. of Orthopaedics and Rehabilitation, Archiv)

Frakturen im Kniebereich

■ Bei *Frakturen im Kniebereich* (proximale metaphysäre Tibia- und instabile Kniegelenkfrakturen) ist die Verwendung von Orthesen aufgrund der natürlichen Instabilität und der dringenden Notwendigkeit kongruenter Bewegungsabläufe in diesem belasteten Gelenk sehr begrenzt.
In der Regel kommen für diese Behandlungsform nur Frakturen in Frage, bei denen keine belastungsstabile Osteosynthese möglich ist oder solche, die keine oder nur geringe Dislokationen aufweisen; oder Kombinationsversorgungen zur extremen Unterstützung bei Osteosynthese etc. Für eine frühe Heilung, die im metaphysären Knochen sehr schnell erreicht wird, muß die Fraktur zuerst ruhiggestellt werden. Diese Knochenbrüche sind in der Regel schon recht stabil, wenn die Orthese angelegt wird.

Der Hauptzweck der funktionellen Behandlung liegt in allen Fällen darin, die Beweglichkeit des Knies zu erreichen.
Die Belastung ist zweitrangig, kann aber unter normalen Umständen schon bald nach Anlegen der Orthese allmählich bis zur Schmerzgrenze erfolgen (Beginn nach etwa 4–6 Wochen).

Vom mechanischen Gesichtspunkt aus besteht die Hauptaufgabe darin, das Knie mediolateral zu stützen. Zur Kontrolle der Knochenfragmente ist die Weichteilkompression nicht erforderlich. Aus diesem Grunde sind **die für Femurfrakturen verwendeten Orthesen-Konstruktionen** auch gut für Brüche im Kniebereich geeignet. Das Oberschenkelteil der Orthese sollte nicht so lang sein wie für Femurfrakturen, da es nur als Führung und Stütze für die Kniescharniere dient. Das Unterschenkelteil sollte demjenigen für Tibiafrakturen entsprechen (Abb. 5-102).

Unterschenkel-Frakturen

■ *Tibiaschaftfrakturen* werden häufig mit Orthesen versorgt, da es sich gezeigt hat, daß Belastung und frühe Funktion für eine gleichmäßige Heilung auch in schwierigen Fällen sehr wirksam sind. Die Heilungsprobleme der Tibiaregion bei Immobilisation und Osteosynthese sind bekannt.
Schienbein und Wadenbein sind durch die Membrana interossea miteinander verbunden, und trotz der auf sie einwirkenden Kräfte durch frühe Belastung können sie ohne Schwierigkeiten mit einer Orthese stabilisiert werden. Die Orthese sollte die Beweglichkeit des Knie- oder Knöchelgelenkes nicht einschränken.
Der Weichteilmantel wird in Knie und Knöchel sehnig und ist somit ein natürlicher anatomischer Stützmantel für beide artikulierenden Knochen. Daher ist lediglich *eine Orthese* erforderlich, **die den Unterschenkel von der Tuberositas tibiae bis zum seitlichen Vorsprung des Malleolus umschließt,** um Achsenfehlstellungen zu vermeiden.
Vor Anlegen der Orthese muß die Längen- und Rotationsstabilität erreicht sein. Dies wird üblicherweise nach 4 bis 6 Wochen Gipsimmobilisation mit allmählich steigender Belastung bis zur Schmerzgrenze durch Gipsverbände am Ober- bzw. Unterschenkel erreicht.

Studien über die proximale und distale Verlängerung der Anstützflächen einer Unterschenkel-Orthese, z. B. im PTB-System, haben gezeigt, daß diese Verlängerung nur eine geringe Auswirkung auf die Rotations- und Biegungsstabilität ergibt.
Das Fußteil der Segment-Orthese hat ebenfalls nur unbedeutenden Einfluß auf Biegung und Drehung, ist aber wichtig, um den exakten Sitz der Körperformteile zu gewährleisten.

Die Abflachung des Profils der hinteren Wadenmuskulatur durch die Weichteilkompression mittels der Orthese sorgt für die wichtigste Schutzwirkung während der Belastung des Unterschenkels.

Von entscheidender Bedeutung ist es, durch das 2-Schalenprinzip den Paßsitz der Orthese zu erhalten, um die Achsenstellung der Knochenfragmente während der Frühphasen der Knochenbruchbehandlung unverändert zu gewährleisten (Abb. 5-103).

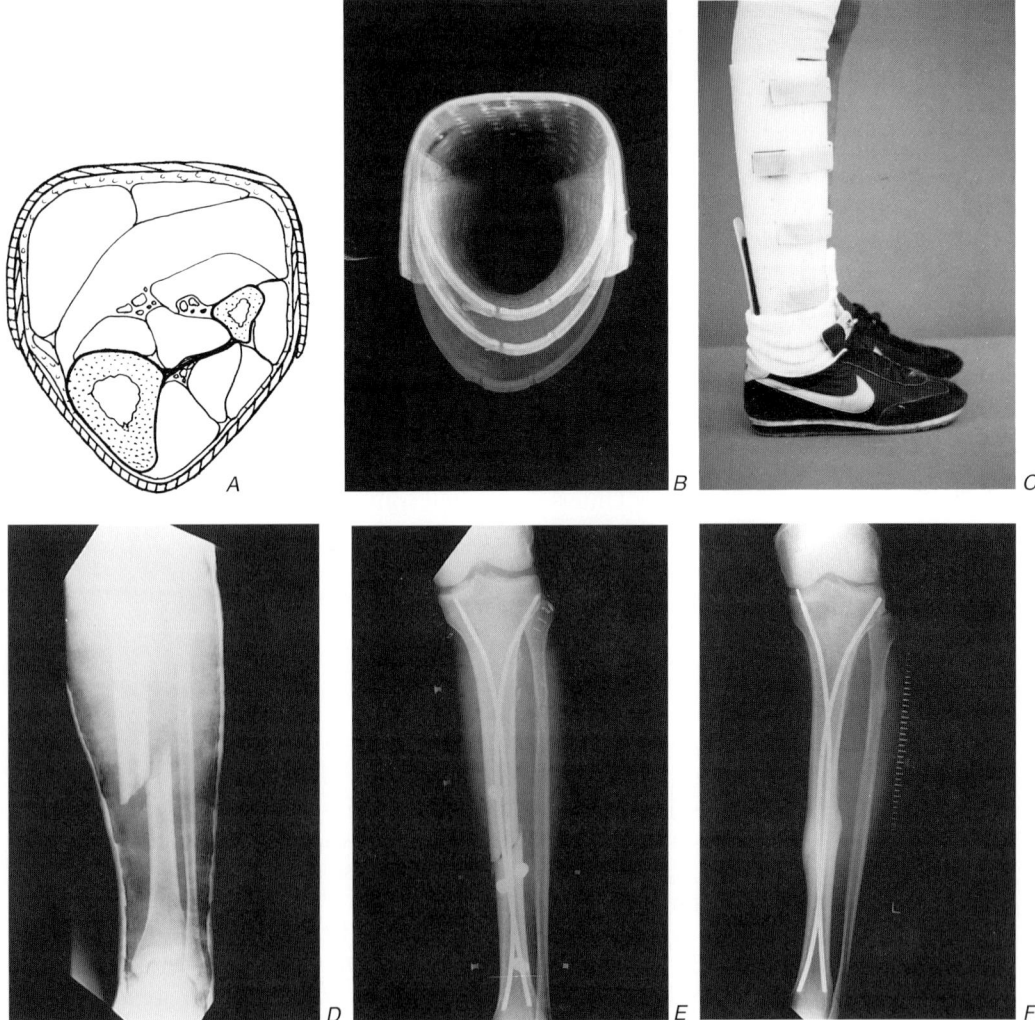

Abb. 5-103 A–F Der Großteil der Belastungsübertragung bei der Tibia-Orthese findet in der proximalen Hälfte im Bereich der Hauptweichteilkompression statt. Die Stabilisierung der Knochen erfolgt am besten durch Modellierung dieser Weichteilmasse in einem Dreiecks-Querschnitt *(A)*. Die Aufrechterhaltung dieser Querschnittsform während den Größenanpassungen wird am besten durch einander überlappende Schalen und nicht durch Hülsen erzielt *(B, C)*. Frakturen des Schienbeins *(D)* müssen zuerst auf ein annehmbares Maß reponiert sein und bis zum Abklingen des akuten Stadiums in einem Gipsverband verbleiben. Falls eine Verkürzung nicht akzeptabel ist, sind andere Methoden *(E)* einzusetzen, da Orthesen nicht zur Längenverbesserung führen. Die Orthese sorgt dann bis zur vollständigen Heilung für die Aufrechterhaltung der Winkelausrichtung, und ermöglicht gleichzeitig volle Gewichtsbelastung, Gelenkbewegung und Muskelfunktion *(F)* (Univ. Miami Dept. of Orthopaedics and Rehabilitation, Archiv)

Zusammenfassung und Schlußfolgerung

Das Verständnis um den Stellenwert des Weichteilmantels für die Stabilisierung der Extremität in einer Fraktur-Orthese ermöglicht es, die richtige zeitliche Koordination der Therapie mit Segment-Orthesen und damit die richtige Indikationsstellung für die konservativ-funktionelle Behandlung verschiedener Schaftbrüche und bestimmter Gelenkverletzungen zu finden.

Die Mehrzahl der Orthesen wird nicht sofort angelegt, sondern erst dann, wenn die akuten Symptome abgeklungen sind und die Patienten eine Bereitschaft zur Beübung der Muskulatur zeigen. Ziel der Knochenbruchbehandlung mit Orthesen ist die frühzeitige Bewegungstherapie.

Jede spezifische Anwendung hat ihr eigenes Grundprinzip in bezug auf die Konstruktion der Orthese, aber für alle Behandlungen gilt gleichermaßen das Verstehen der Weichteilkompression und die elastische Unterstützung der Knochenfragmente durch den umgebenden Weichteilmantel.

Dem Orthopäden und dem Orthopädie-Techniker steht damit eine Vielzahl von Orthesenkonstruktionen zur Verfügung, mit denen sich das Ziel der funktionellen Knochenbruchbehandlung erreichen läßt.

Spezielle Literatur

Altmann, R. D., Latta, L. L., Kerr, R., Tornero, G.: Effects of nonsteroidal anti-inflammatory agents on fracture healing in the rat. Trans. Orthop. Res. Soc., Anaheim, 8 (1983) 223

Bassett, C. A. L.: Current concepts of bone formation, J. Bone Joint Surg. 44 A (1962) 1217

Bitz, D. M., Lux, P. S., Whiteside, L. A.: The effects of early mobilization and casting on blood flow and mechanical properties of fracture healing. Trans. Orthop. Res. Soc., Atlanta, 5 (1980) 199

Brighton, C. T., Krobs, A. G.: Oxygen tension of healing fractures in the rabbit, J. Bone Joint Surg. 54 A (1972) 323

Conin, S. C., Van Burkirk, W. C.: Surface bone remodeling induced by a medullary pin. J. Biomech. 12 (1979) 269

Danschwardt-Lilliestrom, G.: Reaming of the medullary cavity and its effect on diaphyseal bone, Acta Orthop. Scand. Suppl. 128 (1969)

Danschwardt-Lilliestrom, G., Lorenzi, L., Olerud, S.: Intracortical circulation after intramedullary reaming with reduced pressure in the medullary cavity, J. Bone Joint Sug. 52 (1970) 1390

Davy, D. T., Connolly, J. F.: The influence of callus morphology on the biomechanics of healing long bones. Trans. Orthop. Res. Soc., Las Vegas, 6 (1981) 45

Eriksson, C.: Streaming potentials and other water dependent effects in mineralized tissue, Ann. N.Y. Acad. Sci. 283 (1974) 321

Heppenstall, R. B.: Fracture and cartilage repair. In Fundamentals of wound management in surgery. South Plainfield, N.J., 1977, Chirurgecom, Inc., pp. 1–34

Holden, C. E. A.: The role of blood supply to soft tissues in the healing of diaphyseal fractures, J. Bone Joint Surg. 54 A (1972) 993

Jokl, P., Panjabi, M. M.: The influence of rigidity of immobilization on the degree of musculoskeletal disuse atrophy. Trans. Orthop. Res. Soc., San Francisco, 5 (1979) (249)

Küntscher, G.: The callus-problem. Warren H. Green, Inc., St. Louis 1974

Latta, L. L., Sarmiento, A.: Mechanical behaviour of tibial fractures. In: American Academy of Orthopaedic Surgeons: Symposium on trauma to the leg and its sequelae. The C. V. Mosby Co., St. Louis 1981

Latta, L. L., Sarmiento, A.: Periosteal fracture callus mechanics. In: American Academy of Orthopaedic Surgeons: Symposium on trauma to the leg and its sequelae. The C. V. Mosby Co., St. Louis 1981

Latta, L. L., Sarmiento, A., Tarr, R. R.: The rational of functional bracing of fractures. Clin. Orthop. 146 (1980) 28

Lindholm, R. V., Lindholm, T. S., Toikkanen, S., Leino, R.: Effects of forced interfragmental movements on healing of tibial fractures in rats. Acta Orthop. Scand. 40 (1970) 721

Macnab, I.: The role of periosteal blood supply in the healing of fractures of the tibia. Clin. Orthop. 105 (1974) 27

McInnis, J. C., Robb, R. A., Kelly, P. J.: Relationship of bone blood flow, mineral deposition and endosteal new bone formation in healing canine defects. Trans. Orthop. Res. Soc., Las Vegas, 3 (1977) 162

Paradis, G. R., Kelly, P. J.: Blood flow and mineral deposition in canine tibial fractures, J. Bone Joint Surg. 57 A (1975) 220

Sarmiento, A., Latta, L. L.: Closed functional management of tibial fractures. In: American Academy of Orthopaedic Surgeons: Symposium on trauma to the leg and its sequelae. The C. V. Mosby Co., St. Louis 1981

Sarmiento, A., Latta, L. L.: Closed functional treatment of fractures. Springer New York 1981

Sarmiento, A., Latta, L. L., Zilioli, A., Sinclair, W.: The role of soft tissues in the stabilization of tibial fractures, Clin. Orthop. 105 (1974) 116

Sarmiento, A., et al.: Fracture healing in rat femora as effected by functional weight-bearing, J. Bone Joint Surg. 59 A (1977) 369

Sarmiento, A., et al.: A quantitative, comparative analysis of fracture healing under the influence of compression plating vs. closed weight-bearing treatment. Clin. Orthop. 149 (1980) 232

Steinberg, M. E., Lyet, J. P., Pollack, S. R.: Stessgeneradet potentials in fracture callus. Trans. Orthop. Res. Soc., Atlanta 5 (1980) 115

Uhthoff, H. K., Dubuc, F. L.: Bone structure changes in the dog under rigid internal fixation. Clin. Orthop. 81 (1971) 165

Uhthoff, H. K., Seklay, G., Jaworski, Z. F. G.: The effect of immobilization on compact and spongy bone in young adult and older beagle dogs. Trans. Orthop. Res. Soc., Anaheim, 8 (1983) 142

White, A. A., Panjabi, M. M., Crelin, E. S., Southwick, W. O.: A quantitative biomechanical study of fracture repair, Kappa Delta Award paper no. 3, p. 36, Proceedings of the forty-third annual meeting of the American Academy of Orthopaedic Surgeons, New Orleans 1976

Woo, S. L.-Y., et al.: A comparison of cortical bone atrophy secondary to fracture with plates with large differences in bending stiffness, J. Bone Joint Surg. 58 A (1976) 190

Yamagishi, M., Yoshimura, Y.: The biomechanics of fracture healing, J. Bone Joint Surg. 37 A (1955) 1035

Kapitel 6
Funktionelle Fußhilfen

Kapitel 6
Funktionelle Fußhilfen

Inhalt

Einführung und Begriffserläuterungen 685
    Korrektur-Einlagen 686
    Kopie-Einlagen 686
    Bettungs-Einlagen 687

Wesentliche Krankheitsbilder in schematischer Darstellung 687

Anatomie und Funktion 689

Dokumentierbarkeit der körperlichen Untersuchung 693

Orientierungsbereiche und Meßpunkte am Skelett 696

Biomechanik und funktionelle Fußhilfen
Biomechanik des Fußes 697
Einwirkungen von Fußeinlagen im Kraft- und Formschluß 702
Grundformen von Einlagentypen
    Normalform 704
    Torsionsform 705
    Flügelform 706
Biomechanische und konstruktive Details 708

Prinzipielles zur Fertigungstechnik
Einführung 711
Herstellung von Trittspur-Fußabdrücken 712
Herstellung von Körperpositivmodellen aus Gips 712
Einlagenzuschnitte 714

Spezielle Krankheitsbilder und Versorgungsbeispiele

Abschnitt I: Versorgung mit funktionellen Korrektur-Einlagen:
kindlicher Knick-Plattfuß ... 715
angeborener Plattfuß ... 717
Morbus Köhler I ... 718

Abschnitt II: Versorgung mit funktionellen Korrektur-Einlagen:
angeborener Klumpfuß ... 722
erworbener Klumpfuß ... 724
Sichelfuß ... 724

Abschnitt III: Versorgung mit funktionellen Kopie-Einlagen:
(Knick-)Senk-Plattfuß ... 727
Spreizfußbeschwerden ... 727
Morbus Köhler II ... 729

Abschnitt IV: Versorgung mit funktionellen Bettungs-Einlagen:
kontrakter Plattfuß ... 731
Ballenhohlfuß ... 732
Spitzfuß ... 734
Hallux rigidus ... 735
Rheumafuß ... 736
Fersensporn ... 738

Erfahrungswerte der Rezeptierung ... 740

Kapitel 6
Funktionelle Fußhilfen

Einführung und Begriffserläuterungen

In unterschiedlicher Benennung von vielen Autoren als „Einlage" oder als „Fußstütze" bezeichnet, werden diese orthopädietechnischen Heil-Hilfsmittel für vielfältige Therapieziele eingesetzt.

Diese **funktionellen Fußhilfen** sollen
- funktionellen Formabweichungen des Fußes aufgrund muskulärer Schwäche, Bänderlockerung oder gelenkiger Fehlsteuerung durch Unterstützung entgegenwirken;
- Fußdeformitäten so weit als möglich korrigieren und damit bleibenden Fehlformen vorbeugen;
- Ergebnisse anderweitiger Korrekturen von Fußfehlformen erhalten und Rezidive verhindern;
- Isolierte Überlastungsschäden einzelner Vorfußpartien durch Abrollung überbrücken;
- Für Entlastung bzw. günstigere Lastverteilung im Sohlenbereich sorgen und
- Gelenk-, Muskel- und Bänderbeanspruchung der unteren Extremität durch Änderungen von Kraftrichtungen und -größen beeinflussen.

Sie sollen damit nicht nur zur Behebung lokaler Fußschäden eingesetzt werden, sondern z. B. auch in begrenztem Maße zur Wachstumslenkung und zur Beeinflussung der Bekken-Bein-Statik. Um diesem weitgespannten Aufgabenbereich gerecht werden zu können, müssen eine Reihe von Anforderungen an Konstruktion, Material, Herstellung und nicht zuletzt auch an die ärztliche Indikation und Verordnung gestellt werden.

Dazu sind Kenntnisse der normalen und gestörten Biomechanik des Fußes, Kenntnisse von Materialeigenschaften und Erfahrungen in ihrer Verarbeitung ebenso erforderlich wie eine korrekte Anpassung. Voraussetzung für eine erfolgreiche Einlagenbehandlung ist aus ärztlicher Sicht selbstverständlich eine klare Indikation auf dem Boden einer sorgfältigen Untersuchung und differenzierten Befunderhebung, die neben der klinischen Diagnose auch eindeutige Hinweise auf wesentliche Funktionsstörungen beinhalten muß.

Grundsätzlich unterscheiden wir 3 Einlagentypen:
Korrektureinlagen,
Kopieeinlagen und
Bettungseinlagen.

Die differenzierbaren Wirkungsweisen ergeben im Einzelfall (in Abhängigkeit vom gleichzeitigen Vorkommen lockerer und kontrakter Fehlformen) am gleichen Fuß Kombinationsmöglichkeiten. In grober Sichtung kann man auch erkennen, daß diese Einlagentypen jeweils Lebensaltern zugeordnet sind:

– *Korrekturen* eines Fußes werden sich meist nur im Wachstumsalter am plastisch beeinflußbaren Kinderfuß erreichen lassen.
– Stützung eines Fußes unter *Kopie* seiner Sohlenform in Entlastung stellt weitgehend ein Behandlungsprinzip des Erwachsenenalters dar.
– Reine *Bettungsaufgaben* für kontrakte Füße bleiben mehr dem höheren Lebensalter vorbehalten.

Diese Einteilung spiegelt die mit dem Altern abnehmende Elastizität der Stützgewebe und das Auftreten umformender Gelenkveränderungen im Laufe des Lebens wieder.

Korrektur-Einlagen

Begriffserläuterung: Sie stellen im weitesten Sinne Einlagen zur Wachstumslenkung dar. Einerseits soll potentielles Fehlwachstum infolge statischer Defekte verhindert werden, andererseits soll aber auch eine elastische Umformung einer noch bestehenden leichten Deformität erreichbar sein. Dazu ist die manuelle Überwindung des elastischen Korrekturwiderstandes während der Abformung notwendig. Die daraus entstehende Zweckform ist in wesentlichen Partien nicht fußkongruent. Die Einlage wird nur unter Belastung und unter Mitwirkung eines geeigneten Schuhes wirksam.

Das Ausmaß der Korrektur stellt einen Erfahrungswert dar, die Weichteiltoleranz für einen, im Schuh nicht immer intermittierenden Korrekturdruck darf nicht überschritten werden und ist im Einzelfall zu kontrollieren.

Nachgebende Kontrakturen, im Kindesalter variable Weichteilpolster und Größenzunahme des Fußes während des Wachstums machen häufigere Kontrollen, Korrekturen sowie Neuanfertigungen erforderlich.

Hochgestecktes Behandlungsziel ist eine bleibende Korrektur in Annäherung an die physiologische Fußform. Die Anwendung erfolgt also bei angeborenen oder auch erworbenen Fehlhaltungen und Fehlformen des Kinderfußes bis zum Abschluß der wesentlichsten Wachstumsvorgänge. Dieser Anwendungsbereich setzt stabile, abnutzungs- und feuchtigkeitsunempfindliche Materialien voraus, die leicht nachformbar sind. Die Anbringung von richtungsbeeinflussenden Keilen, Leisten oder Rollen muß möglich sein.

Stabilität und Elastizität sollen sich im Behandlungsverlauf zur Vermeidung von Fußmuskelatrophien die Waage halten.

Kopie-Einlagen

Begriffserläuterung: Kopieeinlagen stellen kongruente Kopien des Sohlenreliefs in gewaltlos erreichbarer Stellungsverbesserung des Fußes dar. Deformierende Belastungseinflüsse werden durch die Modelltechnik am entlasteten Fuß ausgeschaltet.

Derartige Einlagen haben keine eigentliche Korrekturwirkung, sondern stützen den Fuß in funktionsgünstiger, beschwerdefreier oder zumindest schmerzarmer Stellung. Sie schalten verformende Belastungseinflüsse aus und unterstützen schmerzhaft überlastete Muskel-, Bänder- und Gelenkstrukturen. Ihre Wirksamkeit ist ebenfalls an die Belastungsphase geknüpft.

Eine bleibende positive Änderung der Fußform über die Zeit der Anwendung der Kopieeinlage hinaus ist nicht zu erwarten. Ihr Anwendungsbereich ist die weitgehend lockere Belastungsinsuffizienz des Fußes vorübergehender (z. B. postoperativ) und bleibender Art.

Bettungs-Einlagen

Begriffserläuterung: Bettungseinlagen dienen einem Belastungsausgleich bzw. der Entlastung einzelner Sohlenabschnitte. Die Körperlast wird gleichförmig und breitflächig verteilt, wobei es gilt, kleinflächige oder gar punktförmige, schlecht weichteilgepolsterte Überlastungszonen weitgehend kontrakter Fußfehlformen zu entlasten.

Eine manuelle oder Entlastungskorrektur des Fußes ist nicht oder nur in ganz begrenztem Rahmen möglich. Passive Korrekturversuche sind bei arthrotisch kontrakten Füßen zu unterlassen, da sie in der Regel zu Belastungsschwierigkeiten und Fußgelenksbeschwerden führen.

Bettungseinalgen bestehen meist aus verhältnismäßig weichen Werkstoffen und erfordern eine entsprechend stabile Schuhversorgung mit möglichst formschlüssiger Anpassung an die Brandsohle.

Ihr Anwendungsbereich ist die arthrogen oder ligamentär kontrakte Fußdeformität im Erwachsenen-, selten im Kindes- und Jugendalter. Eine unabdingbare Anwendung für weiche Flächenbettung ist die Atrophie des Sohlenpolsters im hohen Lebensalter.

Wesentliche Krankheitsbilder in schematischer Darstellung

Im gleichlautenden Kapitel für die „Untere Extremität" begründeten wir die Auswahl bzw. Begrenzung der Krankheitsbilder mit dem Maß des für die Technik Notwendigen. Auch hier bei „Funktionellen Fußhilfen" unterteilen wir wiederum in:

Diagnose,
Symptome und funktionelle Störung,
Ätiologie und Besonderheiten.

Tabelle 6-1 Für die Orthopädietechnik wesentliche Krankheitsbilder im Fußbereich

Diagnose	Symptome und funktionelle Störungen	Ätiologie und Besonderheiten
Senkfuß, Knickfuß, Plattfuß, Knickplattfuß (Pes valgus, planus, planovalgus)	Abfälschung des Längsgewölbes, Valgusstellung des Rückfußes, relative Supination des Vorfußes Bisweilen Achillessehnenverkürzung Leistungseinschränkung nicht obligat Typisches Sohlenbild, Kontraktur möglich	Belastungsabhängige Subluxationsstellung der Fußwurzel aufgrund muskulärer und ligamentärer Insuffizienz Sonderformen: Lähmungsknickplattfuß bei schlaffen und spastischen Lähmungen

Tabelle 6–1 Für die Orthopädietechnik wesentliche Krankheitsbilder im Fußbereich (Fortsetzung)

Diagnose	Symptome und funktionelle Störungen	Ätiologie und Besonderheiten
Morbus Köhler I	Temporäre schmerzhafte Belastungsdeformität des Os naviculare pedis	Seltene aseptische Knochennekrose Knaben ≫ Mädchen 3.–8. Lebensjahr, meist Spontanheilung
Angeborener Plattfuß (Talus vericalis)	Bei Geburt konvexe Fußsohle (Wiegenfuß), Abduktion und Pronation des Vorfußes bei Hochstand des Fersenbeines	Seltene angeborene Deformität Therapie: Redression wie bei Klumpfuß, oft Operationsindikation
Spreizfuß (Pes transversoplanus)	Verbreiterung des Vorfußes, Abflachung des Quergewölbes (plantarkonvex), plantare Schwielenbildung unter Metatarsalköpfchen, sekundäre Zehenfehlstellungen (Hallux, valgus), Krallenzehen (Digitus valgus, varus)	Vorfußüberlastung bei „Bindegewebsschwäche" Vestimentärer Schaden: Hoher Absatz Übergewicht, Beinlängendifferenz, Spitz-Ballenhohlfuß PCP
Morbus Köhler II	Belastungsschmerz unter dem 2. oder 3., seltener 4. Metatarsalköpfchen Schwellung des betreffenden Zehengrundgelenkes Röntgen: Deformierung des Metatarsalköpfchens	Seltenere aseptische Nekrose in der Pubertät Folge: Arthrose Zehengrundgelenk
Ballenhohlfuß (Pes excavatus)	Hochsprengung des Längsgewölbes im Vordertarsus Metatarsus steil plantarflektiert Leichte Varusstellung des Rückfußes Fußverkürzung, Spreizfuß, Krallenzehen	Wachstumsdeformität bei Muskelimbalance (schlaffe und spastische Lähmungen, Myopathien, Myelodysplasie) Allmähliche Entstehung im Schulalter Täuscht Spitzfuß vor
Spitzfuß (Pes equinus)	Kontrakte Plantarflexion des Fußes im oberen Sprunggelenk, Achillessehnenverkürzung	Verkürzung der Achillessehne und der hinteren Kapsel des oberen Sprunggelenkes bei Ausfall der Dorsalextensoren, Muskelschrumpfung Knöcherne Gelenkeinsteifung Muskel- und Gelenkfehlbildungen
Chronische Polyarthritis (cP) rheumatoide Arthritis	Unterschiedliche, zum Teil schwerste Fußdeformitäten: Spreizfuß, Hallux valgus, Krallenzehen, Knickplattfußkontraktur	Entzündliche rheumatische Autoaggressionskrankheit unklarer Genese Gelenk-, Bänder- und Sehnenzerstörung, Knochendestruktionen durch chronische Synovitis

Tabelle 6-1 Für die Orthopädietechnik wesentliche Krankheitsbilder im Fußbereich (Fortsetzung)

Diagnose	Symptome und funktionelle Störungen	Ätiologie und Besonderheiten
Fersensporn	Druck- und Belastungsschmerz plantar-tibial am Fersenbein Röntgen: bisweilen Knochensporn	Verknöcherung der Ursprünge der Plantaraponeurose und des Musculus flexor digitorum brevis und abductor hallucis (Insertionstendopathie)
Sichelfuß (Pes adductus, Metatarsus varus)	Adduktion des Vorfußes, Rückfuß gerade oder leichter Knickfuß, zunächst weiche, dann harte Kontraktur	Angeborene Fehlbildung Exogene Entstehung durch Bauchlage möglich Therapie: Lagerungsprophylaxe bzw. Redression
Angeborener Klumpfuß (Pes equinovarus)	Meist doppelseitige komplexe Fußdeformität: 1. Spitzfuß (Pes equinus) 2. Supination des Rückfußes mehr als des Vorfußes (varus) 3. Adduktion des Vorfußes 4. Hohlfuß (Pes excavatus) typische Wadenatrophie	Erbliche Mißbildung Sofortbehandlung der angeborenen Kontraktur durch Redressement Später operativ funktionelle Behandlung
Erworbener Klumpfuß	Fehlstellung wie angeborener Klumpfuß, einzelne Komponenten unterschiedlich deutlich Belastungsinsuffizienz	Entstehung nach zentralen (spastischen) und peripheren (schlaffen) Lähmungen durch Muskelungleichgewicht Traumatische und entzündliche Schäden der Wachstumsfugen Fehlverheilte Frakturen Narbenkontrakturen nach Weichteilverletzungen

Anatomie und Funktion

G. Hohmann schreibt in „Fuß und Bein" 1951: „... Der menschliche Fuß ist eine Kunstform der Natur. Seinem Wesen nach ist er noch nicht völlig erkannt und erklärt und es bedarf noch mancher wissenschaftlicher Forschung, bis dieses Gebilde in seiner Wesenheit völlig klar ist..."

Die **Gestalt des Fußes** wird nach *Kummer* (1979) durch die phylogenetische und ontogenetische Entwicklung sowie durch die Anpassung an seine spezielle mechanische Funktion geprägt. Der menschliche Fuß hat sich in seiner wenig spezialisierten Form vielfältige Funktionen bewahrt; er ist nicht nur Stand-, Lauf- und Kletterfuß, sondern durchaus noch zu differenzierten Greiffunktionen in der Lage.

Die hohen statischen und dynamischen Belastungen unseres Fußes im zweibeinigen aufrechten Gang erfordern ein abgestimmtes Zusammenspiel starrer Skelettelemente, straffer Bandverbindungen und aktiver Muskelzüge. Nur so können die hohen Forderungen von stabilem Halt, elastischer Anpassung und kraftvoller Bewegungsfunktion erfüllt werden.

Störungen in diesem Zusammenwirken haben notwendigerweise Formabweichungen, Funktionsausfälle und häufig auch schmerzhafte Gewebsreaktionen zur Folge.

Das **Fußskelett** gliedert sich in die *Fußwurzel* (Tarsus), den *Mittelfuß* (Metatarsus) und die *Zehen* (Digiti).

Der Tarsus besteht aus dem Sprungbein (Talus), dem Fersenbein (Calcaneus), dem Kahnbein (Noviculare), dem Würfelbein (Cuboid) und den 3 Keilbeinen (Cuneiformia). Der Mittelfuß besteht aus 5 Metatarsalknochen, die große Zehe (Hallux) aus 2, die übrigen Zehen aus 3 Gliedern (Phalangen).

In der klinischen Medizin werden Talus und Calcaneus als *Rückfuß*, die übrigen Fußwurzelknochen als *Mittelfuß* und die Metatarsalia und Zehen als *Vorfuß* bezeichnet.

Die Stellung der Fußknochen zueinander, die differenzierten Bewegungs- und Belastungsfunktionen und auch ihre krankhaften Störungen lassen sich teilweise aus der Entwicklungsgeschichte des Fußes erklären.

In der Embryonalentwicklung finden wir noch nicht die typische Stellung vom Sprungbein und Fersenbein übereinander, beide liegen noch nebeneinander in der Frontalebene. Wir können gut eine **tibiale Fußhälfte** (bestehend aus Talus, Naviculare, den 3 Cuneiformia und den Metatarsalia I–III) von einer **fibulären Hälfte** (Calcaneus, Cuboid und Metatarsale IV–V) unterscheiden. Im Laufe der Embryonalentwicklung wandert der Calcaneus allmählich unter den Talus und im Laufe der weiteren Reifung bildet sich durch die für den plantigraden Auftritt des Vorfußes notwendige pronatorische Verwringung der subtalaren Fußplatte der Längs- und Querbogen des Fußes aus.

Daß diese Entwicklung einen Reifungsprozeß darstellt, können wir z. B. noch an der physiologisch stärkeren Valgusstellung (Knickfuß) des Kleinkinderfußes erkennen.

Durch diese Stellung des Talus über dem Calcaneus und der gelenkigen Verbindung der tibialen Randstrahlen zum höher gelegenen Talus entsteht mit zunehmender Pronation des Vorfußes die **tarsale Querwölbung**, die in der Form ihrer Bausteine (Keilbeine) einer echten Gewölbekonstruktion entspricht. Durch Form und Stellung der Metatarsalia setzt sie sich zumindest am entlasteten Fuß bis in die Reihe der Metatarsalköpfchen als vorderes oder metatarsales Quergewölbe fort.

Medialer und lateraler Längsbogen des Fußes sind ebenfalls durch den Vorgang der Verwringung entstanden: der Mediale durch die sehr kraniale Lage des Taluskopfes und die zum Sohlenauftritt erforderliche starke pronatorische Senkung des medialen Fußrandes; der Laterale durch die Aufkippung des Processes anterior calcanei im Rahmen seiner supinatorischen „Unterwanderung" des Talus. Diese Entstehung der Fußwölbungen läßt auch ihr Verschwinden durch eine gegenläufige Torsion im Rahmen statischer Fußinsuffizienzen verständlich werden.

Die für die Fußfunktion erforderlichen *zahlreichen komplexen Gelenkverbindungen* lassen sich nach *Kapandji* (1970) in 2 Hauptgruppen als **intertarsale und tarsometatarsale Gelenke** einteilen. In ihnen bewegt sich der Fuß in der Frontal- und Transversalebene, während das obere Sprunggelenk (Tibiotalargelenk) die Fußbewegungen in der Sagittalebene steuert. Damit ist eine kardanische Anpassung der Auftrittsfläche des Fußes an variable Beinstellungen und unterschiedliche Bodenneigungen möglich.

In diesen Gelenken können aber auch Form und Ausmaß der Fußwölbungen verändert und damit den Bodenunebenheitenm angepaßt werden. Darüber hinaus stellt die Konstruktion eine gewisse Stoßdämpferfunktion zwischen Körper und Boden dar.

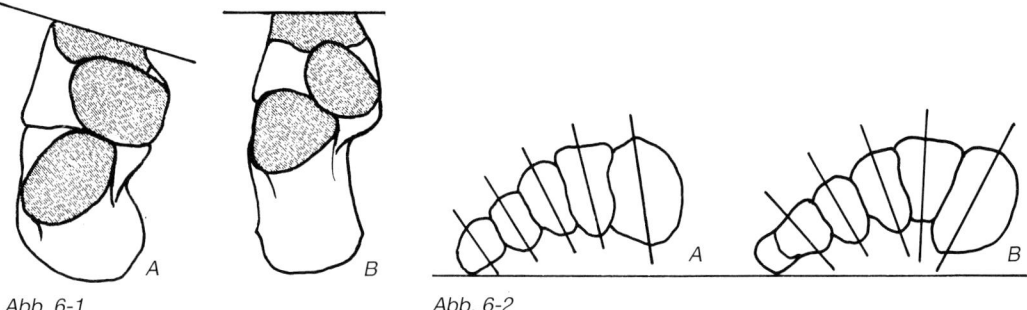

Abb. 6-1

Abb. 6-2

Abb. 6-1 Während des Wachstums schiebt sich das Fersenbein von lateral her unter das pronierte Sprungbein. Die schräg stehende Fläche des oberen Sprunggelenkes richtet sich allmählich auf. So entsteht die physiologische Rückfußstellung (nach *v. Lanz*, rechter Fuß von vorn)
A) Beim Neugeborenen. B) Beim Erwachsenen. (*D. Hohmann*, Archiv)

Abb. 6-2 A/B Entwicklung des metatarsalen Quergewölbes. Querschnitt durch die Metatarsalbasis:
A) Des Neugeborenen. B) Des Erwachsenen. Die den Gewölbesteinen ähnliche Keilform ist noch erkennbar. Die während der Reifung zunehmende Pronation des I. Strahles schafft die stärkere Wölbung im Erwachsenenalter (*D. Hohmann*, Archiv)

Eine *Rotationsbewegung* des Fußes um seine Längsachse nach innen (medial, tibial) ist um etwa 50 Grad möglich *(Supination)*, die Rotation nach außen (lateral, fibular) kann nur um etwa 25–30 Grad ausgeführt werden *(Pronation)*.

In den Fußgelenken selbst sind *reine Ab- und Adduktionsbewegungen* von etwa 35–45 Grad möglich.

Alle diese Bewegungen sind aber in den Fußgelenken durch die schräg verlaufenden Bewegungsachsen der vorerwähnten Intertarsalgelenke (Talokalkaneal-, Talonavikular- und Kalkaneokuboidgelenk) nur als Kombinationsbewegungen möglich.

Adduktion ist notwendigerweise von Supination und leichter Extension begleitet, und diese Komplexbewegung nennen wir *Inversion;* Abduktion in Verbindung mit Pronation und Flexion heißt *Eversion*.

Die Kompromißachse der Intertarsalgelenke verläuft vom Calcaneus hinten unten lateral zum Taluskopf nach vorne oben medial.

Der vorn kugelförmige Taluskopf gleitet dabei gegen das pfannenähnliche Os naviculare und stützt sich unten (sohlenwärts) gegen das knorpelverstärkte Pfannenband (Ligamentum calcaneonaviculare plantare) ab. Das Os naviculare wird in seiner Position zum Talus v. a. durch den Musculus tibialis posterior gesteuert. Die Bedeutung dieser Gelenkverbindung ist ausschlaggebend für die Stellung von Keilbeinen sowie Mittelfußknochen und nimmt damit eine Schlüsselposition nicht nur für die Ausprägung des „inneren" Längsbogens ein.

Stellung und Motilität des Tarsometatarsalgelenkes kann wiederum für Ausprägung und Stabilität des „vorderen Fußbogens" unter der sich überkreuzenden Funktion von Musculus tibialis posterior und Musculus peronaeus longus Bedeutung erlangen.

Das statische Fußgerüst wird durch **Band- und Muskelverklammerung** (passive und aktive „Klammern") zusammengehalten.

Sohlenwärts gelegene, sehr kräftige und v. a. auch nicht ermüdbare Bandverspannungen garantieren weitgehend eine belastbare Formstabilität des Fußes.

Diese *ligamentären Klammern* sind in 3 Schichten mit unterschiedlicher Länge ihres wirksamen Hebelarmes gegliedert.
- Oberflächlich spannt sich zwischen Tuber calcanei und der Sohlenfläche der Zehen die Plantaraponeurose. Sie strahlt in die basalen Platten der MP-Gelenke ein (Spannung durch Dorsalbewegung der MP-Gelenke) (Abb. 6-3).
- Das Ligamentum plantare longum verspannt v. a. die fibularen Fußwurzelknochen und zieht vom Fersenbein zur Basis der Metatarsalien.
- Am tiefsten liegt das kurze kräftige Ligamentum calcaneonaviculare plantare, das Pfannenband, das den Abstand zwischen Calcaneus und Naviculare festlegt.

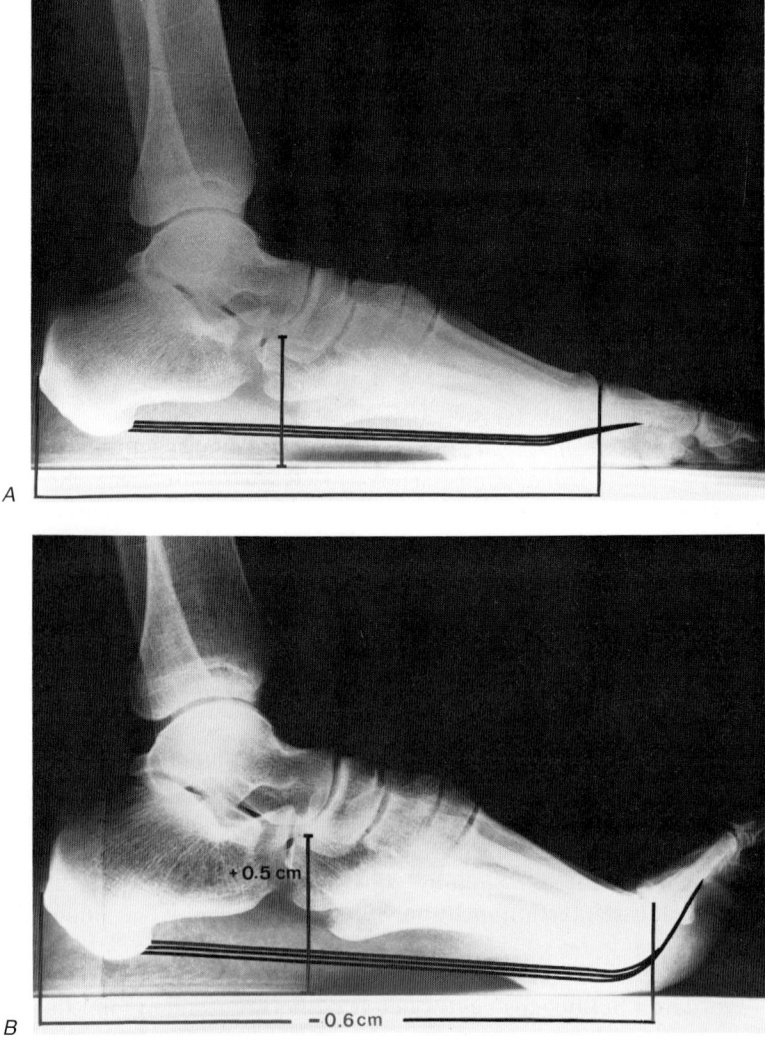

Abb. 6-3 A/B Hebung des Längsbogens durch den Spanneffekt der Plantaraponeurose, die bei Dorsalextension der Großzehe gewissermaßen aufgewunden wird. A) Seitliches Röntgenbild des belasteten Fußes. Die Plantaraponeurose, die Distanz zwischen Fersenbein und Metatarsal-Köpfchen I sowie die Höhe des Längsbogens sind eingezeichnet. B) Bei passiver Dorsalextension der Großzehe Verkürzung des Fußes um 6 mm und Hebung um 5 mm (*D. Hohmann*, Original)

Diese passiven Bandzüge können aber auch überdehnt werden und haben dann nicht mehr die Möglichkeit, sich zu verkürzen. Diese Gefahr der Überdehnung wird durch den Regelmechanismus der Zusatzinnervation der plantaren Muskelverspannung entgegengetreten.

Plantare Muskelgruppen (kurze Fußmuskeln) können durch Kontraktion den Bandapparat kurzfristig entlasten.

Eine wesentlichere Funktion kommt aber letzten Endes der Entlastung der plantaren Verklammerung durch die aktive muskuläre Verwringung der subtalaren Fußplatte durch die lange Unterschenkel-Fuß-Muskulatur zu.

Die entscheidende Sicherung der *Rückfuß-Supination* erfolgt durch den Musculus tibialis posterior, der das Pfannenband plantar unterfängt und sichert. Die Musculi flexor digitorum longus und hallucis longus unterstützen den Musculus tibialis posterior in seiner aufrichtenden Wirkung auf das Fersenbein.

Die für die statiksichernde *Vorfußpronation* wichtigsten Muskeln sind die Musculi fibularis longus und flexor hallucis longus, sie werden damit zu Synergisten einer Torsion der subtalaren Fußplatte.

Musculus tibialis posterior und Musculus fibularis longus unterstützen durch ihre plantare Überkreuzung damit auch das tarsale Quergewölbe. Beide Muskeln sind als typische Standphasenmuskeln während der Stemm- und Belastungsphase des Fußes aktiv.

Eine Hebung des Fußgewölbes bzw. eine Verhinderung seiner Abflachung durch die Körperlast ist nur durch Muskeln möglich, die während der Belastung auch arbeiten.

Eine gewölbestützende Wirkung durch einen Synergismus von langen Zehenbeugern und -streckern ist deswegen in Stand- und Belastungsphase des Fußes nicht denkbar, weil Zehenstrecker prinzipiell nur in der Schwungphase aktiv sind.

Den Zehenbeugern kommt allerdings eine große Bedeutung in der Entlastung der Mittelfußköpfchen zu. 10–12% der Belastungsfläche des Fußes wird von den Zehen gestellt. Ein kräftiger Bodenkontakt der Zehenkuppen während der Belastungs- und Abstoßphase ist zur Vermeidung einer Überbelastung der Mittelfußköpfchen von Wert. Diese Bezeichnungen gewinnen v. a. unter pathologischen Bedingungen einer gestörten Vorfußabwicklung sowohl bei konservativ-technischer als auch bei operativer Behandlung und der häufigen Kombination von beiden eine oft zu wenig beachtete Rolle.

Dokumentierbarkeit der körperlichen Untersuchung

Unser visuelles Formerfassungsvermögen ist begrenzt. Globale Formvarianten können meist nur als Gesamteindruck wiedergegeben werden. Die in großer Zahl anfallenden Detailbefunde, die letztlich den Gesamteindruck bestimmen, gehen verloren, wenn sie nicht in geeigneter Form dokumentiert werden. Auf der anderen Seite können aus Erwägungen der Praktikabilität Befunde nur in einer strengen Auswahl nach diagnostischer, therapeutischer oder prognostischer Bedeutung dokumentiert werden.

Viele Formabweichungen scheinen sich im Röntgenbild gut darzustellen. Als ebene Projektion (Schatten!) eines Raumkörpers sind sie aber in der Regel nicht geeignet, über wahre Form- und Funktionsstörungen eines Fußes Auskunft zu geben. Nur bei bekannter

Aufnahmegeometrie sind wir überhaupt in der Lage, Messungen (Strecken, Winkel) mit mehr als nur Schätzgenauigkeit vorzunehmen.

Ähnliches gilt für die Fotografie, die im wesentlichen einen Gesamteindruck vermittelt, aber häufig enttäuscht, wenn wichtige Aspekte, die sich letztlich aus einer komplexen klinischen Untersuchung ergeben haben, nicht erkennbar werden.

Messungen visuell oder taktil erkennbarer Befunde sind schon immer ein Versuch gewesen, hier objektive und reproduzierbare Grundlagen zu schaffen. Derartige Messungen können klinische Untersuchung und klinischen Blick nicht ersetzen, aber ergänzen und erleichtern (*Matthiass* 1979). Die klinische Untersuchung kann uns immerhin Auskunft über Form und Beweglichkeit des belasteten und unbelasteten Fußes, aber nur die gleichzeitige Befragung des Patienten auch Auskunft über deren Einfluß auf die Leistungsbilanz geben.

Bei den unterschiedlichen Aufgabestellungen (Therapie des schmerzhaften Erwachsenenfußes oder Entscheidung über Behandlungsbedürftigkeit eines Kinderfußes) werden wir versuchen, die Belastungsverhältnisse des Fußes unter dem Einfluß der Becken-Bein-Statik in Frontal-, Sagittal- und Transversalebene zu prüfen.

Beinlängenunterschiede werden in der Regel funktionell durch Brettchenunterlage bis zum Beckengradstand (Darmbeinkämme, Spina iliaca anterior superior, Spina iliaca posterior superior) mit mäßiger Genauigkeit bestimmt (*Eichler* 1972). Eine röntgenologische Beinlängenbestimmung (Orthoradiographie) ist nur bei operativer Beinlängenbeeinflussung indiziert.

Für die Beanspruchung des Fußes ist nicht allein die Bestimmung der Beinlängendifferenz, sondern vielmehr die Art der funktionellen Kompensation (statische Skoliose, Kniebeugehaltung, Spitzfuß) von Bedeutung, eine Tatsache, die der nüchternen Zahlenangabe nicht zu entnehmen ist. Bei der Untersuchung von vorne und hinten werden Beinachsenabweichungen im Valgus- und Varussinne (X- und O-Bein) und ihre Auswirkungen auf die Fußstatik abschätzbar. Abstand der Kondylen oder der Innenknöchelspitzen voneinander in Zentimeter im Stand sind leicht meßbar. Beim gesunden Erwachsenenfuß trifft die Verlängerung der Mittelachse des Unterschenkels auf die Mitte der Ferse und halbiert die Verbindungslinie von Innen- und Außenknöchel. Beim Knickfuß (Pes valgus) weicht die Rückfußachse nach außen, beim Klumpfuß (Pes varus) nach innen ab.

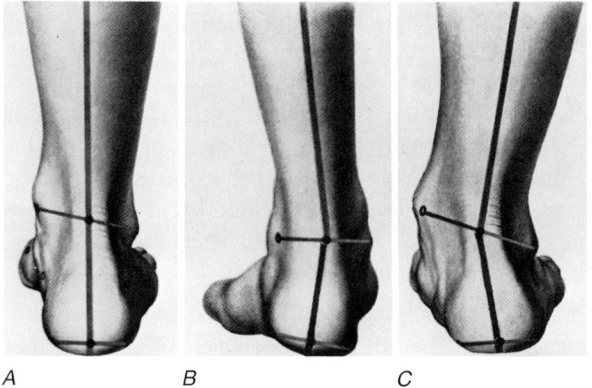

Abb. 6-4 A–C Fuß im Stand von dorsal: *A)* Pes rectus = Ferse steht in Verlängerung der Unterschenkelachse. *B)* Pes varus (Klumpfuß) = Achse des Fersenbeines weicht nach innen ab. *C)* Pes valgus (Knickfuß) = Achse des Fersenbeines weicht nach außen ab (Nach *T. von Lanz:* Praktische Anatomie I/4. Springer, Berlin 1938, S. 331)

Das Ausmaß der optisch erkennbaren Abweichung sagt aber zunächst noch nichts über Ursache, Korrigierbarkeit, Funktionsstörung oder Beschwerden aus. Die Prüfung unter Funktion, wie z. B. eines kindlichen Knickfußes im Zehenstand, läßt entweder eine kräftige supinatorische Korrekturwirkung der Plantarflexoren als Ausdruck eines physiologischen Entwicklungsstandes des Kinderfußes erkennen oder signalisiert in wenigen Fällen eine schwerere Muskelinsuffizienz oder eine kontrakte Fehlform.

Meßwerte werden in Winkelgraden z. B. mit einem Hydrogoniometer gewonnen, der „Normalfuß" weist eine Valgusstellung von 5–10 Grad auf.

In der Sagittalebene werden Beugestellungten von Hüft- und Kniegelenk in ihren Ausmaßen registriert und ihr Einfluß auf die Fußstatik durch das Schwerelot abgeschätzt (Vorfußbelastung!).

In der Transversalebene wirksame Kräfte sind von besonderem Einfluß auf die Erhaltung oder Zerstörung des statischen Fußgefüges.

Rotations- oder Torsionsfehler von Hüfte, Oberschenkel, Knie und Unterschenkel (Antetorsionsfehler, Rotationskontrakturen, Drehfehler des Schaftes, Rotationsveränderungen im Kniegelenk, Unterschenkeldrehfehler mit Torsion oder Rotation der Knöchelachse) wirken sich über Entriegelung der Fußstabilität bei Innendrehung der Knöchelgabel und des Talus bei belastetem Bodenkontakt zerstörend auf die Fußwölbung aus.

Das Ausmaß der Drehfehler wird klinisch entweder in Winkelgraden geschätzt oder mit vertretbarer Fehlerbreite mit dem Hydrogoniometer gemessen. Normal ist eine Außentorsion der Knöchelachse von etwa 20–25 Grad. Meßpunkte sind die markierten Knöchelspitzen.

Am Fuß selbst prüfen wir die Beweglichkeit des oberen Sprunggelenkes am unbelasteten Fuß bei gestrecktem und gebeugtem Kniegelenk unter manueller Führung des Rückfußes in frontaler Mittelstellung. Hierbei kontrolliert man die Spannung der Achillessehne und kann so leichter eine Achillessehnenverkürzung als Ursache eines larvierten Knickplattfußes oder eine Hohlfußkomponente als Ursache eines scheinbaren Spitzfußes entlarven. Auch bei der Bewegungsprüfung des unteren Sprunggelenkes müssen wir uns von der anatomischen frontalen Mittelstellung des Rückfußes überzeugen, um Valgus- oder Varuskontrakturen erkennen zu können. Vor allem aber erfordert die Beurteilung der Gelenke des Vordertarsus bzw. die Prüfung der Mittelstellung des Vorfußes eine genaue Kontrolle der Rückfußstellung. Supinationskontrakturen des Vorfußes können so als Ursache eines Pes valgus und einer Fußsenkung, Pronationskontrakturen des Vorfußes als Erscheinungsbild des Hohlfußes erkannt werden. Eine Messung dieser Bewegungen ist z. B. mit dem Meta- und Calcaneosuprometer (nach *Rippstein* 1970) in Winkelgraden möglich. In der Klinik ist die Bewegungseinschränkung gegenüber einer gesunden Vergleichsseite um ¼, ⅓ oder ½ eine ausreichende Angabe.

Wesentliche Schlüsse kann aber der Untersucher aus dem biologisch entstandenen Abbild der Lastverteilung, aus dem Schwielenbild der Fußsohle, gewinnen. Hier und in den Tragspuren des Schuhes haben wir ein Spiegelbild der Fußbeanspruchung im zeitlichen Längsschnitt und nicht nur das Momentbild der aktuellen Untersuchung vor uns.

Beim noch nicht deutlich beschwielten Fuß des Kindes und des Jugendlichen erlaubt die Auftrittsuntersuchung auf einer Glasplatte *(Podometer nach Untereiner)* eine ähnliche Beurteilung der Lastverteilung.

Meßwerte eines Auflagedruckes erhalten wir allerdings nur dann, wenn verhältnismäßig aufwendige Apparaturen zum Einsatz kommen, die wohl für Forschungszwecke, aber nicht für die Bedürfnisse der Alltagspraxis zugeschnitten sind.

Orientierungsbereiche und Meßpunkte am Skelett

Zur Festlegung einiger Meßstrecken, Achsen, Abstütz- und Abrollpunkte am Fuß kommen u. a. folgende anatomisch festlegbaren Orientierungshilfen in Betracht:

Die Achillessehne ergibt, wie schon oben angeführt, eine brauchbare Hilfe zur visuellen Abschätzung der vertikalen Rückfußachse.

Die Bewegungsachse des oberen Sprunggelenkes läßt sich wegen der nichtzylindrischen Form der Talusrolle als schräge, von medial nach lateral abfallende Linie mit einem medialen Durchstoßpunkt unter der Innenknöchelspitze und einem lateralen Durchstoßpunkt knapp unter und vor der Außenknöchelspitze festlegen (*Debrunner* 1980).

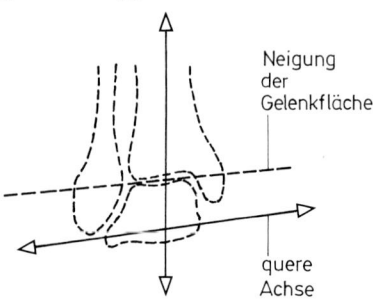

Abb. 6-5 In der Frontalebene weist die Achse des oberen Sprunggelenkes eine Neigung von 10° nach fibular gegen die anatomische Tibiaachse auf. In der Sagittalebene liegt ihr Durchstoßpunkt unter der Innenknöchelspitze, und knapp vor und unter der Außenknöchelspitze (vgl. Abb. 2-52/53) (*D. Hohmann*, Original)

Große Teile des Fußskeletts sind wegen der Druckpolsterkonstruktion der Fußsohle nicht palpabel.

Am lateralen Fußrand bieten sich als Orientierungshilfe die Außenknöchelspitze, senkrecht unter ihr der manchmal auffallend große Processus trochlearis (Malleolus tertius) an. Der Sinus tarsi ist kein genau festlegbarer anatomischer Ort. Dies sind aber sehr deutlich die Basis des 5. Mittelfußknochens und das 5. Mittelfußköpfchen.

Am medialen Fußrand sehen und tasten wir die Spitze des Innenknöchels und das darunterliegende Sustentaculum tali. Seine Lage macht uns deutlich, wie weit dorsal wirksame Abstützungen des Calcaneus anmodelliert werden müssen. Nach distal folgt die Tuberositas ossis navicularis; Schwielenverbindungen an dieser Stelle lassen eine fehlerhafte Einlagen- oder Schuhwirkung vermuten. Weiter distal sind die Basis und das Köpfchen des Metatarsale I tastbar. Die Metatarsalköpfchen I und V sind wichtige Meßpunkte zur Festlegung von Einlagenlängen, von Abrollungen und entlastenden Abstützungen.

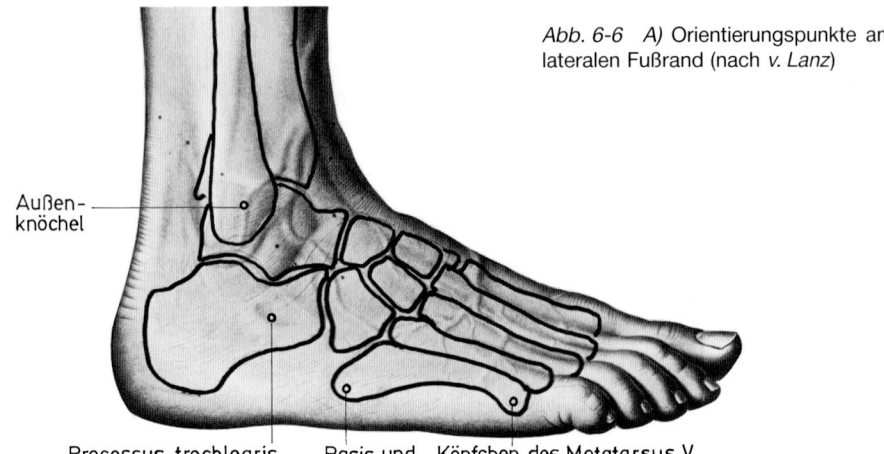

Abb. 6-6 A) Orientierungspunkte am lateralen Fußrand (nach *v. Lanz*)

Abb. 6-6 *B)* Orientierungspunkte am medialen Fußrand (nach *v. Lanz*) (*D. Hohmann*, Original)

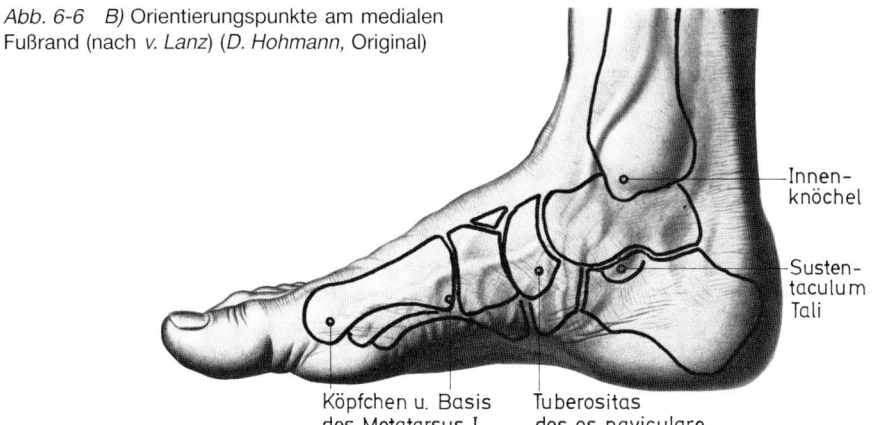

Biomechanik und funktionelle Fußhilfen

Funktionelle Fußhilfen müsen vielfältigen biomechanischen Aufgaben entsprechen. Es gilt zu differenzieren und wir gliedern diesen Buchabschnitt im wesentlichen auf in:

Biomechanik des Fußes
Einwirkungen von Fußeinlagen im Kraftschluß
Grundformen von Einlagentypen
Biomechanische und konstruktive Details

Biomechanik des Fußes

Schematische Denkmodelle zum besseren mechanischen Verständnis können oft nur z. T. befriedigen, weil sie als ebene Modelle den komplexen Funktionsabläufen einer räumlichen Konstruktion nicht gerecht werden. Trotzdem sind derartige Vereinfachungen der Veranschaulichung dienlich. Bei der biomechanischen Betrachtung des Fußes müssen statische und kinetische Beanspruchungen berücksichtigt werden. Bei einer Zerlegung eines Bewegungsvorganges in einzelne Bewegungsphasen ist die quasistatische Berechnung kinetischer Vorgänge zulässig und erlaubt tiefere Einblicke in die Bauprinzipien des Körpers sowie in mögliche pathologische Abweichungen.

Unser Fußskelett ist nach *Kummer* (1979) in erster Näherung in zweidimensionaler Betrachtung einem verspannten Bogen vergleichbar. Dieses Konstruktionsprinzip läßt sich auf die dreidimensionale Flächenwölbung übertragen, die durch die Verwindung der subtalaren Fußplatte entsteht. Die Stützpunkte dieser Dreifachwölbung sind Fersenbein, Metatarsalköpfchen I und Metatarsalköpfchen V. Der vordere Bogen zwischen den Metatarsalien I und V ist der niedrigste und schmalste, der zwischen Metatarsale I und Fersenbein der längste und höchste. Für die Statik und Kinetik des Fußes hat er die größte Bedeutung. (Abb. 6-7 und 6-8).

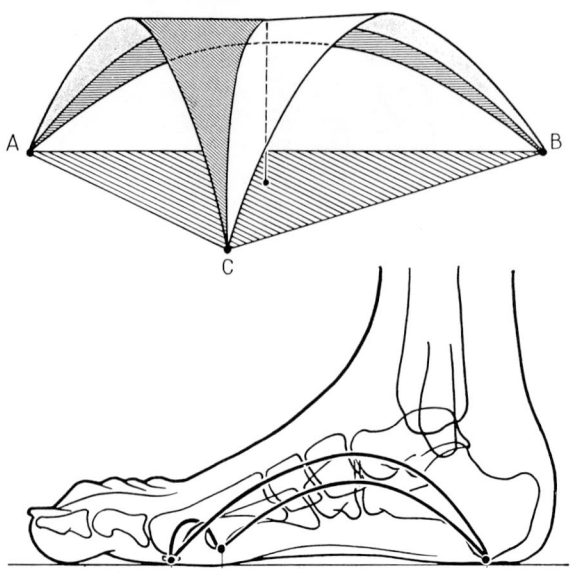

Abb. 6-7 Dreidimensionale Flächenwölbung als Konstruktionsprinzip des menschlichen Fußes (aus *I. A. Kapandji:* Physiologie Articulaire. Librairie Maloine S.A., Paris 1975, S. 199)

Abb. 6-8 Übertragung der 3fach-Wölbung auf das Fußskelett. Der mediale Bogen ist der längste und höchste, der laterale ist etwas kürzer und flacher, der vordere Querbogen ist am kürzesten und niedrigsten (aus *I. A. Kapandji:* Physiologie Articulaire. Librairie Maloine S.A., Paris 1975, S. 199)

Die muskuläre und ligamentäre Verspannung der vielgliedrigen Fußkonstruktion erlaubt eine elastische Anpassung an das Bodenrelief. Als Zuggurtungskonstruktion ist sie Voraussetzung für die Leichtbauweise unseres Fußes.

Die meisten Fußknochen mit Ausnahme des Fersenbeines und des Köpfchens des Metatarsale V werden fast ausschließlich in ihrer Achsenrichtung auf Druck beansprucht. Auch in extremen Belastungsphasen werden durch die plantare Verspannung Biegekräfte vermieden (*Kummer* 1979).

In dieser Zuggurtungskonstruktion werden nur kurzfristige Höchstbelastungen muskulär aufgefangen (*Kapandji* 1970 u. *Platzer* 1979), die Dauerbelastungen werden dagegen von den oberflächlichen und tiefen plantaren Bändern übernommen.

Unter der Belastung erfahren die Bogen eine meßbare Abflachung unter gleichzeitiger Fußverlängerung und Vorfußverbreiterung in Abhängigkeit von der individuellen muskuloligamentären Stabilität.

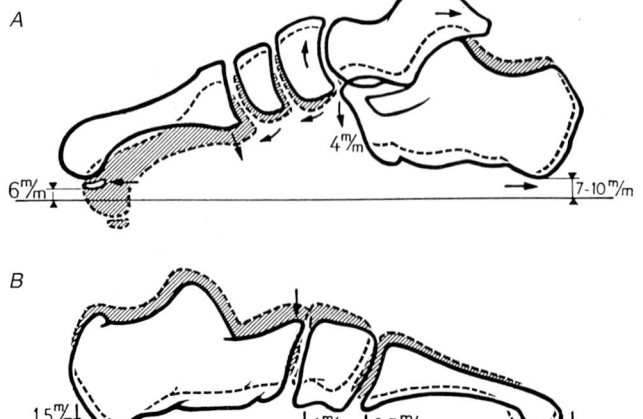

Abb. 6-9 Abflachung des medialen *(A)* und des lateralen *(B)* Fußbogens, bei gleichzeitiger geringer Fußverlängerung unter Belastung (aus *I. A. Kapandji:* Physiologie Articulaire. Librairie Maloine S.A., Paris 1975, S. 207)

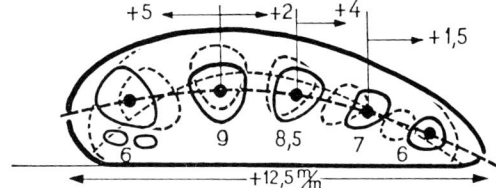

Abb. 6-10 Abflachung des metatarsalen Querbogens mit meßbarer Vorfußverbreiterung unter Belastung (aus *I. A. Kapandji:* Physiologie Articulaire. Librairie Maloine S.A., Paris 1975, S. 207)

Die der Deformation der Wölbung entgegengerichtete Kraft wirkt als Stoßdämpfung. In alle Betrachtungen der Biomechanik der belasteten Füße ist der Bodendruck als entgegengerichtete Kraft einzubeziehen. Reguläre und gestörte Bewegungsabläufe, pathologische Formabweichungen sowie angestrebte Korrekturmaßnahmen können am Fuß nur unter kraftschlüssigem Bodenkontakt Bedeutung erlangen.

Der Fuß als Standorgan vermittelt Kippsicherheit über seiner – im Verhältnis zur Körpergröße – sehr kleinen Unterstützungsfläche, so lange das Schwerelot innerhalb der Begrenzungen diese Fläche fällt. Nach *Kummer* (1970) trifft das Schwerelot des Körpers in die vordere Fußhälfte, wahrscheinlich zur Vermeidung einer der Augenkontrolle entzogenen Kippgefahr nach rückwärts.

Jeder Fuß wird entsprechend seines Abstandes vom Schwerelot belastet. Die Sohlenbelastung des einzelnen Fußes hängt von der Verteilung der Last über der Unterstützungsfläche ab. Der spezifische Sohlendruck errechnet sich aus der zur Verfügung stehenden Fläche und der Lastverteilung. Fällt das Lot durch die Mitte der Talusrolle, so trägt die Ferse ¾, der Vorfuß ¼ der Last (Standbein bei vorgesetztem Spielbein).

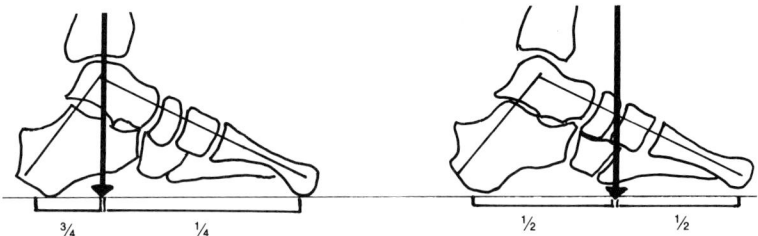

Abb. 6-11 Unterschiedliche Lastverteilung an der Fußsohle in Abhängigkeit vom Schwerelot des Körpers (*D. Hohmann,* Original)

In der Standphase des Ganges oder im symmetrischen Zweibeinstand (mittlerer Schwerpunktbereich) trifft das Schwerelot etwa die Mitte der Cuneiformia und teilt damit den Fuß in 2 annähernd gleiche Hälften. Fersen- und Ballenbelastung sind dann etwa gleich groß (s. a. Abb. 1-16).

Nach *W. Marquardt* (1965) stehen beim Manne etwa 100–120, bei der Frau 75–90 und beim Kind zu Beginn des Laufalters etwa 25 cm^2 Belastungsfläche zur Verfügung. Diese verteilen sich zu 33% auf die Ferse, zu 15% auf den Fußrand, zu 40% auf den Ballenbereich und zu 12% auf die Zehen, wobei etwa die Hälfte auf die Großzehe entfällt. Diese Verhältnisse erlangen bei vielen Belastungsdeformitäten, bei operativen Fußkorrekturen und bei technischen Versorgungen größte Bedeutung (Abb. 6-12).

Im Zehenstand nehmen die Belastungsgrößen für den Vorfuß zu, für den Rückfuß ab. Die Absatzerhöhung verschiebt das Schwerelot in Gangrichtung nach vorne, die Vorfußbelastung nimmt relativ und absolut zu, die Fersenbelastung reduziert sich zwar prozentual nimmt aber real zu, weil wegen der Verkürzung der Auftrittsfläche der Auflagedruck steigt (*Kraus* 1973) (Abb. 6-13).

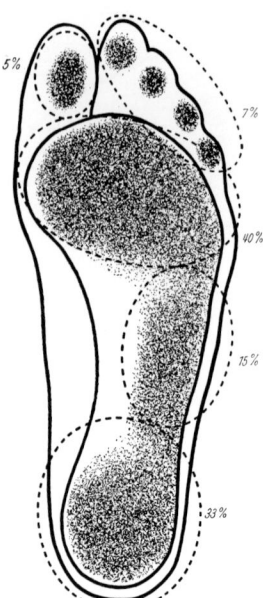

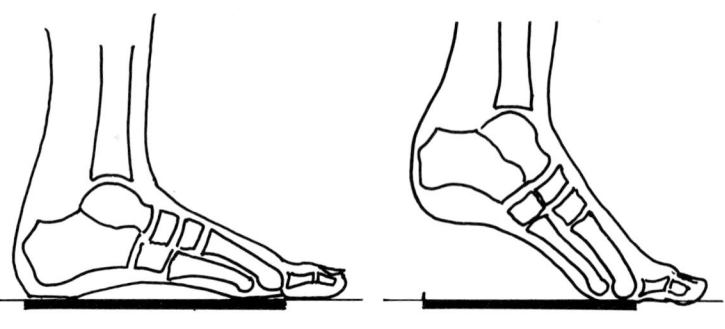

Abb. 6-12 Prozentuale Verteilung der Belastungsflächen an der Sohle eines gesunden, funktionstüchtigen Fußes (aus *W. Marquardt:* Die theoretischen Grundlagen der Orthopädie-Schuhmacherei. Maurer, Geislingen 1965, S. 56)

Abb. 6-13 Verkleinerung der Belastungsfläche des Fußes durch Absatzerhöhung (*D. Hohmann,* Original)

Statik und Beanspruchbarkeit einer Fußwölbung ist auch von ihrer Bogenhöhe abhängig. Flachfüße mit geringem Bogenwert (*Kraus* 1973) beanspruchen ihre plantare Verspannung weit mehr als hochgesprengte Füße, die Neigung zu weiterer Deformierung ist also bei ihnen stärker. Die Höhe der Fußwölbung ist u. a. von der Stellung des Rückfußes abhängig. Diese wiederum wird durch Kräfteeinwirkungen in Größe und Richtung beeinflußt, die von der individuell unterschiedlichen und auch pathologischen Statik und Kinetik der gesamten unteren Extremität ausgehen.

Jede Analyse der Fußstatik muß also die gesamte Becken-Bein-Statik in Rechnung stellen (Körpergewicht, Wirbelsäulen- und Beckenfehlstellungen, Hüft- und Kniegelenksfunktion, Torsions- und Rotationsverhältnisse von Ober- und Unterschenkel).

Im Stand, der infolge der ständigen Gleichgewichtskorrekturen durch Schwerpunktverlagerung und Balancearbeit der Unterschenkel-Fuß-Muskulatur ein sehr aktiver Vorgang ist, können die plantaren Fußstabilisatoren (Bänder und Muskeln) in entgegengesetzter Weise beansprucht werden.

Bei gespreizter und auswärtsgedrehter Fußstellung wird der Vorfuß relativ supiniert, die subtalare Fußplatte flacht sich unter begrenzender Anspannung der Ligamente deutlich ab.

Im Parallelstand der Füße wird die Sicherung der Verwindung der Fußplatte muskulär erreicht, die Bänder sind jetzt insuffizient. Wegen der präzisen Führung in der Sprunggelenksgabel muß sich jede Rotation des Unterschenkels voll auf die Stellung des Talus auswirken.

Belastete Einwärtsdrehung des Unterschenkels läßt den Talus nach plantar-medial ausweichen, die subtalare Platte gerät in relative Abduktion, die Ferse in Pronation und unter Supination des Vorfußes flacht sich der mediale Längsbogen deutlich ab. Auswärtsdrehung des Unterschenkels macht diesen Vorgang rückläufig. Diesen Mechanismus beobachten wir stets beim Gehen, wenn sich, nach anfänglicher Außendrehung des Unterschenkels im Augenblick des Fersenauftrittes, unter der vollen Sohlenbelastung in der

Stemmphase der Unterschenkel einwärts dreht. Die zunehmende Kniestreckung in der Abstoßphase dreht den Unterschenkel wieder nach außen, und der Fuß kann sich wieder aufrichten.

Der lockere Knicksenkfuß des wegen vermehrter Antetorsion des Schenkelhalses einwärtsgehenden Kindes ist ein typisches Beispiel für diesen Vorgang. Die zwangweise Korrektur des Einwärtsganges im Bodenkontakt (Belastungsdruck) wird dann zum ent-

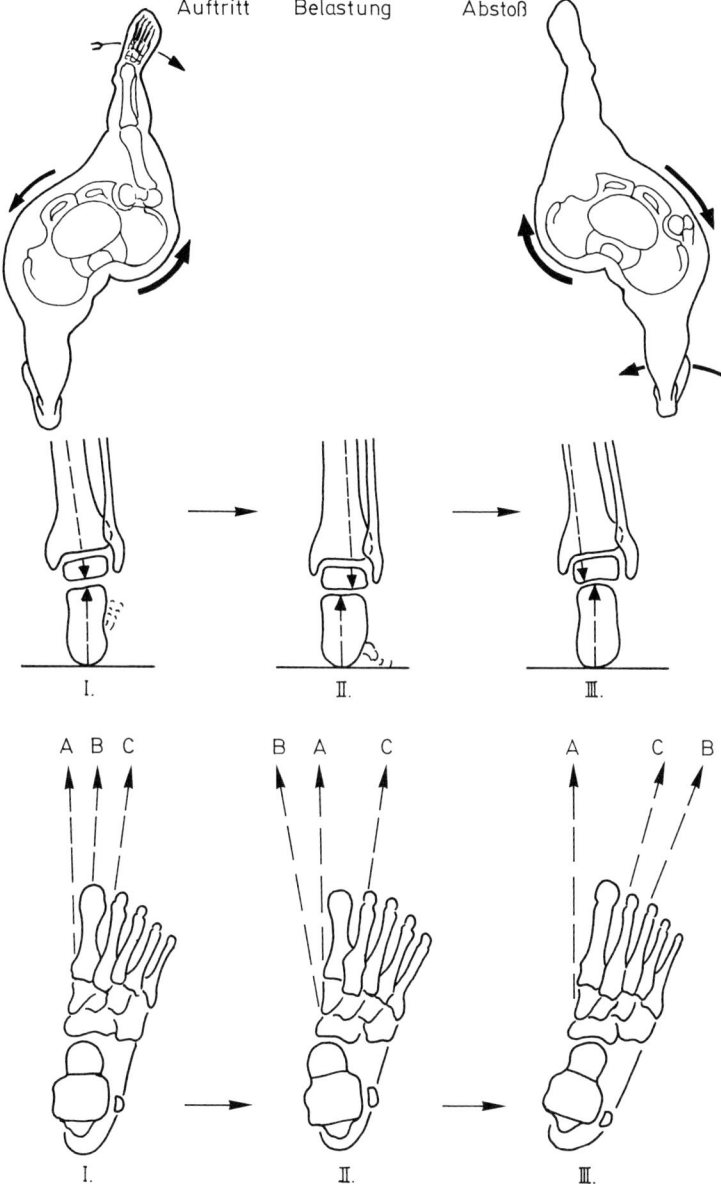

Abb. 6-14 Rotation und Achsenverhältnisse von Rumpf, Bein und Fuß während der Auftritts-, Stemm- und Abstoßphase des Ganges (nach P. Scholder: Anatomie fonctionelle etc. in L'avant pied / Der Vorfuß. Huber, Bern 1970, S. 22)

scheidenden Faktor der Fußsenkung. Nach spontanem Wachstumsausgleich oder nach operativer Korrektur der pathologischen Antetorsion normalisiert sich die Fußstatik ohne weiteres Zutun.

Auch Fehlbelastungen des Vorfußes entwickeln sich überwiegend aus Stellungsanomalien des Rückfußes. Valgität des Rückfußes mit konsekutiver Vorfußsupination begünstigen neben der Längsbogensenkung auch die Entriegelung des tarsalen Querbogens. Das Metatarsale I biegt sich weiter supinatorisch auf, die Abstoßkraft der Großzehe vermindert sich und die mittleren Metatarsalköpfchen erfahren die bekannte Überlastung. Das Auseinanderweichen des Spreizfußes kann durch die überforderten Musculi abductor hallucis und fibularis longus nicht mehr verhindert werden. Hierbei spielen auch die anatomischen oder geometrischen Längenverhältnisse des Metatarsale I eine wichtige Rolle. Die Überlastung des I. Strahles erklärt sich dann aus der Hebelarmverkürzung.

Auch bei übersteigender Pronation des Vorfußes im Falle des Hohlfußes wird die geometrische Verkürzung des steil plantarflektierten I. Strahles deutlich. Die Verkürzung des vorderen Hebels und die Verringerung der Auftrittfläche um etwa 50% sind die mechanischen Ursachen von Spreizfuß und schmerzhafter Ballenüberlastung.

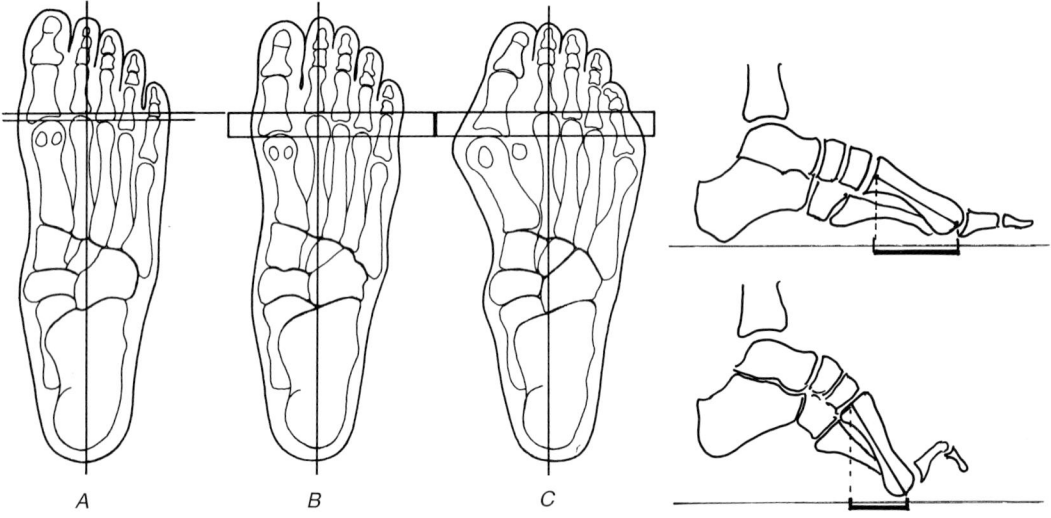

Abb. 6-15 A–C A) Ausgewogenes Längenverhältnis der Mittelfußknochen (Formel: I < II/III > IV ≫ V)
B) Anatomische Verkürzung des I Metatarsus (Formel: I ≪ II < III/IV > V)
C) Geometrische, funktionelle Verkürzung des I. Strahles durch Spreizfuß (Metatarsus I varus)
(D. Hohmann, Original)

Abb. 6-16 Geometrische (projektorische) funktionell wirksame Verkürzung des I. Strahles bei Hohl- oder Spitzfuß mit Ballenüberlastung (D. Hohmann, Original)

Einwirkungen von Fußeinlagen im Kraft- und Formschluß

In Kenntnis biomechanischer Prinzipien der Fußstatik sind stützende, korrigierende oder lastverteilende Einlagenkonstruktionen in differenzierender Indikation entsprechend analysierten Fußerkrankungen zuzuordnen.

Es ist einleuchtend, daß orthopädische Einlagen nur in Verbindung mit Schuhen und unter Belastung ihre Wirkungen entfalten können.

Die Einwirkung von Kräften in ihren Richtungen zweckmäßig zu lenken und eine damit abgestimmte biomechanische Bindung zwischen Fuß, Einlage und Schuh herzustellen, dies bedeutet für uns „Kraftschlüssigkeit".

Die Übereinstimmung einer physiologischen oder pathologischen äußeren Fußform mit der Flächenform einer Einlage bezeichnen wir mit „Formschlüssigkeit".

Ein *Kraftschluß ohne gleichzeitigen Formschluß* wird beispielsweise bei einer Inkongruenz zwischen Fußform und Einlagenform entstehen (Korrektur-Einlage).

Durch die Einlage kann dabei ein ursprünglich fehlwirksamer Belastungsdruck, z. B. der Bodendruck auf den funktionsgestörten Fuß, in korrigierende Kraft umgewandelt werden.

Ein *Kraftschluß bei gleichzeitigem Formschluß* erhalten wir mit einer kongruenten Fuß- und Einlagenform (Kopie-Einlage, Bettungs-Einlage).

Die Richtung der Kräfte wird dabei im Sinne der Funktionsunterstützung eingesetzt und nicht in korrigierende Kraft umgewandelt.

Die Einlage sollte eine definierte Lage zu Fuß und Schuh beibehalten, wenn gezielte Wirkungen angestrebt werden. Dieses Problem ist vielfach nur unbefriedigend gelöst, zumal Bewegungsablauf und Fußabrollung meist erheblich von Beweglichkeit und Elastizität der Gelenke eines Kaufschuhes abweichen.

Je nach Bauart und Stabilität des Schuhes (Laufsohle, Gelenk, Absatz, Schaft) wird sich die Inkongruenz der Bewegungsabläufe früher oder später in deutlichen Tragspuren zeigen. Diese Tragspuren sind für uns ein wichtiges Hilfsmittel zur Erkennung und Analyse von Fußfehlfunktionen; sie zeigen uns aber auch, wie schwierig es ist, bestimmte Krafteinflüsse vom Boden über den Schuh und die Einlage ohne Richtungsverluste auf den Fuß einwirken zu lassen.

Einige Einlagenkonstruktionen versteifen die Schuhsohle zwischen Absatz und Ballenbereich oder überbrücken diese sogenannte Absatzsprengung. Ein dadurch mögliches Heraushebeln des Fußes würde jede kraftschlüssige Wirkung der Einlage zerstören. Die Kippsicherheit einer Einlage muß durch formschlüssige Anpassung der Lastaufnahmebezirke im Fersen- und Vorfußbereich gewährleistet sein. Diese Anpassung (z. B. mit Stabilisationskeilen) darf natürlich die Wirkungsebenen einer Einlage nicht beeinträchtigen (Pronation-Supinationskeile).

Auch bei der übersteigerten Pronation des Vorfußes im Falle des Hohlfußes wird die geometrische Verkürzung des steil plantarflektierenden Strahles deutlich.

Die Verkürzung des vorderen Hebels und die Verringerung der Auftrittsfläche um etwa 50% sind die mechanischen Ursachen von Spreizfuß und schmerzhafter Ballenüberlastung.

Von entscheidender Bedeutung für die Übertragung gerichteter Korrekturkräfte über die Einlage auf den Fuß ist eine geeignete, stabile Schaftkonstruktion des Schuhes, die ein beliebiges seitliches Abgleiten oder Ausweichen des Fußes verhindert. Diese Bedingungen sind mit leichtem Konfektionsschuhwerk häufig nicht erfüllbar. Zu breite Einlagenformen können den Schaft rasch zerstören, zu schmale Einlagen verrutschen im Schuh und verursachen leicht Kantendruck.

Wirksame Korrekturkräfte müssen sich auf einem genügend stabilen Schuhboden abstützen. Zurichtungen des Absatzes (vordere Verlängerung, Flügel- oder Stegabsatz) beugen der Schuhsohlenzerstörung vor. Lange Einlagen fördern das Heraushebeln der Ferse, kurze die Überlastung des Schuhes. Schuhe für lose Einlagen mit stabilem Boden und höhergezogenem Schaft und genügender Weite erfüllen am ehesten die Voraussetzungen für eine wirksame Einlagenanwendung.

Grundformen von Einlagentypen

Normalform (Abb. 6-17)
Torsionsform (Abb. 6-18 und 6-19)
Flügelform (Abb. 6-20)

Normalform

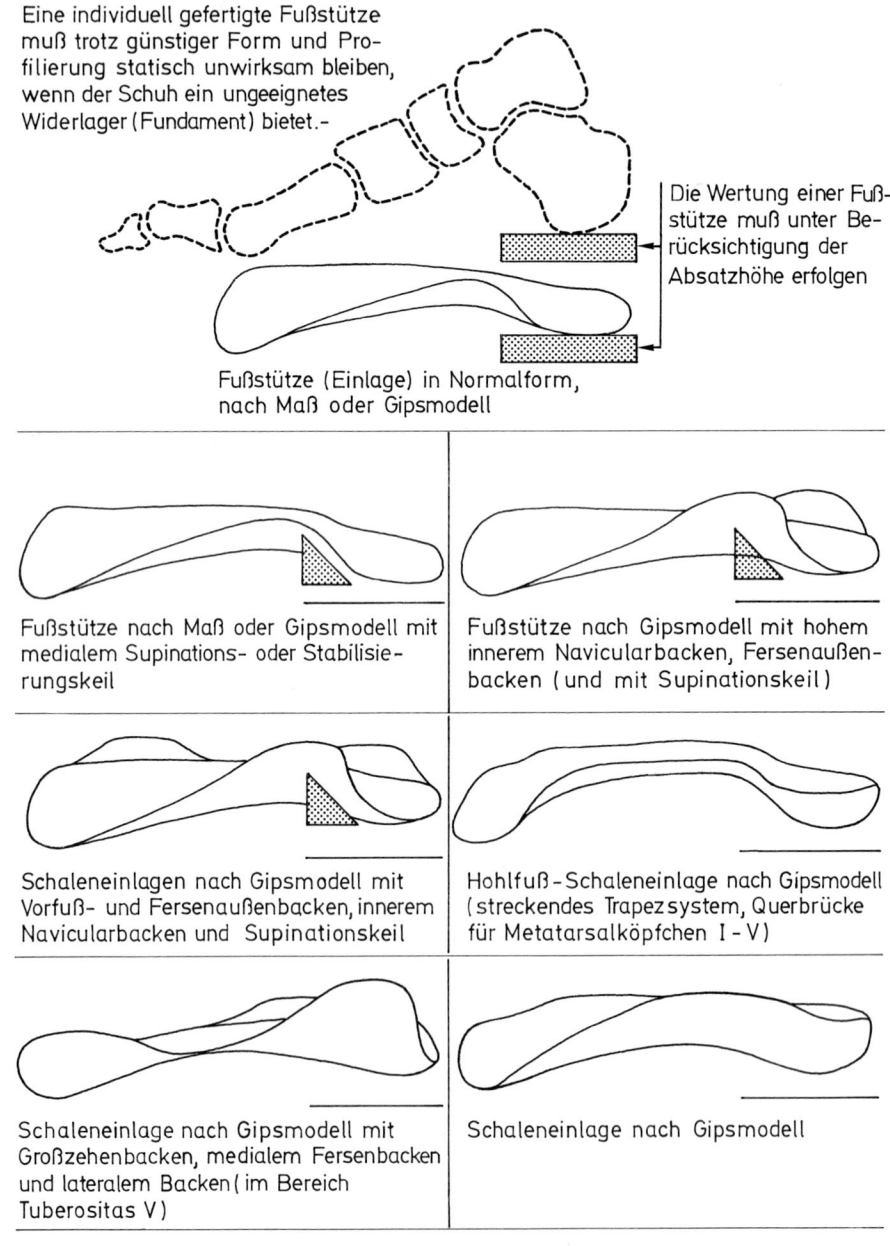

Abb. 6-17 Schematisierte Grundformen von Einlagentypen in „Normal"-Form (*R. Uhlig*, Original)

Abb. 6-18 Torsionseinlage von oben (Abb. 6-18 und 6-19 aus *G. Hohmann:* Orthopädische Technik. Enke, Stuttgart 1965, S. 233)

Abb. 6-19 Torsionseinlage am Fuß

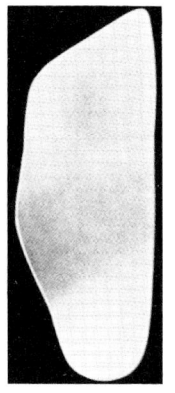
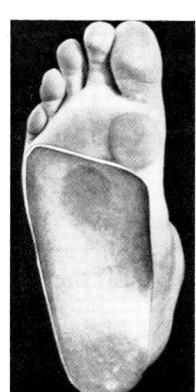

Torsionsform

Abb. 6-18   Abb. 6-19

Die *Form* der Einlage verlangt einige wichtige grundsätzliche Betrachtungen.

G. Hohmann schreibt: „... Da die Abwicklung des Vorfußes vom Boden in der letzten Phase über das Gelenkköpfchen des 1. Mittelfußknochens und die Großzehe geschieht, erfährt diese durch die Gestalt der Einlage, die vorn innen am längsten ist, eine Hemmung. Zudem sind die Köpfchen des 2. und 3. Mittelfußknochens fast immer etwas weiter nach vorn gelegen als das Köpfchen des 1. Mittelfußknochens. Eine solche Einlage überträgt geradezu die Belastung beim Abwickeln vom Boden auf diese Köpfchen 2 und 3, die beim Spreizfuß ohnehin schon überlastet und schmerzhaft sind.

Aus diesen Gründen haben *A. Habermann* und ich bereits 1936 eine Einlagenform geschaffen, die wir damals Detorsionseinlage genannt haben, unter welcher Bezeichnung sie bisher gegangen ist. Nach unserer Auffassung sollte sie die falsche Verdrehung von Vorfuß zu Rückfuß, auf welcher gewisse statische Veränderungen des Fußes beruhen, korrigieren, soweit dies durch eine orthopädische Einlage möglich ist. Der Berner Anatom *Strasser* (1917) erkannte als das Wesentliche im Bau des Fußes eine gegenseitige Torsion von Vorfuß zu Rückfuß. Während der Rückfuß in einer Art von Supination steht, befindet sich ihm gegenüber der Vorfuß in einer Pronation. Und mit diesem Bau hängt auch die sog. Abwicklung des Fußes beim Gehen zusammen, indem der Fuß zuerst mit der lateralen Seite des Rückfußes auftritt und sich die Abstoßung vom Boden letztlich mit dem pronierten Vorfuß vollzieht. Diese normale Torsion des Fußes wird durch den Knickplattfußprozeß ins Gegenteil verkehrt: der Rückfuß gerät in Pronation und der Vorfuß muß darauf mit einer relativen Supination antworten. Diesen pathologischen Prozeß nennt man die Detorsion.

A. Habermann und ich gingen bei der Gestaltung unserer Einlage darauf aus, diese pathologische Detorsion des Fußes wieder in eine dem Normalen entsprechende Torsion zurückzubringen. Die neue Einlage muß deshalb nicht, wie wir sie nannten, Detorsionseinlage heißen, sondern *Torsionseinlage*. So soll sie weiter heißen. *Schede* u. *Thomsen* haben mich auf diese sprachlich richtigere Bezeichnung aufmerksam gemacht. Und *Rabl* (196) drückte dies direkt so aus: „Die Detorsionseinlage ist eine Einlage *gegen* die Detorsion." Damit stimme ich durchaus überein, daß das Kind nun einen richtigeren Namen erhalten soll.

Wie sieht die Torsionseinlage aus? Diese Einlage ist *vorn innen am kürzesten, vorn außen am längsten.* Sie endigt, wie wir sagen, vorn außen mit einer Spitze oder einem Winkel, zu dem Zweck, das falsche Übertreten nach außen infolge der Abduktion des Vorfußes bei

Knickplattfuß zu hemmen oder zu beseitigen, je nach Grad der Abweichung. Die Torsionseinlage muß vorn bis über das 5. Metatarsalköpfchen hinausgeführt werden und muß den Großzehenballen freilassen, damit er beim Abwickeln frei zu Boden und mit Hilfe seiner Muskeln arbeiten kann. Wenn wir nun durch diese Hemmung von außen den Vorfuß mit deutlicher Wirkung in Pronation herüberheben, ist es bei höheren Graden von Knickplattfuß möglich, daß dadurch nicht nur der Vorfuß, sondern der *ganze Fuß* in Pronation herübergehebelt und dadurch der Knickfuß verstärkt wird. Insbesondere gilt dies für die Fälle, in denen bereits eine gewisse Versteifung in dem wichtigen Gelenk zwischen Vor- und Rückfuß, dem Drehgelenk des Fußes, zwischen Sprungbein und Kahnbein, eingetreten ist, was im Laufe fortschreitender Knickplattfußbildung immer geschieht. In allen Fällen muß der Rückfuß entsprechend korrigiert und gehalten werden, damit er nicht zugleich mit dem Vorfuß in die Pronations- oder Valgusstellung hinübergehebelt wird. Aus diesem Grunde muß schon beim Herausmodellieren des Fußes in Gips, worauf ich schon hinwies, das Fersenteil besonders gut modelliert werden und insbesondere der vorher ansteigende Teil des Fersenbeins, das den hinteren Pfeiler des sog. Längsgewölbes des Fußes bildet. An dieser Stelle stützen wir das Längsgewölbe und schützen es gegen Umsinken in Valguslage. An der Einlage können wir in Fällen von besonderer Bänderlockerung, die bei der Belastung leicht in Knickfußstellung sinken, einen kleinen Teil aus Blockfilz annieten an der Stelle, die etwa dem Sustentaculum tali des Fersenbeins entspricht. Daß diese hier von mir entwickelten Anschauungen in der Luft lagen, beweist, daß fast gleichzeitig *Hachtmann* in Hannover und später *Grouven* (1938) ähnliche Gedanken in die Praxis umsetzten. Will der Fuß trotzdem noch einknicken, indem er etwa im Fersenteil von der schiefen Ebene der Rückfußstützung nach außen auszuweichen sucht, so müssen wir am Fersenteil der Einlage einen festen Rand oder Haken anbringen. Das ist aber nur in schwierigen Fällen notwendig. In ganz wenigen Fällen von kontraktem Knickplattfuß gibt man außer diesem Fersenrand noch einen Außenrand vorn zwischen Tuberositas metatarsalis V und 5. Mittelfußköpfchen ..."

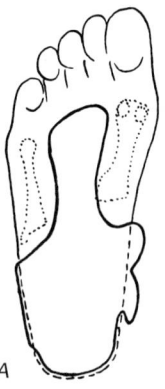
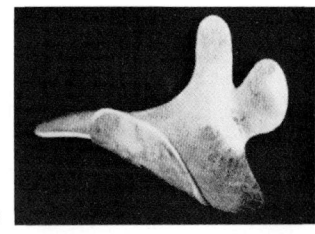

Abb. 6-20 Flügeleinlage nach *v. Volkmann* zur Korrektur des lockeren Knickfußes A) Von unten. B) Von hinten-lateral (aus *G. Hohmann:* Orthopädische Technik. Enke, Stuttgart 1965, S. 238)

Flügelform

Volkmann schreibt: „... Die ‚Flügeleinlage' gestattet grundsätzlich, jeden nichtfixierten Knickfuß vollständig aufzurichten. Ihr Prinzip besteht darin, eine Einlage so zu gestalten, daß der Auftrittspunkt der den Rückfuß fest umfassenden Einlage weitgehend nach medial verlegt wird, während er bei den üblichen Einlagen bzw. unter natürlichen und normalen Verhältnissen etwa in der Mittellinie der Ferse (des Fersenteiles der Einlage) bzw. noch etwas weiter lateral gelegen ist. Zu diesem Zweck wird der Fersenbodenteil der Einlage nicht wie üblich mehr oder minder geballt geformt, sondern fast eben gehalten.

An ihn schließt sich an der Innenseite des Fußes ein zweiflügeliger Innenlappen an, dessen Vorderflügel dem Kahnbein und dessen Hinterflügel dem Fersenbein anliegt. Ein reichlich bemessener Außenlappen vervollständigt die Einlage zu einer den Rückfuß fest umfassenden ‚Zwinge'. Diese Zwinge bildet einen *Winkelhebel,* bestehend aus dem Fersenbodenteil als dem einen und den Innenflügeln als dem anderen Winkelschenkel. Winkelscheitel ist die medial verlagerte Auftrittskante, die nur wenig abgerundet sein darf. Die Größe des Winkels beträgt zweckmäßig etwas weniger als ein R., etwa 80 Grad.

Wird dieser Winkelhebel dem unbelasteten, aber in Knickstellung gedachten Fuße angelegt und nunmehr belastet (Abb. 6-21), so drückt das Körpergewicht – dargestellt durch die vom Körperschwerpunkt ausgehende Belastungslinie – den Fersenbodenschenkel des Winkelhebels herunter, bis zur Auflage auf die Auftrittsfläche; die in Knickstellung stehende Zwinge wird aufgerichtet und nimmt den ganzen Rückfuß mit, mit welchem sie eine geschlossene Bewegungseinheit darstellt. Die Abb. läßt erkennen, daß der aufrichtende Effekt absolut gebunden ist an die genügende Verlagerung des Auftrittspunktes nach der Innenseite, und dann vermag die seitlich vom Auftrittspunkt durchstoßende Belastungslinie ihr aufrichtendes Kippmoment zu entwickeln. Bei abgerundetem Fersenboden fehlt diese unumgängliche Vorbedingung – im Gegenteil kann hier sogar ein zusätzliches Knickungsmoment eintreten, dann nämlich, wenn die Belastungslinie medial vom Auftrittspunkt durchstößt.

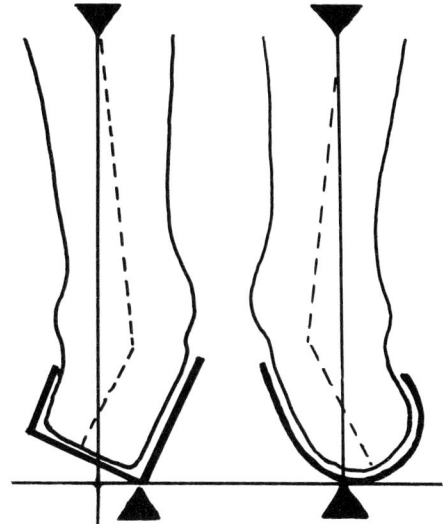

Abb. 6-21 Wirkungsweise der Flügeleinlage: Der Rückfuß ist wie in einer Zwinge gefaßt. Durch die kantige Fersenform entsteht in dem weiter lateral gelegenen Kipp-Punkt durch den Bodendruck ein korrigierendes Drehmoment. Bei runder Fersenform ist keine Korrektur zu erwarten (*D. Hohmann,* Archiv)

Der Vorderteil der Flügeleinlage ist als *Richtungszunge* ausgebildet. Sie ist so schmal, daß sie nur die drei Mittelstrahlen unterstützt, die Randstrahlen aber freiläßt und dadurch diese mit ihren Köpfchen unmittelbar an der Abwicklung des Fußes teilnehmen läßt. Dadurch wird die Einlage teilweise entlastet, die Muskulatur der Randstrahlen vom Druck befreit und ihre aktive Mitarbeit in unmittelbarem Kontakt mit der Auftrittsfläche gewährleistet. Die Richtungszunge stützt während der ganzen Abwicklung des Fußes diesen ab, auch hierbei jede Knickung verhindernd. Zusammen mit dem vorderen Teil des Fersenabschnittes bildet die Richtungszunge ein Längsgewölbe, gleich dem der normalen Senkfußeinlage richtiger Form. Ihr vorderster Teil trägt den bekannten Quergewölbebukkel nach *v. Baeyer* (1937).

Für die Erreichung einer einwandfreien Aufrichtung des Knickfußes ist die Richtungszunge dadurch von Bedeutung, daß sie durch ihre Torsionsstellung zum Rückfußteil der Einlage die Möglichkeit einer *Feineinstellung* des Aufrichtungsgrades ergibt im Rahmen dessen, was der Winkelhebel des Rückenfußteiles an Aufrichtungsmöglichkeit erlaubt. (Letztere bietet stets genügenden Spielraum, wenn der Winkelhebel etwas unter 90 Grad bemessen wird.) Verdreht man an der fertigen Einlage die Richtungszunge i. S. der Pronation, so erfolgt die aufrichtende Kippbewegung ausgiebiger und die Aufrichtung ist stärker. Sogar Überkorrektur ist erreichbar. Bei Verdrehung im Sinne der Supination ist die Aufrichtung geringer..."

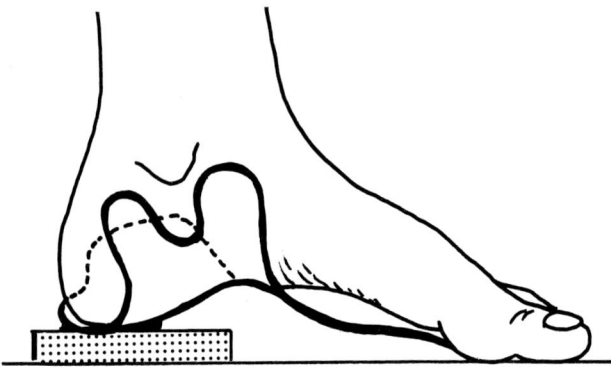

Abb. 6-22 Flügeleinlage von medial. Der plane Fersenauftritt, die Aussparung des Innenknöchels und die bewußt fehlende Unterstützung des Längsbogens sind zu beachten (*D. Hohmann*, Archiv)

Biomechanische und konstruktive Details

Orthopädietechnische Funktionshilfen am Fuß (wie Fußeinlagen) erfordern die schon erwähnte sichere stabile Lage im Schuh, um gezielte Wirkungen entfalten zu können. Verschiebungen oder Kippen von Einlagen zerstört von vorneherein jede vorstellbare biomechanisch sinnvolle Einflußnahme auf die fehlerhafte Fußstatik. Vor allem Korrektureinlagen, bei denen man sich größere Krafteinwirkungen auf den Fuß vorstellen muß, neigen dann, wenn der Bodendruck den wesentlichen Krafteinfluß darstellt, zum Kippen.

Mediale Stabilisationskeile (nicht zu verwechseln mit stärker korrigierenden Supinationskeilen) sind bei allen Korrektureinlagen mit *Torsionsschnitt*, d. h. bei kindlichem oder jugendlichem Knickfuß, Klumpfuß oder Sichelfuß, erforderlich. Sie ergeben festen Stand auf dem Schuhboden. Mit dem Stabilisierungskeil wird lediglich die kippende Neigung der Einlage im Fersenbereich verhindert, eine Supinationswirkung wird damit noch nicht erreicht.

Mediale Supinationskeile (u. U. in der Höhe differenziert verordnet) haben stabilisierende Funktion und sorgen für individuelle Supination. Sie haben die Aufgabe, die große Inkongruenz zwischen Schuhboden und Abstützpunkt unter dem Sustentaculum tali ohne Überforderung des Einlagenmaterials zu überbrücken. Dabei haben sie den erwähnten Nebeneffekt eines Stabilisationskeiles.

Sowohl Stabilisationskeil als auch Supinationskeil an den losen Fußeinlagen sollten im Absatzbereich des Schuhes und nicht im bodenfreien Sohlenübergang zum Ballenbereich ihr Widerlager finden.

Laterale Pronationskeile finden meist als Randleisten an der Außenseite der Einlagen ihre Befestigung.

Hier ist im Einzelfall sorgfältig zu prüfen, ob nicht auch ein medialer Stabilisationskeil zusätzlich erforderlich wird, ohne daß die einander entgegengesetzten Keile sich in ihrer Wirkung neutralisieren. Bei Bettungseinlagen mit weich-elastischem Materialkern ist die Beachtung der beidseits schuhkongruenten Druckaufnahme bei der Einpassung sehr wichtig.

Entsprechend unterschiedlicher **Fußbreiten** (bei belastetem oder entlastetem Fuß) werden Einlagen in Mittelbreite fußgerecht gearbeitet. Weibliche Patienten akzeptieren jedoch aus modisch-kosmetischen Gründen diese Einlagenbreite nicht immer.

Eine Zusatzbezeichnung *Schmalform* auf dem Rezept könnte (soweit es ärztlicherseits indizierbar erscheint) dem Techniker den Hinweis geben, daß eine Fußunterstützung in voller Belastungsbreite nicht notwendig ist. Dies gilt insbesondere für *Kopieeinlagen*.

Unteschiedliches Schuhwerk mit wechselnden **Absatzhöhen** hat durch die unbewußte Anwendung seitens der Patienten einen beachtenswerten Einfluß auf die Einlagenwirkung.

Kopieeinlagen in *Schmalform* und mit *flexibler Fersenauflage* können diesen Einflüssen bedingt entsprechen.

Zum statisch bedingten **Beinlängenausgleich** ist eine Fersen-(Absatz-)Erhöhung, in differenzierter Höhe bis etwa 10 mm, an Kunststoff- oder Korkleder- oder Metalleinlage gut anzubringen. Prinzipiell würde jedoch eine Differenzierung unter 5 mm bereits im Bereich eines Meßfehlers liegen.

Im Falle starker **Spreizfuß-Ballenbeschwerden** kann bei kontraktem Plattfuß des älteren Patienten eine entlastende vordere *Korkrolle,* in Stufenbildung an der Plexidur- oder Metalleinlage, schmerzmindernd wirken.

Selbstverständlich kann auch mit entsprechenden Schuhzurichtungen gearbeitet werden.

Bei weiblichen Patienten mit **Schwielenbildung** werden meistens *Bettungseinlagen* mit *Langledersohle* und *Vorfußpolster* gearbeitet. Ein Verrutschen der Einlage im Schuh wird so verhindert.

Bei **Hallux valgus**-Fehlhaltung (auch prä- oder postoperativ) kann an *Kopieeinlagen* aus Kunststoff eine *Hallux valgus-Kerbe* gut wirksam werden, weil die Druckverteilung am Metatarsale-I-Köpfchen dadurch verbessert wird.

Im Falle von Hallux valgus-Fehlstellungen, die mit *Bettungseinlagen* versorgt werden, kann ein zusätzlich seitlich vorgezogener *Großzehenbacken* mit einem *Zehenzügel* kombiniert werden.

Die **Schuhversorgung** – insbesondere bei *Bettungseinlagen* – sollten modeunabhängige Schuhe mit ihrer breiten Bodenunterstützungsfläche und mit umfassender Fersenschuhkappe bilden.

Falls Bettungseinlagen in einer sehr hoch umfassenden Schalenform indiziert sind, ist die Anbringung einer *zusätzlichen Rolle* am Schuh oft nützlich.

Rollenkonstruktionen an der Fußeinlage oder ergänzend dazu am Konfektionsschuh bilden wichtige Details zur orthopädietechnischen Behandlung des Fußes.

Die Ballenlinie des Fußes, die der vorderen Querachse der physiologischen Fußabwicklung entspricht, ist die Grenze zwischen tragendem und sicherndem Teil des Fußes. Im Fußskelett entspricht dies dem Übergang von starren Mittelfußknochen zu den flexiblen Zehen.

Funktionsstörungen in diesem Bereich (Hallux rigidus, entzündlicher Spreizfuß, Längenunterschiede der Metatarsen und Zehen, Kraftverlust der Plantarflexoren u. a.) sind von erheblicher Auswirkung auf die Biomechanik des Ganges. Jede Verlagerung des Abrollpunktes nach distal führt zur Schrittverlängerung und Erhöhung der Kraftanforderung für alle Plantarflektoren.

Schmerzhafte Funktionsstörungen oder Bewegungsverluste in den verschiedenen Gliedern der Bewegungskette der Fußabwicklung können durch den Ersatz der Abwicklung über eine Abrollung ausgeglichen werden. Die Scheitellinie einer wiegenförmigen Sohlenverstärkung (Rolle) wirkt dann als Drehachse.

Der Bewegungsumfang ist von der Höhe einer solchen Rolle, die Richtung der Abrollung vom Verlauf der Scheitellinie, die Schrittlänge und Standsicherheit von der Lage einer Rolle abhängig.

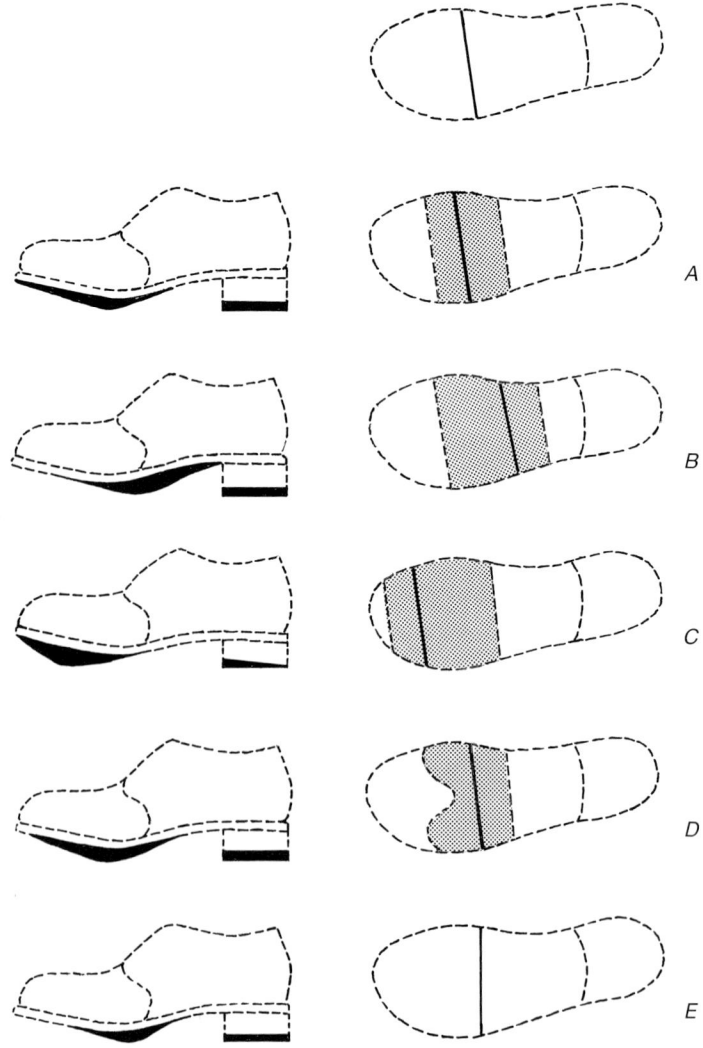

Abb. 6-23 A–E Verschiedene Rollenkonstruktionen mit Angabe der Abrollkante. A) Ballenabrollung. B) Mittelfußrolle. C) Rückhebelnde Zehenrolle. D) Schmetterlingsrolle nach *Marquardt*. E) Sog. Richtungsrolle. Eine Anpassung der Absatz-Form und Höhe ist stets erforderlich (*D. Hohmann*, Original)

Durch die Veränderung der Verhältnisse von tragenden zu sichernden Sohlenabschnitten kann auch ein Entlastungseffekt erzielt werden. Die Anwendung von Rollen setzt immer eine genügende Sohlenversteifung voraus, damit auch tatsächlich die Abrollung am gewünschten Ort und nicht eine unkontrollierbare Mischung von Abrollung und Abwicklung zustandekommt.

Nach ihrer Wirkung, Form oder dem Ort ihrer Anbringung unterscheiden wir zwischen *Zehenrollen, Ballenrollen, Mittelfußrollen, Richtungsrollen* und *Schmetterlingsrollen:*

Zehenrollen verlängern den Schritt des Schwungbeines, sie erfordern mehr Muskelkraft, aber sie üben auch eine rückhebelnde und stabilisierende Wirkung auf das Knie aus, da sie den tragenden Abschnitt der Sohle verlängern.

Ballenrollen, deren Scheitel direkt hinter dem Metatarsalköpfchen liegt, erleichtern die Abrollung in den Zehengrundgelenken, die dadurch ruhiggestellt und entlastet werden. Auch die Metatarsalköpfchen können eine Entlastung erfahren. Ihre Höhe muß so bemessen sein, daß ein genügender Spitzenhub entsteht.

Mittelfußrollen dienen der Kompensation verlorengegangener oder schmerzhafter Bewegungen in den Rückfußgelenken. Je nach Erfordernis reicht die Mittelfußrolle bis zum Schuhgelenk zurück, wodurch allerdings die Standsicherheit zugunsten einer leichten Abrollung erheblich reduziert wird.

Richtungsrollen dienen, wie ihr Name sagt, der Richtung der Fußabrollung, da die Abrollung immer im rechten Winkel zur Scheitellinie der Rolle erfolgt.

Schmetterlingsrollen nach *W. Marquardt* (1951) werden zur Entlastung der meist am weitesten distal gelegenen und deshalb überforderten Metatarsalköpfchen 2 und 3 angewendet. Die Sohle wird dazu medial und lateral bis über die Metatarsalköpfchen 1 und 5 hinaus versteift, so daß der Abrollpunkt nach distal verlagert wird. Die Sohle erhält unter den druckschmerzhaften Köpfchen 2 und 3 eine entlastende Aussparung, eine retrokapitale Abstützung muß ein weiteres Tiefertreten dieser Köpfchen verhindern.

Prinzipielles zur Fertigungstechnik

Einführung

Voraussetzung für eine differenzierbare Einlagenwirkung auf den behandlungsbedürftigen Fuß ist eine individuelle Maß- bzw. Abformtechnik.

Serienanfertigungen von sog. Schuheinlagen erhöhen in der Regel allenfalls den Tragekomfort mancher Schuhe, sind aber von vornherein nicht in der Lage, gezielte Wirkungen am kranken Fuß zu entfalten.

Wir unterscheiden anwendungstechnisch im wesentlichen zwischen:

Fußeinlagen nach Maß (Einlagen im Genauigkeitswert begrenzt – zweidimensionale Fußdarstellung durch Umrißzeichnung, evtl. mit Farbabdruck in Belastung).

Fußeinlagen nach Gipsabdruck (Einlagen mit hohem Genauigkeitswert aufgrund dreidimensionaler Fußdarstellung, Aufhebung des fehlbelastenden Bodendruckes, evtl. manuelle Handkorrektur der Vor-, Mittel- oder Rückfußstellung; nachträgliche Zweckmodellierung des Gipsmodells ist möglich).

Herstellung von Trittspur-Fußabdrücken

Die älteste Darstellung der Fußsohle ist der Fußabdruck, die Trittspur. Sie gibt ein gutes Bild des belasteten Fußes, auf dem sich z. B. im Farbabdruckverfahren Vorfußstempel, Brücke und Fersenstempel als charakteristische Elemente individueller Fußform wiedergeben lassen.

Die Darstellbarkeit unterschiedlicher Belastungsgrößen und ihre unkomplizierte Übertragbarkeit auf eine dreidimensionale Einlagenform sind aber unbefriedigend und ungenau. Zwischen der Trittspur einer echten Fußsenkung und der eines physiologischen Weichteilpolsters eines gesunden Kleinkinderfußes ist eine sichere Unterscheidung nicht immer möglich.

Auch die von *Morton* (1935) angegebenen Abdruckplatten mit pyramidenförmigen Noppen lösen dieses Problem nicht.

Die Trittspur vermittelt uns objektiv die Längen- und Breitenmaße des unkorrigierten Fußes, die Auswirkungen einer therapeutisch wünschenswerten Stellungskorrektur sind darüber jedoch nicht zu ermitteln.

Für die Einlagenwirkung wesentliche Skelettpunkte (Fersenbein, Knöchelspitzen, Naviculare, Metatarsalköpfchen) sowie ein angenähertes Höhenprofil werden in das Maßblatt als Konstruktionsgrundlage eingetragen.

Es ist einzusehen, daß diese einfache zweidimensionale Fußdarstellung in ihrem Genauigkeitswert begrenzt ist.

Farbabdruck-Maßverfahren sollten daher nur bei unkompliziert versorgbaren, leichten Fußinsuffizienzen Anwendung finden. Diese stellen in der Praxis häufig die Einlagenindikation dar, womit das Trittspurverfahren ein Mittel der Wahl ist.

Herstellung von Körperpositivmodellen aus Gips

Die genaue räumliche Erfassung einer Fußdeformität ist ohne komplizierte Technologie (Stereophotogrammetrie, Moiree-Topographie) nur im plastischen Abgußverfahren erreichbar.

Die Abformung geschieht am entlasteten Fuß. Deformierende Einflüsse der Belastung werden somit ausgeschaltet. Manuelle Korrekturen der Vor-, Mittel- und Rückfußstellung können ausgeführt und festgehalten werden. Wichtige Skelettpunkte werden am Fuß markiert und übertragen sich fehlerfrei auf Negativ- und Positivmodelle. Therapeutisch wichtige Zweckmodellierungen können ebenfalls noch vorgenommen werden.

Das Abformen des Fußes lediglich über einen plastischen Sohlenabdruck erbringt keine wesentlich bessere Information als der Farbabdruck. Was wir zur Behandlung brauchen, ist das Modell des in Stellung und Haltung manuell korrigierbaren Fußes (*G. Hohmann* 1958).

Das Gipsabformverfahren setzt genaue Vorstellungen über Funktionsstörung, Korrigierbarkeit und therapeutisch angestrebte Formgebung voraus. Aus diesem Grunde ist die Anfertigung des Gipsnegativs bei allen korrekturbedürftigen Füßen auch eine ärztliche Aufgabe. Allerdings müssen Erfahrung und Übung in der technischen Durchführung vorausgesetzt werden, wenn mit dem Gipsabdruck wirklich bessere Ergebnisse als durch einfache Abdrucktechniken erzielt werden sollen.

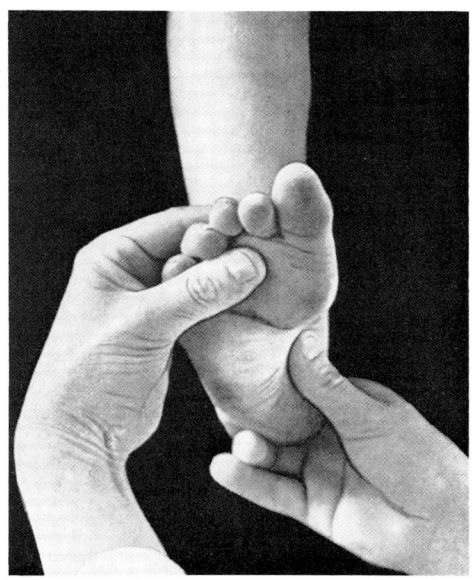

Abb. 6-24 Manuelle Torsion des lockeren Knickplattfußes: Die linke Hand faßt den rechten Fuß am Vorfuß und korrigiert die Supinations- und Abduktionsstellung, während die rechte Hand das Fersenbein außen hält und mit dem Daumen das vordere Ende des Fersenbeines in die Höhe drückt (aus *G. Hohmann:* Orthopädische Technik. Enke, Stuttgart 1965, S. 229)

Langes Modellieren zu nasser Gipsbinden ergibt zu weite, nicht mehr formgetreue Abgüsse.

Eine fehlerhafte Orientierung des Modells zur Beinachse macht belastungsabhängige, biomechanisch wirksame Korrekturprinzipien von vorne herein illusorisch.

G. Hohmann schreibt: „... *Wir wollen das Modell des in seiner Stellung und Haltung korrigierten Fußes gewinnen.*
An die Sohlenseite des freihängenden, in richtige Stellung gebrachten Fußes lege ich eine 4- bis 5fache Gipsbindenlage an und befestige dieselbe mit einer lose darüber und um den Fußrücken gelegten zirkulären Gipsbindentour, dann streiche ich die Gipsplatte an die Sohle fest an, indem ich das sog. Fußgewölbe, und zwar sowohl das Längs- wie auch das Quergewölbe, hinter den Mittelfußköpfchen allmählich mehr und mehr herausmodelliere. Insbesondere muß das Längsgewölbe in seinem hinteren Abschnitt, da wo es vom Fersenbein an aufsteigt, gut herausmodelliert werden, da der Fuß v. a. im Fersenteil gut gestützt und gehalten werden muß. Wollte man das Längsgewölbe etwa nur unter dem Kahnbein oder weiter vorn heben, so würde damit keine Aufrichtung des eingesunkenen Fußes bewirkt, sondern gerade das Gegenteil erzielt werden, indem dadurch der 1. Fußstrahl aufgebogen würde, anstatt daß er als vorderer Stützpfeiler des Gewölbes vorn sich normalerweise zu Boden senkte. Die Einmodellierung des sog. vorderen Quergewölbes darf nicht breit sein, da sonst durch die breite buckelartige Wölbung an der Einlage die Randstrahlen 1 und 5 noch weiter auseinandergetrieben werden, wodurch der Spreizfuß nur vermehrt würde, worauf *v. Baeyer* (1937) hinwies. Man drückt in dem hartwerdenden Gips gerade diese Randstrahlen nach sohlenwärts herab und drückt von unten her die Gelenkköpfchen der mittleren Mittelfußknochen nach oben. Die Stellung des Fußes muß so sein, daß der Rückfuß supiniert, der Vorfuß proniert wird. Der Eindruck in das Modell muß schmal und längsverlaufend sein. Ist das Modell fest genug, so schneiden wir es auf einer auf dem Fußrücken aufgelegten Schnur oder Gurt auf, biegen es ein wenig auseinander und ziehen es von hinten her von der Ferse ab, so daß der Vorfuß sich herausziehen kann. Wir schließen den Modellverband wieder, umwickeln ihn mit einer Mullbinde und

gießen das so erhaltene Negativ mit Gipsbrei aus. Ist dieser erhärtet, so lösen wir den Gipsmantel ab und haben das fertige Gipspositiv vor uns. Wir glätten dasselbe mit einem Messer, vertiefen, wenn nötig, noch den Eindruck hinter den Mittelfußköpfchen etwas und zeichnen mit Tintenstift die von uns gewünschte Form der darauf anzufertigenden Einlage an …"

Einlagenzuschnitte

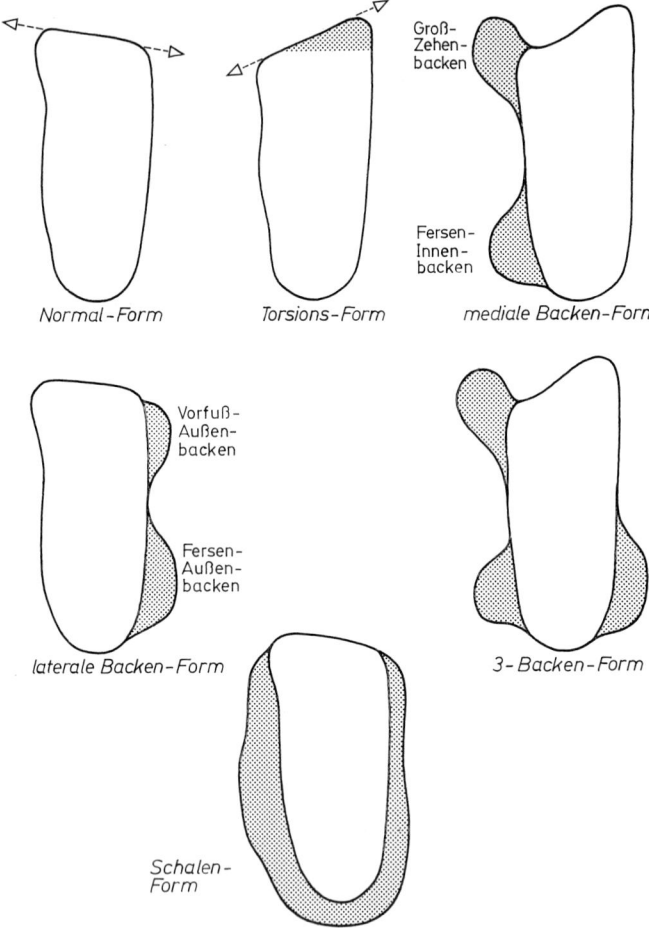

Abb. 6-25 Einlagen – schematisierte Flachzuschnitte für den rechten Fuß (aus *R. Uhlig*, Vorlesungsskripte – in Anlehnung an *Ruepp* 1971)

Spezielle Krankheitsbilder und Versorgungsbeispiele

Abschnitt I:
Versorgung mit funktionellen Korrektur-Einlagen

- kindlicher Knick-Plattfuß (S. 715)
- angeborener Plattfuß (S. 717)
- Morbus Köhler I (S. 718)

● **Kindlicher Knickplattfuß.** Mit etwa 50% stellt der Knickplattfuß die häufigste Abweichung vom normalen Erscheinungsbild des Fußes dar. Die überwiegende Zahl der in der Praxis in Rede stehenden Knickplattfüße sind lockere Fußformen im Kindesalter, die bei ausreichender muskulärer Leistungsfähigkeit eher als Formvariante (Flachfuß), aber nicht als Krankheit aufgefaßt werden sollten. Diese Füße sind im Stande abgeflacht und heben sich unter der Muskelaktivität im Gang deutlich. Im beginnenden Zehenstand richtet sich die Ferse bereits aus der Valgusstellung in eine Rückfußsupination auf.

Bedingt durch die schrägstehende Achse des oberen Sprunggelenkes und die etwa ab dem 3. Lebensjahr deutliche X-Beinstellung muß jedes Kind aus statisch funktionellen Gründen einen Knickfuß und dadurch auch scheinbar einen Senkfuß haben (*Imhäuser* 1979). Die in dieser Stellung gespannten Fußbänder verleihen die nötige Stabilität. Eine Therapie ist nur erforderlich, wenn die Valgusabweichung des Rückfußes mehr als 15 Grad beim später besprochenen muskelinsuiffizienten Fuß besteht.

Wir beobachten Knicksenkfüße nicht selten bei vermehrter Einwärtsdrehung der Beine in Gang (Kniebohrergang) bei Torsionsfehlern der unteren Extremität (u. a. vermehrte Antetorsion des Schenkelhalses). Der einwärtsgedrehte Unterschenkel nimmt den Talus mit und erzwingt unter Bodenkontakt eine Eversion des Fußes, wenn die Fußspitze nicht einwärtsgerichtet aufgesetzt wird. Derartige Füße bedürfen keiner Einlagenversorgung, denn mit der sich im Laufe der Reifung vermindernden Antetorsion richtet sich der muskelkräftige Fuß spontan auf. In Einzelfällen stellt die intertrochantere Drehosteotomie die kausale Therapie dar.

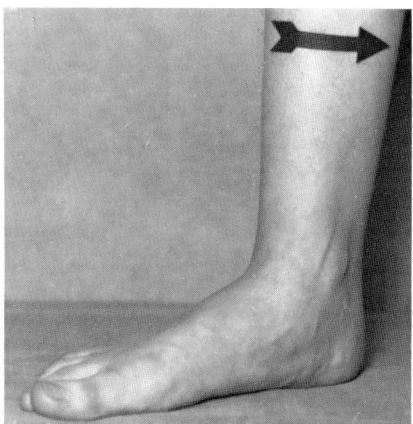 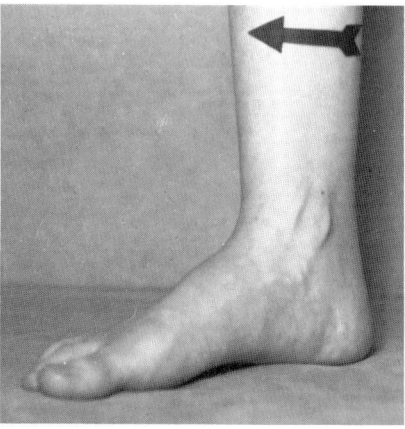

Abb. 6-26 A/B A) Abflachung des Längsbogens mit Pronation des Rückfußes und relativer Supination des Vorfußes bei belasteter Innenrotation des Unterschenkels. *B)* Hebung der medialen Fußwölbung bei Außenrotation des Unterschenkels; dabei Supination der Ferse und relative Vorfuß-Pronation

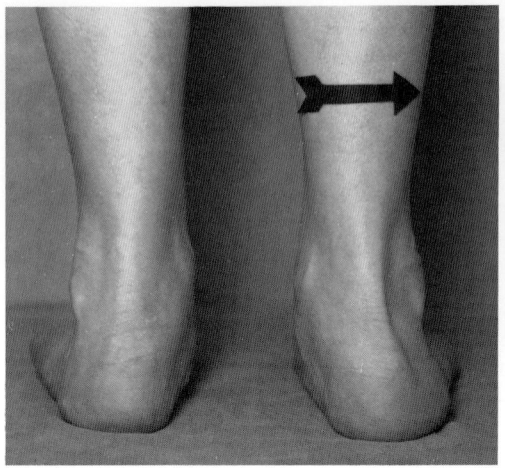 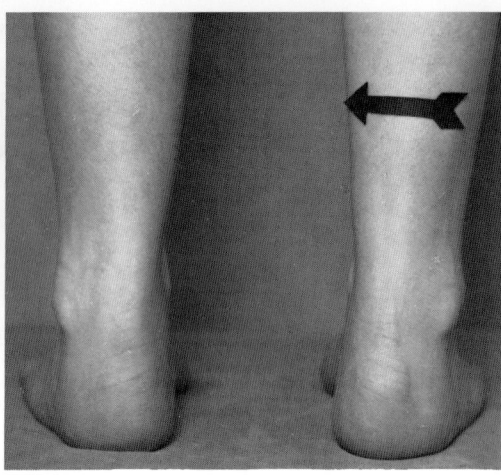

Abb. 6-26 C/D C) Unter Einwärtsrotation der Unterschenkel ausgeprägte Knickfußstellung, die sich *D)* bei Auswärtsdrehung der Kniegelenke und Unterschenkel automatisch korrigiert (*D. Hohmann,* Original)

Leichte Spitzfußkontrakturen bei Verkürzung der Achillessehne entstehen u. U. auch bei überwiegender Bauchlage des Säuglings und führen zum sog. larvierten Knickplattfuß, da der Rückfuß bis zum vollen Fersenkontakt in Knickfußstellung ausweicht. Auch diese Form eignet sich nicht zur Einlagenversorgung. Hier muß die Achillessehne gedehnt oder ihr ungünstiger Einfluß auf die Fußstatik durch eine geringe Absatzerhöhung ausgeglichen werden, wenn nicht eine Achillotenotomie angezeigt erscheint.
Ähnliches gilt auch für die Supinationskontraktur des Vorfußes.

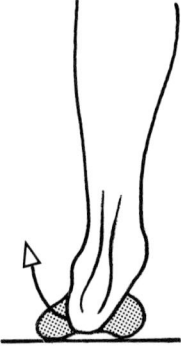

Abb. 6-27 Knickplattfuß als reine Belastungsdeformität bei Supinationskontraktur des Vorfußes (pes antive supinatus, postive pronatus, links). Der Fußauftritt erfolgt in der Standphase zwangsläufig mit dem Außenrand. Dadurch wird die kontrakte subtalare Fußplatte im Valgussinne herumgehebelt.
Eine Einlagenversorgung ist hier ohne Lösung der Kontraktur zwecklos (*D. Hohmann,* Archiv)

Muskulär insuffiziente, völlig schlaffe Knicksenk- oder Knickplattfüße stellen nach *Debrunner* (1980) nur eine kleine Gruppe von etwa 10% aller Knickfußdeformitäten dar. Bei ihnen ist der mediale Längsbogen schon im Augenblick der Belastung völlig eingesunken, der Taluskopf tritt bei deutlicher Abduktion des Vorfußes erkennbar hervor, eine Tendenz zur muskulären Aufrichtung ist nicht festzustellen. Diese Füße sind noch völlig locker und ohne Zeichen einer Kontraktur. Sie sind die eigentliche Zielgruppe für eine *korrigierende Einlagenversorgung,* die immer in Kombination mit einer aktiven, konsequent durchzuführenden Übungsbehandlung zu sehen ist.
Das Korrekturprinzip besteht in einer kräftigen Supination des Rückfußes, die nur durch eine Unterstützung des Sustentaculum tali erreichbar ist, und in einer entgegengerichteten Pronation des Vorfußes, der gleichzeitig gegen den Rückfuß wieder in eine normale Ad-

duktionsposition kommt. Die Korrektur erfolgt also durch das physiologische Torsionsprinzip und nicht durch eine mechanische Unterstützung des medialen Längsbogens. Derartige Kinderfüße werden auch trotz konsequenter Behandlung eine gewisse Knickplattfuß-Deformität behalten. Im Adoleszentenalter können sie unter Überlastung muskuläre, ligamentäre und artikuläre Reizzustände entwickeln, die als schmerzhafte Bewegungseinschränkung in Erscheinung treten. Man spricht dann vom sog. entzündlich-kontrakten Knickplattfuß. Nach Lösung der Kontraktur durch Ruhe, Entlastung und antiphlogistische Behandlung sollte einer erneuten Überlastung mit wiederum korrigierender Einlagenversorgung begegnet werden.

● **Angeborener Plattfuß.** Der angeborene Plattfuß stellt eine seltene (213 beschriebene Fälle in der Weltliteratur) konnatale Fehlbildung dar, deren Genese noch unklar ist und die bei Knaben und Mädchen (sowie ein- und doppelseitig) etwa gleich häufig auftritt (*Pick* u. *Chicote-Campes* 1979). Typisch ist die plantar konvexe Tintenlöscherform des Fußes, die durch das Tiefertreten von Talus und Cuboid und dem Hochstand des Fersenbeines bei verkürzter Achillessehne bedingt ist. Das Röntgenbild zeigt einen steil in Verlängerung der Tibiaachse und nach medial weisenden Talus, auf dessen Rücken das Kahnbein luxiert ist. Der Fuß selbst weicht in Abduktion und Valgusstellung (Eversion) ab.

Die konservative Reposition – ähnlich der des Klumpfußes – ist technisch schwierig, bringt aber bei Behandlung in den ersten Lebenswochen und Monaten Ergebnisse, die operative Maßnahmen erst in zweiter Linie erfordern (z. B. Achillessehnenverlängerung, operative Reposition).

Nach einer Gipsfixationsperiode über 3–6 Monate erscheint zur Verhütung eines Rezidivs auch beim gut auskorrigierten Fuß eine *Rentention mit Innenschuhorthese* und später mit *umfassenden Korrektur-Einlagen* notwendig. Hierbei muß der Rückfuß supiniert, der Vorfuß adduziert und proniert gehalten werden, wobei der Rezidivneigung durch die Korrekturtendenzen entgegengetreten werden soll. Versorgungen mit reinen Kopieeinlagen sind wohl nicht ausreichend (Abb. 6-28 und 6-29).

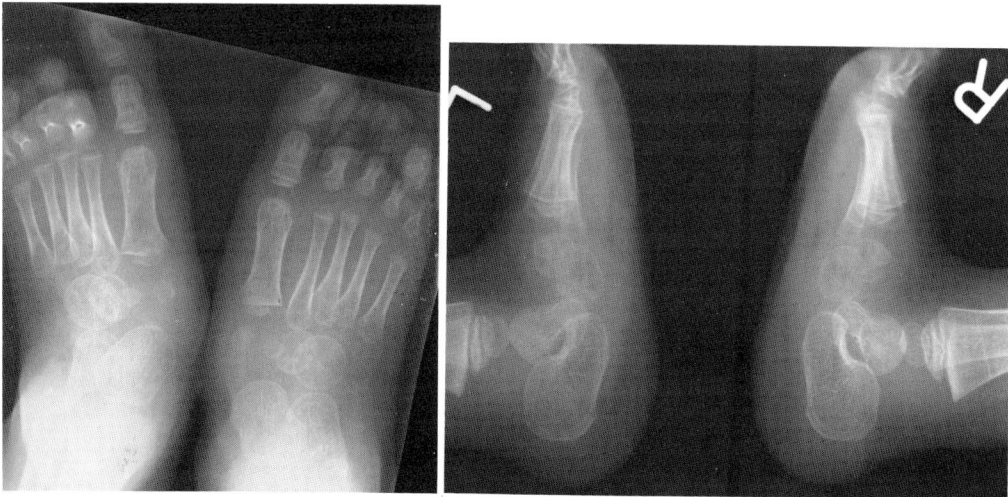

Abb. 6-28 Angeborener Plattfuß (talus verticalis) bei einem 2jährigen Kind. Typische Komponenten: Konvexe Sohle, Fersenbeinhochstand und Steilstellung des Sprungbeines (Seitbild), Vorfußabduktion, Fehlstellung von Fersenbein bzw. Sprungbein (ap-Bild) (*D. Hohmann*, Archiv)

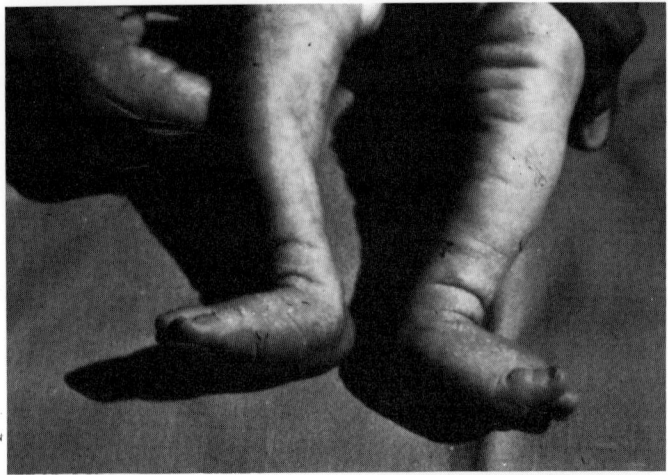

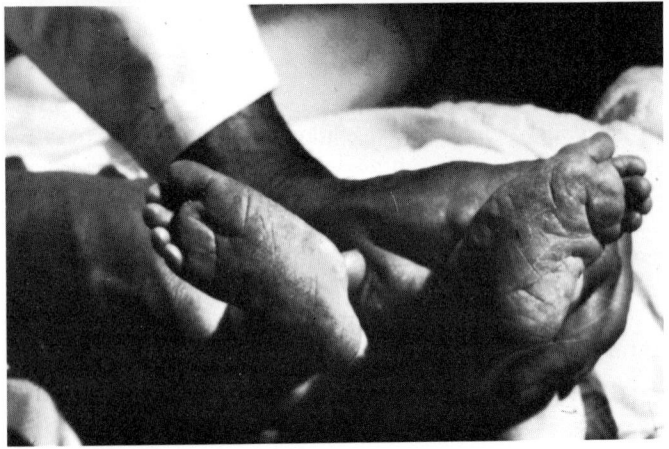

Abb. 6-29 Angeborener Knickplattfuß eines Neugeborenen. Die konvexe Sohlenform und die Abduktion des Vorfußes gegen den Rückfuß sind deutlich. Ein Fersenhochstand ist meist durch das Weichteilpolster schwer beurteilbar (*D. Hohmann*, Archiv)

● **Morbus Köhler I.** Die von *Köhler* (1908) beschriebene aseptische Nekrose des Os naviculare pedis ist eine recht seltene, überwiegend Knaben zwischen dem 3.–8. Lebensjahr (auch doppelseitig) betreffende Krankheit. Wahrscheinlich läuft sie in früher Kindheit häufiger unbekannt, weil symptomlos ab. Die Verknöcherungsstörung betrifft eine Druckepiphyse, über ihre Ursachen herrscht noch keine Klarheit. Bisweilen wird über einen belastungsabhängigen Schmerz geklagt, es tritt dann gelegentlich eine Schmerzkontraktur des Talonavikulargelenkes auf (z. T. in Form einer Supinationskontraktur des Vorfußes), die zur Fehldiagnose eines entzündlichen Knickplattfußes verleiten kann. In fast allen Fällen kommt es im Laufe der Zeit zu einer vollständigen Erholung des röntgenologisch stark verschmälerten und verdichteten Kahnbeines. Immer wieder behauptete bleibende Deformierungen des Kahnbeines als Folge einer übermäßigen Belastung während der Phase der Umbaustörung treten nur extrem selten auf und sind kaum einmal Ursache einer Spätarthrose des Chopart-Gelenkes.

Der schmerzhaft-entzündliche Reizzustand klingt nach Ruhigstellung und Entlastung (z. B. auch im Gipsverband) meist rasch ab.

Eine Druckentlastung des Os naviculare erreichen wir mit einer *korrigierenden Einlage*, die durch Entspannung des intertarsalen Bandapparates im Torsionsprinzip wirkt.

■ *Eine wirksame Korrektur der Knicksenk- und Plattfußdeformität mit orthopädietechnischen Mitteln kann nur unter Kenntnis der Biomechanik ihrer Entstehung erfolgen.* Die pathologische Detorsionsbewegung muß erkannt und dreidimensional aufgehalten werden, bzw. es muß versucht werden, sie wieder rückläufig zu machen.

Durch die Vermehrung der physiologischen Valgusstellung der Ferse (= Pronationsstellung des Rückfußes) wird die subtalare Fußplatte unter Spannung der Bänder in sich supiniert und damit abgeflacht. Jeder Korrekturversuch muß deshalb primär das Fersenbein bei Belastung aus dieser dann pathologischen Valgusstellung wieder aufrichten.

Die Supination der Ferse hebt den Längsbogen wieder an und schafft über die Entspannung der intertarsalen Bänder eine freie Fußbeweglichkeit. Der hintere Stützpunkt der Dreibeinkonstruktion des Fußes wird dazu in der Frontalebene soweit medialisiert, daß er in die physiologische Traglinie des Beines fällt.

Voraussetzung ist eine korrekte Anstützung der Ferse etwa in der Gegend des Sustentaculum tali. Die Bodendruckwirkung muß hier durch eine genau erzielte Anformung wirksam werden. Seitlich (in der Sagittalebene) gesehen wird deshalb der Bodendruck auf den hinteren Pfeiler des medialen Fußbogens von sohlenwärts übertragen und trifft an der Medialseite des Fersenbeines in diesem Bereich auf den Musculus abductor hallucis, der zusammen mit dem Sohlenfettpolster eine druckfreie Absicherung des Nervus plantaris lateralis [fibularis] darstellt.

Ein Korrekturversuch durch eine Einlagenanstützung im Längsgewölbebereich selbst bringt gegensätzlich sogar eine weitere supinatorische Aufbiegung des I. Fußstrahles mit sich, die ja schon den wesentlichen Teil der gesamten Fußsenkung ausmacht. Ein form- und kraftschlüssiger Kontakt in diesem Bereich ist deshalb lediglich bei Bettungseinlagen erlaubt (Abb. 6-30).

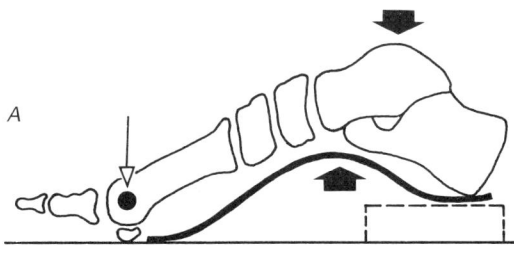

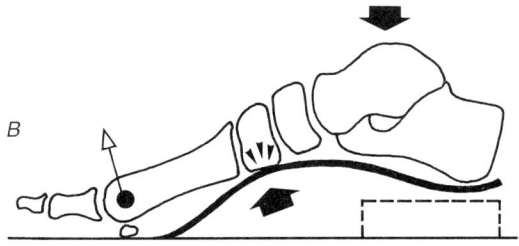

Abb. 6-30 A/B A) Korrekte Anhebung des medialen Längsbogens. Die Unterstützung erfolgt unter dem Sustentaculum tali und nicht im Verlauf des Fußbogens.
B) Bei dieser hier dargestellten fehlerhaften Unterstützung des medialen Fußbogens kommt es zu einer unerwünschten supinatorischen Aufbiegung des I. Strahles (*D. Hohmann*, Original)

Die Beschränkung der korrigierenden Abstützwirkung auf die Ferse schafft dagegen die Voraussetzungen für eine ungehinderte Pronationsrichtung des 1. Strahles, die letztlich auch noch für die Lastübernahme in der Abstoßphase des Ganges von entscheidender Bedeutung ist.

Diese Vorfußpronation wird durch eine Vorführung der lateralen Einlagenabstützung bis unter das 5. Metatarsalköpfchen betont. Die damit erreichte Vorverlegung des lateralen Abrollpunktes im Dreipunktsystem und somit die Anhebung des äußeren Fußstrahles bewirken beim Abwickeln des Fußes eine zusätzliche Einwärtsrotation.

Die durch die Einlagenkorrektur kontrollierbar gewordene Abwicklung des Fußes, vom Fersenauftritt über die Belastung des äußeren Bogens bis zum 5. Metatarsalköpfchen und von da aus in der Abstoßphase zum inneren 1. Strahl erlaubt wieder ein freieres Bewegungsspiel und damit eine normalere Muskelaktivität. Diese Fußfunktionen waren durch die Verstarrung der in sich supinierten subtalaren Fußplatte nicht möglich. Darüber hinaus wird so auch einer Spreizfußentstehung (Aufbrechen des tarsalen Quergewölbes durch supinatorische Aufbiegung des inneren Randstrahls) energisch entgegengewirkt.

Einlagen, die korrigierend eine Verwringung des Fußes herbeiführen, werden durch die notwendige präzise Zweckmodellierung am Fersenbein als schiefe Ebene unter Bodendruck bzw. Körperlast erheblichen Schubkräften ausgesetzt. Diese machen sich durch die nicht seltene Verschiebung der Einlage gegen Fuß und Schuh nach vorne (distal) bemerkbar. Damit geht die erhoffte Unterstützung in der Gegend des Sustentaculum tali wieder verloren und die unerwünschte Längsbogenanstützung wird verursacht.

Durch genügende hintere Einlagenlänge und entsprechenden Gleitschutz gegen die Sohlenbahn des Schuhes läßt sich diese Verschiebung bremsen. Optimal wäre ein Tieferlegen der Ferse, was aber bei der Absatzhöhe des Konfektionsschuhes meist nicht realisierbar ist. In Einzelfällen kann die flexible Einlangenverlängerung (beispielsweise mit Lederdecke in Brandsohlenform) auch Abhilfe schaffen.

Die vordere Begrenzung der Einlagenlänge ist für **korrigierende Torsionseinlagen** mit dem Gelenkspalt des Grundgelenkes der 5. Zehe lateral und mit dem Subkapitalbereich des Metarsus I. medial festgelegt.

Die Einlage soll also bei flachem vorderen Auslaufen das Metatarsalköpfchen V überdecken und so eine funktionelle Verlängerung des Abwicklungspunktes darstellen. Sie soll andererseits das Metatarsalköpfchen I eindeutig freien Bodenkontakt gewinnen lassen.

Die Breite dieser meist *randlosen Korrektureinlagen* soll mindestens der Skelettbreite des entlasteten Fußes ensprechen, wobei zu bedenken ist, daß sich der Vorfuß des erwachsenen Jugendlichen unter Belastung um 12 mm verbreitern kann (Abb. 6-10).

Zu schmale Korrektureinlagen neigen bei weichteilreichen Füßen dazu, störenden Kantendruck zu verursachen. Betont breite Einlagen können den Schuh in Höhe der Absatzsprengung beschädigen.

Umfassende Korrektureinlagen in Schalenform sind von vornherein in ihrer Breite vom Weichteilmantel des unbelasteten Fußes abhängig und damit voluminöser.

Prinzipiell lassen sich Korrekturwirkungen mit verschiedenen Einlagentypen erreichen. Voraussetzung ist immer neben der genauen Lokalisierbarkeit und Dosierbarkeit der Korrekturkräfte im Augenblick der Anpassung auch die Bewährung in der Praxis des täglichen Gebrauches. Hier zeigt sich, daß die gewünschten biomechanischen Wirkungen nur dann erreicht werden, wenn durch geeigneten Aufbau und entsprechende Zurichtung eine definierte Lage der Einlage im Schuh erreicht wird. Materialfragen sind von untergeordneter Bedeutung, wenn als Minimalanforderung eine genügenden Dauerfestigkeit und eine dem Körpergewicht des Patienten angemessene Biegefestigkeit gegeben ist.

Für die Auswahl verschiedener Einlagentypen gilt beispielsweise auch, daß weichteilreiche Kinderfüße im Vorschulalter besser mit schalenförmigen Korrektureinlagen und dadurch mit flächenhaftem Fersenkontakt versorgt werden.

Ein schlanker Fuß kann dagegen frühzeitiger mit randlosen Einlagen korrigiert werden, wenn eine ausreichende Stabilisierung des Fußes und der Einlage auch im Schuh gewährleistet ist.

Die vorerwähnten supinierenden Korrekturkräfte an der Ferse lassen aber neben der Aufrichtung eine mehr oder weniger fehlwirksame Abrutschbewegung nach lateral beobachten. Damit kann ein Teil der Korrektur verlorengehen.

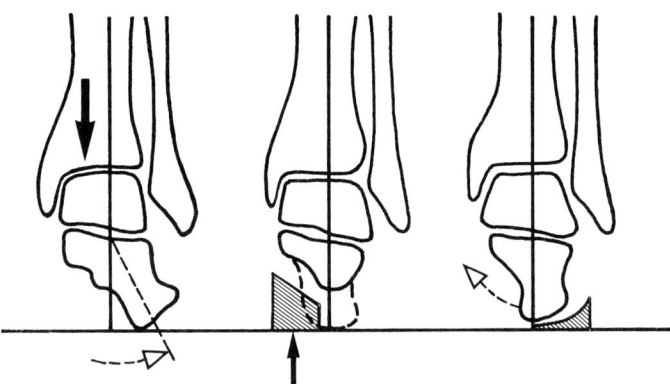

Abb. 6-31 Aufrichtung des Knickfußes durch Unterstützung des Sustentaculum tali (Supinationskeil). Die Rückdrehung der Ferse wird durch eine pronatorisch gemuldete Form der lateralen Fersenbettung unterstützt (*D. Hohmann*, Original)

Sehr stabile Schuhkappen bzw. seitlich erhöhte Einlagenränder (Außenbacken), wie sie auch an sog. *Filzkeil- oder Schrägeinlagen* angebracht sind, können diese Schuhbewegung vermindern. Die Anhebung und Verlängerung der lateralen Einlagenflächen, wie sie durch den Torsionsschnitt gegeben ist, genügt aber meistens, um eine stabile Ausgewogenheit zwischen Rückfußsupination und Vorfußpronation ohne Abrutschgefahr zu gewährleisten.

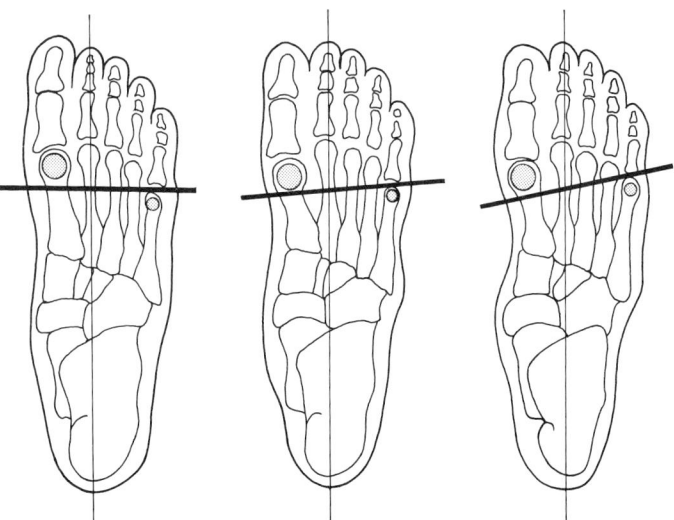

Abb. 6-32 Abhängigkeit des Winkels der vorderen Abrollkante einer Torsionseinlage vom Längenverhältnis der Metatarsal-Knochen. Hierdurch wird u. a. die Abrollrichtung individuell beeinflußt (s. auch Abb. 6-15) (*D. Hohmann*, Original)

Abschnitt II:
Versorgung mit funktionellen Korrektur-Einlagen

- angeborener Klumpfuß (S. 722)
- erworbener Klumpfuß (S. 724)
- Sichelfuß (S. 724)

● **Angeborener Klumpfuß.** Als angeborene erbliche Fehlform gehört der *muskuläre* oder idiopathische Klumpfuß zu den häufigsten Mißbildungen. Er tritt überwiegend doppelseitig und bei Knaben etwa doppelt so häufig als bei Mädchen auf.

Die sehr charakteristische unverwechselbare Fehlform entsteht aus einem muskulären Ungleichgewicht, das seine Ursache in Fehlinnervation oder Ansatzanomalien haben soll (Abb. 6-33).

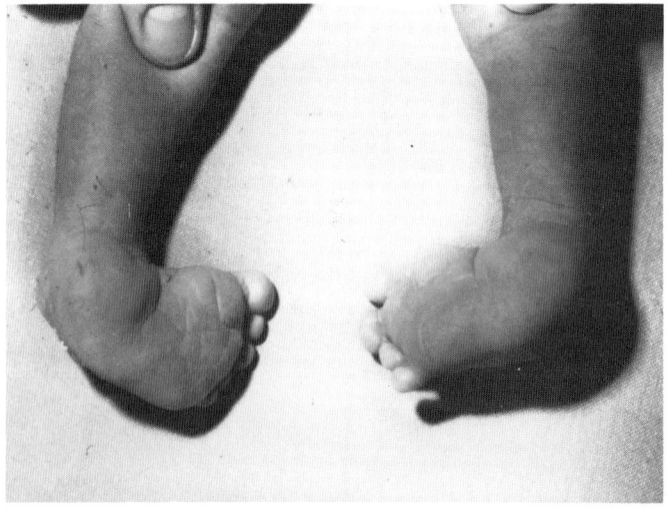

Abb. 6-33 Angeborener Klumpfuß (*D. Hohmann*, Archiv)

Die „klumpige" Form weist folgende kontrakte Komponenten auf:
- *Pes equinus:* Spitzfuß = Plantarflexion des Fußes im oberen Sprunggelenk.
- *Pes varus:* Supination des Rückfußes stärker als des Vorfußes.
- *Pes adductus:* Adduktion des Vorfußes gegen den Rückfuß.
- *Pes excavatus:* Hohlfußbildung durch vermehrte Plantarflexion des Vorfußes gegen den Rückfuß.

Schon bei Geburt besteht eine deutliche Verkürzung der Wadenmuskulatur sowie ein Überwiegen der supinatorischen und plantarflektierenden Muskeln gegenüber den Pronatoren und Extensoren. Trotz einer erheblichen Lageabweichung der Fußwurzelknochen gegeneinander besteht zuerst keine primäre Formabweichung der Skelettelemente. Die anfangs noch weiche Kontraktur wird aber zusehends in den folgenden Wochen und Monaten härter, allmählich entwickeln sich auch knöcherne Fehlformen unter der fehlerhaften Orientierung. Die Möglichkeiten einer vollständigen Korrektur werden somit schlechter. Die Sofort- oder Frühestbehandlung des angeborenen Klumpfußes in den ersten Lebenstagen und Wochen ist heute eine Selbstverständlichkeit.

Die Therapie besteht in einer schonenden Redression der Adduktions-, Supinations- und Hohlfußkomponenten ohne Korrektur der Spitzfußkontraktur.

Das Korrekturergebnis wird im Oberschenkelgips in rechtwinkliger Kniebeugung fixiert. Der wöchentliche Gipswechsel erlaubt eine vollständige Beseitigung der genannten Fehlstellungen bis etwa zum 4. Lebensmonat. Jetzt wird eine operative Achillessehnenverlängerung und eine Durchtrennung der hinteren Kapsel des oberen Sprunggelenkes vorgenommen. Damit sollten, zusammen mit einer Dehnung der Zehenflexoren, alle Komponenten vollständig korrigiert sein, ohne daß durch ein gewaltsames Spitzfußredressement Deformierungen von Talus und Tibiabasis hervorgerufen und ein Schaukel- oder Wiegenfuß erzeugt wird.

Nach der Retentionsbehandlung schließt sich eine intensive und über Jahre fortgeführte Muskelübungsbehandlung mittels Hautreizen am lateralen Fußrücken an, wie es *Imhäuser* (1980) u. *Thomasen* (1941) angegeben haben. Dieses Muskeltraining der Pronatoren und Extensoren setzt eine vollständige Korrektur der Fehlstellung voraus.

Das Prinzip der Behandlung nach *Imhäuser* (1980) ist die gewaltlose Korrektur und Formsicherung durch Schaffung und Erhaltung des Muskelgleichgewichtes. Bei früh einsetzender Behandlung ist die Prognose in über 70% der Fälle kosmetisch und funktionell gut oder sehr gut. Es ist notwendig, die Füßchen während der ersten 2 Lebensjahre bis zur Erreichung eines befriedigenden Muskelgleichgewichts, jedenfalls aber bis zur Steh- und Gehfähigkeit, mit *formerhaltenden Nachtschienen* zu sichern. Mit Erreichen des Gehalters werden sie schrittweise durch *korrigierende Einlagen* ersetzt.

Die Korrektur-(Rentions-)Einlagen werden im Dreipunktprinzip in der Transversalebene einem Adduktionsrezidiv und als pronierende Einlage im Torsionsschuh in der Frontalebene einem Varusrezidiv vorbeugen.

Der Begriff Korrektureinlage darf aber nicht so aufgefaßt werden, als könne und müsse mit dieser Versorgung eine noch bestehende Restkontraktur bekämpft werden, denn dieses ist mit Sicherheit nicht möglich. Falls im Laufe der Behandlung – meist aus einer Restkontraktur – ein Rezidiv entstanden ist, so stellt dies eine Indikation zur Redressionsbehandlung im geschlossenen Gipsverband oder zu operativen Weichteileingriffen, nicht aber zu einer forcierteren Einlagen- oder Schienenbehandlung dar.

Jede Einlagenbehandlung im Wachstumsalter, besonders aber bei rezidivgefährdeten Erkrankungen, sollte unter etwa vierteljährlicher ärztlicher Koantrolle durchgeführt werden. Nur so können Zufälligkeiten, die das Ergebnis gefährden, wie rascher Wachstumsschub, fehlerhaftes Schuhwerk, defekte oder scheuernde Einlagen und letzthin auch elterliche Nachlässigkeit, rechtzeitig erkannt werden.

Später Behandlungsbeginn oder ungünstige oder inkonsequente Vorbehandlung verhindern das Erreichen einer idealen Korrekturstellung und lassen deshalb eher Rezidive erwarten. In solchen Fällen muß das meist operative Korrekturergebnis bis ins Schulalter während des ganzen Tages mit einer *Orthese* gehalten werden.

Hierzu haben sich nach *Imhäuser* (1980) knöchelgelenklose *Innenschuhorthesen* aus Gießharz (Kleinkindalter) oder im *Lederschienensystem* (Vorschulalter) durch ihre leichte und kosmetisch ansprechende Bauweise bewährt (in diesem Zusammenhang sei auf die Fußbettungsorthesen auf S. 148 ff. verwiesen).

In einer interessanten neueren Arbeit haben *Coenen* u. *Biedermann* (1975) über ihre Erfahrungen mit einem *dynamischen Gehapparat zur postoperativen Behandlung veralteter Klumpfüße* berichtet. Die biomechanische Struktur dieser Konstruktion ist auf S. 118 f. beschrieben.

Die veralteten Klumpfüße im Jugendlichen- und Adoleszentenalter bedürfen sicher der operativen Behandlung mit großzügigen dorsolateralen Keilosteotomien. Wird dieser Eingriff im Erwachsenenalter abgelehnt oder ist er aus anderen Gründen nicht durchführbar, so bleibt auch nur der vorstehend erwähnte Behandlungsweg mit Fußbettungsorthesen. Um noch eine pronatorische Korrekturrichtung anzustreben, müssen hierbei die Unterstützungspunkte Köpfchen und Basis von Metatarsale V im Einbeinstand lateral des Schwerelotes liegen. Die umkippenden Klumpfüße bedürfen zur sorgfältigen Bettung auch einen Schuh im Lotaufbau mit Ausstellung und Verbreiterung des Absatzes.

● **Erworbener Klumpfuß.** Der erworbene Klumpfuß weist in der Regel nie alle Komponenten des angeborenen auf. Er findet sich als typische Lähmungsdeformität seltener bei vernachlässigten Peronäuslähmungen, meist bei komplexeren Beinlähmungen nach Poliomyelitis. Spastische Klumpfußhaltungen nach apoplektischen Insulten neigen zur Kontrakturbildung und bedürfen neben der entsprechenden Versorgung mit einem Peronäusschuh auch korrigierender Lagerungsschienen. Traumatisch bedingte klumpfußähnliche Formabweichungen durch fehlverheilte Frakturen oder Wachstumsstörungen nach Epiphysenverletzungen oder Weichteilkontrakturen stellen eher Varusfüße als echte Klumpfüße dar. Sie sind meist eine klare Indikation zur operativen Korrektur. Als nichtoperative Alternativversorgung bieten sich hier auch Bettungseinlagen an (Abb. 6-34).

● **Sichelfuß.** Sichelfüße (Pes adductus, Metatarsus varus congenitus) können als angeborene Deformität durchaus einen Klumpfuß vortäuschen.
Die physiologische Adduktion des Vorfußes gegen den Rückfuß in der Embryonalentwicklung und im Neugeborenenalter ist mehr oder weniger deutlich verstärkt. Diese Fehlstellung weist eine unterschiedliche Resistenz gegenüber Korrekturversuchen auf, dementsprechend spricht man bei leicht ausgleichbaren Formen nur von einer Adduktionshaltung.
Im Gegensatz zum Klumpfuß fehlen dem Sichelfuß jedoch die typischen Klumpfußkomponenten: Spitzfuß, Supination und Hohlfuß. Der Rückfuß steht vielmehr häufiger in einer ausgeprägten Valgusstellung, demensprechend ist auch der Längsbogen des Fußes abgeflacht (Abb. 6-35).
Möglicherweise entsteht ein Teil der heute vermehrt beobachteten Sichelfüße auch als Lagerungsschaden durch die ausschließliche Bauchlage von Säuglingen. Bei ständiger Innendrehlage der Beine infolge vermehrter Schenkelhalsantetorsion liegt das Füßchen überwiegend auf dem Außenrand in leichter Plantarflexion. Der Vorfuß kann dadurch mehr adduziert werden und die Achillessehne kann sich gering verkürzen.
Die Frühbehandlung mit redressierenden Gipsverbänden ist einfach und erfolgreich, wenn sie konsequent durchgeführt wird. Später Behandlungsbeginn ist in der Regel Ursache unbefriedigender Korrekturergebnisse. Wegen der Rezidivneigung muß das Repositionsergebnis bei ausgeprägten Sichelfüßen über einige Jahre mit *Korrektur-Einlagen* gehalten werden.

■ Die technische Versorgung des angeborenen Klumpfußes mit **korrigierenden Schaleneinlagen im Dreipunktsystem** verfolgt das Ziel, Rezidivneigungen in 2 Körperebenen mechanisch entgegenzuwirken.
- Verhinderung der Adduktion des Vorfußes gegen den Rückenfuß in der Transversalebene,
- Verhinderung der Supination von Vor- und Rückfuß in der Frontalebene.
- Ein Spitzfußrezidiv kann verständlicherweise mit Einlagen nicht bekämpft werden.

Abb. 6-34 A/B Beispiele zu klarer Indikation für eine operative Korrektur:

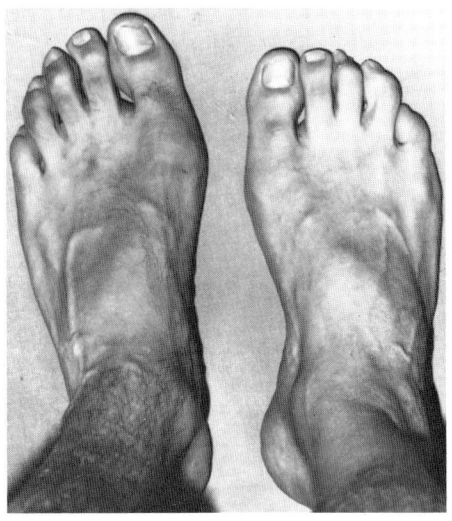

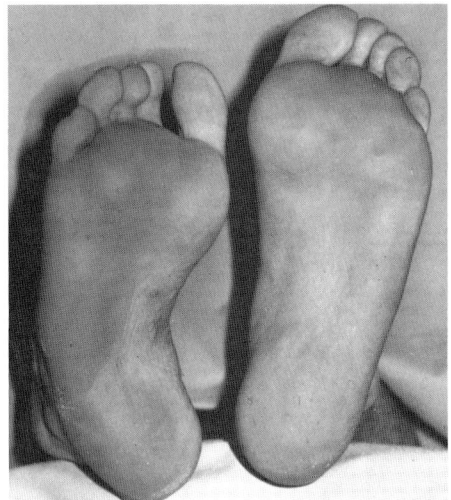

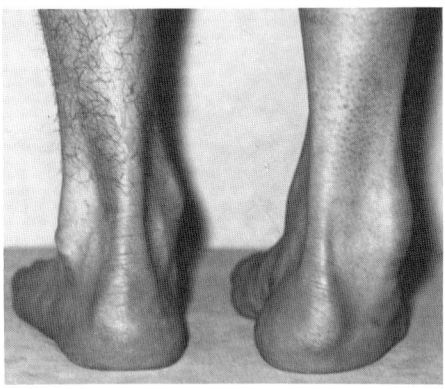

A) 20jähriger Patient. Erworbener Klumpfuß nach Weichteilverletzung am lateralen Fuß- und Knöchelbereich (im Alter von 8 Jahren)

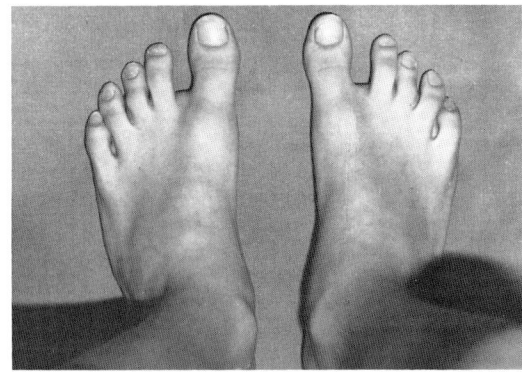

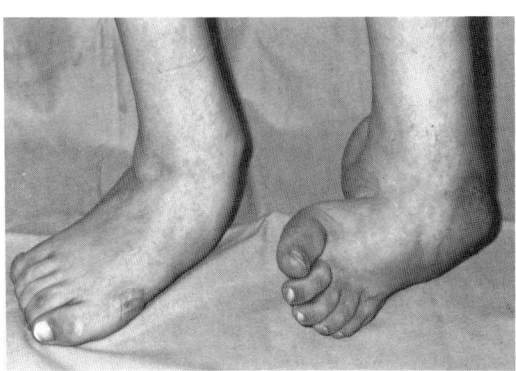

B) 16jähriger Paitent mit Meningomyelozele
Rechts: Lähmungs-Knick-Plattfuß
Links: Lähmungs-Klumpfuß

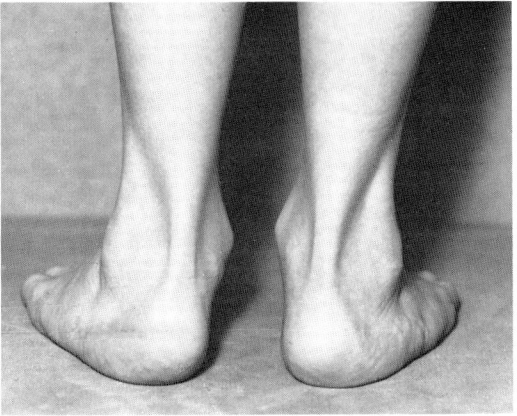

Abb. 6-35 Sichelfuß mit leichter Knickplattfußkomponente (Abb. 6-34 und 6-35 D. Hohmann, Archiv)

Der voll auskorrigierte Fuß soll aus der ursprünglichen Inversionsstellung in die Eversion überführt und in ihr gehalten werden. Hierzu werden im Dreipunktprinzip seitliche Anlagen an Ferse, Vorfuß und Cuboid erforderlich.

Die Ferse wird zunächst mit einer medialen Flächenanlage ohne Supinationswirkung gefaßt.

Der Adduktionsneigung des Vordertarsus und des Metatarsus wird durch eine mediale Flächenanlage am Metatarsale I begegnet, die in jedem Falle das Grundgelenk der Großzehe nicht beeinträchtigen darf, damit eine ungewollte Störung des Muskelgleichgewichtes der Großzehe (mit Abdrängung in Valgusstellung) vermieden wird. Die Anlage soll flächig bis zum medial tastbaren Kondylus des Metatarsalköpfchens I vorgeführt werden, da eine sichere Führung im Metatarsalschaftbereich durch das Weichteilpolster nicht gewährleistet ist. Der laterale Gegenhalt muß allerdings so weit zurückgenommen werden, daß ein freies Ausweichen des Vorfußes nach lateral in Korrekturrichtung möglich ist. *Die Ferse muß deshalb schalenförmig fest gefaßt werden.* Das Cuboid dient noch als Anlage, die Basis des 5. Metatarsus bleibt schon frei. Diese Dreipunktwirkung in der Transversalebene muß durch eine Beeinflussung der Fußstellung in der Frontalebene im Pronationssinne ergänzt werden. Dies gelingt, wenn die Ferse eng gefaßt wird, wobei je nach Materialwahl versteifende Backen das Fersenbein medialseitig, mehr nach rückwärts in der Gegend des Sustentaculum fassen, während lateralseitig der Halt etwas weiter nach vorne gezogen wird und das Cuboid mit übergreift.

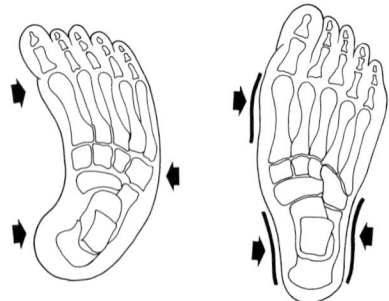

Abb. 6-36 Schematische Darstellung der Einwirkung einer 3-Punkt-Einlage zur Korrektur der Adduktions-Komponente des Klump- oder Sichelfußes (*D. Hohmann*, Archiv)

Pronationskeile oder -leisten unter dem äußeren Rand der *Korrektur-Einlage* besorgen die Übertragung des Bodendruckes in Korrekturrichtung. Bei dem in diesem Bereich dickeren Weichteilpolster und dem schon stark ansteigenden *Processus anterior calcanei* muß die Höhe des *Außenbackens* sorgfältig mit der Außenknöchellänge abgestimmt werden. Wegen der bestehenden Hohlfußkomponente und der Neigung zur Vorfuß-Supination darf keine Unterstützung des medialen Längsbogens erfolgen. Die Einlage, deren Sohlenteil den typischen Torsionsschnitt aufweist, reicht vorne medial bis in den Subkapitalbereich des Metatarsus I, und läßt das Köpfchen selbst sohlenwärts zur ungehinderten Pronation frei. Lateral wird das Metatarsalköpfchen V überdeckt und mit der Pronationsleiste korrigierend angehoben.

Dreipunkteinlagen für einen Sichelfuß ähneln diesen Klumpfußeinlagen. Die Dreipunktwirkung zwischen Ferse, Metatarsus I und Cuboid in der Transversalebene ist identisch.

Da Sichelfüße jedoch meist eine Valgusstellung der Ferse und dadurch bedingt eine leichte Abflachung des Längsbogens aufweisen, ist hier eine supinierende Anstützung an der Medialseite der Ferse unter dem Sustenaculum wie bei der Knickplattfuß-Einlage vorzunehmen. Der Pronationskeil entfällt bzw. wird zum Stabilisationskeil und wird durch einen medialen Supinationskeil ergänzt.

Abschnitt III:
Versorgung mit funktionellen Kopie-Einlagen

- (Knick-)Senk-Plattfuß (S. 727)
- Spreizfußbeschwerden (S. 727)
- Morbus Köhler II (S. 729)

● **(Knick-)Senk-Plattfuß.** Einlagen, die eine kongruente Abformung der Sohle des entlasteten, in funktionsgerechter Stellung gehaltenen Fußes darstellen, bezeichnen wir, wie schon erwähnt, als *Kopieeinlagen*. Ihre breiteste Anwendung finden sie in der Praxis bei statisch bedingten Fuß- und Beinschmerzen.

Im Jugend- und Erwachsenenalter stellt eine flache Fußform, allein oder auch in Verbindung mit einer leichten Rückfußvalgität, zunächst keinen Grund für Behandlungsmaßnahmen dar. Die beiden Extreme der physiologischen Formvarianz des Fußes, der Flachfußtyp und der Hohlfußtyp, lassen allerdings prinzipielle, biomechanisch erklärbare Krankheitsgefährdungen vermuten (z. B. Spreizfußentwicklung beim hochgesprengten Fuß).

Die Fußform allein ist in der Regel kein ausschlaggebendes Kriterium für die Leistungsfähigkeit des Fußes. Die Fußform wird erst für die Behandlungsbedürftigkeit von Bedeutung, wenn von ihr abzuleitende leistungsbegrenzende Funktionsstörungen oder Schmerzen in Erscheinung treten. Wir erkennen die funktionell entstandene Überlastung in typischen Muskelschmerzen im Fuß- und Unterschenkel-, teilweise auch im Oberschenkel-Hüftbereich, in Bandansatzbeschwerden oder in Reizzuständen meist der Fuß- und Sprunggelenke.

Der schmerzhaft insuffiziente Fuß des Jugendlichen weist zunächst noch keine echten Kontrakturen auf. Er ist im Gegenteil nicht selten ein muskelschlaffer bandlockerer Fuß mit erkennbarer Hypermobilität. Es ist aber zu erwarten, daß die allmählich zunehmende Straffung des alternden Bandapparates schließlich doch eine mehr oder weniger fixierte Endform solcher Füße entstehen läßt (Abb. 6-37).

Ist der Fuß, wie oben gesagt, noch locker, dann erscheint noch die Behandlung mit einer Korrektureinlage indiziert zu sein. Hat der behandlungsbedürftige Fuß jedoch seine Beweglichkeit teilweise eingebüßt, so ist in aller Regel eine Versorgung mit korrigierenden Einlagen nicht mehr sinnvoll, weil hierdurch sekundäre Druck-Gelenk- oder Bandansatzschmerzen ausgelöst werden können. Es soll deshalb auf die bewußte Korrektur verzichtet und der insuffiziente Fuß besser in seiner natürlichen Form gestützt bzw. kopiert werden.

● **Spreizfußbeschwerden.** Die Morbidität des Spreizfußes (Pes transversoplanus) beträgt unter den sog. Kulturvölkern durchschnittlich 30%. Beim häufigen Befall des weiblichen Geschlechtes und der bekannten Zunahme der Deformität im Laufe des Lebens muß jenseits des 40. Lebensjahres mit wesentlich höheren Erkrankungsziffern gerechnet werden (Abb. 6-38 und 6-39).

Die Verbreitung des Vorfußes mit Abflachung seines vorderen Querbogens und der resultierenden Überlastung einzelner oder mehrerer Metatarsalköpfchen stellt keine nosologische Einheit dar.

Folgende Ursachen werden diskutiert (s. S. 729):

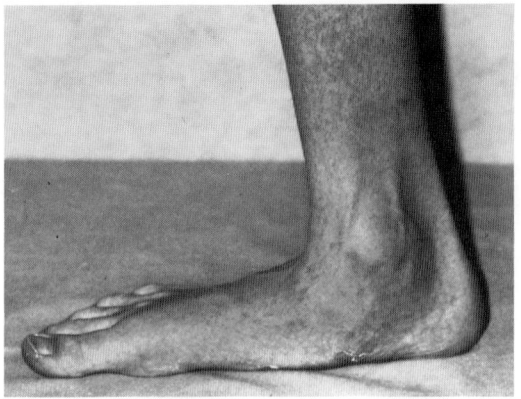

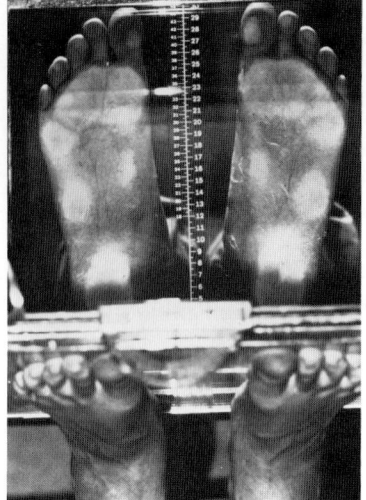

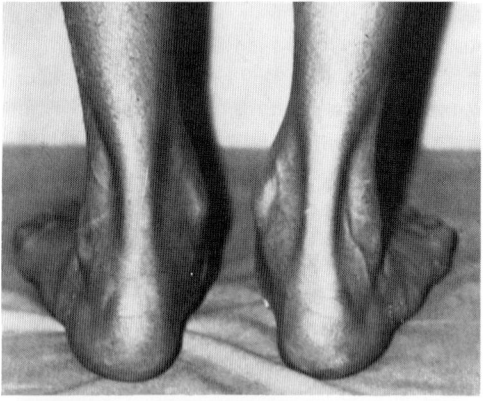

Abb. 6-37 Mittelschwerer Knick-Plattfuß. Deutliche Pronation des Rückfußes mit vollständigem Verlust des medialen Fußbogens. Entsprechende Verteilung der Belastungsflächen der Sohle mit Verbreiterung der Brücke (*D. Hohmann*, Archiv)

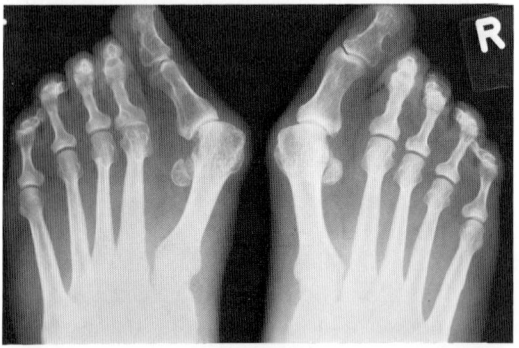

Abb. 6-38 Röntgenbefunde bei Spreizfüßen. (Verlust des Quergewölbes und Überlastung einzelner Metatarsal-Köpfchen mit Ausbildung schmerzhafter Druckschwielen beim ausgeprägten Spreizfuß) (Abb. 6-38 und 6-39 *D. Hohmann*, Archiv)

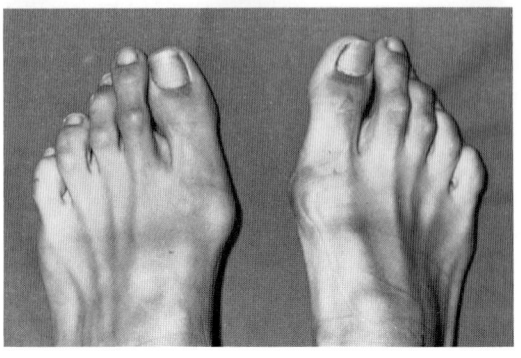

Abb. 6-39 Mäßiger Spreizfuß mit beginnender Hallux-valgus-Bildung und leichter Krallenzehenstellung

– *Mangelnde Belastungsresistenz* des Bandapparates bei konstitutioneller (erblicher?) Schwäche.
– *Angeborene Störungen der Vorfußstatik* durch reelle oder geometrische Verkürzung des Metatarsale I oder Überlänge des Metatarsus II oder III.
– *Störungen der Rückfußstatik* mit supinatorischem Aufbiegen des tarsalen Querbogens.
– *Überlastung des Vorfußes* durch Spitz- oder Ballenhohlfuß.
– *Vestimentäre Zusatzimpulse* durch Absatzhöhe und Bewegungseinschränkung des Fußes im Schuh.
– *entzündliche Gelenksdestruktion.*

Die supinatorische Aufbiegung des 1. Strahles beraubt den Vorfuß seines wichtigen medialen Stützpfeilers. Die mobileren Randstrahlen werden angehoben und die Last wird nun von den nur scheinbar tiefertretenden Metatarsalköpfchen II und III getragen, unter denen sich die typischen schmerzhaften Schwielen bilden. Durch zunehmendes Muskelungleichgewicht gerät die Großzehe in progrediente Valgus- und Pronationsstellung, dadurch vermindert sich ihre Abstoßkraft und die Spreizfußüberlastung nimmt weiter zu.

Die durch Muskelzug induzierte Krallenstellung der Zehen II–V kann bei synovialen Reizzuständen der überlasteten Grundgelenke zu deren Luxation nach dorsal und damit zu vermehrter plantarer Prominenz der Mittelfußköpfchen beitragen. Eine Verdrängung der 2. Zehe durch den zunehmenden Hallux valgus schafft eine Sub- oder Superduktionsdeformität, die die Raumnot im Vorderquartier des Schuhes steigert oder auch zu interdigitalen Druckschwielen in Höhe der Kondylen der Zehengelenke führt. Wie der 1. so kann auch der 5. Mittelfußstrahl an der Spreizung teilnehmen, so daß schließlich in Hallux valgus und Digitus V. varus quälende Ballendruckbeschwerden und chronisch-rezidivierende Schleimbeutelentzündungen zu immer breiteren Schuhversorgungen zwingen.

Ein nicht selten schon in der Adoleszenz beginnender Spreizfuß kann durch geeignete Korrektur der ursächlichen Fehlstatik in seiner Entwicklung gebremst werden. So stellt die Beeinflussung der Fußsenkung auch durch Einlagen eine wirksame Spreizfußprophylaxe dar, zumal wenn es gelingt, den 1. Strahl wieder zu vermehrter Lastübernahme heranzuziehen.

● **Morbus Köhler II (Köhler-Freiberg-Erkrankung).** Die nicht sehr häufige aseptische Nekrose meist des 2., seltener des 3. und 4. Mittelfußköpfchens betrifft überwiegend Mädchen zwischen dem 10.–16. Lebensjahr. Druck- und Belastungsschmerz wird über bzw. unter dem mäßig geschwollenen Zehengrundgelenk angegeben. Es besteht ein Gelenkreizzustand, der differentialdiagnostisch an entzündliche Erkrankungen denken läßt. Zur Schmerzbeseitigung wird nach anfänglicher Gipsentlastung eine *Einlagenversorgung mit retrokapitaler Abstützung* vorgenommen.

Im Laufe der Jahre kann sich eine Arthrose mit isolierter Steife des betroffenen Zehengrundgelenkes entwickeln, etwa einem Hallux rigidus vergleichbar.

Arthrotische Randzackenbildungen erzeugen bisweilen eine erhebliche Umfangsvermehrung des betreffenden Metatarsalköpfchens, aber auch der Grundgliedbasis. Unter dem erkrankten Gelenk bilden sich dann gelegentlich umschriebene Schwielen als Ausdruck der gestörten Lastdruckverteilung.

Werden operative Maßnahmen nicht gewünscht, muß die Entlastung mit geeigneten Hilfen, wie z. B. Schmetterlingsrollen am Schuh oder Kopieeinlagen mit markanter Abrollleiste angestrebt werden (Abb. 6-40).

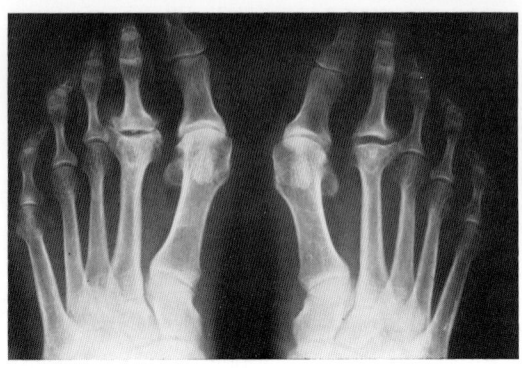

Abb. 6-40 Arthrose des Grundgelenkes der 2. Zehe nach abgelaufenem Morbus Köhler II (*D. Hohmann,* Archiv)

■ Einer **Kopieeinlage** kommt die Aufgabe der Lastübernahme über einen flächigeren Sohlenkontakt zu, wobei der Bodendruck so eingeleitet wird, daß er nicht mehr als deformierende Kraft wirken kann.

Arthrogene Versteifungen setzen die Elastizität und Anpassungsfähigkeit des Fußes an das Bodenrelief herab. Das arthrotisch veränderte Gelenk erfährt durch solche, seinen Bewegungsraum übersteigenden Belastungen schmerzhafte Kapselreize.

Die Überbrückung dieser Tragstrecke durch die Kopieeinlage bedeutet eine entlastende Änderung des Krafteinflusses und eine relative Ruhigstellung des alterierten Gelenkes. Wenn auch durch diese Behandlung aktivierte Fußwurzelarthrosen wieder stumm und inaktiv werden können, so ist eine anhaltende Wirkung nur während der Tragdauer zu erwarten.

Hochgradige (Knick-)Plattfüße mit schweren Intertarsalarthrosen und völlig fixierter Deformität sind in aller Regel auch mit Kopieeinlagen nicht mehr zu versorgen. Hier tritt wiederum das Problem der flächigen Bettung eindeutig in den Vordergrund.

Die Lastübernahme über den 1. Strahl und die Anhebung des Fußaußenrandes sind im Torsionsschnitt wiederum die beim Spreizfuß wirksamen Mechanismen einer Kopieeinlage. Bei nur geringer Längendiskrepanz zwischen dem 1. und den beiden nächsten Metatarsalknochen gelingt die Spreizfußentlastung auch ohne besondere Metatarsalstütze.

Völlig durchgetretene kontrakte Spreizfüße lassen sich meistens durch eine geeignete retrokapitale Abstützung entlasten. Genügt eine schmale pelottenartige Metatarsalstütze nicht mehr, besonders beim Vorliegen von mehreren Schwielen bei geschwundenem Sohlenpolster, dann kann man durch eine breite retrokapitale Abrollrampe die Entlastung aller Köpfchen anstreben. dies ist u. a. bei Ballenhohlfüßen von Bedeutung. Derartige Kopieeinlagen sind durch die zur Entlastung notwendige Materialstärke im Schuh raumfordernder.

Die Entlastung einzelner Köpfchen kann auch durch **Kopieeinlagen im Abrollsystem** oder durch *Schmetterlingsrollen am Schuh* erreicht werden (*Marquardt* 1951).

Kopieeinlagen, Schuhbettungen oder Schuhzurichtungen sind allerdings bei den atrophischen, weichteilarmen und kontrakten Spreizfüßen nicht in der Lage, eine befriedigende Belastbarkeit wiederherzustellen.

Abschnitt IV:
Versorgung mit funktionellen Bettungs-Einlagen

- kontrakter Plattfuß (S. 731)
- Ballenhohlfuß (S. 732)
- Spitzfuß (S. 734)
- Hallux rigidus (S. 735)
- Rheumafuß (S. 736)
- Fersensporn (S. 738)

● **Kontrakter Plattfuß.** Teilkontrakte oder durch knöchernen Umbau völlig versteifte Plattfußdeformitäten verursachen (neben den schon beschriebenen muskulären, ligamentären und arthrogenen Beschwerden) über den in Fehlstellung fixierten und im Sohlenbereich prominenten Skelettelementen Druck- und Belastungsschmerzen oft stärkster Art, die zur völligen Belastungsunfähigkeit und Immobilität führen.

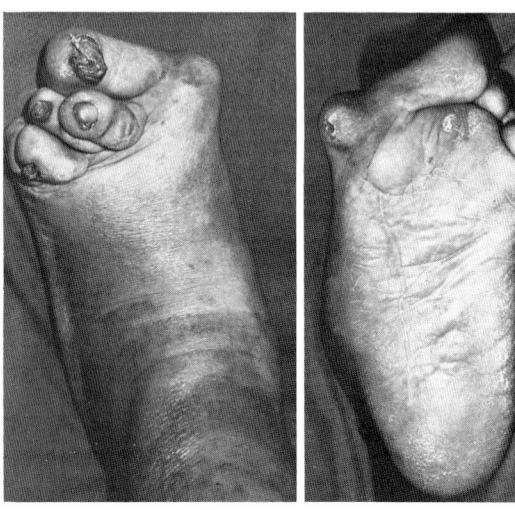

Abb. 6-41 Schwerer, völlig kontrakter Knick-Plattfuß mit Hallux valgus und Krallenzehenbildung (*D. Hohmann*, Archiv)

Der Fuß ist durch Rückfußvalgität und Vorfußsupination vollständig detorquiert, der 1. Fußstrahl ist aufgebogen und Taluskopf, Naviculare und Cuneiforme I erhalten Bodenkontakt. Durch die z. T. punktuellen Körperlastübertragungen werden die Druckkonstruktionen der Fußsohle im natürlichen Tragbereich überfordert und dadurch zerstört. Bisher unbelastete Sohlenpartien unter dem medialen Vordertarsus werden zu Druckaufnahmezonen. Die Überlastung betrifft natürlich die jetzt am tiefsten gelegenen Punkte, schließlich werden auch die durch die zunehmende Versteifung und die Abduktion des Vorfußes veränderten Abroll- und Abstoßpunkte am medialen Fußrand überfordert.

In diesem Zusammenhang müssen auch Veränderungen der Becken-Bein-Statik gesehen werden, die eine solche Verlagerung des Schwerelotes mit sich bringt, daß sie vom starrer gewordenen Fuß nicht mehr kompensiert werden kann.

Folge der lokalen Überlastung ist zunächst ein allmählicher Schwund des Sohlenfettes über dem sich gewissermaßen schrittweise von innen durch die Sohle bohrenden Knochen. Die örtliche Überlastung verursacht bei kurzfristiger Einwirkung Druckschäden der Haut mit Rötung und Blasenbildung, bei chronischer Einwirkung eine zunehmende Verhornung. Die ursprünglich im Gewebe der fettgefüllten Bindegewebskammern der Sohle aufgefangene Schubbeanspruchung bei kraftschlüssigem Bodenkontakt wird jetzt direkt weitergegeben. Als funktionell entstandenes Ersatzgewebe entsteht nun an solchen Stellen ein Schleimbeutel, der den Versuch einer gleitenden Lastverteilung darstellt, jedoch seinerseits durch mechanische Überforderung von einem entzündlichen Erguß gefüllt ist. So wird der Kreislauf der Schmerzverursachung in Gang gehalten.

■ Eine kausale Behandlung des kontrakten Plattfußes des älteren Patienten ist nicht mehr möglich. Fußaufrichtende Arthrodesen sind im höheren Lebensalter nicht mehr indiziert.
Es bleibt schließlich als symptomatische, risikofreie Behandlung des alten Menschen die Neuverteilung der Körperlast mittels **Bettungseinlage.** Diese muß für die flächige Abstützung des Fußes unter Entlastung prominenter Knochenvorsprünge (Naviculare, Basis des Metatarsale V, Metatarsale-I-Köpfchen) sorgen. Dabei gilt es nicht nur im Stand, sondern auch unter den dynamischen Bedingungen des Ganges mit wechselnden Hauptbelastungszonen eine Entlastung von Schmerzarealen zu sichern. Dies stellt eine außerordentlich schwierige Aufgabe dar, die nur durch eine sorgfältige Analyse der individuellen Belastungssituation, der Grunderkrankung, der funktionellen Anforderungen auf der einen Seite und den zur Verfügung stehenden Materialien und Techniken auf der anderen Seite gelöst werden kann. In manchen Fällen kann es z. B. erforderlich werden, neben einer entsprechend druckverteilenden Bettung auch die krankhaft gestörte Abwickelung des Fußes durch eine Sohlenversteifung auszuschalten und durch eine Abrollbewegung zu ersetzen. Hierzu bedient man sich der bekannten Rollenkonstruktionen, die als Ballenabrollung im Vorfußbereich, als Mittelfußrolle bei Funktionsstörungen im Sprunggelenksbereich eingesetzt und am Schuh angebracht werden.
Um definierte Entlastungen zu erreichen, ist generell ein Material zu fordern, dessen Formkonstanz ein unkontrolliertes Einsinken in eine biomechanisch undefinierte Weichbettung verhindert.
Auf die Problematik des Zusammenwirkens einer durch Materialstärke und Formgebung (hochgezogener Rand) *relativ steifen Bettungseinlage* und einem flexiblen Konfektionsschuh sei hier noch am Rande hingewiesen.

● **Ballen-Hohlfuß.** Bettungsfragen hauptsächlich im Vorfußbereich spielen in der Praxis nach Zahl und Schwierigkeit eine große Rolle.
Neben der ätiologisch und biomechanisch völlig anders gelagerten Situation des aus der Fußsenkung entstandenen Spreizfußes ist eine Vorfußüberlastung beim Hohlfuß und Spitzfuß das führende Symptom.
Vom unauffälligen Fuß über den hochgesprengten Fuß zum Hohlfuß bestehen fließende Übergänge. Der Ballen-Hohlfuß in seiner vollen Auspägung weist eine verkürzte Länge und eine im Vordertarsus vermehrte Fußwölbung auf. Besonders im entlasteten Zustand tritt die Ballengegend deutlich hervor. Der Vorfuß ist gegen den vermehrt supinierten Rückfuß proniert.
Die Pronationskontraktur des 1. Strahles hebelt im Auftritt des Ballens den Rückfuß in Varusstellung. Ein Vorgang, der der Wirkung einer Supinationskontraktur des Vorfußes auf die Entstehung des Knickplattfußes vergleichbar ist. Die Dorsalbewegung im oberen Sprunggelenk ist scheinbar eingeschränkt. Die Ursache ist stets der sog. tarsale Spitzfuß, eine durch muskuläres Ungleichgewicht hervorgerufene Fehlsteuerung der Gelenkstellung und schließlich des Wachstums der Fußwurzel. Dem liegt eine neuromuskuläre

Erkrankung wie Myelodysplasie, schlaffe oder spastische Lähmung bzw. eine Myopathie zugrunde.

Das Entstehen des (Ballen-)Hohlfußes ist immer an Phasen gesteigerten Wachstums (Pubertät) geknüpft. Vom „besonders guten" Kinderfuß führt die zunehmende Deformität schließlich zu Schuhversorgungsproblemen und Belastungsbeschwerden im Vorfußbereich, besonders unter dem Köpfchen des Metarsale I.

Das Gangbild wird unelastisch, die verkürzte Auftrittsfläche und die Varusstellung der Ferse begünstigen ein supinatorisches Umknicken. Im Barfußgang geht die Fersenbelastung verloren, da die tarsale Plantarbeugung des Fußes schließlich größer wird als der dorsale Bewegungsumfang des Talokruralgelenkes (scheinbarer Spitzfuß). Das mit zunehmender Deformität vermehrte Muskelungleichgewicht läßt die typischen Krallenzehen des schweren Ballenhohlfußes entstehen (Abb. 6-42 und 6-43).

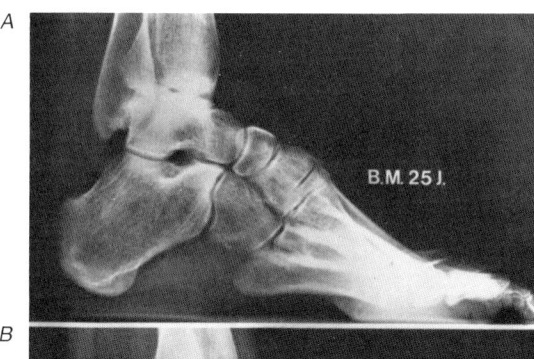

Abb. 6-42 A/B A) Tarsaler Ballenhohlfuß. In Standposition gerät das obere Sprunggelenk bereits in Anschlag. Der Fersenkontakt ist schon vermindert
B) Zustand nach tarsaler Keil-Osteotomie. Normalisierung der Fuß-Sprengung (Abb. 6-42 und 6-43 *D. Hohmann*, Archiv)

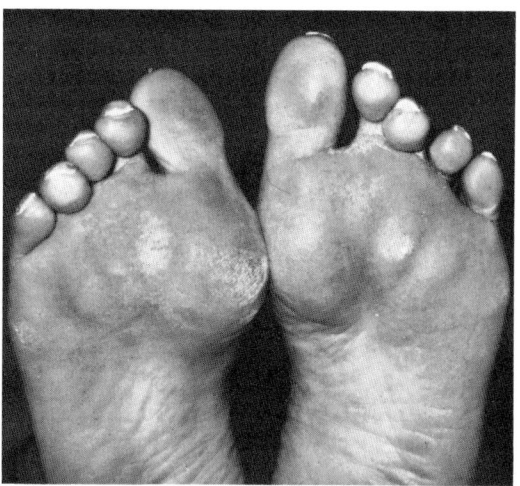

Abb. 6-43 Typische Vorfußbeschwielung als Ausdruck chronischer Ballenüberlastung beim Hohlfuß (*D. Hohmann*, Archiv)

■ Konservative Maßnahmen können die Entstehung des (Ballen-)Hohlfußes wohl nur gering, einen ausgeprägten Ballenfuß überhaupt nicht mehr beeinflussen. **Bettungseinlagen** *dienen der besseren Lastverteilung* im Vorfußbereich, eine Unterstützung des Längsbogens darf natürlich ebensowenig erfolgen wie eine Begünstigung der Vorfußpronation. Ausgeprägte Ballenhohlfüße mit funktionellen Beeinträchtigungen und Belastungsbeschwerden bedürfen der operativen Korrektur mittels dorsaler Keilosteotomie. Die u. U. noch erforderliche *Bettung* wird dadurch entscheidend erleichtert.

● **Spitzfuß.** Der Spitzfuß (Pes equinus) – definitionsgemäß eine nicht ausgleichbare Plantarflexionskontraktur des oberen Sprunggelenkes – stellt mit wenigen Ausnahmen eine erworbene Deformität dar.
Häufigste Entstehungsweise ist die schlaffe Lähmung der Dorsalextensoren des Fußes (Poliomyelitis, Peronäuslähmung).

Spastische Lähmungen bei zerebralen Bewegungsstörungen, apoplektischem Insult oder Schädelhirntrauma verursachen über den vermehrten Plantarflexionstonus und die zentrale Extensorenparese nicht nur einen Plantarflexionsspasmus, sondern auch eine davon streng zu trennende Spitzfußkontraktur.
Weichteilverletzungen der Wade, ischämische Muskelnekrosen und -kontrakturen nach Verletzungen und Blutungen (Hämophilie) sowie Tumoren im Wadenbereich stellen weitere wichtige Ursachen dar.

Ein Spitzfuß kann die willkommene funktionelle Kompensation einer Beinlängendifferenz sein und bei Quadrizepsschwächen als rückhebelnde Kraft Kniesicherheit bedeuten, wenn auch in diesem Zusammenhang die Entstehung eines Genu recurvatum bedacht werden muß. Meist werden aber Funktion und Statik durch die Beinverlängerung (Wirbelsäule), die erzwungene Gelenkachsenstellung (Kniebeugung) sowie die Belastungssituation des Fußes (Vorfußüberlastung) ungünstig beeinflußt.
Bekannte Spätfolgen sind statische Skoliosen, Kniearthrosen mit Bevorzugung des Femur-Patella-Gelenkes, sowie Spreizfußbeschwerden. Die Verkürzung der Auftrittsfläche bedeutet in jedem Fall Verminderung der Standsicherheit.

■ Ein Spitzfuß geringeren Ausmaßes sollte deshalb nur bei Vorliegen einer absoluten Inoperabilität oder bei Beinlängendifferenzen bis etwa 2 cm mit einer **ausgleichenden Bettungseinlage** versorgt werden.
In diesem Falle kann auch eine sog. hängende Bettung mit Tieferlegung der Ferse die Vorfußüberlastung im Stand reduzieren. Auf jeden Fall ist auf Ausgleich der Beinlänge im Stand zu achten!

Ein spastischer Spitzfuß (z. B. nach Apoplexie) sollte konservativ oder operativ in einen Hängefuß verwandelt und dann mit einer Hängefuß-Orthese in dieser Korrekturstellung gehalten werden, wenn er nicht zur Kniesicherung erforderlich ist.

Eine bestehende Spitzfußkontraktur kann jedoch mit einer Orthese nicht korrigiert werden. Arthrosen des oberen Sprunggelenkes verursachen durch die meist ventral beginnende Osteophytenbildung (Randwulst) eine dorsale Anschlagsperre, die allmählich in einen leichten Spitzfuß übergeht. Von hier ausgehende Beschwerden können längere Zeit durch mäßige beidseitige Absatzerhöhung (auch an *Bettungseinlagen*) hintangehalten werden.

● **Hallux rigidus.** Bewegungseinschränkungen im Grundgelenk der Großzehe können empfindliche Störungen der Vorfußstatik bewirken.

Die Einschränkung der Plantarflexion verhindert beispielsweise den kräftigen Abstoß und leitet eine Überlastung der benachbarten Mittelfußköpfchen ein. Einschränkungen der Dorsalextension im Großzehengrundgelenk bezeichnet man als Hallux rigidus. Die normale Vorfußabwicklung wir dabei durch die Starre der Großzehe behindert. Die Verlängerung des Vorfußhebels führt auch zur Schrittverlängerung auf der Schwungbeinseite; die Metatarsalköpfchen II und III werden entlastet.

So lange im Grundgelenk der Großzehe kein Schmerz auftritt und auch das funktionell stärker beanspruchte Endgelenk der Großzehe nicht gereizt ist, verspürt der Patient keine nennenswerte Behinderung. Da aber in aller Regel eine Arthrosis deformans unterschiedlicher Genese Ursache der Bewegungshemmung ist, tritt bei längerer Beanspruchung des Grundgelenkes, z. B. beim Gehen mit flexiblem Schuhwerk, ein arthrotischer Reizzustand ein, der nicht selten mit einer Gicht verwechselt wird.

Am Großzehestrahl selbst verdickt sich das Grundgelenk durch arthrotische Randwulstbildung, die hier empfindliche Gelenkkapsel wird durch die beim Abwickeln entstehende quere Schuhfalte gedrückt. Zunehmender Schmerz läßt den Patienten dann mehr und mehr auf der Außenkante des Fußes abrollen, wodurch muskuläre Beschwerden im Fuß und Wadenbereich ausgelöst werden. Die Behandlung muß entweder operativ die Gelenkbeweglichkeit durch Resektionsarthroplastik oder durch eine Alloarthroplastik wiederherstellen oder für eine Abrollung ohne Beanspruchung des Großzehengrundgelenkes sorgen (operativ z. B. durch das dorsale Keilosteotomie oder durch eine Arthrodese des Großzehengrundgelenkes) (Abb. 6-44 und 6-45).

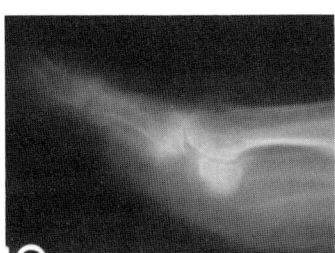
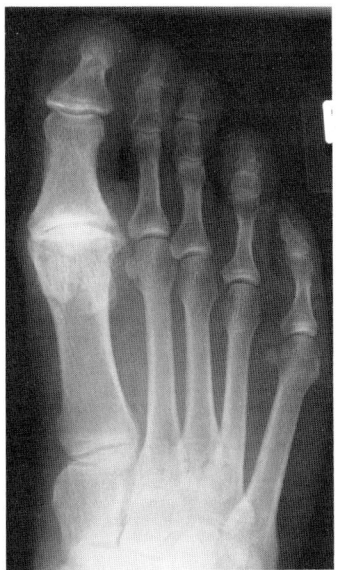

Abb. 6-44 Röntgenbefund eines Hallux rigidus. In ap ist der Gelenkspalt des Großzehengrundgelenkes verschmälert. Randwulstbildung. Keine Valgusabweichung (Abb. 6-44 und 6-45 *D. Hohmann,* Archiv)

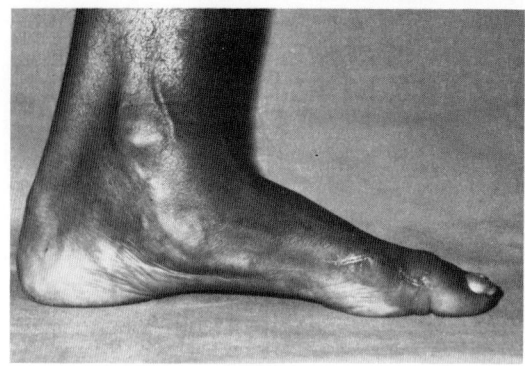
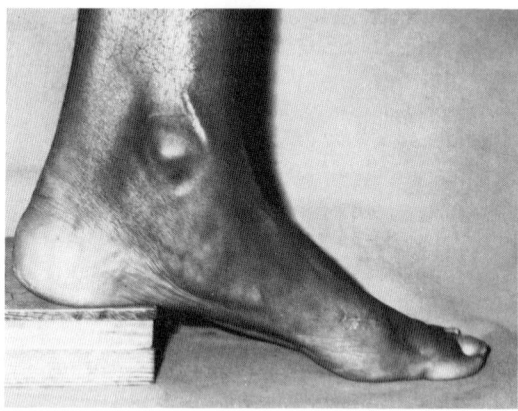

Abb. 6-45 Arthrodese des Großzehengrundgelenkes wegen Hallux rigidus. Die vermehrte Druckbelastung der Endphalanx bei mäßiger Absatzerhöhung (35 mm) ist erkennbar

■ Eine starr überbrückende Versorgung mit einer stabilen **Bettungseinlage mit sohlenseitig vorgezogenem Großzehenlappen** übernimmt die in der Abstoßphase auftretenden Kräfte. Der hierdurch entstehende lange Hebel, der leicht zum Heraushebeln der Ferse führt, sollte durch eine am Schuh angebrachte *Ballenabrollung* gemildert werden.
Vielfach genügt aber auch nur die Verordnung dieser Ballenrolle, die jedoch dann an einem genügend steifen Schuh anzubringen ist.

● **Rheuma-Fuß.** Rheumatische Entzündungen synovialer Gewebe des Fußes (Gelenkkapsel, Sehnengleitlager) finden sich in über 50% aller chronischen Polyarthritiden.

Auch bei der ähnlichen Psoriasis-Arthritis werden in 15% die Zehengelenke betroffen, während bei der Spondylarthritis ankylosans (Mobus Bechterew) nur selten behandlungsbedürftige Veränderungen an den Füßen auftreten (Ausnahme: Fersensporn!).

Rheumatische Fußdeformitäten zählen zu den schwersten Behinderungen des vielfältig beeinträchtigten Rheumapatienten. Die durch sie herbeigeführte Geh- und Stehbehinderung bis zur Gehunfähigkeit belastet durch die Schmerzhaftigkeit bei Schritt und Tritt den geplagten Patienten manchesmal mehr als rheumatische Handdeformitäten. Die frühesten Krankheitszeichen am Fuß bestehen in einer oft symmetrischen Paratenonitis (Paratendinitis, Sehnengleitgewebsentzündung) hinter dem Innen- und Außenknöchel. Der Befall der Fußgelenke beginnt in der Regel im oberen und unteren Sprunggelenk mit Schwellung und Bewegungsschmerz. In den Zehengrundgelenken II–V kommt es zu symmetrischen synovialen Kapselentzündungen, das Großzehengrundgelenk wird etwas seltener befallen. Das Frühstadium ist durch Schwellungen, Bewegungs- und Belastungsschmerz gekennzeichnet.

In fortgeschrittenen Stadien treten die zunehmende Gelenkdestruktion mit Instabilität, Subluxationen, Luxationen und schließlich eine grobe Deformierung der Zehen und des ganzen Fußes in den Vordergrund. In bis zu 80% der erkrankten Füße entsteht durch die Gelenk- und Banddestruktion der typische rheumatische Knickplattfuß, für dessen Zustandekommen die Erkrankung des unteren Sprunggelenkes von überragender Bedeutung ist (*Tillmann* 1977).

Entgegengesetzte Supinationsfehlstellungen des Rückfußes werden allerdings auch bisweilen bei rheumatischen X-Bein-Fehlstellungen gesehen. Ihre Entstehungsweise ist nicht geklärt (Kompensation?), da sich bestehende Knickplattfüße durch hinzutretende X-Knie in der Regel verstärken.

Lagerungsschäden (Klumpfußkontraktur) können eine Bedeutung haben (*Vainio* 1956).

Besonders ausgeprägt und funktionsstörend sind die typischen Vorfußdeformitäten. Die Hammerzehenbildung ist nach *Tillmann* (1977) aus
– *Anspannung des Musculus flexor digitorum brevis* bei Abflachung der Fußwölbung,
– *der zunächst dorsalen Synovitis*,
– *der entzündlichen Zerstörung* der plantaren Sehnenplatte und
– *der seitlichen Verlagerung* der Beugesehnen zu erklären.
Die Zehengrundglieder luxieren auf die Streckseite des Metatarsalköpfchens und verstärken so seine sohlenseitige Prominenz.

Ein schwerer Hallux valgus, der sich unter die dorsalluxierten Zehen II–IV schiebt (diese haben den Bodenkontakt schon lange verloren!) sowie Schwielen- und Schleimbeutelbildungen unter den vorspringenden Mittelfußköpfchen erzeugen eine starke runde Konvexität der Sohle (pied rond rheumatismale).

Die Patienten sind nicht mehr in der Lage, barfuß aufzutreten und sind schließlich nur noch auf einen Schuh mit sorgfältig angepaßter Bettung angewiesen.

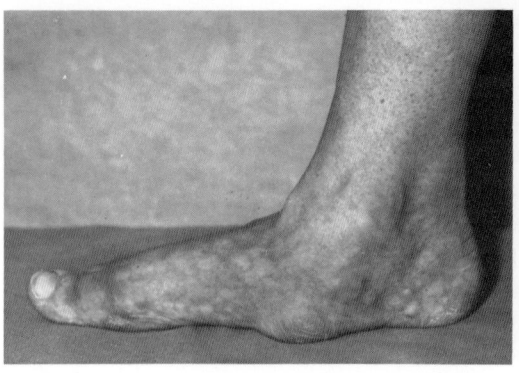
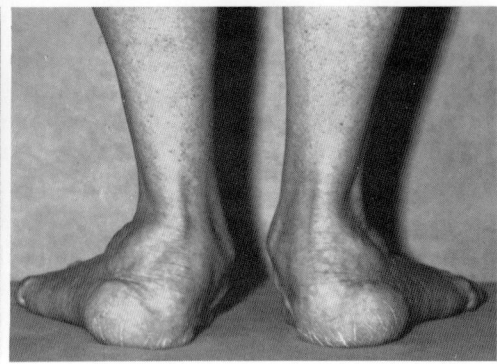

A

B

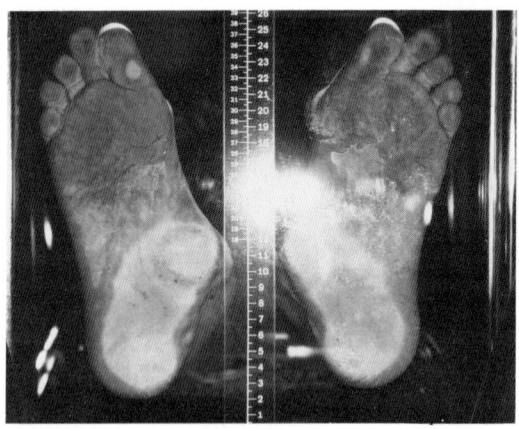

C

Abb. 6-46 *A–C* Rheumatischer Knick-Plattfuß: *A)* Seitlich wird die vollständige Luxation des Taluskopfes erkennbar. *B)* Schwerste pronatorische Subluxation des Rückfußes. *C)* Schwerste Abduktion des Vorfußes gegen den maximal pronierten Rückfuß (Abb. 6-46 und 6-47 *D. Hohmann*, Archiv)

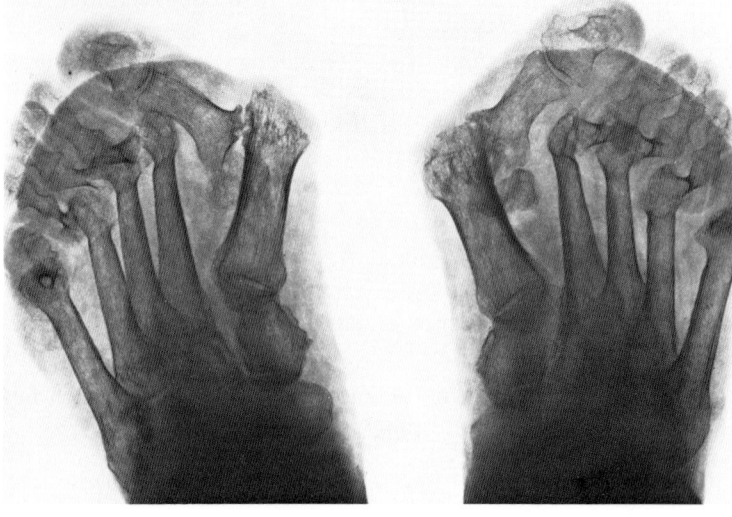

Abb. 6-47 Typische Vorfußdeformität bei rheumatoider Arthritis im Röntgenbild („Rheuma-Fuß")

■ Diese rheumatischen Füße stellen heute stets primär ein operativ zu lösendes Problem dar. Durch Rückfußarthrodesen und Vorfußkorrekturen (*Lelièvre* 1952, *Clayton* 1960) werden bessere Voraussetzungen für weniger aufwendigere technische Versorgungen geschaffen.

Wichtig ist eine stabile feste Bettung und Stützung, um einem vermehrten Abweichen des Fußes vorzubeugen.

Besonders im Vorfußbereich ist eine zu weiche Bettung oder Hohllegung der Metatarsalköpfchen, etwa mit Abrolleinlagen oder Schmetterlingsrollen, wegen der Gefahr eines noch stärkeren Durchsinkens des vorderen Querbogens nicht günstig.

Tillmann (1977) betont, daß eine *stützende, milde korrigierende Versorgung mit* **Bettungseinlagen** schon frühzeitig zur Verhütung schwerer kontrakter Fehlstellungen indiziert und wirksam ist.

● **Fersensporn.** Der plantare Fersensporn stellt eine Verknöcherung der Ursprünge des Musculus flexor digitorum brevis und des Musculus hallucis sowie der Plantaraponeurose dar. Die meisten – im seitlichen Röntgenbild erkennbaren – Fersensporne haben keinen Krankheitswert. Eine Überlastung der plantaren Fußverspannung durch eine nachgebende muskuläre Bogensicherung und Abflachung der Fußsprengung (zunehmender Knickplattfuß), Übergewicht und rheumatische Erkrankungen können zu einer schmerzhaften Insertionstendo- bzw. Ligamentopathie führen. Meist tritt diese gemeinsam mit einer Paratenonitis des Musculus tibialis posterior auf, weshalb die Schmerzen nicht immer an der medialen Sohlenseite des Fersenbeines allein, sondern auch hinter und unter dem Innenknöchel verspürt werden.

■ Neben lokalen Injektionsbehandlungen ist für die Besserung der lästigen Beschwerden eine gezielte Hebung des medialen Fußbogens durch Einlagen-Unterstützung unter dem Sustentaculum tali und entsprechende Pronation des Vorfußes eine kausale Voraussetzung. Die lokale Druckempfindlichkeit wird mit genau gezielter Hohllegung in einer **Bettungseinlage** entlastet, wobei eine weiche Fersenabpolsterung gut geeignet ist.

Bei der zugrundeliegenden Erkrankung der Plantaraponeurose sollte die Form der sehr genau festzulegenden „Hohllegung" entsprechend tastbaren Aponeurosensträngen mehr rinnenförmig gestaltet sein und auch die Bewegung zwischen Fuß und *Bettungseinlage* berücksichtigen.

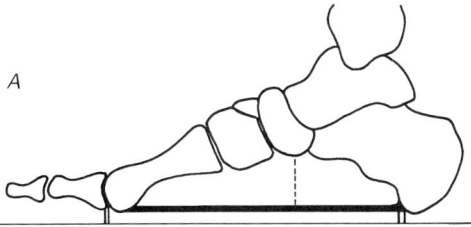

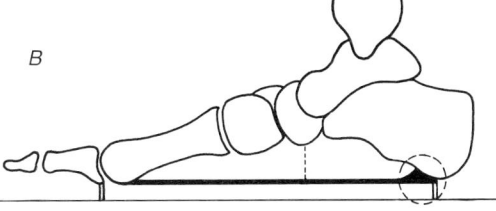

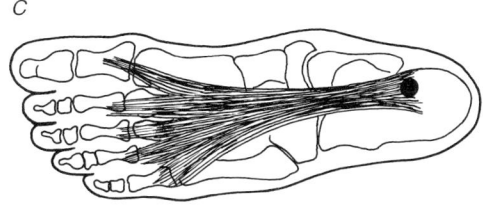

Abb. 6-48 A–C Fersensporn-Schmerzen: *A)* Reguläre Höhe des Fußbogens mit entsprechender Länge der Plantaraponeurose. *B)* Senkung der Fußwölbung mit Dehnung der Plantaraponeurose. Mechanische Ursache einer Reizung der Aponeurosen-Insertion am Tuber Calcanei. *C)* Exzentrischer Verlauf der Plantaraponeurose, der bei Einlagenversorgung zu berücksichtigen ist (*D. Hohmann*, Original)

Erfahrungswerte der Rezeptierung

Tabelle 6-2 Indikationen und Ausführungen bei der orthopädietechnischen Einlagenversorgung

Diagnose	Indikation	Einlagenausführung:
		– Grundformen von Einlagentypen entsprechend Abb. 6-17 bis 6-20
		– Schema der Sohlenzuschnitte entspr. Abb. 6-25

I. Vorschulkinder (Zeitraum etwa ab Beginn der Laufperiode)

Knick-Senkfuß	Korrektureinlagen	Schaleneinlagen aus Kork-Leder (nach Gipsabdruck) oder auch
		Schaleneinlagen aus Gießharz (nach Gipsabdruck) im Torsionssohlenschnitt und mit Supinationskeilen
Schwerer Knick-(Senk-) Fuß	Korrektureinlagen	Schaleneinlagen aus Gießharz (nach Gipsabdruck) im Korrekturprinzip nach *v. Volkmann*, evtl. mit Stabilisationskeilen
Klumpfuß (auch vorbehandelt oder postoperativ zur Rezidivprophylaxe)	Korrektureinlagen	Dreipunkt-Schaleneinlagen aus Gießharz (nach Gipsabdruck), auch im Torsionssohlenschnitt möglich, mit zusätzlichen Großzehenbacken und lateralen Pronationsleisten sowie medialen Stabilisationskeilen

II. Jugendliche (Zeitraum etwa ab Schulalter über Pubertät bis zum Wachstumsende)

Statisch bedingte Gelenkbeschwerden oder Fehlhaltungen	Kopieeinlagen	Normaleinlagen aus Kunststoff (nach Gipsabdruck) im Torsionssohlenschnitt und mit Stabilisationskeilen, evtl. einseitige Fersenerhöhung um 5–10 mm möglich
Knick-Senkfuß	Korrektureinlagen	Normaleinlagen aus Kunststoff (nach Gipsabdruck) im Torsionssohlenschnitt und mit Stabilisationskeilen, evtl mit Fersenaußenbecken
Knickplattfuß	Korrektureinlagen	Schaleneinlagen aus Gießharz (nach Gipsabdruck) im Torsionssohlenschnitt und mit Stabilisationskeilen
Sichelfuß oder Klumpfuß (auch vorbehandelt, z. B. Weichteiloperationen mit Rezidivgefahr)	Korrektureinlagen	Dreipunkt-Schaleneinlagen aus Gießharz (nach Gipsabdruck), auch im Torsionssohlenschnitt möglich, mit zusätzlichem Großzehenbacken und mit lateralen Pronationsleisten sowie medialen Stabilisationskeilen für Klumpfuß und Supinationskeilen für Sichelfuß
Klumpfuß nach knöcherner Korrektur	Kopieeinlagen, evtl. auch Bettungseinlagen	Schaleneinlagen aus Gießharz (nach Gipsabdruck) im Torsionssohlenschnitt und mit Stabilisationskeilen

Tabelle 6-2 Indikationen und Ausführungen bei der orthopädietechnischen Einlagenversorgung (Forts.)

Diagnose	Indikation	Einlagenausführung

III. Erwachsene (im Zeitraum ihres Berufslebens)

Diagnose	Indikation	Einlagenausführung
Statisch bedingte Gelenkbeschwerden oder Fehlstellungen, sowie auch Senk-Spreizfuß-Schmerzen	Kopieeinlagen	Normaleinlagen nach Gipsabdruck differenziert bei: *Frauen:* schmaler Fuß: Einlagen aus Kunststoff schmaler Fuß (wechselnde Absatzhöhe): Einlagen aus Holz-Leder (evtl. auch nach Maß) breiter bzw. empfindlicher Fuß: Einlagen aus Kork-Leder *Männern:* Büro-Berufe: Einlagen aus Kunststoff Steh-Berufe: Einlagen aus Kunststoff oder Duraluminium (evtl. auch nach Maß) Bau-Berufe: Einlagen aus Duraluminium oder Nirosta-Stahl (evtl. auch nach Maß) starker Schweißfuß: Einlagen aus Kunststoff oder Nirosta-Stahl (evtl. auch nach Maß)
Hallux-valgus-Fehlform und Spreizfußbeschwerden	Korrektureinlagen	Normaleinlagen aus Kunststoff (nach Gipsabdruck), evtl. auch mit Hallux-valgus-Kerbe und mit vorderer Abrolleiste
Hallux-rigidus-Fehlstellung	Kopieeinlagen	Breite Abrolleinlage aus Duraluminium (nach Gipsabdruck), in normaler Sohlenform, jedoch mit fußsohlenseitig über den Hallux vorgezogenen Abrollbacken sowie evtl. mit Korkbettung der Großzehe
Knick-Senkfuß	Korrektureinlagen	Normaleinlagen aus Kunststoff (nach Gipsabdruck) mit medialen Stabilisationskeilen, evtl. auch aus Duraluminium (nach Gipsabdruck), falls Fersenaußenbacken und Stabilisationskeile nötig sind evtl. auch Torsionssohlenschnitt
Senk-Spreizfuß mit Schwielenbildung	Kopieeinlagen	Schaleneinlagen aus Kork-Leder (nach Gipsabdruck), evtl. mit vorderen Abrolleisten
Knickplattfuß	Kopieeinlagen	Normaleinlagen aus Kunststoff (nach Gipsabdruck), evtl. mit Stabilisationskeilen
Knickplattfuß (bei starken Kontrakturen)	Bettungseinlagen	Schaleneinlagen aus Kork-Leder (nach Gipsabdruck)
Frakturen-Nachbehandlung sowie Fersenspornbeschwerden	Bettungseinlagen	Schaleneinlagen aus Kork-Leder (nach Gipsabdruck), evtl. mit zusätzlicher weicher Fersenbettung

Tabelle 6-2 Indikationen und Ausführungen bei der orthopädietechnischen Einlagenversorgung (Forts.)

Diagnose	Indikation	Einlagenausführung

IV. Erwachsene (ältere Patienten im Pensionsalter)

Diagnose	Indikation	Einlagenausführung
Fußfehlstellungen u. a. Knick-Senk- und Spreizfuß (auch bei rheumatischen Spreizfuß sowie Hohlfuß)	Bettungseinlagen	Einlagen nach Gipsabdruck *Frauen:* Schalenförmige Einlagen aus Kork-Leder *Männern:* Schalenförmige Einlagen aus Kork-Leder (evtl. ausnahmsweise Aluminium)
Kontrakte Fußfehlformen diverser Art	Bettungseinlagen	Schalenförmige Einlagen aus Kork-Leder (nach Gipsabdruck) mit langer Sohle, abhängig von entsprechend breitem Schuhwerk
Hallux-valgus-Schiefstellung sowue Spreizfußbeschwerden, evtl. auch Hammerzehenbildung	Kopieeinlagen	Schalenförmige Einlagen aus Kork-Leder (nach Gipsabdruck), evtl. mit vorderen Abrolleisten

Literaturverzeichnis zu Kapitel 1, 2, 3, 5 und 6

Akerblom, B: Standing and sitting posture. Nordiska Bohkandeln, Stockholm 1948

America Academy of Orthopaedic Surgeons: Orthopaedic appliances atlas, Vol. 1: Braces-splints-shoe alterations. J. W. Edwards, Ann Arbor 1952

America Academy of Orthopaedic Surgeons: Atlas of orthotics. C. V. Mosby, St. Louis 1975

Arbeitsgmeinschaft Spina bifida und Hydrocephalus: Krankengymnastische Methoden bei der Behandlung von Spina bifida. Tagungsbericht 18.11.81, Frankfurt a. M. 1981

Aubry, L.: Ein einfacher Geradehalter für Rundrücken. Münch. Med. Wschr. 68 (1921) 740

Aufdermauer, M.: Die Scheurmannsche Adoleszentenkyphose. Orthopädie 2 (1973) 153

Baacke, M.: Untersuchung über sekundär erworbene, nicht angeborene Formen von Hüftdysplasie. Diss., Berlin 1970

Baacke, M., Legal, H., Uhlig, R.: Die Orthesenbandage als Behandlungsprinzip nach Entfernung der infizierten Alloarthroplastik der Hüfte. Chirurgie aktuelle 1 (1976) 183

Bähler, A.: Die Korsett- und Behelfsversorgung von Wirbelsäulenfrakturen. Orthop. Techn. 4 (1970) 85

Bähler, A.: Die biomechanischen Grundlagen der Orthesenversorgung des Knies. Orthopädie-Technik Heft 2 (1989) 52–54

Baeyer, H. v.: Bewegungslehre und Orthopädie. Enke, Stuttgart 1925

Baeyer, H. v.: Spreizfußeinlage. Z. Orthop. 66 (1937) 415

Baeyer, H. v.: Stützapparat bei Totallähmung eines Beines (Beugestützapparat) (Techn. Suppl. Support Device for Total Lame Leg). Z. orthop. Unfall-Chir. 37 (1936–1937) 550

Bardeleben, K. v.: Zit. Strasser, H.: Lehrbuch der Muskel- und Gelenkmechanik. Springer, Berlin 1913

Baron, G.: Die Behandlung von exogenen und endogenen Wirbelsäulenschäden mit dem Stabilisations-Korsett nach Dr. G. Baron und H. Seitz. OT 25 (1974) 45

Barwell, R.: Causes and Treatment of Lateral Curvature of the Spine. Robert Hardwicke, London 1868

Baumann, J. U.: Orthopädische Probleme bei cerebralen Bewegungsstörungen. Orthopädie 4 (1975) 91

Baumann, J. U.: Zur Behandlung der Füße bei der Myelomeningocele. Helv. paediat. Acta 33 (1978) 217–221

Baumann, J. U.: Orthopädische Betreuung des Zerebralparetikers. In: *Feldkamp, M., Danielcik, I.:* Krankengymnastische Behandlung der zerebralen Bewegungsstörung, 3. Aufl., Pflaum, München 1982

Baumgartner, R.: Die Apparateversorgung nach Mc Laurin bei Spina bifida. Acta med. techn. 21 (1973) 158

Baumgartner, R.: Die orthopädietechnische Versorgung des Hemiplegikers. Med. Orthop. Techn. 3 (1978) 95–98

Baumgartner, R.: Orthesen, in: Orthopädie in Praxis und Klinik. Bd. 2, 188. Thieme, Stuttgart 1981

Baumgartner, R., Ochsner, P. E., Schreiber, A.: Checkliste Orthopädie. Thieme, Stuttgart 1983

Bausenwein, I., Nordhausen, U., Stadler, D.: Der Weg zum ersten Schritt. Thieme, Stuttgart 1976

Bausenwein, I.: Sport als Therapie bei Cerebralparesen. BMJFG, Bd. 38. Kohlhammer, Stuttgart 1977

Bayerl, J., Schubjé, H.: Die orthopädietechnische Versorgung, 2. Aufl. VEB Verlag Volk und Gesundheit, Berlin 1965

Becker, F.: Über 10jährige Erfahrungen mit der Spreizbehandlung der sogenannten kongenitalen Hüftgelenksluxation im Säuglings- und Kleinkindesalter. Z. Orthop. 95 (1962) 194

Becker, K.: Über die Behandlung jugendlicher Kyphosen mit einem aktiven bzw. einem kombinierten zweiteilig aktiv-passiven Reklinationskorsett. Z. Orthop. 89 (1958) 464

Behrens, K., Anders, G.: Behandlung der Hüftdysplasie mit der Lörracher-Bewegungsschiene. Med. Orthop. Techn. 108 (1988) 48–49

Benesowa-Plzakowa, M.: Konservative Behandlung der angeborenen Hüftverrenkung mit dem Apparat von Hanausek. Beitr. Orthop. 6 (1959), Sonderdruck

Bernau, A.: Orthopädietechnische Versorgung von Kindern mit zerebralen Bewegungsstörungen. Z. Therapie-Woche 30 (1980) 2926

Bernau, A., Rebstock, W.: Erlanger Hüftorthesenbandage. Med. Orthop. Techn. 2 (1983) 51

Bernau, A., Rebstock, W.: Behandlung der Hüftdysplasie mit der Tübinger Beugeschiene. Med. Orthop. Techn. 108 (1988) 53–55

Blount, W. P.: The Treatment of Scoliosis. Sixième Congrès SICOT, Bern 1954, 223. M. A. Bailleux, Brüssel 1954

Blount, W. P.: Scoliosis an the Milwaukee brace. Bull. Hosp. Joint Dis. XIX (1958) 152

Blount, W. P.: The Milwaukee Brace in the Nonoperative Treatment of Scoliosis and Round Back. Onzième Congrès SICOT, Mexico 1969, 234. Delchef, Brüssel 1970

Blount, W. P.: Mitteilungen und Arbeitsanleitungen zur konservativen (und operativen) Behandlung der Skoliose und Kyphose mit dem Milwaukee-Korsett. Arbeitstagung Münster 1970

Blount, W. P., Moe, J. H.: The Milwaukee brace. Williams & Wilkins Co., Baltimore 1973

Blount, W. P., Schmidt, C. A., Bidwell, R. G.: Making the Milwaukee brace. J. Bone Jt. Surg. 40 A (1958) 526

Bobath, B.: Die Hemiplegie Erwachsener. Thieme, Stuttgart 1985

Bobath, K., Bobath, B.: Die Behandlung der Hemiplegie des Erwachsenen. Med. Orthop. Techn. 3 (1978) 92–94

Boehler, L.: Die Technik der Knochenbruchbehandlung. W. Maudrich, Wien 1963

Böhm, M.: Untersuchungen über die anatomische Grundlage der jugendlichen seitlichen Rückgratsverkrümmungen. In: Verh. Dtsch. Ges. Orthop. Chirurgie. Enke, Stuttgart 1907

Boroske, A., Matthiaß, H. H.: Die Wirkungen entlastender Apparate auf die elektromyographische Aktivität der Hüftmuskulatur. 54. Tg. DGOT 1967. Z. Orthop. 104 (1968) 187

Bragard, K.: Das Genu Valgum. Enke, Stuttgart 1932

Bragard, K.: Kreuzschmerzen durch Lockerung der Kreuzdarmbeingelenke. Münch. med. Wschr. 32, 1933

Braune, C. W., Fischer, O.: Über die Lage des Schwerpunktes des menschlichen Körpers. Engelmann, Leipzig 1868

Braune, C. W., Fischer, O.: Der Gang des Menschen, Teil 1. Abh. math. phys. Klasse Königl.-Sächs. Ges. Wiss. 21 (1895) 153

Braus, H.: Anatomie des Menschen. Springer, Berlin 1929

Brechenmacher, Th.: Versorgung von Hirngeschädigten mit Orthesen. Z. Orthopädietechnik, Wiesbaden 1964, S. 62

Breitenfelder, J.: Sind Kopfumbaustörungen vermeidbare Komplikationen bei der Behandlung der Hüftdysplasie. Med. Orthop. Techn. 108 (1988) 56–58

Breitenfelder, J., Vanderleenen, L.: Zum Stellenwert der Extensions-Flexions-Bandage (EFO-Bandage) bei der Koxarthrose. Orthop. Praxis 4 (1989) 209–213

Brocher, J. E. W.: Die Prognose der Wirbelsäulenleiden. Thieme, Stuttgart 1973

Brügger, A.: Die Erkrankungen des Bewegungsapparates und seines Nervensystems. Fischer, Stuttgart 1977

Brumström, S.: Clinical Kinesiology. F. A. Davis Co., Philadelphia 1972

Büchi, E. C.: Änderungen der Körperform beim erwachsenen Menschen. Anthropologische Forschungen, H. 1. Wien 1950

Bunte, H.: Ambulante Behandlung der angeborenen Hüftluxation im Säuglingsalter mit der Pavlik-Bandage. Med. Orthop. Techn. 108 (1988) 60–62

Carlson, J. M.: Biomechanik und orthetische Versorgung der unteren Extremitäten bei Kindern mit cerebraler Lähmung. Orthopädie-Technik Heft 9 (1987) 497–507

Carr, W. A., Moe, J. H., Winter, R. B.: Treatment of idiopathic scoliosis in the Milwaukee brace: Long term results. J. Bone Jt. Surg. 62 A (1980) 599–612

Carstensen, H., Baumann, J. U.: Die orthopädische Versorgung des Fußes bei zerebralen Bewegungsstörungen. Ther. Umschau 31 (1974) 18

Chêneau, J.: CTM-Derotationskorsett (Chêneau-Toulouse-Münster). Eigenverlag Sanitätshaus Aktuell, 1986

Chêneau, J., Gaubert, J.: Zur Entwicklung des Chêneau-Korsetts. Orthop. Techn. Heft 8 (1986) 443–448

Clayton, M. L.: Surgery of the Forefoot in Rheumatoid Arthritis. Clin. Orthop. 16 (1960) 136

Close, J. R., Inman, V. T.: The action of the ankle joint. Rep. of the prosth. dev. res. proj. Inst. of eng. res. Univ. of Calif. Berkley II, 24 (1952) u. II, 22 (1953)

Cobb, J. R.: Outline for the study of scoliosis. Instructional course Lectures. Ed. W. P. Blount, American Academy of Orthopaedic Surgeons, Vol. V, 261–275. J. Edwards, Publisher, Ann Arbor 1948

Cochran, G. V. B.: Orthopädische Biomechanik. Enke, Stuttgart 1988

Coenen, W.: Erfahrungen mit einem dynamischen Gehapparat zur postoperativen Behandlung veralteter Klumpfüße. Orthop. Praxis IIV (1975) 388

Colson (Carlson), Martin, J., Bergland, G.: An effective orthotic design for controlling the unstable subtalar joint Orthotics and Prosthetics, 33:1 (1979) 39–49

Committee on Prosthetic-Orthotic Education: Workshop on Standardization of Prosthetic-Orthotic Terminology, March 28–30, 1971

Committee on Prosthetic-Orthotic Education: Workshop on Standardization of Prosthetic-Orthotic Terminology, Sept. 9–11, 1971

Committee on Prosthetics Research and Development: Seventh Workshop Panel on Lower Extremity Orthotics, March 9–12, 1970

Committee on Prosthetics Research and Development and *Committee on Prosthetic-Orthotic Education, Research and Development:* Workshop on Standardization of Prosthetics-Orthotics Terminology, March 1–2, 1972

Committee on Prosthetics Reasearch and Development – Committee on Prosthetic-Orthotic Education: Task Force on Standardization of Prosthetic-Orthotic Terminology, July 28, 1972
Cotta, H.: Pers. Mitteilung
Cotrel, Y., Morel, G.: La technique de l'E.D.F. dans la correction des scolioses. Rev. Chir. Orthop. 50 (1964) 59
Covelli, B.: Biomechanik der Wirbelsäulenabschnitte. In: Rizzi, M. A.: Die menschliche Haltung und die Wirbelsäule: Wirbelsäule in Forschung und Praxis. Hippokrates, Stuttgart 1979

Davies, R. M.: Der neueste Stand der Technik auf den Gebieten Prothesen und Orthesen. Orthopädie-Technik Heft 6 (1985) 408–412
Debrunner, H. U.: Orthopädisches Diagnostikum, 2. Aufl., Thieme, Stuttgart 1973
Debrunner, H. U.: Statische Anatomie und Gelenkmechanik des Fußes. Orthop. Praxis 16 (1980) 422
Denis, F.: Updated Classification of Thoracolumbar Fractures Orthop. Trans. 6 (1982) 8–9
Dittmer, K.: Spina bifida-Versorgungen. Orthopädie-Technik Heft 4 (1988) 177–184
O'Donoghue, D. H.: Surgical treatment of fresh injuries to the major ligments of the knee. J. Bone, Jt. Surg. 32 A (1950) 721
Douglas, R., et al.: LSU-Reciprocating gait orthosis (a pictorial description and application manual). Durr-Fillauer Medical, Inc., 1983
Duchenne, G. B.: Physiologie der Bewegungen. Aus dem Französischen übersetzt von C. Wernicke. Fischer, Kassel, Berlin 1885

Eberhart, H. D., Inman, T. v., Saunders, J. B. DeC. M., Levens, A. S., Bresler, B., McCovan, T. D.: Fundamental Studies on Human Lokomotion and Other Information Relating to Design of Artificial Limbs. A Report to the National Research Council, Committee on Artificial Limbs. University of California, Berkley 1947
Edelmann, P.: Indikation, Probleme und Grenzen der Boston-Korsett-Versorgung in der konservativen Skoliosenbehandlung. Med. Orthop. Techn. 99 (1979) 60
Edelmann, P.: Zur konservativen Therapie der Spondylolisthesis mit Rumpforthesen. Z. Orthop. 122 (1984) 152–154
Eichler, C.: Beschreibung und Abbildung eines neuerfundenen künstlichen Fußes zum Ersatz für den Ober- und Unterschenkel, Lithographien. Berlin 1832 – 1834 – 1836
Eichler, J.: Methodische Fehler bei Feststellung der Beinlänge und der Beinlängendifferenzen. Orthopädie 1 (1972) 14
Eichler, J.: Die orthopädietechnische Behandlung des Morbus Perthes. Orthop. Praxis, 1981
Eimermacher, V.: Die instabile Neugeborenen-Hüfte, Diagnostik, von Rosen-Schiene und Sonographie. Orthop. Praxis 3 (1988) 210–215

Einsingbach, Th., Klümper, A., Biedermann, L.: Sportphysiotherapie und Rehabilitation. Thieme, Stuttgart 1988
Elle, J.: Amputierte und Prothesen. Fischer, Jena 1950
Engelhardt, A.: Die Entlastungsfunktion des Tubersitzes. Diss., Frankfurt 1968
Engelhardt, W.: Die Haltung, Form und Beweglichkeit der Wirbelsäule in der Sagittalebene. Z. Orthop. 27 (1910) 1

Faber: Doppelseitige suprasternale habituelle Schlüsselbeinluxation. Z. Orthop. Bd. 62, 1935
Fajal, G.: La Protése tibiale. Journ. d'Etudes Hop. Cochin 1 (1967) 64
Farfan, H. F.: Mechanical Disorders of the Low Back. Lea & Febinger, Philadelphia 1973
Feldkamp, M.: Krankheitsbild und Behandlung der infantilen Zerebralparese. Z. Orthopädie-Schuhtechnik Heft 3 (1978) 3–13
Feldkamp, M.: Orthesen der oberen und unteren Extremitäten bei Kindern mit Zerebralparese. Med. Orthop. Techn. 4 (1987) 134–137
Feldkamp, M.: Ätiologie, Pathophysiologie und Untersuchungstechnik der Zerebralparese. Orthopädie-Technik Heft 12 (1988) 726–730
Feldkamp, M.: Der Fuß bei zerebralen Bewegungsstörungen. Med. Orthop. Techn. 1 (1989) 16–19
Feldkamp, M., Danielcik, I.: Krankengymnastische Behandlung der zerebralen Bewegungsstörung im Kindesalter. R. Pflaum, München 1976
Feldkamp, M., Güth, V., Matthiaß, H. H.: Konservative Behandlung von Hüftsubluxationen bei Kindern mit Zerebralparese. Orthop. Praxis 4 (1988) 230–235
Feldkamp, M., Träger, E.: Hilfsmittel für Spastiker, Übungshilfen und Spezialvorrichtungen. Krankengymnastik 25 (1973) 348
Ferguson, A. B.: Study and treatment of scoliosis. South. Med. J. (Nashville) 23 (1930) 116
Fernie, G.: Rechnergestützte Konstruktion und Fertigung in der Prothesen- und Orthesentechnik. Orthopädie-Technik Heft 6 (1985) 377–379
Fettweis, E.: Die Behandlung des kindlichen Hüftluxationsleidens in Hockstellung. Eine entwicklungsphysiologische Alternative zu den auf Spreizung beruhenden Methoden. Orthop. Praxis 11 (1975) 113
Fick, R.: Anatomie und Mechanik der Gelenke. Fischer, Jena 1904/1911
Fillauer: Fillauer Bull. Nr. 47. Chattanooga/Tenn.
Fillauer, C.: A new ankle foot orthosis with a moldable carbon composite insert. Orthotics and Prosthetics, 35:3 (1981) 13–16
Fischer, O.: Der Gang des Menschen, 2. Teil. Abh. math. phys. Klasse Königl.-Sächs. Ges. Wiss. 25 (1899) 1–163, Tafel III
Fischer, O.: Der Gang des Menschen, 3. Teil. Abh. math. phys. Klasse Königl.-Sächs. Ges. Wiss. 26 (1900) 87

Fischer, O.: Der Gang des Menschen, 4. Teil. Abh. math. phys. Klasse Königl.-Sächs. Ges. Wiss. 26 (1901) 471

Fischer, O.: Der Gang des Menschen, 5. Teil. Abh. math. phys. Klasse Königl.-Sächs. Ges. Wiss. 28 (1903) 321

Fischer, O.: Der Gang des Menschen, 6. Teil. Abh. math. phys. Klasse Königl.-Sächs. Ges. Wiss. 28 (1904) 533

Fischer, O.: Theoretische Grundlagen der Mechanik des lebenden Körpers. Teubner, Berlin 1906

Fitzlaff, G., Bierwirth, W., Winkler, W.: Orthesenversorgung bei Funktionsstörungen und Defekten im Bereich des Fußes und des Unterschenkels. Orthopädie-Technik Heft 10 (1986) 565–568

Foerster, O.: Die Störungen in der Fixation des Knies und Beckens bei Nervenkrankheiten. Beitrag zur analytischen Übungsbehandlung und zur orthopädischen Behandlung der Gehstörung bei Nervenkrankheiten. Verhandl. Orthop. Kongr. 1910

Foerster, O.: Übungstherapie. In: Hdb. der Neurologie von Bumke-Foerster, Bd. 8, 1936

Francillon, M. R.: Zur Einwirkung der Hohmann-Bandage auf das arthrotisch veränderte Hüftgelenk. Arch. Orthop. Unfallchir. 17 (1955) 646

Francillon, M. R.: Hohmann-Bandage. Beitr. Orthop. Traumatol. 13 (1966) 715

Francillon, M. R., Debrunner, H. U.: Orthopädie der Coxarthrose. Dokumenta rheumatologia Geigy 13 (1957)

Frejka, B.: Praevention der angeborenen Hüftgelenksverrenkung durch Abduktionspolster. Wien. Klin. Wschr. 91 (1941) 523

Frejka, B.: Entwicklung des Pfannendaches bei der angeborenen Hüftgelenksluxation. Beitr. Orhop. Traumatologie 5 (1958) 33–46

Frankel, V. H., Nordin, M.: Basic Biomechanics of the Skeletal System. Lea & Febinger, Philadelphia 1980

Fürmaier, A.: Technik und Röntgenuntersuchung. In G. Hohmann, M. Hackenbroch und K. Lindemann: Handbuch der Orthopädie, Bd. I. Thieme, Stuttgart 1957

Gekeler, J.: Zur Frühbehandlung der angeborenen Hüftdysplasie und Hüftluxation. Orthop. Praxis 3 (1988) 216–220

Gekeler, J.: Behandlung der Hüftdysplasie und Retention der Hüftluxation mit der Beuge-Spreiz-Schiene. Med. Orthop. Techn. 108 (1988) 62–64

Gerner, H. J.: Orthesen-Versorgung des Paraplegikers. Med. Orthop. Techn. 4 (1977) 109–113

Glauber, Wizkelety, A. T.: Ergebnisse der Behandlung der angeborenen Hüftluxation mit dem Riemenzügel nach Pavlik. Z. Orthop. 110 (1972) 108

Gocht, H.: Orthopädische Technik. Enke, Stuttgart 1901

Gocht, H., Radike, R., Schede, F.: Künstliche Glieder, 2. Aufl. Enke, Stuttgart 1920

Göb, A.: Operationen an Knochen und Gelenken bei infantiler Cerebralparese. Verh. DOG 103 (1967) 377

Görlach, R.: Elemente der Orthopädie-Technik. Fischer, Jena 1928

Goerttler, K.: Form und Funktion aus der Sicht des Anatomen. Verh. DOG 90 (1958) 21

Götze, H. G.: Der Rotationsindex bei idiopathischen Thorakalskoliosen. Z. Orthop. 111 (1973) 737

Götze, H. G., Dömer, W., Heiden, J., Lucas, H.: Aufbau und Anpassen des Milwaukee-Korsetts. H. Blum, Laatzen 1977

Götze, H. G., Wenger, D., Heine, J.: Langzeitergebnisse der funktionellen Skoliosebehandlung mit dem Milwaukee-Korsett. Med. Orthop. Techn. 99 (1979) 45

Goldthwait: An Anatomic Explantation of many of the cases of Weak or Painful Backs, as well as of many of the Ley Paralyses. Boston. Med. and Surg. Journ. 1913. Ref. Zbl. Chir. 38, 1913

Graf, R.: Sonographie der Säuglingshüfte. Bücherei des Orthopäden, Bd. 43. Enke, Stuttgart 1985

Graf, R.: Erste Erfahrungen mit dem Ideal-Spreizhöschen nach *Mittelmeier.* Orthop. Praxis 6 (1989) 407

Graf, R., Schuler, P.: Sonographie am Stütz- und Bewegungsapparat bei Erwachsenen und Kindern – Lehrbuch und Atlas. VCH, Edition medizin, Weinheim 1988

Greulich, W. W., Pyle, I. S.: Radiographic Atlas of Skeletal Development of the Hand and Wrist, p. 1. Stanford University Press, Stanford 1966

Grosch, G.: Neurophysiologische Theorie bei der Innenschuhversorgung von infantilen Zerebralparesen. Z. Orth. Schuhmachermeister, Heft 6 (1975) 206–208

Grosch, G.: Persönl. Mitteilungen, IVO-Kongreß 1975

Grouven, P.: Neue Vorschläge zur Lösung der Schuh- und Einlagenfrage. Z. Orthop. 68 (1938) 445

Gschwend, N., Müller, G. P.: Ergebnis einer aktivpassiven Behandlungsmethode fixierter juveniler Thorakalkyphosen. Arch. orthop. Unfallchir. 61 (1967) 55

Güntz, E.: Rückenschmerzen in ihren Beziehungen zu Haltungsveränderungen der Wirbelsäule. Verh. DOG 66 (1973) 245. Enke, Stuttgart

Habermann, A.: Pers. Mitteilungen

Habermann, H.: Beitrag zur klinischen mechanischen Orthopädie. Orthop. Techn. 6 (1954) 119a

Habermann, H.: Der heutige Stand der klinisch-technischen Orthopädie in Deutschland. Z. Orthopädie-Technik 5 (1961) 120

Habermann, H.: Die orthopädisch-technische Versorgung von Fehlbildungen an der unteren Extremität. Z. Orthopädie-Technik 12 (1967) 322

Habermann, H.: Die Beckenbandage bei Symphysenruptur. Orthop. Technik 25 (1974) 54

Habermann, H.: Möglichkeiten der orthopädisch-technischen Versorgung bei Lähmungen an der unteren Extremität. In: Jahrbuch der Deutschen Vereinigung für die Rehabilitation Behinderter e.V. 1964, 83. Thime (in Komm.), Stuttgart 1964

Haglund, P.: Prinzipien der Orthopädie. Fischer, Jena 1923

Hall, A. E.: Manual for „The boston brace system". Workshop, Boston 1977

Hall, J. E.: Persönliche Mitteilungen

Hall, J. E., Miller, W., Shumann, W., Stanish, W.: A refined concept in the orthotic management of idiopathic scoliosis. AOPA Orthotics and Prosthetics 29 (1975) 7–13

Harrington, P. R.: Treatment of scoliosis. Correction and internal fixation by spine instrumentation. J. Bone Jt. Surg. 44 A (1962) 591

Harris, E. E.: A new orthotics terminology – A guide to its use for prescription and fee schedules. Orthotics and Prosthetics Juni (1973) 6–10

Hauberg, G., John, H.: Die Orthesen für den Rumpf. Thieme, Stuttgart 1973

Healy, M.: CAT-CAM Mindset for both prosthetics and orthotics. Vortrag AOPA-Kongreß, Orlando 1986

Heine, J.: Die Lumbalskoliose. Enke, Stuttgart 1980

Heine, J., Felske-Adler, C., Buermeyer, G.: Ergebnisse der konservativen Behandlung von Hüftdysplasie und Luxation. Orthop. Praxis 6 (1989) 354–357

Heine, J. G.: Historischer Bericht über die Verhältnisse der ersten orthopädischen Mutteranstalt zu Würzburg, 1835

Helfet, A. J.: The Management of Internal Derangements of the Knee Joint. Pitmann, London 1963

Hepp, O.: Haftprothesen. Z. Orthop. 77 (1948) 219

Hepp, O.: Einfaches und wirksames Reklinationskorsett. Z. Orthop., Bd. 81 (1951) 46

Hessing, F.: Der sog. Kriegs-Apparat zum Transport Schwerverwundeter und zur Behandlung von Knochenbrüchen sowie von akuten Gelenk-Erkrankungen, besonders der unteren Extremitäten in ambulando. Selbstverlag des Verf., Augsburg – Göggingen 1893

Hessing, Haßlauer: Orthopädische Therapie. Urban und Schwarzenberg, Wien 1903

Hettinger, Th.: Isometrisches Muskeltraining. Thieme, Stuttgart 1964

Hierholzer, E., Drerup, B.: Assessment of three-dimensional scoliotic deformity by rasterstereophotography. Proc. SPIE 1030 (1988) (im Druck)

Hörenz, L. V., Hörenz, W.: Das Stehbett. Beitr. Orthop. 17 (1971) 232

Hövel, M., Kloke, M.: Knochenmetastasen – operative, orthetische und analgetische Behandlungsrichtlinien. Orthop. Praxis 5 (1989) 284–292

Hofer, H.: Die Grund- und Basiswissenschaften der Orthopädie. Enke, Stuttgart 1955

Hoffmann-Daimler, S.: Indikation, Gegenindikation und Technik der funktionellen Behandlung der sog. angeborenen Hüftluxation in Stichworten. Beitr. Orthop. 14 (1967) 497

Hoffmann-Daimler, S.: Kräfte und Funktionen des Gehens und Stehens. Ergebn. Chir. Orthop. 45 (1963) 284

Hohmann, D.: Zur Differenzialdiagnose der spontanen Wirbelkörperverformungen. DOG 47. Kongreß, 369 (1959)

Hohmann, D.: Untersuchungen zur Frage des Standbeines beim Hüftarthrodisierten. Arch. orthop. Unfallchir. 54 (1962) 153

Hohmann, D.: Knochenbrüche in Stützapparaten und im geschlossenen Gipsverband. Z. Unfallheilk. 11 (1964) 464

Hohmann, D.: Differenzialdiagnostische Schwierigkeiten bei besonderen Formen der Osteomyelitis. DOG 51. Kongreß, 103 (1965)

Hohmann, D.: Grenzen, Fehler und Gefahren der Frakturenbehandlung in der Praxis. Orthop. Praxis 7 (1971) 169

Hohmann, D.: Probleme chronischer Erkrankungen in der Orthopädie. Z. Fortschritte der Medizin 91, 18, (1973) 767

Hohmann, D.: Allgemeine und besondere Indikationen der Totalalloplastik des Hüftgelenkes. Sonderdruck „Der totale Hüftgelenksersatz". Thieme, Stuttgart 1973

Hohmann, D.: Orthopädische Gesichtspunkte zum Bandscheibenvorfall. Therapie-Woche 28 (1978) 449

Hohmann D., Legal, H., Seidel, K.: Hohe Tibiaosteotomie in der Behandlung der Gonarthrose des alten Menschen. Z. der Orthopädie 4 (1975) 172

Hohmann, D., Uhlig, R.: Erlanger Orthesenbandage für das Hüftgelenk, ein rehabilitatives Behandlungsprinzip. Z. Orthop. 117 (1979) 127

Hohmann, G.: Der Orthopädie-Mechaniker und der Facharzt. Chir.-techn. Korrespondenzbl. f. Chir. u. Orthop.-Mechanik (1930) 30

Hohmann, G.: Eine neue Bandage für die chronisch deformierende Gelenkentzündung des Hüftgelenks. Münch. Med. Wschr. 79 (1932) 49

Hohmann, G.: Erfahrungen mit meiner Hüftgelenksbandage. Münch. Med. Wschr. 80 (1933) 144

Hohmann, G.: Orthopädische Apparate und Bandagen. Z. orthop. Chir. 64 (1936) 44

Hohmann, G.: Orthopädische Technik. Enke, Stuttgart 1941 (1. Auflage) – 1965 (6. Auflage)

Hohmann, G.: Fuß und Bein. Bergmann, München 1946–1951

Hoke, M.: Zit. Zacher, D. Med. Orthop. Techn. 94 (1974) 27

Hoppenfeld, St.: Orthopädische Neurologie. Enke, Stuttgart 1980

Imhäuser, G.: Behandlung der Pertheschen Krankheit mit Fixierung in Entlastungsstellung. Z. Orthop. 107 (1970) 553

Imhäuser, G.: Die Entwicklung des Fußes vom Kindes- zum Erwachsenenalter. In G. Imhäuser: Der Fuß. Praktische Orthopädie, Bd. 9. Vordruck-Verlag, 1979

Imhäuser, G.: Follow-up Examinations: 30 Years of Imhäuser Clubfoot Treatment. Arch. Orthop. Unfallchir. 96 (1980) 259

Inman, V. T., Isman, R. E.: Anthropometric Studies of the Human Foot an Ankle. Bull. Prost. Res. Vet. Admin. Washington 1969

Jäger, M., Wirth, C. J.: Kapselbandläsionen. Thieme, Stuttgart 1978

James, S. L.: Surgical Anatomy of the Knee, in: Late reconstructions of injured Ligaments of the Knee. Eds.: Schulitz, K. P., Krahl, H., Stein, W. H. Springer, Berlin 1978

Jewett, E. L.: A Light Hyperextension Back Brace. J. Bone Jt. Surg. 19 (1937) 1128

Jewett, E. L.: Fracture of the spine. Journal of the International College of Surgeons 13 (1950) 4

John, H.: Überbrückungsmieder im Baukastensystem. Med. Techn. 1 (1970) 12

John, H.: Rahmenstützkorsett im Baukastensystem. Med. Techn. 4 (1970) 100

Johnson, J. T. H., Kendall, H.: Bandage bei isol. Lähmung des M. serratus anterior (Isolated Paralysis of the serratus ant. Muscle). J. Bone Jt. Surg. 37 A, 3 (1955) 567

Jürgens, H. W.: Über das Wachstum des „erwachsenen" Menschen. Dt. Med. Wschr. 91 (1966) 1881

Jürgens, H. W.: On Body Growth in Adults. Proc. VIII ICAES, Vol. 1, 58. Tokyo 1968

Jürgens, H. W., Habicht-Benthin, D., Lengsfeld, W.: Körpermaße 20jähriger Männer als Grundlage für die Gestaltung von Arbeitsgerät, Ausrüstung und Arbeitsplatz. FBWM 71–2. Bonn 1972

Jürgens, H. W., Helbig, K., Lengsfeld, W.: Körpermaße 25- bis 40jähriger Männer zur Prüfung der anthropometrisch-ergonomischen Bedeutung altersbedingter Veränderungen der Körperform. FBWM 73–1. Bonn 1973

Jürgens, H. W., Pieper, U., Drenhaus, U.: Anthropometrisch-ergonomische Untersuchungen an 14–19jährigen Jugendlichen und Frauen. Forschungsbericht BMAS, Bonn 1977

Junghanns, H.: Die Wirbelsäule in der Arbeitsmedizin. Die Wirbelsäule in Forschung und Praxis, Bd. 78 u. 79. Hippokrates, Stuttgart 1979

Jungmann: Über Kreuzschmerzen bei statisch-dynamischer Dekompensation und ihre Behandlung. Wien. klin. Wschr. 15, 1928

Jungmann: Senkrumpf und Plattrumpf. Wien. klin. Wschr. 31, 1928

Jungmann: Die Theorie der statisch-dynamischen Dekompensation. Senkrumpf und Plattrumpf. Wien. klin. Wschr. 21–24, 1929

Kahle, W. I., Leonhardt, H., Platzer, W.: Taschenbuch der Anatomie, Bd. 1: Bewegungsapparat. Thieme, Stuttgart 1979

Kaiser, G.: Die Statik der Wirbelsäule und ihre Beachtung bei der Korsettbehandlung der Spondylitis tuberculosa. Z. Orthop. 83 (1953) 424

Kallabis, M.: Die funktionelle Behandlung von Rückgratverkrümmungen bei Säuglingen und Kleinkindern mit einer neuartigen Bandage. Orthop. Techn. 24 (1972) 171

Kapandji, L. A.: The Physiology of the Joints. Churchill-Livingston, Edinburgh 1970

Kendall, H. D., Kendall, F. P., Boynton, D. A.: Posture and Pain. Williams und Wilkins Comp., Baltimore 1952

Kennter, G.: Die Veränderung der Körpermaße des Menschen. Diss., Saarbrücken 1963

Kerscher, H.-G.: Das *Hohmann*sche Kreuzstützmieder (Betrachtung über den therapeutischen Wert). Orthop. Praxis 12 (1985) 950–952

Killus, J.: Technik und Möglichkeiten der Computeranalyse der Wirbelsäule. Wirbelsäule in Forschung und Praxis, Bd. 68. Hippokrates, Stuttgart 1976

Kittleson, A. C., Lim, L. W.: Measurement of Skoliosis. Amer. J. Roentgenol., 108 (1970) 775

Knese, K. H.: Bau und Mechanik der Wirbelsäule. Wirbelsäule in Forschung und Praxis. Hippokrates, Stuttgart 1963

Knupfer, H., Rathke, F. W.: Spastisch gelähmte Kinder im Alltag, 3. Aufl. Thieme, Stuttgart 1986

Koch, F.: Die Entwicklung der dysplastischen Hüftgelenkspfanne unter funktioneller Behandlung. Orthop. Praxis 9 (1973) 361–365

Köhler, A.: Über eine häufige, bisher anscheinend unbekannte Erkrankung einzelner kindlicher Knochen. Münch. Med. Wschr. 55 (1908) 1923

Krämer, J.: Biomechanische Veränderungen im lumbalen Bewegungssegment. Die Wirbelsäule in Forschung und Praxis 58 (1973)

Krämer, J.: Funktionelle Behandlung der Hüftdysplasie und Hüftverrenkung. Enke, Stuttgart 1975

Krämer, J.: Bandscheibenbedingte Erkrankungen. Thieme, Stuttgart 1986

Kraus, E.: Biomechanik und Orthopädieschuhtechnik. Maurer, Geislingen 1973

Kraus, H., Eisenmenger-Weber, S.: Quantitative Tabulation of Posture Evaluation. The Physiotherapy Review 26 (1946) 1

Krauspe, R., Eulert, J.: Behandlung der Hüftdysplasie mit der Hoffmann-Daimler-Schiene. Med. Orthop. Techn. 108 (1988) 50–52

Kretschmer, E.: Körperbau und Charakter. Springer, Berlin 1961

Krömer, K. H. E.: Die Messung der Muskelstärke des Menschen. Forschungsbericht 161. BAU, Wirtschaftsverlag, Bremerhaven 1977

Kron: Sind durch das Spaltbecken Funktionsstörungen des Haltungs- und Bewegungsapparates bedingt? Z. Orthop. Bd. 64, 1936

Kuehnegger, W.: Introduction to Orthometry and its Application. Proc. I. Intern. Congr. Prosth. techn. funct. Rehab. Vienna 1973, Vol. 5, 245

Kuhn, Chr.: Die Winkelverhältnisse am coxalen Femurende bei der Behandlung dysplastischer Hüften mit dem *Becker*schen Spreizhöschen. Betr. Orthop. u. Traumatol. 24 (1977) 10–13

Kuhn, G. G.: Praktische Hilfen für Funktionsstörungen der unteren Extremität. Med. Orthop. Techn. 96 (1976) 68

Kuhn, G. G., Burger, S., Schettler, R., Fajal, G.: Kondylen-Bettung Münster am Unterschenkel-Stumpf – KBM-Prothese. Atlas app. Prothet. Orthop. Nancy 14 (1966)

Kummer, B.: Statik und Dynamik des menschlichen Körpers. In: Handbuch der gesamten Arbeitsmedizin, Bd. I, hrsg. von E. W. Baader, S. 9, Urban & Schwarzenberg, Berlin 1961

Kummer, B.: Die Biomechanik des menschlichen Fußes, in G. Imhäuser: Der Fuß. Praktische Orthopädie, Bd. 9. Vordruck-Verlag, 1979

Kurda, R.: Zit. bei *O. Hepp.* Z. Orthop. 81 (1952) 46

Kvasnigka, E. W., Radl, G. W.: Gestaltung der Arbeitswelt von über 40jährigen Männern. Forschungsbericht 190 BAU. Wirtschaftsverlag, Bremerhaven 1978

Lange, B.: Zit. Hohmann, G.: Orthopädische Technik. Enke, Stuttgart 1941

Lange, F.: Lehrbuch der Orthopädie. Fischer, Jena 1922

Lange, M.: Die operative Behandlung der Skoliose. Z. Orthop. 88 (1957) 41

Lange, M.: Orthopädisch-chirurgische Operationslehre. Bergmann, München 1951

Lanz, T., Wachsmuth, W.: Praktische Anatomie. Springer, Berlin 1938

Legal, H.: Die Erlanger Hüftorthesenbandage. Med. Orthop. Techn. 2 (1983) 49

Legal, H., Schnizlein, B., Hohmann, D., Uhlig, R.: Rehabilitationsmöglichkeiten mit der Erlanger Orthesenbandage bei Hüftgelenkschäden. Orthopädie-Technik 2 (1982) 19–21

Legal, H., Weseloh, G.: Differenzialdiagnose von Hüftkopfnekrosen im Säuglings- und Kleinkindesalter. Z. Orthop. 115 (1977) 215

Lehneis, H. R.: Beyond the Quadrilateral. Clin. Prosthetics & Orthotics 9:4 (1985) 6–8

Lehneis, H. R., Frisina, W., Marx, H. W., Goldfinger, G.: Plastic spiral below-knee orthosis. New York Univ. Med. Center 33 (1972)

Lelievre, J.: Pathologie du pied. Masson, Paris 1952

Lenz, G.: Die Düsseldorfer Spreizschiene zur funktionellen Retentionsbehandlung von Dysplasiehüften aller Schweregrade. Med. Orthop. Techn. 108 (1988) 66–68

Levens, A. S., Inman, T. v., Blosser, J. A.: Transverse Rotation of the Segments of the Lower Extremity in Locomotion. J. Bone Jt. Surg. 30 A (1948) 859

Lindemann, K., Kuhlendahl, H.: Die Erkrankungen der Wirbelsäule. Enke, Stuttgart 1953

Lindseth, R. E., Glancy, J.: Polypropylene lower extremity braces for paraplegia due to myelomeningocele. J. Bone Jt. Surg. 56A:3 (1974) 556–563

Lob, A.: Die Wirbelsäulenverletzungen und ihre Ausheilung. Thieme, Stuttgart 1957

Long, I. A.: Normal Shape – Normal Alignment (NSNA) above-knee prosthesis. Clin. Prosthetics & Orthotics 9:4 (1985) 9–14

Lorenz, A.: Die sogenannte angeborene Hüftverrenkung – Ihre Pathologie und Therapie. Enke, Stuttgart 1920

Lübbe, C.: Die sogenannte Säuglingsskoliose in neuer Sicht. Z. Orthop. 100 (1965) 234

Lübbe, C.: Die Säuglingsskoliose, ein heilbarer und vermeidbarer Lageschaden. Lehmann, München 1971

Lynn, A. S.: Neurophysiologische Aspekte bei der Versorgung eines spastischen Spitzfußes (bei zerebralen Bewegungsstörungen). Orthop. Praxis 9 (1986) 708–713

McAfee, P. C., Yuan, H. A., Frederickson, B. E., Lubicky, J. P.: The value of Computed Tomography in Thorakolumbar Fractures. J. Bone It. Surg. 65 A (1983) 461–472

McCollough, N. C., III, Fryer, C. M., Glancy, J.: A new approach to patient analysis for orthotic prescription, Part 1: The lower extremity. Artif. Limbs 14:2 (1970) 68–80

MacLean, I. C., Kamenetz, H. L.: Orthotic eponyms, pp. 695–728 in: Orthotics Etcetera, Vol. 9 of Physical Medicine Library, Elizabeth Licht, Publisher, New Haven 1966

Macnab, J.: Backache. Williams & Wilkins, Baltimore 1977

Malick, M. H.: Manual on static handsplinting, Harmanville Rehabilitation Centre, Pittsburgh 1976

Marneffe, R., Duchesne, L., Blaimont, P., Bonte, J., Collet, J.: Acta orthop. belg. 31 (1965) 104

Maronna, U.: Therapie der Hüftluxation mit der Luxationsorthese nach *Fettweis*. Med. Orthop. Techn. 108 (1988) 68–70

Marquardt, E.: Muskelsteuerung von pneumatischen Unter- und Oberarmprothesen. Arch. orthop. Unfallchir. 49 (1957) 419

Marquardt, E.: Pers. Mitteilung, 1979

Marquardt, E.: The multiple limb – deficient child, in: Atlas of limb prosthetics. Mosby, St. Louis 1981

Marquardt, E., Lindemann, K.: Erfahrungen in der Konstruktion und Anwendung pneumatischer Lähmungsapparate. Arch. orthop. Unfallchir. 53 (1962) 508

Marquardt, E., Martini, A. K.: Orthesen und funktionsverbessernde Operationen für Kinder mit Gliedmaßenfehlbildungen der unteren Extremitäten. Z. Therapie-Woche 29 (1979) 3132

Marquardt, W.: Die theoretischen Grundlagen der Orthopädie-Schuhmacherei. Maurersche Buchdruckerei, Geislingen 1951

Marquardt, W.: Zur Einlagenversorgung der Metatarsalgie. Z. Orthop. 8i (1952) 342

Martin, R.: Lehrbuch der Antrhopologie, 2. Aufl. Jena 1928, 3. Aufl. Stuttgart 1959

Matthiaß, H. H.: Haltungsschäden und Fehler der Rückenform bei Schulkindern. Grundlagen und

Untersuchungsmethodik. Körperbau und Reifung als dispositionelle Faktoren. Habilitationsschrift, Münster 1961

Matthiaß, H. H.: Reifung, Wachstum und Wachstumsstörungen des Haltungs- und Bewegungsapparates im Jugendalter. Karger, Basel 1966

Matthiaß, H. H., Lucas, H., Benkelberg, B.: Erste Erfahrungen mit der Derotationsorthese nach Chêneau. Med. Orthop. Techn. 99 (1979) 64

Matthiaß, H. H., Theyson, H.: Meßmethoden zur Erfassung von Form und Funktion des Fußes, in G. Imhäuser: Der Fuß. Praktische Orthopädie, Bd. 9. Vordruck-Verlag, 1979

Matzdorff, I. I.: Das äußere Winkelprofil der Brustwirbelsäule des Menschen in rassen-, geschlechts- und altersspezifischer Differenzierung. Die Wirbelsäule in Forschung und Praxis, Bd. 70. Hippokrates, Stuttgart 1976

Mau, H.:Wesen und Bedeutung der enchondralen Dysostosen. Thieme, Stuttgart 1958

Mau, H.: Ist die sogenannte Säuglingsskoliose behandlungsbedürftig? Dtsch. Med. Wschr. 93 (1968) 2051

Mauritz, K. H.: Funktionelle elektrische Stimulation (FES): Eine Methode zur Wiederherstellung motorischer Funktionen bei zentralen Lähmungen. Orthopädie-Technik Heft 3 (1988) 123–128

Mehta, M. H.: The rib-vertebral angle in the early diagnosis between resolving and progressive infantile Skoliosis. J. Bone Jt. Surg. 54 (1972) 230

Mehta, M. H.: Radiographic estimation of vertebral rotation in scoliosis. J. Bone Jt. Surg. 55 B (1973) 513

Menschik, A.: Mechanik des Kniegelenkes, 1. Teil. Z. Orthop. 112 (1974) 112

Menschik, A.: Mechanik des Kniegelenkes, 2. Teil: Schlußrotation. Z. Orthop. 113 (1975) 388

Mentzel, R.: Ursache und Verhinderung des Trendlenburg'schen Phänomens beim Oberschenkelamputierten. Med. Technik 5 (1951) 143

Meyer, H. v.: Das aufrechte Gehen und Stehen. Arch. Anat. Physiol. (1853) 9–44; 365

Micheli, L.: The use of the modified Boston Brace System (B.O.B.) for backpain: Clinical indications. AOPA Orthotics and Prosthetics 39:3 (1985) 41–46

Mikulicz, H.: Über die individuellen Formdifferenzen am Femur und an der Tibia mit Berücksichtigung der Statik des Kniegelenkes. Arch. Anat. Entwickl.-Gesch. (1878) 351

Miller: Zit. Fischer. O. T. 29 (1978) 109

Mittelmeier, H.: Beitrag zur funktionellen Therapie und Spontanreposition der angeborenen Luxationshüfte mit Spreizhöschen und Pavlik-Bandage. Arch. orthop. Unfallchir. 52 (1961) 465

Mittelmeier, H.: Behandlung der Hüftdysplasie mit der „Aktiv"-Spreizhose und neueren Modifikationen. Med. Orthop. Techn. 108 (1988) 42–46

Moe, J. H.: Treatment of adolescent kyphosis by nonoperative and operative methods. Manitoba Med. Rev. 45 (1965) 481

Moe, J. H., Winter, R., Bradford, D. S, Lonstein, J. E.: Skoliosis and other spinal Deformities. Saunders, Philadelphia 1978

Mollier, G.: Plastische Anatomie. Bergmann, München 1924

Mommsen, Fr., Büchert, K.: Künstliche Glieder. Enke, Stuttgart 1932

Morris, J. M., Lucas, D. B., Bresler, B.: Role of the trunk in stability of the spin. J. Bone Jt. Surg. 43 A (1961) 327

Morscher, E., Müller, W.: Operative Korrektur fixierter Kyphosen. Orthopädie 2 (1973) 193

Morton, D. J.: Foot in stance. Columbia Univ. Press (1935)

Münchinger, R.: Die auf die Wirbelsäule wirkenden Kräfte. In: Die Funktionsstörungen der Wirbelsäule, hrsg. von W. Belart. Hubert, Bern 1964

Motloch, W.: A New Item for the Spina bifida Program. ICIP IX (1970)

Motloch, W.: The Parapodium. An orthotic device for neuromuskular disorders. Artif. Limbs 15 (1971) 36

Müller, E. A., Hettinger, Th.: Arbeitsphysiologische Untersuchungen verschiedener Oberschenkelkunstbeine. Z. Orthop. 81 (1952) 525

Murray, M. P., Drought, A. B., Kory, R. C.: Walking Patterns of Normal Men. J. Bone Jt. Surg. 46 A (1964) 335

Nachemson, A.: Measurement of intradiscarl pressure. Acta orthop. scand. 28 (1959) 269

Nachemson, A.: Low Back Pain – its etiology and treatment. Clin. Med. 78 (1971) 18

Nachemson, A., Elfström, G.: Intravital dynamic pressure measurement in lumbar discs. Scand. J. Rehabil. Med., Suppl. 1, 1970

Nagl, H.: Elektrische Stimulatoren als Gehilfe für Querschnittsgelähmte. Der Sozialreport 5, Heft 4 (1986) 16

Nash, C. L., Moe, J. H.: A study of vertebral rotation. J. Bone Jt. Surg. 51 A (1969) 223

Neugebauer, H.: Cobb oder Ferguson: Eine Analyse der beiden gebräuchlichen Röntgenmeßmethoden von Skoliosen. Z. Orthop. 110 (1972) 342

Neugebauer, H.: Diskussionsbemerkung bei der Sitzung des Arbeitskreises Skoliose anläßlich der 64. Tagung der DGOT in Würzburg 1977

Nicholas, J. A.: The fife-in one reconstruction for anteromedial instability of the knee. J. Bone Jt. Surg. 55 A (1973) 899

Nietert, M.: Untersuchungen zur Kinematik des menschlichen Kniegelenks im Hinblick auf ihre Approximation in der Prothetik. Dissertation, TU Berlin 1975

Parow: Zit. Becker, K. Z. Orthop. 89 (1958) 464

Parsch, K., Dippe, K.: Die operative und apparative Behandlung von Patienten mit Myelomeningocele unter besonderer Berücksichtigung der Hüftprobleme. Helv. paediat. Acta 33 (1978) 195–203

Parsch, K. D., Schülitz, K. P.: Das Spina-bifida-Kind. Thieme, Stuttgart 1972

Pauwels, F.: Die Bedeutung der Bauprinzipien der unteren Extremität für die Beanspruchung des Beinskeletts. Z. Anat. Entwickl. Gesch. 114 (1950) 525

Pauwels, F.: Gesammelte Abhandlungen zur Biomechanik des Bewegungsapparates. Springer, Berlin, Heidelberg, New York 1965

Pauwels, F.: Atlas zur Biomechanik der gesunden und kranken Hüfte. Springer, Berlin, Heidelberg, New York 1973

Pavlik, A.: Die funktionelle Behandlungsmethode mittels Riemenzügel als Prinzip der konservativen Hüftgelenksverrenkung der Säuglinge. Z. Orthop. 89 (1958) 341

Petersen, D., John, H.: Die Orthesen für den Rumpf, 2. Aufl. Thieme, Stuttgart 1984

Phelps, A. M.: The Aluminium Corset. Tr. Am. Orth. A (1894) 231

Pick, Ch. F., Chicote-Campos, F.: Der angeborene Plattfuß mit Talus verticalis. Enke, Stuttgart 1979

Platzer, W.: Taschenatlas der Anatomie, Band 1, S. 185. Thieme, Stuttgart 1979

Plaue, R.: Die Mechanik des Wirbelkompressionsbruchs. Zentralbl. Chir. 98/21 (1973) 761

Poets, R.: Die orthopädietechnische Versorgung von querschnittsgelähmten Kindern. OT 25 (1974) 168

Poets, R., Eggert, H.: Das Paraplegikum. OT 29 (1978) 85

Pravaz, C.: Traité théorique et opératoire des luxations congénitales du fémur. Lyon, Paris 1847

Rabl, C. H. R.: Orthopädie des Fußes, 4. Aufl. Enke, Stuttgart 1963

Radcliffe, C. W.: Functional Considerations in the Fitting of Above-Knee Protheses. Artificial Limbs 2 (1955) 35

Radcliffe, C. W.: Biomechanics of Below-Knee Prostheses. Artificial Limbs 6 (1962) 16

Radcliffe, C. W., Foort, J.: The Patellar-Tendon-Bearing Below-Knee Prosthesis. Univ. of California Press, Berkeley, Calif. 1961

Rall und Green: Zit. Hauberg, G. und John, H.

Raney, F. L.: The Royalite Flexion Jacket Workshop on Spinal Orthotics. UCSD, 1969

Rasch, P. H., Burke, R.: Kinsiology and Applied Anatomy. Lea & Febinger, Philadelphia 1971

Rathke, F. W.: Die juvenilen Rückgratverkrümmungen. Thieme, Stuttgart 1961

Rathke, F. W.: Pathogenese und Therapie der juvenilen Kyphose. Z. Orthop. 102 (1966) 16

Rathke, F. W.: Therapie der juvenilen Wachstumsstörungen. Die Wirbelsäule in Forschung und Praxis 89 (1980)

Redford, J. B.: Orthotics etcetera. Williams & Wilkins, Baltimore 1980

Reiter, R.: Erfahrungen mit dem Riemenzügel nach Pavlik. Z. Orthop. 98 (1964) 447

Remus, W.: Das Gespräch mit den Eltern des hüftkranken Kindes. Med. Orthop. Techn. 108 (1988) 70–72

Renesse, H. v.: Eine „Glutaeusbandage". Arch. Orthop., Bd. 23 (1925) 749

Renesse, H. v.: Eine „Quadrizepsbandage". Arch. Orthop., Bd. 24 (1927) 255

Rettig, H.: Wirbelsäulenfibel. Thieme, Stuttgart 1967

Rihs, E.: Zur morphologischen und funktionellen Untersuchung des belasteten Fußes. Orthop.-Techn. (1972) 15

Rippstein, J.: Le méta-suprométre et le calcanéo-suprométre. In Scholder, P.: Der Vorfuß. Huber, Bern 1970

Risser, J. C.: The iliac apophysis: an invaluable sign in the management of Skoliosis. Clin. Orthop. 11 (1957) 111

Risser, J. C.: Zit. Zacher, D. Med. Orthop. Techn. 94 (1974) 27

Risser, J. C., Ferguson, A. B.: Scoliosis: Its prognosis. J. Bone Jt. Surg. 18A (1936) 667

Rizzi, M. A.: Die menschliche Haltung. Die Wirbelsäule in Forschung und Praxis, Bd. 85. Hippokrates, Stuttgart 1979

Rohen, J. W.: Funktionelle Anatomie des Menschen. Schattauer, Stuttgart 1977

Rose, G.: Low energy walking devices for independent ambulation. „Swivel Walker" and „Hip Guidance Orthosis": Principles and development. Workshop COMAC / BME, Oswestry, GB, Nov. 1984

Ruhtig, H.: Behandlung der Skoliose durch Beeinflussung der Torsion. Med. Technik 75 (1955) 142

Sabolich, J.: Contoured Adducted Trochanteric-Controlled Alignment Method (CAT-CAM): Introduction and basic prinziples. Clin. Prosthetics & Orthotics 9:4 (1985) 15–25

Salter, R. B.: Avascular nekrosis of the femoralhead as a complication of treatment for congenital dislocation of the hip in young children. Canad. J. Surg. 12 (1969) 44

Sarmiento, A., Latta, L. L.: Nichtoperative funktionelle Frakturbehandlung. Springer, Berlin 1984

Saunders, J. B., Inman, V. T., Eberhart, H. D.: The Major Determinants in Normal and Pathological Gait. J. Bone Jt. Surg. 35A (1953) 543–558

Schanz, A.: Zur Mechanik der Skoliose. Verh. DOG 14 (1905) 48

Schanz, A.: Die Lehre von den statischen Insuffizienzerkrankungen mit besonderer Berücksichtigung der Insufficientia vertebrae. Enke, Stuttgart 1921

Schanz, A.: Handbuch der orthopädischen Technik, 2. Aufl. Fischer, Jena 1923

Schanz, A.: Der Bauch als Hifstrageorgan der Wirbelsäule zur Prophylaxe der Insufficientia vertebrae. Arch. orthop. Unfallchir. 29 (1931) 245

Schede, F.: Zur Mechanik des künstlichen Kniegelenks. Ein aktives Kunstbein. Münch. med. Wschr. 23 (1918) 616

Schede, F.: Theoretische und praktische Beiträge für den Bau von Kunstbeinen. Enke, Stuttgart 1919

Schede, F.: Orthopädische Konstruktionen. Thieme, Stuttgart 1953

Schede, F.: Grundlagen der körperlichen Erziehung. Erche, Stuttgart 1969

Schede, F.: Das Laufrad in der orthop. Chirurgie. Zbl. Chir. 25, 1929

Scherb, R.: Ein Vorschlag zur kinetischen Diagnose in der Orthopädie. Verh. dtsch. orthop. Chir. 21 (1926) 462

Scherb, R.: Über den Ablauf der Gehbewegungen im allgemeinen. Verh. 2. Int. Orthop. Kongr., Bruxelles 1933

Scheuermann, H. W.: Kyphosis dorsalis juvenilis. Ugesk. Laeger 82 (1920) 385

Scheuermann, H. W.: Kyphosis juvenilis dorsalis. Z. orthop. Chir. 61 (1921) 305

Scheuermann, H. W.: Kyphosis juvenilis (Scheuermann's Krankheit). Fortschr. Geb. Röntgenstr. 53 (1936) 1

Schiele-Farber, S.: Grundsätzliches über die Versorgung mit Apparaten. Z. Med. Technik 9 (1951) 174

Schilling, W., Theyson, H., Härle, A.: Die Hüftentlastung durch den Thomas-Splint. Orthop. Praxis, im Druck (1981)

Schlegel, K. F.: Die biologische Bedeutung der jugendlichen Kyphosen. Med. Klin. 48 (1953) 917

Schlegel, K. F.: Über Wert und Wertlosigkeit der Behandlung von Adoleszentenkyphosen. Arch. orthop. Unfall-Chir. 45 (1953) 660

Schmitt, E.: Entlastende Maßnahmen – Rumpforthesen bei der Behandlung degenerativ und statisch verursachter Kreuzschmerzen. Orthop. Praxis 4 (1989) 200–203

Schmitt, E., Ewald, W.: Ergebnisse der Skoliosenbehandlung im Stagnara-Korsett. Med. Orthop. Techn. 99 (1979) 55

Schmitt, O.: Elektrostimulation – Alternative zur Korsettversorgung. Orthop. Praxis 1 (1988) 24–29

Schmorl, G., Junghanns, H.: Die gesunde und die kranke Wirbelsäule in Röntgenbild und Klinik. Thieme, Stuttgart 1968

Schnelle, H. H.: Längen-, Umfangs- und Bewegungsmaße des menschlichen Körpers. J. A. Barth, Leipzip 1955

Schnur, J.: Das Kunstbein. Selbstverlag, Bernburg 1952

Schöllner, D.: Zur operativen Therapie der Scheuermann'schen Erkrankung, in: Die Adoleszentenkyphose, die Wirbelsäule des Alternden. Wirbelsäule in Forschung und Praxis, Bd. 60. Hippokrates, Stuttgart, 1976

Schönbauer, H. R., Polt, E., Grill, F.: Orthopädie. Springer, Wien 1979

Schrader, E.: Über die Auswirkung der Verlagerung des technischen Kniescharniers zur physiologischen Gelenkachse. Z. orthop. Chir. 51 (1929) 451

Schrader, E.: Die Grundsätze der mechanischen Behandlung in der Orthopädie. Verh. Dtsch. Orthop. Ges. 25–26 (1930–1931) 242

Schrader, E.: Allgemeine Grundlagen für den Bau orthopädischer Hilfsmittel. Springer, Berlin 1940

Schrader, G.: Die Theorie im Aufbau der verschiedenen Apparate des Rumpfes. DGO 62 (1935)

Schubjé, H.: Ein neues physiologisches Kniegelenk für Oberschenkelkunstbeine. Med. Technik 21 (1947)

Schubjé, H.: Über die Prinzipien der mechanischen Gliederkunde. Thieme, Leipzig 1948

Schuler, P.: Die Ultraschalluntersuchung der Säuglingshüfte. Med. Orthop. Techn. 108 (1988) 36–42

Smits, J. F.: Lumbale Entlastungs-Orthesen. Orthopädie-Technik Heft 7 (1986) 392–393

Smits, J. F. F.: Persönliche Mitteilungen

Spitzy, H.: Die körperliche Erziehung des Kindes. Springer, Wien 1926

Staffel, E.: Die menschlichen Haltungstypen und ihre Beziehung zu Rückgratsverkrümmungen. Bergmann, Wiesbaden 1889

Stagnara, P.: Prognose kindlicher und jugendlicher Skoliosen. Orthopäde 1 (1973) 215

Stagnara, P., Fouchelt, R.: Morbus Scheuermann. Orthopäde 2 (1973) 162

Stagnara, P., Mollon, G.: Das Lyoner Korsett zur Behandlung von Skoliosen. Med. Orthop. Techn. 96 (1976) 141

Stagnara, P., Mollon, G., Mauroy, I. C.: Reeducation des scolioses. Expansion Scientifique, 1978

Steinbrecher, : Erlanger Hüftorthesenbandage. Med. Orthop. Techn. 2 (1983) 51

Steindler, A.: Diseases and Deformities of the Spine and Thorax. Mosby Co., St. Louis 1929

Steindler, A.: Mechanics of Normal and Pathological Locomotion in Man. Thomas, Baltimore 1935

Steindler, A.: A Historical Review of the Studies and Investigations in Relation to Human Gait. J. Bone Jt. Surg. 35 A (1953) 540–542

Steindler, A.: Kinesiology of the humane body. Thomas, Springfield, Ill., 1955

Steindler, A.: Kinesiology. C. C. Thomas, Springfield, Ill., 1970

Stills, M.: Clinical experience with the solid Ankle Orthosis. Orthotics and Prosthetics 30:3 (1976) 13–16

Storck, H.: Über die Kräfte in der Orthopädie. Enke, Stuttgart 1943

Storck, H.: Die Anwendung der Statik auf den menschlichen Bewegungsapparat. Z. Orthop., Beilage 81 (1951)

Stotz, S.: Elektromyintegratorische Untersuchungen bei der infantilen Zerebralparese. Verl. DOG. 54. Kongreß. Z. Orthop. 104 (1968) 114

Stracker, O.: Zur Behandlung der Kyphosis adolescentium. Z. Orthop. 77 (1948) 368

Strasser, H.: Muskel- und Gelenkmechanik, Bd. 4. Springer, Berlin 1908/1917

Stumpf, F.: Moderne Innenschuhversorgung. Orthopäde 8, Heft 4 (1979) 336–343

Stumpf, F.: Der Zweischalenunterschenkel-Innenschuh für spastische Lähmungen. Z. Orthopädie-Schuhtechnik Heft 1 (1980) 20–33

Stumpf, F.: Die Innenschuhversorgung beim Spastiker mit Problemlösungen. Z. Orthopädie-Schuhtechnik Heft 5 (1980) 209–216
Stumpf, F.: Die Versorgung spastischer Lähmungen aus handwerklicher Sicht. Z. Orthopädie-Schuhtechnik Heft 11 (1981) 531–540
Stumpf, F.: Innenschuhversorgung für Patienten mit infantiler Zerebralparese. Orthop. Praxis 9 (1986) 715–722
Stumpf, F.: Innenschuhversorgung für Patienten mit infantiler Zerebralparese. Z. Orthopädie-Schuhtechnik Heft 2 (1987) 57–61
Syndicus, G., Vollmer, H. W., Matthiaß, H. H.: Neuere Behandlungsergebnisse mit der *Chêneau*-Orthese im Vergleich zu den Ergebnissen mit der Milwaukee-Orthese. Med. Orthop. Techn. 5 (1988) 178–181

Taillard, W.: Die Klinik der Haltungsanomalien, in Belart: Die Funktionsstörungen der Wirbelsäule. Huber, Bern 1964
Tank, W.: Form und Funktion. VEB Verlag der Kunst, Dresden 1957
Tanner, J. M.: Wachstum und Reifung des Menschen. Thieme, Stuttgart 1962
Thom, H.: Die infantile Zerebralparese. Thieme, Stuttgart 1982
Thomas, H. O.: Contributions to Surgery and Medicine. H. K. Lewis, London 1883, 1885, 1887, 1890
Thomasen, E.: Der angeborene Klumpfuß. Acta orthop. scand. 12 (1941) 33
Thomsen, W.: Studien zur Erforschung der dynamischen Kräfte beim Gang des Normalen und des Amputierten. Z. Orthop. 82 (1952) 310–323
Thomsen, W.: Was bedeuten die Begriffe Torsion, Detorsion und Verwringung? Schuhmarkt 7, 1956
Thomsen, W.: Schreibende Füße. K. F. Haug, Heidelberg 1970
Tillmann, K.: Der rheumatische Fuß und seine Behandlung. Enke, Stuttgart 1977
Tittel, K.: Beschreibende und funktionelle Anatomie des Menschen. Fischer, Stuttgart 1976
Tönnis, D.: Hüftluxation und Hüftkopfnekrose. Enke, Stuttgart 1978
Tönnis, D.: Untersuchung der Säuglingshüfte und Indikation zu Behandlungsmaßnahmen. Med. Orthop. Techn. 108 (1988) 32–35
Tönnis, D., Legal, H.: Die angeborene Hüftdysplasie und Hüftluxation im Kindes- und Erwachsenenalter. Springer, Berlin 1984
Tomaszewska, J.: Cirurgia Narzadow Ruchu i Orthopedia. Polska XXVII (1962) 35
Torklus, D. v.: Flektionskorsett-Behandlung bei degenerativer Spondylolisthese. Orthop. Praxis 12 (1985) 973–976
Trillat, A., Rannaud, J. J.: Traitment du laxités ligamentaires du genou. Rev. Chir. orthop. 45 (1959) 99

Uhlig, R.: Theorie und Praxis – Lehrbuch der technischen Orthopädie. Manuskript-Vervielfält. Oberlinhaus, Potsdam-Babelsberg 1954
Uhlig, R.: Der technische Orthopäde. H. 5/1959 (Arbeitsstudie vom 21. 3. 1959). Z. Orthop. Traum., Berlin
Uhlig, R.: Denkschrift über die Ausbildung und Qualifizierung zum Orthopädie-Ingenieur, Exposé 1962. Bundesfachschule Frankfurt/M.
Uhlig, R.: Ein neuer Prothesentyp für Amputation am Unterschenkel (in Zus.arbeit mit Ing. J. Prahl). Bundesfachschule Frankfurt/M. 1962
Uhlig, R.: Gliedmaßen-Fehlbildungen der oberen Extremitäten (in Zus.arbeit mit Prof. Dr. E. Marquardt). Bundesfachschule Frankfurt/M. 1963
Uhlig, R.: Gliedmaßenfehlbildungen der unteren Extremitäten (in Zus.arbeit mit Prof. Dr. W. Blauth). Bundesfachschule Frankfurt/M. 1963
Uhlig, R.: Kritische Betrachtungen zur Kunststoffanwendung. H. 4/1963. Verlag Orthopädie-Technik, Wiesbaden
Uhlig, R.: Generalidades sobre Extática y Dinámica. H. 1/1. Quartal 1963. Verlag La tecnica ortopedica, Madrid
Uhlig, R.: Lo esenciap sobre la indicacion de corses. H. 1/1. Quartal 1963. Verlag La tecnica Ortopedica, Madrid
Uhlig, R.: Lo esencial para la aplicacion de aparates para les extremidades inferiores. H. 3/3. Quartal 1963. Verlag La tecnica Ortopedica, Madrid
Uhlig, R.: Les malformations vongénitales Role des Appareilleurs orthopedistes. Nr. 111/1964. Verlag Readaptation, Paris
Uhlig, R.: Insuficiencias de la pared abdominal, H. 3/3. Quartal 1964. Verlag La tecnica ortopedica, Madrid
Uhlig, R.: Tratamiento de las malformaciones dismelicas, H. 3/3. Quartal 1964. Verlag La tecnica ortopedica, Madrid
Uhlig, R.: Ortholen – ein Material der technischen Orthopädie, H. 4/5 (1965) (engl. Ausgabe), Prosthetics International Kopenhagen
Uhlig, R.: Das Orthopädie-Handwerk – Berater und Helfer der Eltern, H. 7/1965. Verlag Das behinderte Kind, Bad Godesberg
Uhlig, R.: Grundlagen für den Bau von Rumpforthesen. Bundesfachschule für Orthopädie-Technik, Frankfurt/M. 1966
Uhlig, R.: Einige technische Probleme in der Verbindung Apparat und Schuh. H. 2/1970, Verlag Orthopädie-Technik, Wiesbaden, und H. 2/1970, Orthop. Schuhm.Mstr. Verlag Maurer, Geislingen/Steige
Uhlig, R.: Modell- und Aufbautechnik für Beinapparate mittels des „Konstruktiven Orthesenbaues", H. 9/1970. Verlag Orthopädie-Technik, Essen
Uhlig, R.: Ziele und Erkenntnisse handwerklicher Grundlagenforschung an der Bundesfachschule, H. 12/1970. Verlag Orthopädie-Technik, Essen
Uhlig, R.: Constructive Lay-up Technique for Lower-Limb Orthoses, H. 12/1972. Verlag Orthotics and Prosthetics, Washington

Uhlig, R.: Orthopädiemechaniker – Bandagist (Blätter zur Berufskunde, Bd. 1). Bertelsmann Verlag KG, Bielefeld 1973
Uhlig, R.: Lehrscript-Sammlung in Einzel-Lerninhalten. (Vervielfältigung: Bundesfachschule Frankfurt/M., 1973)
Uhlig, R.: TEP (THR) – Orthesen-Bandagen nach D. Hohmann und R. Uhlig. Vortrag Kongreß Orthopädie-Technik, Düsseldorf 1976
Uhlig, R.: Individuelle Versorgungen im Bereich der Technischen Orthopädie. Vortrag DGOT-Kongreß, Erlangen 1986 (Manuskriptvervielfältigung)
Uhlig, R.: Technische Orthopädie heute und morgen. Z. Orthop. 125 (1987) 610–614
Untereiner, J.: Der Normalfuß ist ein Knickfuß. Verh. DOG 49 (1961) 388

Vainio, K.: The Rheumatoid Foot. A clinical study with pathological and roentgenological comments. Ann. chir. gymaec. Fenn 45. Supp. I (1956)
Verth, M. zur: Kunstglieder und orthopädische Hilfsmittel. Springer, Berlin 1948
Vizkelety, T., Szöke, G.: Erfahrungen mit der Pavlik-Bandage. Orthop. Praxis 6 (1989) 365–367
Volkert, R.: Der P.T.F.-Ringschaft für hüftentlastende Orthesen. Med. Orthop. Techn. Heft 1 (1976) 10–11
Volkert, R.: Der P.T.F.-Ringschaft und die M.H.E.-Orthese als neues orthopädie-technisches System zur Hüftgelenksentlastung. Med. Orthop. Techn. Heft 3 (1977) 74–76
Volkert, R.: Therapieunterstützende Maßnahmen aus dem Bereich der Technischen Orthopädie. Z. Krankengymnastik 30 (1978) 285–290
Volkert, R.: Die M.H.E.-Orthese als technisches System zur Hüftgelenksentlastung. Z. Orthop. Praxis Heft 3 (1980) 187–190
Volkert, R.: Individuelle orthopädie-technische Versorgungen bei Kindern mit infantilen Cerebralparesen. Krankengymnastik 32 (1980) 389–394, 33 (1981) 6–11
Volkert, R.: Spastische Lähmungen und ihre orthopädie-technische Individualversorgung. Physiotherapeut 21 (1985) 2–4
Volkert, R.: Die orthopädie-technische Versorgung bei Kindern mit infantiler Cerebralparese (ICP). Orthopädie-Technik Heft 2 (1988) 71–73
Volkert, R.: Individuelle Versorgungen bei zerebralen Bewegungsstörungen. Orthopädie-Technik Heft 12 (1988) 736–739
Volkert, R.: Methoden und Ergebnisse der Behandlung mit der M.H.E.-Orthese. Orthopädie-Technik Heft 4 (1989) 189–193
Volkert, R., Menke, W.: Die orthopädie-technische Individualversorgung bei Kindern mit infantilen Cerebralparesen. Orthopädische Praxis, Sonderausgabe zur 33. Jahrestagung der VSO (1985) 4
Volkert, R., Steeger, D.: Spezielle orthopädie-technische Hilfsmittel bei Kindern mit infantilen Cerebralparesen. Z. Orthop. 120 (1982) 604–605

Volkmann, v.: Aufrichtungs- und Behandlungserfolge des kindlichen Knickfußes mit der Winkelhebel-Flügeleinlage. Verh. DOG 86 (1955) 336
Vossius, G.: Grundlagen der funktionellen Stimulation. Z. Orthop. 125 (1987) 605–609

Wagenhäuser, F. H.: Das Problem der Haltung. Orthopäde 2 (1973) 128
Washburn, S. L.: The Analysis of Primate Evolution with particular Referance to the Origin of Man. Cold Spring Harbor Symposion XV (1951)
Watts, H. G., Hall, J. E., Stanish, W.: The Boston Brace System for the treatment of low thoracic and lumbar scoliosis by the use of a girdle without superstructure. Clin. Orthop. 126 (1977) 87–92
Weber, W., Weber, E. F.: Mechanik der menschlichen Gehwerkzeuge. Dietrich, Göttingen 1836
Weil, S.: Das Hinken. Z. Orthop. 60 (1933) 291–310
Weil, S., Weil, U. H.: Mechanik des Gehens. Thieme, Stuttgart 1966
Weiss, M.: The Results of the electromyographic Tests carried out on Patients after Amputation. Prost. Intern. Copenh. 1960
Weseloh, G.: Orthopädische Erkrankungen, in Lang, E. (Hrsg.): Geriatrie, Grundlagen für die Praxis. Fischer, Stuttgart 1976
Weseloh, G., Legal, H., Schorr, H., Probst, K. J.: Zur Häufigkeit von Hüftkopfnekrosen bei der Behandlung der sog. angeborenen Hüftgelenksluxation nach Hoffmann-Daimler. Z. Orthop. 116 (1978) 877
White, A., Panjabi, M.: Clinical biomechanics of the spine. Lippincott, Philadelphia 1978
Wiberg, G.: Roentgenographic and anatomic studies on the femorpatella joint. Acta orthop. scand. 12 (1941) 319
Wildberger, J.: Praktische Erfahrungen auf dem Gebiete der Orthopädie. Leipzig 1863
Wilhelm, W.: Orthopädische Versorgung des Rumpfes durch vorgefertigte Orthesen und maßkonfektionierte Mieder (Camp). Orthop. Praxis 9 (1980) 759–767
Williams, P. C.: Lesions of the lumbosacral spine-lordosis brace. J. Bone Jt. Surg. 19 (1937) 702
Williams, M., Lissner, H. R.: Biomechanics of human motion. Saunders, Philadelphia 1962
Winter, R. B.: Congenital deformities of the Spine. Thieme-Stratton, New York 1983
Winter, R. B., Carlson, J. M.: Modern Orthotics for spinal Deformities. Clin. Orthop. 126 (1977) 74
Wooldridge, C.: Spina Bifida Orthotics Program. In: Bracing of children with paraplegia resulting from spina bifida and cerebral palsy, Report of a Workshop, Oct. 2–4, 1969. Committee on Prosthetics Research and Development. National Academy of Sciences 1970
Württemberger, K.: Behandlung der Skoliose durch ein neues Korrekturkorsett. Med. Technik 75 (1955) 139

Württemberger, K.: Eine Neukonstruktion zur Behandlung von Skoliosen. Orthop. Techn. 8 (1955) 193

Wullstein, L.: Die Skoliose in ihrer Behandlung und Entstehung. Enke, Stuttgart 1902

Zacher, D.: Beitrag zur konservativen Behandlung der Skoliose – kontra Gipsbett. Med. Orthop. Techn. 94 (1974) 27

Zielke, K.: Zit. *Zacher, D.* Med. Orthop. Techn. 94 (1974) 27

Zrubecky, G., Gassler, R.: Die Rehabilitation traumatischer Querschnittslähmungen. Z. Orthop. 109 (1971) 709

Zwipp, H., Tscherne, H., Hoffmann, R., Wippermann, B.: Therapie der frischen fibularen Bandruptur. Orthopädie 15 (1986) 446–453

Sachregister

A

Abdominale Kompression 380, 382, 385
Abduktionskontrakturen an der Schulter 542
Abrollachse, Rückverlagerung 116
– Vorverlagerung 116
Abrollkante 710
Abrollphasen 223
Abrollpol 224
Absatzhöhen 709
Abstützflächen im Sitzringbereich 252
Achse des oberen Sprunggelenks 98
Achse Hüftgelenk 86
Achse Kniegelenk 94
Achsenverkürzungen 219
ADA-Knöchelorthese 653
Adimed-Schuh nach Spring 653
Adoleszentenkyphosen 366
Allgöwer, Unterschenkelorthese 227
Amphiarthrosen 599
AM-PRO-Knieorthese 652
Anamnese 623
Anatomie und Funktion 70, 281, 469, 689
– Arm-Hand-Skelett 462, 472
– Bein-Skelett 71
– Wirbelsäule 281, 286
Angeborene Fehlbildungen 345
Angeborene Hirnschädigungen 203
Angeborene Querschnittslähmungen, Aspekte der Biomechanik 193
– reziproke Orthesenversorgung 198
– Schul- und Rehabilitationsphase 192
– Versorgungsmöglichkeiten 189
– Vorschulphase 190
Ankylose der Hüfte 229
Anprobe- und Formset, Sitzringbereich 134

Antetorsions(AT)-Winkel 77
Anthropometrische Meßdaten 338
Anti-Trendelenburg-Fassung 582
Antiulnardeviationsorthese mit Beugebandage 547
– nach DAHO-Mannerfelt 547
Apoplektischer Insult 213
Arbeitsformen 23
Arm-Führungsorthese mit Schulterfixierung 545
Arm-Schulter-Fixationsorthese 544
Arm-Schulter-Funktionsbandagen 518
Armabduktionsorthese 521, 538
Armorthesen, dynamisch 465
– funktionelle Differenzierung 465
– grundsätzliche Entwicklungen 480
– mit und ohne Bewegungssteuerung 513
– statisch 465
Armstütze am Korsett 310
Armtragetuch nach Langensteinbach 513
Armvorhaltetest nach Matthiaß 288
Arthritiden, septische 257
Arthrodese (OSG) 226
Arthrogrypose 60
Arthropathie, neurogene 67
Arthrosis deformans 552
Arthroskopie 625
Asymmetrien des Brustkorbs 616
Asymmetrien im Wirbelsäulen- und Brustkorbbereich 616
Ataxie 205
Athetose 204
Ätiologie 60, 277, 467, 687
Atmung, Einfluß auf die Körperhaltung 401
Aufbaulinien 135f., 314, 505
Aufbauzeichnung 138f., 505

Axonotmesis 520

B

Bänderapparat s. Schellenapparat 56
Bakterielle Spondylitiden 393
Ballenabrollung 710
Ballen-Bodenkontakt 222
Ballenhohlfuß 688, 731
Bandscheibe 288
Bauchbruch 353
Bauchliegebrett 618
Bauchmuskelinsuffizienz 355
Bauch- und Brusthöhle, hydrostatischer Innendruck 285
– pneumatischer Innendruck 285
Bauch- und Symphysenanlage 308
Bauelemente 492
Bechterew 346
Becken 72
– männliches 72
– Neigungswinkel 284, 296
– Ringfassung 308
– weibliches 72
Beckenabstützung 168
Beckenaufrichtung, Hüft- und Bauchmuskeln 373
– Kräfte 373
Beckenbandage nach H. Habermann 604
Beckenbereich, Formschluß 308
Beckenelemente 307
Beckenfassung der Erlanger Orthesen-Bandage 581
Beckengurt, elastischer 170
Beckenkorb 170, 449
Beckenkreuzgurtspange nach G. Hohmann und A. Habermann 599
Beckenmodule 340, 439
Becken-Orthesen 559, 603, 605f.
Beckenringfassung 170
Becken-Rumpf-Module 363
Beckenspange 361

Beckenteil, Merkpunkte 307
Becken-Teilresektion 587
Beevor-Zeichen 288
Begriffsbestimmungen, Armorthesen 462
– Bettungs-Einlagen 687
– Entlastungs-Orthesen, Bein 55
– Kopie-Einlagen 686
– Korrektur-Einlagen 686
– Lähmungs-Orthesen, Bein 55
– Lähmungs-Orthesen, Knie 620, 638
– Leibbinden 270
– Mieder 271
– Orthesen-Bandagen 567
– Rumpf-Orthesen 273
– Segment-Orthesen 567
Begriffserläuterungen zu den Orthesen 42
Beinlängenausgleich 709
Beinlängendifferenz 66
Beinlängenmessung, funktionelle 136
Beinmuskelausfall, subtotaler 168
– totaler 168
Beinorthesen, Anprobe 139
– aktive 59
– Aufbaukontrolle 140
– bewegungsbeeinflussende 51
– Einschienensystem 196
– entlastende 51
– funktionelle Differenzierung 59
– funktionsunterstützende 49
– Fuß-Unterschenkel-Orthese 160
– grundsätzliche Einwirkungen 115
– kniefassende 160
– knieübergreifende 211, 243
– knieübergreifender Schellenapparat 163
– knieübergreifender Teilhülsenapparat 166
– knie- und hüftübergreifende 252, 259, 261
– mit Becken-Korb 259
– mit Becken-Ringfassung 259
– mit PTF-Ringschaft 252
– mit Sitzringschaft 252
– mit Tuberfassung 243
– passive 59
– teilaktive 59
Beinskelett 71
Beinverkürzung, horizontale 160
– trophisch bedingte 220
– vertikale 160

Belastungsdruck 113
Belastungsinstabilität, vertikale 168
Belastungssteuerung 567
Belastungszonen 439, 446, 449, 451
Belastungszonen am Körper 490
– Fußbereich 698, 700, 702
– Hüft-/Beckenbereich 581, 604
– obere Extremität 489, 527, 544f.
– Rumpf-/Beckenbereich 307, 415, 425, 429, 437, 439, 445, 450
– untere Extremität 221, 232, 234, 236f., 252ff.
Beschäftigungstherapie 177
Bettungs-Einlagen 731
– Begriffsbestimmung 687
Bettungsorthese (TLSO-Typ) nach G. Hohmann und Schrader 414
Beugekontraktur der Finger 509
– Knie 163
Be- und Entlastungszonen, Rippen- und Wirbelkörperbereich 429
Beweglicher Brustringbügel 410
Bewegungsausmaße 24
– Becken 296, 601
– Ellenbogengelenk 471
– Fingergelenke 472
– Fußgelenke 95
– Handgelenk 471
– Hüftgelenk 86
– Kniegelenk 94
– Kopf 291, 312
– Schulter 470
– Unterarm 471
– Wirbelsäule 291f.
Bewegungsmessungen 37
Bewegungsprüfung 37
– Arm 491, 499
– Becken 296
– Fuß 102
– Hüftgelenk 101
– Kniegelenk 101, 624
– Kopf 291, 312
– Wirbelsäule 291
Bewegungsrichtung 100
Bewegungssegment 289
Bewegungssicherheit 18
Bewegungssteuerung 567
Bezugslinie technischer Maßnahmen 35
Biomechanik, angewandte 15

– Arm 479, 493
– Armorthesen 479
– Bein 112, 114
– Beinorthesen 48
– funktionelle Fußhilfen 697
– Fuß 497, 702, 708
– instabile Körpersegmente 567
– Rumpforthesen 300
– Wirbelsäule 300, 304
Biomechanische Aufgaben 18f.
– Derotation, Wirbelsäule 303
– Distraktion, Wirbelsäule 302, 306
– Entlastung, Arm 480, 483
– – Bein 115
– – Fuß 221, 227
– Extension, Arm-Hand-Finger 509f., 523, 530
– – Bein 254, 259
– – Wirbelsäule 302, 304
– Fixation, Arm 480, 483
– – Bein 115
– – Hüftbereich 588
– – Kniebereich 630
– – Wirbelsäule 302
– Protektion, Kniebereich 630
– Redression, Arm 480, 483, 494, 508, 525
– – Bein 115
– – Fuß 149, 157, 726
– – Kniebereich 630
– – Wirbelsäule 302, 304
– Reklination, Wirbelsäule 304
– Retention, Arm 480, 483
– – Bein 115
– – Hüftbereich 596f.
– – Wirbelsäule 302, 609
– Stabilisation, Arm-Finger 480, 483, 533
– – Bein 115, 154
– – Wirbelsäule 302
Biomechanischer Aufbau 8
Biomechanischer Einfluß, Armorthesen 489
– Beinorthesen 116
– Rumpforthesen 307
Biomechanisches Beispiel 118, 312, 493
Blount, Milwaukee-Korsett 432
Bluterknie 62
Blut- und Lymphgefäße 479
Bodensteckgelenk 182
Bösartige Tumore 394
Bostoner Derotationsorthese (TLSO-Typ) 438
Boston-Overlap-Brace 656f.
Bouchard-Arthrose 469, 552
Brustkorb-Pelottenbandage nach G. Hohmann 616

Brustringbügel 310, 410
Brustwirbelsäule, Kräfte 387

C
Calcaneusfraktur 226
Calvé-Legg-Waldenström 63
Carbonfaser 640f.
Caroli, Federdrahtbügel
 (AFO-Typ) 155
CAT-CAM, Technologie 237
Charcot-Gelenk 642
Chêneau, Derotationsorthese
 (TLSO-Typ) 450
Chondrosen 280, 346
Chronische Polyarthritis 65,
 688
Computertomographie 626
Coxa profunda 76
Coxa valga 77
– lähmungsbedingt 147
Coxa vara 63, 77
– congenita 63
Crus varum, angeboren 60
CT-Arthrographie 626

D
Damm-Tiefe 232
Darmbeinkamm, An- und
 Auflagen 308
Daumenabduktionsorthese nach
 Engen 553
Daumenabduktionsschiene nach
 Volkert 514
Daumengelenke 481
Daumen-Hand-Fixationsorthese
 nach G. Hohmann 526
Daumen-Handgelenk-Steue-
 rungsbandage 514
Daumen-Hand-Greiforthesen
 nach DAHO 526
Daumenrhizarthrose 468
Daumensattelgelenksarthrose 553
– Rhizarthrose 552
Derotation, Rumpf 303, 426
Derotationsorthese (TLSO-Typ)
 nach Chêneau 450
Derotationsprinzip 275
Diagnose 60, 277, 467, 687
Diagnostik, Kniebereich 623
DIP-Finger-Extensionsorthese,
 dynamische 530
DIP-Finger-Extensionsorthese
 mit taktiler Fläche, nach
 Stack/DAHO 530
DIP-Finger-Extensionsorthese
 nach G. Hohmann 530
DIP-Finger-Streckorthese 530,
 552
DIP-Gelenksarthrose, Heber-
 deen-Arthrose 552

Diplegie 143
Distraktion, Rumpf 302
Distraktions- und Reklinations-
 orthese (CTLSO-Typ) 385
– Blount 385
– Moe 385
Dorsaler Fußheber nach
 G. Hohmann 155
Drehachsmittelpunkt 33
Drehmannsches Zeichen 101
3-Punkt-Einlage 726
Dreipunktmieder, reklinierende
 267
Dreipunkt-Orthesen 372
Druckpelotten-Bandage nach
 Reitz 617
Duchenne-Phänomen 82, 575
Dupuytren-Kontraktur 555
Dysplasia coxae congenita 63
Dyskinesie 204

E
Eichler, Fußhebeschiene 155
Einlagen 685
Einlagenkonstruktionen 702
Elastischer Fersenkeil 224
Elektrofahrstühle 179
Elektrostimulation 185, 517
Ellenbogenführungsorthesen mit
 Schulteranstützung 541
Ellenbogengelenk 470, 482
– Bewegungsausmaß 471
– Immobilisationsstellung 491
Ellenbogen-Handgelenk 482
Ellipsoid 91
Endoprothesenentfernung 575
Endoprothesenkomplikationen
 65
Endoprothesenlockerungen 576
Entlastende Beinorthesen 256
Entlastung, Bein 115
Entlastungszonen am Körper
 490
– Fußbereich 698
– Hüft-/Beckenbereich 581
– obere Extremität 489, 527,
 544f.
– Rumpf-/Beckenbereich 307,
 415, 426, 429, 437, 439, 445f.,
 449ff.
– Schulter-/Armbereich 490
– untere Extremität 221, 232,
 237, 240
Entwicklung des Quergewölbes
 691
Epiphysenlösung 64
Erb-Duchenne-Lähmung 521
Erlanger Orthesen-Bandage
 nach D. Hohmann und
 R. Uhlig 575

Eversion 97, 691
Exspiration 401
Extension, Wirbelsäule 275
Extensionsgamaschen 222
Extensionszüge 532
Extrinsic-Minus-Daumen 468,
 548
Extrinsic-Minus-Daumen-
 Orthese nach DAHO-
 Mannerfelt 549

F
Faber, Schlüsselbein-Bandage
 612
Fallhand 523
Femur-Anstützung 118
Femurfraktur 675
Femurkondylennekrose 62
Femurspange 582
Femur varum 61
Fersensporn 689, 731, 741
Fertigfabrikate 13, 497
Fertig-Leibbinden 353
Fertigungstechnik 122, 315,
 496, 711
Fettweis, Flexionsbandage 595
Fibuläre Fußhälfte 690
Fingerbeugebandage nach
 Moberg 515
Fingergelenke 660
– Bewegungsausmaß 472
Fingergreiforthese mit Fremd-
 kraft 515f.
Finger-Handgelenk-Flexions-
 orthese nach Bunnell/
 DAHO 531f.
Finger-Hand-(Krallenhand-)
 Extensionsorthese nach
 DAHO 525
Finger-Hand-(Krallenhand-)
 Redressionsorthese nach
 Bunnell 525
Finger-Hand-Redressionsorthese
 nach Bunnell 527
Fingerorthese, dorsoradial
 ziehende 530
– zur Seitenstabilisierung 533
Fingerspreizer aus Schaumstoff
 215
Fingerstreckschiene 530
Fixateur externe 665
Fixation, Bein 115
– Rumpf 302
Fixationsorthesen 403
– mit einstellbarer Brustbein-
 pelotte 402
– mit medialer Brustkorb-
 pelotte 402
– mit thorakalen Gegenhalte-
 pelotten 402

– (TLSO-Typ) nach G. Hohmann 410
Flexionsbandage 593
Flexionskontrakturen im Ellenbogenbereich 541
Flexions-Korsett, stabilisierendes 364
Flexions-Mieder, überbrückendes 364
Flexions-Rumpf-Orthese in Modultechnik 363
Flexions-Stellungen, lumbaler Wirbelsäulenbereich 363
Formschlüssigkeit 703
Form und Funktion 24
– Arm 469, 500
– Bein 70, 373
– Wirbelsäule 281, 324
Fracture Bracing 663
Frakturen 66, 370, 467, 663
Frakturen im Handgelenkbereich 674
– Kniebereich 677
Frakturkallus 664
Frakturspalt 663
Funktionelle Hüftgelenks-Bandage 596
Funktionelle Fußhilfen 685
– Differenzierung 740
Funktionelle Störungen 60, 277, 467, 687
Funktionsunterstützung 567
Fuß, Bewegungsprüfung 102
Fußachsen, anatomische 100
Fußachsen, mechanische 100
Fußaufsetzwinkel 35
Fußaußenwinkel 108
Fußbettungsorthesen 148
Fußbogen 96
Fußbreiten 709
Fuß-Dorsalflexion 175
Fußeinlagen (s. auch Fußhilfen) 683
– Detorsionseinlage 705
– Flachzuschnitte 714
– Flügelform 704
– Formschluß 702
– Kraftschluß 702
– nach Gipsabdruck 711
– nach Maß 711
– Normalform 704
– Torsionseinlage 705
– Torsionsform 704
Fuß-Eversion 176
Fußfehlstellungen 148, 156
Fußgelenke, Bewegungsausmaß 95
– Intertarsalgelenke 95
– oberes Sprunggelenk 95
– unteres Sprunggelenk 95

– Zehengrundgelenke 95
Fußheberlähmungen 151
Fußhebermodule 153
Fußhebeschiene nach Cornus u. Eichler 155
Fuß-Inversion 175
Fußlängsachse 99
Fußmittellinie 99
Fußnormalstellung 110
Fußorthesen, funktionsergänzende 48
– Übersicht 48 f.
Fuß-Plantarflexion 176
Fußskelett 690
Fußstützen 685
Fuß-Unterschenkel-Kunststoffschalen 210
Fußuntersuchung 97, 109
Fußwinkelmessung 108

G
Gangarten 178
Gangphasen 30 f., 701
Gegenlagerpelotte im Oberschenkelbereich 232
Gehbügel-Fußteile 59
Gelenkentzündungen 346
Gelenkfläche 113
Gelenkinstabilität 621
Gelenkknorpel 21
Gelenklagen 490
Gelenklaxizität 621
Gelenkschäden 50, 230
– Fuß- und Unterschenkelbereich 50
– Knie-/Oberschenkel-/Hüftbereich 230
Gelenksperrungen 116
Gelenkzerstörungen, inoperable 257
Genu flexum 61
Genu rectum 71
Genu recurvatum 61, 163
Genu valgum 61, 71
Genu varum 60, 71
Geradehalter-Retentionsbandage nach G. Hohmann 609
Gesäßpelotte 434
Gesamtkörperschwerpunkt 28
Geschwülste 346
Gibbusbildung 414
Gipskorsette nach Stagnara u. Fauchet 375
Gipsmodelltechnik, Fuß 712
– – und Bein 122
– Hand und Arm 499
– Rumpf 315
Gipsredressionsmaßnahmen 275
Gleichgewicht 18

– äußeres 301
– dynamisches 23
– inneres 301
– statisches 23
Gleichgewichtslagen 29
Gliedmaßenfehlbildung 224
Glutäus, Ausfall 166
Gonitis 257
Gurtführungen, funktionsunterstützende 351
Gutartige Wirbeltumoren 393

H
Habermann, H., Beckenbandage 599
Habituelle Schulterluxation 660
Hackenfuß 144
Hämophile Arthropathie 62
Hängefuß 70, 144, 151
Hängefußorthese 151
Hängeleib 355
Halbelastische Mieder 356
Halbfertigfabrikate 13, 497
Hallux rigidus 731, 741
Hallux valgus 731, 741 f.
Hallux valgus-Kerbe 709
Halo-Apparat 655
Halskrawatten 654
Halswirbelsäule 654
Haltungsschwäche 277
Hammerstellung im DIP-Gelenk 529
Hanausek-Apparat 589
Hand 472
– Immobilisationsstellung 491
Hand-Arm-Schulter-Orthesen, grundsätzliche Einwirkungen 483
Handbeuge- und Fingerfunktionen 174
Handfehlbildungen, angeborene 508
Handgelenk 471, 481, 660
– Bewegungsausmaß 471
Handgelenk-(Fallhand-) Fixationsorthese 524
Handgelenk-Fixationsorthese nach Engen 524
Handgelenk-Redressionsorthese mit Fingerelementen nach DAHO 523 f.
Handgelenksarthrose 469, 552 f.
Handgelenksdestruktion 468, 551
Handgelenksfixationsorthese 553
Handgelenks-Redressionsorthese 510
Handkoordination 468
– gestörte 539

Handlagerungsorthese 513
Handorthese mit passivem Bewegungsmotor, System DAHO 661
– nach Bunnell 503
Handorthesen 501, 508, 511, 526
Handrad-Fahrstühle 179
Handskelett 472
Handskoliose 546
Hand- und Armorthesen 540
Hand- und Fingerfunktionen 173
Hand-Unterarm-Führungsorthese 545
Hautmantel 479
Heberdeen-Arthrose 469, 552
Heidelberger-Korsett 398
Hemiplegie 143, 213, 512
Hepp, Sitzringschaft 252
Hepp/Kurda, Reklinationskorsett 379
Hessing-Apparat 57
Hexenschuß 279
Hoadley/Jewett, Reklinationsmieder 391
Höhen- und Achsenverkürzungen (Bein) 223
Hoffmann-Daimler, funktionelle Hüftbeugebandage 596
– Retentionsspreizschiene 596
Hohlfuß 742
Hohmann, G., Bettungsorthese (TLSO-Typ) 414
– Brustkorb-Pelottenbandage 616
– dorsaler Fußheber 155
– Fixationsorthese mit einstellbarer Brustbeinpelotte 410
– Geradehalter-Retentionsbandage 609
– Hüftgelenk-Rotationsbandage 571
– Mahnbandage 608
– Serratus-Bandage 613
Hohmann, G./Habermann, A., Beckenkreuzgurtspange 599
Hohmann, D./Uhlig, Erlanger Orthesen-Bandage 575
Hüftachse, quere 86
Hüftbeugung 174
Hüftbügel 380, 398 f.
Hüftdysplasien 592
Hüftgelenk 74
– Bewegungsachsen 85
– Bewegungsausmaß 85
– Bewegungsprüfung 101
– Drehmittelpunkt 85
– Gurtsperre 117
– hinterer Anschlag 117

– Rückverlagerung 117
– Sperre 117
– vorderer Anschlag 117
– vorvorlagertes 117, 582
Hüftgelenk-Mitte nach Braune/Fischer 236
– nach M. Müller 236
Hüftgelenkorthesen, funktionell 569, 571, 575, 589, 592
– klassische 588
Hüftgelenk-Rotationsbandage nach G. Hohmann 571
Hüftgelenksluxation, angeborene 562
Hüftgelenksluxationsgrade 591
Hüftkapsel-Tbc 257
Hüftkopfnekrose, idiopathische 64
Hüftkopfnekrosen 250
– im Kindesalter 591
Hüftluxation 147
– angeborene 63
Hüftsonographie nach Graf 589
Hüftstabilisierung 78
Hüftstreckerlähmungen 166
Hühnerbrust 616
Hüllflächengeometrie 93
Hülsenapparat 58
Hülsenform 307
Hülsensystem beim Prinzip der Weichteilkompression 667
Humerusfrakturen 670
Hypomochlion 272, 382, 434

I
Ileosakralgelenk 599
Immobilisationsprinzipien, Wirbelsäule 397
Immobilisationsschäden 628
Immobilisationsstellung obere Extremität 492
Individuelle Konstruktionen 13, 497
Infantile Zerebralparese 69, 203, 514
Inklinationsverhinderung 274
Innenschuhorthese 717
Inspiration 401
Instabilität 243
– der Beckengelenke 599
– der Rumpfmuskulatur 607
– des Hüftgelenks im Erwachsenenalter 569
– des Hüftgelenks, kindliche Luxationshüfte 589
– des Sternoklavikulargelenks 612
– im Schultergürtelbereich 612
Instabilitätsfolgen 167
Intertarsale Gelenke 690

Intraabdominaler Druck 275
Inversion 97, 691
Ischämische Kontraktur 468
Ischialgie 280

J
Jewett, Reklinationsmieder 391

K
Kallabis, Umkrümmungs-Bandage 618
Kallusanreicherung 663
Kamptodaktylie 509
Kapselband-Apparat des Kniegelenks 649
Kapselband des oberen Sprunggelenks 649
Kapselbandinstabilitäten 622
Kapsel-Band-Kontrakturen 540
Kapselbandschäden 620
Keil- und Halbwirbel 345
Kindliche Haltungsschwäche 607
Kindlicher Knickplattfuß 715
Kippfuß 48
Kissing-spine 280
Klammern, ligamentäre 692
Klaustrophie 654
Klumpfuß 144, 722, 740
– angeborener 689, 722
– erworbener 689, 724
Klumpfuß-Gehapparat 121
Klumphand-Redressionsorthese 508
Knee-Stabilizer von Anderson 652
Knickfuß 144, 687
Knickplattfüße 144, 156, 687, 715, 740 f.
Knick-(Senk-)Fuß 740 f.
Knick-Senk-Plattfuß 727
Kniebandläsionen 65
Kniebandrekonstruktionen 649
Kniebasiswinkel 136
Kniebeuge-Kontraktur 61
Kniegelenk 75, 87, 649
– Bewegungsausmaß 94
– Bewegungsform 91
– Bewegungsprüfung 101
– geometrische Form 87
– Polkurvenform 93
– Rückverlagerung 117
– Sperre 117
Kniegelenkbandagen 630
Kniegelenksfläche 79
Kniegelenksschutz 652
Knieinstabilität, lähmungsbedingte 620
– strukturell bedingte 620
– traumatisch bedingte 620

Kniekapsel-Tbc 230
Knie-Kondylenfassung 163, 225
- KBM-System 221
- PTB-System 221
- PTS-System 221
Knie-Kondylenhülse 169
Knienormalstellung 110
Knieorthese bei Kombinationsverletzung 637
- mit geschlossenen Körperformteilen 634
- Typ Angermann-Römer-Willen 633
- Typ C. Ti 633, 640, 651
- Typ IOWA 640, 650
- Typ IOWA-Biedermann-Uhlig 632, 641
- Typ Lenox-Hill 633
Kniestreckerlähmungen 160
Kniestreckung 175
Knieüberstreckung 61
Knochenentzündungen 346
Knochenfragmente 663
Knochengeschwülste 65
- gut- oder bösartige 219
Knochenleistung 20
Knochenschäden 50, 230
- Fuß- und Unterschenkelbereich 50
- Knie-/Oberschenkel-/Hüftbereich 230
Knochenveränderungen 219
- distaler Unterschenkelbereich 219
Knochenverletzungen, hüftgelenksnahe 250
Knöchelgelenk, dorsale Anschlagsperre 117
- Sperre 117
- Vorverlagerung 117
Knopflochdeformität 468, 549
Knorpel, Leistung 88
Körperbettungen 275
- für Rumpf-Becken-Oberschenkelbereich 212
Körperformteile, geschlossene Körperformkonstruktion 632
- offene Rahmenkonstruktion 632
Körperhaltung 281
Körperliche Untersuchung 109, 298, 421, 693
Körpermerkmale 135, 293
- am lateralen Fußrand 696
- am medialen Fußrand 697
- Beckenbereich 103
- Beckengürtelbereich 296
- Brustkorbbereich 295
- Fuß 106
- Kniegelenksbereich 105

- Knöchelbereich 106
- Längenmessung der unteren Extremität 107
- Messung des Fußwinkels 108
- Schädelbereich 293
- Schultergürtelbereich 295
- Umfangsmessung der unteren Extremität 107
- Wirbelsäulenbereich 293
Körper-Positivmodell
- Bein-Beckenbereich 126
- Finger-Handbereich 500
- Fußbereich 123
- Rumpf 317
Körpersegmente 285
- funktionelle 24
Körperstellungen 24
- Liegeposition 36, 326
- Sitzposition 36, 341
- Standposition 36, 316, 341, 399
Körperumrißzeichnung 137
Komplexinstabilitäten 623
Kompromißachse der Kniedrehbewegung 94
- des Knies nach Nietert 635
Kondylenanstützung nach Schmidl 527
Kondylenkorb der Erlanger Orthesen-Bandage 581, 583
Konstruktionsmerkmale 19
- Bezugslinie technischer Maßnahmen im Stand 35
- Fertigfabrikate 13
- Halbfertigfabrikate 13
- im Rumpforthesenbau 342
- individuelle Konstruktionen 13
Konstruktion und Material 307
Konstruktive Aufbautechnik für Armorthesen nach Biedermann 504
- für Beinorthesen nach Uhlig 132
Konstruktive Details, Armorthesen 489
- Beinorthesen 116
- Rumpforthesen 307
Konstruktiver Orthesenbau 132, 504
Kontrakter Plattfuß 731
Kontraktureinfluß 219
Kontrakturen 468, 540
- im Fußbereich 156
Kopfstützen 403
Kopfteil einer Rumpforthese, Distraktionswirkung 311
- Kinn-, Kehlkopf-, Hinterkopfpelotten 311
- Neigungswinkel Pelotten 312

Kopie-Einlagen 727
- Begriffsbestimmung 686
Korkrolle 709
Korrektur-Einlagen 715, 722
- Begriffsbestimmung 685
Korrekturprinzipien für die Wirbelsäule 302f.
- in horizontalen Schnittebenen 427
- in vertikalen Ebenen 429
Korsette s. Rumpforthesen 273
Korsett und Kopfteil 434
Koxarthrose 64, 571
Koxarthrosenbehandlung 571, 575
Koxitis 257
Kraft 302
Kraftschlüssigkeit 703
Krallenhand 478, 524
Krallenzehenbildung 731
Krankengymnastik 177
Kreuzbein, Neigungswinkel 297
Kreuzbeinpelotte 349
Kreuzdarmbeingelenk 600
- Bewegungsachsen 601
- Skelettachsen 601
Kreuzlendenpelotte 272, 349
Kreuzschmerzen 343
Kreuzstützmieder 271
Kunststoffspiralschiene (AFO-Typ) nach Lehneis 154
Kurzzeitorthesen 464
Kyphose 277
- adoleszente 277
- angeborene 277
- Aufrichtung 374
Kyphose-Winkel 367, 374

L

Lageabweichungen innerer Organe 343
Lähmungen der Knie- und Hüftmuskulatur 144
- von Unterschenkel und Fuß 144
Lähmungsbandage nach Volkert 519
Lähmungs-Hackenfuß 144
Lähmungs-Knickplattfuß 157
Lähmungsorthesen (Bein), Begriffsbestimmung 55
- bei angeborenen Querschnittslähmungen 194
Lähmungsorthese, kniefassende 160
- knieübergreifende 183
- knieübergreifende, Teilhülsenapparat 167
- knieübergreifende, Schellenapparat 166

– knie- und hüftübergreifende 168, 183
Lähmungsskoliosen im Lumbalbereich 360
Lähmungs-Spitzklumpfuß 144, 157
Längenausgleich, Bein 115
Längenausgleichsorthese (AFO-Typ), Hülsenapparat 228
– Schellenapparat 228
– (KAFO-Typ), PTB-Kondylenfassung 228
Läsionshöhe bei Querschnittslähmungen 179f.
Langfingergelenke 481
Langzeitorthesen 464
Lastverteilung an der Fußsohle 699
Laterale Beckenabstützung 253
Laterale Femurspange 582
Laterale Flächenunterstützung 234
Laterale Schienenführung der Erlanger-Orthesen-Bandage 580
Lateraler Längsbogen des Fußes 690
Lehneis, Kunststoffspiralschiene (AFO-Typ) 154
Leibbinde, Begriffsbestimmung 270
– funktionsunterstützende 353
– konfektionierte 270
– nach Maß 271, 353
– nach Maß mit Kreuzbeinpelotte 355
Leibbinden-Kreuzbandagen 271, 355
Lendenlordose, Aufrichtung 372
Lendenpelotte 435
Lendenwirbelsäule 655
Ligamente 473
Lindemann-Mieder 356
Little-Krankheit 203
Lockerungen im Kreuz-Darmbein-Gelenk 599
– Symphysenbereich 599
Lordose 277
Lumbago 279
Lumbalgie 279
Lumbalpelotte 435
Lumbalsyndrom 279
Luxation des Sternoklavikular-Gelenkes 612
Lyoner Derotationsorthese (TLSO-Typ) nach Stagnara 445

M

Madelung-Deformität 510
Mahnbandage nach G. Hohmann 608

– Teufel-Gerzer 609
Mainzer Hüftgelenksorthese nach Volkert 251
Maßbögen für Beinorthesen 130
– Armorthesen 498
– Rumpforthesen 336
– Segment-Orthesen 568
Maßschuh 209
Maßtechnik, Fuß 712
– Fuß und Bein 122
– Hand und Arm 498
– Rumpf 315
Matthiaß, Armvorhaltetest 288
Medialer Längsbogen des Fußes 690
Medianusschädigung 526
Mehrfingerigkeit 510
Meningomyelozele 70, 187
Meningozele 187
Metatarsus varus 689
Mieder, Begriffsbestimmung 271
Milwaukee-Korsett, Entwicklungsstand 433
Minerva-Gipsverband 655
Mittelfußrolle 710
Mittelhandfixationsorthese nach Engen 511
Mittelhand-Unterarm-Lagerungsorthese 551
Module, abdominale Abflachung 364
Modultechnik 132, 337, 500
Moe, Skoliosenbehandlung 431
Moe/Blount, Distraktionskorsett 385
Mohrenheim-Grube 400, 403
Moment 302
Morbus Ahlbäk 62
Morbus Baastrup 280
Morbus Bechterew 277, 346
Morbus Köhler I 688, 715
Morbus Köhler II 727
Morbus Morquio 278
Morbus Paget 280
Morbus Perthes 63, 250
Motorbetriebene Bewegungsschienen 628
MR-Tomographie 627
Mukopolysaccharidosen 278
Muskelkraft 302
Muskelleistung 20
Muskeln 23, 80f., 142f., 172f., 285f., 474f., 638f.
Muskelzuggurtung 24
Muskulatur im Sitzringbereich 233
Myelozele 187
Myopathien 67

N

Nacht-Lagerungs-Orthesen 192
Narkoseuntersuchung 624
Nerven 172f., 478f.
Nervenschädigungen, kombinierte 527
Nervenwurzelläsionen, segmentale 173
Neurapraxie 520
Neurologische Etagen 173
Neutral-Null-Methode 37
Neutralwirbel 418

O

O-Bein, angeborenes 60
– erworbenes 60
Oberarm-Frakturen 670
Oberarm-Manschette mit Bandagenführung 215
Oberes Sprunggelenk 80
– Achse 98
Oberschenkel-Frakturen 674
Oberschenkel-Mitte (in horizontaler Ebene) nach Kummer 236
Oberschenkelorthese, freibewegliche 192
– Übersicht 49, 51
Orbimed-Innenschuh 653
Orthese mit Abrollbügel 222
Orthesen-Abrollfußteil 165
Orthesen-Bandagen 569
– Begriffsbestimmungen 567
Orthesen, Begriffserläuterungen 42, 461
Orthesen-Fußteil 165
Orthesen-Hüftgelenk, Bodenhöhe 85
– horizontale Achse 85
– vertikale Achse 85
Orthesen-Kniegelenke 94
– Bewegungsausmaße 94
– Kompromißachse 94
Orthesen-Knöchelgelenk, monozentrische Achse 97
– Scharnierbewegung 99
Orthesen-Sandalenfußteil 165
Orthesen-Typen, Kurzbezeichnungen 40f.
Orthesen-Walkschuhfußteil 165
Orthopädietechnische Versorgung 8
Orthopädietechnische Indikation 8
Orthopodium 190
Orthoprothesen 55
Osteochondrose 280
Osteochondrosis dissecans 62, 219
Osteodystrophia deformans 280

Osteogenesis imperfecta 280
Osteomalazie 279, 393, 396
Osteomyelitis, akute exogene 62
– akute hämatogene 62
– chronische 65
Osteoporose 279, 346, 393, 395
Osteosynthesen 219
Ottsches Zeichen 294
Overhead-Extension 589

P
Paralyse 143
Paraplegicum 190
Paraplegie 143, 181
Parapodium 190
Parese 143
Patellaluxation, angeborene 61
– habituelle 62
Pavlik, Riemen-Zügel-Bandage 593
Pelottenmodule 347
Periphere Lähmungen 142
Periphere Nervenlähmung, Nervus femoralis 68
– Nervus glutaeus inferior 68
– Nervus glutaeus superior 68
– Nervus ischiadicus 68
– Nervus medianus 467
– Nervus obturatorius 68
– Nervus peronaeus profundus 68
– Nervus peronaeus superficialis 68
– Nervus radialis 467
– Nervus tibialis 68
– Nervus ulnaris 467
– Plexus brachialis 467
Peripheres Nervensystem, Läsionen 520
– Verletzungen 520
Peronäuslähmung 144
Pes adductus 689
Pes equinovarus 689
Pes equinus 688
Pes excavatus 688
Pes planovalgus 687
Pes planus 687
Pes transversoplanus 688
Pes valgus 687
Physiologische Rückfußstellung 691
PIP-Beugebandage 532
PIP-Extensionsorthese 509
– kurze 550
– lange 550
– nach Bunnell 530
– nach Carpener 531
– nach DAHO 510, 532f., 556
– nach Mannerfelt 530

– nach Steeper 531
PIP-Flexionsorthese 551
PIP-Führungsorthese 552
PIP-Gelenksarthrose, Bouchard-Arthrose 552
Plantaraponeurose 692
Plattfuß 687, 715, 731
– angeborener 688, 717
Plexuslähmung, Bein 67
Plexus lumbalis-Parese 640
Poliomyelitiden 168
Poliomyelitis 69, 518, 639
Polyarthritis 546
– chronische 278
Polydaktylie 510
Präsenile Osteoporose 396
Pronationskeile 708, 726
Pronationsleisten 726
Proportionsänderung 27
Pseudarthrose 66, 259, 468, 543
– im gelenkfernen Bereich 543
– im unmittelbaren Gelenkbereich 543
– infizierte 257
– schlaffe instabile 257
– Unterschenkel 60, 227f.
Pseudospondylolisthesis 279
Pyramidenbahnen 205

Q
Quadrizeps, Ausfall 160, 166
Quadrizepslähmungen 163
Quadrizepsparese 640
Quere Hüftachse 86, 104
– nach Elle 236
Querer Beckengurt 602
Querschnittlähmungen 172, 179
– angeborene 172
– Elektrostimulation 185
– erworbene 172
– inkomplette 172
– komplette 172
– schlaffe 172
– spastische 172
– traumatische 172
– Versorgungsmöglichkeiten 181

R
Radiale Klumphand 508
Radialislähmung 523
Radiusaplasie 508
Radiusfraktur 673
Rahmenform der Rumpforthesen 307
Redression, Bein 115
– Rumpf 302
Rehabilitation, allgemeine 177, 188

– medizinische 177, 188
Reitz, Druckpelotten-Spange 617
Reklination 273
– fixierte 274
– Rumpf 302
Reklinationskorsett, Becker 382
– Gschwend 382
– Hepp 379
– Hubermann 382
– Kurda 379
– verstellbares 274
Reklinationsmieder, Bähler 387
– Hoadley 391
– in Rahmenkonstruktion mit seitlichen Rumpfspangen 391
– in Stabkonstruktion mit Taillenring 387
– Jewett 391
– Vogt/Bähler 387
Reklinationsorthese mit abdominaler Kompressionsfläche 382
– mit einstellbarer Becken-Rumpf-Aufrichtung 379
Reklinationspelotten 310, 363
Reklinationsradius, mechanische Drehpunkte 310
Reklinationsrahmen 380
Reklinationsspange 361
Retention, Bein 115
Retentionsschiene 596
– in Sitz-Hockstellung 597
Rezeptierung 12, 740
– Ätiologie 60, 277, 467, 687
– Diagnosen 60, 277, 467, 580, 687, 740
– funktionelle Störungen 60, 277, 467, 687
– praktische Hinweise 12
– Symptome 60, 277, 467, 687
Reziproke Fingergreiforthese 515f.
Reziproke Bein-Orthesenversorgung 198
Rheumafuß 731
Rheumatische Handgelenksdestruktionen 551
Rheumatoide Arthritis 65, 688
Richtungsachse 99
Richtungsbeeinflussung 567
Richtungsrolle 99, 224, 710
Riemen-Zügel-Bandage 593
Rigor 205
Rippenpelotte 445
Roehampton-Flail-Splint 523
Rollenkonstruktionen am Konfektionsschuh 709

– an der Fußeinlage 709
Rollstuhl 181
Roser-Nelaton-Linie 85, 104
Rotationsindex nach Götze 424
– nach Nash und Moe 422
Rotationsinstabilitäten 623
Rückenmarksläsionen 173
Rückenschmerzen 343
Rückfuß-Instabilitäten 148
Rückfuß-Supination 693
Rumpfkonturen 324
Rumpforthesen, aktive 276
– Anpassung 290
– Begriffsbestimmung 273
– dorsalseitige Höhenbegrenzung 309
– funktionelle Differenzierung 276
– grundsätzliche Einwirkungen 302
– mit Kopfstützen 403
– obere Brustkorbanlagen 311
– passive 276
– teilaktive 276
– teilaktiv reklinierende 267
– überbrückend 360
– Übersicht 267f.
– zweckbedingte Formung 289
Rumpfspange 361, 450
Rundrücken 366

S

Sakralwinkel 297
Sandalenfußteil 169
SCAT-CAM, Technologie 237
Scheitelwirbel 418
Schellenapparat 56
Schenkel-Tiefe 232
Schenkelhalsachse 100
Schenkelhalsfraktur 64
Scheuermannsche Adoleszentenkyphose 367
Schiefhals, muskulärer 278
Schienbein-Fraktur 676
Schienbeinkopf-Trümmerbrüche 230
Schienenhülsenapparat 58
Schienenschellenapparate 56
Schlaffe Lähmung 67
Schlotterfuß 144
Schlotterknie 642
Schlüsselbein-Bandage nach Faber 612
Schmetterlingsrolle 710
Schmorlsche Knorpelknötchen 367
Schnur, Sitzringschaft 252
Schobersches Zeichen 294
Schrader, Bettungsorthese (TLSO-Typ) 414

Schräglagedeformität 618
Schrittbreite 35
Schrittlänge 31
– Einstellbereich 223
Schrittzyklus 30
Schuhbügel 170
Schuhbügeleinsteckgelenk 182
Schuheinsteckschienen 154
Schuhzurichtungen 209
Schulter 482
Schulter-Arm-Abduktionsorthesen 534, 658
– nach Biedermann/Bock 534, 542
Schulter-Arm-Orthese nach Fitzlaff 521
– System CPM 659
Schultergelenk 470, 658
– Bewegungsausmaß 470
– Immobilisationsstellung 491
Schultergelenk-(Luxation-)Steuerungsorthese nach Fitzlaff 535
– nach Hohmann 535
Schulter-Hand-Finger-Syndrom 468
Schulterorthesen 486f., 518, 522, 534, 541, 543, 613, 658
Schulter-Rumpfspange 450
Schulterschlaufen 358
Schulterspange 449
Schwanenhalsdeformität 468, 550
Schweizer Sperre 146, 638
Schweregrade der Bandverletzungen 621
Schwerelot 28, 78
Segment-Orthesen, Begriffsbestimmungen 567
– für das Kniegelenk 620
– für verletzte Sportler 646
– Funktionskontrolle 644
– grundsätzliche Einwirkungen 567
– Klassifikation 630
– zur Bewegungsführung des Schultergelenks 660
– zur Frakturbehandlung 663
Senile Osteoporose 396
Senkfuß 687
Senk-Plattfuß 727
Senk-Spreizfuß 741
Serratus-Bandage nach G. Hohmann 613
Serratuslähmung 612
Sichelfuß 689, 722, 740
Sitz-Hockstellung nach Fettweis 589
Sitzring 237
Sitzring-Querschnitt 237

– Herzform 239
– Perineumform 239
– Quadrilateralform 238
– Querovalform 238
Sitzring-Zweckform 236
Sitzringschaft im System Thomas-Hepp-Schnur 252
– Volkert 252
Skoliose 417
– angeborene 277
– Einteilung nach Primärkrümmungen 420
– funktionelle 418
– idiopathische 277
– konservative Behandlung 275
– Primärkrümmung 418
– Prognose 423
– Rotationsrichtung 426
– Säugling 277
– Sekundärkrümmung 418
– Spina bifida 193
– strukturelle 419
– Untersuchung 421
Skoliosenmessung nach Cobb 422
– nach Ferguson-Risser 422
Skoliosetypen 419
Sohlenplatte, schalenförmige 57
Sonographie 627
Spasmen 179
Spastik 204
Spastische Diplegie 204
Spastische Halbseitenlähmung 50, 213
– Versorgungshinweise 50
Spastische Hemiplegie 204
Spastische Lähmungen 69
Spastische Tetraplegie 204
Spina bifida aperta 186
– Aspekte der Biomechanik 193
– cystica 186
– occulta 186
– reziproke Orthesenversorgung 198
– Schul- und Rehabilitationsphase 192
– Versorgungsmöglichkeiten 189
– Vorschulphase 190
Spinale Kinderlähmung 518
Spinale Stenose 280, 347
Spiralschienen-Unterschenkelorthese nach G. Hohmann 158
Spitzfuß 144, 156, 688, 731
Spitzfuß-Orthesen 156, 210
Spitzklumpfuß 156
Spondylarthrose 280

Spondylitis 393
- ankylosans 277, 346
- tuberculosa 278
- unspezifische 278
Spondylitiskorsett nach H. v. Baeyer 398
Spondylolisthesis 279, 345
Spondylolyse 279, 345
Spondyloptose 279
Spondylose 280
Sportmedizin 646
Spreizfuß 688, 727, 741
Spreizhosen 592
Spreizschalen 592
Spreizschienen 592
Sprunggelenk 652
Sprunggelenkarthrose 70
Sprunggelenke, entzündliche Erkrankungen 219
Stabilisation, Bein 115
Stabilisationskeile 708
Staffelsche Haltungstypen 300
Stagnara, Derotationsorthese (TLSO-Typ) 445
Standfläche 28
Standhaltung, extreme 28
- normale 28
Standing Brace 190
Standsicherheit 18
Standsicherung 83 f.
Statisch-mechanisch-dynamische Störungen 344
Sternalpelotte 445
Stützmieder, funktionsunterstützende 353
- nach Biedermann/Harms 655
- nach Maß 356
Subkutaner Strecksehnenriß 529
Subluxationsstellung im Handgelenk 510
Sudeck-Syndrom 468, 537
Supinationskeile 708
Symbol-Kennzeichnungen 41
Symbolik 39
Sympathetic-reflex-dystrophy-Syndrom 468
Symphyse 600
Symphysenrupturen 599
Symptome 60, 277, 467, 687

T

Tabes dorsalis 642
Taluskopfnekrosen 219
Tarsale Querwölbung 690
Tarsometatarsale Gelenke 690
Teilaktive Aufrichtung 377
Teilfixierter Rundrücken 609
Terminologie 39
Tetraplegie 143, 173 f., 181, 515

Teufel-Gerzer, Mahnbandage 609
Thomasscher Handgriff 101
Thomas, Sitzringschaft 252
Thomas-Splint 57
Thorakalpelotte 435
Tibiadefektpseudarthrosen 219
Tibia-Frakturen 677
Tibiakondylen-Anstützung 118
Tibiale Fußhälfte 690
Tibiapseudarthrose 230
Tibia vara 60
Totalalloplastik 575
Traglinie 83
- Beinskelett 71
Transversale Lastübertragung 222
Traumen 529
- Ellenbogenbereich 533
- Handbereich 529
- Schulterbereich 534
Tremor 204
Trendelenburg-Phänomen 82, 575
Trittspur-Fußabdrücke 712
Trizeps, Ausfall 166
Trochanterbügel 398
Trochanterspangen 411
Tuberaufsitz 117
- Fersenentlastung 117
- Sohlenentlastung 118
Tuberfassung 232
Tubermulde 234

U

Überbrückungsmieder in Modultechnik 362
- nach Gips 360
- nach Maß 360
- teilfixierende 360
Überbrückungspelotte 272, 349
Übergangswirbel 418
Uhlig, Erlanger-Orthesen-Bandage 575
- konstruktive Aufbautechnik für Beinorthesen 132
Ulnafraktur 672
Ulnardeviation 468, 546
Ulnarislähmung 524
Umkrümmungs-Bandage nach Barwell 618
- nach Kallabis 618
Unterarm, Bewegungsausmaß 471
Unterarm-Frakturen 670
Unterarm-Funktionsorthese nach DAHO-Albersmeyer 527, 541
Unterarm-Hand-Fixationsorthese nach DAHO-Blauth 537

Unterarm-Handhülse in Korrekturstellung 508
Unterarm-Hand-Mobilisierungsorthese nach Bunnell 539
Unterarm-Handorthese nach Bunnell 537
Unterarm-Hand-Redressionsorthese 539
Unteres Sprunggelenk, Achse 98
Unterschenkel-Frakturen 677
Unterschenkel-Orthesen 193, 210
- bewegungsbeeinflussende 219
- entlastende 219
- funktionsergänzende 48
- mit Knie-Hülsenfassung 160
- mit Kniefassung 219, 225
- mit Kondylen-Fassung 219, 226, 228
- mit Walkschuh 159
- System Allgöwer, Wenzl und Röck 227
- Übersicht 48 ff.
Unterstützungs-(Trag-)linie 71, 110

V

Ventrale Kniefassung 226
Verletzungen des hinteren Kreuzbandes 620
- des vorderen Kreuzbandes 620
Vertikales Schienensystem 254
Viergelenkskette (Kreuzbandfunktion) 90
Volkert, PTF-Ringschaft 252
Volkmann – Ischämische Kontraktur 468, 538
Volkmannsche Kontraktur 478
Vorfußpronation 693

W

Wachstumslenkung 567
Wachstumsstörungen 219
Walk-Innenschuh-Orthese 149, 209
Walksandale 57
Walkschuh 169
Weichteilkompression, abdominale 271, 308
Winkelstellungen horizontaler Achsen 33
Wirbelfrakturen 278, 366
Wirbelgelenk 282, 289
Wirbelgelenkflächen, Stellung und Neigung 282
Wirbelgleiten 279
Wirbelkörper 282

Wirbelkörperentlastung 377
Wirbelkörperstabilisierung 378
Wirbelluxationen 278
Wirbelsäule 281
– Bewegungsprüfung 290, 294
– Kompensation 418
– Körperanlagen zur Distraktion 309
– – – Entlastung 308
– – – Fixierung 308
– – – Korrektur 309
– – – Reklination 309
– Muskulatur 286
– Schaltstelle 286
– schematische Darstellung 299
Wirbelsäulenfehlformen 277

Wirbelsäulengeschwülste 393
– bösartige 279
– gutartige 278
Wirbelsäulenhaltung, körperliche Untersuchung 298
Wirbelsäulenkrümmungen, physiologische 282
Wirbelsäulenverletzungen, Klassifikation 370

X

X-Bein 61
– Gonarthrose 147

Z

Zehenrolle 710

Zehenspreizer aus Schaumstoff 215
Zentrale schlaffe Lähmung 69, 142
Zentralnervensystem, Läsionen 512
– Verletzungen 512
Zerebrale Bewegungsstörungen 50, 59, 514
– Versorgungshinweise 50, 205
Zervikal-Orthesen in Halbschalenbauweise 655
Zervikalstützen 654
Zuggurtung 113, 698
Zwei-Schalen-System beim Prinzip der Weichteilkompression 667